Bibliothèque de Thérapeutique

PUBLIÉE SOUS LA DIRECTION DE

A. GILBERT

Professeur de Thérapeutique
à la Faculté de médecine de Paris

&

P. CARNOT

Professeur agrégé de Thérapeutique
à la Faculté de médecine de Paris

1909-1911, 28 volumes in-8, avec figures, cartonnés.

LISTE DES COLLABORATEURS

MM.

ACHARD (CH.) — Professeur à la Faculté de médecine de Paris, médecin de l'hôpital Necker.

APERT (E.) — Médecin des hôpitaux de Paris.

AUBERTIN — Chef de laboratoire à la Faculté de médecine de Paris.

AUDRY (CH.) — Professeur de clinique des maladies cutanées et syphilitiques à la Faculté de médecine de Toulouse.

BALTHAZARD — Professeur agrégé à la Faculté de médecine de Paris.

BERGONIÉ — Professeur à la Faculté de médecine de Bordeaux.

BESREDKA (A.) — Chef de laboratoire à l'Institut Pasteur.

BONNAMOUR — Chef de laboratoire à la Faculté de médecine de Lyon.

BOUCHARD (CH.) — Professeur de Pathologie et de Thérapeutique générales à la Faculté de médecine de Paris, membre de l'Institut et de l'Académie de médecine.

BOURCART — Privat-docent à la Faculté de médecine de Genève.

BRINDEAU — Professeur agrégé à la Faculté de médecine de Paris, accoucheur des hôpitaux.

CALMETTE (A.) — Directeur de l'Institut Pasteur de Lille, professeur à la Faculté de médecine de Lille.

CARNOT (PAUL) — Professeur agrégé à la Faculté de médecine de Paris, médecin des hôpitaux.

CASTAIGNE (J.) — Professeur agrégé à la Faculté de médecine de Paris, médecin des hôpitaux.

CAUTRU (F.) — Ancien interne des hôpitaux de Paris.

CHAUFFARD — Professeur à la Faculté de médecine de Paris, médecin de l'hôpital Cochin, membre de l'Académie de médecine.

CLAUDE (HENRI) — Professeur agrégé à la Faculté de médecine de Paris, médecin des hôpitaux.

COMBE (A.) — Professeur de Clinique infantile à la Faculté de médecine de Lausanne.

CONSTENSOUX — Ancien chef de clinique adjoint des maladies nerveuses à la Faculté de médecine de Paris.

COYON — Médecin des hôpitaux de Paris.

DAGRON — Ancien interne des hôpitaux de Paris.

DEJERINE — Professeur à la Faculté de médecine de Paris, médecin de la Salpêtrière, membre de l'Académie de médecine.

DELAGENIÈRE — Chirurgien de l'hôpital et de l'asile d'aliénés du Mans.

DOPTER — Professeur agrégé au Val-de-Grâce.

DUCROQUET (C.) — Chargé du service d'orthopédie de la polyclinique Rothschild.

DUJARDIN-BEAUMETZ — Chef de laboratoire à l'Institut Pasteur.

DUPUY-DUTEMPS — Ophtalmologiste des hôpitaux de Paris.

DURAND — Professeur agrégé à la Faculté de médecine de Lyon, chirurgien des hôpitaux.

FERRAND (MARCEL) — Chef de laboratoire à l'hospice des Enfants-Assistés.

FRAIKIN — Ancien chef de clinique à la Faculté de médecine de Bordeaux.

GARNIER (MARCEL) — Médecin des hôpitaux de Paris.

GAUTIER (ARMAND) — Professeur à la Faculté de médecine de Paris, membre de l'Institut et de l'Académie de médecine.

GILBERT (A.) — Professeur de Thérapeutique à la Faculté de médecine de Paris, médecin de l'hôpital Broussais, membre de l'Académie de médecine.

BIBLIOTHÈQUE DE THÉRAPEUTIQUE

PUBLIÉE SOUS LA DIRECTION DE

A. GILBERT & P. CARNOT

TECHNIQUE THÉRAPEUTIQUE

CHIRURGICALE

BIBLIOTHÈQUE DE THÉRAPEUTIQUE

PUBLIÉE SOUS LA DIRECTION DE

A. GILBERT & **P. CARNOT**

Professeur de Thérapeutique
à la Faculté de Médecine de Paris.

Professeur agrégé de Thérapeutique
à la Faculté de Médecine de Paris.

TECHNIQUE THÉRAPEUTIQUE

CHIRURGICALE

PAR LES DOCTEURS

Victor PAUCHET et **DUCROQUET**

PROFESSEUR
A L'ÉCOLE DE MÉDECINE D'AMIENS

CHARGÉ DU SERVICE D'ORTHOPÉDIE
A LA POLYCLINIQUE ROTHSCHILD

Avec 552 figures dans le texte

PARIS

LIBRAIRIE J.-B. BAILLIÈRE ET FILS

19, RUE HAUTEFEUILLE, 19

1911

PRÉFACE

La Thérapeutique est la synthèse et la conclusion de la Médecine. Si Platon admettait que la plus belle Science est la plus inutile, il nous apparaît, au contraire, qu'une Science est d'autant plus belle qu'elle est plus féconde et qu'elle a pour but le soulagement des misères humaines. De fait, les plus éclatantes recherches de Médecine expérimentale, les plus subtiles analyses cliniques valent surtout par l'effort curateur auquel elles aboutissent.

Aussi la Thérapeutique, malgré ses incertitudes et ses tâtonnements, demeure-t-elle l'obsession du Chercheur et du Praticien. Aussi les Savants, même les plus illustres, les Cliniciens, même les plus réputés, à qui nous avons fait appel, nous ont-ils chaleureusement donné leur concours : qu'ils en soient tous remerciés ici !

La Thérapeutique peut être envisagée différemment, suivant que l'on prend pour point de départ de son étude le Médicament, le Symptôme ou la Maladie. La Bibliothèque de Thérapeutique sera donc divisée en trois Séries convergentes, dans lesquelles seront étudiés les AGENTS THÉRAPEUTIQUES, les MÉDICATIONS, les TRAITEMENTS. Chaque série comprendra un certain nombre de volumes, indépendants les uns des autres et paraissant en ordre dispersé, mais dont la place est nettement déterminée dans le plan d'ensemble de l'ouvrage.

I

La première Série est relative aux AGENTS THÉRAPEUTIQUES.

Elle comprend, comme une sorte d'introduction générale, l'*Art de formuler*, dont l'importance s'accroît par la publication d'un nouveau Codex et par les Conventions Internationales relatives aux Médicaments héroïques. Elle comprend aussi l'étude des *Techniques thérapeutiques médicales et des Techniques thérapeutiques chirurgicales*.

L'étude des *Agents physiques* a pris, depuis quelques années, un développement considérable. Les diverses branches de la *Physiothérapie* offrent, par là même, au Praticien, une série de ressources nouvelles. Qu'il s'agisse de *Kinésithérapie*, de *Massage*, d'*Hydrothérapie*, d'*Électrothérapie*, de *Radiothérapie*, etc., tout médecin doit savoir appliquer, lui-même, les méthodes usuelles et connaître le

principe, les indications et les résultats des méthodes plus compliquées, qui restent, nécessairement, confiées aux Spécialistes.

L'étude des *Médicaments chimiques* a fait, elle aussi, de grands
progrès. Les Médicaments minéraux, dont on aurait pu croire la liste
épuisée, ont récemment revêtu des formes nouvelles (combinaisons
organiques, métaux colloïdaux), douées de nouvelles propriétés
thérapeutiques. Quant aux Médicaments organiques, leur nombre
s'accroît tous les jours ; déjà quelques lois de pharmacodynamie
permettent de prévoir leur action thérapeutique, suivant l'introduction de tel noyau ou de tel radical : qu'il s'agisse des sulfones et de
leurs propriétés hypnotiques, des ecgonines et de leurs propriétés
anesthésiques, des anthraquinones et de leurs propriétés purgatives,
le chimiste commence à jongler avec les molécules et fabrique
méthodiquement des médicaments synthétiques, comme il fabri-
quait déjà des couleurs ou des parfums.

Si les *Médicaments d'origine végétale* sont, de plus en plus, obtenus
par synthèse, par contre de nouvelles plantes entrent, à leur tour,
dans la matière médicale. La flore tropicale tient probablement
encore en réserve bien des médicaments utiles.

Les *Médicaments d'origine animale*, fort employés jadis, puis fort
oubliés, ont été surtout étudiés depuis Brown-Séquard. Qu'il s'agisse
de thyroïdine ou d'adrénaline, de pepsine ou de sécrétine, l'*Opothé-
rapie* utilise des produits fabriqués par l'organisme même et supplée
à l'insuffisance glandulaire, en fournissant artificiellement au malade les substances qu'il ne fabrique plus. Il y a là tout un monde
de corps et d'anticorps, qui, vraisemblablement, feront la base de la
Thérapeutique de demain.

Les *Médicaments d'origine microbienne* ont métamorphosé le traitement et la prophylaxie des maladies infectieuses. Ils peuvent conférer
une immunité active grâce aux méthodes Pastoriennes de *Vacci-
nation*, ou passive grâce aux méthodes de *Sérothérapie*, par lesquelles,
après Ch. Richet, après Behring et Roux, on utilise les humeurs
d'animaux chez qui l'on a provoqué préalablement la formation
d'anticorps. On peut aussi, avec Metchnikoff, faire de la *Bactériothé-
rapie*, en opposant aux microbes nocifs d'autres microbes domestiqués
et inoffensifs, dont le développement gêne celui des premiers.

L'étude des Agents Thérapeutiques comprend encore la *Crénothé-
rapie*, la *Thalassothérapie*, la *Climatothérapie*. Sous le nom de Créno-
thérapie (κρήνη, source), on peut grouper, avec Landouzy, les méthodes thérapeutiques, si complexes mais si puissantes, relatives aux
Eaux Minérales. Les richesses naturelles de notre pays en Stations
Thermales, Maritimes ou Climatériques, sont, d'ailleurs, telles

qu'aucun pays n'en possède d'équivalentes et ne peut aussi complètement se suffire à lui-même.

L'étude de la *Diététique* et des *Régimes* s'est beaucoup précisée : on peut, actuellement, doser l'énergie nutritive nécessaire à un organisme et la lui fournir sous telle ou telle forme isodyname, suivant l'état de ses viscères. Le régime, ainsi scientifiquement établi, fait, de plus en plus, partie de l'ordonnance et du traitement.

Enfin l'étude des *Agents psychiques* a pris, elle aussi, une grande importance : si l'influence du moral sur le physique est telle qu'il suffit parfois pour modifier l'évolution d'une maladie, de remonter les courages et d'imposer une volonté ferme, combien plus efficace encore est une direction morale méthodiquement graduée, suivant les règles précises de la *Psychothérapie* !

Tels sont les principaux Agents Thérapeutiques que le Praticien peut utiliser. Il est maintenant nécessaire de les grouper et de les combiner, en vue d'une Médication ou d'un Traitement.

II

La deuxième Série est relative à l'étude des MÉDICATIONS.

Étant donné un symptôme clinique, le premier problème thérapeutique qui se pose est de savoir si l'on doit agir sur lui, le favoriser ou le combattre ; or, ce n'est pas toujours une question facile à résoudre. Si certains symptômes sont, dans tel cas déterminé, manifestement défavorables et doivent être combattus (tels l'asphyxie, la putridité, etc.), d'autres, par contre, indiquent un effort réactionnel de l'organisme, que l'on doit respecter et même favoriser : tels les processus de l'inflammation mis en jeu par l'organisme contre l'infection, et qui doivent être respectés tant que leur excès même ne devient pas nuisible ; tel l'épistaxis d'un hypertendu, soupape de sûreté qui préserve parfois d'une hémorragie cérébrale. Mais, si tel symptôme doit être combattu et tel autre favorisé, beaucoup ont une signification variable ou douteuse : telle la fièvre. Aussi, bien souvent, en Thérapeutique, le difficile est-il non pas d'agir, mais de savoir s'il faut agir et dans quel sens.

En second lieu, pour ou contre un symptôme donné, on peut utiliser plusieurs méthodes thérapeutiques. Chacune a ses indications et ses contre-indications, et l'on ne traitera pas l'insomnie d'un cardiaque comme celle d'un fébricitant ou d'un douloureux.

On voit, par là, toute l'importance pratique que présente l'étude des Médications Symptomatiques. Ce sont, d'ailleurs, celles dont on doit, le plus souvent, se contenter, faute de mieux, lorsqu'on ne peut atteindre la cause même du mal.

III

Enfin la troisième Série comprend l'étude des TRAITEMENTS.

Le Traitement d'une Maladie, lorsqu'il n'est pas pathogénique, est fait, le plus souvent, de la juxtaposition d'une série de Médications symptomatiques. Il devra se modifier incessamment, en se modelant sur la marche même de l'affection. Par exemple, le Traitement d'une fièvre typhoïde sera représenté par une série de Médications dirigées non seulement contre l'infection éberthienne, mais aussi contre la fièvre, contre l'adynamie, contre la faiblesse cardiaque, contre les hémorragies intestinales, etc., suivant les symptômes successifs que l'examen clinique révélera.

Beaucoup de traitements sont devenus, dans ces dernières années, médico-chirurgicaux, qu'il s'agisse de sténose pylorique, de gangrène pulmonaire, de lithiase biliaire, de tuberculose rénale, etc. La partie médicale doit donc être complétée par une partie chirurgicale, de telle sorte que l'on puisse envisager, sous leurs différentes faces, les multiples traitements d'une même maladie.

C'est dans cet esprit qu'une série de volumes sont consacrés aux Traitements des Maladies Générales (Infections, Intoxications, Maladies de la Nutrition), des Maladies de chaque organe (Maladies nerveuses, digestives, circulatoires, pulmonaires, génito-urinaires), ainsi que des Spécialités (Maladies cutanées et vénériennes ; Maladies de la bouche, du nez, du larynx, des oreilles et des yeux).

Ainsi se complètent, mutuellement, les trois séries relatives aux Agents Thérapeutiques, aux Médications et aux Traitements.

Elles sont conçues dans un même esprit général et avec une même préoccupation, celle d'être immédiatement utiles au Praticien et, par là même, à ses Malades.

Si pareil but est rempli, ce sera la meilleure récompense de tous ceux qui ont collaboré à cette œuvre ; des Auteurs, à qui revient tout ce que cet ouvrage contient d'original et d'utile ; des Éditeurs, qui ont mis, à la réaliser, leur habileté coutumière ; des Directeurs, qui ont voulu continuer, par le livre, l'enseignement de la Thérapeutique dont ils sont chargés à la Faculté de Paris.

15 juin 1910.   A. GILBERT et P. CARNOT.

TECHNIQUE THÉRAPEUTIQUE
CHIRURGICALE

TECHNIQUE OPÉRATOIRE

PAR

Victor PAUCHET

Professeur suppléant de clinique chirurgicale à l'École de médecine d'Amiens,
Chirurgien des hôpitaux d'Amiens.

PREMIÈRE PARTIE
AVANT L'OPÉRATION

CHAPITRE PREMIER
LES CONDITIONS MATÉRIELLES ET MORALES D'UNE OPÉRATION

I. — CONDITIONS MATÉRIELLES ET MORALES QUE DOIT REMPLIR LE CHIRURGIEN-PRATICIEN.

La chirurgie prend chaque jour une extension plus grande. Les cas opératoires se multiplient ; les indications sont mieux connues ; la technique chirurgicale progresse ; les accidents du travail sont l'objet de soins plus éclairés et plus efficaces. Le nombre des chirurgiens se multiplie en France et à l'étranger. Dans chaque chef-lieu de département, plusieurs opérateurs exercent dans les hôpitaux ou les maisons chirurgicales privées. La fréquence des interventions et les soins plus précis donnés aux accidents rendent ces centres chirurgicaux insuffisants. Il faut dans chaque sous-préfecture et même dans chaque chef-lieu de canton un ou plusieurs chirurgiens-praticiens qui sachent exécuter les pansements délicats, les opérations courantes ou soigner les accidents avec compétence, adresse et asepsie. C'est surtout pour ces collègues que nous écrivons les pages qui suivent. Nous déconseillons l'application de soins chirurgicaux à domicile. Tout chirurgien-praticien, dût-il exercer dans un village, prendra à tâche de faire venir chez lui ou dans un établissement de la localité tous les malades qu'il doit panser, opérer ou examiner d'une façon complète. Chaque chirurgien-praticien doit avoir dans son domicile, ou non loin de là, une petite *pièce chirurgicale*. Cette salle lui servira à grouper tous ses pansements, à examiner ou à traiter les malades chez lesquels l'application instrumentale est indispensable. A côté de cette pièce s'en trouvera une seconde avec un ou *deux lits de repos* où les patients pourront séjourner vingt-quatre ou quarante-huit heures. Le pharmacien et la sage-femme de la localité pourront être toujours prêts à l'aider et constitueront des aides suffisants.

Le chirurgien-praticien doit avoir acquis une *instruction professionnelle* théorique et pratique. Il sera nécessaire pour lui d'avoir étudié l'anatomie et la chirurgie cadavérique. Il doit avoir suivi quelques cours de chirurgie pratique et clinique, comme on en donne dans certains centres médicaux. Cette éducation chirurgicale peut, pour un médecin jeune, s'acquérir en l'espace d'un an. Nous avons eu près de nous quelques confrères qui l'ont acquise en six mois.

Il ne suffit pas de se fier à l'asepsie et à l'anesthésie pour pratiquer n'importe quelle opération. L'asepsie et l'anesthésie sont des conditions sans lesquelles la chirurgie ne peut être exécutée, mais que chacun néanmoins peut réaliser ; elles ne constituent pas les qualités de l'opérateur.

Pour être chirurgien, il faut :

1° *Être adroit manuellement* ;

2° *Avoir une expérience clinique suffisante* ;

3° *Connaître l'anatomie.*

Faute de ces trois conditions, la carrière chirurgicale, même dans un petit centre, ne peut être remplie et l'opérateur s'expose à des mécomptes ou à des responsabilités.

Je m'explique : pour enlever une tumeur, par exemple, il ne s'agit pas de la contourner et de la raser de près, en pinçant ce qui saigne et en coupant ce qui tient. L'opérateur doit suivre les plans anatomiques, les organes essentiels qui entourent le néoplasme et faire une véritable préparation anatomique de la région où il s'est développé. En un mot, il doit *opérer avec méthode*, après avoir prévu et préparé à l'avance les moindres détails.

Le diagnostic doit être établi d'avance avec précision. Un malade bien examiné se trouve dans d'excellentes conditions pour être bien opéré.

L'opérateur ne doit pas être seul doué de qualités chirurgicales : habileté manuelle, présence d'esprit, résistance nerveuse ; son aide doit ne pas en être dépourvu. Cet assistant n'a pas besoin d'être médecin, pourvu qu'il soit dévoué et soumis au chirurgien.

Le chirurgien-praticien devra veiller lui-même à l'installation de sa salle d'opérations : tables destinées à porter les accessoires, table d'opération, instruments, fils, compresses, drains, tout doit être disposé méthodiquement avant toute intervention, de façon à éviter toute incoordination de l'opérateur et de l'aide, à simplifier, à faciliter la technique et à réaliser le travail nécessaire avec le minimum de mouvements, le minimum de dépense nerveuse, en un temps aussi court que possible.

Le local doit être bien éclairé ; la lumière doit tomber directement sur le champ opératoire sans fatiguer les yeux du chirurgien.

Le *lit d'opération* doit être à une hauteur déterminée, de façon à ne pas fatiguer l'opérateur. Il est indispensable d'opérer sur une table à renversement, qui peut, en quelques minutes, incliner le patient à 45° sur l'horizontale.

Les *deux tables* destinées à porter les fils, les instruments, les compresses, les cuvettes pour le lavage des mains, doivent être d'une hauteur moyenne qui permet au chirurgien et à l'aide de les aborder sans se baisser ni se déplacer. Elles doivent être néanmoins assez éloignées du lit d'opération pour ne pas gêner l'évolution de l'opérateur.

Le *matériel opératoire* doit être disposé méthodiquement quelques minutes avant l'intervention. L'opérateur doit faire cette préparation lui-même, afin de trouver au cours de chaque intervention les instruments dont il a besoin. Les accessoires sont vérifiés avec un soin minutieux et placés par l'opérateur à portée de sa main et dans l'ordre où ils doivent être employés. Il évite ainsi les faux mouvements, les pertes de temps qu'occasionne la recherche des objets. La solidité des fils doit être contrôlée avant l'opération. Ceux-ci seront coupés à l'avance à la longueur voulue, et placés dans un plateau spécial, en prenant soin qu'ils ne puissent s'emmêler. Les instruments sont vérifiés avant la stérilisation.

Au moment de l'opération, le chirurgien doit les placer lui-même sur une serviette stérilisée, d'après un ordre connu, toujours le même pour chaque opération, et les vérifier une dernière fois.

Supposez une cure radicale de hernie. Placez sur la table à votre droite, en allant successivement vers la gauche : un bistouri, une paire de ciseaux, une pince à griffes, six pinces hémostatiques, deux écarteurs Farabeuf, une aiguille. Tous ces instruments sont vérifiés et rangés méthodiquement dans l'ordre où ils vous serviront. Cet ordre sera toujours le même, puisque votre technique doit être uniforme pour chaque sorte d'opération. S'il arrive un accident à l'un de ces instruments ou s'il survient un incident opératoire nécessitant un supplément de matériel, que faire ? J'ai déjà dit que vous deviez opérer, même chirurgien de campagne, toujours dans un même centre et dans un milieu chirurgical que vous vous serez créé ; c'est à dire que vous aurez à quelques mètres de vous une vitrine à instruments où vous trouverez l'objet désiré. Celui-ci sera flambé ou bouilli dans une solution de borate de soude pendant quelques minutes.

Le chirurgien qui n'a point réfléchi à la technique qu'il doit suivre, qui n'a point examiné son malade avec soin, qui n'a point mentalement établi tous ses repères anatomiques et ne s'est pas créé un plan de conduite avant chaque opération ; l'opérateur qui n'a point lui-même disposé tout le matériel avant d'opérer, s'expose à des tâtonnements, à une perte de temps préjudiciable à son éducation chirurgicale et au succès opératoire.

Ceux qui ont vu opérer Doyen au cinématographe se rendent compte de la précision à laquelle arrive un opérateur qui a cherché à économiser, dans un but de rapidité, toute fausse manœuvre, toute incoordination dans les mouvements.

II. — UTILITÉ DE L'EXAMEN MÉDICAL DU PATIENT.

Un malade bien examiné et bien préparé est à moitié opéré. Tout malade susceptible d'être opéré doit être examiné avec soin, et subir une préparation, quelle que soit la bénignité de l'intervention. *Il n'y a pas de petites interventions en chirurgie* ; la plus bénigne peut donner lieu à une négligence et à un accident.

Le médecin devra, avant d'opérer, examiner avec soin *l'état du cœur* ; les lésions valvulaires bien compensées ne constituent pas une contre-indication. La présence d'un anévrysme aortique constaté à l'écran radioscopique doit faire surseoir à l'intervention. Les lésions du myocarde sont plus dangereuses ; elles nécessitent de la prudence et l'emploi de l'éther comme anesthésique ; la mort peut survenir non seulement pendant l'opération, mais aussi pendant les jours qui suivent, par asystolie, œdème pulmonaire, etc.

Le *poumon* sera également examiné. La tuberculose chronique ne constitue pas une contre-indication. Elle peut être améliorée ou aggravée du fait de l'opération. Un ancien pleurétique pourra présenter de la symphyse pleurale, qui gêne l'anesthésie.

Le cancer du sein s'accompagne parfois de propagation pleuropulmonaire.

Les sujets atteints de bronchite et d'emphysème supportent mal l'anesthésie à l'éther.

Les *reins* seront palpés directement et explorés par l'examen des urines. Rechercher les traces d'albumine, les cylindres, le sucre ; doser l'urée (ne pas opérer au-dessous de 8 grammes). Faire dans certains cas une injection de bleu de méthylène, pour se rendre compte de la valeur éliminatrice du parenchyme rénal. Avant d'enlever un rein, il faut, par la séparation ou le cathétérisme uretéral, se rendre exactement compte de la valeur et de l'existence de l'autre rein.

Examiner la *gorge*, le *nez* du patient. Les sujets atteints de suppuration nasale, de sinusite font facilement des complications pulmonaires. Les adénoïdiens ne peuvent respirer par le nez ; la narcose est pénible. La bouche devra être maintenue ouverte pendant l'intervention.

Les *dents* doivent être nettoyées avant toute intervention. Le tartre dentaire doit être gratté ; les gencives qui suppurent doivent être soignées, sinon le chirurgien expose son malade à une complication pulmonaire ou à de la parotidite. Si le patient a un râtelier, celui-ci devra être enlevé au moins vingt-quatre heures avant l'intervention. A la campagne, se contenter de badigeonner les gencives du malade à la teinture d'iode, puis de brosser et savonner les dents une fois par jour.

L'*intestin* doit être évacué avant l'intervention. S'il s'agit d'une laparotomie, il faut se rendre compte si l'intestin est distendu, paresseux (difficile réduction au cours de l'intervention) ou si l'intestin est plat et souple, facile à maintenir. Il est nécessaire de faire suivre au malade un régime quelques jours avant l'intervention. Les sujets opérés à domicile sont mal préparés ; ils absorbent un simple purgatif : le gros intestin reste alors toujours plus ou moins chargé de matières. Il en résulte des troubles post-opératoires (vomissements, météorisme) pénibles. L'intestin n'est bien préparé qu'à l'hôpital ou dans une maison chirurgicale, à moins de confier le patient à une infirmière compétente.

Il suffit à certains sujets d'un seul purgatif ou d'un seul lavage intestinal pour être exonérés. Il en est d'autres chez lesquels il faut une semaine entière de laxatifs et de lavages intestinaux pour éliminer un vieux résidu fécal.

Tous les sujets atteints de lésions sérieuses pouvant nécessiter une opération importante doivent être hospitalisés cinq ou six jours d'avance. Cette hospitalisation prolongée permet au chirurgien de prendre plus de contact avec son patient, de mieux poser l'indication opératoire et de se rendre compte plus exactement des lésions qu'il pourra rencontrer.

Tempérament de l'opéré. — Les sujets jeunes, surtout les adultes et les adolescents, constituent de bons terrains chirurgicaux. Après cinquante ans, les obèses, surtout les obèses à teint blanc, donnent souvent des mécomptes. Les obèses sanguins et congestifs résistent mieux. Chez les sujets gras, il faut craindre une phlébite, une embolie, l'asystolie par myocardite ou cœur graisseux, la suppuration, les éventrations, les congestions pulmonaires, l'anurie, l'albuminurie. L'obèse est un insuffisant du foie, des reins et de la thyroïde. Il supporte mal les intoxications narcotiques et élimine mal les toxines. C'est un sujet infiniment moins résistant que le maigre. Chez lui, il faut éviter les anesthésies prolongées et la position inclinée. Le cœur gras supporte très mal la compression exercée par le poids des intestins. Le pronostic réservé que comporte l'obèse peut être modifié par un *régime pré-opératoire*. Le chirurgien peut le désintoxiquer, le dégraisser, rendre un certain pouvoir antitoxique au foie et aux reins par un *régime* de quelques semaines ou de quelques mois. Ce régime n'est évidemment pas réalisable dans les cas de chirurgie d'urgence. L'anesthésie et l'intervention seront alors réduites au strict minimum. Dans les cas de demi-urgence (par exemple le cancer utérin), une préparation de huit jours sous forme de laxatifs et de boissons abondantes suffira ; la diète alimentaire sera absolue. Mais dans les cas non urgents (hernie, fibrome, etc.) je conseille une cure diététique préparatoire de deux ou trois mois. Il m'arrive souvent pendant cette période d'obtenir un amaigrissement de 10, 20, 30, 40 kilogrammes. Cet amaigrissement s'obtient par l'absence de sel, de viande, de poisson, d'œuf, de lait, et par l'absorption exclusive d'eau, de légumes verts et de *fruits*. On peut autoriser les pommes de terre cuites au four et le pain grillé en petite quantité. Les sujets deviennent ainsi plus résistants. Ils cessent d'être essoufflés ; ils supportent l'intervention aussi bien que les sujets d'embonpoint moyen.

Chez les sujets maigres, ou du moins chez les sujets secs, nerveux, la préparation peut être très courte.

Les sujets cachectiques supportent mal l'opération quand la cachexie est d'origine cancéreuse, tuberculeuse ou suppurative. Leur foie et leurs reins sont alors altérés. Ne pas les opérer au-dessous de

8 grammes d'urée. Les sujets atteints de cachexie famélique (sténose du pylore, de l'intestin, etc.), autrement dit les malades déshydratés, supportent encore assez bien l'intervention et se remontent avec une grande rapidité ; on leur permet de boire le lendemain de l'intervention.

Age. — L'âge qui supporte le mieux les interventions chirurgicales est de cinq à quarante ans. Les *enfants* sont des opérés fragiles pendant les premières semaines de la vie et la première dentition.

Nouveau-nés. — Ils supportent très bien les opérations et l'anesthésie, pourvu qu'il n'y ait pas d'hémorragie. Toute intervention accompagnée d'une perte de sang, surtout dans le voisinage de la tête et du cou, comporte un pronostic grave. Les conditions qui aggravent encore le pronostic opératoire sont : 1° l'hospitalisation ; 2° la débilité prématurée ; 3° une légère infection ; 4° les hémorragies ; 5° les manipulations prolongées (uranoplastie, bec-de-lièvre ; sarcome de la face ; sarcome du rein ; invagination). Le petit malade meurt de choc, malgré l'injection de sérum. Dans l'avenir, la transfusion sanguine directe prélevée sur le père ou la mère sauvera un grand nombre de ces petits opérés. Ne pas hospitaliser le nourrisson sans sa nourrice, faute de quoi il meurt d'entérite ou de bronchopneumonie. Ne jamais brosser la peau d'un enfant ; la badigeonner à l'iode ou la nettoyer au savon à l'aide d'un gant de caoutchouc. Ne pas se contenter de laver le champ opératoire, mais *tout* le petit sujet.

Vieillards. — J'ai opéré avec succès un vieillard de quatre-vingts ans chez lequel j'ai pratiqué la résection du côlon. J'ai opéré six octogénaires pour hypertrophie de la prostate (prostatectomie sus-pubienne). Tous ces malades ont guéri. Les vieillards maigres guérissent mieux que les vieillards gras. Ces derniers, qui sont assez rares d'ailleurs, ne doivent point être soumis à une cure d'amaigrissement. Le vieillard supporte mal la diète. Celle-ci doit être aussi réduite que possible. Le vieillard craint également le froid. Pour les opérations sérieuses, il est bon de les hospitaliser quelques jours à l'avance en leur permettant de se lever. Le lit est en effet funeste aux personnes âgées. Elles ne doivent conserver le décubitus dorsal qu'au dernier moment et changer de position le plus tôt possible. Les prostatectomisés doivent s'asseoir dès le lendemain de l'intervention, dès que l'opéré peut être levé et placé dans un fauteuil ; ce changement de position est souvent une condition de succès. Il faut alimenter un vieillard très rapidement après l'opération. L'aliment, en effet, n'a point seulement un rôle nutritif, il est aussi « excitant » et c'est lui qui maintient la vie dans l'organisme affaibli. Chez les vieux, les opérations devront être courtes ; la narcose sera réduite au minimum. Il y a quelques jours, j'opérais une hernie étranglée volumineuse chez un octogénaire. L'opération dura cinq ou six minutes. Je pratiquai le débridement, la réduction de l'intestin, puis je faufilai deux points au catgut dans l'intérieur du sac, au voisinage de la voie inguinale, deux points en U rapprochèrent les piliers. Cette opération constituera une cure radicale dont la durée sera aussi longue que celle du sujet. Le plan incliné est très mal supporté par les sujets âgés. C'est une des raisons pour lesquelles j'ai presque abandonné la prostatectomie périnéale.

L'éther peut être administré, mais très prudemment, juste assez pour obtenir l'anesthésie. Je déconseille ici l'emploi de la morphine et de la scopolamine. Chez les vieillards, les opérations étendues qui visent la perfection sont souvent contre-indiquées. Ainsi, il est inutile de pratiquer l'amputation du sein suivant la méthode de Halsted chez une septuagénaire. Chez elle, il suffira de faire la vieille opération qui consiste à enlever le sein et les ganglions de l'aisselle en un bloc. Inutile de toucher (sauf adhérence) aux muscles pectoraux dont le suintement sanguin peut déprimer l'opéré.

Sexe. — Les femmes résistent en général mieux que les hommes, surtout aux opérations sanglantes. Ne pas opérer, si possible, pendant les règles, ni pendant la grossesse, à moins d'urgence. Ces deux états pourtant ne constituent pas une contre-indication. Les cas d'avortement à la suite d'une opération sont relativement rares. Je n'en ai jamais constaté. Il m'est arrivé d'opérer trois femmes atteintes de fibrome et grossesse. La grossesse est arrivée deux fois à terme ; une fois l'accouchement s'est fait à huit mois. Les crises d'appendicite survenues au cours de la grossesse peuvent être opérées à froid avant le sixième mois ; passé ce délai, il est préférable d'intervenir après l'accouchement. Le kyste de l'ovaire tordu au cours de la grossesse peut être opéré sans inconvénient pour cette dernière.

Si le chirurgien opère une nourrice, cette dernière cessera d'allaiter pendant quarante-huit heures ; passé ce délai, le nourrisson pourra reprendre le sein sans absorber d'anesthésique. Si l'intervention n'est pas urgente, il est préférable d'attendre le sevrage.

Système nerveux. — L'hystérie et l'épilepsie se trouvent souvent calmées par l'intervention. Les crises reviennent par la suite. Il m'est arrivé de pratiquer des sympathicectomies pour épilepsie. La guérison n'a duré que quelques mois. Les aliénés calmes supportent très bien les opérations. Il n'en est pas de même des mélancoliques et des déprimés.

Les *psychoses post-opératoires* à la suite des opérations utérines ne sont pas rares. Une de mes malades a dû être internée pendant six mois. Ces troubles ne surviennent que chez les prédisposées ; ils disparaissent par la suite.

Peut-on faire des opérations simulées chez les neurasthéniques, sous prétexte de les délivrer d'une obsession ? Certainement non. Il est immoral de mutiler inutilement un malade ; de plus, l'obsession persiste, change généralement de forme et même s'aggrave.

Le cerveau résiste mieux que la moelle aux interventions. Celle-ci s'infecte facilement. Une simple ponction lombaire peut provoquer une syncope. Cette susceptibilité nous explique les dangers de la rachianesthésie mal faite. Celle-ci constitue pourtant un procédé merveilleux ; elle devra être exécutée par des mains expérimentées, suivant une méthode impeccable et sous le couvert d'une asepsie scrupuleuse.

Sang. — L'anémie extrême comporte un pronostic plus grave. Chez les sujets très anémiés, il est bon de doser la proportion de l'hémoglobine à l'aide de l'hématimètre Gowers. Si la proportion descend au-dessous de 50 p. 100, le pronostic est grave. S'il s'agit d'une grossesse tubaire rompue ou d'un ulcère hémorragique de l'estomac, il est prudent de pratiquer des injections d'eau salée (1) pendant l'opération, voire même la transfusion sanguine directe.

Les sujets atteints d'ictère meurent souvent d'hémorragie quelques jours après l'opération. Il est bon d'examiner une goutte de sang avant l'opération. Celle-ci doit être coagulée en moins de vingt minutes, faute de quoi l'hémophilie est à craindre. Il est possible d'augmenter la coagulabilité du sang chez les hémophiles ou les ictériques au moyen d'injections de sérum antidiphtérique, ou en faisant absorber tous les jours 4 grammes de chlorure de calcium. Un grand nombre d'opérés doivent subir l'analyse du sang. Celle-ci fait poser le diagnostic de *leucocythémie* et en indique la variété. L'*hyperleucocytose* oriente l'opérateur vers la recherche d'une collection purulente. La numération des hématies indique l'*anémie* initiale du cancer. L'*éosinophilie* révèle souvent la présence d'un kyste hydatique (2).

Tuberculose. — Le tuberculeux supporte très bien les amputations, mieux que les grattages. Je considère la curette comme un instrument souvent malfaisant qui dissémine les bacilles dans le

____

(1) Dans les cas d'anémie aiguë, ajouter 1 milligramme d'adrénaline dans 1 litre d'eau salée et l'injecter dans une veine du bras.

(2) Les femmes très anémiées par des métrorragies risquent de faire une phlébite et une embolie après l'hystérectomie pour fibrome utérin ; il faudra avant et après l'opération leur faire absorber de l'eau de citron en abondance.

sang. Chez un tuberculeux, l'intervention amène parfois une amélioration ou produit l'effet d'un coup de fouet sur l'infection. Les bacilloses péritonéales guérissent par une simple incision. L'opération agit par processus scléro-cicatriciel, comme agit la méthode de Bier dans les inflammations, comme agit la fulguration dans le cancer ou la tuberculose.

Syphilis. — La syphilis ne constitue pas une contre-indication aux opérations; sauf urgence, pourtant, il est préférable d'opérer en dehors des périodes d'accidents. Des injections mercurielles intramusculaires ou intraveineuses permettront d'intervenir quinze jours ou trois semaines plus tard.

Diabète. — Le diabète ne constitue pas une contre-indication. Si le sujet est gras, on le soumettra à la cure d'amaigrissement (cure de diète). Cette cure de légumes verts et de fruits, cette diète sévère et alcaline, placera le diabétique dans d'excellentes conditions opératoires. Il faut, chez un diabétique, redoubler les précautions d'asepsie et employer une bonne technique pour éviter les manipulations qui contusionnent les tissus. Dans la gangrène diabétique (névrite ou artérite), il faut amputer très haut pour ne pas craindre la récidive. Dans quelques années, les anastomoses vasculaires permettront d'éviter au malade ces opérations mutilantes. A tous nos diabétiques, nous conseillons le régime végétarien et fruitarien absolu. Quand nous ne pouvons le faire accepter dans son intégrité, nous associons à la demi-diète et au régime mixte l'absorption des alcalins : bicarbonate de soude, 8 gr. ; sulfate de soude, 4 gr. ; phosphate de soude, 2 gr. ; pour un litre d'eau, à boire dans les vingt-quatre heures.

Cœur et vaisseaux. — Les lésions valvulaires bien compensées ne constituent pas une contre-indication opératoire. Les lésions du myocarde, le cœur graisseux obligent à plus de réserve. Chez ces sujets, il faut craindre le choc, la syncope, l'infection, la phlébite, l'asystolie, l'œdème pulmonaire, l'anurie. La dilatation aiguë du cœur est fréquente à la suite des opérations sur le plan incliné. L'athérome cérébral chez les vieux provoque souvent de la démence sénile post-opératoire.

Avant d'opérer, examinez toujours les pieds et les jambes du patient; recherchez la moindre trace d'*œdème* et réservez le pronostic si vous la trouvez à un degré même léger. Ne croyez pas aux œdèmes par compression : 99 fois sur 100, l'œdème bilatéral indique une altération du myocarde ou des reins. L'œdème unilatéral signale la phlébite (infection) ou l'envahissement d'une veine par un processus néoplasique.

Bronches. — Les bronchites chroniques rendent l'opération difficile par la toux qu'elles provoquent et l'insuffisance de l'oxydation au cours de l'opération. Choisir le chloroforme comme agent anesthésique. Si on fait usage de l'éther, il est indispensable de faire une heure auparavant une injection de morphine-scopolamine qui prévient la toux et arrête les sécrétions salivaires et bronchiques. Les lésions des bronches sont souvent pénibles pour les opérations de hernies ombilicales et les laparotomies chez les obèses.

Insuffisance nasale. — Il existe un grand nombre de malades qui respirent par la bouche, soit parce qu'ils ont ou ont eu des adénoïdes, soit parce que, atteints de coryzas à répétition, ils ont perdu l'habitude de respirer par le nez. Si l'intervention n'est pas urgente, il est bon de surseoir à trois mois et de pratiquer chez eux l'éducation respiratoire. Si l'intervention est urgente, il faut anesthésier le patient à l'aide d'un tube inhalateur descendant dans l'arrière-gorge ou maintenir la bouche ouverte à l'aide d'un ouvre-bouche pendant toute la durée de l'anesthésie.

Tube digestif. — La langue sale indique souvent la constipation chronique, l'insuffisance hépatique et nécessite des lavages d'intestin ou des laxatifs répétés. L'estomac doit être lavé à plusieurs reprises avant les opérations gastriques. Le malade doit être soumis au repas d'épreuve, à l'insufflation et à la radioscopie. Chez certains sujets, l'évacuation d'intestin s'impose plus que chez d'autres : fibrome utérin, prostatite, hernie, tumeur intestinale. Ne pas opérer les diarrhéiques. Attendre que les selles soient régularisées. Ne jamais faire d'éthérisation rectale chez les sujets atteints d'entéro-colite.

Foie. — La dégénérescence graisseuse par suppuration est très grave. Les ictériques supportent très mal le chloroforme et l'hémorragie. Les sujets atteints de cirrhose ou de cancer du foie supportent mal l'intervention.

Reins. — Chez tous les opérés, les urines doivent être complètement examinées. Il faut doser l'urée, les chlorures, faire l'examen cryoscopique. Les calculs rénaux et urétéraux sont reconnus par la radiographie.

Néoplasmes. — Les sarcomes chez les enfants déterminent souvent la mort post-opératoire ou la récidive rapide. Les ostéosarcomes pourtant comportent un pronostic moins grave. Certains cancers guérissent complètement par l'opération ou donnent des survies prolongées : cancer du sein, rectum, utérus. Les cancers superficiels sont améliorés depuis que la fulguration associe ses effets à ceux du bistouri.

III. — CONDITIONS SOCIALES, PHYSIOLOGIQUES, ETC.

Conditions sociales. — Une ouvrière atteinte de salpingite moyenne doit être opérée. Une femme du monde peut essayer une cure de repos de plusieurs mois. Le doigt mutilé d'un rentier peut être laissé sans inconvénient; il doit être amputé chez un ouvrier dont il gêne les fonctions manuelles.

Interventions graves. — La résistance de certains malades est extraordinaire. Si nous ne devons pas pratiquer des opérations dont le résultat doit être nul, nous ne devons pas, d'un autre côté, refuser, dans un but d'amour-propre ou par crainte de responsabilité, une opération qui offre une chance très minime de sauver une existence. « Le chirurgien ne doit jamais penser à lui, mais toujours au malade » (Pozzi).

Dangers des suppressions d'organes. — Soyons très conservateurs. Les amygdales et appendices *malades* que nous enlevons sont sans utilité; *sains*, ces organes jouent un rôle physiologique; je ne crois pas qu'on puisse les enlever sans nécessité. La vésicule biliaire sert à fluidifier la bile. L'épiploon est une toile phagocytaire, admirable moyen de défense contre l'infection péritonéale. Il ne faut pas le réséquer au cours des opérations de hernie. Dans la cure de l'hydrocèle, le retournement est supérieur à la résection de la vaginale qui s'accompagne parfois de l'atrophie du testicule. Ne pas enlever les ovaires scléro-kystiques dont se plaignent les nerveuses.

Au cours des opérations rénales, donner toujours la préférence à la néphrotomie sur la néphrectomie, ne jamais pratiquer de néphrectomie sans avoir fait la séparation des urines, l'examen cryoscopique du sang, voire même la lombotomie exploratrice.

CHAPITRE II

MATÉRIEL OPÉRATOIRE

Les opérations sont pratiquées tantôt d'*urgence*, tantôt en temps opportun : ces dernières sont alors nommées *opérations réglées*.

I. — OPÉRATIONS D'URGENCE.

Les opérations d'urgence sont :

1° Nécessitées par un traumatisme : fracture ouverte, écrasement, plaie par arme à feu, plaie de l'abdomen, etc. ;

2° Nécessitées par des affections à processus rapide : occlusion intestinale, perforation d'estomac, hémorragies méningées, croup, etc. ;

3° Nécessitées par suite d'une temporisation exagérée : pleurotomie pour pleurésie purulente, laparotomie pour torsion d'un pédicule ovarique ; néphrotomie pour anurie calculeuse.

Le terme « d'urgence » emprunte ce caractère à la soudaineté du traumatisme ou du processus pathologique. La technique des opérations n'est pas subordonnée à des règles aussi précises que les interventions qui peuvent être faites dans un certain délai ; délai qui permet au chirurgien et au malade d'agir à leur convenance et surtout après s'être assurés d'une exploration clinique et de soins préparatoires indispensables. Il ne faut pas croire que, sous prétexte que le danger est immédiat, l'opération puisse être faite par le premier venu, dans n'importe quel milieu et avec des précautions insuffisantes. Il est préférable pour un malade de ne pas être opéré rapidement et d'être transporté par une voiture d'ambulance dans un centre chirurgical. Sur 10 cas d'urgence, 9 sont transportables (hernie étranglée, occlusion, fracture du crâne, fracture ouverte, etc.). Sans doute, quelques blessés doivent ne pas être remués ; par exemple, une plaie de l'abdomen avec ouverture probable de l'intestin risque de disséminer les germes dans le péritoine par des mouvements intempestifs ; et pourtant, même dans ce cas, je crois qu'il y a intérêt à opérer le patient dans un milieu chirurgical. En admettant même qu'il y ait quelques blessés dont l'état nécessite la présence de l'opérateur sur place, il y a intérêt à perdre quelques heures pour tout préparer d'une façon parfaite et s'assurer la présence d'un bon personnel et du chirurgien. *De toutes les opérations chirurgicales, les interventions d'urgence nécessitent* de la part du médecin et du personnel *le plus de qualités* chirurgicales : rapidité, décision, expérience des soins consécutifs, asepsie, etc.

En vue de cette chirurgie d'urgence, il est bon d'avoir sous la main un matériel toujours prêt : trois « boîtes de secours ».

Elles devront se composer des objets suivants :

PREMIÈRE BOÎTE. — **Lingerie et pansements.**

Cinq blouses de toile.

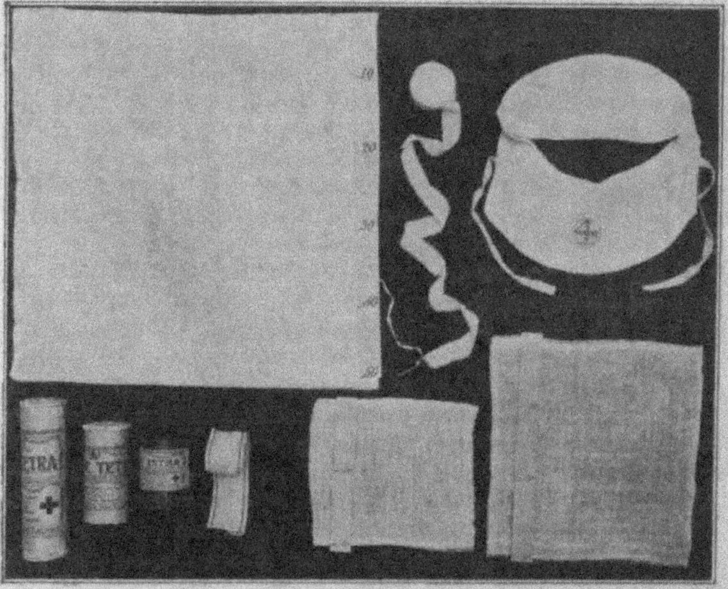

Fig. 1. — Pièces de pansements

Compresse abdominale de 50 centimètres de côté, munie d'un cordon; mèche de gaze pour le drainage; masque de Mickulicz; 4 bandes de crêpe roulées; petite compresse de 20 centimètres; compresse moyenne de 30 centimètres. Ces compresses, faites de plusieurs épaisseurs de gaze, sont tissées en une seule couche le long des bords.

Trois tabliers de toile stérilisés, enveloppés dans une serviette stérilisée.

Dix serviettes de toile stérilisées, enveloppées dans une serviette stérilisée.

Deux boîtes de compresses.

Deux paquets de coton hydrophile comprimé.

Un taffetas imperméable de 50 centimètres carrés.

Six bandes de toile de 6 centimètres sur 10 mètres.

Six bandes de tarlatane apprêtée de 12 centimètres sur 10 mètres.

Quatre bandes de tarlatane non apprêtée de 12 centimètres, plâtrées, en boîtes métalliques.

Une pièce de tarlatane apprêtée de 80 centimètres sur 3 mètres.

Une boîte métallique contenant 2 kilogrammes de plâtre à mouler.

Store du commerce : 1 mètre courant.

Deux canules de platine, fortes et longues, pour les injections de sérum artificiel, stérilisées.

Un injecteur de tôle émaillée avec 2 mètres de tube de caoutchouc.

Deux bassins réniformes.

Quatre cuvettes de tôle émaillée.

DEUXIÈME BOÎTE. — **Anesthésie, pharmacie et accessoires**.

Deux tubes de 10 grammes de kélène.

Deux flacons de 100 grammes de chloroforme.

Un flacon de 100 grammes d'éther.

Deux flacons d'eau salée saturée (7 grammes de sel marin par flacon), pour faire du sérum artificiel.

Cinq ampoules de solution stérilisée d'atropomorphine à 1 p. 100, ou comprimés.

Cinq ampoules contenant chacune 0^{gr},10 de benzoate de caféine en solution stérilisée, ou comprimés.

Un flacon contenant 1 gramme de chlorhydrate de cocaïne cristallisé.

Un flacon de chloroforme iodé au 1/10e.

Un flacon contenant 20 grammes d'huile camphrée.

Deux flacons de sérum antitétanique.

Une seringue stérilisable de 100 centimètres cubes avec une canule conique.

Une seringue stérilisable de 2 centimètres cubes avec une canule de platine.

Six flacons de fil stérilisé n°s 150, 250, 300, 700.

Drains de caoutchouc stérilisés, assortis et non perforés, de 4, 8 et 12 millimètres de diamètre.

Un thermocautère.

Une bande de caoutchouc de 10 centimètres sur 10 mètres.

Trois sondes de caoutchouc rouge n°° 12, 16 et 18, pour la vessie.

Trois sondes olivaires n°° 6, 10 et 18, pour la vessie.

Deux sondes œsophagiennes de 8 et 12 millimètres de diamètre.

Un flacon de savon vert.

Deux brosses à main.

Un rasoir.

TROISIÈME BOITE. — Instruments.

Une pince à langue.

Un ouvre-bouche de Heister.

Trois canules à trachéotomie de Krishaber, pour enfants et pour adultes.

Une boîte de six bistouris.

Deux paires de forts ciseaux mousses.

Deux pinces à disséquer et à griffes.

Cinq pinces hémostatiques de Kocher.

Cinq pinces hémostatiques de Doyen.

Une aiguille à manche de Doyen.

Deux pinces à mors élastiques pour l'estomac et l'intestin.

Deux écarteurs assortis.

Deux curettes assorties, dont une utérine.

Douze aiguilles tranchantes assorties et douze aiguilles rondes pour l'intestin.

Douze aiguilles vasculaires n° 16.

Cinquante agrafes de Michel.

Deux pinces porte-agrafe.

Deux pinces Museux.

Un spéculum vaginal.

Un rhinoscope.

Un otoscope.

Une pince pour corps étranger du larynx.

Une pince pour corps étranger des fosses nasales.

Un stylet simple et à crochet.

Deux trocarts assortis.

Un explorateur vésical de Guyon.

Une rugine droite.

Une pince-gouge courbe.

Une pince coupante.

Un davier de Farabeuf.

Une curette fenêtrée pour les os.

Un ciseau droit.

Une gouge.

Un maillet.

Une pince emporte-pièce pour la craniectomie.

Un ciseau à angle mousse pour la craniectomie.

Une sonde cannelée incurvée pour la craniectomie.

Un tournevis.

Une fraise cylindro-sphérique de 12 millimètres, montée sur un porte-outil à vis.

Un trépan à cliquet, avec mèche perforatrice montée sur un porte-outil à vis.

Une scie à curseur pour la craniectomie.

Un couteau de 15 centimètres.

Une scie à dos mobile.

Une scie de Gigli.

II. — OPÉRATIONS RÉGLÉES.

L'intervention chirurgicale ne sera vraiment exécutée dans de bonnes conditions que dans une maison chirurgicale ou à l'hôpital ; actuellement, les malades sont transportés, en cas d'urgence, dans une voiture d'ambulance. Tout praticien qui désire exécuter des interventions fera bien d'avoir à sa disposition, dans son propre domicile, deux pièces aménagées pour les examens chirurgicaux, les pansements et les opérations. Il est des cas exceptionnels où l'opération devra être faite à domicile, dans la maison voisine du lieu même de l'accident, voire sous une tente. Mais, je le répète, celui qui opère, qu'il s'agisse d'un chirurgien de profession ou d'un praticien, devra avoir pour but d'installer un local à demeure et de former un personnel pour opérer toujours dans le même milieu, avec les mêmes aides et le même matériel. Cette organisation constitue une source de sécurité pour le malade, une grande garantie de succès et une moindre fatigue pour le chirurgien. Les soins post-opératoires seront infiniment mieux réalisés.

Utilité des séances chirurgicales. — Qu'il s'agisse d'opérations, de pansements ou d'examens chirurgicaux (laryngoscopie, cystoscopie, etc.), le praticien doit toujours grouper ces différents actes en séances. Cet ordre et cette méthode ont pour résultat de garantir la préparation et la propreté du matériel, d'épargner des pertes de temps et la collaboration du personnel sans incoordination.

A. — INSTALLATION CHIRURGICALE.

I. — Difficultés que l'on rencontre dans la pratique pour l'application de l'asepsie, de la clinique et des soins pré- et post-opératoires.

Ces difficultés peuvent néanmoins se surmonter.

L'asepsie théorique s'enseigne aisément, surtout en la réduisant au strict nécessaire et en l'allégeant des complexités inutiles. Le chirurgien-praticien, toutefois, ne doit pas escompter ces seules précautions pour se croire à l'abri de l'infection qui, neuf fois sur dix, cause la mort des opérés. Il ne suffit pas d'avoir des instruments, des compresses, des gants stérilisés, des mains et un champ opératoire désinfectés. Le plus difficile est de maintenir cet état d'asepsie pendant l'opération.

Tel opérateur infecte les plaies : soit en touchant les téguments, même désinfectés, du patient ; soit parce que l'intervention trop prolongée provoque la macération de l'épiderme des mains ; ou que, en suturant l'intestin, il manque d'adresse pour éviter la contamination du voisinage ; ou qu'il manipule trop longtemps les tissus : la voie est ainsi ouverte aux germes de l'air pour cultiver dans un milieu de tissus vivants meurtris par les doigts inhabiles. L'asepsie dépend donc plus de la technique et de la rapidité que de l'instruction du chirurgien. L'asepsie théorique est pourtant indispensable, et chacun doit s'astreindre à la connaître.

L'examen clinique du patient susceptible d'être opéré doit être complet. Le chirurgien doit réduire autant que possible le rôle explorateur du bistouri et commencer l'opération avec le maximum de renseignements.

Les soins pré- et post-opératoires jouent un rôle capital, rôle ignoré par la plupart des médecins et des chirurgiens. Tel malade succombe de congestion pulmonaire parce que ses poumons ont été infectés par une bouche malpropre, garnie de gencives suppurantes ou de dents couvertes de tartre. Tel autre malade présente au cours de l'intervention une tension abdominale formidable, un intestin plein de matières ou de gaz parce que le médecin s'est contenté d'administrer un purgatif ou un lavement la veille de l'opération, sans s'être assuré que ces moyens thérapeutiques n'ont pas suffi à mettre à plat le tube intestinal. Tel autre chirurgien opère une hernie étranglée sans avoir lavé l'estomac ; le malade succombe pendant ou après l'intervention, à la suite d'un vomissement fécaloïde qui inonde la trachée.

Mêmes difficultés pour les soins post-opératoires : les drainages doivent être placés au point le plus déclive ; le tube doit être à la fois ferme et souple. L'aspiration des liquides est souvent indispensable. La réapplication d'un pansement constitue tout un art que les neuf dixièmes des médecins ignorent en s'installant.

Ces difficultés opératoires, les obstacles que le chirurgien rencontre dans l'examen clinique du malade, les soins pré- et post-opératoires peuvent faire comprendre l'impossibilité presque absolue de bien préparer, de bien opérer et de bien soigner les malades à domicile. Ils impliquent au chirurgien-praticien la nécessité de créer auprès de lui un groupement de personnel et de matériel, même rudimentaire, pour réussir.

II. — Installation d'une maison chirurgicale dans un grand centre.

Une maison chirurgicale destinée à recevoir de 250 à 500 malades par an doit réunir plusieurs services de chirurgie générale et spéciale,

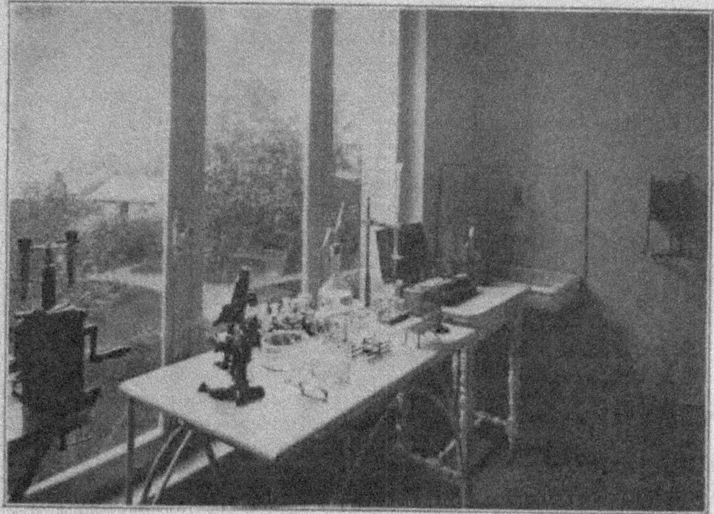

Fig. 2. — Laboratoire avoisinant la salle d'opérations. (Pauchet).

De gauche à droite, on voit : un centrifugeur, un microscope Verick, un flacon de substances colorantes, lamelles, tubes à cultures, étuve, etc.

pour les malades de plusieurs conditions, ainsi qu'un laboratoire pour les recherches scientifiques concernant l'histologie, la chimie, la bactériologie, la radiographie, etc. (fig. 2).

Un ascenseur doit permettre la communication avec tous les étages, à moins que le terrain ne soit bon marché et que toute la clinique soit organisée au rez-de-chaussée.

Le chauffage doit être assuré par des chaudières à vapeur à basse pression. A côté d'elles doivent se trouver installés des thermo-siphons pour le service de l'eau chaude.

Il doit exister au rez-de-chaussée un service de consultations externes pour la chirurgie générale, la gynécologie, les voies uri-naires, l'orthopédie, les affections des yeux, oreilles, nez, larynx.

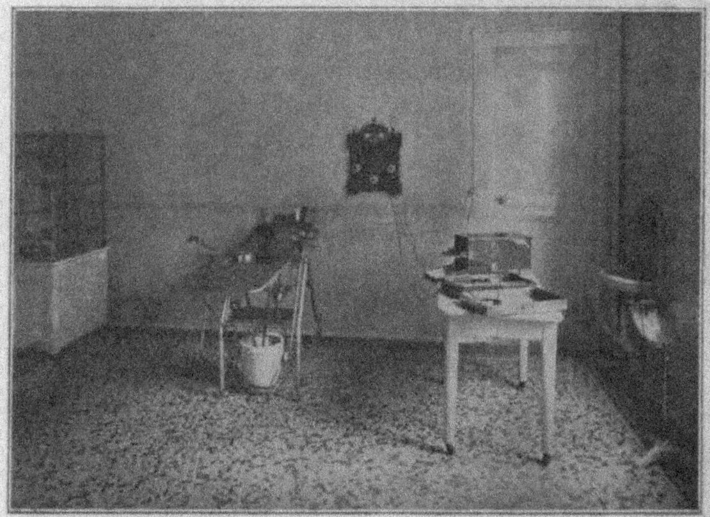

Fig. 3. — Salle d'examen (Pauchet).

A gauche : vitrine d'instruments. Au centre : table génito-urinaire de Pasteau. Sur le mur : tableau électrique. A droite : table sur laquelle se trouvent une boîte à cystoscopes et une étuve à sondes de Gentile.

Une salle annexe sera utilisée pour la confection des appareils plâtrés, l'électrothérapie, le massage et les pansements.

La maison chirurgicale doit non seulement recevoir des malades et des blessés opérés à jour fixe, mais aussi doit être organisée pour la réception des malades d'urgence ; contrairement au vieux préjugé, les malades dits « d'urgence » ne doivent point être opérés chez eux, mais transportés dans un centre chirurgical, car, plus l'état est grave, plus il requiert de soins rapides, éclairés et prolongés.

Les plus grands soins doivent être apportés à l'alimentation *spéciale* des opérés, à l'entretien de la literie et du linge, à la propreté et à la désinfection des chambres.

Salle d'examen. — La figure 3 représente la salle d'examen telle que nous la comprenons.

Salle d'anesthésie. — La salle de narcose doit être en face de la salle d'opérations. Elle peut servir de magasin pour les objets de pansement et les vitrines d'instruments. Elle doit contenir deux lits roulants pour le transport des malades et le début de l'anesthésie. Sur une table doivent se trouver les masques, mouchoirs, pinces, etc., et tous les objets utiles à l'anesthésiste. Les malades sont transportés sur les lits roulants, ceux-ci sont facilement désinfectés ; ils peuvent être transformés en brancards démontables. Ils doivent pouvoir entrer dans l'ascenseur avec une infirmière et un aide. Il ne faut pas endormir le patient dans la salle d'opérations, ni dans sa propre chambre. L'anesthésie sera commencée au chlorure d'éthyle et continuée au chloroforme ou à l'éther.

Salle d'opérations principale. — C'est dans cette salle que se feront les grandes interventions. Elle doit, d'un côté, présenter une sorte de balustrade élevée sur deux ou trois marches pour permettre aux médecins de voir les opérations sans gêner le chirurgien et ses aides. Toute personne étrangère à l'opération ne doit pas pénétrer dans le voisinage des tables où sont disposés les instruments. La salle d'opérations doit être absolument nue et vide, sauf un récipient pour recevoir l'eau usagée par le lavage des mains et du malade.

Nous avons complètement supprimé l'éclairage latéral, pour le remplacer par l'éclairage unique au plafond. Quelques lampes électriques, fixes ou mobiles, peuvent être utilisées en cas d'urgence dans la soirée ou la nuit. Le sol est en mosaïque ; les murs sont couverts de faïence et de peinture au ripolin. Cette peinture est blanche ou d'une couleur claire (fig. 4).

Si l'éclairage du plafond ne peut être obtenu, il sera remplacé par une grande baie vitrée exposée au nord.

Matériel de la salle d'opérations. — Le lit d'opérations doit être à poste fixe, monté sur un support hydraulique, de façon à varier la hauteur suivant la taille du chirurgien ou l'embonpoint du patient. Il doit être très étroit (45 à 50 centimètres).

La présence d'un bassin pour recueillir les liquides est inutile, car le nettoyage du malade doit se faire à sec.

La table d'opérations doit s'incliner tantôt latéralement, tantôt suivant la position de Trendelenburg, ou se plier en son milieu pour les opérations du rein ou du foie. Nous utilisons la table de Guyot (fig. 15).

Tables pour instruments. — Nous employons des petites tables de verre à deux étages, sur lesquelles sont disposées des serviettes stérilisées. Les instruments, peu nombreux, sont disposés en ordre, toujours le même.

Chariot à pansements. — Le chariot à pansements doit être long de 1 mètre environ sur 40 centimètres de large, en tôle peinte et vernie. Il porte un réservoir d'eau chaude et d'eau froide. Il est bon

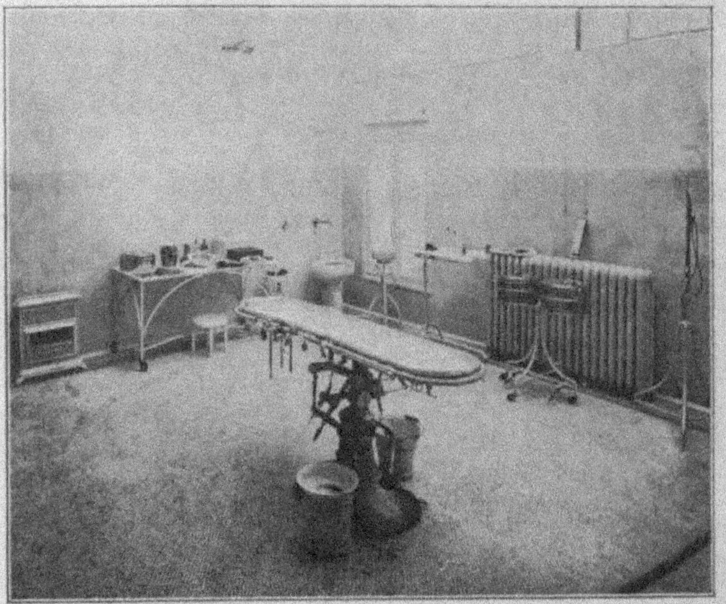

Fig. 4. — Salle d'opérations (Pauchet).

Table de Guyot. Radiateur à vapeur sur la paroi droite. Le sol est en mosaïque. Le jour latéral est très faible. Il existe simplement deux fenêtres destinées à l'aération. Tout l'éclairage vient d'en haut.

d'y ajouter un bock de tôle émaillée. A l'une des extrémités doit se trouver un lavabo avec écoulement d'eau. Quelques tiroirs sont indispensables pour les drains, les rasoirs, ciseaux, pinces, sondes, compresses, épingles, taffetas, ouate, etc. L'appareil est porté sur des roues caoutchoutées.

Tabourets d'opérations. — Ce sont des tabourets en métal émaillé dont la hauteur est variable, comme celle des sièges de piano.

Chauffage. — Le chauffage est assuré par un radiateur à vapeur qui donne de 20 à 25 degrés. Le linge est chauffé par un chauffe-linge au gaz ou par un radiateur à vapeur.

Chariot pour transport des malades. — Il est nécessaire d'avoir un chariot pour transporter les malades de la salle

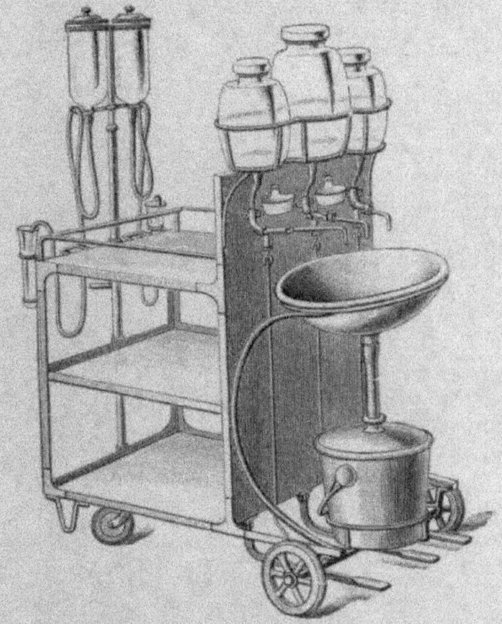

Fig. 5. — Chariot-lavabo pour les pansements.

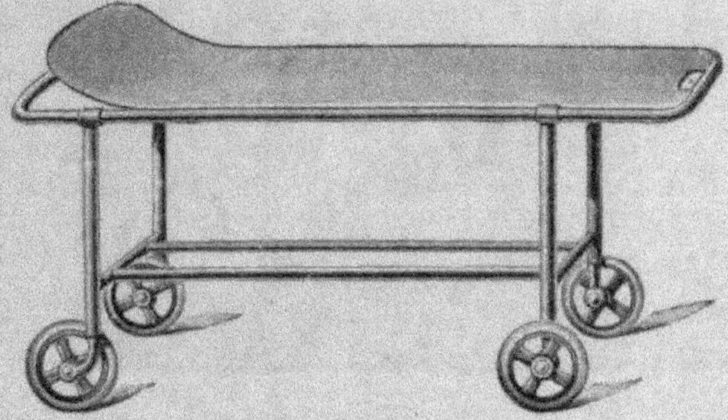

Fig. 6. — Chariot pour le transport des malades, construit en tubes d'acier; roues de fonte garnies de caoutchouc. Le tout est verni au four.

d'anesthésie à la salle d'opérations, de la salle d'opérations à leur chambre (fig. 6).

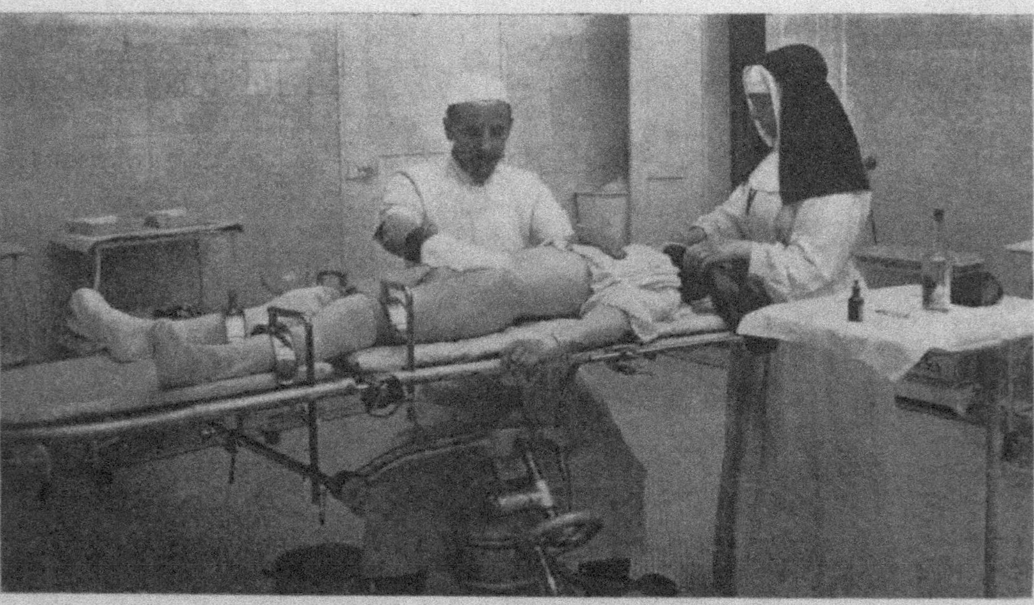

Fig. 7. — Disposition du matériel pour les préparatifs avant l'opération.

Le malade est fixé à la table au-dessus et au-dessous des genoux. Les poignets sont attachés au cadre même du lit. Anesthésie à l'éther. La tête est penchée du côté de la table de l'anesthésiste. Les jambes sont couvertes de bas de laine blanche. L'abdomen rasé est savonné à l'aide d'un gant de toilette qui est lui-même isolé de la main de l'aide par un gant de Chaput, dont le crispin est vu débordant de 3 à 4 centimètres. Ce savonnage peut être fait la veille de l'opération. La région opératoire est alors couverte d'un pansement sec et badigeonnée à l'iode au moment de l'intervention.

Salle de stérilisation. — Notre salle de stérilisation (fig. 9), qui

a été installée par la maison Adnet, est annexée à la salle d'opérations ;
elle en est séparée par une ouverture fermée par des portes folles,

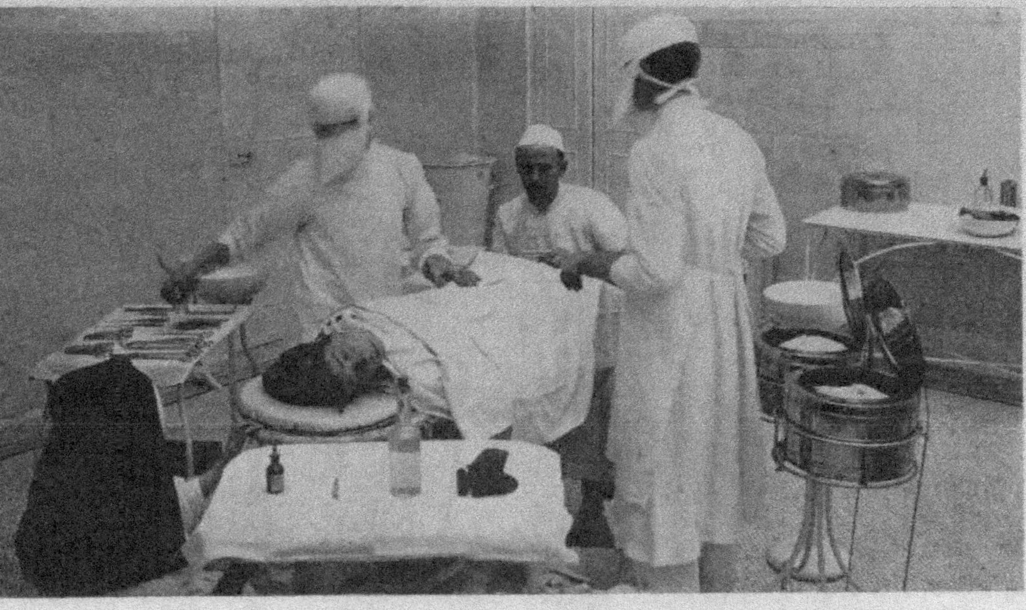

Fig. 8. — Disposition du matériel pour une opération chirurgicale.

Disposition du chirurgien, des aides, de l'opéré, des instruments et des objets de pansement. Le malade, dont la tête est enveloppée d'un bonnet de bain, est entièrement couvert d'un drap stérile, fendu au niveau du champ opératoire. Le chirurgien et l'aide sont masqués, gantés et vêtus de blouses stérilisées. A droite de l'infirmière-anesthésiste : un flacon de chloroforme, une seringue de Luer et un masque à kélène. A droite de l'opérateur, une cuvette d'eau bouillante et une table à instruments. Ceux-ci sont disposés, à sec, sur une serviette stérilisée, dans l'ordre où ils seront utilisés pour l'opération. Aux pieds de l'aide et du chirurgien, un seau pour recueillir les compresses souillées de sang. En arrière de l'aide : deux boîtes à pédales (Adnet) pour les petites compresses et les compresses abdominales ; à côté des boîtes, une cuvette en porcelaine pleine d'eau bouillante pour les mains gantées.

s'ouvrant d'un côté ou de l'autre sans serrure. Elle renferme une

étuve sèche pour les cuvettes et les instruments, un stérilisateur
d'eau, deux réservoirs de cuivre contenant chacun 100 litres d'eau
stérile, deux gros autoclaves pour la stérilisation de l'eau, des compresses, blouses, calottes, masques, un bouilleur électrique et un
évier.

Les lavabos (fig. 10) destinés au chirurgien et à l'assistant sont
placés dans la salle de stérilisation et non dans la salle d'opérations

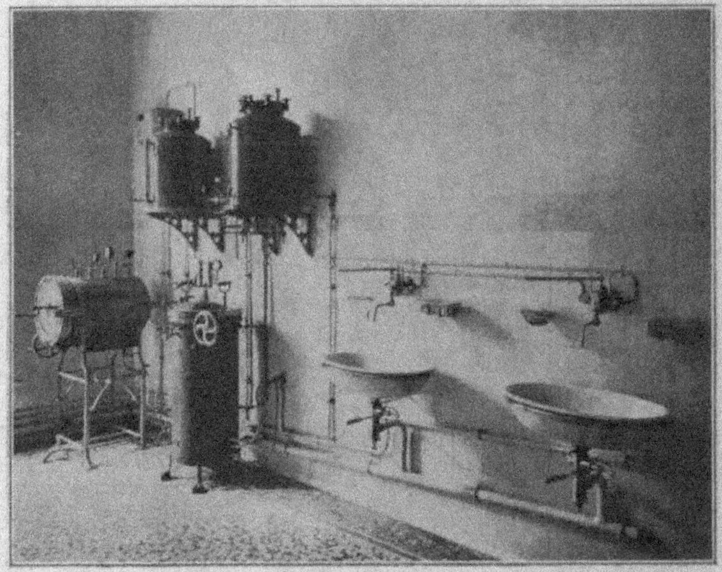

Fig. 9. — Salle de stérilisation (Pauchet).

En allant de gauche à droite : autoclave Sorel, stérilisateur d'eau avec deux réservoirs ; deux
lavabos, la vidange se fait au genou. Les robinets sont commandés par une manette « au
coude ». Nous avons supprimé les robinets à pédales, dans un but de simplicité. Le sol est en
mosaïque ; les murs sont carrelés.

qui est nue et vide. Nous avons supprimé les robinets à pédales, trop
compliqués, et nous les avons remplacés par des robinets au coude
et au genou, qui donnent autant de garanties d'asepsie, tout en
simplifiant l'installation.

Salle d'opérations accessoire. — Une salle d'opérations plus
petite peut servir, soit aux petites interventions, soit aux opérations
septiques.

Chambres des malades. — Les chambres des malades

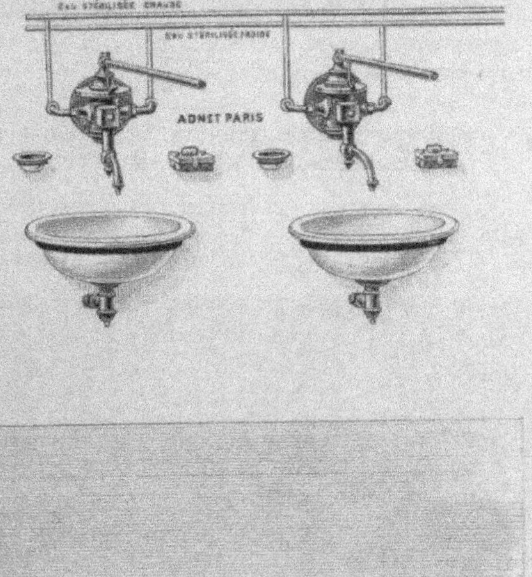

Fig. 10. — Lavabo à deux places, avec robinet mélangeur : eau chaude, froide, tiède ; robinet « au coude ». Nous proscrivons les robinets à pédales qui constituent une complication inutile.

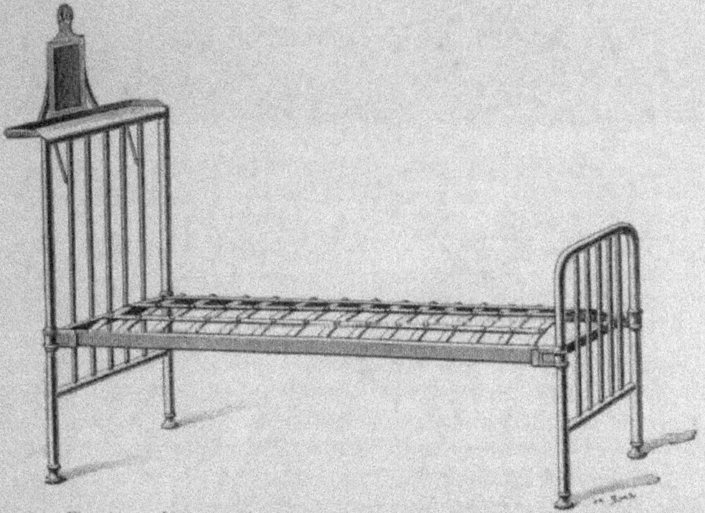

Fig. 11. — Lit à sommier démontable pour hôpital et maison chirurgicale.

sont entièrement ripolinées blanc ; le chauffage est assuré par un radiateur à vapeur à basse pression. Le sol est en porphyrolithe ou en mosaïque. Les meubles doivent être faciles à entretenir (fig. 11).

III. — Installation d'un service chirurgical dans un appartement ou une maison privée.

L'installation comporte peu de frais et se réalise facilement.

La salle d'opérations (fig. 12) sera, si possible, choisie dans une pièce s'ouvrant sur le nord ou au moins à l'ouest. La fenêtre sera agrandie

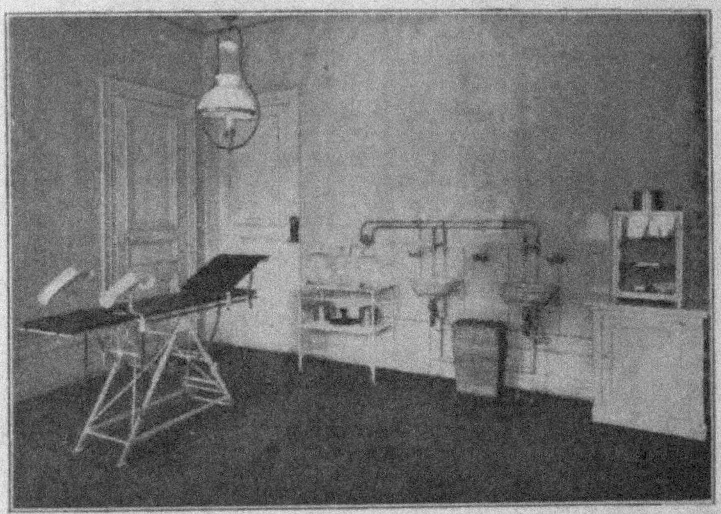

Fig. 12. — Installation chirurgicale du chirurgien-praticien, dans une maison particulière.

Le sol est couvert de linoléum ; les murs sont couverts de papier lavable (Salubra). A la paroi sont fixés deux lavabos auxquels aboutissent deux robinets avec eau bouillie froide et chaude. Le bouilleur est dans la pièce voisine. A droite, des cuvettes ; armoire à pansements et vitrine à instruments. Au milieu de la pièce : table pouvant servir aux examens et aux opérations. (Modèle très bon marché.) Le lit est couvert de deux petits coussins de feutre recouverts de moleskine brune.

et remplacée par une baie. Le sol sera couvert de linoléum *collé* sur le parquet ou de porphyrolithe. Les murs seront ripolinés ou tapissés d'un papier verni blanc, genre Salubra. Le cabinet de toilette de cette chambre modifiée. ou une petite pièce voisine, servira de salle de stérilisation. Le matériel se composera d'un bouilleur à gaz pour instruments, d'un autoclave pour la stérilisation de l'eau, des compresses et des fils ; de deux réservoirs à eau, d'un lavabo et d'un évier. Les murs et le sol seront semblables à ceux de la salle d'opérations. L'immeuble destiné au service des malades sera dépourvu de tapis, de tentures et de rideaux. Les meubles seront recouverts en moleskine blanche ou tout au moins de housses de toile grise

Les chambres de malades seront tapissées de papier verni. Le sol sera badigeonné à l'huile de lin ou couvert de linoléum.

IV. — Installation chirurgicale au domicile d'un chirurgien-praticien.

Cette installation doit comprendre deux pièces. L'une sert de salle de pansements, de stérilisation et d'opérations. L'autre est un dortoir de un, deux ou trois lits d'hôpital en fer verni blanc avec matelas à lames élastiques. La première sera pourvue d'une table d'opérations en bois : largeur 50 centimètres, longueur $1^m,80$, hauteur 80 centimètres, recouverte d'un petit coussin haut de 2 ou 3 centimètres ; d'un bouilleur à eau au-dessus d'un lavabo ; d'une table de verre avec quelques plateaux à instruments ; d'une grande armoire vitrée en bois verni pour les instruments et les pansements. Cette petite installation, fort peu coûteuse, rendra les plus grands services.

V. — Installation d'une opération à domicile.

Le chirurgien devra se procurer de l'eau, du feu, du linge, du borate de soude, du sel de cuisine et une série d'objets d'utilité courante : ciseaux, vaisselle, aiguilles, fils, brosses à ongles, cuvettes, saladiers, soupières, petites tables de cabaret.

On procédera alors dans l'ordre suivant :

Premier temps. — Assurer le *chauffage*, l'*éclairage* et le *débarras* de la pièce. Choisir les récipients utilisables : marmites étamées, neuves ou propres, bouilloires, cuvettes, saladiers, plats, assiettes creuses, qui seront lessivés, frottés à l'alcool, puis flambés. Se procurer du *linge* fraîchement lessivé : draps, mouchoirs, serviettes.

Pour le nettoyage de la vaisselle, l'eau-de-vie et l'alcool dénaturé rendent d'aussi grands services que l'alcool à 95° du pharmacien. Placer sur le feu : *quatre récipients*, bouilloires ou marmites, l'un pour les *instruments* qui seront enveloppés dans une serviette et bouillis dans de l'eau de pluie additionnée de borax, on pourra y joindre des brosses, des canules, des fils et des aiguilles ; un autre pour les *compresses*, les tampons, les drains, les gants et le tube de bock ; un troisième pour l'*eau bouillie* ; et enfin un quatrième pour faire bouillir *quinze torchons* qui serviront à garnir le champ opératoire et à couvrir la table à instruments.

Plonger les compresses et les tampons dans l'eau de source salée (une cuillerée à soupe par litre). Ne jamais faire bouillir d'objets de caoutchouc avec les instruments.

Les instruments devront bouillir pendant quinze à vingt minutes ; les compresses et l'eau pendant trois quarts d'heure. *Ne plonger les instruments et les objets à stériliser que lorsque l'eau commence à bouillir.*

Deuxième temps. — Préparer le *malade* et disposer la *salle*

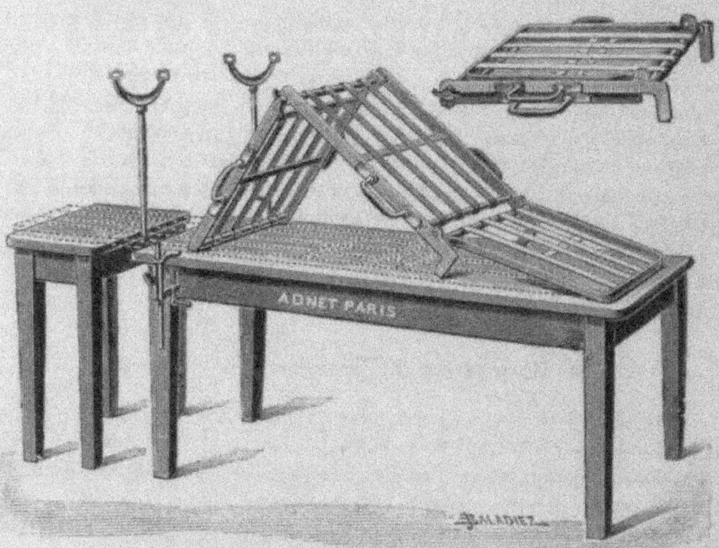

Fig. 13. — Plan de Peraire pour les chirurgiens-praticiens, pouvant se poser sur n'importe quelle table.

d'opérations. S'il fait jour, enlever les rideaux et couvrir les carreaux de blanc d'Espagne pour éviter les regards indiscrets. S'il fait nuit, allumer des lampes. Si vous avez un phare à acétylène, faites-le tenir par un assistant qui dirigera le cône lumineux sur le champ opératoire.

Si vous devez opérer le jour même, ne déplacez que peu de meubles, ne faites aucun déménagement, afin de ne pas soulever la poussière ; si, au contraire, vous ne devez opérer que le lendemain, enlevez tous les meubles, les rideaux, les tapis, puis passez un linge mouillé sur les plinthes et les lambris.

Le *lit du malade* sera en fer avec un sommier et un matelas durs ; la *table d'opérations* sera faite de deux petites tables de cabaret mises bout à bout, ou encore d'une rallonge de table posée sur deux tréteaux. On peut poser sur cette table d'opérations improvisée le *plan de Peraire*, très commode pour le praticien (fig. 13). Sur cette table, placer une grosse couverture et la couvrir de toile cirée ou de papier. De chaque côté de la table d'opérations, placer *deux petites tables* : l'une, pour le chirurgien, supportera les instruments et une cuvette d'eau bouillie ; l'autre, pour l'aide, supportera les fils, les compresses et une cuvette d'eau bouillie. Une *table* assez grande, dans la salle d'opérations, supportera les cuvettes d'eau chaude et d'eau froide pour le lavage des mains et tous les objets de pansement, ouate, flacons, bock, etc.

Le malade sera rasé sur une grande étendue ; ses jambes seront enveloppées de *bas* de laine propres. On le vêtira de *linge* de corps propre.

Troisième temps. — Le matériel est bouilli ; la salle d'opérations est prête ; le malade est rasé et vêtu de linge propre.

Flamber alors les plats et les cuvettes pendant quatre minutes, après les avoir vigoureusement frottés à l'alcool. Remplissez celles-ci d'eau bouillie pour le lavage et le rinçage des mains ou du malade. Si vous devez utiliser des plats pour les fils et les compresses, couvrez chacun d'eux d'un torchon bouilli. Couvrez ensuite la table à instruments de deux torchons bouillis tordus et superposés. Disposez à leur surface les instruments dans un ordre déterminé. Ils seront saisis à l'aide d'une pince. Les compresses et les tampons bouillis seront enlevés de l'eau salée avec une pince et placés dans une cuvette également recouverte d'un torchon bouilli. Pour prélever l'eau bouillie de la bouilloire et remplir les cuvettes, un aide fera usage d'une louche flambée.

Quatrième temps. — Tandis qu'un aide endort le malade, l'opérateur et l'autre aide *se lavent les mains* à l'aide de savon de potasse et d'eau bouillie chaude. Ce savonnage sera suivi d'un rinçage à l'eau et d'une friction à l'alcool. L'opérateur pourra alors prendre les gants dans le récipient où ils auront bouilli.

Cinquième temps. — *Nettoyage* et *fixation du malade*. Le patient a été endormi dans son lit, puis amené sur la table où il est fixé par un drap qui passe sur les cuisses et sous le lit d'opérations, et par deux bandes de toile qui attachent les poignets aux pieds postérieurs de la table. Un aide badigeonne deux fois à l'iode les téguments du patient sans lavage préalable. L'opérateur couvre le patient et le champ opératoire de torchons bouillis. Ces derniers sont fixés par des épingles de sûreté bouillies (fig. 14).

Pendant l'opération, le lit du patient est préparé et chauffé. Les boules d'eau chaude seront retirées avant le retour du malade pour

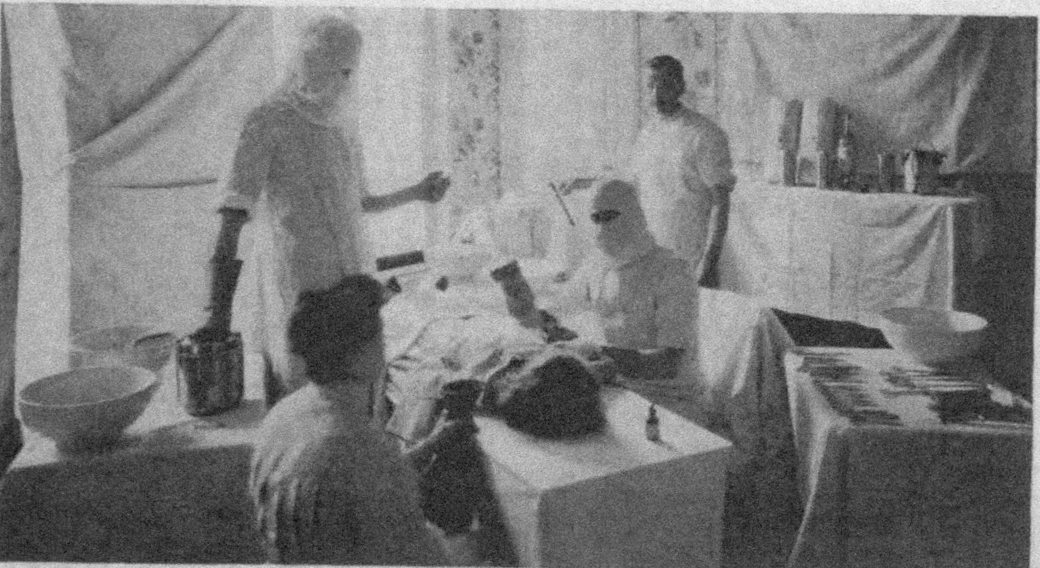

Fig. 14. — Disposition d'une opération à domicile.

La cheminée, l'armoire et la glace sont couvertes d'un drap. Tous les objets inutiles ont disparu. L'opéré est couché sur une table de cabaret. L'opérateur assis est ganté, le visage couvert d'une compresse abdominale fendue d'un coup de ciseaux au niveau des yeux. L'aide, placé en face de lui, retire une compresse d'une boîte métallique. Trois saladiers renferment de l'eau bouillante pour le lavage des mains gantées. A gauche de l'opérateur, les instruments et les cuvettes sont disposés à sec sur deux épaisseurs de serviettes stérilisées. La narcose est confiée à une infirmière, dont la tête aurait dû être recouverte d'une compresse abdominale.

éviter de lui brûler les pieds. Une personne restera auprès de l'opéré jusqu'à son réveil complet.

Le matin ou la veille de chaque intervention d'urgence, j'envoie au médecin du malade la double feuille reproduite pages 33 et 34. Le confrère la sépare en deux et donne une feuille à la famille et l'autre au pharmacien. L'infirmière trouve ainsi tout le matériel nécessaire au moment où le chirurgien arrive auprès du patient.

Pour le pharmacien.

ORDONNANCE.

Alcool dénaturé..................................   500 grammes.
Chloroforme....   60   —
Éther anesthésique   125   —
Ampoules (1) de caféine, 0 gr. 25 par ampoule.
Ampoules de morphine et d'atropine.
Ampoules de cocaïne et d'adrénaline.
Ampoules de sérum artificiel (de 300 gr. à 500 gr.) avec tubes
    et aiguilles.
Eau oxygénée................................   500 grammes.
Vaseline stérilisée en tubes.................   50   —
Plâtre de Paris.............................   3 kilos.
Boîte de 30 petites compresses stérilisées.
Boîte de 6 compresses abdominales stérilisées.
Tarlatane, paquet de 5 mètres.
Bandes de tarlatane, largeurs de 10 centimètres et 15 centimètres.
Crêpe Velpeau, largeurs 5 centimètres, 7 centimètres et 10 centi-
    mètres.
Bandes tassées, roulées, hydrophiles (ouate).   500 grammes.
Crins de florence stérilisés.
Catgut.
Fil de lin 150, 200, 300.
Drains rigides nos 30 et 40.
Sondes Nélaton nos 16, 18 et 20.
Gaze molle au peroxyde de zinc.
Trois gants de toilette.
Chloroforme iodé.........................   100 grammes.
Deux brosses (à dos de bois) stérilisées.
Collodion................................   100 grammes.

Pour la famille.

PRÉPARATIFS.

Local. — Chambre vaste, éclairée, chauffée à 20° ou 22°. Enlever les tapis, meubles inutiles.
Tables. — Une table de 50 centimètres de large sur 1m,80 de long et 80 centimètres de hauteur, ou, à son défaut, deux tables de cabaret mises bout à bout.

---

(1) Les ampoules peuvent être remplacées par des comprimés.

Technique chirurgicale.   3

Deux petites tables et une table moyenne.

Linges. — Serviettes, mouchoirs, draps, couvertures, le tout fraîchement lessivé et bien sec.

Vaisselle. — Cinq cuvettes ou soupières, une louche à potage, deux seaux de toilette.

Objets variés. — Deux brosses à ongles (à dos de bois), épingles anglaises, savon mou, rasoir, ciseaux, allumettes, ficelle, couteau.

Eau froide. — La veille, on fera bouillir pendant une heure 10 litres d'eau dans une marmite propre, couverte ; quand l'ébullition sera terminée, on laissera le couvercle, et l'eau refroidira pendant la nuit sans être changée de récipient.

Eau chaude. — Quelques heures avant l'opération, on mettra sur le feu une marmite contenant 10 litres d'eau qui pourront bouillir jusqu'à l'arrivée du chirurgien.

Serviettes bouillies. — On met quinze torchons dans de l'eau additionnée de quelques poignées de sel ; on les fait bouillir quelques heures avant l'opération. Le chirurgien trouve ainsi des serviettes chaudes. Celles-ci ne seront point retirées de la marmite dans laquelle elles auront bouilli.

Préparation du malade. — Le malade sera à jeun. Il devra être rasé à l'avance sur une grande étendue ; par exemple, pour une hernie ou une appendicite, il faudra raser depuis l'ombilic jusqu'à mi-cuisse, en comprenant la zone génitale.

Malgré les précautions indiquées précédemment, **l'opération à domicile constitue toujours un pis-aller.** Je l'ai pratiquée pendant douze ans, quoique ayant eu une maison chirurgicale privée dès mon installation. Cette chirurgie à domicile est pourtant devenue bien facile, grâce à l'emploi du téléphone, de l'automobile et de la collaboration d'infirmières plus compétentes, de médecins jeunes et instruits. Eh bien, malgré ce dernier avantage et les résultats brillants que j'ai parfois obtenus, j'ai presque totalement renoncé à la chirurgie sur place. J'y ai renoncé pour la chirurgie réglée à cause des ennuis post-opératoires que j'ai eu à déplorer. J'y ai renoncé aussi pour la chirurgie d'urgence qui, plus que l'autre, nécessite un personnel et un milieu *ad hoc*. Les hernies étranglées, appendicites, fractures graves, grossesses tubaires rompues sont amenées au centre chirurgical en auto-ambulance.

Envisageons en effet, dans la chirurgie à domicile, le rôle de l'infirmière, de la famille, la préparation du malade et de la salle d'opérations, les soins pré- et post-opératoires, et enfin les frais d'hospitalisation.

Rôle de l'infirmière. — Les bonnes infirmières sont encore rares en France. Toutefois, elles semblent devoir s'améliorer depuis que leur instruction technique est plus complète et leur recrutement social plus élevé. Elles sont pour le chirurgien des collaboratrices précieuses, mais subissent à domicile l'influence néfaste de la famille dans les soins à donner au malade. Elles n'ont point, vis-à-vis d'un opéré, l'autorité nécessaire pour résister aux préjugés et à l'ignorance de la famille.

Rôle de la famille. — La famille est rarement utile, souvent nuisible à l'opéré. Elle subit l'influence de ses caprices ou se montre timorée pour exécuter un acte favorable au patient. Elle enfermera ce dernier dans une chambre mal aérée de peur de le refroidir ou fermera les rideaux pour enlever la lumière si utile à la convalescence. Un parent suppliera l'infirmière de renoncer à une injection de sérum ou au lavage d'estomac parce que le sujet paraît fatigué et supplie qu'on le laisse tranquille. Parfois, les amis encombrent la chambre du patient ou le fatiguent de leurs tendresses.

Préparation de l'opéré. — Nous verrons dans les pages qui vont suivre combien délicate et complexe doit être la préparation d'un opéré, mais aussi à quel point cette préparation est utile pour le succès de l'intervention. Qu'il s'agisse d'approprier les cheveux, les dents, le corps, l'intestin, les organes génitaux du futur opéré, ces soins sont toujours mal donnés, les précautions mal prises, le contrôle est en effet insuffisant, le matériel souvent défectueux. Le futur opéré manque généralement de soumission ; je n'ai jamais vu à domicile un malade bien préparé.

Examen préalable du patient. — Ce dernier, avant d'être opéré, doit avoir pris contact avec le chirurgien. Il est utile que ce dernier l'ait vu à plusieurs reprises pour évaluer sa résistance et se rendre compte de la technique qu'il doit appliquer. Les opérations au pied levé, après examen insuffisant, entraînent souvent des désastres. Tout patient opéré à domicile ne peut bénéficier des moyens actuels dont nous disposons pour l'exploration : examen des urines, du sang, du pus, des matières, des crachats, radioscopie, électro-diagnostic, cystoscopie, rectoscopie, tubage d'estomac.

Préparation de la salle d'opérations. — Jamais un appartement, si bien éclairé et chauffé soit-il, n'offre les conditions physiques requises, ni les commodités d'une maison chirurgicale; et d'ailleurs, pour obtenir une installation suffisante, quel désarroi amène le bouleversement des meubles et des habitants !

Pendant l'opération, un instrument, un objet de pansement peut manquer ; l'éther peut s'enflammer par un foyer voisin; le chloroforme donne des vapeurs toxiques dans la pièce où brûle une lampe à pétrole ou un bec de gaz.

Suites opératoires. — Les suites opératoires sont moins simples, moins régulières. Les pansements ne sont point faits exactement au jour et à l'heure qu'il convient. Les accidents post-opératoires sont innombrables ; le pansement se déplace, il reste trop longtemps ou est renouvelé trop souvent. L'appareil est trop serré ou trop lâche. Je ne parle pas des accidents mortels qui ne se seraient pas produits dans une clinique. Un malade présente des vomissements noirâtres : le médecin veut laver l'estomac. Le malade éreinté supplie qu'on le laisse tranquille ; la famille joint ses supplications à celles du patient. Le sujet meurt de dilatation aiguë de l'estomac, alors qu'un lavage l'aurait probablement sauvé.

Un sujet atteint de hernie étranglée vomit des matières pendant l'anesthésie et meurt sur la table d'opérations ou le lendemain, de congestion pulmonaire. Un lavage d'estomac préalable aurait sauvé l'opéré.

Chez un autre malade, le médecin pratique un lavage d'estomac et introduit par erreur le tube dans les voies respiratoires : le sujet meurt asphyxié.

Une opérée ayant subi une simple incision du cul-de-sac de Douglas pour suppuration pelvienne meurt d'hémorragie par section d'une artère vaginale.

Un enfant meurt d'hémorragie après ablation d'une amygdale.

Une femme ayant subi chez elle une gastro-entérostomie fait de l'éviscération douze jours plus tard et meurt de péritonite.

Je pourrais accumuler les exemples.

Quelques chirurgiens ou médecins aux tendances surannées font valoir, en faveur de l'opération à domicile, que des malades sont intransportables. Cette impossibilité du transport du malade est exceptionnelle, grâce à l'auto-ambulance qui les amène rapidement à l'hôpital ou dans une maison chirurgicale. En admettant même que le transport fatigue un peu le patient, ce dommage est largement compensé par les avantages que l'opéré trouve dans un milieu chirurgical. On fait valoir encore que certains malades désirent ne pas quitter leur domicile, mais il s'agit là d'un caprice d'enfant. Pour ma part, je n'ai jamais vu un patient hésiter quand je lui ai montré l'intérêt matériel qu'il trouverait dans l'opération faite à l'hôpital ou dans une clinique privée. Ceux dont la répulsion était la plus accusée ont, après leur guérison, été enchantés d'avoir quitté leur domicile. Sans doute quelques malades ont besoin de rester chez eux pour surveiller leurs affaires, mais il est facile de les renvoyer vers leur famille très rapidement. Un malade opéré d'appendicite à froid peut se lever au bout de cinq jours ; une opérée de goitre ou du sein peut quitter la clinique après trois jours. Dans les cas de fibrome, de gastro-entérostomie, on peut autoriser le lever au bout de douze jours.

La convalescence peut donc s'effectuer au domicile du patient.

Règle générale : les malades hésitent pour entrer dans une maison de santé ; une fois qu'ils y sont, il n'est pas possible de les faire retourner chez eux. Ils se rendent compte que les soins post-opératoires ne peuvent être donnés d'une façon efficace ailleurs que dans un milieu chirurgical.

Enfin, la question des frais d'opération n'est point accrue par l'opération dans une maison chirurgicale. J'ai déjà dit qu'on pouvait hospitaliser le patient très peu de temps. D'ailleurs, l'opération à domicile coûte plus cher. Le malade doit payer les visites du médecin, une convalescence plus longue, l'infirmière, un matériel qui restera souvent inutile, le déménagement, l'altération des meubles, le coulage qui résulte de la présence d'un malade et les frais pharmaceutiques autrement élevés que ceux d'une maison de santé.

Actuellement, les frais de pansements et de pharmacie doivent être négligeables, puisque tout est stérilisé dans la clinique par l'infirmière de la salle d'opérations. Ces frais généraux sont, pour l'opérateur, répartis sur plusieurs malades ; les matières premières sont achetées en gros ; il en résulte des dépenses insignifiantes pour l'établissement. Les frais sont donc peu élevés pour le malade opéré dans une clinique privée ou hospitalière.

L'opération à domicile, à l'époque où nous vivons, est donc un pis-aller auquel le chirurgien ne devra se résoudre que d'une façon exceptionnelle.

B. — POSITION SUR LE LIT D'OPÉRATION.

Les tables opératoires sont innombrables. Les plus simples sont imparfaites ; les compliquées sont généralement mal construites et se dérèglent à chaque instant. Malgré tout, je conseille au chirurgien de profession les tables à pied hydraulique (valant de 1000 à 2000 francs) (fig. 15) et au chirurgien-praticien des tables plus simples (150 à 300 francs) reposant sur quatre pieds (fig. 16). Ces dernières tables sont transportables ou non. Je ne conseille pas l'emploi de tables transportables ; elles manquent de solidité et de fixité. Dans les cas exceptionnels où le chirurgien opère à domicile, deux tables de cabaret mises bout à bout sont à peu près suffisantes.

La table type doit avoir quatre segments :

1° Un segment pour les membres inférieurs ;

2° Un segment allant du pli fessier à la région lombaire ;

3° Un segment allant de la région lombaire à la base du cou ;

4° Un segment pour la tête et le cou.

La plupart des tables manquent du segment cervico-céphalique et se réduisent à trois seulement (fig. 17).

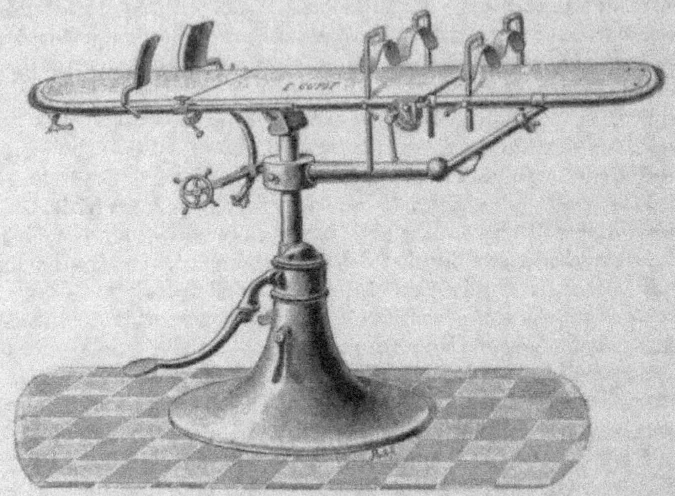

Fig. 15. — Table à pied hydraulique.

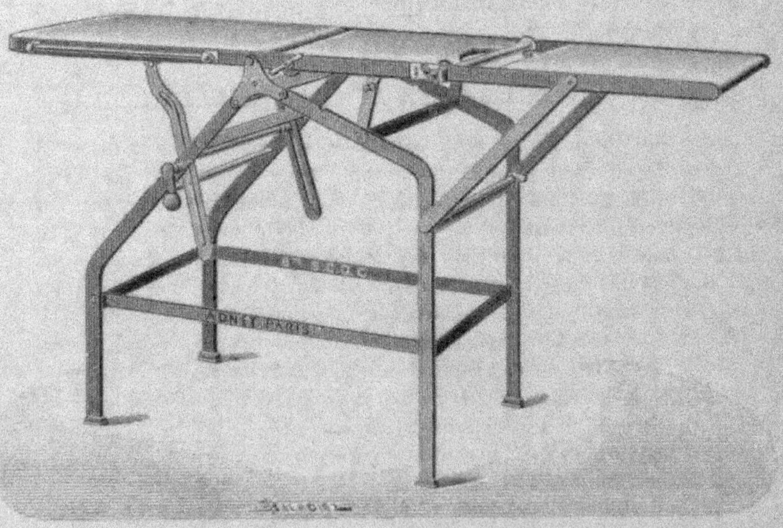

Fig. 16. — Table simple pour toutes les opérations.

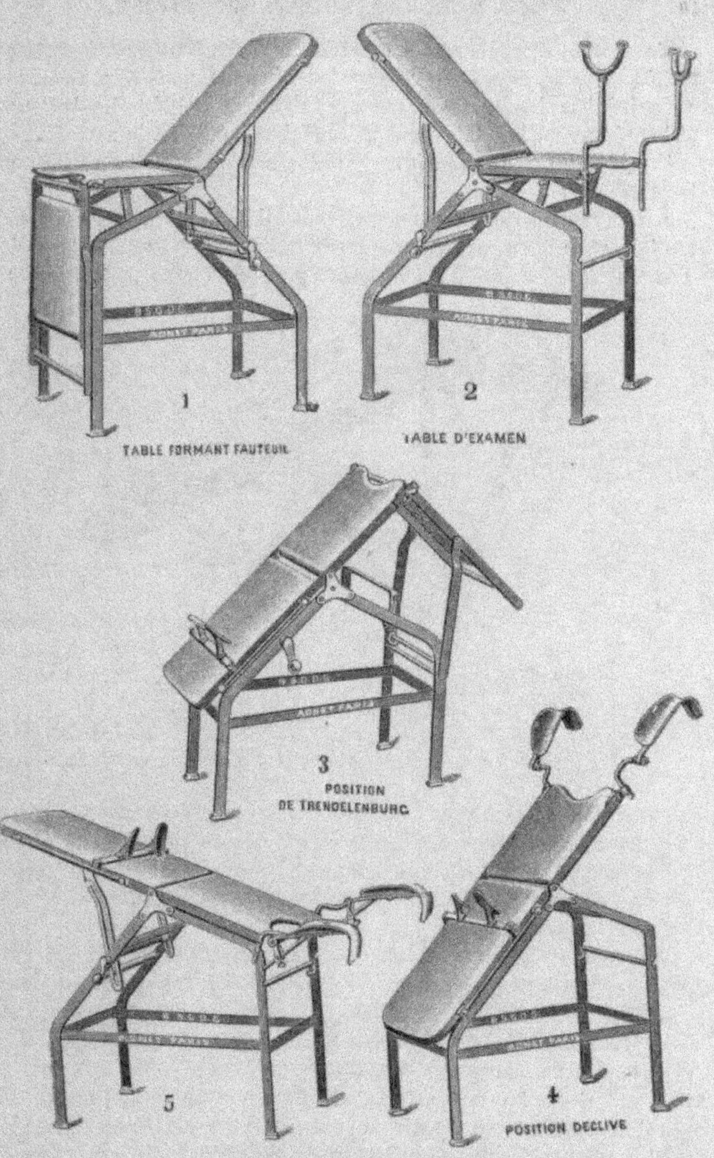

Fig. 17. — Table simple universelle.

1, table formant fauteuil ; 2, table d'examen ; 3, position de Trendelenburg ; 4, position déclive pour les examens gynécologiques ; 5, position proclive.

Tables opératoires et positions du malade suivant les régions à opérer. — Voyons les diverses positions à donner à l'opéré dans les interventions sur l'abdomen et le bassin, le thorax et le médiastin, la tête et le cou, la région lombaire, le périnée.

1° *Abdomen et bassin.* — Cette zone peut être divisée en trois parties :

a. *Une zone moyenne* facilement accessible dans la position horizontale et qui comprend les organes de la région ombilicale et des flancs : intestin grêle, mésentère, épiploon, cæcum, côlon ascen-

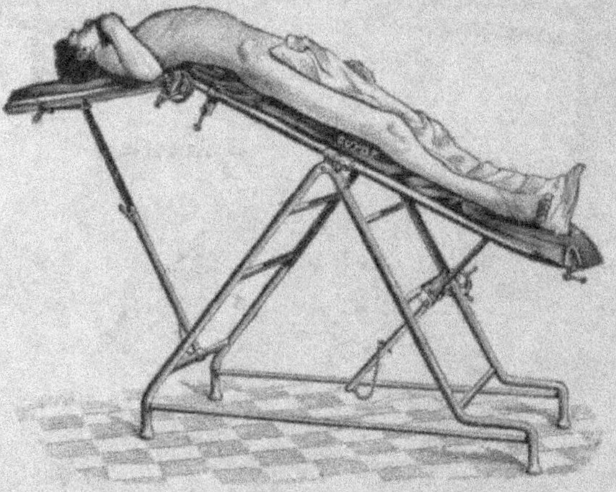

Fig. 18. — Position de Mayo-Robson pour les opérations sur le foie.

dant, côlon descendant, estomac. On opère alors dans la position horizontale. Bien fixer les membres supérieurs à la table, au niveau du poignet et de façon que les bras et les avant-bras restent appliqués au corps. On évitera ainsi les paralysies radiales.

Dans les opérations sur l'appendice, le cæcum et les hernies, il est bon d'*incliner légèrement* la table en arrière ; de cette façon, l'intestin grêle ne vient pas faire hernie dans la plaie. L'épiploon se réduit avec plus de facilité.

b. *Une zone inférieure* qui répond aux organes du pelvis. Le patient est placé dans la position *inclinée de Trendelenburg*, à 45° environ (fig. 17). Grâce à cette position, les intestins tombant dans le diaphragme ne gênent pas l'opérateur, le pelvis est éclairé. Le chirurgien peut, après avoir couvert de compresses abdominales la masse intestinale, travailler dans le bassin sans contaminer le ventre proprement dit. Quand l'opération est terminée, il faut ramener le sujet dans la

position verticale lentement et sans brusquerie, puis replacer les
organes abdominaux dans leur position primitive, le côlon pelvien

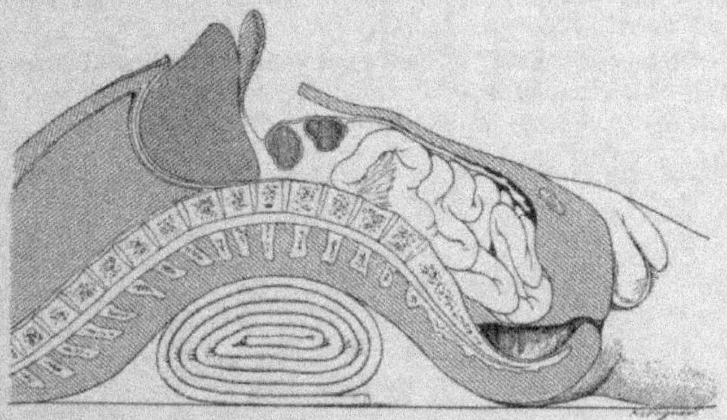

Fig. 19. — Position pour les opérations sur les voies biliaires.

Rôle du coussin de Mayo-Robson. Le lecteur voit ainsi combien le foie, la vésicule et le
duodénum se rapprochent de la plaie abdominale.

au fond du bassin, le grand épiploon immédiatement au-dessus du
côlon pelvien.

Les sujets obèses, congestifs, les malades au myocarde peu résis-

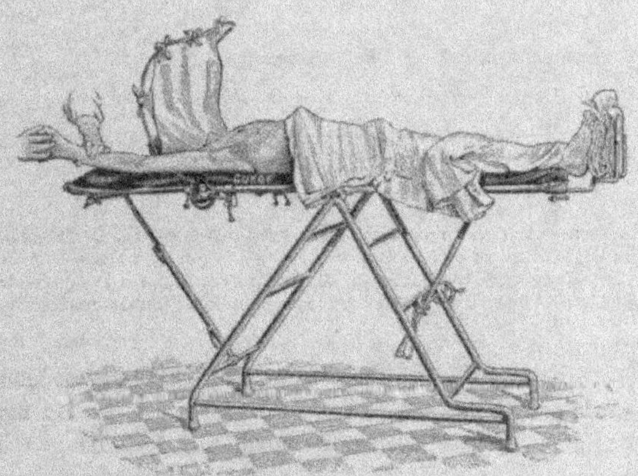

Fig. 20. — Position pour les opérations sur le sein et l'aisselle avec écran de Kocher.

tant, supportent mal le plan incliné. Ils conserveront cette position
le moins longtemps possible.

Dans la position inclinée, le sujet ne sera point suspendu par les jambes, mais soutenu par les épaules, grâce à des épaulières rembourrées; les membres supérieurs, parallèles au corps et non pendants, seront fixés à la table par les poignets.

c. *Une zone supérieure* qui répond aux organes sous-diaphragmatiques cachés en arrière du rebord costal : foie, rate, voies biliaires, pancréas, angles coliques droit et gauche.

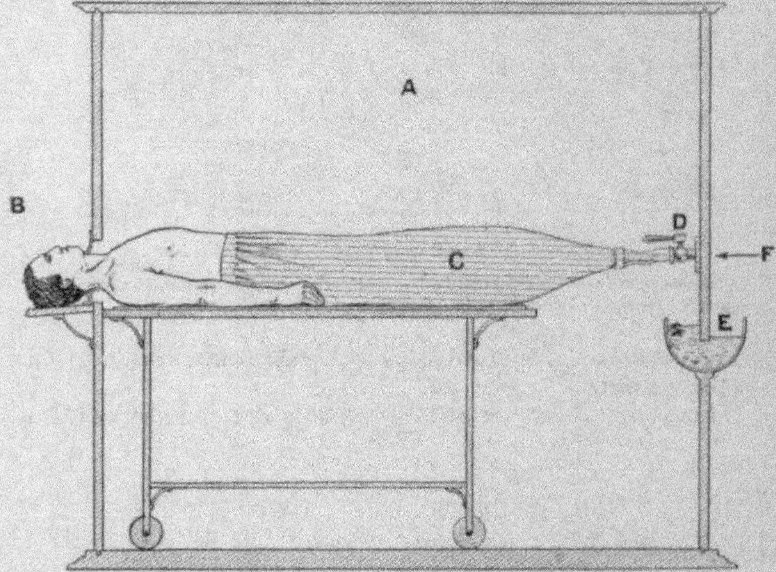

Fig. 21. — Chambre à tension négative de Sauerbrück.

La tête du patient se trouve à l'extérieur (B) avec l'anesthésiste. La moitié inférieure du corps est enveloppée d'un sac de caoutchouc qui communique avec l'extérieur (CDF). Dans la cavité intérieure de la chambre (A) se trouve une tension négative indiquée par l'ascension du liquide dans le récipient E. Les opérateurs se tiennent dans l'intérieur même de la chambre.

Pour les opérations de cette région, on usera de la position *cambrée de Mayo-Robson*. Cette position s'obtient soit avec un drap roulé glissé sous le rachis au niveau des premières lombaires et des dernières dorsales, soit en pliant la table dans cette région, quand celle-ci est divisée en trois segments (fig. 18 et 19). Grâce à cette position, les intestins tombent dans le bassin et dégagent la coupole sous-diaphragmatique.

2° **Thorax et médiastin.** — Pour les pleurésies purulentes, le sujet sera couché *horizontalement* sur le côté sain, celui-ci soulevé par un coussin, de façon à faire bâiller les espaces intercostaux du côté malade. Après l'opération, le sujet sera couché sur le côté opéré (fig. 20).

Pour la chirurgie du poumon et du médiastin, on peut recourir aux *chambres* destinées à éviter le pneumothorax opératoire (fig. 21 et 22). L'une, chambre de Sauerbruck, contient un air raréfié par un aspirateur ; l'opéré y est couché en entier, sauf la tête qui reste

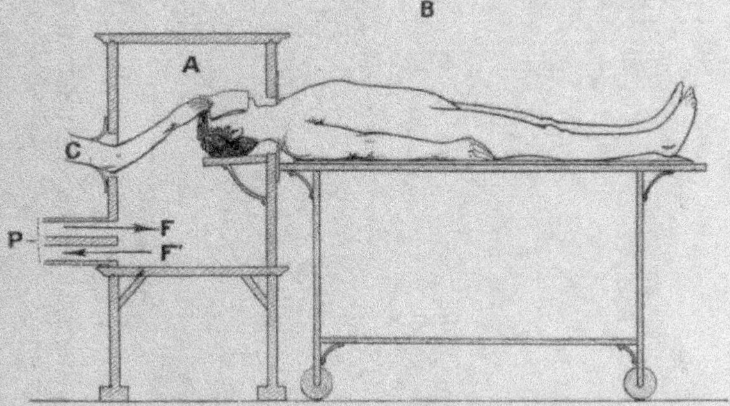

Fig. 22. — Chambre de Braüer (pression positive).

L'anesthésiste est en dehors de la caisse. La fermeture est hermétique au niveau du bras de l'anesthésiste et du cou de l'opéré. L'opérateur est à l'air extérieur.

à l'extérieur. L'autre, chambre de Braüer ou de Mayer et Denis, augmente la pression intrapulmonaire sans modifier la pression intrapleurale. Ces chambres sont coûteuses, encombrantes et encore peu pratiques.

3° **Tête et cou** (fig. 23 et 24). — Pour les opérations qui se pratiquent sur le crâne, le sujet sera horizontal, la tête appuyée sur un coussin de sable, enveloppé dans une alèze ; la tête reposera sur le côté sain.

Pour les opérations de la bouche et du pharynx, la tête tombera dans le vide, afin d'éviter la chute du sang dans le larynx. C'est le moyen de prévenir l'asphyxie immédiate ou la bronchopneumonie tardive. Cette position, dite *position de Rose*, détermine souvent de la congestion de la face et du cou. Elle peut être remplacée par la *position de Morestin*. Il suffit d'ajouter une têtière au dossier mobile de la table d'opération, celle-ci formée d'un demi-arc métallique qui permettra les inclinaisons latérales voulues. Cette position convient surtout à la chirurgie du cou.

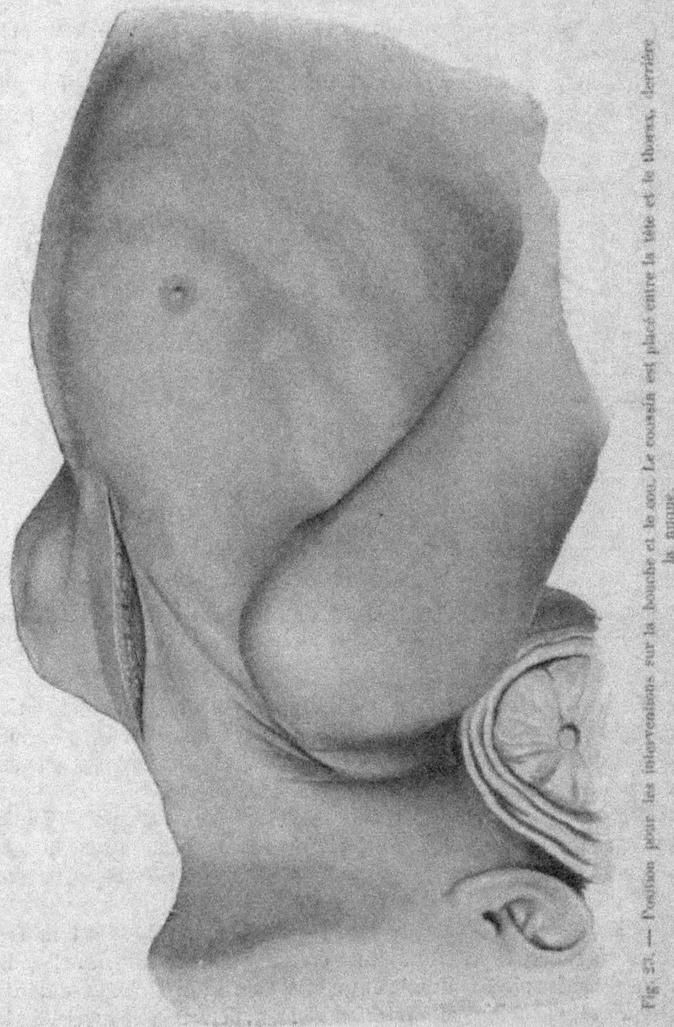

Fig. 57. — Position pour les interventions sur la bouche et le cou. Le coussin est placé entre la tête et le thorax, derrière la nuque.

4° **Région lombaire.** — Lorsque le chirurgien opère sur le rein,

le bassinet, l'uretère, il placera le sujet dans la position *latérale*
(fig. 25). Le patient est horizontal, couché sur le côté sain. On

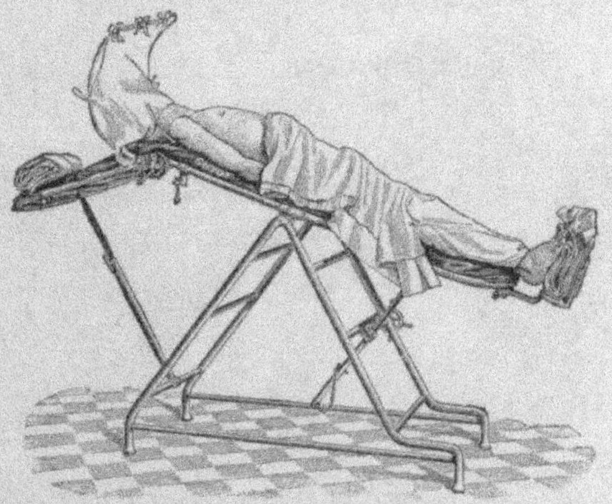

Fig. 24. — Position pour les opérations sur le cou avec écran de Kocher.

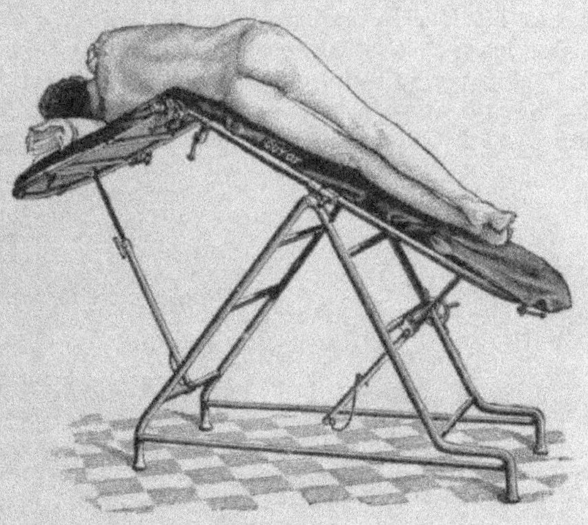

Fig. 25. — Position pour les opérations sur le rein.

glisse une alèze roulée entre la table et l'espace costo-iliaque,
afin d'augmenter l'échancrure costo-iliaque du côté où l'on opère

(fig. 26). Le membre du côté sain est fléchi, de façon à donner de la stabilité au sujet. Le membre du côté malade est en extension. Si l'opérateur intervient pour un cancer du rein, il faut, pour enlever

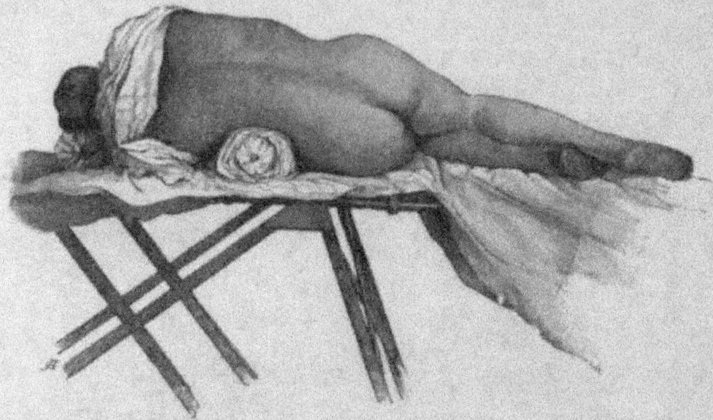

Fig. 26. — Position latérale pour les opérations sur le rein. Un coussin est placé dans l'espace costo-iliaque du côté sain. La tête est soulevée par un coussin.

les ganglions, modifier le décubitus latéral et placer le sujet dans une position intermédiaire à la position dorsale et à la position latérale. De cette façon, le chirurgien peut avoir accès sur la cavité abdominale, au niveau de la veine cave et de l'aorte.

5° *Périnée*. — Pour les opérations portant sur la vulve, le vagin,

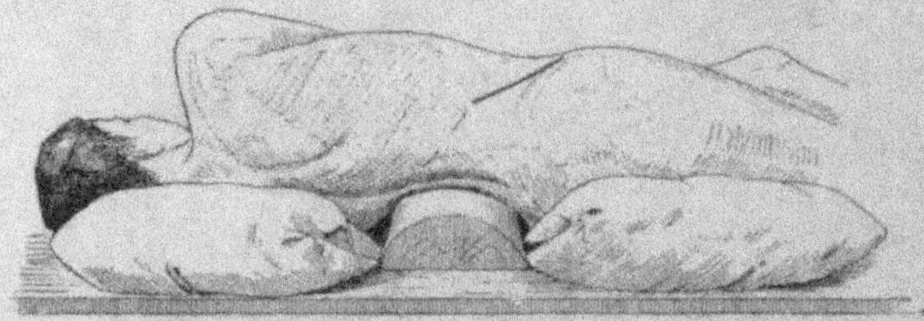

Fig. 27. — Position du malade chez lequel on pratiquera une incision lombo-latérale pour l'ouverture d'un abcès rétro-cœcal. Cette incision est intermédiaire à celle de la néphrotomie et à celle de l'incision iliaque antérieure.

le périnée, le scrotum, l'anus, le sujet est placé dans la position dite *périnéale*. Il est utile de relever le siège avec une alèze pliée. Pour les interventions sur l'ampoule rectale, la prostate, les vésicules

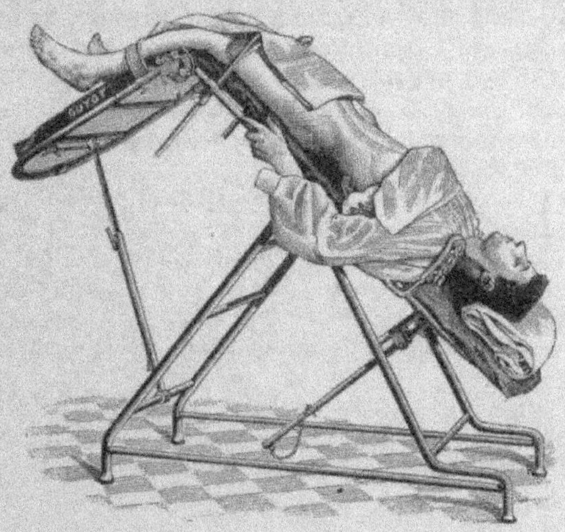

Fig. 28. — Position inclinée de Trendelenburg pour les opérations portant sur le bassin.

séminales, il faut user de la position *périnéale inversée de Proust* ; l'anus regarde le plafond ; le périnée est absolument horizontal (fig. 29).

Les opérations du rectum, et en

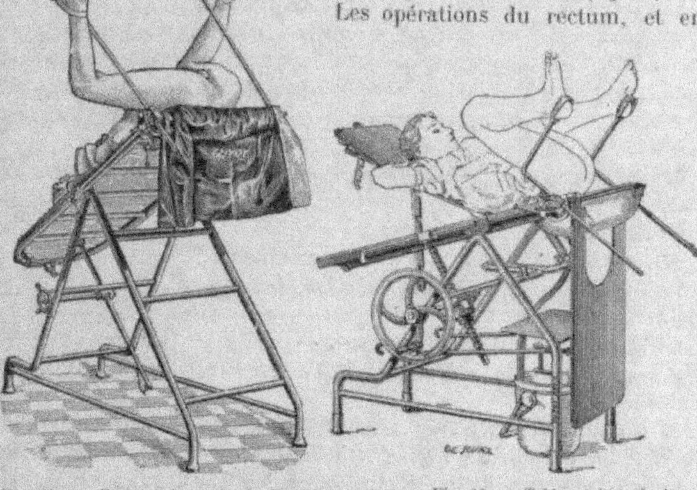

Fig. 29. — Position inversée de Proust pour les opérations sur le périnée et l'anus.

Fig. 30. — Table génito-urinaire de Pasteau.

particulier celles du prolapsus et du cancer, se trouvent très bien de la position *ventrale de Depage*. Le sujet est couché à plat ventre, le siège soulevé par un coussin, les jambes écartées à califourchon sur le lit opératoire. La tête est inclinée latéralement pour permettre la narcose, à moins que le sujet ne soit rachi-anesthésié.

Quelle que soit la position donnée au patient pendant l'opération, il faut le faire lever d'une façon *précoce*.

Après les opérations sur la tête, le cou, le thorax et les membres supérieurs, le malade doit se lever le lendemain de l'intervention.

Après les laparotomies, le lever doit avoir lieu du troisième au vingtième jour.

Une malade opérée d'appendicite à froid doit se lever au bout de cinq jours; une malade opérée de kyste de l'ovaire au bout de huit jours; une malade opérée d'hystérectomie abdominale après dix jours.

C. — ARSENAL CHIRURGICAL DU CHIRURGIEN PRATICIEN.

Quand vous visitez une installation chirurgicale, vous constatez le nombre considérable d'instruments inutiles dont les chirurgiens encombrent leurs vitrines. La plupart des opérateurs ont en effet le défaut de s'entourer d'un arsenal chirurgical trop *complexe* et *incomplet*. Complexe, car le plus grand nombre des instruments nouveaux et ingénieux ne sont utilisés qu'à de rares intervalles; incomplet, car les instruments de pratique courante sont mal étudiés, peu solides, mal entretenus et ne sont pas doublés du modèle semblable en cas d'avarie.

D'après mon expérience personnelle, je crois pouvoir émettre les formules suivantes :

1º Il faut peu d'instruments ;

2º Il ne faut que de très bons instruments ;

3º Il faut plusieurs modèles du même instrument.

Je m'explique :

1º **Il faut peu d'instruments.** — Moins les instruments sont nombreux, plus le chirurgien les a en main, mieux ils sont entretenus.

2º **Il faut avoir de très bons instruments**. — Le chirurgien doit veiller avec soin à l'achat et à l'entretien de son matériel. Ne jamais acheter quoi que ce soit chez un fabricant de deuxième marque. Il est beaucoup plus économique pour un opérateur de se procurer son matériel exclusivement chez l'un des deux ou trois grands fabricants que nous avons en France. J'insiste sur leur nationalité, car, si j'excepte les lames anglaises, tous les instruments que j'ai achetés à l'étranger n'ont fait aucun usage.

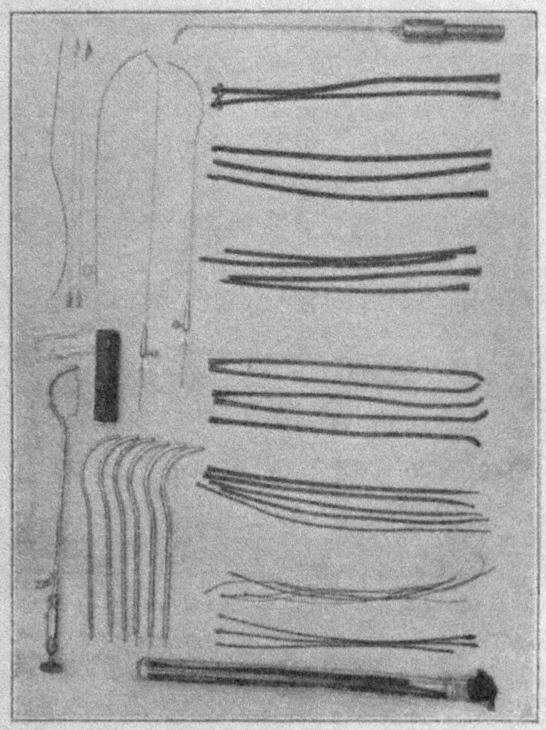

Fig. 31. — Arsenal du chirurgien-praticien.

Urétrotome Maisonneuve avec 2 lames ; mandrin coudé ; mandrin courbe, pour les sondes urétrales ; explorateur vésical de Collin ; 2 tubes de verre de Luys ; 1 tube à drainage de Freyer ; séparateur de Luys ; 6 béniqués ; 2 sondes Malécot ; 3 sondes à bout coupé ; 4 sondes Nélaton ; 6 sondes béquilles ; 5 bougies dilatatrices ; 6 bougies filiformes ; 3 explorateurs urétraux ; tube stérilisateur de Desnos.

3° Il faut avoir plusieurs modèles d'un même instrument. — Ne vous embarrassez pas de ciseaux, grands, moyens, petits, droits, courbes, pointus, mousses. Ayez une ou plusieurs paires de ciseaux droits de même dimension. Vous arriverez rapidement à les manier

Technique chirurgicale.   4

habilement dans tous les cas. Voici la liste des instruments nécessaires (fig. 31 à 34).

1° *Instruments coupants.*

1° *Bistouris.* Choisir le bistouri de Chassaignac, à pointe ogivale. Il sert à tous les usages. Ayez une boîte de trois ou six bistouris de même modèle et même longueur. Le repassage modifie la forme des

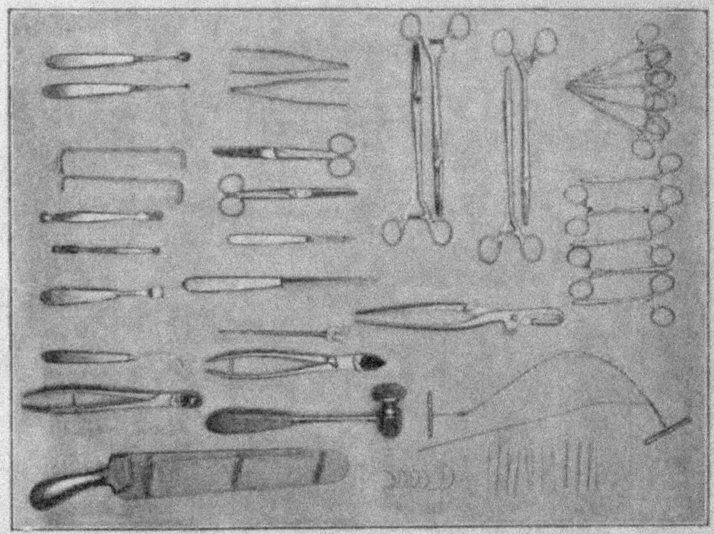

Fig. 32. — Arsenal du chirurgien-praticien.

Curette osseuse pleine ; curette fenêtrée ; 1 pince anatomique sans griffes ; 1 pince anatomique avec griffes ; 2 clans courbes ; 2 clans droits ; 5 pinces de Kocher ; 2 écarteurs de Farabeuf ; 2 paires de ciseaux droits ; 5 petites pinces hémostatiques de Doyen ; 1 ciseau borm ; 1 gouge ; 1 bistouri de Chassaignac ; 1 couteau à lame de 12 centimètres (pointe ogivale) ; 1 davier de Farabeuf ; 1 rugine ; 1 sonde cannelée ; 1 aiguille à manche de Doyen ; 1 pince de Liston ; 1 pince-gouge ; 1 maillet de bronze-aluminium ; 1 scie de Gigli ; 1 scie à dos mobile ; 10 aiguilles courbes ; 10 aiguilles de modiste.

plus anciens et donne pour tel cas particulier la variété désirée par l'opérateur. Le bistouri mousse est inutile ; la kélotomie se fait à ciel ouvert ou peut s'exécuter avec une des branches d'une paire de ciseaux démontés.

2° *Couteau à amputation*, un seul dont la lame sera de 12 à 15 centimètres. Prendre une pointe ogivale comme celle du bistouri de Chassaignac.

3° *Ciseaux.* Pas de ciseaux pointus, pas de ciseaux courbes. Ayez deux ou trois paires de ciseaux droits de même dimension.

4° *Scies*. Choisir une *scie ordinaire* à poignée avec dos mobile et lame large, et une *scie-ficelle* de Gigli.

5° *Pince coupante*, une seule. La prendre droite ou coudée, puissante.

6° *Ciseau à froid*, un seul modèle, droit, de volume moyen.

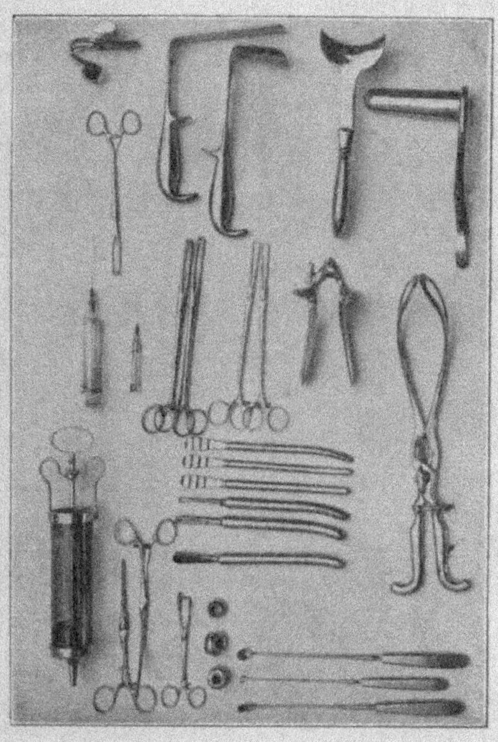

Fig. 33. — Arsenal du chirurgien-praticien.

Ouvre-bouche ; 2 écarteurs vaginaux (valve inférieure courte et large ; valve supérieure étroite et longue) ; valve sus-pubienne de Doyen ; dilatateur anal ; seringue de Luer (5 centimètres cubes) ; seringue de Luer (1 centimètre cube) ; 2 pinces de Museux ; 2 pinces érignes ; 1 spéculum vaginal Collin ; 1 forceps Tarnier ; 1 seringue vésicale ; 2 pinces intestinales à mors élastiques ; 1 pince à langue ; 2 boutons de Murphy dont un démonté ; 3 curettes utérines.

7° Une *gouge*.

8° Deux *curettes à os* : une fenêtrée petite et une simple plus grande.

9° Une *rugine* droite pour le périoste.

10° *Thermocautère* avec un couteau et une pointe fine.

11° Deux *sondes cannelées* : l'une molle, en argent ; l'autre grosse, dure, forte.

2° **Pinces.**

1° Deux *pinces anatomiques* : une à griffes, l'autre sans griffes.

2° Un *davier* de Farabeuf.

3° Cinq *pinces hémostatiques* de Kocher.

4° Dix petites *pinces hémostatiques* de Doyen, qui pourront servir de porte-aiguille.

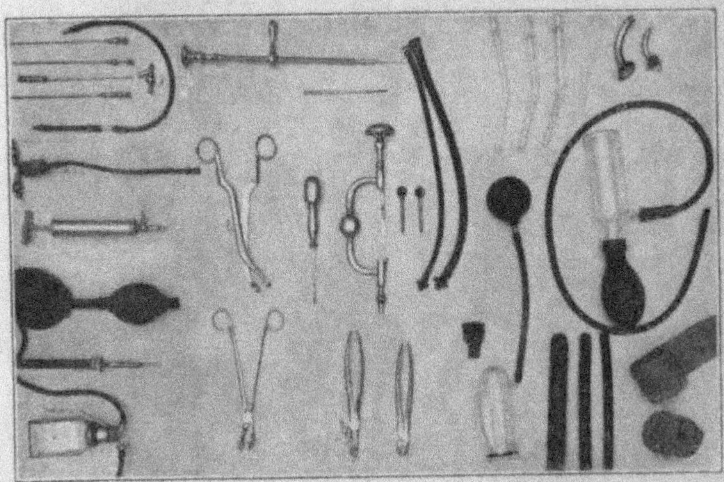

Fig. 34. — Arsenal du chirurgien praticien.

3 trocarts et tube de caoutchouc de l'aspirateur Potain ; bouchon et pompe du même appareil ; thermocautère de Collin ; perforateur pour suture osseuse avec une mèche supplémentaire ; 3 canules vaginales en verre ; 2 canules à trachéotomie dont une armée d'un mandrin ; pince de Ruault pour amygdales ; perforateur osseux à main ; trépan avec perforateur et deux fraises ; 2 sondes de Pezzer ; tube, flacon et ventouse à estomac pour l'analyse du suc gastrique ; ventouse à panaris de Bier, avec poire pour faire le vide ; 3 drains en caoutchouc rigide ; 2 bandes de Bier.

5° Une pince de *Ruault* pour le morcellement des amygdales.

6° Une pince à *langue* de Doyen.

7° Quatre pinces *clans*, courbes.

8° Deux pinces de *Museau*.

3° **Écarteurs.**

1° Deux *écarteurs* Farabeuf.

2° Une *valve abdominale* de Doyen.

3° Deux *valves vaginales* de Doyen : une courbe et large, l'autre longue et étroite.

4° *Aiguilles*.

1° *Aiguille à manche* de Doyen qui aura l'avantage de servir à tous les usages, de ne pas se démonter et d'être facilement désinfectable.

2° Douze petites *aiguilles courbes* intestinales.

3° Douze aiguilles de *couturière*.

4° Douze aiguilles droites *n°* *16* pour sutures vasculaires.

5° *Seringues*.

1° Une seringue de *Luer* de 2 centimètres cubes qui servira aux injections de sérum de Roux, morphine, caféine, etc. Choisir les aiguilles de 6 centimètres, en platine, pour faire les injections intramusculaires et non sous-cutanées.

2° Seringue *vésicale* de 100 à 200 grammes, toute en verre ou bien en métal et en verre.

6° *Aspirateur*.

Un aspirateur *Potain* avec deux aiguilles de dimensions différentes et un gros trocart.

7° *Instruments urinaires*.

Trois *sondes Nélaton*, 16, 18, 20.

Six sondes *béquilles*, 16, 18, 20.

Six bougies *coniques* du 10 au 20.

Six bougies *filiformes*, droites et tortillées.

Trois *explorateurs* urétraux à boule, 12, 15, 18.

Deux sondes *à bout coupé* pour urétrotomie.

Deux sondes *Pezzer* ou *Malécot*, 18 et 20.

Un explorateur à *calculs*.

Un *séparateur de Luys*, modèle d'adulte.

Six *béniqués* avec deux conducteurs de 38 à 50.

Urétrotome Maisonneuve, avec deux lames.

Deux *canules urétrales* de Janet.

Un *siphon-laveur*.

Trois *tubes à sondes* de Desnos avec bouchon stérilisateur.

Les sondes en gomme seront nettoyées à l'eau savonneuse, puis rincées et laissées vingt-quatre à quarante-huit heures dans un tube à formol.

8° *Appareils de caoutchouc*.

Gants de Chaput : deux paires.

Gants américains : deux paires.

Un tube de *Faucher*.

Un *masque à éther* de Junker.

Une *sonde rectale*.

Douze *drains* rouges moulés, du 20 au 40.

Un *drain* hypogastrique de *Freyer*, pour drainer la vessie après la taille.

Trois *canules vaginales* coniques, verres à trou terminal.

Trois *bandes de Bier* (cuisse, bras, doigt).

9° **Instruments spéciaux.**

Un *conducteur cranien* de Marion, pour les trépanations.

Un *crochet œsophagien* de Kirmisson, pour extraire les pièces de monnaie avalées par les enfants.

Trois *canules Krishaber* n°° 0, 2, 4. Dans la pratique courante, la trachéotomie rend plus de services que le tubage qui nécessite la présence d'une infirmière spéciale et le voisinage du médecin.

Un *abaisse-langue.*

Un *miroir laryngien.*

Un *miroir frontal.*

Un *couteau de Lermoyez*, pour végétations adénoïdes.

Un *ouvre-bouche de Heister* : peut être utilisé soit pour les opérations dans la bouche, soit au cours de l'anesthésie générale.

Un *maillet* de bronze-aluminium pour les évidements osseux.

Deux *porte-jambes* pour la gynécologie.

Un *bouton de Murphy* qui doit être d'excellente qualité. Il faut en examiner le fonctionnement avant de s'en servir.

Six *ventouses de Bier.*

Un *autoclave Chamberland* (le plus simple et le meilleur).

10° **Instruments pour l'accouchement.**

Un *forceps* Tarnier.

Un *spéculum.*

Un *stéthoscope.*

Six *bougies* de Hégar.

Un *ballon* de Champetier de Ribes.

Une *curette* de Sims.

Une *curette* de Pozzi.

Une *sonde intra-utérine* de Budin.

Les gants en chirurgie.

Les gants sont indispensables au chirurgien, au médecin, à l'accoucheur et à l'infirmière. Ils permettent d'opérer d'une façon absolument aseptique dans les interventions courantes. Ils peuvent empêcher l'infection des doigts dans les opérations septiques. Ils autorisent le chirurgien à opérer dans une région propre, après avoir intervenu sur un foyer virulent. Grâce aux gants, le médecin ou l'infirmière peuvent passer d'un contagieux à un autre malade sans risque de

contamination ; grâce aux gants, les consultations des syphilitiques
tuberculeux, cholériques, etc., se font sans danger pour le personnel et le médecin. L'infirmière peut sans inconvénient panser

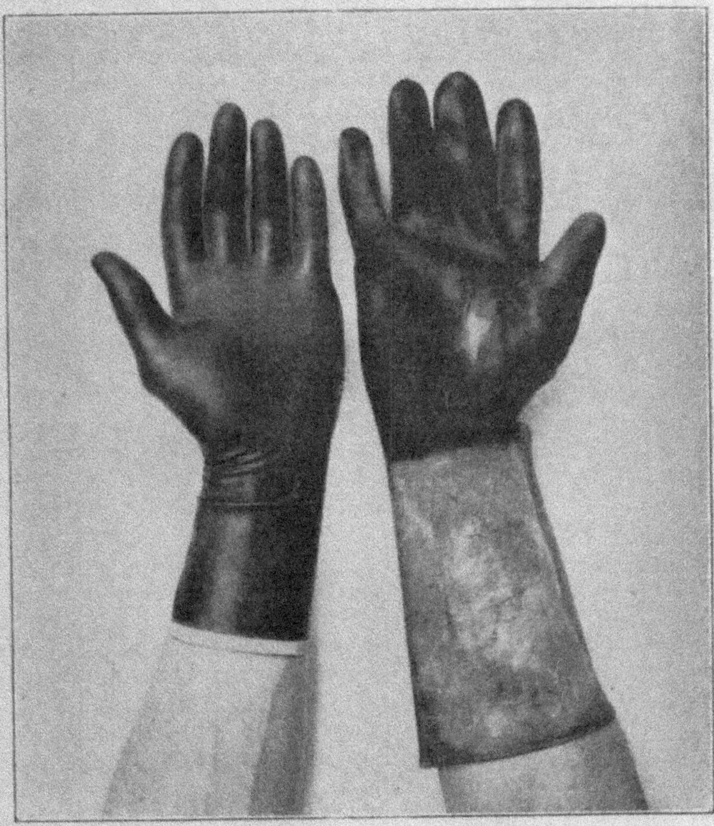

Fig. 25. — Les deux modèles de gants de caoutchouc.

A droite, le gant de Chaput pour opérations et pansements. A gauche, le gant américain
pour examens et consultations.

un malade aseptique après un malade septique sans menace
d'infection.

Les gants font donc maintenant partie du matériel indispensable
au chirurgien de profession, au praticien, au médecin, aux aides et
à tout le personnel qui collabore avec l'opérateur.

Il y a trois sortes de gants :

1° Le *gant de Chaput* (fig. 35), aux doigts courts, de forme conique, très larges à la base ; allongé par un crispin qui couvre la moitié inférieure de l'avant-bras. Ce gant est difforme d'aspect, mais il est éminemment pratique. Son épaisseur lui permet de résister longtemps à l'ébullition ; sa largeur laisse libre jeu aux articulations des doigts ; son épaisseur relative l'empêche de se déchirer au contact des instruments. Ce gant doit être utilisé dans presque toutes les opérations. Le tact cutané est émoussé, mais le chirurgien y supplée par le tact musculaire. Personnellement, je pratique toutes mes opérations, même les sutures artérielles, avec le gant de Chaput. Ce gant se stérilise par un quart d'heure d'ébullition.

Je recommande les précautions suivantes : après chaque opération, il faut éviter de retirer les gants avant de les avoir complètement nettoyés à l'eau froide et au savon. En effet, les taches de sang ou de pus desséché rendent la désinfection et le nettoyage plus difficiles.

L'opérateur doit faire attention de ne jamais toucher du collodion; sinon, cette substance, séchant sur le gant, peut isoler une colonie microbienne qui, non attaquée par l'ébullition, peut être mise en liberté au cours de l'opération suivante.

Enfin, il faut éviter de toucher de la vaseline, car les corps gras altèrent le caoutchouc.

Ne jamais faire bouillir les gants avec les instruments; sinon, ceux-ci sont altérés et noircissent par suite de la formation d'une couche de sulfure de fer.

L'infirmière chargée de l'ébullition des gants interposera au fond du bouilleur une lame d'ouate ou, mieux, une lame d'amiante pour que le caoutchouc n'ait pas contact avec le fond, chauffé par le brûleur. A défaut de cette plaque d'amiante, il est bon d'envelopper chaque paire de gants dans un petit sac de toile. Chaque gant sera rempli de quelques gouttes d'eau avant d'être plongé dans l'eau bouillante.

Ne jamais mettre les gants dans l'eau froide avant de les porter à l'ébullition; ne jamais les refroidir à l'eau bouillie froide. Il faut les jeter dans l'eau bouillante et les laisser ensuite refroidir lentement.

Quand le gant de Chaput est troué, il faut le réparer comme un pneu de bicyclette. Quand les pièces ont été collées sur les extrémités digitales, le gant ne peut servir qu'aux pansements ou à la confection des plâtres, mais pas aux opérations.

L'introduction des gants demande une certaine habitude (fig. 36

et 37) ; en effet, l'opérateur, dont les mains ont été soigneusement
lavées, n'a pas le droit de toucher les gants, sauf par le bord de la

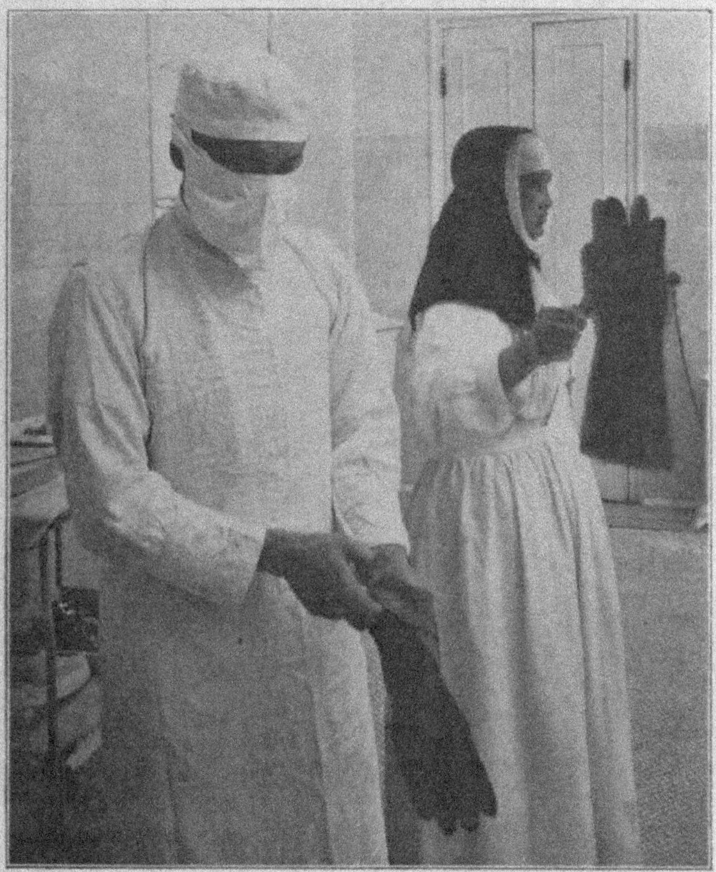

Fig. 36. — Comment on met les gants de Chapot.

Visage de l'opérateur, couvert d'un masque de Mickulicz. Blouse stérilisée. Le premier gant est présenté par l'infirmière qui le tient à l'aide d'une pince stérilisée par le médius,
de façon à le laisser égoutter. L'opérateur fait un retroussis de la manchette, de façon à introduire le gant sans le toucher.

manchette. Ces gants doivent être introduits sans qu'il y ait le moindre contact de la surface extérieure du caoutchouc avec les mains ou
les avant-bras. L'opérateur prendra à l'aide d'une pince un gant

par l'extrémité du médius dans le bouilleur, et le laissera égoutter pendant une minute afin d'éviter de s'ébouillanter ; puis, saisissant le gant par le bord du crispin, il l'introduira doucement et lentement, sans y toucher avec la main nue. Tout gant qui a touché la main de

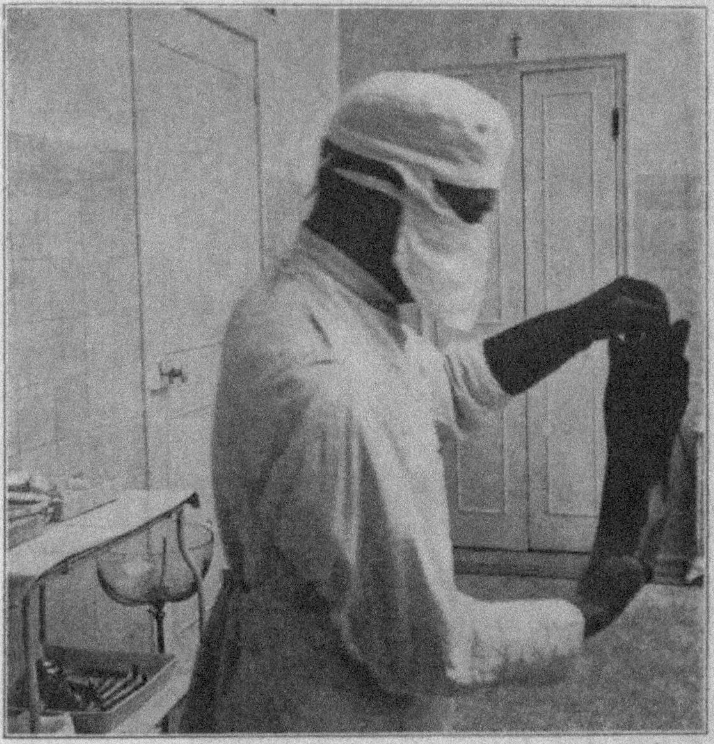

Fig. 37. — Comment on met le deuxième gant de Chaput.

La main gantée saisit l'autre gant par le médius ; la main s'insinue dans le crispin. La main gantée va saisir ce dernier à sa partie moyenne pour éviter tout contact avec la peau.

l'opérateur ou la peau de l'opéré doit être frictionné à l'alcool ou lavé à l'eau bouillante.

2° Le *gant américain* (fig. 35) est exactement moulé sur la main. Il est mince, élégant, peu résistant ; il n'émousse pas le tact cutané, mais se déchire facilement au contact des instruments, surtout s'il a été bouilli.

Le gant américain est à recommander pour les examens de

malades, pour le service des consultations ; il est en effet impossible de faire un toucher rectal, vaginal, buccal, avec un gant de
Chaput.

Le gant américain se conserve à sec dans du talc ou dans de la
glycérine phéniquée à 1 p. 100.

Ne pas le faire bouillir chaque fois qu'il aura servi à un examen ;
il sera lavé au savon vert et à l'eau tiède, rincé à l'eau ordinaire, puis
séché. S'il a eu un contact septique (pus, syphilis, etc.), le laisser
vingt-quatre heures dans une boîte contenant du formol ou dans de
la glycérine phéniquée à 1 p. 100.

3° Le *gant de fil* s'achète chez le mercier. Il sert aux opérateurs
entre deux opérations pour éviter la macération de l'épiderme dans
le gant de Chaput ou l'infection par l'air si la main est dégantée.
L'opérateur qui exécute dans une matinée une série d'interventions
doit, en effet, se désinfecter les mains une seule fois au début de la
séance. Cette désinfection se fait à l'eau chaude, au savon et à l'alcool. Dès que l'opération est terminée, les gants de caoutchouc sont
retirés pour éviter la macération de l'épiderme. L'opérateur frictionne
les doigts à l'aide d'alcool et met un gant de fil pour empêcher la
contamination des doigts.

Les gants de fil servent encore dans certaines opérations dont la
technique exige la prise d'un organe glissant. Saisir un cœur, un
rein constitue une manœuvre difficile avec le gant de Chaput : l'organe s'échappe comme une anguille ; le gant de fil empêche le dérapage.

Le chirurgien peut ganter un gant de fil seul ; s'il ne croit pas à
l'asepsie idéale des mains, il fera bien de ganter d'abord un gant
américain bouilli et de couvrir ce dernier d'un gant de fil. Les mains
sont donc couvertes de deux paires de gants superposées. Ce procédé
constitue une petite complication, mais les cas où le gant de fil est
indiqué sont rares.

Les gants de fil se stérilisent à l'autoclave comme les compresses.

III. — AIDES, ASSISTANTS ET PERSONNEL
DU CHIRURGIEN.

Le rôle du personnel et des aides occupe une place de premier
ordre dans la vie du chirurgien. Le chirurgien-praticien croit souvent
trouver de ce côté un obstacle infranchissable. Le problème est
pourtant bien facile à résoudre.

A la campagne, la sage-femme de la localité peut lui servir d'aide directe et d'infirmière pour les soins post-opératoires. Le pharmacien du pays peut faire l'anesthésie, se charger des recherches chimiques, bactériologiques et de la stérilisation. Pour un opérateur occupé avec les pansements, les petites opérations et les examens de malades, l'assistance de ces aides non médecins constitue un secours précieux et un allégement considérable.

Plus difficile est le choix du personnel pour le chirurgien de profession qui installe une maison chirurgicale.

L'anesthésiste sera facile à trouver, pourvu qu'il soit calme et attentif; l'éducation de la narcose est assez rapide. Comme aide direct, le chirurgien choisira un jeune confrère qui portera sur lui tous les signes extérieurs de la propreté, du soin et de la soumission; une certaine adresse manuelle est indispensable. L'anesthésiste et l'aide chirurgical ne doivent pas nécessairement être médecins; deux infirmières bien dressées peuvent parfaitement les remplacer, je dirais presque avec avantage, car il est facile de trouver parmi les femmes une aide méticuleuse et adroite; une bonne infirmière devient aussi rapidement une bonne anesthésiste, pourvu qu'elle soit calme, attentive et possède une certaine force de caractère.

Le personnel doit se composer d'un infirmier et d'un groupe d'infirmières. L'infirmier est utile pour le transport des malades et pour les travaux qui demandent une certaine force. Les opérés ne seront confiés qu'à des femmes.

Il y a quelques années encore, le recrutement des infirmières était très difficile en France; actuellement, les Françaises se décident à embrasser cette carrière qui assure à elles-mêmes une situation honorable, aux opérés des soins dévoués et efficaces, et au médecin des collaboratrices utiles. En effet, indépendamment de l'École de la Salpêtrière, à Paris, il commence à se créer dans tous les centres, grands et petits, des dispensaires-écoles pour secours aux blessés en temps de guerre. Les élèves qui en sortent seront, dans quelques années, d'un grand secours au médecin et au chirurgien. Les progrès sont rapides à notre époque et nos collègues de demain trouveront facilement le personnel nécessaire.

Les connaissances théoriques des infirmières sont évidemment insuffisantes, mais la femme assimile facilement et s'adapte vite au milieu où elle vit. En six mois, l'opérateur dresse un personnel et le forme à ses propres habitudes. Le chirurgien tiendra à la tenue extérieure du personnel : uniforme de toile blanche, souliers de tennis, bonnet blanc, gants de caoutchouc pour les pansements.

CHAPITRE III

L'ASEPSIE

I. — MÉTHODES D'ASEPSIE.

L'asepsie est réalisée soit par les agents chimiques, soit plutôt par les moyens physiques (*eau* bouillante, *vapeur* sous pression, *chaleur sèche*, pour les instruments et les objets de pansement; *savon, alcool*, pour les mains et la région opératoire).

Les moyens physiques trouvent leur application avec l'ébullition, l'autoclave ou l'étuve sèche Poupinel, et les agents chimiques au moyen de substances antiseptiques.

Substances antiseptiques. — Pour les dissoudre, on se servira d'eau de pluie stérilisée.

Sublimé corrosif. — Solution au millième (sublimé : 1 gramme ; acide tartrique : 5 ; eau : 1 000). Il peut s'employer en tablettes, comprimés, de 0^{gr},25 ou 0^{gr},50 (une tablette pour un litre d'eau). Colorer en bleu par le carmin d'indigo.

Oxycyanure de mercure. — Il s'emploie à une dose plus élevée que le sublimé (3 à 5 p. 1 000). Colorer en jaune.

Acide phénique. — Solution à 25 p. 1 000 (phénol : 25 ; glycérine : 25 ; eau : 950). Colorer en rouge.

Acide borique. — 40 p. 1 000. S'emploie pour laver les yeux, la vessie, etc. Colorer à l'éosine.

Iodoforme. — Nous ne l'employons jamais ni en poudre, ni à l'état de gaze, à cause de l'odeur; mais nous reconnaissons que c'est un admirable désinfectant. Nous lui préférons l'*ektogan* (peroxyde de zinc) qui jouit à peu près des mêmes propriétés, mais à un *degré moindre*. L'ektogan n'a pas d'odeur.

Éther iodoformé. — 5 p. 100. Il est employé pour remplir la cavité des abcès froids.

Eau oxygénée. — C'est l'antiseptique idéal. Il détruit surtout les microbes anaérobies. Chargée de 10 fois son volume d'oxygène, nous l'employons rarement pure; nous la coupons de 1 à 10 fois son volume, à l'aide d'eau chaude alcaline (borax ou sous-carbonate de soude à 2 p. 100). Il est nécessaire de la couper de 5 à 10 fois pour les muqueuses. Il est inutile d'employer l'eau oxygénée médicinale qui coûte cher ; l'eau oxygénée industrielle, qui contient de l'acide chlorhydrique et de l'acide sulfurique, est suffisante. Celle-ci est rendue non caustique quand on prend la précaution de la couper, au moment de s'en servir, de 2 à 10 fois son volume à l'aide d'eau alcaline (sous-carbonate de soude). Ses propriétés microbicides sont aussi actives ; ses propriétés caustiques sont supprimées.

Perborate de soude. — Il peut être employé en solutions pour remplacer l'eau oxygénée (une à deux cuillerées à soupe dans un litre d'eau). Ses propriétés sont moins actives.

Teinture d'iode. — Nous en usons largement : badigeonnage iodé à sec de la peau lavée avant l'opération ; lavage d'eau iodée (1 p. 100) comme injections vaginales, buccales ; badigeonnage iodé des gencives malpropres, etc.

Chlorure de zinc. — Badigeonnages des plaies tuberculeuses (solution à 10 p. 100).

Nitrate d'argent. — Solution à 1 p. 50 pour les instillations vésicales ; à 1 p. 2000 pour les lavages de vessie. A conserver dans un flacon de verre bleu.

Solution salée à 37°. — Utilisée pour le lavage du péritoine (rare), celui des plaies, celui du cerveau. Dans la chirurgie à domicile, les compresses, tampons et champs opératoires doivent être bouillis pendant une demi-heure dans une solution de sel de cuisine et d'eau de source à la dose d'une cuillerée à café par litre d'eau. Cela fait une solution de sérum artificiel (1).

Permanganate de potasse. — Employé à 1 p. 1000 à 40°, il sert aux injections de l'urètre et du vagin dans les blennorragies. A 1 p. 100, il désinfecte les mains pour lesquelles le savonnage paraît insuffisant. Les téguments sont alors colorés en brun comme par la teinture d'iode. Pour les décolorer, on les plonge dans une solution de bisulfite de soude à 10 p. 100. Les taches de permanganate sur le linge sont enlevées à l'aide d'acide oxalique ou d'acide tartrique.

Naphtol camphré. — Il s'emploie en injections dans les abcès froids comme l'éther iodoformé.

Lysol. — Un verre à liqueur dans un litre d'eau. Il s'emploie pour la désinfection des mains. Il constitue une sorte de solution savonneuse antiseptique et peut remplacer le savon ou lui être associé.

---

(1) Formule du sérum artificiel :
  Eau de pluie ou de source................................. Q. S. pour 1000.
  Sel marin... 7 grammes.
  Chlorure de calcium...................................... 3 grammes.

Formol. — Solution du commerce : pour inonder le sol des appartements (vingt-quatre heures) ; un litre pour un seau d'eau.

Poudre de trioxyméthylène pour la désinfection des sondes en gomme.

Eau de Javel. — Celle-ci s'emploie dans la chirurgie de campagne pour remplacer l'eau oxygénée. Une cuillerée à soupe d'extrait d'eau de Javel dans un litre d'eau agit autant que l'eau oxygénée coupée de cinq fois son volume d'eau alcaline.

Vapeur sous pression. — Celle-ci s'obtient à l'aide d'un autoclave. Choisir l'autoclave Chamberland, qui est le plus simple, ou l'autoclave Sorel, qui permet de conserver des pansements secs. L'autoclave doit donner 125° (2 atmosphères). Avec cet appareil, on stérilise l'eau, l'ouate, les compresses, les tampons, les fils, et même les instruments, pourvu que ceux-ci soient plongés dans une solution de borate de soude.

Autoclave Chamberland. — C'est un cylindre en métal ; le couvercle, muni de vis à pression, porte une soupape de sûreté, un manomètre et un robinet. Le manomètre, gradué jusqu'à cinq atmosphères, indique la température et la tension. On dispose dans

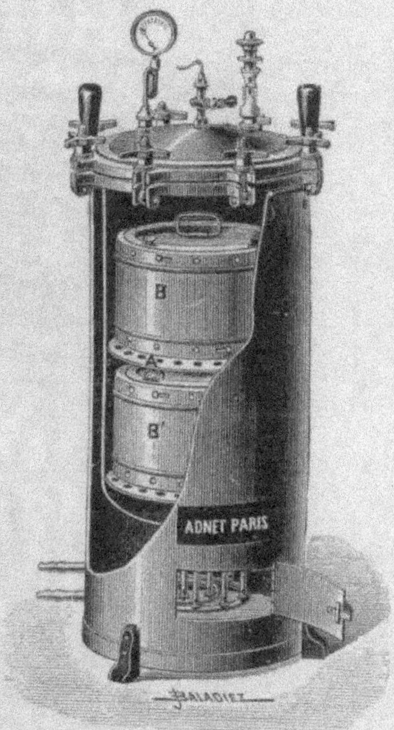

Fig. 38. — Autoclave Chamberland.

L'appareil ouvert montre les boîtes métalliques dans lesquelles sont contenues les compresses.

l'intérieur des boîtes à pansements ou des cuvettes. La chaudière est remplie jusqu'à un niveau indiqué sur la paroi. On ferme le couvercle et on allume. La vapeur s'échappe par le robinet ; ne fermer que quand le jet est continu ; l'appareil est alors purgé d'air. Vers 130°, faire fonctionner la soupape de sûreté et régler le débit du gaz de sorte que l'aiguille se maintienne vers 125° pendant vingt minutes. L'autoclave est chauffé au gaz, à la vapeur, au pétrole ou à l'électricité (fig. 38).

Autoclave Sorel. — Celui-ci présente une double enveloppe de

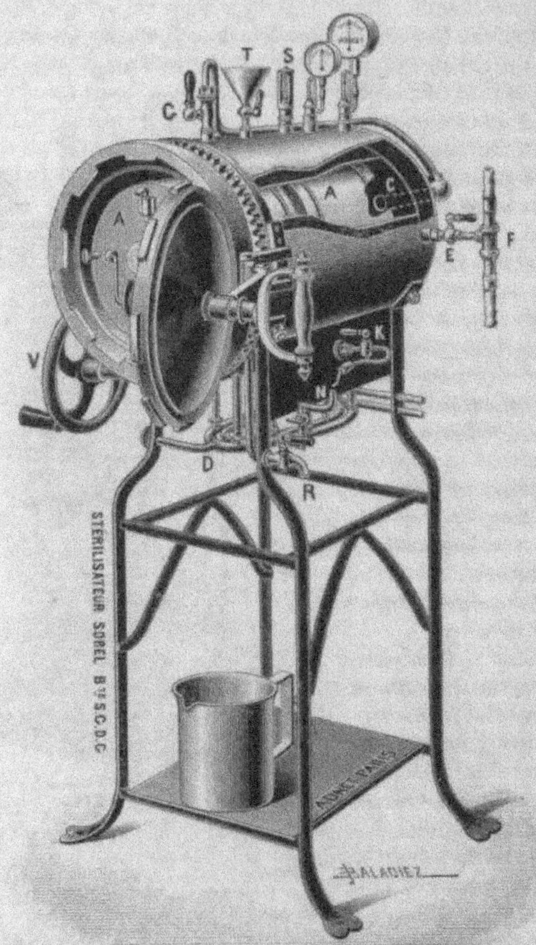

Fig. 39. — Autoclave Sorel horizontal.

façon que, la stérilisation étant terminée, on puisse faire le vide à l'aide d'une trompe à eau. De cette façon, les pansements et les compresses sont absolument secs et peuvent se conserver. Cet appareil est indispensable pour les pharmaciens qui débitent les pansements quelques jours ou quelques mois après leur stérilisation (fig. 39).

L'appareil Chamberland est l'instrument de choix pour les installations chirurgicales. Il est plus simple, moins coûteux et suffisant.

Étuve sèche. — La chaleur sèche est obtenue par l'étuve Poupinel qui doit monter à 160°, chauffée au gaz ou à l'électricité. La stérilisation doit durer une demi-heure. Cette étuve sert à stériliser les instruments, les cuvettes, plateaux, etc.

Ébullition. — L'ébullition peut être utilisée pour les instruments, les fils et les pièces de pansements. On fait usage d'un bouilleur à gaz ou électrique. Dans les installations voisines d'une salle d'opérations, il faut avoir recours au bouilleur à vapeur ou au bouilleur électrique, car le gaz d'éclairage brûlé devient toxique mêlé aux vapeurs du chloroforme ou risque de s'enflammer avec l'éther. Dans le bouilleur, on mettra de l'eau de pluie additionnée de borate de soude, 2 p. 100 pour stériliser les instruments. Quel que soit l'objet qu'on fasse bouillir : instruments, gants, etc., il faut, avant d'immerger les objets, attendre que le liquide soit en ébullition et non les jeter dans l'eau froide, sous peine de les altérer. Ne jamais faire bouillir des instruments métalliques avec des objets de caoutchouc, sinon le métal se colore en noir (sulfure de fer). Les tampons, compresses ou objets de pansements doivent être bouillis dans un récipient spécial pendant une heure, dans de l'eau de source additionnée de sel marin (une cuillerée à café pour un litre d'eau).

Flambage. — Le flambage peut être employé dans certains cas d'urgence. C'est un mauvais procédé ; s'il est trop énergique, il altère les instruments ou brise les cuvettes. S'il est insuffisant, il ne produit aucune stérilisation. Pour que le flambage soit efficace, il faut qu'il dure une ou deux minutes au minimum, et que les instruments fassent entendre un bruissement au moment où on verse de l'eau sur eux. Il est préférable de tenir l'instrument ou la cuvette au-dessus d'un brûleur à gaz, car le sommet de la flamme est la seule partie qui stérilise. La cuvette flambée par quelques gouttes d'alcool (même si on prend soin de la tourner dans tous les sens) n'est nullement stérilisée. Si on a recours à ce procédé, il faudra que la cuvette soit préalablement très propre et vigoureusement frottée à l'alcool à l'aide d'un tampon d'ouate. Le flambage est donc un procédé d'exception.

II. — ASEPSIE DU LOCAL.

La salle d'opérations doit être désinfectée fréquemment. Cette désinfection s'impose dès que la salle a été souillée par du pus ou à la suite d'une opération d'urgence pour plaie susceptible d'être infectée (plaie par écrasement, grand traumatisme).

La salle doit se prêter à cette désinfection facile. Les parois doivent être lisses, ripolinées blanc. Le sol sera couvert de porphyrolithe, de carrelage ou de mosaïque. Les murs seront également carrelés ou couverts de ripolin sur une hauteur de 2 mètres. La lumière pénétrera par un plafond vitré ou latéralement par une large baie exposée au nord. Éclairage par l'électricité directe ou par réflexion. Chauffage central à vapeur ou eau chaude à l'aide de radiateurs. Pas de courants d'air.

Les instruments seront stérilisés dans la « chambre de stérilisation » qui sera voisine.

La salle d'opérations se trouvera à l'étage et non au rez-de-chaussée.

Pour pratiquer la désinfection de la salle, celle-ci devra être lavée à l'eau courante, ainsi qu'on le pratique après chaque matinée opératoire. Puis l'infirmière fermera portes et fenêtres et inondera le sol à l'aide d'un seau d'eau additionnée d'un litre de *formol* du commerce. La pièce restera fermée pendant vingt-quatre heures. Les fenêtres seront alors ouvertes pour atténuer l'odeur du formol; on répandra ensuite de l'ammoniaque sur le sol.

III. — ASEPSIE DU MATÉRIEL.

Stérilisation de l'eau. — Le chirurgien utilisera de préférence l'eau de pluie ou l'eau de source. Sinon, elle devra être préalablement filtrée au filtre Chamberland.

L'eau sera stérilisée par l'*autoclave à 125°* pendant un quart d'heure, ou par l'*ébullition* pendant une heure. Dans ce cas, faire usage d'un simple bouilleur à gaz ou électrique.

Faute d'ébullition, l'eau peut se stériliser par le *filtre* Chamberland; mais la bougie filtrante doit être stérilisée deux fois par semaine dans un four à 700°.

L'eau peut encore être stérilisée par les procédés *chimiques* : 4 gouttes d'iode dans un litre; 1 gramme de permanganate de chaux dans un litre; 1 gramme d'acide citrique dans un litre.

La solution devra être faite depuis une heure pour que l'eau soit considérée comme dépourvue de microbes.

Stérilisation des instruments. — Après chaque opération, les instruments sont nettoyés dans l'eau savonneuse froide. Le sang est enlevé à l'aide d'une compresse ou d'une brosse. Ceux qui ont été souillés par du pus doivent être jetés dans une solution bouillante de sous-carbonate de soude (une cuillerée à soupe par litre), pendant un quart d'heure. Ces instruments, savonnés ou bouillis, sont alors soigneusement essuyés. S'ils présentent quelques irrégularités qui puissent faire supposer que le linge a pu négliger un point humide, les plonger dans l'alcool qui seul permettra de les sécher. On ne devra jamais laisser sur les instruments une tache de rouille. Ceux-ci seront stérilisés par l'étuve, l'ébullition ou le flambage. J'ai déjà dit que le bon flambage altère les instruments et que le flambage insuffisant ne les stérilise pas.

L'*étuve sèche à 160°* assure la stérilisation en une demi-heure. Bien régler l'appareil, car souvent une partie des instruments est trop chauffée, tandis que l'autre l'est insuffisamment. C'est le procédé qui altère le moins les instruments et c'est celui auquel nous avons recours personnellement.

L'*ébullition* est le procédé de choix dans la chirurgie courante. Elle se fera dans une bouilloire contenant de l'eau de pluie et du borax (2 p. 100). Elle devra durer quinze à vingt minutes. Jeter les instruments dans l'eau bouillante, jamais dans l'eau froide.

L'*autoclave* peut être utilisé pour la stérilisation des instruments. Ceux-ci sont disposés dans une boîte métallique remplie d'eau boratée. La stérilisation est complète au bout d'un quart d'heure. Ne pas omettre d'ajouter du borax, sinon la vapeur d'eau noircit le nickel. C'est un procédé excellent comme garantie d'asepsie, mais qui altère plus les instruments que l'ébullition simple ou l'étuve sèche.

Pour la stérilisation des aiguilles et des bistouris, nous avons recours au procédé suivant : après immersion de quelques minutes dans l'alcool, ils sont vigoureusement frottés avec une compresse stérile et alcoolisée, puis plongés pendant cinq minutes dans de l'eau boratée bouillante.

Stérilisation des cuvettes, bocaux, plateaux, etc. — Le flambage est incertain ou insuffisant, ou bien il altère ces objets et risque de les briser ou de les fendre. Recourir à la stérilisation par l'étuve sèche ou par l'autoclave. Les cuvettes seront laissées dans l'étuve Poupinel pendant trente minutes.

Stérilisation des drains et gants. — Les drains de caoutchouc rigides, les seuls qu'on doive utiliser, ainsi que les gants de Chaput, seront stérilisés par l'ébullition d'une demi-heure dans l'eau. Ne pas les jeter dans l'eau froide, mais dans l'eau bouillante, sinon le caoutchouc est déformé et s'altère rapidement.

Les gants fragiles (gant américain) seront simplement savonnés dans l'eau tiède et rincés, puis laissés pendant plusieurs heures dans la glycérine phéniquée à 2 p. 100.

Pour la stérilisation des gants, voyez en outre page 54.

Stérilisation des fils. — Les fils métalliques, bronze ou laiton, seront stérilisés avec les instruments. Les crins et le fil de lin seront stérilisés, comme les compresses, à l'autoclave (un quart d'heure à 125°) ou par l'ébullition (une heure dans l'eau salée).

Le fil de lin sera enroulé sur des bobines de verre, sur un petit tampon d'ouate ou sur un petit rouleau de gaze.

Les crins seront introduits dans un drain. Il sera ainsi facile de les prendre un à un sans les entremêler au moment de l'opération.

Soie, fils de lin. — Nous n'employons jamais la soie. Nous utilisons le fil de lin acheté chez le mercier. Pour les sutures artérielles, nous prenons du n° 700 ; pour les sutures délicates (uretère), le n° 500 ; pour les sutures intestinales, le n° 250 ; pour les ligatures des vaisseaux, le n° 250, 200 ou 150 ; pour les sutures des parois, le n° 100. Le stériliser par l'ébullition dans l'eau salée (vingt minutes), ou à l'autoclave avec les compresses.

Stérilisation du catgut. — Le catgut se stérilise de trois façons : soit par un procédé physique, c'est-à-dire par la vapeur d'alcool sous pression, soit par un procédé chimique, ou par l'ébullition dans le cumol.

1° *Vapeur d'alcool sous pression*. — Le catgut est placé dans un récipient plein d'alcool, dans un petit autoclave qui est lui-même introduit dans l'autoclave Chamberland. La température est portée à 125° pendant un quart d'heure. Cette méthode constitue certainement le procédé de choix ; c'est elle qui est employée par toutes les maisons sérieuses qui livrent du catgut au commerce : Robert, Leclercq, Chevretin, Larochette, Bombard, Deffins, etc. Ce procédé est plus ou moins modifié suivant que le fabricant veut donner plus de garantie, de souplesse ou de solidité. Son application est difficile ; le chirurgien trouvera dans le commerce d'excellents catguts offrant toutes garanties d'asepsie. Si pourtant la consommation était trop grande et si le chirurgien désirait préparer lui-même le fil, il aura recours à la méthode chimique.

2° *Procédé chimique*. — Le meilleur procédé est celui de Lucas-Championnière. Laisser à demeure le catgut brut dans de l'essence de térébenthine. Cette immersion durera de un à trois mois, suivant la grosseur du fil. Le fil est alors enlevé de l'essence de térébenthine, rincé à l'éther pendant vingt-quatre heures, puis laissé à demeure dans de l'alcool à 90°. Nous ne nous servons que de catgut stérilisé depuis un an. Par exemple, nous utilisons en 1909 le catgut stérilisé en 1908. Je considère que le facteur « temps » est l'élément principal de succès dans la préparation chimique du catgut. Quand

le catgut est trop dur, il est bon de le mettre pendant quelques minutes, au moment de s'en servir, sur une compresse légèrement
humide. En somme, il y a pour stériliser le catgut deux procédés :
la chaleur et la méthode chimique. La chaleur est excellente pour
les préparateurs de produits aseptiques qui acquièrent facilement le
tour de main nécessaire pour cette difficile préparation. Le procédé
chimique constitue la méthode de choix pour les maisons chirurgicales et les hôpitaux. Je considère que la conserve d'un an ou tout
au moins de six mois, dans un bocal d'alcool, constitue la première
garantie d'asepsie.

Dans le commerce, n'acheter que du catgut de bonne marque.
Celui-ci sera toujours contenu dans des flacons scellés à sec ou dans
l'alcool.

3° *Préparation du catgut par l'ébullition dans le cumol*. —
Pour stériliser le catgut d'une façon rapide et certaine tout en
conservant toute garantie d'asepsie, de solidité et de souplesse, il faut
recourir au procédé de Robert, tel que l'emploie Lafourcade (de
Bayonne).

Les cordes à boyaux longues de 5 mètres sont dégraissées par un
séjour de plusieurs semaines dans l'éther, puis enroulées autour de
bobines de verre et desséchées dans l'étuve à 90° pendant deux
heures. La stérilisation se fait dans un appareil construit par Adnet.
Il se compose d'un petit autoclave de cuivre à double paroi, dont le
couvercle fermé par trois écrous présente un orifice par lequel passe
un thermomètre ; au-dessous, un brûleur donne la chaleur. Les
bobines sont placées verticales dans l'appareil qu'on remplit de
cumol, liquide dont l'odeur rappelle celle de la benzine et qui bout
à 151°. Choisir le cumol commercial, qui est bien suffisant. Le gaz
est allumé. Dès que le thermomètre atteint 160°, la préparation est
terminée. La température reste environ pendant une demi-heure
au-dessus de 130° ; pendant que se fait la stérilisation du catgut, on
prépare des tubes de verre à fermeture de canette, contenant de
l'alcool à 90°. Chaque bobine est saisie à l'aide d'une pince flambée
et placée dans un petit tube de verre qui est fermé.

Le cumol sert indéfiniment.

Le catgut ainsi préparé est aseptique, souple, solide et bon marché.

Stérilisation des sondes. — Savonnage à froid et rinçage à
l'eau. Les sondes Nélaton seront stérilisées comme les drains et les
gants de caoutchouc. Les sondes et les objets en gomme sont stérilisés au formol. Un excellent appareil est l'étuve d'Albarran. Le
praticien qui n'en fait pas une grande consommation aura simplement un *tube de Desnos* muni d'un tube en caoutchouc contenant

un godet perforé et rempli de trioxyméthylène. Pour lubrifier les sondes, on se servira de glycérine ou de savon de Guyon (glycérine, eau, savon, phénol). Les sondes stérilisées sont placées sur des claies divisées en compartiments et conservées dans une sorte d'armoire au fond de laquelle se trouve une couche de *trioxymé-thylène*. Les claies supportant les sondes sont, au moment de la consultation, portées sur un torchon stérilisé, puis, après la consultation, remises dans l'armoire, avec les sondes non utilisées. Nous utilisons l'*armoire de Gentile*.

Stérilisation des seringues. — Les seringues d'ébonite ou les instruments de verre pourvus de pistons de cuir ont vécu. Il ne faut utiliser que des seringues tout en verre (genre Lüer) ou, à la rigueur, des seringues dont le corps est en verre et le piston en métal ou caoutchouc. Ces seringues seront fréquemment stérilisées par l'ébullition ou l'autoclave.

Stérilisation des compresses, masques, calottes, bavettes, blouses, tabliers. — Tous ces objets de fil ou de coton seront stérilisés soit à l'autoclave, soit par l'ébullition. Dès qu'ils auront touché du pus ou une plaie éminemment septique, il sera bon de les brûler ; sinon, ils peuvent servir plusieurs fois jusqu'à

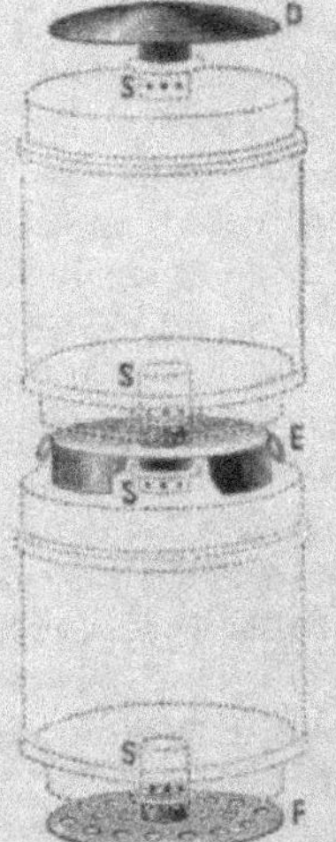

Fig. 40. — Boîte métallique pour la stérilisation des compresses à l'autoclave.

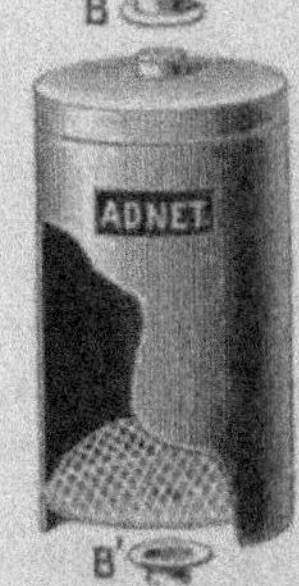

Fig. 41. — Petite boîte portative pour pansements aseptiques.

usure complète. Ils doivent être simplement rincés et bien lessivés, comme du linge ordinaire, après chaque opération. Après le lessivage, ces objets doivent être d'une blancheur parfaite. Cette propreté apparente constitue la meilleure préparation à la désinfection.

1° *Ébullition*. — Les compresses, serviettes, torchons, etc., seront bouillis pendant trois quarts d'heure ou une heure dans l'eau salée (une cuillerée à soupe de sel de cuisine dans un litre d'eau). Se servir d'une bouilloire en tôle émaillée.

2° *Autoclave*. — La stérilisation dans l'autoclave se fera pendant vingt minutes à 125°. Il est bon de mettre de temps en temps un tube-témoin dans une boîte de compresses stérilisées. Le changement de couleur du tube donnera toute sécurité à l'opérateur.

Nous employons *trois sortes de compresses* : les *compresses-tampons* pour couvrir les plaies opératoires et pour les petites opérations ; les *petites compresses* faites de singalette ; elles servent à éponger le sang au cours des interventions courantes ; enfin, les *compresses abdominales* qui sont munies d'un cordon à l'un des angles. Ce cordon sort de l'abdomen et empêche l'opérateur d'oublier l'une d'elles avant la fermeture du ventre.

Stérilisation du savon. — Tout savon mou ou dur est aseptique ; néanmoins, on peut le stériliser à l'autoclave ou faire usage de savon liquide. Voici la formule que nous utilisons :

Savon blanc	ăă 100 gr.
Savon noir	
Huile	ăă 50 —
Glycérine	
Lysol	
Eau bouillante	5 litres.

Filtrer avec un entonnoir garni d'ouate.

Ce savon liquide est alors mis dans des litres de verre qu'on peut soumettre à l'autoclave (précaution inutile).

IV. — DÉSINFECTION DES MAINS ET DU CHAMP OPÉRATOIRE.

Les microbes de la peau résident dans la couche superficielle de l'épiderme. Ils sont protégés par un enduit graisseux contre les agents antiseptiques. Il faut donc décaper, dégraisser la peau, enlever mécaniquement cette couche graisseuse avant de faire agir un antiseptique. Les germes existent également dans les conduits glandulaires. Il faut donc faire suer la peau dans l'eau chaude pour les amener au dehors. Il faut, pour cette même raison, laver plusieurs fois les mains au cours d'une opération, si on opère les mains nues, ou procéder à un nouveau savonnage entre deux opérations si on fait usage de gants.

Technique.

1° **Désinfection du chirurgien**. — L'opérateur doit éviter tout contage septique avant l'intervention. Il devra donc s'abstenir en tout temps de toucher des plaies suppurantes ou des cadavres, sans gants ; s'abstenir d'opérer ou n'opérer qu'avec des gants s'il présente de l'acné ou un furoncle sur les mains.

L'opérateur n'aura ni plaie ni écorchure aux mains. Les excoriations de la peau sont de petits foyers d'infection. Ils devront être touchés à la teinture d'iode et recouverts de gants de caoutchouc au moment de l'intervention.

Le chirurgien et son aide devront revêtir l' « uniforme opératoire » : blouse stérilisée, manchettes stérilisées, masque et calotte également stérilisés.

2° **Désinfection des mains**. — Les ongles ne seront point courts, mais absolument ras pour permettre le nettoyage complet de la rainure sous-unguéale. Le cure-ongles est inutile, pourvu que l'opérateur imprègne de savon ladite rainure et la frotte vigoureusement à l'aide d'une compresse.

Savonner et *brosser* les mains pendant vingt minutes dans l'eau chaude.

Il faut procéder à deux savonnages successifs et à un rinçage. Employer du savon liquide stérilisé ou, à son défaut, du savon mou de potasse. Pour les mains, prendre une brosse dure. Pour les avant-bras, se servir d'un gant de toilette stérile. L'opérateur savonne d'abord les avant-bras, puis les mains. Le brossage comprend : les mains, les avant-bras et les coudes inclusivement. Les points les plus difficiles à nettoyer sont les bouts des doigts, les espaces interdigitaux, la face palmaire et la rainure péri-unguéale. Une bonne précaution consiste à plonger l'extrémité des doigts dans la teinture d'iode *avant* tout lavage. La couleur doit disparaître complètement si le savonnage est suffisant.

Après deux savonnages successifs dont la durée de chacun est de dix minutes, il faut procéder à un rinçage définitif à l'eau bouillie pour enlever le savon.

Dégraissage à l'alcool. — Le brossage suivi d'une friction à l'alcool dénaturé donne une désinfection suffisante. Si l'opérateur avait commis la faute, non excusable, de faire une autopsie ou de toucher du pus sans gants quelques jours auparavant, il devrait compléter le nettoyage des mains par une immersion dans le *permanganate de potasse* à 1 p. 100. La coloration brune de la peau disparaîtra par une deuxième immersion dans une solution de *bisulfite* à 1 p. 10.

3° **Désinfection du champ opératoire**. — Le malade a pris la veille de l'opération un grand bain savonneux dans lequel il a été nettoyé, non par lui-même, mais par une infirmière armée d'un gant de toilette. La veille de l'opération, il a été rasé, savonné largement et couvert d'un pansement humide au permanganate de

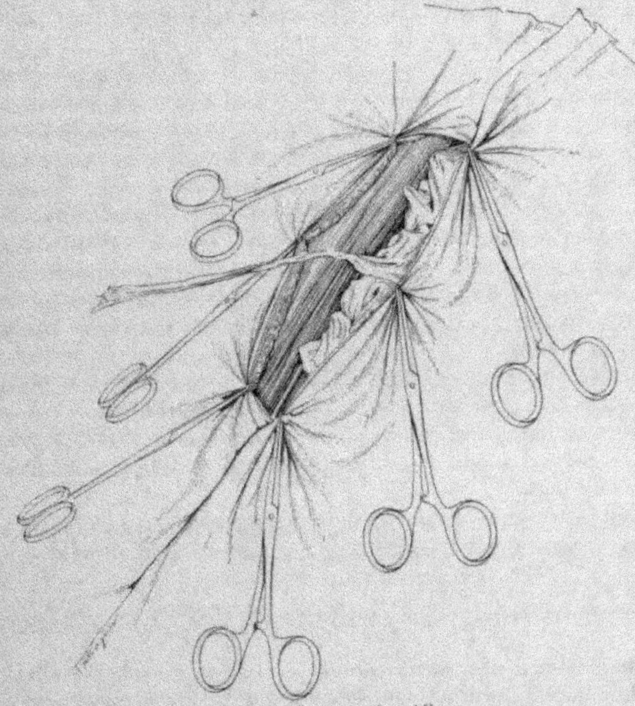

Fig. 42. — Laparotomie médiane.

Comment on limite le champ opératoire. Des pinces de Kocher fixent les bords d'une compresse aux bords de l'incision cutanée. A droite, le lecteur voit une compresse abdominale terminée par un cordon. A gauche, le muscle grand droit sous les bords de la peau.

potasse à 1 p. 1000. Ce permanganate désinfecte la peau et ramollit l'épiderme qui cédera plus facilement au nettoyage.

Immédiatement avant l'opération, le patient endormi subit, de la part d'un aide aux mains propres, un nettoyage tout à fait semblable à celui des mains du chirurgien, c'est-à-dire : brossage à l'aide d'un gant de toilette, d'eau chaude et de savon de potasse

Des anfractuosités, telles que l'ombilic, seront déplissées avec une pince de Kocher pour être brossées plus facilement.

Pour enlever le savon, on essuiera du centre à la périphérie, c'est-à-dire en allant de ce qui est propre vers ce qui l'est moins. Enfin, la peau sera dégraissée à l'alcool, puis à l'éther, comme les mains.

Nous nous supposons en présence d'un malade qui a été hospitalisé quelques jours avant l'opération et qui a, de ce fait, subi un bain et un pansement humide antiseptique.

Mais, s'il s'agit d'une opération d'urgence qui ne permet pas un nettoyage préliminaire, il faudra, avant tout nettoyage, badigeonner à sec toute la région opératoire et au delà, à l'aide d'un pinceau trempé dans la *teinture d'iode*. On procédera ensuite au nettoyage classique par l'eau chaude, le savon et l'alcool.

Si la peau est infectée par une ulcération, un point suppurant ou bourgeonnant, celle-ci sera badigeonnée à l'iode. Les points suppurants seront touchés au thermocautère ou grattés à la curette. Si, pour une raison d'urgence ou de plaie spéciale, le nettoyage de la peau est impossible, raser simplement et badigeonner de teinture d'iode, cela suffit.

Limitation du champ opératoire. — Le malade est couvert des pieds à la tête par des serviettes bouillies ou stérilisées. Dès que l'incision de la peau est faite, l'opérateur doit border la plaie cutanée de compresses qui sont fixées à la tranche de section par des pinces munies de griffes.

Les compresses ou serviettes souillées par le sang ou le pus seront renouvelées au cours de l'opération.

V. — DÉSINFECTION DE L'ORGANISME AVANT L'OPÉRATION.

Désinfection des muqueuses. — Brossage et savonnage des *dents* à la brosse dure. Badigeonnage des gencives à l'iode une fois par jour. Gargarismes à l'eau oxygénée. Nous faisons nettoyer par le dentiste les dents de tous nos futurs opérés, pour éviter la congestion pulmonaire, les parotidites, etc.

Désinfection intestinale. — Régime des fruits exclusif pendant deux ou trois jours. Absorption d'un litre d'eau alcaline par vingt-quatre heures :

Sulfate de soude...	8 gr.
Bicarbonate de soude..	4 —
Phosphate de soude..	2 —

Grands lavages d'intestins à l'huile ou à l'eau additionnée de borax.

Désinfection des organes génito-urinaires. — Nettoyage des *organes génitaux externes* dans les moindres replis avec l'eau et le savon, puis savonnage au permanganate (1 p. 2000) ou à l'eau oxygénée.

Pour la *vulve* et le *vagin*, employer des injections vaginales, trois fois par jour, avec une canule de verre, d'eau oxygénée ou d'eau de Javel.

La *vessie* est nettoyée à l'eau légèrement oxygénée ou au nitrate d'argent très faible.

Désinfection de l'estomac. — Chez les futurs opérés de gastro-entérostomie, on fait un ou deux lavages par jour à l'eau tiède additionnée d'eau oxygénée.

Désinfection de la conjonctive. — Eau boratée chaude, 30 p. 100.

Désinfection des oreilles. — Eau oxygénée pure instillée avec un compte-gouttes.

Désinfection du nez. — Lavages à l'eau salée ou oxygénée. Application de vaseline mentholée au 1/20ᵉ.

VI. — LAVAGES.

Lavage de la bouche.

La désinfection de la bouche offre une grande importance dans les cas de plaies de la langue, du palais, ou à la suite des opérations sur les lèvres ou la bouche.

Ces lavages n'ont aucune action si l'infirmière n'a pas pris la précaution de détartrer les dents du patient et de badigeonner les gencives à l'iode.

Pour pratiquer ces lavages, on fait usage d'un bock à injections et d'une canule de verre. Le bock est placé à 30 centimètres au-dessus de la tête du patient et renferme de l'eau alcaline additionnée d'un peu d'eau oxygénée.

Le malade est assis, la tête penchée en avant.

Une serviette ou un drap caoutchouté est placé autour du cou et devant la poitrine. Un bassin est disposé sous le menton pour recueillir le liquide. On place la canule au niveau de l'orifice buccal. On engage le patient à respirer par le nez et à ouvrir la bouche. On dirige le jet vers le fond de la gorge, de sorte que le liquide retombe dans le bassin. On introduit un litre à la fois et on recommence chaque fois que le sujet a avalé du lait ou un liquide alimentaire quelconque. Ces lavages seront faits en moyenne toutes les demi-heures.

Lavage de l'estomac.

Le lavage d'estomac doit être très fréquemment employé par le chirurgien et ses aides. Son but est de :

1° Explorer le contenu gastrique (repas d'épreuve) ;

2° Nettoyer l'estomac avant les opérations gastriques ;

3° Vider le contenu de l'estomac avant d'opérer une occlusion intestinale ou une hernie étranglée ;

4° Surtout arrêter les vomissements post-opératoires.

Le lavage d'estomac se pratique à l'aide d'un tube demi-rigide (tube de Debove) ; les parois doivent être assez épaisses pour que l'infirmière puisse pousser l'instrument dans l'œsophage.

Introduction du tube. — Les malades énergiques l'introduisent eux-mêmes. Pour cela, le patient, étant assis, introduit dans son pharynx l'extrémité du tube préalablement mouillé et le pousse en faisant des mouvements de déglutition. Dès que le tube est arrivé à la marque faite à 50 centimètres, on verse dans l'entonnoir une certaine quantité d'eau alcaline tiède. Le liquide descend rapidement et, lorsque l'entonnoir est vide, on l'abaisse rapidement au-dessous du niveau du lit pour en vider le contenu dans une cuvette ou un seau.

Si le malade se refuse à l'introduction du tube, l'infirmière l'introduit elle-même. La tête est penchée en avant. L'opérateur, placé en face du malade, saisit de la main droite le tube de caoutchouc, place l'index gauche sur la langue du patient et, le long de cet index gauche, pousse dans le pharynx l'extrémité de la sonde. Si le malade éprouve des nausées, on lui recommande d'avaler et de continuer à pousser la sonde vers l'estomac. Une fois cette sonde introduite, on ordonne au patient de faire de grandes inspirations et on procède au lavage.

Chez les sujets nerveux, il faut badigeonner la gorge à la cocaïne ou les faire gargariser avec une solution de bromure de potassium (15 p. 100) un quart d'heure avant le lavage. La quantité de liquide qu'il faut introduire en une fois ne doit pas dépasser un demi-litre. Pour bien laver l'estomac, il faut en général 4 litres d'eau alcaline tiède.

CHAPITRE IV

L'ANESTHÉSIE

L'anesthésie générale (chloroforme, éther, chlorétile) est celle qui s'étend au corps tout entier.

L'anesthésie régionale provoque l'analgésie sur un territoire étendu de l'organisme ; elle est obtenue en injectant un liquide anesthésiant, soit autour de la moelle épinière (rachi-anesthésie), soit dans le vaisseau d'un membre ligaturé (anesthésie segmentaire), soit autour d'un tronc nerveux (anesthésie périneurale).

L'anesthésie locale consiste à provoquer l'analgésie sur les seuls tissus où portera l'opération. L'anesthésie se fait généralement au moyen d'une injection de cocaïne (ou d'un de ses succédanés). Elle doit être provoquée soit sur le tracé de l'incision, soit sur le pourtour de la zone où portera la section des tissus (anesthésie circulaire).

I. — ANESTHÉSIE GÉNÉRALE.

L'anesthésie générale est obtenue à l'aide de l'absorption de liquides volatils par voie respiratoire, par voie rectale ou par voie veineuse. Cette dernière méthode est employée chez les chiens en expérience au moyen d'une injection de chloral dans la veine fémorale.

Nous ne dirons rien de l'anesthésie par l'électricité ou l'hypnose qui n'est point entrée dans le domaine de la chirurgie courante.

Action de l'anesthésique. — Elle s'étend à tout l'organisme, provoque l'altération locale et passagère du système nerveux central, des cellules du foie et du rein. C'est surtout sur l'axe cérébro-spinal qu'agit la narcose. Son action porte d'abord sur l'écorce cérébrale et supprime la conscience, le sentiment ; elle porte ensuite sur la moelle et anéantit la sensibilité, le mouvement ; enfin, si l'action anesthésique se prolonge, elle supprime les fonctions du bulbe et arrête la respiration et la circulation ; la mort en est le résultat.

Pour produire l'anesthésie générale, il existe une *dose chirurgicale* qu'il ne faut pas dépasser, et une *dose mortelle* qui se trouve plus ou moins éloignée de la première. La *zone limite* entre ces deux doses est étroite avec le chloroforme ; elle est large avec l'éther, et permet au chirurgien de s'y mouvoir sans inquiétude, d'atteindre sans danger le but désiré.

Les divers anesthésiques présentent des propriétés physiologiques diverses ; les individus réagissent différemment à l'égard d'un anesthésique déterminé.

Préparation du malade. — En présence d'un malade à narcotiser, le médecin doit obtenir son consentement et, s'il s'agit d'un mineur, le consentement de ses parents.

Il ne faut pas lui exposer les dangers de la narcose, bien qu'il doive savoir que sa vie peut être mise en jeu.

Le malade sera à jeun depuis la veille au soir, s'il s'agit d'une opération bénigne. S'il s'agit d'une grande intervention, il devra être à la diète depuis deux ou trois jours. Cette diète autorise néanmoins l'usage des liquides et des fruits, jusque sept ou huit heures avant l'opération. Les vieillards n'y seront astreints que très peu de temps ; il en est de même des enfants. Les sujets obèses et surtout les congestifs pourront être, avec avantage, soumis à une diète prolongée. La diète de douze heures assure l'évacuation des matières alimentaires hors de l'estomac et garantit contre l'asphyxie par corps étrangers des voies aériennes. La diète de plusieurs jours, le régime liquide et fruitarien prolongé, produit un lavage du foie et des reins et les met en bonne posture pour lutter contre l'action toxique d'une anesthésie prolongée.

Chez tout malade devant être endormi, il faut :

1° *Examiner la bouche*, faire nettoyer les dents pour éviter les infections pulmonaires et les parotidites.

2° *Ausculter le cœur et le poumon*, et, si possible, les radioscoper. Il m'est arrivé de ne pas opérer un sujet atteint d'anévrysme de l'aorte parce que la radioscopie avait montré l'ectasie de ce vaisseau.

3° *Faire l'examen des urines* : albumine, sucre, dosage de l'urée.

Les sujets cardiaques supportent mal le chloroforme ; les bronchitiques supportent mal l'éther.

Il est bon d'examiner aussi la **base de la langue**. Quand les follicules de cet organe sont hypertrophiés, cela correspond à l'hypertrophie du thymus et prédispose le sujet à la mort par chloroforme.

Remarquer aussi l'état du **nez**. Si les fosses nasales ne sont pas libres, si le sujet est atteint d'insuffisance nasale, autrement dit, si c'est un ancien adénoïdien qui respire par la bouche, l'anesthésie sera pénible. Il faudra lui maintenir la bouche ouverte pendant toute l'anesthésie ou l'endormir par l'introduction d'un tube de caoutchouc dans une narine.

Compter les **globules sanguins** et faire le dosage de l'hémoglobine. Le lymphadénome ou la diminution trop grande d'hémoglobine rend l'organisme fragile.

Les **dents artificielles** seront enlevées la veille de l'opération. Le malade absorbera un cachet de 75 centigrammes de véronal pour passer une bonne nuit.

Local d'anesthésie. — Ne pas endormir le malade dans sa chambre, ni dans la salle d'opérations. L'endormir dans sa chambre, c'est prolonger la durée de l'anesthésie. L'endormir dans la salle d'opérations, c'est l'émouvoir inutilement. Choisir une pièce voisine de la salle d'opérations ; le sujet se trouvera seul avec l'anesthésiste. Commencer par le rassurer, puis cesser toute conversation. Les méthodes qui consistent à faire causer le malade et à le faire compter ont pour résultat d'éloigner le sommeil.

Chez les malades impressionnables, il est utile de faire, une heure avant l'opération, une injection de morphine ou de morphine-scopolamine :

    Morphine............................... 0 gr. 01
    Scopolamine........................... 1/5 de milligr.

Position du malade. — Tout malade susceptible d'être endormi doit occuper la **position horizontale**. Certaines opérations portant sur la bouche, le nez, le larynx nécessitent la position assise. Le chloroformisateur devra, dans ces cas, être sur ses gardes et placer le sujet dans la position horizontale s'il y a asphyxie ou syncope. La pose d'un appareil plâtré pour mal de Pott peut nécessiter la narcose dans la **position verticale**. Le sommeil est moins régulier ; néanmoins, il est encore possible de l'obtenir, d'autant plus que le malade est suspendu par le menton et la nuque, ce qui exerce une traction sur le larynx.

Règle générale, c'est la position horizontale sur le dos qui est la position classique. Il est bon d'ajouter un petit coussin sous la tête. Chez les goîtreux, il faut tâtonner pendant quelques minutes pour arriver à trouver la position qui favorise le mieux la respiration.

Dès que le sommeil est obtenu, retirer le coussin. Quand le malade est endormi au chloroforme, il n'est pas inutile que la tête soit plus basse que le tronc, mais, pour l'éther, il ne faut pas placer la tête dans la position déclive qui congestionne le cerveau. Dans les opérations sur le rectum, le malade peut être opéré *couché sur le ventre*, et les jambes et les cuisses écartées à califourchon sur la table d'opérations ; l'anesthésie est ainsi facile à obtenir.

Dans les opérations sur le rein ou sur le poumon, le sujet est couché *sur le côté*. L'anesthésie peut donc être faite dans toutes les positions.

Température de la chambre. — Tout sujet soumis à l'action de l'éther ou du chloroforme subit un abaissement de température d'un demi-degré. Il faut donc que le milieu où séjourne le malade soit soumis à une température de 20° à 22° environ. C'est le plus sûr moyen d'éviter les pneumonies post-opératoires. Celles-ci peuvent survenir avec le chloroforme, mais plus souvent avec l'éther. Non seulement la salle d'opérations doit être chaude, mais aussi la chambre à coucher et les couloirs que le malade doit traverser. Cette élévation de température doit durer six à sept heures, tant que l'anesthésique n'est pas éliminé.

Accidents de la narcose. — *Vomissements.* — Ils peuvent asphyxier le sujet. Quand il s'agit de **vomissements muqueux ou bilieux**, il suffit de tourner de côté la tête du malade. Il ne faut pas surtout pratiquer la manœuvre d'Esmarch, comme on le fait dans la paralysie de la langue. Ce serait le plus sûr moyen de faire tomber des mucosités dans le pharynx.

Beaucoup plus graves sont les **vomissements alimentaires** chez le sujet qui a mangé quelques heures auparavant, à l'insu du chirurgien, et surtout les **vomissements fécaloïdes** chez les malades atteints d'étranglement herniaire, dont on n'a pas pris soin de laver l'estomac. Les vomissements fécaloïdes peuvent asphyxier le malade et produisent soit la mort sur la table d'opérations, soit la congestion pulmonaire quelques jours plus tard. Dès que les vomissements se produisent, il faut brusquement amener le malade au bout de la table d'opérations, la tête pendante, pour que les matières coulent dans les fosses nasales. Il faut ensuite les chasser, soit par un courant d'eau salée chaude dans le nez, soit en aspirant les liquides à l'aide d'une seringue et d'une sonde Nélaton.

Accidents respiratoires. — Au moment de la période d'excitation, il peut survenir un arrêt de la respiration, dû à un **spasme de la glotte.** Ce symptôme, dû à une action trop brusque du narcotique, cesse dès qu'on éloigne le masque ou la compresse. Au cours de l'opération, il peut se produire la **chute de la langue** sur le larynx. Le sujet « avale sa langue ». Cela tient à la paralysie momentanée des muscles de la langue et du pharynx. L'épiglotte devient flasque et forme clapet sur l'orifice du larynx. Pour combattre ces accidents, il faut recourir à la manœuvre d'Esmarch qui consiste à refouler les maxillaires inférieurs en avant, de façon à produire du prognathisme chez l'opéré. Cette manœuvre relève la langue, tend les ligaments glosso-épiglottiques, attire l'épiglotte en avant et rend libre l'entrée du larynx.

L'asphyxie est un accident relativement fréquent au cours de l'anesthésie. Les lèvres du malade se congestionnent et se cyanosent. Cette asphyxie tient, soit à ce que le chloroformisateur n'a pas prêté

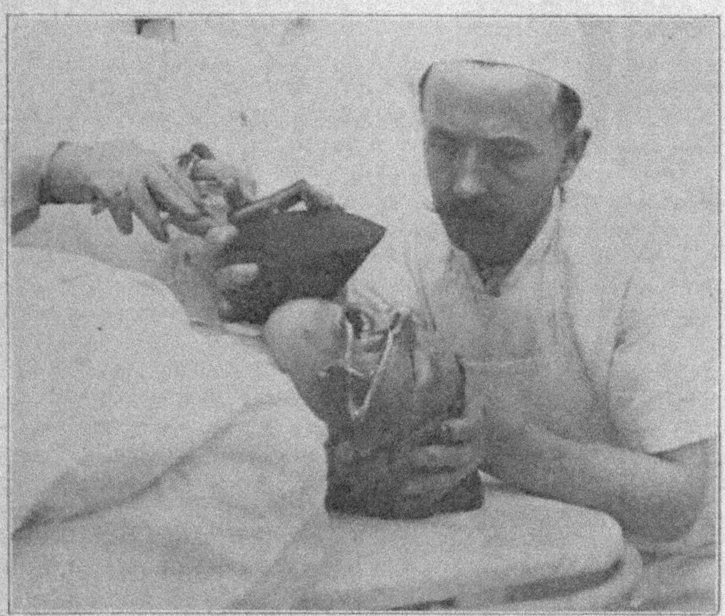

Fig. 43. — Anesthésie au cours d'une opération buccale.

La tête est renversée. La bouche est ouverte à l'aide de l'instrument de Collin. Le malade est anesthésié au kélène. La tête est couverte d'un bonnet de bain.

attention à l'anesthésique et en a donné une dose trop forte, soit à ce qu'il n'a pas enlevé avec un tampon les mucosités qui encombrent le pharynx, soit à ce qu'un vomissement a passé dans la trachée, soit surtout à la syncope respiratoire.

La **syncope respiratoire** est due à l'action de l'agent anesthésique sur le bulbe. La respiration s'arrête, alors que le pouls continue de battre. Comment combattre cette asphyxie? Pratiquer la **respiration artificielle** : Placer la tête dans une position déclive. Saisir la langue et la tirer fortement en avant, puis pratiquer des mouvements

Technique chirurgicale. 6

respiratoires de la façon suivante : saisir les deux avant-bras près du coude, les tirer au-dessus de la tête, les maintenir ainsi pendant deux secondes pour faire l'*inspiration*, puis les ramener en bas doucement contre la poitrine pendant deux secondes pour faire l'*expiration*. Le coude gauche du malade viendra presser, au moment de l'expiration, sur la région du cœur, afin d'en faire en même temps le massage. Il faudra seize mouvements respiratoires par minute.

La respiration artificielle sera continuée pendant quinze à trente minutes, s'il est nécessaire.

Les **tractions rythmées** de la langue consistent à tirer fortement la langue par un mouvement rythmé, quinze à vingt fois par minute. Cette méthode agit en excitant le bulbe par traction du nerf glosso-pharyngien et du laryngé supérieur.

Le **massage du cœur** consiste à appuyer la main, suivant une double secousse rythmique, soixante fois par minute, sur la région du cœur, de façon à provoquer artificiellement ses contractions.

L'**excitation électrique** consiste à appliquer les deux électrodes d'un appareil d'induction, l'une derrière le bord externe du sterno-mastoïdien, l'autre à l'union du thorax et de l'abdomen en avant, afin d'exciter la respiration par le nerf phrénique.

La **trachéotomie** peut avoir sa raison d'être, l'asphyxie a été provoquée par un débris d'aliment tombé dans les voies aériennes.

Accidents circulatoires. — Le plus grave est la **syncope cardiaque**. L'arrêt du cœur peut être dû soit à l'abaissement de la tension sanguine, par suite d'un état hémorragique (gastrorragie, métrorragie, hématocèle, etc.), soit à une action toxique portant directement sur le centre cardiaque du bulbe. S'il s'agit d'abaissement de la tension sanguine, il faut la relever en injectant dans les veines ou sous la peau 1 ou 2 litres d'eau salée chaude additionnée de 1 milligramme d'adrénaline ou pratiquer la transfusion sanguine.

Plus grave est l'arrêt du cœur par intoxication bulbaire. Je n'appelle point ainsi la syncope du début qui survient à la première bouffée d'anesthésique. Les malades qui meurent ainsi à la première seconde n'ont point été soumis à l'action du chloroforme. Ils meurent probablement par hypertrophie non soupçonnée ou persistance du thymus. Ils meurent comme meurent les malades à qui on fait une ponction exploratrice et qui succombent avant que l'aiguille ait piqué la peau. Généralement, les sujets qui meurent de syncope cardiaque par intoxication chloroformique succombent *quelques minutes* après le début de l'anesthésie, au moment où la résolution commence à se produire.

Accidents mentaux. — On a vu survenir des psychoses chez les opérés, surtout à la suite des opérations sur la vessie et le rectum. Ces troubles mentaux sont passagers et ne surviennent que chez les prédisposés.

Paralysies post-anesthésiques. — Il s'agit généralement d'une paralysie radiale qui tient à ce que le membre supérieur a été laissé flasque, inerte sur le bord de la table d'opération. Le nerf radial a été comprimé. Cette paralysie peut durer plusieurs semaines; elle guérit toujours.

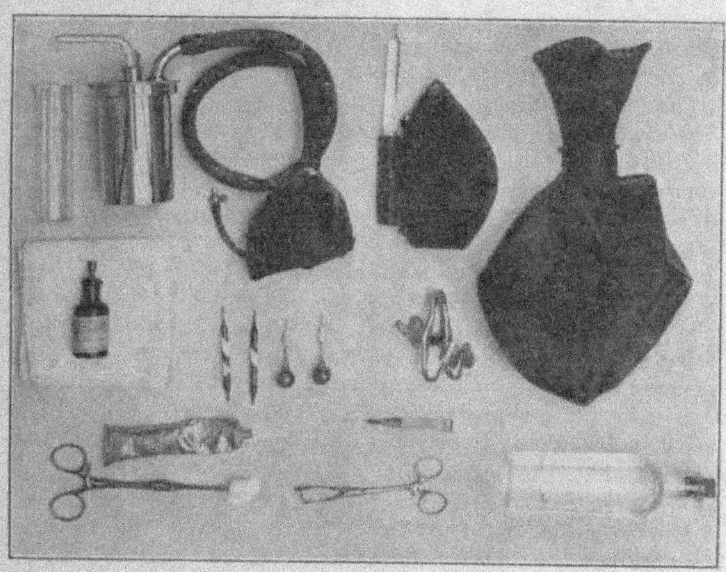

Fig. 44. — Matériel de l'anesthésie.

Éprouvette pour mesurer le liquide anesthésique. Appareil à chloroforme de Mathieu. Masque à kélène de Robert et Carrière, avec ampoule de chloréthyle pour le début de l'anesthésie. Sac à éther de Junker. Flacon de chloroforme avec mouchoir. Une ampoule de morphine-scopolamine. Une ampoule d'atropomorphine. Une ampoule de spartéine. Une ampoule de caféine. Ouvre-bouche. Tube à vaseline pour le visage. Seringue hypodermique de Luer. Pince porte-tampon. Pince à langue. Flacon d'éther.

Précaution chez les malades affaiblis. — Il faut ligaturer les quatre membres à la racine pour réduire la dose d'anesthésique. Dès que l'opération est terminée, un aide retire les quatre ligatures élastiques, le sang dépourvu de narcotique pénètre dans tous les tissus et le malade s'éveille rapidement.

Emploi de la narcose en obstétrique. — La narcose trouve des indications en obstétrique. Les femmes en couches supportent admirablement le chloroforme et s'endorment très vite avec l'éther. L'anesthésique est bien toléré parce qu'il y a dans leur organisme deux portes de sortie : les poumons et le placenta, d'où moindre accumulation du poison. La mortalité de la mère et de l'enfant n'est point augmentée. Les déchirures du périnée sont moins fréquentes parce que les douleurs de la période d'expulsion sont moins rapides, moins violentes et que le périnée est plus souple. Avec l'anesthésie, l'accouchement est plus long parce que les contractions utérines sont plus faibles.

Les hémorragies ne sont pas plus fréquentes, si on prend soin de surveiller l'utérus après la délivrance et de pratiquer, le cas échéant, une injection d'ergotine.

Peut-on, sans inconvénient, opérer des femmes enceintes ? J'ai opéré à diverses reprises des femmes enceintes atteintes d'appendicite, de goitre, de kyste de l'ovaire ou de fibrome. Je n'ai jamais vu d'avortement. Il est préférable néanmoins d'opérer une hernie ou un ongle incarné après l'accouchement. En cas de nécessité, la grossesse ne constitue pas une contre-indication à l'anesthésie.

Instruments pour l'anesthésie. — Le chloroformisateur doit avoir, pour endormir le patient, d'abord un *flacon* d'anesthésique, un *masque* ou une *compresse*, une *serviette*, une petite *cuvette*, une *pince* à langue, un *dilatateur* buccal, et quelques *tampons* humides montés sur des pinces afin d'éponger la gorge. La meilleure pince à langue est celle de Lucas-Championnière. Comme dilatateur buccal, on peut employer celui de Heister ou celui de Doyen. Si on désire maintenir la bouche ouverte, on aura recours à l'ouvre-bouche de Vacher.

Qualités du chloroformisateur. — L'anesthésie doit être exécutée par une personne (médecin ou non) qui en a une grande habitude. En Angleterre, l'anesthésie est toujours confiée à des spécialistes. C'est là un moyen qui donne de la sécurité au chirurgien. Le chloroformisateur doit être d'autant mieux entraîné à ce genre d'opération que le mode d'anesthésie varie avec chaque sujet. Les malades opérés pour une lésion hépatique devront recevoir une très faible quantité d'agent anesthésique. Ceux qui sont opérés sur l'estomac ou le foie ne seront profondément endormis qu'au moment de l'ouverture et de la reconstitution de la paroi ; tant que les manœuvres portent sur les viscères, il est inutile d'endormir le malade profondément ; c'est ce qu'on appelle l'*anesthésie discontinue* (Gouillond). Enfin, l'anesthésiste doit se rendre compte si tel malade atteint d'insuffisance nasale doit être endormi par la bouche ou par le nez à l'aide d'un tube. Il doit également chercher s'il est nécessaire, en cas d'éthérisation, d'ajouter au cours de la narcose quelques gouttes de chloroforme ou d'injecter sous la peau 1 centigramme d'atropomorphine.

Responsabilité de l'opérateur dans la pratique de la narcose. — Aucun anesthésique ne peut être considéré comme inoffensif. Le médecin ne peut être responsable d'un accident dû au chloroforme que s'il l'a employé dans des conditions défectueuses, ou s'il l'a donné d'une façon irrationnelle.

La responsabilité du médecin qui opère sous anesthésie générale ne tiendra ni du fait qu'il emploie un chloroformisateur non médecin, ni du fait qu'il emploie l'anesthésie pour une opération insignifiante, ni du fait que le malade ignore auparavant le risque éventuel de mort par le chloroforme. En effet, une personne non médicale (infirmière, etc.), qui a l'habitude du chloroforme, le donne mieux qu'un médecin qui ne l'administre que de temps en temps. L'anesthésie administrée pour une opération même légère est un devoir de la part du chirurgien. Ce dernier peut avoir recours à la cocaïne ou au chloréthyle si l'opération est courte ; mais, à l'époque où nous vivons, nous ne devons jamais opérer sans anesthésie. Enfin, l'opérateur doit toujours supposer que le malade connaît le très léger risque que fait courir l'anesthésie générale. Ce n'est pas le moment de le lui rappeler ; il s'exposerait alors à déprimer son sujet et à le prédisposer aux accidents qu'il redoute.

Est responsable du chloroforme le médecin qui commet une erreur ou une faute évidente dans le mode d'administration ; par exemple, doivent être considérés, sinon comme responsables, du moins comme imprudents, le médecin qui donne du chloroforme au lieu d'éther à un sujet nettement atteint d'affection du myocarde ; le médecin qui donne de l'éther à un malade nettement bronchitique ou emphysémateux ; le médecin qui donne du chloroforme dans une salle où brûle une lampe à pétrole ou un brûleur à gaz ; le médecin qui donne du chloroforme à un sujet atteint de hernie étranglée ou d'occlusion, sans lui avoir lavé préalablement l'estomac.

I. — Anesthésie par l'éther.

Inconvénients de l'éther. — On attribue une grande importance à la pureté de l'éther. Il est certain que le chirurgien doit employer autant que possible de l'éther anesthésique, spécialement préparé dans ce but. Le liquide présente alors les qualités suivantes : c'est un liquide clair, incolore, mobile, inflammable, d'odeur pénétrante, qui bout à 35° centigrades, se dissout dans 15 parties d'eau, miscible en toutes proportions avec l'alcool, les corps gras et le chloroforme. Son poids spécifique est de 0,721. Quand il dépasse 0,725, c'est qu'il y a des substances étrangères : acide sulfurique, acide acétique, résine aldéhydique, peroxyde d'hydrogène ; chacune de ces substances peut être décelée par le chimiste.

C'est un produit désagréable à respirer, plus irritant que le chloroforme ; pourtant, si le narcotiseur a soin de commencer l'anesthésie doucement, il évite au patient la sensation d'étouffement et de suffocation. Commencez donc l'anesthésie à l'éther par la narcose au chloréthyle pour supprimer l'effet désagréable de l'éther qui sera administré dès que le patient sera inconscient.

L'éther est inflammable. Ce danger inspire cependant une crainte exagérée. Il faut, pour qu'il y ait explosion, qu'une lampe ou un foyer ouvert soit sur le même plan ou sur un plan inférieur à l'éther. Une lampe placée au-dessus du champ opératoire ne s'enflamme pas. J'ai pendant dix ans, à l'époque où j'opérais à domicile, dans des chaumières, dans des chambres étroites, éclairées par de multiples lampes à pétrole, donné l'éther. Les lampes se trouvaient toujours suspendues au-dessus du malade ; les vapeurs anesthésiques sont plus denses que l'air : il n'y a donc rien à craindre de ce fait.

Le thermocautère peut être employé, à condition qu'on se tienne à 15 ou 20 centimètres du masque. S'il fallait opérer avec le thermocautère dans le voisinage de la tête, il suffirait d'envelopper le masque d'une serviette humide et exprimée. L'action de l'éther sur les vomissements est moindre qu'avec le chloroforme. Les malades ont des vomissements immédiatement après le réveil ; ceux-ci ne se prolongent guère au delà de quelques heures. L'action de l'éther sur les reins est également moindre qu'avec le chloroforme.

Le seul reproche qu'on puisse faire à l'éther est d'irriter les voies aériennes. Les bronchites se voient de temps à autre. Elles tiennent à une mauvaise administration ; quand on confie l'éthérisation à un aide inexpérimenté qui le donne « à indiscrétion » à l'opéré, il n'est pas étonnant que les complications pulmonaires se produisent. Il faut l'utiliser avec précautions, laisser entrer de l'air, ne pas faire inhaler de vapeurs trop concentrées. Si la respiration devient ronflante, si des accès de toux se manifestent, il faut ôter le masque et donner de l'éther.

La respiration stertoreuse n'est pas du tout propre à la narcose par l'éther ; il ne faut pas l'obtenir.

Si l'éthérisation est bien faite, le sommeil est aussi doux, aussi calme qu'avec le chloroforme.

Les emphysémateux sont très sensibles à l'action de l'éther. Chez eux, il ne faut l'employer que pour les opérations courtes et les faire précéder d'une piqûre de morphine-scopolamine.

Chez les bronchitiques, il faut s'abstenir de l'éther ou il faut y ajouter du chloroforme et une piqûre de scopolamine-morphine pour diminuer la dose d'anesthésique et la sécrétion bronchique.

Pendant l'opération, il faut nettoyer le nez et la gorge du patient pour que les sécrétions ne tombent pas dans les bronches.

La plupart des complications pulmonaires sont dues à la malpropreté de la bouche; l'opérateur doit donc faire appel au dentiste avant de toucher à un malade. Les gencives seront badigeonnées à l'iode; les dents doivent être détartrées, brossées et savonnées; les chicots qui suppurent seront enlevés. Si une complication pulmonaire se présente, il faut asseoir le malade, aérer la pièce et appliquer des ventouses sèches matin et soir. Qu'on n'oublie pas, après l'opération, de ne pas faire traverser des corridors froids à l'opéré. En cas de bronchite, faire bouillir dans la chambre des feuilles d'eucalyptus.

Moyennant ces précautions, l'éther peut être employé chez tous les malades, même les enfants et les vieillards (1).

Au cours de l'intervention, l'éther a l'inconvénient de congestionner la face des sujets congestifs, opérés sur le plan incliné. Il est alors préférable d'employer le chloroforme, sans que cela soit indispensable. L'éther augmente la pression sanguine, mais je ne crois pas que cette action puisse provoquer l'apoplexie chez des sujets qui ont déjà présenté des ictus antérieurement.

L'éther abaisse, comme le chloroforme, la température du corps d'un demi-degré. Il suffit d'opérer dans une pièce chaude et de regagner, après l'opération, une chambre chaude à travers des couloirs chauds.

Avantages de l'éther. — L'éther est le moins dangereux des anesthésiques. Il n'exerce aucune action déprimante sur le cœur; à supposer qu'il puisse provoquer l'asphyxie par une administration imprudente, la respiration artificielle trouve la circulation dans un état d'intégrité suffisante pour permettre l'élimination de l'acide carbonique par les voies respiratoires.

L'éther augmente la force du pouls, tandis que le chloroforme la diminue. L'un tue brutalement, l'autre ne peut amener la mort que par une asphyxie lente et progressive. Le chloroforme donne une mort sur 2000; l'éther donne une mort sur 6000; ce qui tient à ce que la dose maniable de l'éther est bien plus étendue.

La physiologie nous signale que la dose mortelle d'un anesthésique est le double de la dose qui produit la narcose. Or, pour le

(1) Les vieillards seront enveloppés d'ouate pour les opérations de longue durée. Le « complet ouaté » ne sera supprimé que quatre ou cinq jours après l'opération.

chloroforme, la dose maniable n'est que de 12 grammes; pour l'éther, au contraire, elle est de 40 grammes. Cette différence entre la dose anesthésiante et la dose mortelle explique l'innocuité relative de l'éther, comparée aux autres anesthésiques.

Faut-il attribuer une grande importance à la pureté de l'éther? Personnellement, dans la chirurgie rurale, je n'ai jamais employé d'éther anesthésique, mais l'éther pris à la pharmacie du pays. A l'hôpital ou dans une maison chirurgicale, j'ai toujours recommandé l'éther anesthésique, mais je n'en ai jamais vérifié la pureté.

L'éther doit être donné avec douceur. La méthode d'« étouffement » n'est pas dangereuse, si elle est comparée à celle du chloroforme, mais elle est désagréable au patient et doit être réprouvée.

Appareils. — Comme appareil, je conseille au praticien le *masque de Julliard* ou le *masque de Junker*.

Le **masque de Julliard** est volumineux. Il consiste en une monture de fil de fer recouverte de toile cirée. Intérieurement, il est tapissé de quelques lames de gaze. Ses dimensions sont les suivantes : hauteur : 15 centimètres; largeur : 12 centimètres; longueur : 15 centimètres. Il ne s'applique pas exactement sur le visage, ce qui permet à l'air d'entrer sur le côté. Aussi faut-il, pour obtenir l'anesthésie plus rapide, boucher les vides avec une serviette qui entoure le bas du masque.

Le **masque de Junker** est un sac de caoutchouc qui s'adapte à un cornet souple. Ce cornet de caoutchouc s'applique sur le nez et la bouche et laisse visibles la face et les yeux.

Au chirurgien de profession, je conseille le **masque d'Ombredanne** qui dose l'anesthésique avec précision.

Technique. — Avec le masque de Julliard, le malade doit fermer la bouche et les yeux, puis respirer par le nez. L'anesthésiste verse 20 centimètres cubes d'éther dans le masque et l'approche progressivement et lentement du visage pour ne pas faire suffoquer le malade. Dès que le masque est appliqué, il attend deux minutes, il le soulève et verse 20 nouveaux centimètres cubes d'éther. Le malade supporte cette seconde dose sans se défendre. Il applique alors une serviette autour de la base du masque. De temps en temps, il soulève le masque pour voir la couleur du visage et laisser respirer le malade. L'anesthésie se produit en cinq à quinze minutes. L'éthérisateur tient son attention fixée sur la poitrine et l'abdomen pour surveiller la respiration. Il doit faire en sorte qu'il ne tombe pas d'éther sur la face du patient. Il relève en avant la mâchoire inférieure du malade (méthode d'Esmarch).

Chez les sujets nerveux, timorés ou alcooliques, il est bon de faire, une heure avant l'opération, une injection de 1 centigramme de morphine et de 2 di-milligrammes de scopolamine.

La méthode que nous conseillons n'est pas la **méthode d' « étouffement »**, laquelle offre l'avantage d'une narcose rapide, mais provoque parfois une forte excitation, de la toux, de la cyanose, du stertor et l'asphyxie.

Pour les opérations de la face, on ne peut employer le masque de Julliard.

Si l'opération se pratique sur le front ou le crâne, on peut employer le masque de Junker, dans lequel on jette 50 grammes d'éther et qu'on secoue de temps en temps pour vaporiser le contenu. La tête doit être mise de côté pour que le liquide ne tombe pas sur le visage.

Pour les opérations qui portent sur la face, il faut avoir recours soit à l'anesthésie par le rectum, soit à l'anesthésie par l'arrière-bouche, à l'anesthésie endo-pharyngée.

Pour l'**anesthésie endo-pharyngée**, l'appareil est bien simple. Il comprend un bouchon à deux tubulures de l'appareil Potain. A un tube on adapte un tuyau de caoutchouc qui est introduit dans le nez ou l'arrière-bouche du patient. L'autre extrémité est adaptée à la soufflerie du thermocautère. La soufflerie envoie de l'air qui barbote dans l'éther, se charge de vapeurs et se trouve absorbé par les voies respiratoires. Cette méthode est un peu lente ; aussi est-il préférable d'endormir le malade avec un masque et de ne se servir de l'appareil spécial qu'au moment même de l'intervention pour entretenir l'anesthésie. D'ailleurs, si on a pris soin de faire une injection de morphine ou de morphine-scopolamine, l'anesthésie est aisée.

Quand on se sert du masque de Junker, il faut savoir que la salive et les vomissements du patient tombent dans le masque. Ne pas oublier entre deux opérations de le rincer à l'eau savonneuse chaude.

Je rappelle que l'appareil à éther le plus parfait est celui d'Ombredanne. Mais il est plus cher et plus compliqué ; je ne le conseille pas au praticien.

Éthérisation par le rectum. — J'ai déjà dit que l'on pouvait utiliser le masque de Junker pour les opérations portant sur la face. L'éthérisation rectale est préférable chez certains sujets malades des bronches, l'éthérisation par les voies respiratoires présente des inconvénients. Il faut avoir recours à l'éthérisation par le rectum. On se sert de l'appareil si simple que j'ai décrit : un flacon dans lequel on met 40 grammes d'éther. La soufflerie du thermocautère envoie de l'air qui barbote dans l'éther ; l'éther est chassé dans le rectum au moyen d'une canule de caoutchouc (sonde rectale n° 30). Il est bon d'avoir pratiqué une *piqûre de scopolamine-morphine* une heure avant et d'*avoir commencé l'anesthésie par les voies respiratoires.* En effet, si la dose d'éther était trop considérable, il pourrait en résulter des accidents intestinaux pénibles : météorisme, diarrhée, crise violente d'entéro-colite. Aussi ne faut-il employer ce procédé d'anesthésie que chez les sujets qui n'ont point d'entéro-colite.

II. — Anesthésie par le chloroforme.

Caractères du chloroforme. — C'est un liquide clair, incolore, mobile, d'odeur aromatique agréable, d'un goût légèrement sucré et brûlant ; très volatil, il bout à 61° et se mélange en toutes proportions avec l'éther et l'alcool. Son poids spécifique est de 1,497 ; on y ajoute souvent 1 p. 100 d'alcool pour rendre sa composition plus fixe. Il doit être conservé dans des flacons de 50 ou 100 grammes scellés ou bien bouchés en verre brun ou bleu. Il s'altère rapidement au contact de l'air ou de la lumière. Les vases dans lesquels on conserve le chloroforme doivent être secs. Il est important d'avoir du chloroforme pur ; néanmoins, les accidents d'anesthésie tiennent plutôt au mode d'administration ou à la susceptibilité de certains sujets qu'à la composition du chloroforme.

Pureté du chloroforme. — Pour s'assurer de sa pureté, il faut plonger dans le chloroforme un morceau de papier-filtre blanc. Dès que le chloroforme est vaporisé, il ne doit pas persister d'odeur. Si, au contraire, il reste une odeur piquante et rance, c'est que le chloroforme contient des produits chlorés de substitution. Si on a quelques hésitations sur sa pureté, il faut en confier l'analyse à un chimiste qui recherchera s'il existe du chlorure d'éthylidène, de l'aldéhyde, du chlorure de carbonyle, de l'acide chlorhydrique. Il ne faut pas que le reste d'un flacon serve à une autre narcose.

Phénomènes chloroformiques. — Le pouls, dès le début de la narcose, devient plus petit et fréquent. Quand la sensibilité s'éteint, quand les pupilles se rétrécissent et quand le relâchement musculaire se produit, le pouls devient plus mou et plus lent. La température du corps baisse d'un demi-degré. Les mouvements respiratoires sont lents, moins intenses ; au début de l'anesthésie, la respiration est irrégulière. L'*arrêt de la respiration* peut survenir à toutes les périodes de la narcose. *La langue est parfois avalée ;* un *ronchus* sonore se produit, quand le pharynx n'est pas bien débarrassé du mucus. La *toux* du début est due soit à la présence de la salive dans le larynx, soit à ce que la dose de chloroforme est trop grande. L'action du chloroforme sur la respiration est due à l'action directe du toxique sur le centre bulbaire.

L'état de la *pupille* donne des indications sur le degré de l'anesthésie. Au début, la pupille se dilate peu à peu et réagit faiblement à l'action de la lumière. Quand l'anesthésie est atteinte, elle est très étroite, plus étroite que normalement. La cornée devient insensible. Si le malade se réveille, la pupille se dilate brusquement et revient à l'état normal. Il en est de même si le malade va vomir. Quand la dilatation de la pupille coïncide avec un sommeil profond et l'insensibilité cornéenne, il faut éloigner le chloroforme, car une syncope est imminente. L'anesthésiste doit donc surveiller l'œil du patient pendant toute la durée du sommeil, et dans l'œil il doit surveiller deux phénomènes : 1° la sensibilité cornéenne ; 2° l'état de la pupille.

Les *vomissements* peuvent survenir pendant toutes les périodes de la narcose. Ils résultent le plus souvent de la déglutition de la salive qui, mêlée au chloroforme, provoque des nausées.

L'*ictère* succède souvent à la narcose par action sur la cellule hépatique.

L'*albuminurie* est assez fréquente ; elle est due à l'action du chloroforme sur les reins. Elle disparaît au bout de quelques heures ou de quelques jours.

Les contractions utérines dans l'accouchement ne sont pas supprimées.

L'élimination du chloroforme se fait par les poumons, la peau et les reins, sous forme de chlorures.

Accidents du chloroforme. — *Vomissements.* — Ils surviennent à toutes les périodes de la narcose, mais surtout au début et au moment du réveil. Seuls, les *vomissements fécaloïdes ou alimentaires* peuvent provoquer l'asphyxie.

Accidents respiratoires. — Ils sont assez fréquents. Dès le début de la narcose, la respiration peut s'arrêter en expiration par un réflexe du trijumeau. Cette apnée, qui s'accompagne d'un peu de cyanose de la face, disparaît d'elle-même ou est facilement combattue.

Plus dangereux est l'arrêt de la respiration qui survient pendant la période d'excitation, alors que le ventre est dur comme du bois, que le thorax est immobile, la langue poussée vers la partie postérieure du pharynx et l'épiglotte abaissée vers le larynx. La mort peut survenir dans ces conditions, bien qu'on puisse facilement y remédier. Si le malade avale sa langue au moment de la résolution, il suffit de la tirer en avant, après avoir écarté les dents à l'aide de l'ouvre-bouche. L'asphyxie s'annonce par de la cyanose des lèvres.

L'asphyxie consiste dans l'interruption des mouvements respiratoires. Le pouls bat encore, mais, si l'arrêt de la respiration se prolonge, le cœur s'arrête. Il s'agit d'une action directe du chloroforme sur le centre respiratoire.

De tous les dangers du chloroforme, le plus grave est la syncope cardiaque. La face du patient devient cireuse, cadavérique; les traits s'affaissent, la cornée perd son éclat; les pupilles se dilatent et la mâchoire s'abaisse. Les battements du cœur deviennent imperceptibles, les membres sont inertes, la respiration s'arrête, après que ces mouvements ont été pendant quelques secondes irréguliers et superficiels.

A propos de la mort par chloroforme, je ne fais pas allusion à ces cas où les malades meurent à la première bouffée. Il s'agit là d'une de ces morts par inhibition dans lesquelles l'agent anesthésique ne joue aucun rôle. Il faut les rapprocher de ces cas où le patient succombe pour une simple piqûre d'aiguille; la mort survient avant qu'on approche l'appareil anesthésique. *Je n'ai jamais vu, pour ma part, de morts semblables.* Les cas de mort par chloroforme auxquels j'ai assisté ont été considérés comme « mort à la *première bouffée* », mais avaient en réalité paru une ou deux minutes après le début de la narcose, au moment où la résolution musculaire était atteinte. C'est non pas le début de la narcose, mais le début du premier sommeil profond qui est redoutable.

Est-il facile de dire si l'arrêt de la respiration se fait avant l'arrêt du cœur ou inversement? Les deux cas sont possibles. Chez certains malades, le cœur s'arrête d'abord et la respiration ensuite. En d'autres cas, la respiration s'arrête la première et le pouls ensuite. Ces derniers cas sont moins dangereux, car l'anesthésiste pratique immédiatement la respiration artificielle et les tractions de la langue, avant que l'arrêt du cœur ne soit complet. Sous quelle influence s'est produite cette syncope cardiaque? Est-ce une action directe sur le muscle cardiaque, les ganglions du cœur ou le nerf pneumogastrique? Les trois hypothèses sont possibles. Il est même probable que les trois processus sont en jeu dans des circonstances différentes. C'est l'action sur les ganglions du cœur qui doit être la plus dangereuse. Rappelons qu'il existe, chez certains sujets, une persistance du thymus qui les rend très intolérants vis-à-vis du chloroforme. La mort dépend chez eux des excitabilités spéciales du cœur et du système nerveux.

Cet état « thymique » s'accompagne, paraît-il, de l'hypertrophie des papilles de la langue.

Accidents tardifs du chloroforme. — Les dangers du chloroforme ne disparaissent pas avec le réveil du patient. Cette substance peut produire en effet la **dégénérescence graisseuse du cœur, du foie et des reins.**

La dégénérescence du cœur est caractérisée par la mort plusieurs heures ou plutôt plusieurs jours après la narcose; le malade succombe brusquement, comme dans la fièvre typhoïde, ou succombe en douze ou vingt-quatre heures d'asystolie, d'œdème pulmonaire et d'asphyxie.

La dégénérescence du foie est démontrée par l'*ictère*.

L'altération du rein est prouvée par l'*albuminurie*, l'*oligurie* et l'*anurie*. Quand le foie et les reins sont touchés, il en résulte des accidents toxiques qui emportent le malade deux, trois ou quatre jours après l'opération. Ces accidents sont dus à une intoxication générale. Ils succèdent généralement à des narcoses prolongées ou répétées à de courts intervalles. Ces accidents s'observent surtout chez les sujets obèses de cinquante à soixante ans. Chez eux, il faut pratiquer des anesthésies courtes, réduire au minimum les manœuvres opératoires, se servir le moins possible du plan incliné et surtout ne pas pratiquer l'opération dans la huitaine qui suit un examen sous anesthésie générale.

La présence du gaz d'éclairage, du pétrole et de bougies rend le chloroforme dangereux. Il se produit en effet de l'*oxychlorure de carbonyle* qui provoque chez l'opérateur, le malade et les assistants des accès de toux, de la céphalalgie, des vertiges et des nausées. Ces accidents toxiques augmentent encore les dangers de l'anesthésie. Il faut donc, quand on opère à la lumière, ne pas se servir d'éther, à moins que ce ne soit la lumière électrique. D'une façon générale, d'ailleurs, aucune flamme ne doit brûler pendant les opérations. Les bouilleurs doivent être maintenus en ébullition par l'électricité ou par un tuyau de vapeur.

Nous avons déjà dit que le chloroforme donnait une mort sur 2000 pendant l'opération. Cette statistique est inférieure à la réalité, si on tient compte des morts tardives par myocardite ou dégénérescence du foie et des reins.

Moyens de combattre les dangers du chloroforme. — Faire usage de la *respiration artificielle*, la continuer pendant une demi-heure ou trois quarts d'heure sans se décourager, même si on pense à une syncope primitive du cœur; recourir à la manœuvre d'Esmarch, au massage du cœur, aux tractions rythmées de la langue; placer la tête dans une position déclive et faire une injection intramusculaire de caféine ou une injection intraveineuse de sérum et d'adrénaline :

> Eau salée... 1000
> Adrénaline... 1 milligr.

Mode d'administration du chloroforme. — Le chloroformisateur doit surveiller pendant l'opération trois choses : la *coloration* de la face et des lèvres ; l'*œil*, qui lui montrera l'état de la pupille et de la cornée ; et enfin la *respiration*. Le pouls est un moyen d'examen superflu.

L'anesthésiste doit, dans les opérations graves, le tâter de temps en temps simplement pour évaluer la résistance du patient, dire à l'infirmière s'il est utile ou non de pratiquer une injection de sérum ou pour indiquer à l'opérateur s'il doit terminer l'opération au plus tôt. Le chloroformisateur aura à sa portée une table sur laquelle se trouvent un flacon de chloroforme, un masque, une pince à langue, un ouvre-bouche, une seringue hypodermique, une ampoule d'huile camphrée ou de caféine, quelques tampons et pinces pour nettoyer le pharynx. Si le sujet vomit, il tournera la tête du côté opposé à la table d'instruments et l'enveloppera dans une serviette pour empêcher la salive de se répandre dans le voisinage.

Différentes méthodes de chloroformiser. — *Méthode des doses massives*. — Je ne parlerai de la *méthode des doses massives* que pour la condamner. C'est une méthode brutale, barbare et dangereuse. Elle est aussi mauvaise que la méthode d'éthérisation par « étouffement ».

Le chloroforme peut se donner de deux façons : soit à l'aide d'une *compresse*, soit avec un *appareil*.

Méthode de la compresse. — La méthode de la compresse doit être exécutée suivant les principes de Léon Labbé. C'est la méthode du « *goutte à goutte* ». Elle consiste à n'employer que quelques gouttes (5 ou 6) de chloroforme et à approcher lentement la compresse du nez du malade. En agissant ainsi, l'anesthésie est agréable, inconsciente et non dangereuse. Son seul défaut est d'agir avec une grande lenteur en vingt à trente minutes. Elle permet de régler exactement la dose du chloroforme, puisqu'elle procède par tâtonnements et circonspection. Au bout d'une minute ou deux, il faut fermer complètement les bords de la compresse pour que l'air ne passe qu'à travers le linge. C'est aussi le moyen d'employer peu d'anesthésique.

Méthode d'un appareil. — De tous les appareils employés pour la chloroformisation, les trois meilleurs sont l'**appareil de Ricard** qui donne un mélange d'air et de chloroforme, l'**appareil Decolland** qui sert au chloréthyle et au chloroforme et l'**appareil de Roth** qui donne un mélange d'oxygène et de chloroforme. Ces différents appareils donnent certainement une très bonne anesthésie. Ils réduisent le nombre des accidents, la fréquence des vomissements et nécessitent de la part de l'anesthésiste une attention continuelle qui constitue un avantage.

Le chirurgien-praticien se servira à domicile de la compresse, et chez lui de l'appareil Decolland.

Chloroformisation trachéale. — Quand on pratique l'**extirpation du larynx**, l'extrémité trachéale reçoit un tube communiquant avec un entonnoir au-dessus duquel est fixée une lame de gaze imbibée de chloroforme. L'anesthésie est ainsi facile à exécuter et à surveiller.

Quand je pratique les opérations **sur la langue, la gorge et la mâchoire**, je fais usage, après tamponnement du pharynx, de la petite canule-trocart de Poirier qui permet d'anesthésier le patient avec une simple compresse de gaze placée devant le cou. La chloroformisation trachéale donne une grande sécurité. Elle empêche la chute du sang dans les voies aériennes et permet de continuer la narcose, alors que la présence d'un masque ou d'une compresse serait impossible. Dans certaines opérations sur la bouche, alors que la trachée n'a point été incisée, il est possible de continuer l'anesthésie à l'aide de la soufflerie et du flacon du thermocautère. Il suffit de remplacer l'essence du thermocautère par du chloroforme. Le tube de caoutchouc qui doit s'adapter au couteau Paquelin est introduit par le nez jusque dans l'arrière-gorge. L'anesthésie est ainsi continuée.

Parallèle entre l'éther et le chloroforme. — Ils ont tous deux leurs indications et leurs contre-indications, et se complètent l'un l'autre.

L'éther est moins dangereux, mais ne doit pas être employé dans les affections pulmonaires, ou quand il faut opérer avec la fulguration ou dans le voisinage du thermocautère. Je l'emploie dans les neuf dixièmes de mes opérations.

Le chloroforme est contre-indiqué chez les cardiaques, surtout chez ceux qui sont atteints d'une dégénérescence du myocarde. On ne l'emploiera pas quand il brûlera, dans la pièce, une bougie, du gaz d'éclairage ou du pétrole.

Les dangers du chloroforme tiennent surtout à la façon dont il est administré; sa zone maniable est peu étendue et nécessite, de la part de l'opérateur, beaucoup d'expérience et d'attention.

III. — Anesthésie par le chlorure d'éthyle.

Le chlorure d'éthyle, chloréthyle ou kélène est un liquide incolore, limpide, mobile, d'odeur éthérée. Il bout à 120°. Son poids est de 0,921. Si on fait passer sa vapeur dans l'eau, cette vapeur ne rougit pas le papier de tournesol; après avoir été acidulée par l'acide azotique, elle doit troubler immédiatement par le nitrate d'argent.

Le kélène se conserve, comme le chloroforme, à l'abri de l'air, de la lumière et dans un endroit frais. Il doit être contenu dans des ampoules de verre brun de 1, 2 ou 3 centimètres cubes, ou dans des tubes de verre gradués avec fermeture à vis.

Propriétés physiologiques. — Il procure un sommeil rapide et fugitif. Il ne produit aucune toux, ni dyspnée, ni salivation, ni larmoiement. Son défaut est d'être cher, volatil et de s'obtenir difficilement pur. La respiration et le pouls restent sensibles et réguliers. L'aspect du patient est calme. Il faut une minute pour obtenir l'anesthésie. La narcose dure trois à quatre minutes. Il n'y a pas de période d'excitation, ou elle est très légère et courte. Les réflexes de la cornée et de la pupille sont conservés. La résolution musculaire est complète. Le pouls et la respiration sont calmes, faibles. Les vapeurs n'irritent pas les bronches. Le patient se réveille immédiatement sans vomissement et peut manger le jour de l'intervention.

Le chloréthyle est moins dangereux que le chloroforme pour le cœur et la respiration. Il agit plus rapidement que l'éther et le chloroforme. Les alcooliques subissent très difficilement son action. L'odeur du chloréthyle est plus agréable que celle de l'éther. Il n'est guère plus dangereux.

Applications chirurgicales. — Ne pas l'employer pour les narcoses de longue durée. Son emploi est très fréquemment indiqué avant l'anesthésie au chloroforme et à l'éther. Il raccourcit la durée de l'une et évite les effets désagréables de l'autre.

Appareils — Comme appareil, je conseille au chirurgien comme

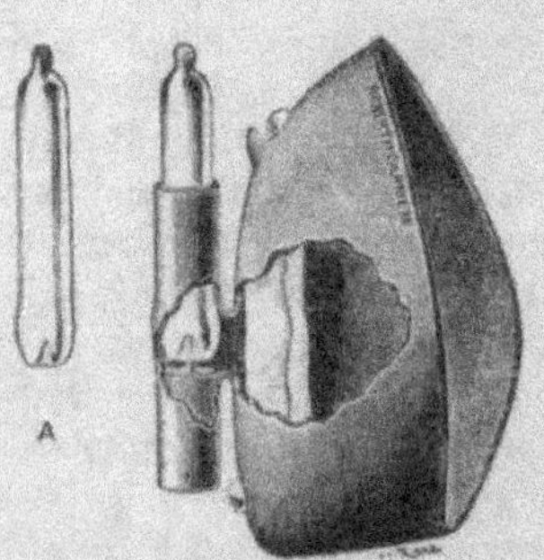

Fig. 45. — Masque à kélène de Robert et Carrière.

Chaque ampoule (A) est enfoncée dans le tube de caoutchouc disposé au-dessus du masque. Elle se brise contre une aiguille et le contenu se répand sur une compresse de gaze que le lecteur voit grâce à l'échancrure pratiquée dans le caoutchouc.

au spécialiste qui ont une maison de santé de faire usage de l'**appareil de Camus**. Je conseille au chirurgien-praticien, soit l'**appareil Decolland** qui offre l'avantage de pouvoir être également employé

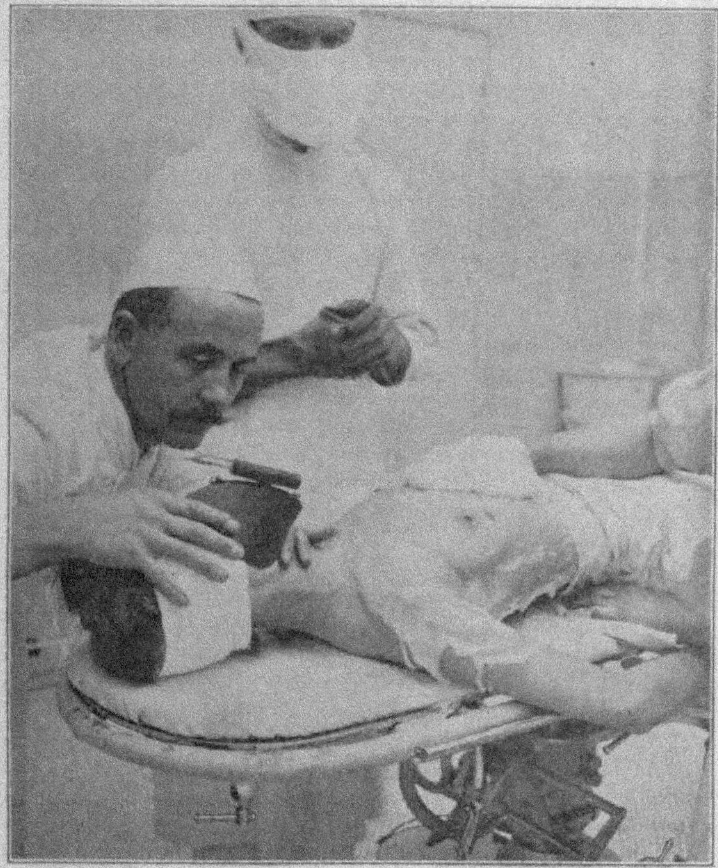

Fig. 46. — Anesthésie au cours de l'ablation d'un adénome du sein.

Anesthésie au kélène (masque de Robert et Carrière). La malade est savonnée à l'aide d'un gant de toilette. Il est préférable de pratiquer ce savonnage la veille de l'opération, puis d'appliquer un pansement sec. Il suffit de badigeonner à l'iode le champ opératoire immédiatement avant d'opérer, sans lavage préalable.

pour le chloroforme, soit simplement le petit **masque de Robert et Carrière**, lequel se met dans la poche et ne tient pas de place.

Technique chirurgicale.   7

Ce dernier appareil est très pratique, peu coûteux, mais, tout naturellement, moins parfait que les deux autres.

Masque de Camus. — L'appareil le plus parfait est le **masque de Camus**. Il se compose de trois parties :

1 Un masque de caoutchouc avec bourrelet pneumatique ; 2° une vessie ; 3° une chambre d'évaporation métallique, sphérique, interposée entre les deux pièces précédentes et communiquant avec chacune d'elles. Une ampoule de 1 ou 2 centimètres cubes de kélène est introduite dans la chambre d'évaporation et est brisée dès que le masque est appliqué sur la figure. Au bout d'une demi-minute on obtient l'anesthésie générale qui dure deux minutes et est suivie d'un réveil rapide. Ne pas oublier d'apprendre au patient à bien respirer lorsque le masque est appliqué sur sa figure.

Quand on donne le kélène à la compresse, il y a dans ce mode d'administration une trop grande quantité d'air avec déperdition de gaz dans l'absorption. La narcose doit s'accomplir sans brusquerie pour que l'imprégnation anesthésique se fasse progressivement. Il ne faut pas sidérer le malade en l'étouffant trop rapidement. Il faut également faire attention de ne pas briser l'ampoule au moment où on vient d'appliquer le masque sur la figure du patient. L'usage de l'appareil Decolland fait disparaître ces inconvénients. L'anesthésie s'obtient avec moins d'excitation, sans défense ; le retour à l'état de réveil est plus rapide.

Appareil Decolland. — Lorsqu'on brise une ampoule sur une simple plaque de verre, le kélène reste sous la forme liquide. L'évaporation du liquide se fait ensuite progressivement et lentement. Dans cet appareil, le kélène, projeté au fond du vase, n'est absorbé que peu à peu. Le passage de l'air d'expiration se rendant dans la vessie produit une élévation de température et amène l'évaporation progressive du liquide dont les vapeurs sont absorbées sans brusquerie. L'appareil se compose de deux parties : le récipient et le masque reliés par un tube de caoutchouc, gros comme l'index, et long de 50 centimètres. Le récipient rappelle la forme de celui de Ricard ; il porte deux tubulures, une pour le tube et l'autre pour la vessie, destinées à jouer le rôle de réservoir extensible offert au déplacement de l'air pendant la respiration. Le couvercle présente plusieurs cylindres destinés à recevoir les ampoules et munis d'un butoir pour les briser. Le masque est en métal et possède une soupape d'expiration et une prise d'air. L'opérateur l'ayant en main, entre le pouce et l'index, peut, à son gré, avec ce dernier doigt, paralyser la soupape et la prise d'air voisine.

Pour les narcoses combinées au kélène, chloroforme et éther, il faut verser dans le récipient quelques grammes de chloroforme ou d'éther et briser une ampoule de kélène. L'anesthésie débute par l'action du kélène et se continue par le chloroforme ou l'éther. Le sommeil est obtenu avec 2 ou 3 centimètres cubes de kélène, mais il est assez long à obtenir, puisque la narcose se fait progressivement. Ce procédé un peu long est plus bénin que les autres.

Pour RÉSUMER mon avis sur la valeur des *appareils à narcose*, je conseille au chirurgien de profession l'appareil d'Ombredanne (éther), celui de Ricard (chloroforme) et celui de Camus (kélène). Au praticien, je conseille la compresse pour le chloroforme, le Junker pour l'éther, et le petit masque de Robert et Carrière pour le kélène.

IV. — Anesthésie par la méthode des mélanges.

On peut mélanger l'éther, le chloroforme ou le chloréthyle (les trois grands anesthésiques de choix) soit ensemble, soit deux d'entre eux avec ou sans alcool.

Le *mélange des Anglais* comprend les proportions suivantes :

```
Éther.......................................................  1
Chloroforme.................................................  2
Alcool......................................................  3
```

L'inconvénient est que les trois liquides placés dans un même flacon se vaporisent d'une façon inégale, de sorte que le patient absorbe d'abord de l'éther et finalement du chloroforme.

Le *mélange de Schleich*, dans lequel il y a éther, chloroforme et chloréthyle (éther, 6 ; chloroforme, 2 ; chloréthyle, 1), présente les avantages suivants : le patient se réveille très vite ; il est moins incommodé après la narcose que par l'éther ou le chloroforme.

C'est un excellent mélange, le meilleur de tous, mais le sommeil est assez long à obtenir.

Il s'administre avec l'appareil de Ricard ou l'appareil Decolland.

Le *mélange de Tyrell*, au lieu d'employer le mélange des liquides, emploie le mélange des gaz, ce qui est beaucoup plus rationnel. On se sert de deux flacons dont l'un contient le chloroforme et l'autre l'éther. Une soufflerie, comme celle du thermocautère, envoie de l'air dans chaque flacon ; un robinet sur chaque flacon permet de graduer la dose de vapeur de chaque flacon. L'anesthésiste sait qu'il a à sa disposition un anesthésique lent et inoffensif (éther) et un autre d'action rapide, mais plus dangereux (chloroforme). Il peut, suivant la susceptibilité ou le degré de sommeil du patient, donner une plus ou moins grande quantité de chacun d'eux, ou les mélanger de façon égale. En somme, c'est le meilleur moyen pratique d'enployer les mélanges ; néanmoins, on peut, avec avantage, employer le mélange de Schleich, en se servant de l'appareil de Ricard.

Appareil de Roth. — Cet appareil emploie le mélange d'oxygène et de chloroforme. Il se compose d'un tréteau mobile sur roulette avec table, de l'appareil spécial et d'un cylindre à oxygène.

La technique consiste à faire barboter l'oxygène dans le chloroforme et à recevoir le mélange dans un sac qui communique avec un masque placé sur la figure du patient.

Les avantages de cet appareil sont les suivants : il permet de contrôler l'évaporation du chloroforme qui peut être réglée en grammes par minute. Il permet de contrôler la consommation d'oxygène qui peut être réglée en litres par minute. Il permet de contrôler le contenu du cylindre à oxygène et de faire varier à chaque instant la proportion du chloroforme ou de l'oxygène.

V. — Anesthésies combinées.

Anesthésie par atropo-morphine et chloroforme. — La période d'excitation fait défaut. Les chances de syncope nasale sont donc supprimées. La morphine exerce une action paralysante sur le système nerveux. Le patient ressent donc plus facilement les premiers effets du chloroforme. L'irritation des premières voies aériennes, déterminée par le chloroforme ou l'éther, est diminuée ou adoucie. Il faut une quantité d'anesthésique moindre. Le pouls est moins fréquent ; la respiration est plus régulière.

L'injection d'atropo-morphine est faite vingt minutes avant l'opération. On injecte 1 à 2 centimètres cubes chez l'adulte ; $0^{cc},5$ seulement chez l'enfant. Voici la formule :

Eau...............................	0,01 centimètre cube.
Atropine........................	1/4 de milligramme.
Morphine.......................	0,01 centigramme.

Pour une ampoule.

Inconvénients. — Les vomissements sont peut-être plus fréquents ; la syncope respiratoire est plus fréquente, la température plus abaissée.

Anesthésie par chlorure d'éthyle et éther. — Si l'opérateur ne possède ni le masque de Camus, ni l'appareil Decolland, il verse 5 centimètres cubes de chloréthyle dans le sac de Junker ; puis, dès que le patient dort, il verse de l'éther. C'est une anesthésie agréable à cause de l'odeur et de la rapidité. On peut se contenter de 2 centimètres cubes chez l'enfant.

Anesthésie par scopolamine-morphine-éther. — On emploie le bromhydrate de scopolamine en injection sous-cutanée à la dose de 2 à 3 di-milligrammes chez l'adulte et 1 di-milligramme chez l'enfant, associés à 1 centigramme ou 1/2 centigramme de morphine, une heure ou une demi-heure avant l'anesthésie générale.

Ne pas faire cette injection si le sujet a de mauvais reins ou un myocarde altéré. Ne pas l'employer chez les obèses ou myocardiques qui vont être mis sur le plan incliné.

La scopolamine-morphine est dangereuse pour les reins et le muscle cardiaque. Ses indications sont fréquentes. Il faut néanmoins l'employer chez les nerveux et les timorés, auxquels elle donne un sommeil calme.

VI. — Résumé pratique de l'anesthésie générale.

Pour obtenir une narcose prolongée, on se sert de chloroforme ou d'éther. Pour obtenir une anesthésie courte, de chloréthyle.

Anesthésie par le chloroforme. — **Effets physiologiques du chloroforme.** — Trois périodes :

1° *Période d'excitation*, caractérisée d'abord par l'excitation des muqueuses respiratoires, puis par des troubles cérébraux : idées incohérentes et irrégularité du pouls et de la respiration.

2° *Période d'anesthésie chirurgicale* : disparition des réflexes et régularité du pouls et de la respiration.

3° *Période de collapsus* qu'il ne faut pas attendre : ralentissement de la respiration, affaiblissement du pouls, dilatation de la pupille.

Caractères du bon chloroforme. — Limpide; odeur franche agréable; réaction neutre au tournesol; il doit être conservé dans des flacons foncés.

Objets usuels de la chloroformisation. — Flacons compte-gouttes; compresses ou masque à chloroformer; tampons montés; pince à langue; ouvre-bouche; seringue de Luer; ampoules de caféine et d'huile camphrée.

Précautions à prendre pour le malade. — Jeûne absolu; examen du cœur, du poumon, de la bouche (râtelier); déshabillage complet; décubitus horizontal. Rassurer le malade et lui apprendre à respirer lentement. Onction des lèvres et du nez avec de la vaseline pour éviter la brûlure. Fixation des genoux et des poignets à la table pour éviter les mouvements de défense.

Mode d'administration du chloroforme. — a) Appareil de Ricard ou Decolland; b) appareil de Roth (chloroforme et oxygène);

c) la compresse pour la méthode du goutte à goutte de Léon Labbé. Celle-ci est la plus employée dans la chirurgie rurale. Nous la décrivons :

Verser au début 4 à 6 gouttes sur la compresse. La retourner aussitôt et l'appliquer en place sur le nez et la bouche du patient. Le chloroformisateur est placé derrière le malade. Il relève le menton avec deux doigts de chaque main, de façon à projeter le maxillaire en haut et en avant. La compresse est hermétiquement fermée sur les bords pour réduire le passage de l'air. Le chloroforme est donné goutte à goutte, par très petite quantité, d'une manière continue, sans aucune intermittence autre que le temps de retourner la compresse pour verser du chloroforme. Une fois le patient endormi, verser quelques gouttes de temps en temps pour entretenir l'anesthésie. La disparition du réflexe cornéen permet de reconnaître que le patient dort.

Conduite du chloroformisateur pendant l'anesthésie. — L'anesthésiste doit : 1° surveiller attentivement le malade sans causer avec les assistants ni regarder l'opération ; 2° prévenir le chirurgien des accidents qui peuvent survenir. La surveillance portera sur la *coloration* de la face et des lèvres qui ne doivent être ni pâles, ni violacées ; sur la *respiration* qui doit être perceptible et régulière ; sur l'*œil* : la pupille doit être contractée et la cornée insensible ; enfin, sur la *langue* qui doit être tirée au dehors, si elle gêne la respiration.

Quand l'opération est terminée, ne pas quitter le malade avant qu'il soit réveillé ; le laisser se réveiller de lui-même. S'il reste pâle ou si le sommeil se prolonge, ouvrir les fenêtres, faire respirer de l'oxygène, injecter de l'eau salée sous la peau.

Anesthésie par l'éther. — *Avantages*. — Rareté des accidents et des vomissements. L'asphyxie seule est à redouter. Elle est due à l'inattention de l'anesthésiste.

Inconvénients. — Vapeurs inflammables ; dangers d'un foyer sur le sol ; dangers du thermocautère dans le voisinage immédiat du masque ; impossibilité de fulgurer un cancer ; tremblement fréquent qui gêne l'opérateur ; complications pulmonaires chez les emphysémateux et les bronchitiques.

Mode d'administration. — Employer le masque de Junker ou celui de Julliard. Y verser d'emblée 20 centimètres cubes d'éther. Dans les opérations sur la tête ou la face, recourir à l'anesthésie par voie rectale si le sujet n'a point d'entéro-colite. Éviter la congestion pulmonaire par le nettoyage des dents, le désencombrement des mucosités au cours de l'opération, la surveillance de la température de la chambre et des couloirs, et par une injection de scopolamine-morphine qui diminue les sécrétions bronchiques et réduit la quantité d'anesthésique à employer.

Anesthésie par le chloréthyle. — Le chloréthyle s'emploie soit pour les opérations de courte durée (ablation d'un dent, végétations adénoïdes, opérations à l'anus, amputation de doigts, incision de phlegmon), soit comme premier temps de l'anesthésie à l'éther, laquelle constitue un procédé pénible.

Avantages.— Il peut s'administrer debout, assis, couché, à genoux. Peu dangereux, très agréable.

Inconvénients. — Il s'évapore très vite, coûte cher; il est inapplicable aux alcooliques.

Mode d'administration. — *a*. **Avec le masque de Camus.** — Employer des ampoules de 3 centimètres cubes pour l'adulte, 2 centimètres cubes pour l'adolescent et 1 centimètre cube pour l'enfant. L'anesthésie est obtenue en trente ou soixante secondes et dure deux minutes environ.

b. **Avec le petit masque Robert et Carrière.** — Ne pas sidérer le patient brutalement; mais, au contraire, ne donner le sommeil qu'en une minute environ. Les accidents sont rares.

c. **Avec l'appareil Decolland.** — Narcose plus lente à obtenir; elle peut être continuée par le chloroforme dans le même appareil.

Accidents d'anesthésie générale. — 1° *Accidents immédiats*. — Ils sont dus, dans la très grande majorité des cas, à ce que l'anesthésie est mal appliquée, à ce que l'anesthésiste est inattentif ou inexpérimenté. Exceptionnellement, il faut accuser l'impureté de l'agent chimique ou la susceptibilité spéciale du sujet.

a. **Excitation du début.** — Celle-ci est évitée soit par une injection de morphine vingt minutes avant, soit par une injection de morphine-scopolamine une heure auparavant, ou une potion de véronal la veille au soir.

Agir avec douceur, causer au patient en lui recommandant de respirer profondément. Le fixer à la table pour l'empêcher de se blesser. L'excitation cesse au bout de quelques minutes.

b. **Vomissements.** — Qu'il s'agisse de vomissements *muqueux* ou *bilieux*, ils n'entraînent aucun danger. Ils s'annoncent par une *dilatation brusque de la pupille* avec *réapparition du réflexe cornéen*. La respiration est irrégulière. Il y a du hoquet, des contractions épigastriques, des contractions abdominales. Augmenter la dose d'anesthésique, tourner la tête du patient de côté pour l'empêcher de vomir dans la trachée. Nettoyer le pharynx avec un tampon monté sur une pince.

Plus graves sont les VOMISSEMENTS ALIMENTAIRES, qui se constatent quand le chirurgien opère à domicile. Ils n'existent jamais dans un milieu hospitalier, où le malade est à jeun. Plus graves encore sont les VOMISSEMENTS FÉCALOÏDES, en cas de hernie étranglée ou d'occlusion intestinale. Ils peuvent entraîner la mort immédiate par asphyxie ou tout au moins la congestion pulmonaire deux ou trois jours plus tard. Amener brusquement le malade au bout de la table, la tête dans le vide, pour que les vomissements tombent dans les fosses nasales. Pour éviter les vomissements fécaloïdes, ne jamais opérer d'occlusion intestinale sans un lavage préalable de l'estomac.

c. **Asphyxie.** — S'annonce par la cyanose de la face et des lèvres, l'irrégularité, puis l'arrêt de la respiration. Si la respiration n'est point encore arrêtée, porter le maxillaire inférieur en avant et en haut. Saisir la langue, nettoyer la gorge avec un tampon. Si la respiration est arrêtée, pratiquer lentement et régulièrement la respiration artificielle, les tractions rythmées de la langue et des inhalations d'oxygène.

d. **Syncope.** — Elle s'annonce par la *dilatation brusque de la pupille avec disparition du réflexe cornéen.* La face est livide ; la respiration et le pouls s'arrêtent. Même traitement que l'asphyxie, c'est-à-dire respiration artificielle et tractions rythmées de la langue. Injection intraveineuse de 1 litre de sérum additionné de 1 centimètre cube d'une solution d'adrénaline au millième.

2° *Accidents tardifs.* — On peut observer :

a. **Vomissements incoercibles.** — Si ceux-ci sont noirâtres, pratiquer un ou plusieurs lavages d'estomac. Si le ventre se gonfle et reste gonflé malgré un lavage stomacal, coucher le sujet à plat ventre ou dans la position génu-pectorale (occlusion aiguë du duodénum, dilatation aiguë de l'estomac).

b. **Albuminurie et glycosurie, ictère par irritation du rein ou du foie.** — Ils disparaissent au bout de quelques jours, de quelques semaines ou de quelques mois.

c. **Congestion pulmonaire.** — Elle accompagne parfois l'éthérisation. Elle peut être évitée par l'injection préalable de morphine-scopolamine, par une administration prudente de l'éther (le malade ne doit pas ronfler), par le nettoyage fréquent de la gorge au cours de l'anesthésie et par la désinfection préopératoire de la bouche (détartrage et badigeonnage iodé).

d. **Dilatation aiguë du cœur.** — Certains sujets obèses, surtout les femmes à cœur gras, opérés sur le plan incliné, peuvent mourir deux ou trois jours après l'opération, soit par la compression du cœur par les viscères, soit par l'intoxication de l'organisme porteur de mauvais reins ou d'un mauvais foie. Chez de tels sujets, ne pas faire de scopolamine-morphine; ne jamais pratiquer deux anesthésies dans la même quinzaine.

c. **Paralysies périphériques**. — La plus fréquente est la paralysie radiale due à ce que le nerf radial a été comprimé contre la table d'opération dans la gouttière de torsion. Elle guérit spontanément au bout de quelques semaines, mais il vaut mieux l'éviter en fixant les poignets du sujet dans une bonne position.

Conclusion. — Pour une anesthésie courte : dents, adénoïdes, incision d'abcès, prenez le chloréthyle et le masque de Camus. Pour une anesthésie longue, choisissez l'éther avec le masque d'Ombredanne ou de Junker, en commençant l'anesthésie avec le chloréthyle.

Si vous opérez près du thermocautère ou sur un sujet pulmonaire, choisissez le chloroforme et administrez-le avec l'appareil de Ricard.

Si vous associez l'anesthésie au chloroforme avec le kélène, prenez l'appareil Decolland.

II. — ANESTHÉSIE LOCALE.

Avant de pratiquer une anesthésie locale, il est bon de préparer l'état mental du sujet : lui inspirer confiance sur le succès de l'anesthésique; calmer ses craintes et au besoin lui bander les yeux pour éviter de l'impressionner par les préparatifs opératoires.

L'anesthésie locale rend de grands services pour les petites interventions, telles que l'ongle incarné, l'incision d'un panaris, la réduction d'une fracture ou d'une luxation, la création d'un anus artificiel, la kélotomie et les opérations sur les goitres. Certains chirurgiens étendent très loin son champ d'action. C'est une affaire d'habitude et de tempérament très individuel.

Le chirurgien qui fait usage de l'anesthésie locale doit savoir que la production de l'anesthésie constitue le temps opératoire le plus important, celui qui requiert de sa part le plus de soin, de patience et de calme. Faute de s'entourer de ces conditions favorables, le sujet éprouve de la douleur et la technique opératoire devient défectueuse. Mais, d'une façon générale, l'anesthésie locale ne convient qu'aux petites interventions. Je ne crois pas que dans les grandes interventions elle constitue un élément de bénignité. J'ai la conviction que les goitres ou les laparotomies opérées à la cocaïne donnent autant de shock et de pneumonies post-opératoires que les interventions faites avec l'éther. Lucas-Championnière a dit : « L'acte opératoire n'a plus le droit d'être douloureux. » Il faut donc avoir recours à l'anesthésie locale dans toutes les opérations de petite chirurgie.

I. — Anesthésie locale par le chloréthyle.

Nous avons vu les avantages du chloréthyle dans la narcose.

Technique. — Pour produire l'anesthésie locale à l'aide du kélène, il faut pulvériser à une distance de 15 à 20 centimètres de la peau, c'est-à-dire au point où le jet de chloréthyle commence à se diviser en fines particules. Il est bon d'enduire la peau de glycérine pour éviter les escarres. La peau soumise au chloréthyle devient rouge, puis blanche ; elle est alors insensible.

Indications. — Les indications sont très limitées : ponction exploratrice ou évacuatrice ; ouverture de furoncle ; névralgies faciales ; sciatiques.

Inconvénients. — Le chloréthyle est inflammable comme l'éther. Il modifie la structure anatomique des tissus, les durcit, ce qui rend difficile une dissection véritable. Il est donc juste bon à utiliser pour une courte incision ou une ponction.

II. — Anesthésie locale à la cocaïne.

La cocaïne est l'alcaloïde contenu, dans le rapport de 5 p. 1000, dans les feuilles de coca. C'est une méthylbenzoylegonine, ayant une grande analogie avec l'atropine. Il faut employer le chlorhydate de cocaïne qui, seul, est soluble dans l'eau et l'alcool. Ce sel se présente sous forme de cristaux anhydres, translucides, au goût amer.

Inconvénients. — L'emploi de la cocaïne sous forme de badigeonnages sur la peau ou les muqueuses donne rarement lieu à des accidents toxiques. Les injections sous-cutanées à l'aide de solutions qui dépassent 1 p. 100 donnent les accidents suivants : étouffement, dyspnée, angoisse, excitation, etc., quelquefois cyanose, collapsus et mort. Contre ces accidents, le meilleur traitement est le suivant : position horizontale, la tête inclinée en arrière ; aspersion d'eau froide sur la face ; absorption de café et d'alcool ; injections sous-cutanées de caféine ; frictions sur tout le corps ; respiration artificielle. On a recommandé contre ces accidents l'emploi du menthol camphré que l'on fait prendre à la dose de 5 à 10 gouttes sur du sucre.

Mode d'emploi. — On l'emploie pour instillations dans l'œil ou injections dans l'urètre à 1 p. 100 ; pour badigeonnages des muqueuses à 5 p. 100 et sous forme d'injections sous-cutanées à 1 p. 200. La solution doit être très fraîche, car la cocaïne se décompose facilement. Elle ne doit pas être chauffée, car la chaleur supprime les propriétés de la cocaïne. Il est donc irrationnel de faire bouillir les solutions cocaïniques ou de traiter par le thermocautère les tissus cocaïnisés.

Pour injecter la cocaïne, on se servira d'une seringue de Luer et d'une aiguille de Pravaz très fine. Les solutions de cocaïne peuvent être préparées immédiatement ou être contenues dans des ampoules de 1 centimètre cube.

Technique de la méthode anesthésique par infiltrations (Reclus). — Le malade sera couché. Il pourra, sans inconvénient, s'être alimenté. Il peut même boire, pendant l'intervention, une tasse de café. Une fois opéré, il restera couché une demi-heure pour une petite intervention, et trois heures pour une opération plus importante. Il pourra, dans ce dernier cas, s'alimenter avant de reprendre la position verticale. Il faudra utiliser une solution de cocaïne à 1 p. 200 qui ne sera jamais vieille de plus de huit jours. La cocaïne donne une anesthésie qui varie de une demi-heure à une heure. On peut injecter 10 à 15 centigrammes, mais il est rare qu'il soit nécessaire d'atteindre une semblable dose. En moyenne, de deux à cinq injections de un demi-centigramme suffisent. Ces injections seront intracutanées. A une des extrémités de l'incision à faire, l'opérateur enfonce l'aiguille de la seringue pleine ; il enfonce l'aiguille dans la peau même et pousse légèrement le piston ; il se produit une boursouflure blanche. Il pousse alors la seringue vers la petite zone blanche et dans la direction de l'incision, en la vidant au fur et à mesure, de sorte que l'aiguille rencontre toujours des tissus cocaïnisés. L'opérateur reconnaît qu'il se trouve dans la région intracutanée à la coloration blanche de la peau et à la résistance qu'éprouve la pointe de l'aiguille. Cette résistance cesse dès qu'il pénètre trop profondément ; il faut alors retirer un peu la seringue. Si on veut anesthésier, non seulement la peau, mais aussi les couches profondes, il faut anesthésier chaque couche en particulier. On devra faire ainsi une première infiltration pour la peau et le tissu sous-cutané, puis une seconde pour l'aponévrose et une troisième pour les muscles. Si l'injection est bien faite, le chirurgien peut opérer à peu près immédiatement après l'injection. On a prétendu que la cocaïne n'agissait pas sur les tissus enflammés. Cela est inexact, surtout si on prend soin de mêler un peu d'adrénaline à 1 p. 1000 avec la cocaïne.

Durée de l'anesthésie. — Elle dure une demi-heure, trois quarts d'heure, parfois une heure. Pour les opérations nécessitant un grand nombre d'injections, employer la solution à 1 p. 200 dans du sérum physiologique.

III. — Anesthésie régionale (Corning).

L'anesthésie se manifeste d'une manière sûre, là où toutes les anastomoses périphériques des nerfs sensibles sont interceptées, c'est-à-dire aux doigts et aux orteils. Il faut environ cinq minutes pour qu'elle ait le temps d'agir. Cette méthode est à utiliser pour les extrémités, doigts et orteils. Elle consiste à mettre la cocaïne, non pas au point où portera l'incision, mais sur les petits filets nerveux qui fournissent la sensibilité de la région malade.

Technique. — Supposons que nous devions anesthésier un doigt. Lions les racines de ce doigt avec un tube à drainage. Tout autour du doigt, faisons aux quatre endroits où passent les troncs nerveux une injection sous-cutanée d'une demi-seringue de Pravaz. Ces quatre injections sont nécessaires, alors même qu'on n'opère que sur un seul côté du membre, pour intercepter les anastomoses nerveuses. Cinq minutes plus tard, le chirurgien peut, sans douleur, pratiquer une incision ou une amputation. Cette anesthésie régionale, très facile à exécuter pour un doigt ou un orteil, l'est moins pour les autres régions. Elle suppose, en effet, une rare connaissance de l'anatomie des filets nerveux. Or, il est difficile d'atteindre ainsi, pour une opération de hernie, chaque filet nerveux donnant la sensibilité de la région.

IV. — Anesthésie circulaire (Méthode de Hackenbruch).

Cette méthode consiste à injecter sous la peau, tout autour du foyer à opérer, une solution de cocaïne. La première piqûre est rendue insensible par un jet de chloréthyle. Pour les membres, il faut placer une ligature auparavant. L'opération consiste donc à pratiquer une sorte d'anesthésie par infiltration, non pas directement sur l'endroit à opérer, mais tout autour de lui.

Succédanés de la cocaïne. — Au lieu de cocaïne, on peut employer la *stovaïne*, la tropocaïne, la novocaïne, l'alypine, l'eucaïne, etc., dont les applications chirurgicales sont les mêmes. Leur avantage est d'être moins toxiques.

Association de la cocaïne ou de la stovaïne avec l'adrénaline. — Nous savons que l'adrénaline provoque l'hémostase par spasme des capillaires. En ajoutant quelques gouttes d'une solution d'adrénaline au 1/1000ᵉ, une goutte d'adrénaline au 1/1000ᵉ, dans un centimètre cube de stovaïne au 1/200ᵉ, l'opération est exsangue ; malheureusement, quelques minutes plus tard, une vaso-dilatation succède et un petit hématome peut se produire. Cette association est pourtant utilisée soit dans les tissus enflammés, soit quand on veut obtenir une région exsangue. Un autre avantage de l'adrénaline est de donner une anesthésie très prolongée. Personnellement, nous utilisons les *comprimés d'alypine-adrénaline* qui nous servent extemporanément à toutes les anesthésies locales.

Dans une capsule de porcelaine, nous faisons bouillir sur une lampe

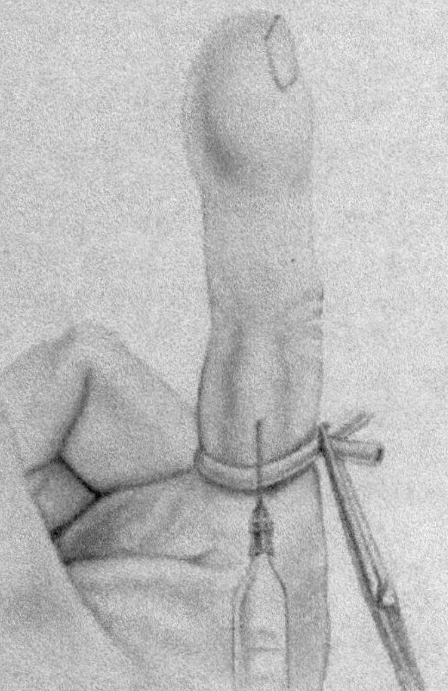

Fig. 47. — Comment on anesthésie un doigt avant l'incision d'un panaris.

La racine du doigt est ligaturée. La seringue pousse une solution de stovaïne sur le trajet du nerf.

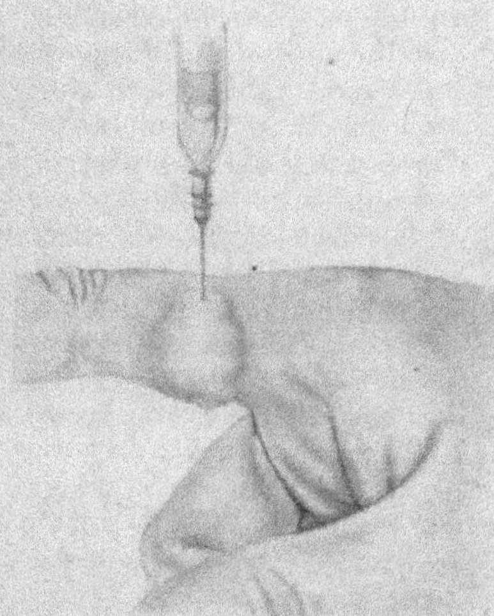

Fig. 48. — Anesthésie en bague.

La seringue injecte de la stovaïne suivant une ligne circulaire faisant le tour du doigt.

à alcool 1 gramme d'eau déjà bouillie. Nous jetons un comprimé dans la capsule et nous injectons la solution immédiatement.

V. — Anesthésie dentaire.

Cocaïne. — L'injection de cocaïne sera précédée d'une anesthésie locale à l'aide d'un jet de chloréthyle au point où pénétrera l'aiguille.

Le chirurgien emploie, suivant ses habitudes : la cocaïne, la stovaïne, la tropocaïne, l'eucaïne, la novocaïne, la nirvanine ou l'alypine.

Ces substances s'emploient, pour les opérations chirurgicales, en solution à 1 p. 200. On peut y associer l'adrénaline qui renforce l'action analgésique et décongestionne la région à opérer. La formule est la suivante :

    Chlorhydrate de cocaïne............   10 centigrammes.
    Adrénaline à 1/1000................   20 gouttes.
    Sérum ....   20 grammes.

L'adjonction d'adrénaline provoque l'ischémie momentanée, mais un suintement sanguin capillaire survient après l'opération.

Voici comment on l'emploie pour l'ablation des dents (Chompret) :

S'il s'agit d'enlever, en une séance, une, deux ou trois dents, employer 1 ou 2 centimètres cubes de cette solution ; ne pas dépasser cette dose. Le patient qui n'est pas à jeun sera placé dans une position inclinée. Faire la première piqûre en enfonçant horizontalement l'aiguille dans le bourrelet gingival qui se trouve dans l'espace interdentaire, de chaque côté de l'organe à enlever. Faire ensuite une piqûre sur la face externe et une dernière sur la face interne de l'alvéole dans la muqueuse avoisinant le collet de la dent. Attendre deux minutes ; pratiquer le déchaussement alvéolaire, puis saisir et enlever l'organe. Donner une tasse de café ou de thé au rhum et renvoyer le malade.

S'il y a inflammation gingivo-alvéolaire, ajouter deux gouttes d'une solution d'adrénaline à 1 p. 1000 à 1 centimètre cube de la solution de cocaïne, et commencer les piqûres en muqueuse saine, à une certaine distance de la dent à enlever.

VI. — Anesthésie locale dans la réduction des fractures et des luxations (Méthode de Quénu).

Toute fracture doit être réduite avec anesthésie. Dans un grand nombre de cas, il est regrettable de faire courir au sujet les risques de l'anesthésie générale ou de la rachi-anesthésie.

Dans les *fractures*, l'opérateur injectera de 2 à 5 centimètres cubes d'une solution de stovaïne à 1 p. 200 dans le foyer de la fracture et dans le voisinage. Il se servira d'une aiguille de 6 centimètres et d'une seringue de Luer de 1 ou 2 centimètres cubes.

La ponction sera faite en peau saine, afin d'éviter l'infection du foyer. La réduction peut s'opérer cinq minutes après l'injection. L'anesthésie persiste pendant la durée de dessiccation du plâtre.

La réduction des *luxations* s'opère également à l'aide d'une seringue de Luer, d'une aiguille à ponction rachidienne et d'une solution de stovaïne à 1 p. 200. Le chirurgien injectera 2 centimètres cubes de la solution anesthésique dans la synoviale et au niveau de l'interligne. Il pratiquera une nouvelle injection au niveau des insertions musculaires susceptibles d'être tiraillées pendant la réduction. Il pourra ainsi injecter 4 à 5 grammes de la solution à 1 p. 200.

Les résultats sont bons dans la majorité des cas. Il est exceptionnel que l'opérateur soit obligé de recourir à l'anesthésie générale.

Dans une **luxation du coude,** on pratiquera l'intervention ainsi : l'opérateur injectera 1 centimètre cube au niveau du biceps du brachial antérieur, 1 centimètre cube dans les muscles épitrochléens, un autre dans les muscles épicondyliens, un quatrième au niveau du triceps, et enfin une dernière injection de 2 centimètres cubes dans le cul-de-sac synovial. Au bout de cinq minutes, le chirurgien pourra, sans douleur, explorer la région, constater la mobilité latérale et s'assurer de l'absence de fractures. Il pourra alors tenter la réduction qui s'exécutera avec une grande facilité.

S'agit-il de **luxation de l'épaule,** le chirurgien injectera 1 centimètre cube au niveau du triceps, 1 centimètre cube au niveau du trochite (sus-épineux, sous-épineux), un autre au niveau du scapulaire, 2 centimètres cubes dans la synoviale. Il pourra alors tenter la réduction par le procédé de Kocher, qui réussira dans la majorité des cas.

VII. — Anesthésie segmentaire (Méthode de Bier).

Le chirurgien qui veut opérer sur un membre et produire l'anesthésie sur un segment ou la totalité de ce membre, peut l'obtenir à l'aide d'une injection intraveineuse de stovaïne. Voici comment se pratique l'analgésie :

Si le membre n'est pas infecté, on en pratique l'*ischémie complète* au moyen de la bande d'Esmarch, de la périphérie vers le centre. Si, au contraire, le membre est infecté, on se contente de faire une ligature à la racine du membre. Cette ligature sera faite dans tous les cas.

Technique. — Prendre une *seringue* de verre graduée, pouvant contenir 100 grammes d'eau et facilement stérilisable. Adapter à cette seringue un fort tuyau de caoutchouc qui conduit le liquide dans un trocart fermé par un robinet. C'est ce *trocart* qui sera introduit dans la veine à injecter. Le diamètre du trocart sera de 2 millimètres. Comme l'injection se fait avec une forte pression, il faut que le tube de caoutchouc soit solide. Prendre une solution à 1 p. 200 de stovaïne, de cocaïne ou de novocaïne dans du sérum physiologique. Pour que l'anesthésie soit complète, le membre doit

être exsangue; l'opérateur commence donc par appliquer la bande
d'Esmarch à partir de l'extrémité du membre; puis il place la ligature
à la racine de ce membre. Cette ligature sera faite au moyen d'une
bande de caoutchouc enroulée plusieurs fois sur une grande largeur
et exerçant une forte compression qui écrase tous les vaisseaux.

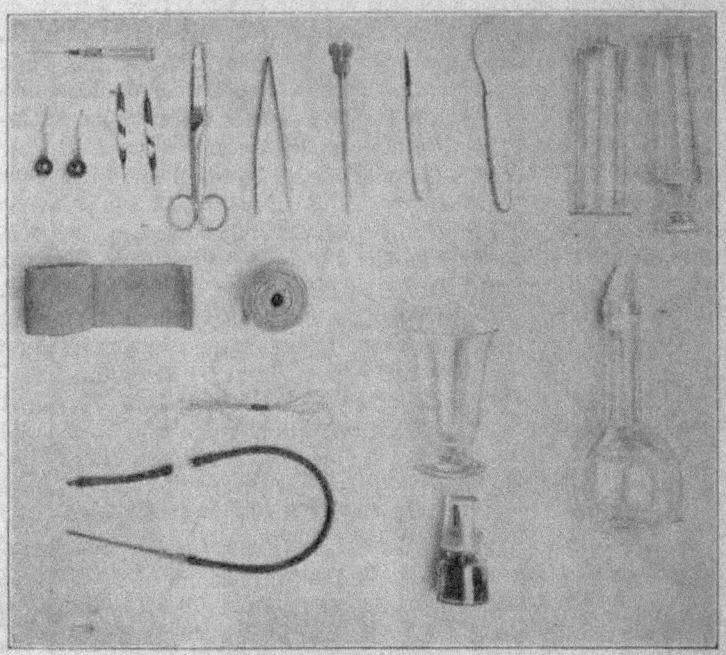

Fig. 49. — Instruments nécessaires à l'anesthésie segmentaire de Bier.

Ces instruments sont, en allant de haut en bas et de gauche à droite : 1 seringue de Luer
(1 centimètre cube) pour l'anesthésie cutanée ; 2 ampoules de novocaïne contenant chacune
5 centigrammes d'alcaloïde ; 2 ampoules de stovaïne à 1/200ᵉ pour l'injection sous-cutanée ;
1 paire de ciseaux droits pour la section des fils ; 1 pince à disséquer ; sonde cannelée ;
1 bistouri ; 1 aiguille à manche de Doyen ; 1 seringue vésicale, tout en verre, de Luer ; 2 bandes
de Bier ; 1 verre gradué ; 1 ballon d'eau salée dans lequel sera cassée une ampoule de novocaïne ; crins de Florence pliés et introduits dans un petit tube de caoutchouc ; tube de caoutchouc muni d'un index en verre et d'une canule. La canule pénétrera dans la veine et l'extrémité du tube s'adapte à la seringue de verre. Flacon de collodion pour le pansement.

Dans le cas où la bande d'Esmarch doit être appliquée à partir de
l'extrémité du membre, il faut appliquer une deuxième ligature périphérique semblable à celle de la racine du membre. Le segment
compris entre la ligature centrale et la ligature périphérique sera
alors soumis à l'anesthésie dite *directe*, c'est-à-dire que les tissus

seront analgésiés, parce que infiltrés par la solution de cocaïne. La partie du membre comprise au delà de la ligature périphérique sera également analgésiée, mais cette anesthésie sera dite *indirecte*; en effet, la privation de la sensibilité résultera de l'imprégnation des troncs nerveux dans le point où ceux-ci traversent la zone sus-jacente comprise entre les deux ligatures et soumise à l'anesthésie

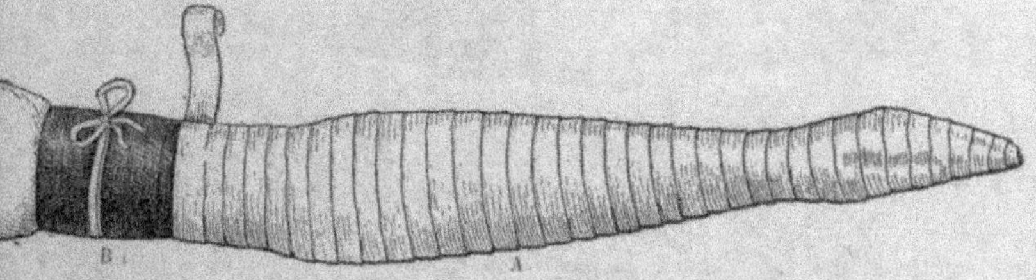

Fig. 50. — Anesthésie segmentaire portant sur le tiers moyen du membre supérieur.

La bande A a été roulée depuis l'extrémité des doigts jusqu'à la racine du membre. La bande B a été ensuite enroulée en haut du bras et fixée par un cordon. La bande A est en voie de déroulement.

directe. Quand l'opérateur doit intervenir sur une main ou sur un pied, il suffit de mettre une seule ligature centrale, loin de la racine du membre, au niveau du poignet ou du tiers inférieur de la jambe par exemple.

La veine dans laquelle on poussera l'injection sera une veine sous-cutanée : basilique, saphène interne, etc.

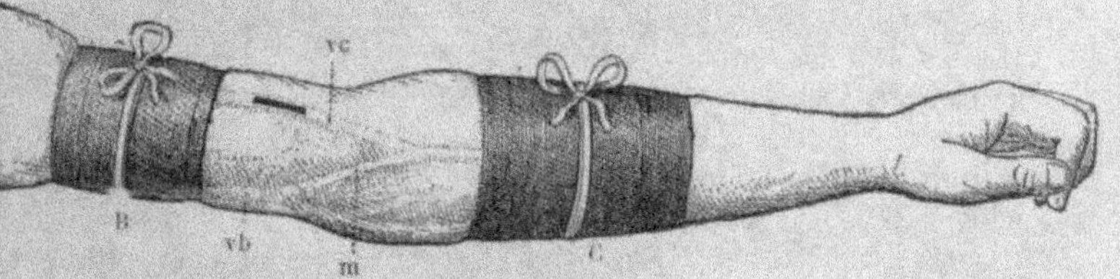

Fig. 51. — La bande A a été supprimée. Une nouvelle bande C semblable à la bande B est appliquée au-dessous du segment sur lequel portera l'injection. Sur la veine médiane céphalique, on voit l'incision destinée à la découverte de la veine.

Il faut découvrir la veine au point précis où l'anatomie enseigne son passage ; faire une incision transversale et perpendiculaire à sa direction, car elle est vide de sang et plus difficile à découvrir qu'à l'état normal. Cette recherche se fera sous anesthésie locale. Si quelques petites veines sont sectionnées avec la peau, il est utile de les lier, pour que l'injection ne s'écoule pas par cette voie. La veine

où l'injection anesthésiante sera faite doit être découverte immédiatement au-dessous du lien central. Le bout central est ligaturé et
c'est dans le bout périphérique que le trocart sera introduit. Dès que

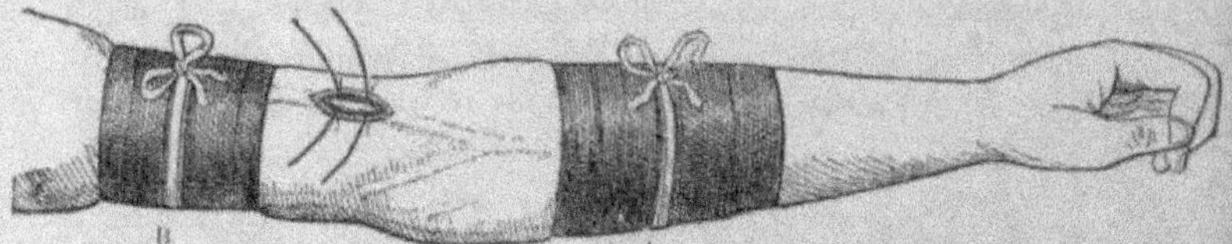

Fig. 52. — Les deux fils soulèvent la veine. C'est là que portera l'incision du vaisseau.

ce trocart aura pénétré de 1 ou 2 centimètres, il sera fortement serré
avec la veine environnante au moyen de deux ligatures superposées
au fil de lin. En effet, la pression du liquide devra être forte; les

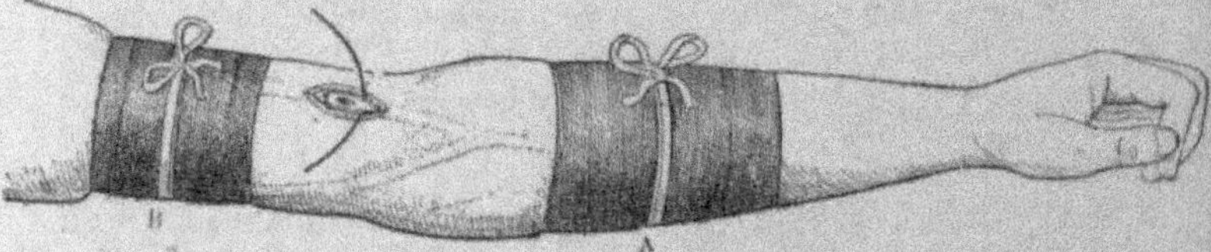

Fig. 53. — Le vaisseau est ouvert. Le bout central de la veine est lié. Le bout périphérique
sera lié sur le trocart.

valvules gênent pour la propulsion du liquide. Ce dernier ne pénètre
qu'après avoir distendu la veine et forcé les valvules. Si donc la
ligature sur trocart est mal serrée, le liquide s'épanche entre le
vaisseau et l'instrument. A mesure que le liquide pénètre dans la
circulation, le segment du membre compris entre les deux liens

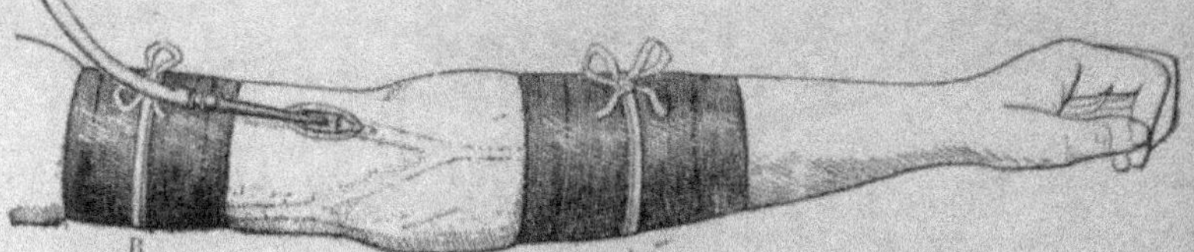

Fig. 54. — Introduction de la canule-trocart dans la veine céphalique.

pâlit et gonfle, parfois il bleuit légèrement, par refoulement du
sang resté dans les veines profondes.

Quelle quantité de sérum cocaïné faut-il injecter? — Il
faut obtenir l'anesthésie et d'autre part ne pas intoxiquer le sujet. La
dose maxima est de 100 grammes chez l'adulte et de 50 grammes

chez l'enfant. Le danger n'existe qu'au moment où, à la fin de
l'opération, on retire le lien central et où l'anesthésique passe en
masse dans la circulation. Cette pénétration, toutefois, n'est pas
aussi rapide que l'on pense, car la résorption est relativement assez
lente. Si d'ailleurs on la craignait, on peut prévenir les accidents de
deux façons : 1° en remettant la ligature centrale après l'avoir
momentanément enlevée, afin que le liquide toxique soit absorbé en
plusieurs fois; 2° en injectant à la fin de l'opération, avant l'ablation

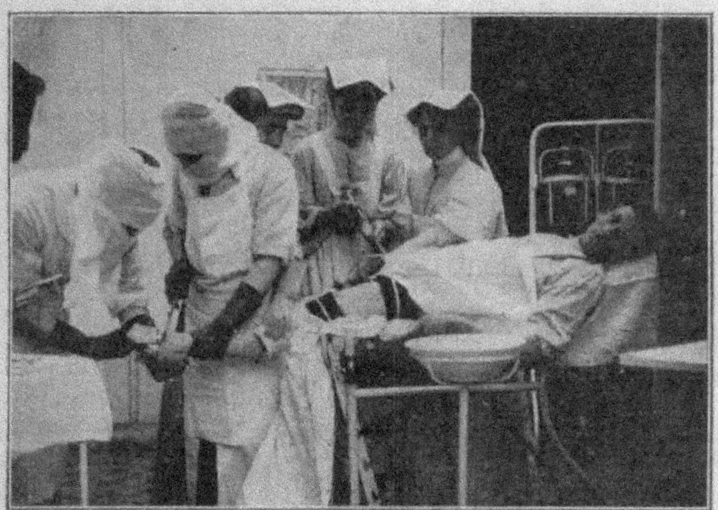

Fig. 55. — Anesthésie segmentaire pour une amputation partielle du pied.

des deux ligatures, dans la veine qui a servi à l'anesthésie, 1 litre d'eau
salée tiède, destinée à entraîner l'anesthésique. Ce sérum sort par
la plaie opératoire laissée béante et dont les vaisseaux n'ont pas été
ligaturés. Si on opère sur le segment où l'anesthésie est directe, le
lavage se fait rapidement ; si on opère sur le segment dont l'anesthésie est indirecte, il faut enlever la ligature périphérique et, au bout
de quelques minutes, le sérum injecté sort par la plaie opératoire.

L'anesthésie directe se produit immédiatement après l'injection.
Elle occupe tous les plans depuis la peau jusqu'aux os. Cinq minutes
après l'injection, l'anesthésie directe se produit, puis la motricité
est supprimée.

L'anesthésie indirecte progresse de l'extrémité centrale à l'extrémité périphérique du segment. Elle est d'autant plus rapide que le

membre a été mieux ischémié et que les deux liens constricteurs ont
été mieux serrés.

La disparition de l'anesthésie se produit cinq minutes après
l'ablation des ligatures centrales et périphériques. En conséquence,
il faut que l'hémostase et la suture se fassent avant le retour du
sang. Il est donc à craindre que, dans les amputations ou les résections, un vaisseau ne soit laissé béant dans la plaie. Une bonne
compression, une hémostase soignée peuvent néanmoins pallier cet
inconvénient.

Sur 134 cas (amputations, résections, sutures osseuses, etc.), Bier
a eu 5 insuccès et a dû recourir à l'anesthésie générale.

L'anesthésie directe est à utiliser pour les amputations, les résections articulaires et toutes les opérations dont le champ est limité
au segment médian du membre.

L'anesthésie indirecte est indiquée pour les opérations qui nécessitent un champ étendu, pour les affections portant sur l'extrémité
du membre et pour les cas inflammatoires : ostéomyélite, phlegmon,
dans lesquels il serait dangereux d'appliquer la bande d'Esmarch, de
la périphérie vers le centre.

L'anesthésie veineuse de Bier est indiquée dans toutes les opérations
des membres. Elle doit supplanter en partie l'anesthésie rachidienne,
plus dangereuse, impossible d'ailleurs à appliquer au membre
supérieur, et elle permet de réduire les indications de l'anesthésie
générale.

VIII. — Injections épidurales.

Technique. — Elle consiste en injections de substances sédatives
ou médicamenteuses dans l'espace épidural dans lequel on fait pénétrer l'aiguille à ponction par l'ouverture inférieure du canal sacré
(Cathelin). Pour exécuter cette intervention, il faut faire coucher le
malade sur le côté, les cuisses fortement fléchies sur l'abdomen.
Pour déterminer le lieu d'élection de la piqûre, suivre avec le doigt
les apophyses épineuses vertébrales, jusqu'à ce qu'on rencontre à
l'extrémité du sacrum une dépression triangulaire ouverte en bas.
C'est là qu'il faut ponctionner. La manœuvre comprend deux temps :

Premier temps : introduction de l'aiguille obliquement à 30° sur
l'horizontale.

Deuxième temps : pousser l'aiguille toute droite dès qu'elle est
horizontale. Son extrémité s'arrête à 1 centimètre du cône dural.
En retirant l'aiguille, il importe de laver le canal avec le contenu
d'une seringue, afin de traumatiser les racines sacro-coccygiennes
qu'n'a pu atteindre l'injection haute qui a fusé dans l'étui épidural.

Le pli interfessier peut servir de repère ; l'ouverture inférieure du canal sacré se trouve à 1 ou 2 centimètres plus haut que cette rainure ; mais, dès que le malade se couche sur le côté, le pli fessier s'abaisse par rapport à la ligne épineuse. Le repère n'est donc plus exact.

Avantages. — Innocuité complète ; rien à craindre du côté de la moelle ; facilité extrême d'exécution et absence de douleur. La surface d'absorption est très grande. Par cette voie, on injecte du sérum physiologique à la dose de 5 à 40 grammes, qu'on peut répéter deux fois par semaine.

Indications. — A part les cas de guérison d'incontinence d'urine, dont elles constituent le traitement de choix, les injections épidurales sont rarement indiquées comme procédé d'anesthésie. On peut pourtant les essayer en se servant d'une solution faible de stovaïne pour pratiquer des opérations sur l'anus et le périnée. Sicard les a employées dans le traitement de la sciatique et le tabes. Cathelin les emploie couramment chez les urinaires.

IX. — Anesthésie médullaire (technique de Tuffier et Chaput).

Le malade, suivant la nature de sa maladie, s'assied en faisant le gros dos, ou se couche sur le côté. Dans ce dernier cas, la piqûre lombaire se fait sur le côté convexe du rachis, c'est-à-dire du côté de la table. Il n'y a pas à craindre de piquer la moelle épinière, puisque celle-ci s'arrête à la deuxième vertèbre lombaire ; à partir de ce point, elle se continue par la queue de cheval et de nombreux filets nerveux, contenus dans le sac méningé, large et spacieux dans cette région. C'est dans ce sac, fermé par le feuillet viscéral de l'arachnoïde d'un côté et la pie-mère de l'autre, que le chirurgien doit introduire l'aiguille. Trois espaces intervertébraux sont donc à la disposition de l'opérateur ; il faut donner la préférence au quatrième, c'est-à-dire à celui qui sépare la quatrième vertèbre de la cinquième, entre les deux épines iliaques postéro-supérieures, sur la ligne médiane, chez l'enfant ; à 1 centimètre en dehors de cette ligne chez l'adulte. Enfoncer l'aiguille en la dirigeant vers l'axe du rachis ; dès que l'aiguille atteint les ligaments jaunes qui ferment l'espace intervertébral, on rencontre une résistance qui se traverse facilement. Si l'aiguille rencontre un obstacle osseux, on tâtonne çà et là, ou bien on enfonce l'aiguille dans une autre direction. Ne jamais injecter une substance anesthésique avant que le liquide cérébrospinal se soit écoulé par l'aiguille. Si cet écoulement fait défaut, c'est que l'aiguille a dépassé le sac méningé, qu'elle ne l'a pas atteint, que l'aiguille est bouchée, ou que la pression du liquide est trop faible. Dans ce dernier cas, faire tousser le malade pour que le liquide s'écoule.

Les aiguilles ont un diamètre de 1 millimètre et une longueur de 5 à 10 centimètres. Il est utile qu'elles aient un mandrin d'acier qui, allant jusqu'à la pointe, est taillé en biseau ; utiliser le mandrin ; dans le cas où l'aiguille ne pénètre pas directement dans le sac dural, des particules de tissu peuvent l'obstruer.

Chez les enfants, la ponction lombaire est très simple, les espaces intervertébraux sont larges. La ponction se fait juste sur la ligne médiane entre les deux apophyses épineuses. L'aiguille pénètre à 1 ou 2 centimètres de profondeur.

Chez l'adulte, surtout chez l'adulte musclé, l'aiguille traverse difficilement les ligaments interspinaux. C'est pour cette raison qu'il est mieux de piquer à 1 centimètre à droite de la ligne médiane et de diriger un peu obliquement l'aiguille vers l'axe du rachis.

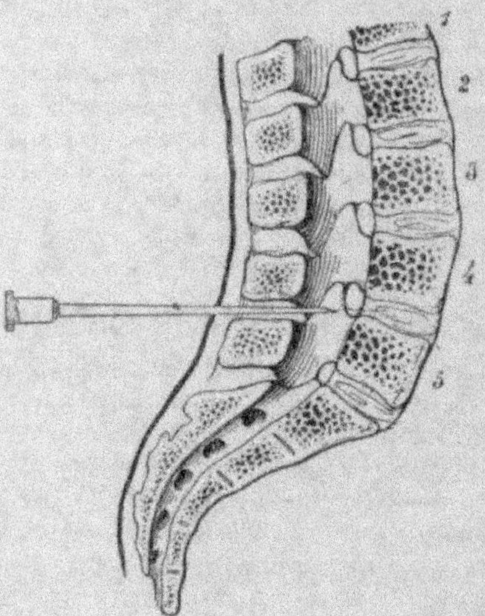

Fig. 56. — Rachianesthésie.

Introduction de l'aiguille entre la quatrième et la cinquième vertèbre lombaire.

La peau doit être désinfectée soigneusement, comme pour une opération chirurgicale. Le patient doit rester couché quarante-huit heures après la ponction lombaire.

L'aiguille doit être en platine facilement stérilisable.

L'injection de cocaïne doit se faire très lentement, au moins une minute.

Instrumentation. — L'instrumentation comporte une solution de cocaïne, une solution de caféine, une aiguille, une seringue et un verre gradué. Comme aiguille, prendre l'aiguille de Tuffier ou celle de Chaput. Celle-ci présente un long biseau et un trou latéral. L'aiguille doit être munie d'un mandrin.

La seringue de choix est celle de Luer de 2 centimètres cubes.

Le verre gradué à 30 centimètres cubes sert à mesurer la quantité de liquide rachidien évacuée. Employer la solution stérilisée de stovaïne à 4 p. 100 dans du sérum, en ampoules scellées. Ne jamais ajouter à la solution de cocaïne (1), d'alcool, ni d'adrénaline. La cocaïne est destinée à remonter le pouls s'il en est besoin.

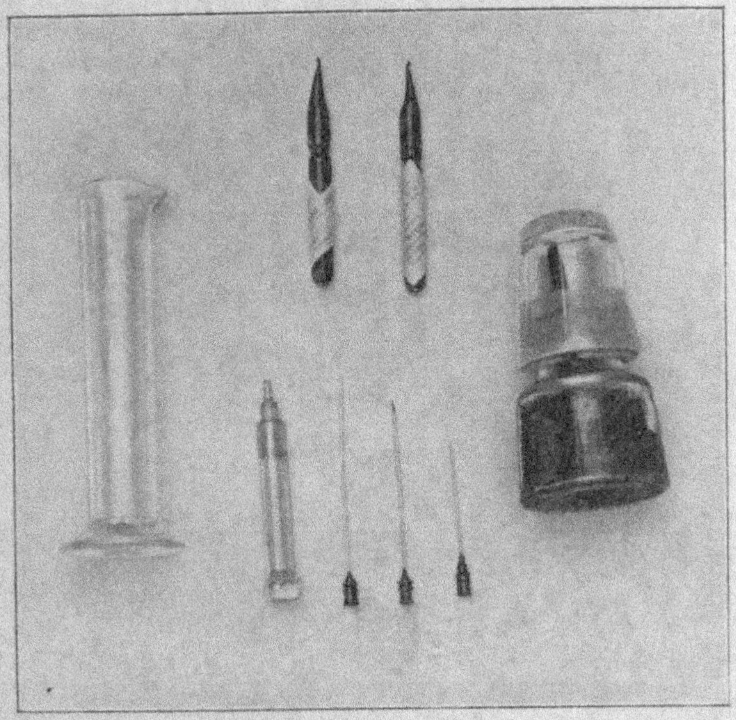

Fig. 57. — Instrumentation pour la rachianesthésie.

2 éprouvettes graduées pour recueillir le liquide céphalo-rachidien ; 2 ampoules de stovaïne ou novocaïne ; 1 seringue de Luer avec 3 aiguilles de platine : 1 pour enfant, 1 pour femme et 1 pour adulte musclé. Flacon de collodion.

Les malades peuvent boire une tasse de lait ou de bouillon deux heures avant l'opération.

Ne jamais faire précéder l'injection rachidienne d'une injection de scopolamine qui prédispose à la syncope. Chez les sujets peu résistants, il faut au contraire injecter, avant l'opération, 500 grammes de sérum sous la peau et une ampoule de caféine.

(1) La cocaïne peut être remplacée par la stovaïne ou la novocaïne.

Technique. — L'opérateur, aux mains stériles, charge la seringue. Il doit vérifier le titre de la solution, la contenance et la graduation de la seringue et calculer la quantité de stovaïne qu'il doit injecter.

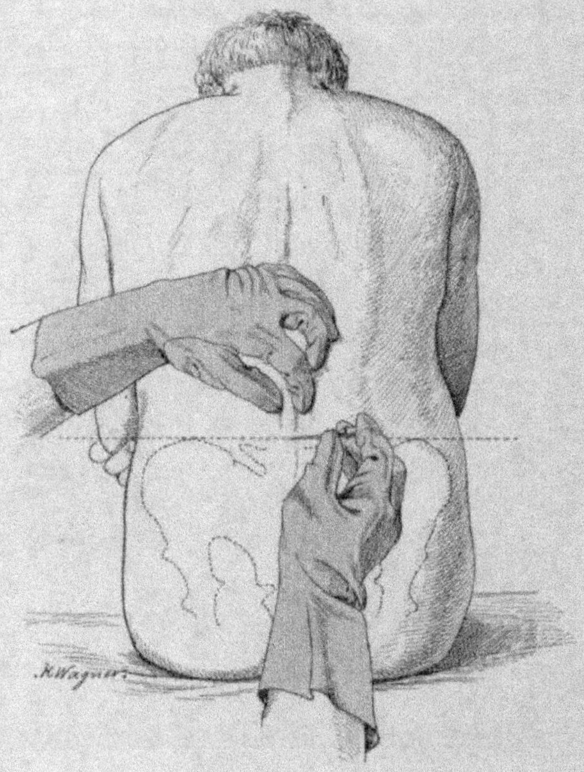

Fig. 58. — Comment on pratique une ponction lombaire.

La main gauche repère les apophyses épineuses. Le pointillé horizontal passe par les crêtes iliaques et l'intervalle de la quatrième et de la cinquième lombaire. La main droite introduit l'aiguille à 1 centimètre en dehors de la ligne médiane, et la dirige vers l'axe du rachis.

Il faut 3 centigrammes pour les opérations du périnée et de l'anus; 4 centigrammes pour le membre inférieur; 5 centigrammes pour les hernies. Le malade s'assied sur la table d'opération, les jambes pendantes et faisant le gros dos.

Nettoyer la peau par une friction à l'iode.

Le chirurgien palpe la région lombaire et choisit le troisième espace. Si les apophyses épineuses sont saillantes, la ponction se fera latéralement ; si elles sont en retrait, il faut piquer sur la ligne médiane.

L'aiguille munie de son mandrin (enfoncé en partie seulement) est poussée vers le canal rachidien ; à un moment donné, elle traverse une peau de tambour formée par les ligaments jaunes. On l'enfonce encore de quelques millimètres et on pousse le mandrin à fond.

On le retire alors et le liquide s'écoule ; on recueille ce liquide dans un verre gradué et on en extrait de 10 à 15 centimètres cubes. L'injection est faite lentement. Si, après la traversée des ligaments jaunes,

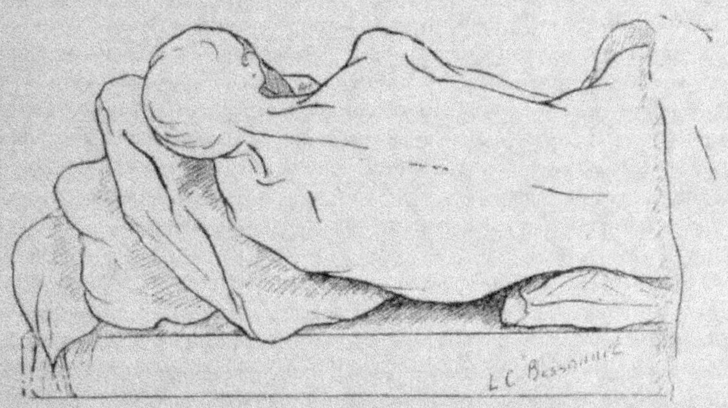

Fig. 59. — Autre position du malade pour la ponction lombaire.

le liquide ne s'écoule pas, c'est que l'aiguille est bouchée par un caillot ou de la graisse. Il faut réintroduire le mandrin pour la déboucher. Dès que l'injection est faite, on retire l'aiguille ; on laisse le malade une ou deux minutes assis, puis on le couche.

L'opéré ressent des fourmillements dans les jambes ; l'anesthésie est obtenue au bout de cinq minutes ; les muscles sont paralysés ; les fractures et les luxations se trouvent ainsi réductibles ; l'anus devient incontinent. Chez les sujets nerveux, le pouls devient petit et tombe à 45 ; la face pâlit ; c'est le moment de la syncope. Il est bon alors d'injecter 1 centimètre cube de caféine et 500 grammes de sérum. Cette injection de sérum se fera dans les veines, associée à un demi-milligramme d'adrénaline, *si la syncope est grave*.

Comme le sujet a les yeux bandés et les oreilles bouchées, il ne faut pas l'interroger pour vérifier l'anesthésie du champ opératoire.

Il est préférable de le pincer avec une pince à griffes et de surveiller la contraction de la face. L'anesthésie opératoire dure une petite heure. La sensibilité revient ensuite de haut en bas, ainsi que la motilité.

Les opérés peuvent boire aussitôt après l'opération, et s'alimenter le jour même.

Ne pas laisser lever le malade après l'opération, sinon on l'expose à la syncope, à la céphalée et à la rétention d'urine. Il est indispensable de laisser l'opéré quatre ou cinq jours au lit.

En cas de céphalée, coucher le sujet horizontalement et faire une ponction lombaire de 20 centimètres cubes.

Avantages. — L'anesthésie lombaire présente sur la narcose les avantages suivants : elle procure une anesthésie plus profonde sur les voies urinaires. Par exemple, pour les opérations sur la vessie, l'opérateur n'est point gêné par des phénomènes de défense, comme cela se produit, même avec la chloroformisation poussée très loin. L'opérateur peut intervenir sans aide. En cas d'occlusion intestinale et de hernie étranglée, les vomissements fécaloïdes dans la trachée ne sont point à craindre. C'est un procédé excellent pour la chirurgie rurale, pour la chirurgie urinaire et pour certaines interventions où l'anesthésie générale est contre-indiquée : emphysémateux, bronchitiques, etc.

Accidents. — Les *accidents* sont assez fréquents ; les uns sont légers : céphalée, vomissements ; les autres sont graves : paralysie, méningite, syncope mortelle. Ces derniers constituent le gros danger de la rachistovaïne. Les morts sont plus fréquentes qu'avec aucun procédé de narcose. Elles tiennent, il est vrai, à un défaut de technique, mais nous devons dire que, si la rachianesthésie est une méthode excellente, elle s'applique surtout aux cas où la narcose est contre-indiquée.

Ne jamais faire de rachistovaïne pour les opérations sus-ombilicales. S'en dispenser également chez les sujets en état d'infections aiguës, les cachectiques, les tarés, les cardiaques ou hépatiques, les malades très anémiés.

Ne jamais dépasser la dose de 5 centigrammes.

La méthode échoue chez un ou deux malades sur dix. Cet échec est dû soit à l'appréhension du patient, soit à l'application d'une mauvaise technique.

X. — Résumé pratique de l'anesthésie locale.

On peut employer la *cocaïne*, la *stovaïne*, la *novocaïne*, la *tropocaïne* ou l'*alypine*, suivant les tendances de chacun. Les associer à l'adrénaline, si la région est enflammée.

L'anesthésie locale s'emploiera chaque fois qu'elle sera possible. Elle convient à un très grand nombre d'opérations chirurgicales, mais elle nécessite plus d'habileté et plus d'entraînement que l'anesthésie générale. Chaque fois que nous emploierons le mot *cocaïne*, ce terme pourra aussi bien être remplacé par l'un des succédanés que nous venons d'énumérer.

Mode d'action. — La cocaïne agit, à la manière d'un poison paralysant, sur les terminaisons nerveuses sensitives, sur les terminaisons nerveuses motrices et sur tous les éléments vivants au contact desquels elle se trouve. Il faut donc éviter la diffusion rapide de doses nuisibles dans la circulation générale. Cette diffusion sera évitée, soit par une ligature du membre immédiatement au-dessus de la région opératoire, soit, mieux encore, par l'addition de quelques gouttes d'adrénaline, laquelle provoque la vaso-constriction et empêche la résorption de l'alcaloïde.

Contre-indications. — 1° Ne pas employer la cocaïne au-dessous de dix ans. 2° Se méfier de la sensibilité spéciale de certains névropathes. 3° Ne pas l'employer dans les opérations irrégulières à foyer mal délimité qui s'exécutent sur un champ opératoire étendu. 4° L'éviter sur les tissus ulcérés ou enflammés. Toutefois, pour ces derniers, l'addition d'adrénaline permet d'obtenir une anesthésie suffisante.

Anesthésie des muqueuses. — Elle s'obtient, soit par *instillations* : par exemple, pour enlever un corps étranger de la cornée, laisser tomber quelques gouttes d'une solution à 1 p. 200 dans le cul-de-sac conjonctival ; soit en *badigeonnages* : les rhinologistes badigeonnent le nez et le larynx avec une solution à 10 p. 100, qui produit l'insensibilité et la décongestion de la muqueuse ; enfin, en *injections* : les urologues anesthésient l'urètre, en injectant 5 grammes d'une solution à 1 p. 100 pendant trois minutes.

N'employer qu'une solution à 1 p. 200, additionnée ou non d'adrénaline à 1 p. 1000 (une goutte d'adrénaline au 11 000° pour un gramme de stovaïne au 1/100°). Injecter au maximum 20 centimètres cubes. N'employer qu'une solution très fraîche et stérilisée. L'idéal est de la préparer extemporanément. Se servir d'une seringue de Luer et d'une longue aiguille en platine.

Manuel opératoire. — L'injection doit être traçante et continue. L'aiguille est enfoncée en plein derme, à l'une des extrémités de la future incision. Le piston est poussé légèrement jusqu'à l'apparition d'une boursouflure blanche. Insinuer lentement l'aiguille dans l'épaisseur du derme le long de la ligne d'incision. Pousser le piston à mesure que l'aiguille avance. Si l'aiguille est trop courte pour parcourir d'un trait toute la ligne d'incision, la retirer, puis l'enfoncer dans la région déjà anesthésiée, pour pousser l'incision plus loin. Injecter ensuite une ou deux seringues dans le tissu cellulaire sous-cutané. Attendre cinq minutes avant d'inciser, et suivre exactement la traînée jalonnante. Exprimer la plaie avant de suturer pour faciliter l'écoulement de la cocaïne.

Accidents. — Les accidents légers sont : l'excitation, le délire.

Les accidents graves sont : des crises épileptiformes, l'état syncopal, la dyspnée et la mort par asphyxie, et la tétanisation des muscles respiratoires.

Pour faire disparaître ces accidents syncopaux, faire des injections de caféine, eau froide. En cas d'asphyxie, donner du chloroforme.

DEUXIÈME PARTIE

L'OPÉRATION

—

CHAPITRE PREMIER

LES PONCTIONS

I. — PONCTIONS EXPLORATRICES.

La ponction exploratrice consiste à enfoncer dans les tissus un aiguille montée sur une seringue de Pravaz, et à faire l'aspiration pour constater la présence ou l'absence de liquide.

Indications. — *a*. Une tumeur se présente dans une région quelconque; on hésite sur la nature solide ou liquide de son contenu. On précise le diagnostic par la ponction.

b. On a constaté la présence d'une collection liquide; il faut reconnaître la qualité du liquide. La ponction dira si ce liquide est séreux ou purulent.

c. Le clinicien veut prélever quelques gouttes de liquide pour faire l'examen chimique, bactériologique ou cytologique du liquide. La ponction le renseignera encore.

La ponction n'est pas sans danger et ne devra jamais être faite sur une tumeur abdominale. La simple ponction capillaire d'un kyste hydatique, par exemple, peut provoquer la mort rapide par intoxication ou l'inoculation du péritoine par les échinocoques.

Manuel opératoire. — L'aiguille est adaptée à une seringue de Luer; le fonctionnement est vérifié. L'aiguille est enfoncée dans les tissus. La sensation de résistance et la liberté de la pointe de l'aiguille indiquent que l'on est dans une cavité. Avec le pouce et l'index gauches on maintient la douille de l'aiguille, tandis que la main droite tire sur le piston de la seringue. Si la tumeur est liquide, ce dernier remplit la seringue. L'aiguille est retirée et la peau collodionnée.

Quand on ponctionne une collection de pus épais, l'aiguille se bouche; il faut recommencer avec une aiguille plus grosse.

II. — THORACENTÈSE ET PLEUROTOMIE.

Ponction pleurale (Thoracentèse).

La thoracentèse consiste à ponctionner la plèvre à l'aide d'un aspirateur. La thoracentèse doit être rigoureusement aseptique.

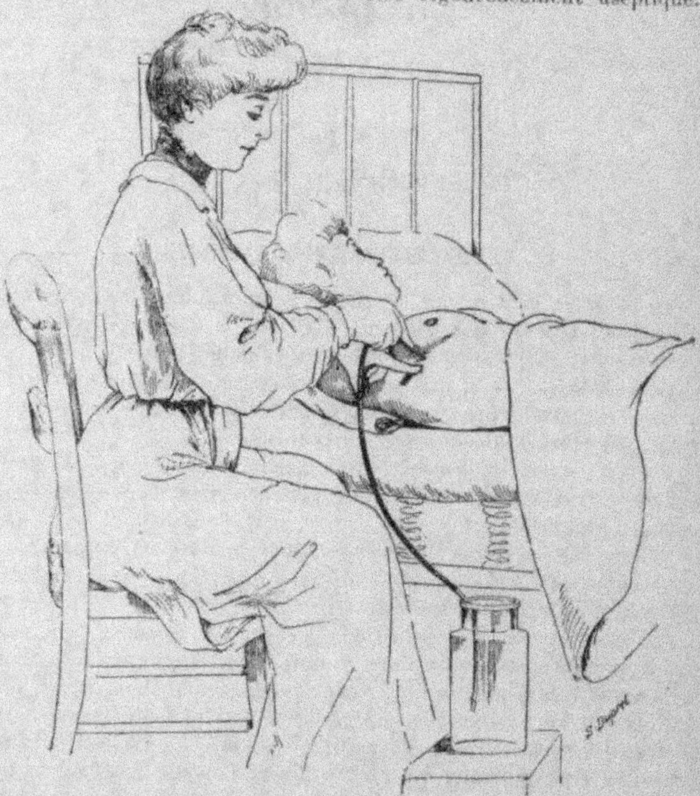

Fig. 60. — Comment on pratique une ponction pleurale.

Le sujet est couché. L'index gauche plonge dans l'espace intercostal, sur la ligne axillaire
(*La Clinique*).

L'asepsie est obtenue par le badigeonnage iodé de la peau et l'ébullition du trocart.

Indications. — Le chirurgien ponctionne la plèvre pour reconnaître la présence du sang ou d'un épanchement purulent qu'il aspirera ensuite en totalité; séance tenante il pratiquera d'ailleurs, en cas de pus, l'incision ou la résection d'une côte.

L'épanchement sanguin consécutif à une plaie du poumon ne doit être évacué que s'il gêne la respiration.

Choix de l'appareil. — Choisir l'aspirateur Potain qui s'adapte à un récipient volumineux. Se servir de l'aiguille numéro 3, dont

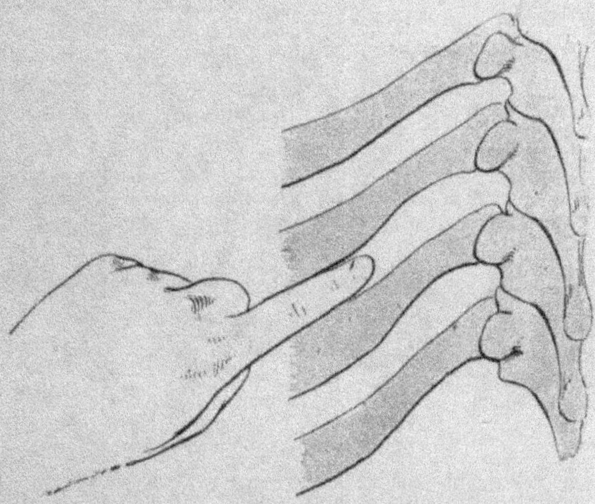

Fig. 61. — Comment l'opérateur recherche l'espace intercostal et comment il fixe les côtes, avant de pratiquer la ponction de la plèvre (*La Clinique*).

la perméabilité sera assurée au moyen d'un fil d'argent que l'on retirera au moment de s'en servir.

Technique. — Le malade est couché dans une position franchement latérale, et amené au bord du lit, la tête et l'épaule sur l'oreiller, le dos tourné vers l'opérateur. Celui-ci est assis face au malade. Il faut bien limiter la zone de matité par la percussion. C'est en pleine matité qu'il doit ponctionner. Généralement, elle correspond au septième ou huitième espace intercostal, à 12 ou 15 centimètres de la colonne vertébrale. L'index enfonce dans l'espace et le trocart pénètre immédiatement au-dessus de l'extrémité du doigt indicateur. Il est bon d'élever un peu le côté malade au-dessus du plan du lit, en plaçant un coussin sous la région lombaire.

La position couchée latérale est supérieure à la position assise ; elle évite au malade la syncope, la dyspnée et les accès de toux.

L'aiguille pénètre à 2 ou 3 centimètres de profondeur ; la sensation de résistance vaincue indique que la pénétration est suffisante. Le robinet de l'aspirateur est ouvert ; le liquide tombe dans l'appareil.

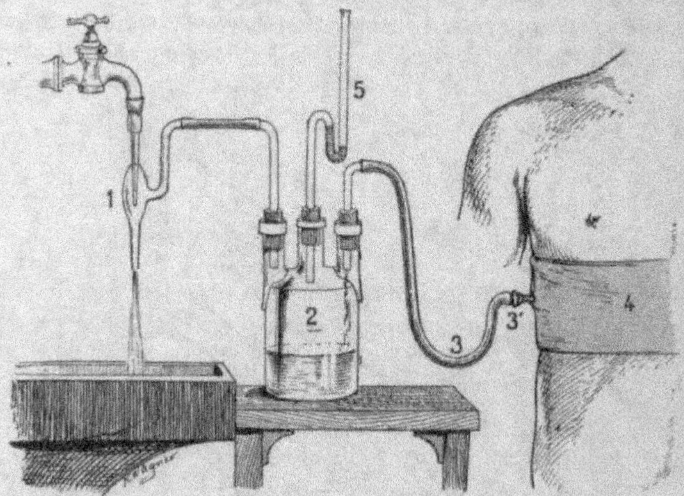

Fig. 62. — Aspiration du pus dans une plèvre suppurée.

La pression d'eau crée un appel d'air en 1 et produit le vide dans le récipient 2, ainsi que le montre la colonne de mercure dans le tube 5. Le tuyau 3 communique avec un drain fixé par un pansement collodionné 4.

Quand la quantité extraite est jugée suffisante, l'aiguille est retirée. La peau est collodionnée.

Si le liquide est purulent, il faut, quand même, évacuer la plèvre jusqu'au bout et préparer le nécessaire le jour même ou le lendemain pour exécuter une pleurotomie avec ou sans résection costale.

Pleurotomie.

Certaines pleurésies à pneumocoques guérissent par la ponction, mais c'est une éventualité *qu'il ne faut point escompter*. *Dès que la ponction ramène un liquide purulent, il faut* le plus rapidement possible *inciser la plèvre* ; plus tôt l'incision est faite et plus aisément le poumon, encore perméable, reprend contact avec la paroi et prévient la fistule pleurale.

A. *Incision intercostale simple*. — S'il s'agit d'un grand épanchement pleural, comme c'est la règle, il faut pratiquer l'incision dans le septième espace intercostal à droite, dans le huitième à gauche, sur la paroi postérieure et latérale du thorax. Le milieu de l'incision correspondra à la ligne axillaire postérieure, c'est-à-dire à celle qui descend du bord supérieur de l'aisselle. Se rappeler qu'il faut inciser le plus bas et le plus en arrière possible, mais laisser un espace de trois doigts au moins en hauteur au-dessus du rebord costal pour éviter le diaphragme. L'opération comporte un bistouri, deux pinces hémostatiques, une aiguille et une paire de ciseaux.

L'opérateur procède ainsi : Deux doigts de la main gauche palpent la huitième ou la neuvième côte et repèrent le bord supérieur de celle-ci. Sur ce bord supérieur le bistouri fait une incision de 8 à 10 centimètres ; couper à fond ; si le tranchant tombe dans la plèvre, tant mieux ; mais il est plus régulier de couper d'abord les téguments et les muscles superficiels et dans le second temps seulement les muscles intercostaux. L'opérateur tombe généralement dans un tissu œdémateux, infiltré ; il ponctionne ce tissu au bord

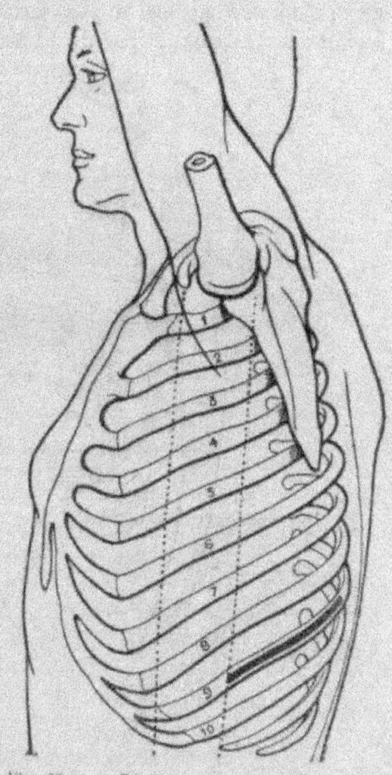

Fig. 63. — Résection de côte pour pleurésie purulente (*La Clinique*).

Portion de la neuvième côte qui doit être supprimée (trait noir). Le pointillé indique la ligne axillaire en arrière de laquelle sera faite la résection.

supérieur de la côte et voit le pus sourdre sur la lame du bistouri. Il place un gros drain dans la plèvre et le fixe ; le pus s'évacue par le drain et, quand la plèvre paraît vide, ce dernier plonge au ras du sol dans un bocal à demi plein d'eau ; sous l'influence des accès de toux, l'eau monte dans le tube, crée une pression négative qui favorise le contact du poumon avec la paroi costale.

Technique chirurgicale.   9

B. *Pleurotomie avec résection costale*. — En principe, il vaut
mieux réséquer une côte. L'orifice est plus large, le drainage se fait
mieux. C'est la huitième côte qu'il faut généralement supprimer,
sur une longueur de 8 centimètres environ. L'opération est
amorcée comme pour la pleurotomie simple. La section des tissus
se fait sur la face externe de la côte; dès que le périoste est incisé,

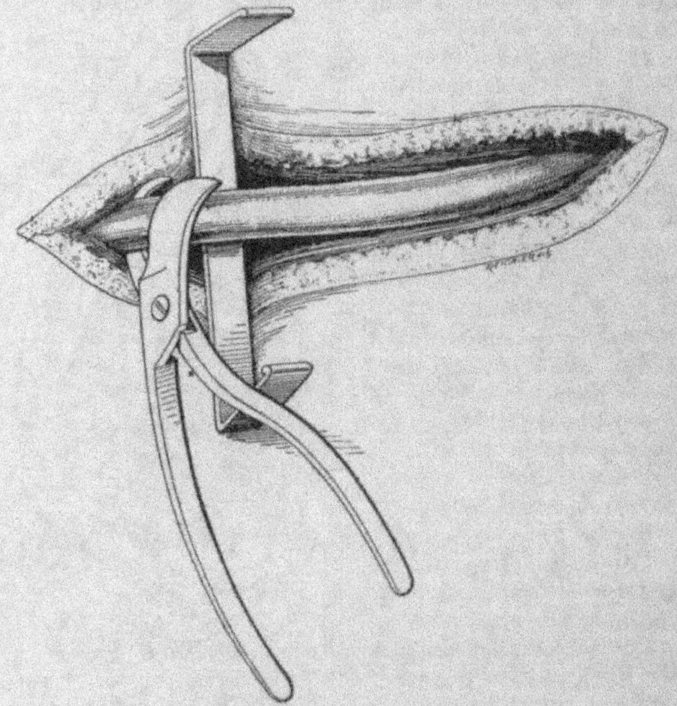

Fig. 64. — Ouverture d'un abcès pleural (*La Clinique*).

Le périoste a été incisé et décollé. L'écarteur récline la plèvre. La cisaille sectionne les
côtes à l'extrémité de la plaie.

la rugine dénude l'os au milieu; sur ses deux faces une pince coupante le sectionne. L'os est soulevé et séparé de la plèvre sur
quelques centimètres; puis chaque fragment est sectionné séparément. L'opérateur plonge alors le bistouri au point occupé avant
par la côte disparue. L'évacuation et l'application d'un drain se font
comme pour la pleurotomie simple.

Quelle anesthésie faut-il employer ?

a. **Anesthésie locale à la novocaïne.** — Elle permet de faire une pleurotomie. Cette anesthésie est tout à fait indiquée chez les sujets mal soignés, c'est-à-dire ceux chez lesquels l'incision est faite tardivement et qui présentent soit une température très élevée, soit des menaces d'asphyxie, soit une déchéance marquée de l'organisme par la temporisation. L'opérateur injecte donc d'abord 5 ou 6 centimètres cubes d'une solution anesthésique dans la peau et les tissus sous-cutanés, puis fait une nouvelle injection dans les muscles intercostaux. L'anesthésie est parfaite.

L'anesthésie locale peut encore s'employer si on pratique une résection costale, mais elle demande l'injection d'une plus grande quantité de solution et plus d'habileté de la part de l'opérateur. Il faut pousser l'injection autour de la côte, surtout au-dessous de son bord inférieur pour infiltrer le voisinage du nerf intercostal.

b. **Anesthésie au kélène.** — Le chloréthyle donne une anesthésie de deux ou trois minutes, très suffisante pour un opérateur rapide, qui désire exécuter la pleurotomie simple ou même la résection costale. Mais si le sujet est à demi asphyxique, il est préférable de recourir à l'anesthésie locale qui ne s'accompagne d'aucune défense de la part du sujet et ne fatigue pas le cœur. Dans les cas ordinaires, la narcose au kélène est tout à fait indiquée.

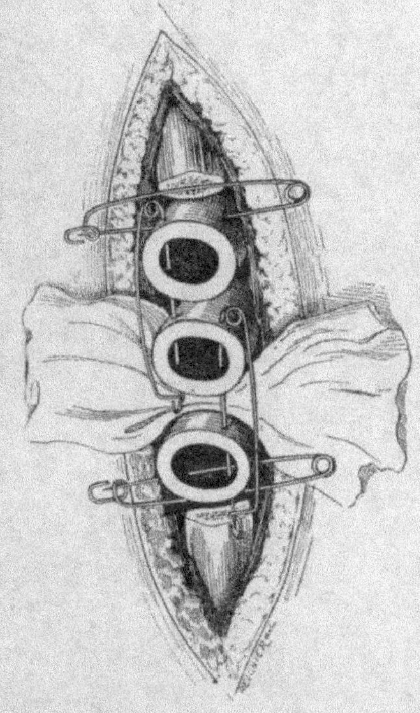

Fig. 65. — Comment on draine une plèvre après pleurotomie, pour pleurésie purulente (*La Clinique*).

c. **Anesthésie à l'éther.** — Celle-ci convient aux opérateurs lents et aux malades en bon état.

Faut-il laver la plèvre après l'ouverture d'un abcès ? — En général, non. Il suffit de drainer. L'absence de lavages favorise l'accolement du poumon et son retour à la paroi ; mais si la température est très élevée, si le liquide est rougeâtre et présente quelque odeur, il est bon de laver à l'eau oxygénée. Voilà comment nous

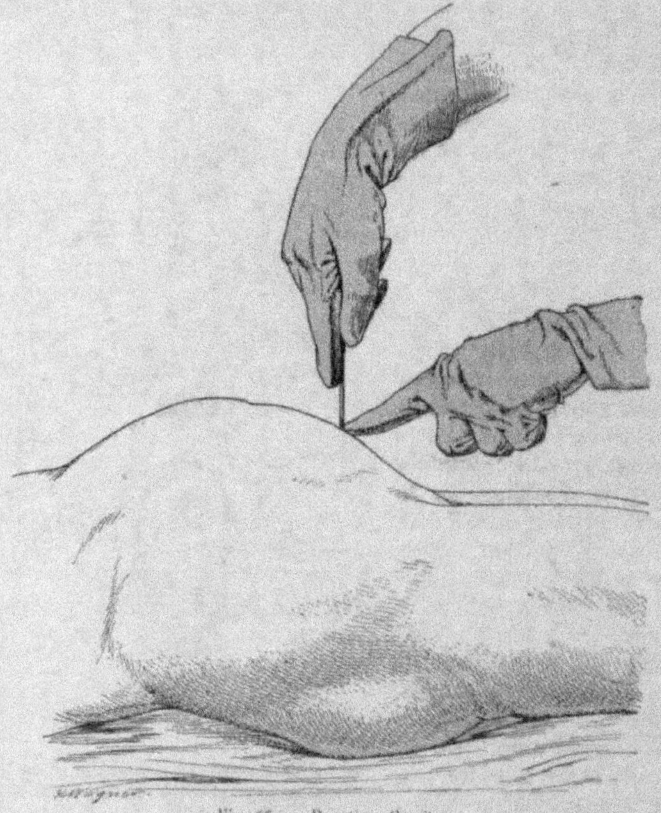

Fig. 66. — Ponction d'ascite.

L'index gauche fixe la peau sur la ligne médiane, à égale distance de l'ombilic et du pubis. La main droite enfonce le trocart perpendiculairement à la peau.

faisons ce lavage : le malade, non endormi, est couché sur le côté sain. Un pot rempli d'un mélange d'eau oxygénée et d'eau alcaline chaude est vidé lentement dans l'orifice pleural. Le malade est ainsi laissé dans le décubitus latéral pendant dix ou vingt minutes, puis on le fait tousser de façon à brasser le poumon et à bien nettoyer la plèvre. Le malade est mis dans la position assise. L'eau du lavage sort seule. Dès que la température tombe, dès que l'odeur a disparu, il faut cesser le lavage; à défaut d'eau oxygénée, l'eau salée chaude suffit.

III. — PARACENTÈSE DE L'ABDOMEN.

La ponction de l'abdomen se pratique uniquement en cas d'ascite. Le chirurgien doit refuser la ponction à un malade atteint de kyste ovarique, de kyste hydatique ou d'uronéphrose.

L'instrument consiste en un trocart. S'assurer auparavant qu'il joue librement dans sa canule et qu'il s'y adapte bien. Se munir d'un seau pour recueillir le liquide, d'un bandage de corps, de compresses stérilisées et de collodion.

La ponction doit se faire sur la ligne médiane, entre l'ombilic et le pubis. S'assurer auparavant que la région est bien mate et qu'il n'y a pas d'intestin. Le patient est couché sur le dos, les jambes étendues; la peau est badigeonnée à l'iode. La vessie est vidée par cathétérisme.

Technique. — Le chirurgien se place à gauche du malade, saisit son trocart de façon que le manche s'appuie sur la paume de la main, puis, d'un coup brusque, enfonce la pointe sur la ligne médiane, perpendiculairement à la peau. Dès qu'on a la sensation d'avoir pénétré, la pointe est retirée; la canule reste; le liquide s'écoule. Quand on a évacué le liquide, on retire la canule et on collodionne la peau.

IV. — INTERVENTIONS SUR LES ABCÈS FROIDS (AVANT ET APRÈS LE RAMOLLISSEMENT).

La conduite à tenir vis-à-vis d'un abcès tuberculeux varie suivant que le point d'origine de cet abcès est abordable ou non, suivant qu'il est ouvert ou fermé. Un abcès froid dont l'origine est abordable peut, théoriquement, être traité par l'incision large et l'ablation complète du point malade ou de la poche; mais, dans les régions où les cicatrices sont à éviter (cou et face), il est préférable d'employer les *ponctions suivies d'injections modificatrices*, suivant la technique de Calot (1). Quand la peau aura été perforée par des ponctions mal faites et que la collection sera fistulisée, il faudra avoir recours au bistouri.

(1) Calot, L'orthopédie indispensable au praticien, 1909.

La ponction suivie d'injection doit être utilisée, que l'abcès soit ou non ramolli et que le pus existe ou non.

Sur toute masse donnant l'impression de correspondre à un foyer tuberculeux, il faut d'abord pratiquer une ponction avec une grosse aiguille et en tissu sain, sur un point du tégument assez éloigné du point culminant pour éviter la formation d'une fistule. Si la ponction ramène du pus, l'injection modificatrice assurera une guérison assez rapide. Si au contraire le pus fait défaut, il faut pro-

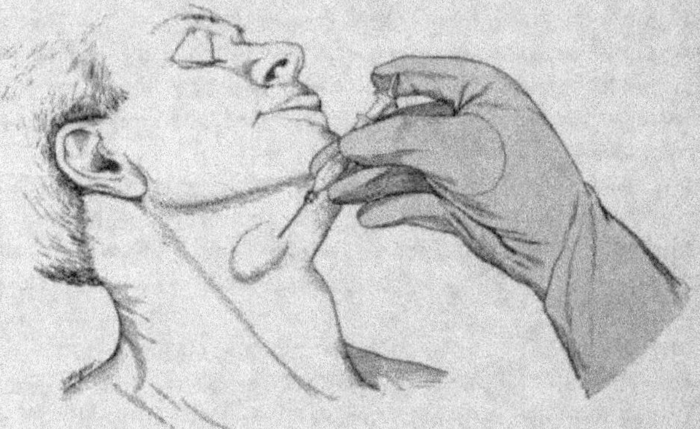

Fig. 67. — Adénite suppurée du cou.

Comment on ponctionne l'abcès et comment on injecte une solution antiseptique. La piqûre se fait sur la limite de la collection et non au sommet pour éviter une fistule.

voquer sa formation. Le traitement sera alors de plus longue durée. Qu'il s'agisse donc de modifier la paroi de l'abcès ou de provoquer sa suppuration, le traitement est le même. Les liquides à injecter sont identiques; ce sont des substances caustiques et antiseptiques.

Instrumentation. — Aspirateur Dieulafoy et deux ou trois aiguilles de calibres différents.

Pour les abcès ramollis, une aiguille fine suffit; pour les autres, au contraire, il faut une aiguille plus volumineuse.

Il faut avoir également une seringue de 5 à 10 centimètres cubes qui puisse, après l'aspiration, s'adapter à l'aiguille pour injecter les liquides modificateurs. Cette aiguille, je le répète, sera presque toujours d'un fort calibre, afin d'éviter l'obstruction par des grumeaux.

Comme liquide à injecter, on peut choisir, suivant les cas, soit l'éther iodoformé :

    Iodoforme............................   5 centigr.
    Éther................................ 100   —

soit l'huile iodoformée :

Huile............................	5 centigr.
Créosote	20 —
Iodoforme	5 p. 100 centigr.

soit le naphtol camphré :

Naphtol	1 centigr.
Glycérine	5 —

Dans les grandes collections froides, il est bon, avant d'injecter le liquide modificateur, de faire un lavage d'eau oxygénée du commerce, coupée à parties égales d'eau boratée. Il est d'ailleurs souvent utile d'alterner les liquides.

Technique. — 1° *Ponction*. — La région où la ponction doit être faite sera badigeonnée au chloroforme iodé. Cette ponction se fera au niveau ou à côté de l'abcès, jamais perpendiculairement à sa surface, afin d'éviter la formation d'une fistule au niveau du point de pénétration de l'aiguille. Celle-ci sera dirigée obliquement, de façon à traverser une certaine épaisseur de tissus avant d'arriver à la cavité de l'abcès. C'est ainsi que, pour un petit abcès ganglionnaire du cou, l'opérateur fera la piqûre de la peau à un demi centimètre au moins des limites de la collection.

2° *Évacuation*. — Cette évacuation se fait par aspiration ; le liquide assez épais a peu de tendance à sortir spontanément ; si l'aiguille s'obstrue avant que l'évacuation ne soit complète, il faut la déboucher au moyen d'un fil d'argent introduit dans sa lumière.

3° *Injection*. — Dès que l'évacuation est terminée, il faut injecter le liquide modificateur dans la poche volumineuse. On peut injecter de l'éther iodoformé, car les vapeurs d'éther qui se développent sous l'influence de la chaleur du corps assurent une grande diffusion de l'iodoforme. Pour les petites collections, il faut avoir recours de préférence au naphtol camphré ou à l'huile iodoformée. Il faut en injecter quelques gouttes ou quelques grammes que l'on fait ressortir par la canule ou que l'on abandonne dans la poche. Quand on aura recours à l'éther iodoformé, il faut prendre les précautions suivantes : on injecte par exemple de 10 à 60 grammes suivant l'importance de la poche ; l'aiguille est laissée en place et l'orifice de cette aiguille fermé à l'aide du doigt. L'éther se volatilise et la poche se distend. Laisser les choses en place pendant quelques instants, puis enlever le doigt et laisser fuir par l'aiguille les vapeurs d'éther. Faute de prendre cette précaution, les parois distendues de la poche se sphacéleraient et les vapeurs d'éther passeraient dans le tissu cellulaire.

4° *Extraction de l'aiguille*. — Afin d'éviter que l'aiguille inocule les parois à l'aide des éléments tuberculeux, il faut pincer la peau sur elle au niveau de l'abcès, afin de l'essuyer, en quelque sorte, en la retirant. Ne pas manquer de mettre une couche de collodion sur l'orifice de la ponction.

La ponction et l'injection seront renouvelées aussitôt que le liquide se reproduira; le pus ne doit jamais distendre ni amincir les téguments. La nouvelle ponction doit donc se faire soit le lendemain, soit huit ou quinze jours plus tard.

Lorsque le point d'origine de l'abcès froid est osseux, il faudra toujours avoir recours aux ponctions suivies d'injections modificatrices. Si la peau est déjà perforée et s'il existe une fistule, les injections dans le trajet, les pansements de la fistule associés à la cure d'air et de lumière assureront le plus souvent la guérison.

CHAPITRE II

LES INCISIONS. — DIVISION DES PARTIES MOLLES

(Bistouri, thermocautère, galvanocautère)

Les parties molles : peau, tissu cellulaire, muscles, aponévroses, etc. peuvent être sectionnées à l'aide du bistouri, des ciseaux, du thermocautère et du galvanocautère.

Bistouri. — Dans la presque totalité des cas, le bistouri est

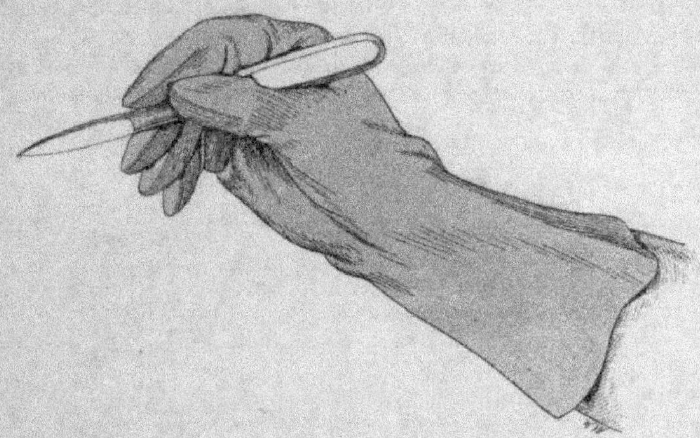

Fig. 68. — Comment on tient un bistouri pour les besognes délicates : comme une plume à écrire.

l'instrument de choix. Il cède la place au thermocautère quand le chirurgien veut obtenir l'hémostase et l'antisepsie de la plaie. Le thermocautère, à son tour, cède la place au galvanocautère quand il s'agit de sectionner une masse très mince de tissus, tout en provoquant l'hémostase.

Le bistouri peut être tenu comme une *plume à écrire*. C'est le meilleur procédé pour exécuter les travaux délicats : une dissection du cou ou de la main, par exemple (fig. 68).

Il peut être tenu comme un *couteau de table* (fig. 69) quand il s'agit de pénétrer profondément ou de lutter contre des plans résistants. C'est l'incision de force, celle qu'il faut utiliser pour une résection de la hanche ou de l'épaule.

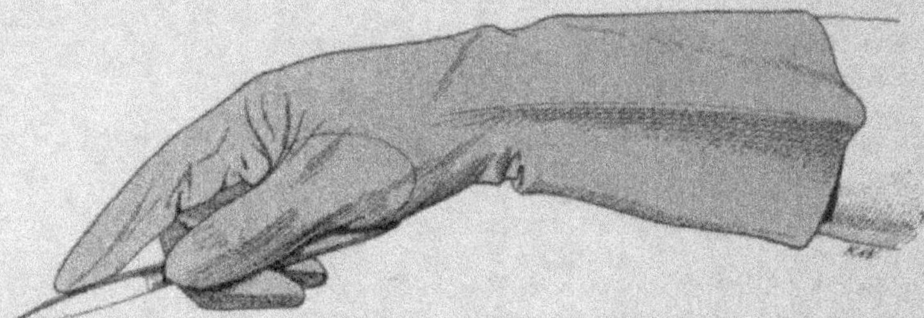

Fig. 69. — Comment on tient un bistouri pour les incisions exigeant une certaine force : comme un couteau de table.

Le bistouri est tenu comme un *archet de violon* (fig. 70) dans les grandes incisions : pour une laparotomie, par exemple.

On le tient *à pleine main* dans les grandes amputations.

Enfin, on peut le tenir comme un *couteau à fruits*, dans l'action

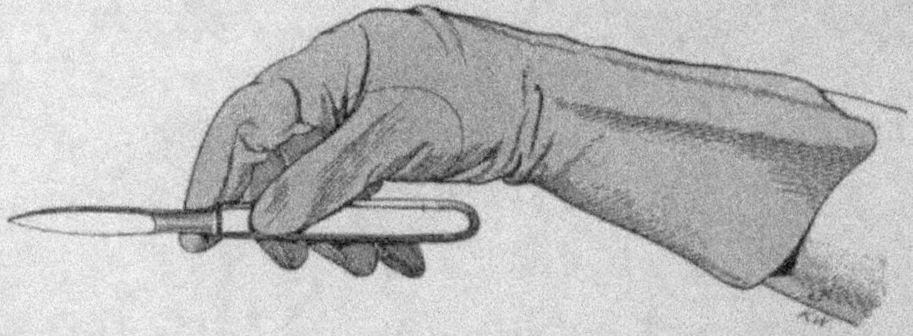

Fig. 70. — Autre manière de tenir le bistouri : comme un archet de violon.

de peler, quand il s'agit de pratiquer la section sous-cutanée d'un tendon.

Quelle que soit la façon de tenir le bistouri, le chirurgien commencera toujours par le tenir perpendiculairement à la surface cutanée. Il ponctionne d'abord l'épiderme et le derme avec la pointe, l'incline à 45° et termine en le ramenant à la verticale pour éviter les « queues ».

Pour voir les tissus profonds, il faut se garder de fourrager avec les doigts. Les écarteurs sont à la disposition de l'opérateur pour écarter les bords de la plaie et présenter les parties profondes au bistouri.

J'ai coutume de commencer mes cours de médecine opératoire par l'énoncé des formules suivantes :

Piquez, coupez, repiquez.

Coupez d'un bout à l'autre de la plaie sans arrêt ni reprise.

Incisez d'abord la peau, toute la peau, rien que la peau.

Mettez l'œil et non les doigts dans la plaie.

Abusez des écarteurs.

Donnez aux plaies la forme d'un entonnoir.

Cette dernière phrase signifie que l'incision de la peau doit être plus longue que celle des parties profondes et que, plus le bistouri sectionne profondément, plus l'incision des plans profonds doit être plus courte que celle des plans superficiels.

Thermocautère. — Le thermocautère est à utiliser pour la section des tissus infectés et en voie d'infection rapide : par exemple, l'incision cruciale d'un anthrax se fera au thermocautère ; l'opérateur fera bien de le circonscrire également par une série de ponctions qui pénétreront à 1 centimètre de profondeur.

L'œdème malin, la pustule maligne seront également lardés ou coupés au thermocautère. Pour obtenir l'hémostase, le thermocautère sera chauffé au rouge sombre. Pour obtenir au contraire la destruction des tissus et donner à la lame le pouvoir de rayonnement le plus étendu, celle-ci sera chauffée à blanc.

Galvanocautère. — Le galvanocautère trouve des applications multiples. Tout praticien doit être muni d'une anse galvanique, d'une pointe fine et d'un couteau. L'énergie électrique sera donnée par une petite batterie d'accumulateurs munie d'un rhéostat.

Les usages du galvanocautère sont les suivants : cautérisation d'un grain d'acné ; destruction d'un papillome sur le bord libre de la paupière ou de la langue ; débridement d'un méat urétral avant un cathétérisme ; destruction d'un bourgeon charnu, etc.

La technique sera la même que pour l'emploi du thermocautère. La destruction sera obtenue à l'aide de la lame chauffée au rouge vif et l'hémostase à l'aide de l'instrument chauffé au rouge sombre.

Nous donnerons, comme exemples, quelques applications pratiques des méthodes techniques d'incision.

DIFFÉRENTS TYPES D'INCISIONS.

I. — TRAITEMENT DES PANARIS ET DES PHLEGMONS DE LA MAIN.

Étude clinique. — Le panaris ou inflammation phlegmoneuse des doigts est désigné, suivant qu'il atteint la peau, le tissu cellulaire sous-cutané, les gaines ou l'os, sous le nom de superficiel, sous-cutané, profond et ostéo-périostique.

1° *Panaris superficiel*. — C'est une lymphangite sous-épider-

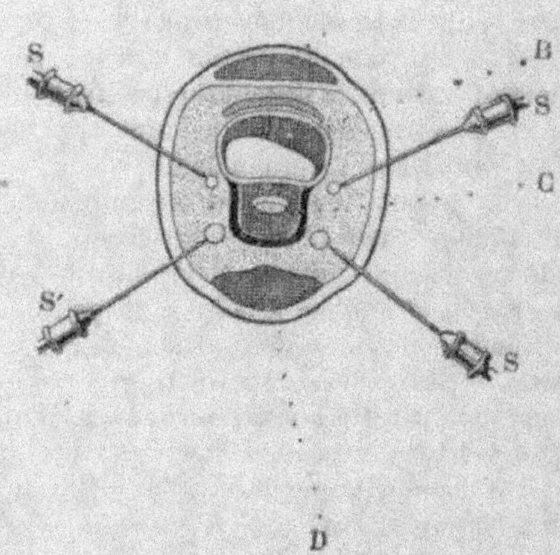

Fig. 71. — Siège et traitement des panaris.

Les points foncés indiquent les sièges du panaris : A, anthracoïde ; B, osseux ; C, profond ; D, sous-cutané. Les aiguilles S, S' injectent la stovaïne sur les troncs nerveux pour produire l'anesthésie.

mique qui se caractérise par de la rougeur, et une douleur lancinante (panaris érythémateux); la résolution survient en quatre jours ; parfois une phlyctène à contenu louche apparaît autour de l'ongle (tourniole), détermine une douleur assez vive et la chute de l'ongle.

2° *Panaris sous-cutané*. — Celui-ci s'accompagne de douleur, de gonflement et de fièvre. Il débute au niveau de la pulpe du doigt par une douleur très vive ; le gonflement est dur, localisé à la face palmaire qui se tend et perd sa fluctuation normale. La face dorsale du doigt est luisante et tendue.

Le pus se forme au bout de trois ou quatre jours. S'il n'est pas incisé, l'épiderme se soulève et l'abcès se vide extérieurement, ou bien la suppuration peut gagner la gaine ou la phalangette. L'os peut alors se nécroser.

Au panaris sous-cutané se rattache le *panaris anthracoïde*, véri-

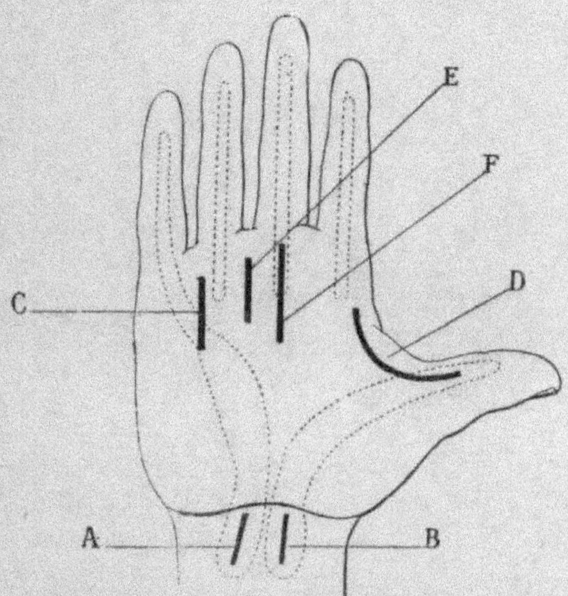

Fig. 72. — Phlegmon de la main (*La Clinique*).

Les pointillés indiquent les gaines. Les traits noirs A, B, C, D, E, F, montrent le siége et la forme des incisions.

table furoncle développé dans les follicules pileux de la face dorsale des doigts.

3° **Panaris profond ou panaris des gaines.** — Il succède le plus souvent à un panaris sous-cutané qui n'a pas été incisé assez tôt. La disposition anatomique des gaines tendineuses explique l'évolution différente de ces synovites septiques, suivant qu'il s'agit des trois doigts du milieu ou des deux doigts extrêmes. En effet, tandis que les gaines des fléchisseurs de l'index, du médius et de l'annulaire possèdent une synoviale limitée aux deux premières phalanges, les gaines du pouce et du petit doigt communiquent avec les deux gaines radiale et cubitale, et leur inflammation tend à se propager à la paume de la main et à l'avant-bras.

La température atteint 38°,5, 39°; la douleur est vive; les doigts sont fléchis en crochet et ne peuvent être redressés. La tuméfaction, pour les doigts du milieu, est limitée aux deux premières phalanges, tandis que pour le pouce et le petit doigt elle gagne les éminences

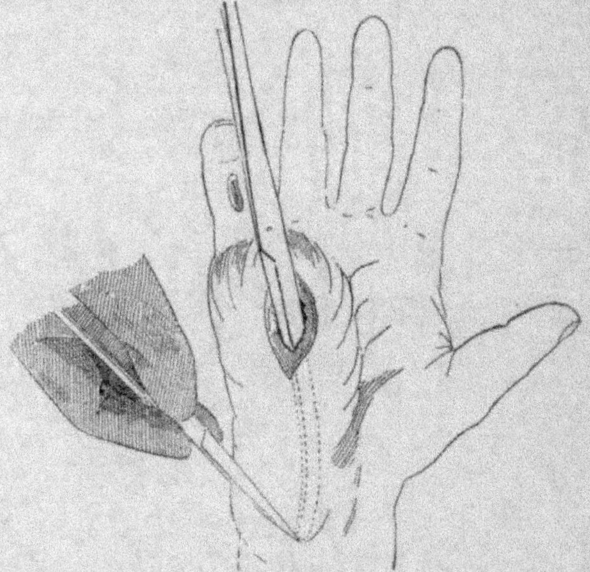

Fig. 73. — Phlegmon de la main (gaine du petit doigt (*La Clinique*).

Comment on fait une contre-ouverture. Le lecteur voit sur l'auriculaire l'incision du panaris profond, puis, au-dessus de la commissure qui sépare l'annulaire de l'auriculaire, une large ouverture par laquelle un clan pénètre. La contre-ouverture est faite au-dessus du poignet à l'aide du bistouri sur la pointe du clan.

thénar et hypothénar, le poignet et l'avant-bras. Si ce panaris n'est pas incisé ou s'il est incisé tardivement, les tendons se mortifient, les phalanges se nécrosent ; il en résulte un ou plusieurs doigts déformés, fléchis et dépourvus de mouvements. Si le tendon est conservé, il persiste des raideurs qui sont dues aux adhérences de la synoviale et des tendons.

4° *Panaris ostéo-périostique*. — Ce panaris est tantôt secondaire à un panaris sous-cutané qui n'a pas été incisé à temps, tantôt il débute d'emblée, surtout au niveau de la phalangette du pouce. Il se caractérise par une douleur brusque, un gonflement initial de l'os, une fièvre élevée. L'abcès s'ouvre spontanément ou par le bistouri. La phalangette s'élimine.

Traitement. — Dès qu'un panaris débute, il faut avoir recours à

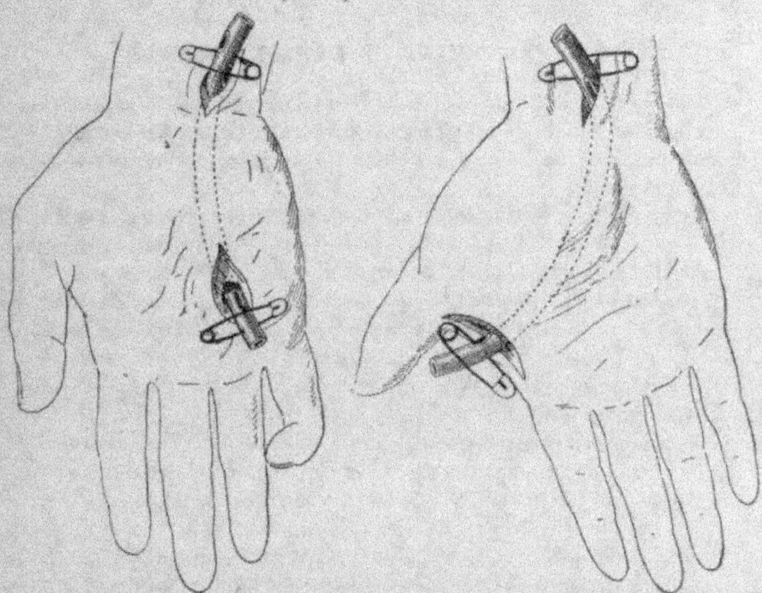

Fig. 74. — Phlegmon de la main. Fig. 75. — Phlegmon de la main (gaine du petit doigt).

Drainage. Le drain va de l'ouverture à la contre-ouverture.

Comment on fait le drainage à l'aide de l'ouverture et de la contre-ouverture.

l'application d'une ventouse de Bier, deux heures par jour par séances d'un quart d'heure avec repos dans l'intervalle. Bande de Bier sur le bras. Dès que le panaris est susceptible de présenter du pus, il faut l'inciser largement, profondément, à l'aide de l'anesthésie locale. Cette anesthésie se fera à la stovaïne de la façon suivante : ligature du doigt au niveau de sa racine à l'aide d'un drain, puis injections en bague de 5 ou 6 centigrammes de stovaïne (solution à 1 p. 200).

L'anesthésie sera obtenue et le chirurgien pourra opérer. Dès que l'incision sera faite, le malade sera soumis aux bains oxygénés très chauds pendant vingt-quatre heures, puis on réappliquera la méthode de Bier, ventouse et bande, comme avant l'incision.

Lorsque le doigt entier est transformé en clapier purulent, quand les tendons et les os sont nécrosés, il faut amputer le doigt *au milieu du métacarpien*.

Après cicatrisation complète, les raideurs articulaires doivent être évitées par la mobilisation, le massage et la caisse d'air chaud.

II. — TRAITEMENT DE L'ONGLE INCARNÉ.

On désigne ainsi une *onyxis latérale* consécutive à la pénétration du bord de l'ongle dans sa gouttière latérale. Ce bord provoque une ulcération sur laquelle se développe un bourgeonnement fongueux et suppurant.

Cette maladie se développe sur le gros orteil et généralement sur le bord externe. Cet accident est favorisé par le manque de propreté, l'absence de bains de pieds, le défaut de toilette des ongles, etc.

Traitement médical. — Le traitement est d'abord *médical* ; il consiste à ordonner des bains de pieds savonneux fréquents, section de l'ongle (ainsi que tout sujet propre doit le faire), petit pansement à la *gaze* trempée dans l'*iode*, entre l'ulcération et le bord de l'ongle. Ce traitement doit être associé au repos.

Traitement chirurgical. — Ce traitement réussit dans les trois quarts des cas dans la classe aisée. Chez l'ouvrier qui ne peut se soigner, le traitement *chirurgical* est souvent indiqué.

Le but du chirurgien est de supprimer l'ongle et d'empêcher celui-ci de repousser. Le meilleur procédé est celui de Dardignac.

L'orteil est *anesthésié* en bague. Ligature à l'aide d'un drain mince très serré ; injections de 5 centimètres cubes de cocaïne à 1 p. 200, immédiatement au-dessous de la ligature.

Ablation de l'ongle : une branche de ciseaux est introduite sous l'ongle à fond ; l'ongle est sectionné dans toute sa longueur ; à l'aide d'une pince de Kocher, ses deux moitiés sont enlevées, puis, avec le bistouri et sur toute la largeur de l'ongle, le chirurgien excise la matrice unguéale, immédiatement au-dessous du sillon unguéal. Il faut *exciser la matrice* sur la hauteur de 3 à 4 millimètres, de façon qu'elle soit encore recouverte par la lèvre supérieure du sillon unguéal. Cette lèvre forme une sorte de lambeau dorsal qui vient se réappliquer sur la partie excisée. Ceci fait, on applique un pansement à sec *sans suture*. Inutile de toucher aux fongosités qui disparaissent d'elles-mêmes quand l'ongle a disparu. La guérison se fait en quinze jours.

III. — TRAITEMENT D'UN ABCÈS CHAUD.

Tout abcès chaud doit être incisé dès que le pus est formé. Souvent, l'incision doit précéder la collection du pus. C'est le cas dans les phlegmons qui ont tendance à diffuser.

Si l'abcès est profond, il faut avoir recours à l'anesthésie générale; le chloréthyle est généralement suffisant.

Si l'abcès est superficiel, on aura recours à l'anesthésie locale. Cette anesthésie locale s'obtiendra à l'aide de cocaïne-adrénaline. L'adrénaline est utile pour produire la vaso-constriction et assurer l'action de la cocaïne sur les tissus enflammés.

Comme exemples d'incisions d'abcès chauds, nous donnerons

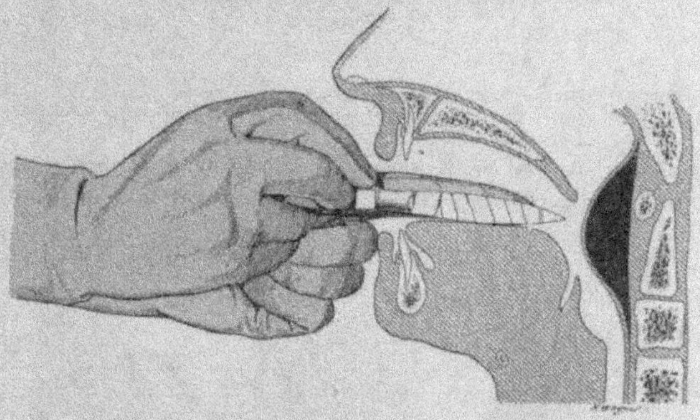

Fig. 76. — Comment on incise un abcès rétro-pharyngien.

L'index gauche conducteur est introduit dans la bouche jusqu'à l'isthme du gosier; la main droite pousse la pointe du bistouri vers la collection. La lame est garnie par quelques tours de gaze.

l'ouverture d'un abcès rétro-pharyngien (fig. 76), l'ouverture des abcès chauds d'origine appendiculaire [abcès abdomino-pelvien (fig. 79) ; abcès appendiculaire antérieur (fig. 80, 81, 82) ; abcès rétrocæcal (fig. 83) ; abcès pelvien (fig. 84 et 85)].

1° *Ouverture au bistouri*. — L'opérateur sectionne successivement de la superficie vers la profondeur toutes les couches du tissu. S'il s'agit d'un abcès profond ou d'une région dangereuse, il faut procéder couche par couche ; si, au contraire, il s'agit d'un abcès superficiel, il faut faire pénétrer d'emblée la pointe dans l'abcès et inciser la paroi du foyer en un temps. Il faudra éviter de perforer de part en part la collection pour ouvrir sa paroi profonde, afin

Technique chirurgicale.   10

d'empêcher l'inoculation des tissus sains. Pour la même raison, il
faudra *se garder de presser* l'abcès avec les doigts pour faire sortir le

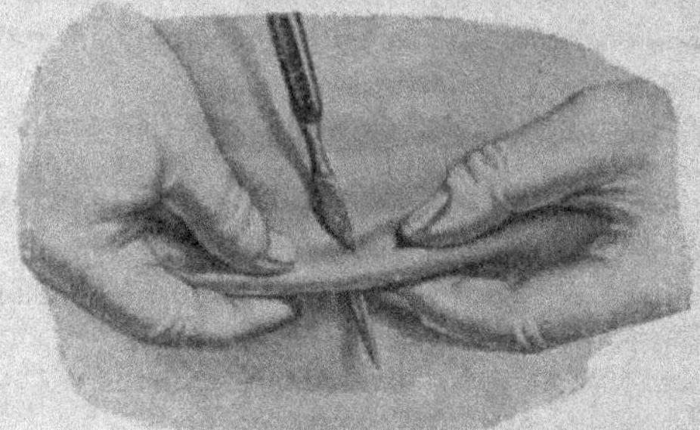

Fig. 77. — Section de la peau par transfixion.

Le tranchant du bistouri est en haut. L'instrument a ponctionné le pli cutané. Le dos de la
lame est tourné vers les téguments. Cette incision est peu douloureuse et rapide.

pus. Cette manœuvre douloureuse et brutale s'accompagne parfois
d'une diffusion de l'infection et d'une élévation de température. Si

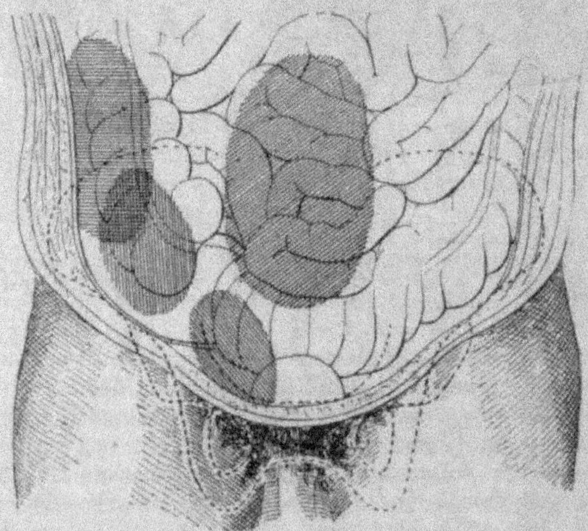

Fig. 78. — Siège des abcès d'origine appendiculaire.

Voir, de gauche à droite : abcès rétro-cæcal ; iliaque antérieur ; pelvien ; méso-cœliaque.

le pus ne sort pas suffisamment, appliquer au-dessus de la plaie une
ventouse de Bier. Dans tous les cas, d'ailleurs, où l'abcès n'est pas

franchement collecté, l'application d'une bande de Bier est indiquée. Elle restera en place vingt à vingt-deux heures par jour.

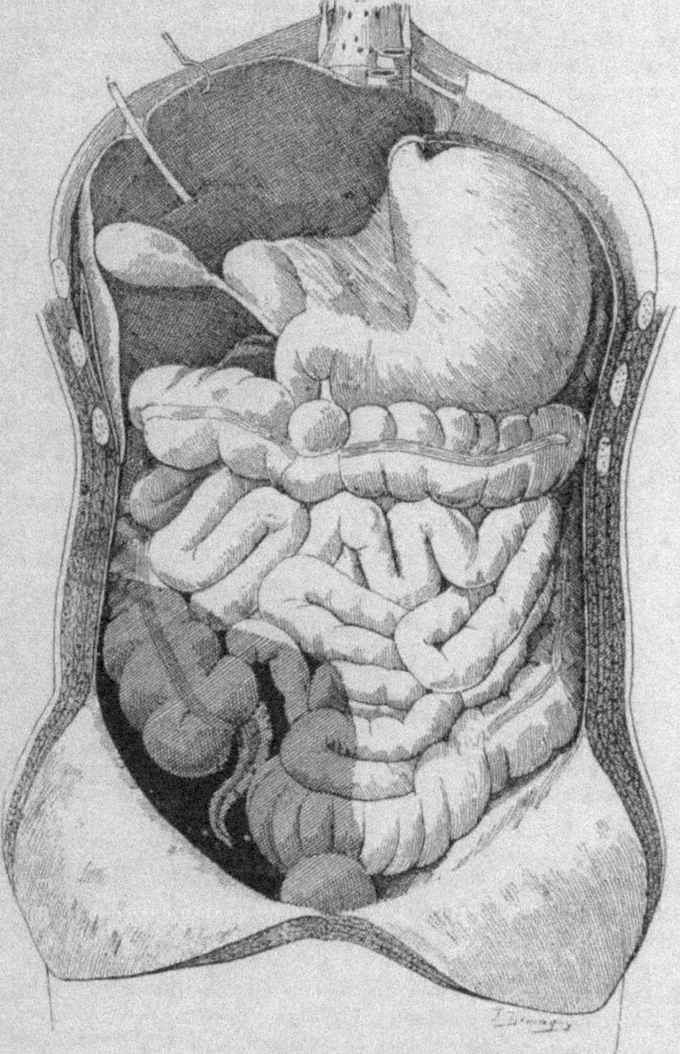

Fig. 79. — Vaste abcès abdomino-pelvien d'origine appendiculaire.

Quelques chirurgiens ouvrent les abcès *par transfixion* (fig. 77). Nous ne voyons aucun avantage à cette méthode. L'ouverture sera très large, de façon à assurer l'évacuation complète du pus. La cavité de l'abcès sera lavée à l'eau oxygénée, soit à l'aide d'un bock, soit à l'aide d'un tampon monté. L'opération terminée, les lèvres de la plaie seront maintenues béantes à l'aide de gaze imbibée d'eau oxygénée.

Le drainage durera en moyenne huit à dix jours, jusqu'à ce que

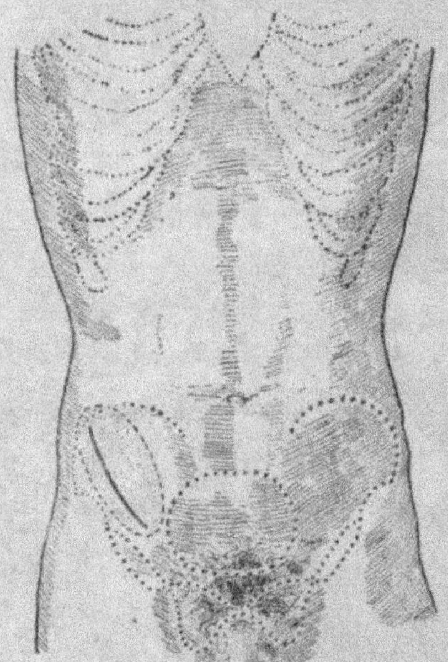

Fig. 80. — Abcès appendiculaire antérieur.

Tracé de l'incision.

la réparation ait commencé à se faire de la profondeur vers l'extérieur. On cessera le drainage dès que la suppuration et tout signe d'inflammation auront disparu.

Quand il s'agit d'abcès profonds (cou, aisselle, aine), situés dans des régions dangereuses où il y a quelques risques de blesser des vaisseaux et des nerfs, il faut, après la section des téguments, prendre la sonde cannelée et débrider les tissus placés au-devant de la collection, au moyen du bec de cette sonde. Il n'y a ainsi aucun danger de blesser un organe important.

Le *drainage* de l'abcès doit être très bien fait. Quand il est largement ouvert, rien n'est plus facile que d'assurer l'évacuation du pus, mais, si la collection présente des diverticules ou si sa cavité est

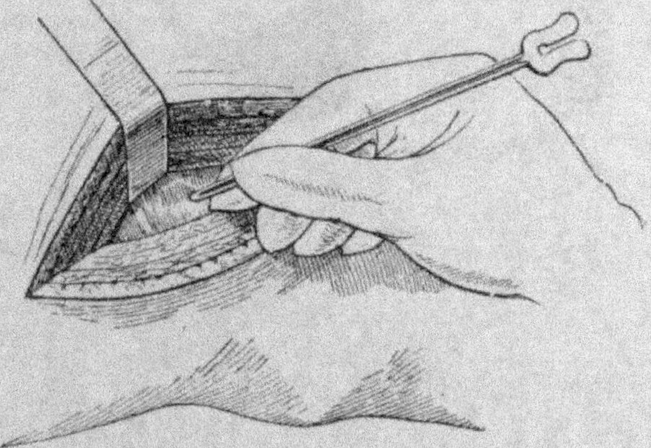

Fig. 81. — Comment on ouvre un abcès appendiculaire antérieur.

La paroi abdominale est incisée au bistouri. La sonde cannelée va crever la séreuse épaissie.

étendue, il faut faire des contre-ouvertures au niveau des coins et des recoins. Par exemple, s'il s'agit d'une grosse collection appendiculaire ayant contact avec tout le flanc droit, il faut inciser la

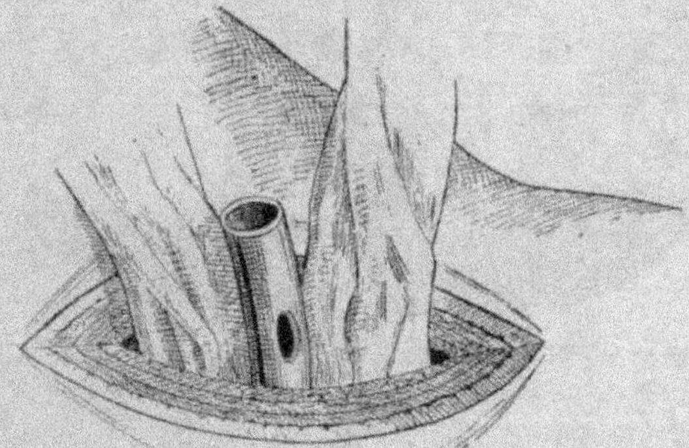

Fig. 82. — Comment on draine un foyer appendiculaire.

Un gros drain est placé dans la cavité de l'abcès. De chaque côté les mèches calent le tube et empêchent la sortie de l'intestin.

paroi abdominale antérieure et la paroi abdominale de la région lombaire (fig. 80 et 84). S'il s'agit d'un phlegmon de l'aisselle, il faut

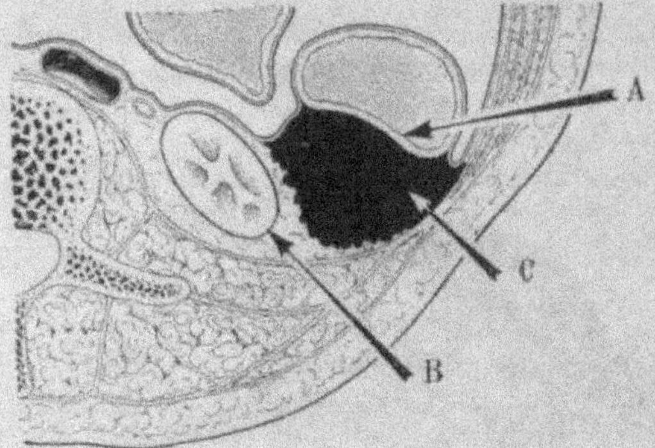

Fig. 83. — Incision d'un abcès rétro-cæcal.

L'incision antérieure A rencontre le péritoine libre avec le cæcum. L'incision rétro-posté-
rieure B rencontre le rein. La bonne incision C ouvre directement l'abcès.

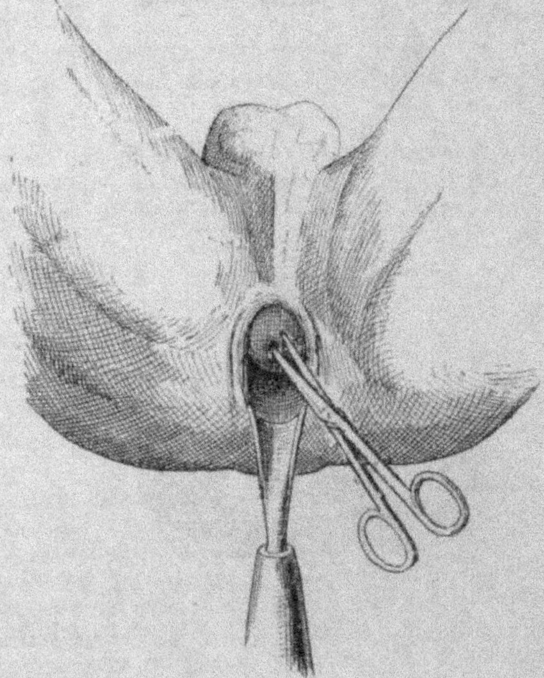

Fig. 84. — Incision d'un abcès pelvien d'origine appendiculaire.

L'anus est dilaté, le rectum lavé. Une valve abaisse la moitié inférieure de la circonférence
anale. Un coup de ciseau crève la poche.

faire deux incisions, l'une correspondant à la ligature de l'artère
axillaire dans l'aisselle, l'autre correspondant à la découverte de la
même artère au-dessous de la clavicule. Les deux ouvertures doivent
communiquer ensemble à l'aide d'un drain.

Il est très facile d'exécuter ces *contre-ouvertures* (fig. 85). Comme ins-

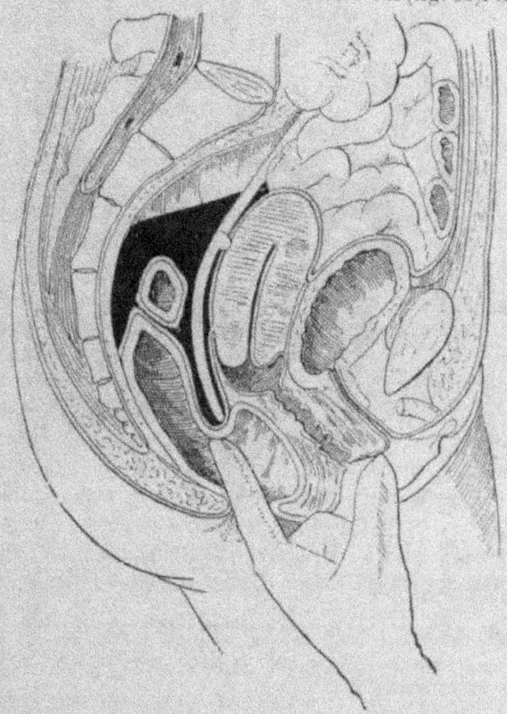

Fig. 85. — Contre-ouverture rectale d'un abcès pelvien.

Le clan introduit par l'incision iliaque crève le rectum sur la pointe de l'index.

truments, il suffit d'un bistouri et d'un clan courbe. Prenons nos deux
exemples de la grosse collection appendiculaire et celui d'un abcès
de l'aisselle. L'incision iliaque est faite ; un clan est introduit par la
plaie antérieure. Ce clan, par sa direction, indique si la collection gagne
la paroi postérieure du corps. Immédiatement, nous faisons à la peau
une petite boutonnière de 2 ou 3 centimètres dans la région lombaire, puis le clan est poussé à travers les muscles dont il force la
résistance jusqu'à travers la boutonnière cutanée par laquelle il
ramène un drain d'arrière en avant. Pour l'aisselle, l'incision axil-

laire est faite ; une petite boutonnière cutanée est menée sous la
clavicule ; un clan est introduit par l'aisselle, crève les tissus sous-
claviculaires et ressort par l'orifice cutané. Un drain est fixé aux

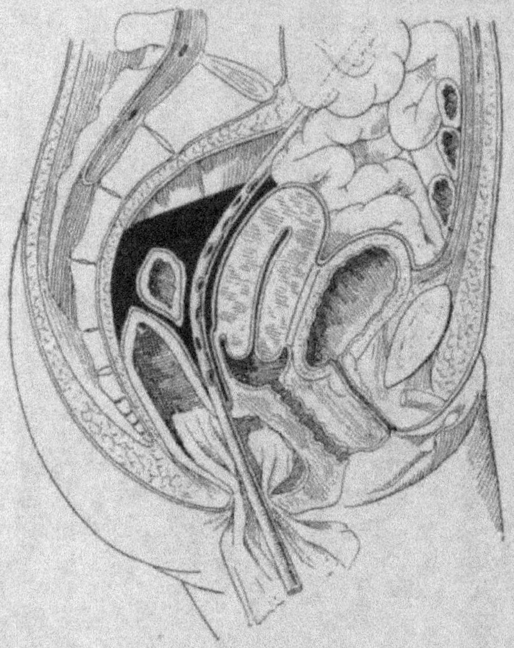

Fig. 86. — Drainage d'un abcès pelvien d'origine appendiculaire.

Le tube pénètre par la fosse iliaque droite, sort par l'anus. Une mèche introduite dans le
rectum permet aux gaz de s'échapper.

deux mors de la pince et est ramené de haut en bas vers l'aisselle.
La guérison est rapide.

2° **Ouverture au thermocautère**. — Le thermocautère est indiqué :
1° quand le chirurgien veut produire des *petites ouvertures* dans la
région où les cicatrices sont à craindre, au cas d'abcès à parois minces,
petites ouvertures dont le drainage sera assuré, car les bords de
l'orifice brûlés n'auront aucune tendance à la réunion immédiate ;
2° pour ouvrir les *foyers infectieux* sur lesquels la chaleur agit comme
antiseptique.

Pour exécuter cette ouverture, on pourra employer l'anesthésie
générale ou l'anesthésie locale, suivant l'importance de la lésion.

Le thermocautère est particulièrement indiqué pour l'ouverture des phlegmons diffus, des anthrax, des furoncles de la face et des angines de Ludwig.

L'anthrax sera incisé en croix et cerné de pointes de feu profondes. Dans ces cas, il faut larder de brûlures profondes comme s'il s'agissait de l'œdème malin ou de la pustule maligne. L'anesthésie générale est indispensable ; le chlorure d'éthyle est suffisant.

IV. — TRAITEMENT DES HÉMORROÏDES.

Varices des veines ano-rectales, elles peuvent être internes ou externes.

Les *varices internes* forment un bourrelet sous-muqueux, circulaire à 15 millimètres au-dessus de l'anus ; les *externes* siègent au niveau même de l'anus, sous la peau, en forme d'ampoules grosses comme des pois.

Les hémorroïdes surviennent surtout de trente à quarante ans chez les arthritiques, les gros mangeurs et les constipés. Parfois elles constituent un accident accessoire et secondaire à une autre lésion telle que : cancer rectal, calcul vésical, hypertrophie de la prostate, salpingite, tumeur pelvienne, etc.

Les hémorroïdes sont dues à une altération de la paroi veineuse ; celle-ci devient scléreuse et perd sa contractilité. Cette altération peut être le résultat d'une *phlébo-sclérose* généralisée, s'accompagne de varices du membre inférieur, de varicocèle et manifeste une diathèse arthritique avérée ; souvent elle a une origine purement locale : l'infection causée par des érosions de la muqueuse chez les constipés.

Étude clinique. — L'inspection montre autour de l'orifice anal, à l'union de la peau et de la muqueuse, des saillies violacées, réductibles à la pression.

La palpation ne provoque aucune douleur, sauf au cours de la *crise hémorroïdaire* ; cette crise est une *phlébite* hémorroïdaire. Les hémorroïdes deviennent volumineuses, dures et irréductibles ; la poche se tend, crève et donne issue à du sang, du pus ou à un caillot. Cette rupture aboutit à une *fistulette* ou à la formation d'une *marisque* : hémorroïde vidée devenue fibreuse.

Les troubles fonctionnels sont variables : démangeaisons, pesanteur, léger écoulement sanguin.

Les *complications* sont fréquentes :

a. **Hémorragies** rarement abondantes ; leur répétition anémie le malade et altère sa santé.

b. **Procidence** : les hémorroïdes internes sont cachées ; parfois elles peuvent se montrer au dehors après la défécation. Cette procidence n'est que momentanée au début ; plus tard, le sphincter se relâche et le paquet hémorroïdal reste irréductible. Grâce à la laxité de la couche sous-muqueuse, les varices rectales entrainent un prolapsus qui se produit à l'occasion du moindre effort : toux, miction, défécation.

Tant que cette procidence reste *réductible*, aucun accident ne survient ; mais, dès que la muqueuse s'enflamme, le paquet hémorroïdaire cesse d'être réductible. Cette phlébite hémorroïdaire provoque la contracture du sphincter et l'étranglement ; on constate deux gros bourrelets variqueux concentriques : l'un extérieur, rouge vif, formé par les hémorroïdes externes; l'autre central, violacé, formé par les hémorroïdes internes.

L'étranglement hémorroïdaire aboutit au sphacèle, au phlegmon, à la fistule ou au rétrécissement du rectum.

Diagnostic. — Il est généralement facile. On ne les confondra pas avec : les *condylomes*, le *prolapsus rectal*, le *polype rectal*, le *cancer rectal*.

Chez tout malade qui présente le moindre trouble du côté de l'anus et du rectum, ne fut-ce qu'une glaire ou un filet de sang, il faut pratiquer le toucher rectal.

Traitement médical. — Toute hémorroïde qui ne s'accompagne pas de douleur, d'hémorragie, ni de procidence, sera traitée médicalement : régime végétarien, eau alcaline, lavements chauds, exercice physique.

Traitement chirurgical. — Les hémorroïdes s'opèrent de deux façons : soit par l'ignipuncture, soit par l'excision.

1° *Ignipuncture*. — L'anus est dilaté, la muqueuse variqueuse fait hernie au dehors. La pointe du thermocautère, chauffée au rouge, plonge dans la masse hémorroïdaire. L'opérateur pratique ainsi dix ou quinze piqûres profondes, en ménageant des espaces de muqueuse saine, afin de ne pas provoquer de sphacèle, lequel engendrerait un rétrécissement cicatriciel (fig. 87). Ce procédé peut être appliqué par le praticien auquel il donnera des guérisons fréquentes (90 p. 100). Il ne sera jamais appliqué par un chirurgien de profession : ce dernier aura toujours recours à l'excision, procédé plus délicat, mais infaillible.

2° *Excision*. — Le malade est purgé, lavementé, mis à la diète depuis trois jours ; le périnée est rasé. Le sujet est placé dans la position ventrale de Depage ou dans la position périnéale inversée de Proust.

Comme anesthésie : rachistovaïne, ou kélène et éther.

a. **Dilatation de l'anus**. — Celle-ci sera faite lentement, progres-

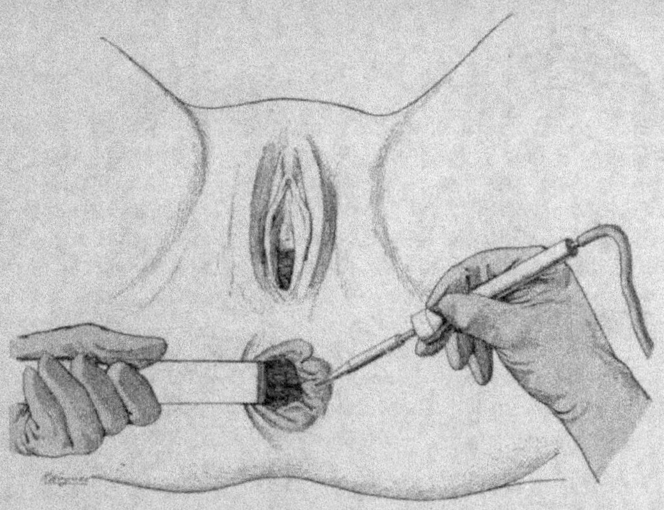

Fig. 87. — Hémorroïdes.

Traitement par l'ignipuncture profonde. L'anus est dilaté. La main gauche rétracte la partie droite de l'anus. La main droite plonge une lame rouge de thermo dans chaque bourrelet hémorroïdaire.

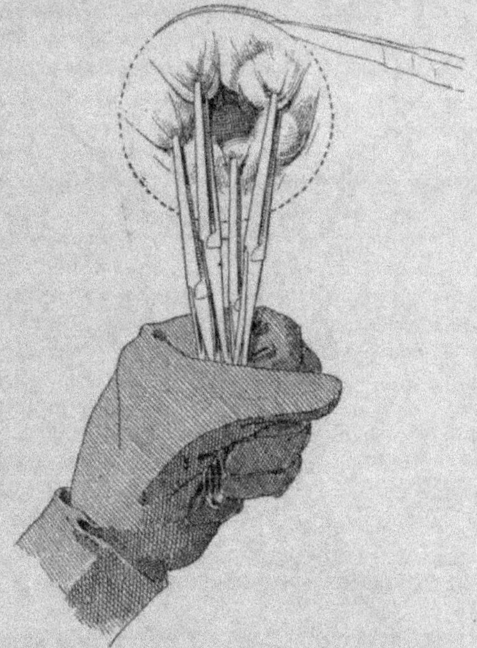

Fig. 88. — Comment on incise la peau autour d'un paquet d'hémorroïdes.

La main gauche saisit les 4 pinces de Kocher qui maintiennent le paquet hémorroïdaire. La main droite trace une incision circulaire à la limite de la muqueuse et de la peau.

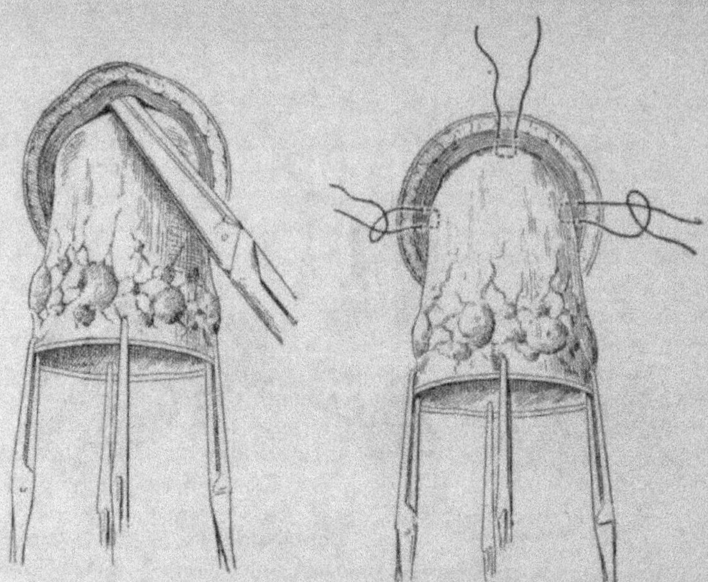

Fig. 89. — Opération d'hémorroïdes.

Excision du paquet muco-variqueux. La muqueuse est saisie par 4 pinces de Kocher. Le sphincter est libéré à l'aide des ciseaux fermés.

Fig. 90. — Extirpation d'hémorroïdes.

Le manchon rectal muco-variqueux est disséqué d'avec le sphincter. 4 points d'appui en U unissent la muqueuse saine au sphincter anal.

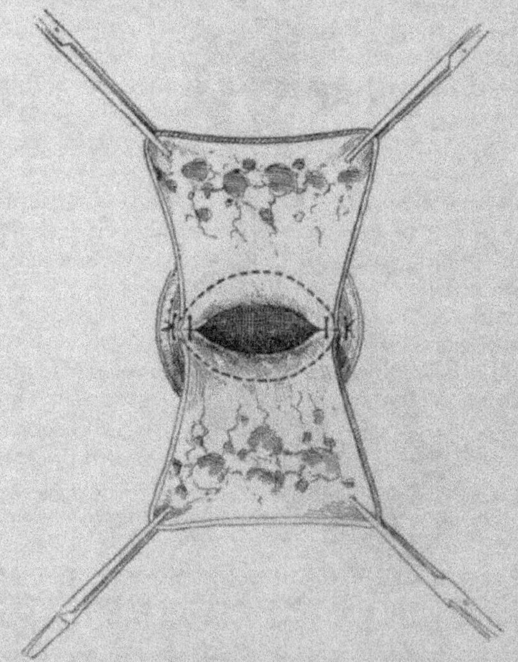

Fig. 91. — Extirpation d'hémorroïdes. Après application de 4 points en U, le manchon est divisé en deux valves, puis excisé.

sivement, pour éviter la déchirure du sphincter. Le rectum sera largement irrigué à l'eau oxygénée. Le paquet hémorroïdal fait hernie au dehors.

b. **Incision cutanée**. — Le bourrelet hémorroïdal est saisi par quatre pinces de Kocher ; l'opérateur saisit les pinces de la main gauche : cette traction tend la peau. La main droite, armée d'un bistouri, fait une incision circulaire sur la peau du pourtour de l'anus (fig. 88).

c. **Dissection du manchon variqueux**. — Il faut enlever les varices et la muqueuse rectale malade. Pour faire cette dissection, il faut découvrir et bien voir le sphincter anal ; il faut suivre ce sphincter pour le respecter, le libérer et le décoller de la muqueuse rectale (fig. 89). Petit à petit, le manchon muco-variqueux s'abaisse. Dès que la muqueuse apparaît rose et normale, il faut encore la disséquer sur une hauteur de 1 à 2 centimètres (fig. 90 et 91).

d. **Passage des quatre points de soutien**. — Placer quatre points en U aux quatre points cardinaux de l'anus ; chacun de ces points passera d'une part dans la muqueuse rectale, à 1 centimètre au moins au-dessus de la portion malade et, d'autre part, dans le sphincter externe, tout près de l'incision cutanée. Ces points, faits au catgut n° 1, empêchent la muqueuse de se rétracter par le haut.

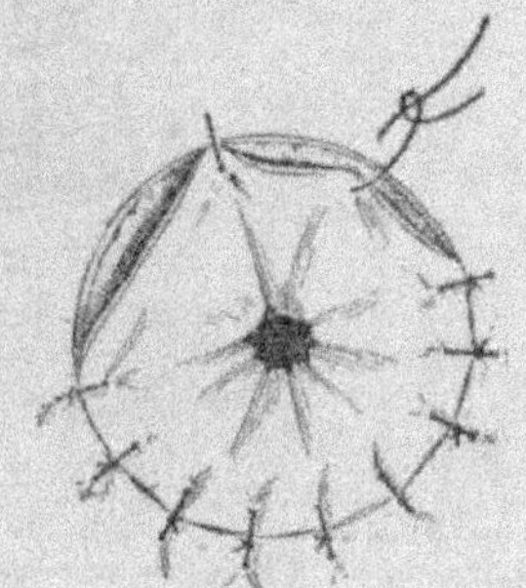

Fig. 92. — Opération d'hémorroïdes.

Suture de la muqueuse à la peau par points séparés.

e. **Points séparés muco-cutanés**. — Le paquet hémorroïdaire est séparé d'un coup de ciseaux au ras de la muqueuse saine ; celle-ci ne peut se rétracer, grâce aux quatre points de soutien ; il faut fixer la tranche de section muqueuse à la peau. Celle-ci se fera à l'aide de catgut n° 1 et par points séparés. Placer d'abord un point à chaque pôle, puis à chacun des deux autres points cardinaux ; continuer ensuite la réunion comme pour une plaie ordinaire (fig. 92).

Comme pansement : vaseline au peroxyde de zinc ; constiper le malade pendant huit jours.

V. — TYPE D'OPÉRATION ASEPTIQUE : APPENDICITE A FROID.

Nous supposons que le malade a subi une bonne préparation, c'est-à-dire qu'il n'est opéré que deux ou trois mois après la fin de la der-

nière crise ; de cette façon, tout foyer septique est éteint, toute adhérence a disparu.

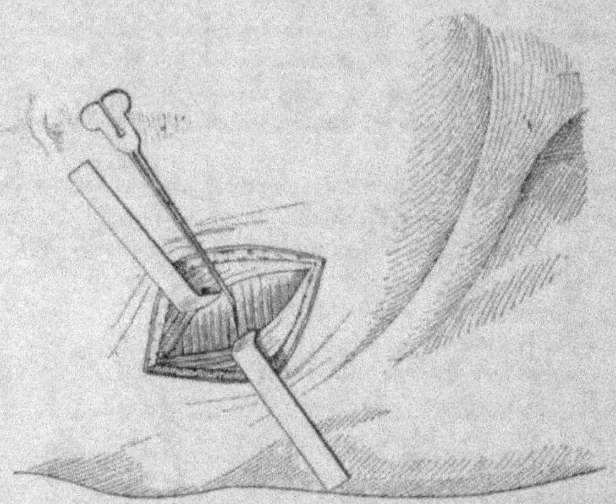

Fig. 93. — Opération de l'appendicite à froid.

Le grand oblique a été dissocié. La sonde cannelée écarte les fibres du petit oblique et
du transverse. L'opérateur ne coupe ni muscles, ni nerfs.

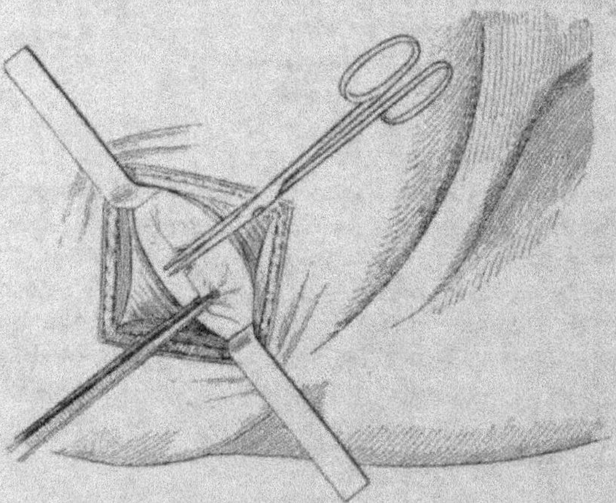

Fig. 94. — Opération de l'appendicite à froid.

Incision en étoile. Après dissociation des fibres musculaires, le péritoine est ouvert.

L'opération comprend les temps suivants :

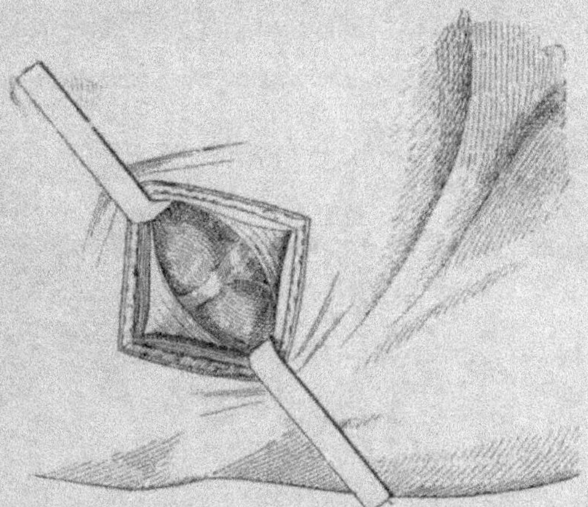

Fig. 95. — Opération de l'appendicite à froid.

Le péritoine est ouvert. Le cæcum est visible. Cette incision est trois fois trop grande.

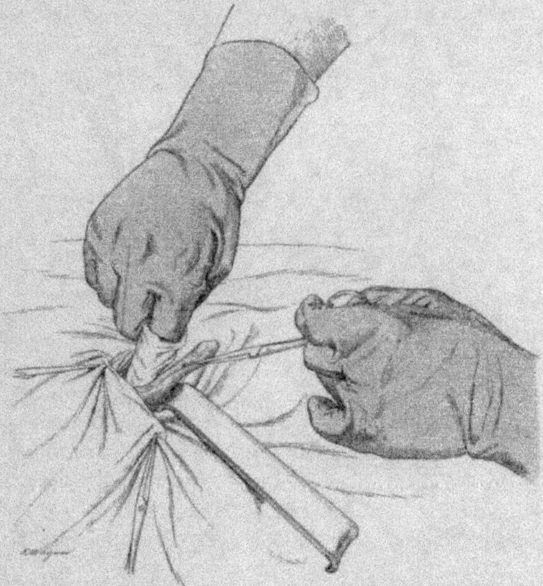

Fig. 96. — Opération de l'appendicite.

Comment on libère l'appendice à la compresse. L'organe est tenu, à l'aide d'une pince de Kocher, par son méso, de la main gauche, tandis que la main droite le frictionne à l'aide d'une compresse pour détacher les adhérences.

1º **Incision cutanée**. — Sectionner la peau obliquement à deux

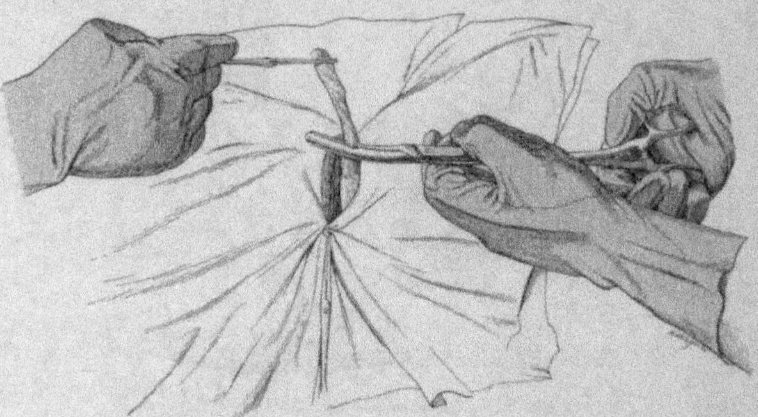

Fig. 97. — Écrasement de l'appendice à l'aide d'un clan.

Une ligature sera posée sur la surface écrasée au ras du cæcum, puis enfouie sous une suture en bourse.

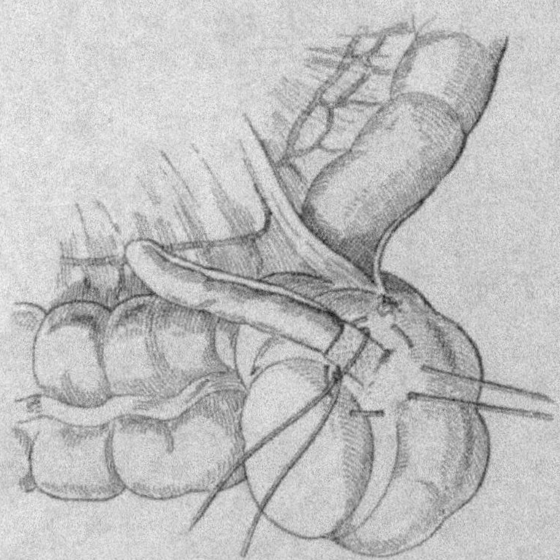

Fig. 98. — Opération de l'appendicite à froid.

L'appendice est écrasé à sa base à l'aide d'un clan, puis lié au fil de lin. Après l'ablation du vernis, le moignon sera enfoui sous une suture en bourse, passée à 2 ou 3 millimètres du moignon appendiculaire.

travers de doigt en dedans de l'épine iliaque antéro-supérieure :

incision de 3 centimètres chez l'enfant, de 5 centimètres chez l'adulte. Border les lèvres de la plaie à l'aide de compresses maintenues par des pinces de Kocher, de façon à n'avoir aucun contact avec la peau.

2° **Dissociation du grand oblique**. — Séparer au bistouri les fils aponévrotiques du grand oblique. Séparer les deux lèvres aponévrotiques avec des ciseaux fermés ; les écarter à l'aide des écarteurs de Farabeuf. L'opérateur placera les écarteurs lui-même. *Il mettra l'œil et non les doigts dans la plaie*. Je suppose que ses

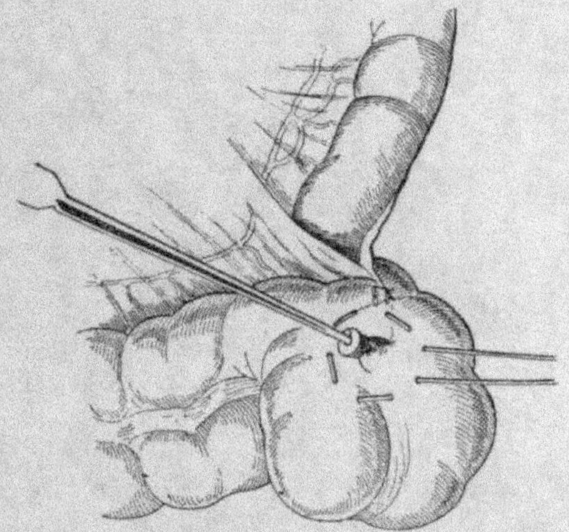

Fig. 99. — Opération de l'appendicite à froid.

La suture en bourse est amorcée. La sonde cannelée refoule le moignon qui va être enfoui sous la bourse.

mains sont gantées ; néanmoins, il ne touchera la plaie que par l'intermédiaire de ses instruments.

3° **Dissociation de la deuxième couche musculaire (petit oblique et transverse)**. — Grâce aux deux écarteurs, les fibres rouges apparaissent ; leur direction est perpendiculaire à celle du grand oblique. Les fibres sont écartées à l'aide d'une sonde cannelée forte et rigide, jusqu'à ce que l'opérateur aperçoive le tissu graisseux sous-péritonéal.

Reprendre alors les écarteurs et les introduire entre les lèvres rouges de la boutonnière musculaire profonde. *L'opérateur placera toujours ses écarteurs lui-même* (fig. 92).

4° **Incision du péritoine**. — Faire une boutonnière étroite

Technique chirurgicale.   11

(2 centimètres). Reprendre les écarteurs et les introduire dans la grande cavité séreuse (fig. 93).

5° Recherche du cæcum et de l'appendice. — Le malade est placé sur un plan un peu incliné. Les écarteurs montrent sous la lèvre externe de l'incision un intestin gris, traversé par des bandes longitudinales : c'est le cæcum (fig. 95). Ne pas le prendre avec les doigts ; la main nue n'est jamais propre et le gant de Chaput saisit mal le cæcum qui s'échappe comme une anguille. L'intestin est amené au dehors à l'aide d'une pince coprostatique (fig. 94). Cher-

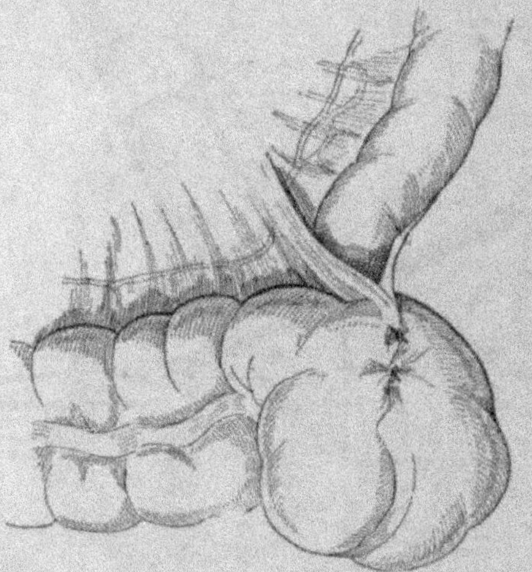

Fig. 100. — Opération de l'appendicite à froid.

Le moignon de l'appendice est enfoui sous une suture en bourse.

cher et trouver l'appendice, ce qui sera facile si le malade est opéré longtemps après sa dernière crise.

6° Résection de l'appendice. — Le cæcum est amené hors de la plaie, entouré de compresses, de façon à l'isoler complètement du champ opératoire et à opérer hors du ventre. Le cæcum est attiré de façon à tendre son méso. Ce méso est lié et coupé.

L'appendice est écrasé à sa base à l'aide d'une pince à mors courts de Doyen, puis il est lié et sectionné au thermo (fig. 96 et 97). Le moignon est enfoui sous un point en bourse au fil de lin (fig. 98 à 100).

7° Fermeture de la paroi. — L'intestin est réduit dans le ventre. L'épiploon est attiré au devant du cæcum. Le péritoine, repéré par trois pinces de Kocher, est fermé en bourse au fil de lin ; un point en U au catgut est placé sur le grand oblique. Trois agrafes de Michel ou un surjet au fil de lin sont appliqués sur la peau.

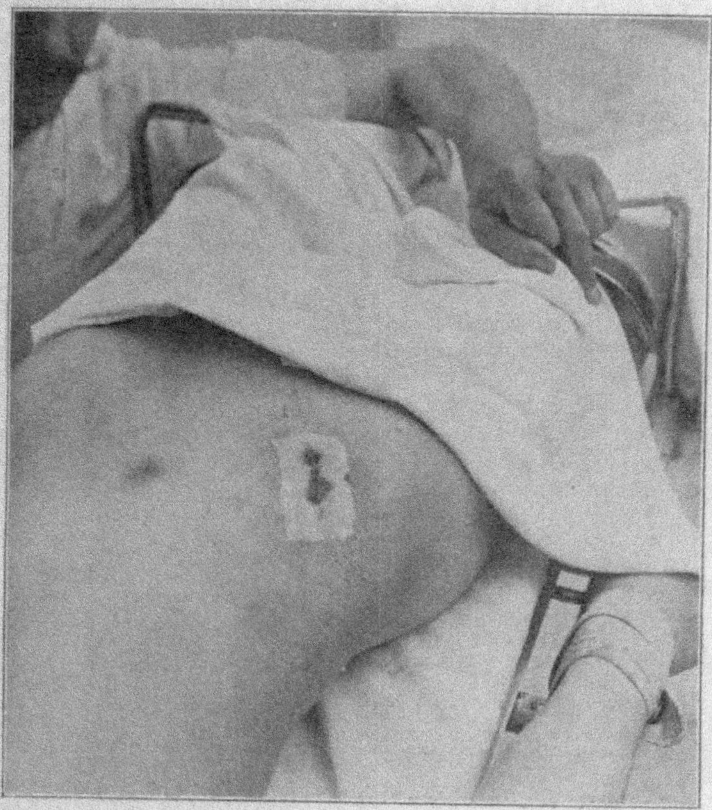

Fig. 101. — Pansement d'une appendicite.

Petite lame de gaze et collodion. La gaze est tachée par quelques gouttes de sang venues de la suture.

8° Pansement. — Le pansement se fait à l'aide d'une petite lame de gaze et de collodion.

VI. — TYPE D'OPÉRATION SEPTIQUE : HERNIE GANGRENÉE.

Le chirurgien se trouve en présence d'une hernie étranglée depuis plusieurs jours. La peau de la région est rose ; le sujet paraît déprimé ; il a présenté des vomissements fécaloïdes. Il faut pratiquer séance tenante la *kélotomie*. Je rappelle qu'il est nécessaire de laver l'estomac si le sujet est éthérisé. Faute de lavage, il faut opérer à

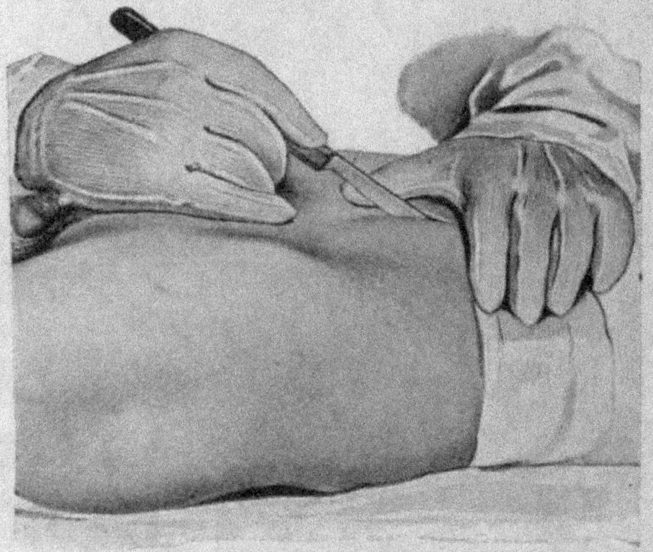

Fig. 102. — Incision de la peau pour hernie inguinale gauche.

Le bistouri est tenu comme une plume à écrire, la main gauche de l'opérateur tend la peau.

l'aide de la cocaïne locale ou de la rachianesthésie à la novocaïne.

L'opération comprend les temps suivants :

1° **Incision et découverte du sac**. — Faire une incision longue, trop longue, pour voir clair. Couper à longs traits d'un bout à l'autre de la plaie la peau et la graisse jusqu'au sac. Ne pas décoller les bords de la plaie. Ne pas mettre les doigts dans la plaie (fig. 102).

2° **Ouverture du sac**. — Dès que l'opérateur arrive sur le sac, il doit le pincer à l'aide d'une pince anatomique ; faire un pli, couper ce pli à l'aide de ciseaux et agrandir l'orifice avant d'ouvrir le sac qui contient un liquide septique. Il faut garnir toute la plaie de mèches de gaze, de façon à isoler exactement le point précis où la

séreuse sera ouverte. Un jet de liquide noirâtre, roussâtre, est immédiatement absorbé par les compresses. Ces compresses sont enlevées

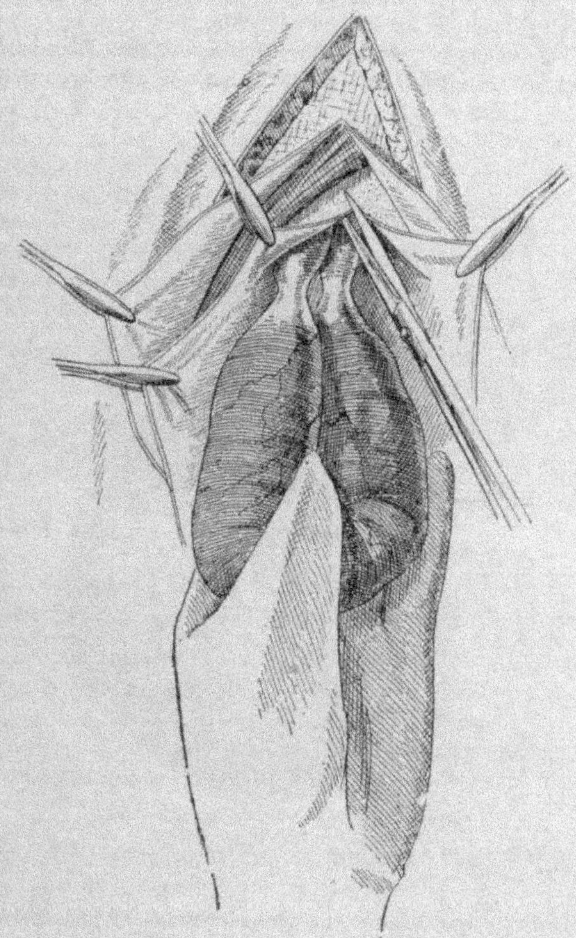

Fig. 103. — Chélotomie pour hernie inguinale étranglée.

La main gauche tient l'anse suspecte, tandis que les ciseaux fendent le collet du sac.

à l'aide d'une pince et non avec les doigts et remplacées par d'autres.
L'ouverture du sac est agrandie et essuyée avec une mèche de gaze.
L'opérateur borde alors toutes les lèvres de la plaie avec des com-

presses de la façon suivante : une compresse est maintenue au bord de la plaie séreuse, puis pincée avec cette séreuse par une pince de Kocher ; de cette façon, la plaie ne sera point infectée par les manœuvres septiques sur l'anse gangrenée.

3° **Débridement du collet herniaire**. — Placer deux écarteurs dans l'angle supérieur de la plaie pour bien voir la surface extérieure

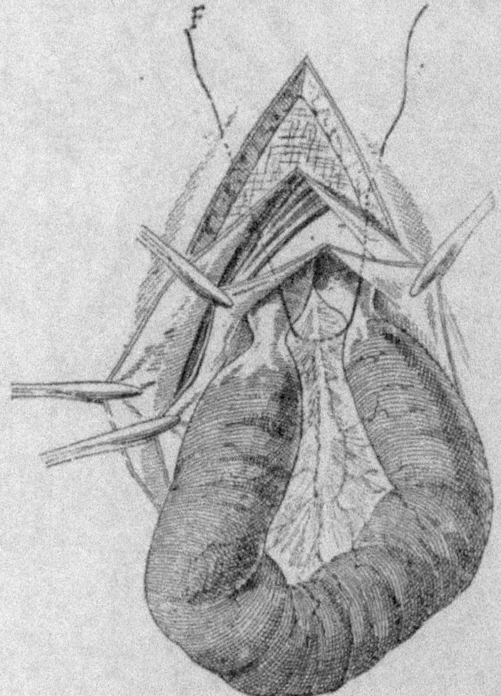

Fig. 104. — Chélotomie pour hernie inguinale étranglée.

Comment on extériorise une anse suspecte. Un fil maintient l'anse en dehors en fixant le mésentère à la paroi.

de l'anneau (arcade crurale ou anneau inguinal) et inciser de la superficie vers la profondeur les tissus fibreux qui recouvrent le collet. Dès que ces parties fibreuses seront coupées, l'opérateur coupera de même le collet du sac de façon à libérer la portion étranglée de l'intestin.

4° **Examen du contenu herniaire**. — L'opérateur examine l'anse, l'amène au dehors. Son attention se porte surtout sur le contour intestinal qui se trouve serré par l'anneau. L'intestin est alors bon, suspect ou gangrené.

S'il est bon, il est réduit dans le ventre.

S'il est suspect, c'est-à-dire violacé, noir ou gris par places, il est irrigué à l'eau salée chaude pendant quatre ou cinq minutes.

Si l'anse se contracte, si elle redevient rouge vineux, on peut la réduire, sinon il faut l'extérioriser.

Si l'anse est au contraire gangrenée, il faut en pratiquer la résection. Ne pas toucher l'anse gangrenée avec les doigts ; la saisir à l'aide d'une compresse ; l'attirer doucement dans la plaie ; l'isoler sur de nouvelles compresses pour qu'elle n'ait aucun contact avec le champ opératoire. C'est en effet hors du ventre que devra se pratiquer la résection.

5° **Résection de l'anse gangrenée.** — Cette résection com-

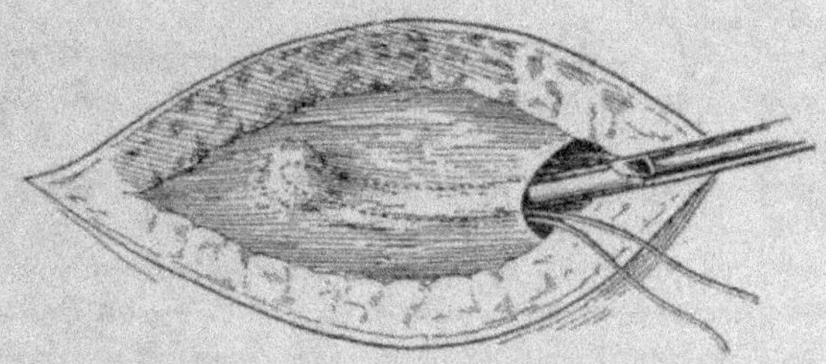

Fig. 105. — Cure radicale de la hernie inguinale chez un sujet à bonnes parois.

Le moignon du sac est refoulé à l'aide d'un clan jusqu'à l'extrémité supérieure du canal. L'instrument va crever l'aponévrose ; le moignon sera fixé à celle-ci.

prend les temps suivants : la coprostase, la section de l'anse malade, la section du mésentère et l'anastomose intestinale.

a. *Coprostase.* — A quelques centimètres du point malade, étrangler l'intestin au moyen d'une ligature peu serrée, pour empêcher le passage des matières.

b. *Section de l'anse malade.* — Sectionner l'intestin entre deux ligatures fortement serrées. Ces ligatures seront placées un peu au delà de la partie malade.

c. *Section du mésentère.* — Couper le mésentère à 1 centimètre de l'intestin et lier les vaisseaux qui saignent.

d. *Anastomose intestinale.* — Chaque extrémité liée de l'intestin sera enfouie sous une suture en bourse. Les ligatures de coprostase seront enlevées. Les deux extrémités fermées de l'intestin seront abouchées l'une dans l'autre à l'aide d'une suture ou d'un bouton de Murphy.

6° **Fermeture de la plaie**. — La plaie sera fermée très incomplètement. L'intestin sera réduit dans le ventre après avoir été lavé à l'eau salée chaude. Ne pas pratiquer de cure radicale. L'opérateur placera un tube dans l'abdomen et deux ou trois mèches dans le sac herniaire. La plaie sera incomplètement fermée à l'aide de deux ou trois crins de Florence. La réunion s'obtiendra en un mois. Six mois plus tard l'opérateur pourra pratiquer la cure radicale de la hernie.

VII. — TRAITEMENT D'UNE PUSTULE MALIGNE.

Rôle antiseptique de la cautérisation ignée et des injections interstitielles.

L'infection charbonneuse généralisée est au-dessus des ressources thérapeutiques.

La pustule maligne peut être guérie si elle est traitée *dès le début*. Pour obtenir cette guérison, il faut que l'intervention soit rapide et énergique.

Un malade, tanneur ou mégissier, qui manipule des produits provenant des moutons ou des bœufs, consulte le médecin pour un bouton non douloureux. Ce bouton, légèrement prurigineux, se transforme vite en une *saillie dure à surface noire*, entourée d'une *aréole rouge*, sur laquelle naissent des *vésicules* remplies d'un liquide citrin. Ce bouton, avec son escarre centrale et sa collerette de vésicules, constitue la pustule maligne. Au-dessous de l'escarre, le palper révèle une induration qui atteint bientôt 3 centimètres d'épaisseur sur 4 de largeur, puis au delà un œdème blanc, mou, gélatineux, sillonné de traînées lymphangitiques. Ces lésions sont indolores et en cela diffèrent du furoncle et de l'anthrax.

Examiner l'état général du sujet : sa température est-elle élevée ? le pouls est-il rapide ou irrégulier ? éprouve-t-il une sensation de faiblesse ? y a-t-il de l'embarras gastrique et de la diminution des urines ? En cas d'affirmative, le pronostic est grave. Néanmoins, que les phénomènes généraux existent ou n'existent pas encore, il faut s'empresser d'agir localement.

Le traitement comprend : 1° les *cautérisations* ; 2° les *injections locales antiseptiques* ; 3° la *bande* ou la *ventouse de Bier*.

1° **Cautérisation**. — Le sujet est endormi à l'aide du kélène. L'opérateur chauffe le couteau du thermocautère, puis il enfonce la lame, portée à blanc, perpendiculairement à la peau, pour pénétrer à une profondeur de 1 centimètre et laisser une ouverture de 5 à 10 millimètres de largeur. Les cautérisations sont disposées tout autour de l'aréole rouge inflammatoire, à 1 centimètre l'une de l'autre. Si la lésion existe depuis plus de quarante-huit heures, si la réaction locale est intense, il est bon d'entourer la première collerette de pointes de feu d'une deuxième collerette où les plaies sont séparées l'une de l'autre par une largeur de 2 centimètres. L'opérateur peut, au besoin, placer plus en dehors une troisième collerette de pointes de feu. Cette cautérisation ignée laisse une cicatrice faible sans difformité.

2° **Injections antiseptiques**. — Prendre une solution d'iode, une solution aqueuse à 1 p. 100 dans l'iodure de potassium, puis, à l'aide d'une seringue de Lüer de 2 centimètres cubes et d'une aiguille de 5 ou 6 centimètres, injecter sous la peau, à quelques millimètres de profondeur, 1 ou 2 centimètres cubes de la solution. Recommencer deux fois par jour; couvrir le tout d'un pansement humide.

3° **Méthode de Bier**. — Concurremment aux cautérisations ignées et aux injections antiseptiques, employer la bande de Bier pour les membres, et la ventouse pour la face. Les applications seront faites comme s'il s'agissait d'un anthrax ou d'un furoncle.

4° **Traitement général**. — Le chirurgien est sans action sur l'infection générale. Le sérum anticharbonneux efficace n'existe pas; peut-être fera-t-il bien de faire boire à son malade dix gouttes de teinture d'iode par jour, de lui recommander des libations chaudes abondantes pour favoriser l'élimination rénale, mais cette action est bien faible.

VIII. — INCISION PAR TRÉPANATION.

Le chirurgien pratique la craniotomie pour enlever une tumeur du cerveau, ouvrir un abcès cérébral ou traiter une fracture du crâne. Quand l'intervention se pratique à l'hôpital ou dans une maison de santé, l'instrumentation électrique de Doyen est le matériel de choix. Sinon, on se servira de l'instrumentation à main de ce chirurgien.

La trépanation est indiquée dans la pratique courante, soit par un hématome intra cranien, soit par un enfoncement intracranien ou une plaie par arme à feu.

Premier cas : Hématome intracranien (craniotomie à volet).

Un sujet est atteint d'une fracture de la voûte. L'artère méningée moyenne est déchirée; un hématome de 200 grammes se constitue entre l'os et le cerveau, au-dessus et au-dessous de la dure-mère.

Le blessé, qui avait conservé connaissance, tombe dans le coma. Que faire ? 1° *Évacuer le caillot* qui comprime le cerveau et va tuer le malade ; 2° *lier la méningée moyenne*. Pour aborder le caillot, faire un volet

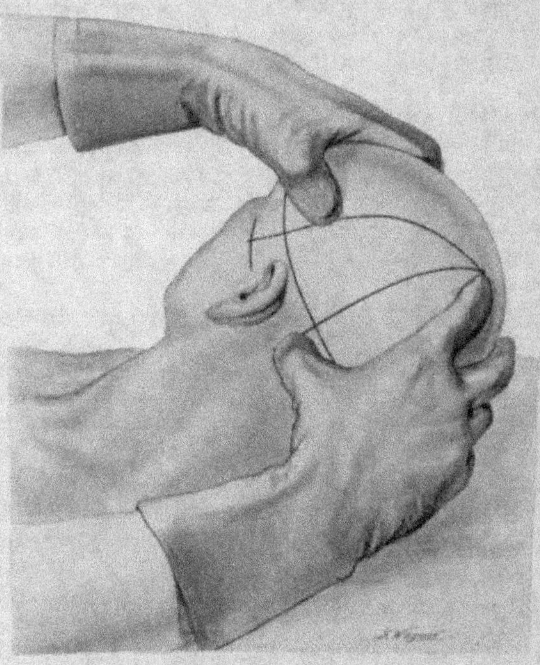

Fig. 106.— Comment on établit les points de repère craniens avant la trépanation (imité de Lejars).

La *ligne horizontale inférieure* correspond à l'apophyse zygomatique. La *ligne horizontale supérieure* correspond à l'*artère méningée*. La ligne *verticale postérieure* correspond à la mastoïde et monte jusqu'à l'extrémité supérieure de Rolando. L'artère méningée postérieure correspond à l'intersection de la ligne horizontale supérieure et de la verticale postérieure. L'artère méningée antérieure correspond à l'intersection de l'horizontale supérieure et de la verticale antérieure. Entre l'index droit et le pouce gauche se trouve la *ligne de Rolando*.

ostéo-cutané qui découvre l'hémisphère cérébral sur la largeur d'une paume de main. Voici comment l'opération s'exécute :

1° *Taille du lambeau*. — Repérer la base du crâne : racine du nez, apophyse mastoïde, protubérance occipitale externe ; au-dessus de cette ligne, mener une incision en fer à cheval. Le milieu du pédi-

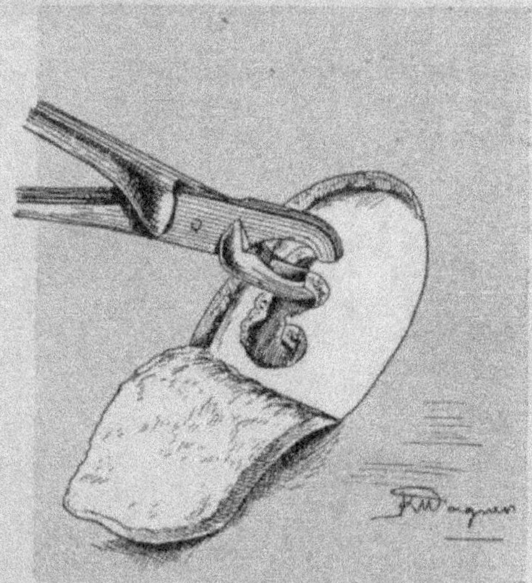

Fig. 107. — Craniotomie.

Comment l'opérateur agrandit l'orifice créé par la fraise. Une pince-gouge puissante mord
et morcelle les bords de l'orifice.

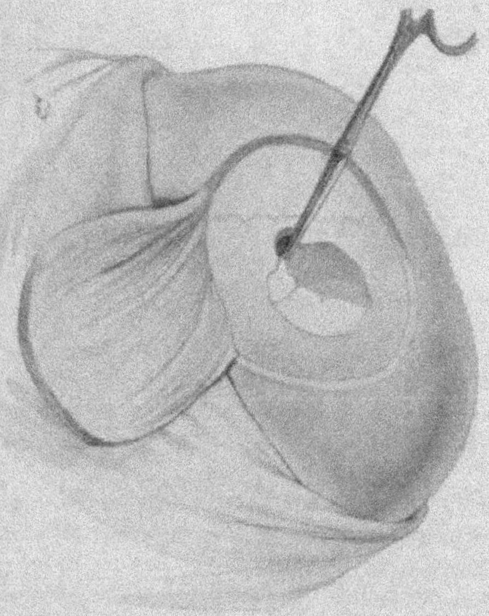

Fig. 108. — Trépanation pour fracture du crâne.

Comment on enlève les fragments enfoncés. Un trou a été fraisé sur les confins de la
fracture; par cet orifice, une pince pénètre et saisit une esquille qu'elle va attirer tangentiellement au crâne.

cule du lambeau correspond à l'oreille. Faire l'hémostase et inciser le périoste.

2° *Décollement du périoste*. — La rugine récline les deux lèvres du périoste incisé et dénude l'os sur une largeur de 2 centimètres.

3° *Forage du crâne*. — Percer cinq trous, un à chaque extré-

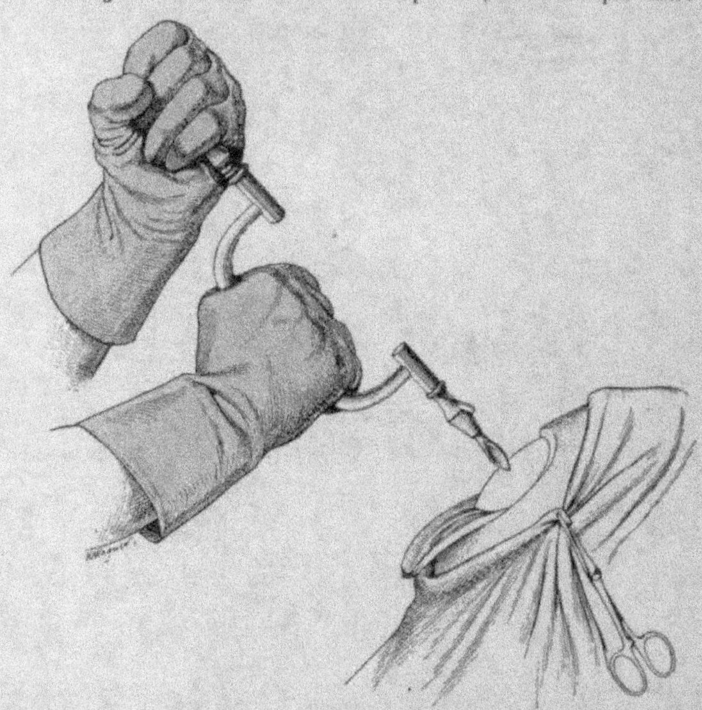

Fig. 109. — Trépanation.

Comment on amorce un orifice à l'aide du perforateur de Doyen.

mité du fer à cheval, un au sommet, deux autres dans l'intervalle. Pour faire ces trous, il faut amorcer avec le perforateur de Doyen et achever la perforation à l'aide d'une fraise de 12 centimètres. Dès que la dure-mère apparaît au fond du trou osseux, la perforation est suffisante.

4° *Incision du pont osseux intermédiaire au tronc*. — Introduire un conducteur de Marion par un orifice et le faire ressortir par le trou voisin. L'instrument décolle la dure-mère et protége le cerveau. Sur la cannelure du conducteur, faire glisser une scie de

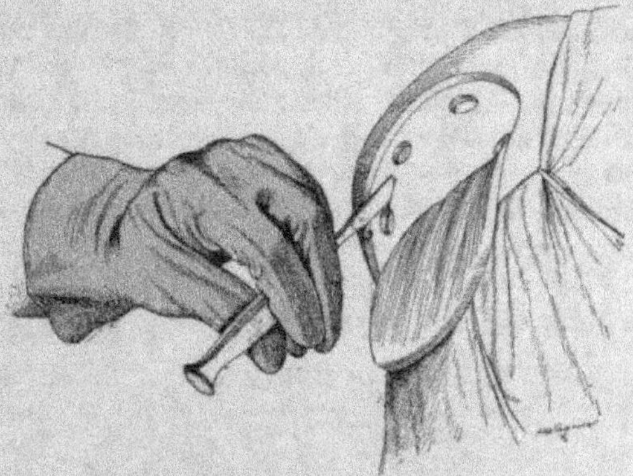

Fig. 110. — Trépanation du crâne.

Quatre trous ont été forés à la fraise. Les ponts intermédiaires sont coupés aux ciseaux.

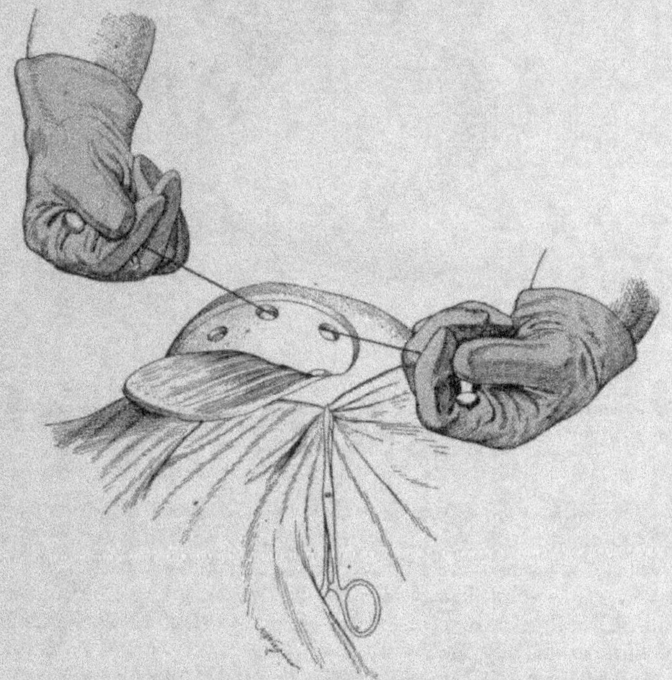

Fig. 111. — Trépanation du crâne.

Les quatre trous ont été forés à l'aide de la fraise. Les ponts sont coupés à la scie de Gigli.
L'opérateur maintient cette scie-ficelle tangentiellement au crâne pour éviter de la briser.

Gigli. Adapter les deux poignées de la scie et faire des mouvements de va-et-vient, en maintenant le fil métallique presque tangent à la surface du crâne. Le pont osseux est sectionné. Recommencer ainsi pour les trous voisins jusqu'à ce que les quatre ponts soient coupés.

5° **Fracture de la base du lambeau.** — Introduire une rugine au sommet de la courbe entre le crâne et la dure-mère; faire levier; soulever et briser le lambeau osseux au milieu de son pédicule.

6° **Traitement de l'hémorragie.** — Si la collection sanguine est

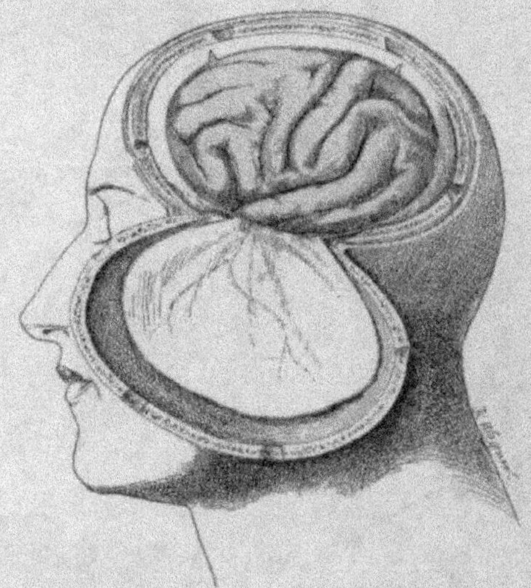

Fig. 112. — Craniotomie.

Le lambeau cranien ostéo-cutané a été rabattu sur l'oreille. La dure-mère est rabattue dans la concavité du crâne. Le lecteur voit les quatre trous forés à la fraise ; la scissure de Sylvius et la zone de Rolando sont largement exposées.

directement sous le crâne, les caillots sont enlevés à la compresse. Si l'hématome est sous la dure-mère (pas de battements), il faut inciser cette membrane suivant une ligne courbe à concavité supérieure, c'est-à-dire inverse à celle du lambeau cutané. Enlever le sang et lier l'artère méningée moyenne en passant au-dessous d'elle un fil avec une aiguille.

7° **Drainage.** — Drainer au milieu du pédicule du lambeau. La pince-gouge mord le bas du volet osseux pour créer une dépression d'un centimètre. Le bistouri perce les téguments au même point.

Un drain est ainsi placé entre l'extérieur et le foyer hémorragique. Le lambeau ostéo-cutané est appliqué sur le cerveau.

8° *Suture de la peau par points séparés.*

Deuxième cas : Enfoncement intracranien (craniotomie et esquillotomie).

Le malade est atteint d'une fracture ouverte ou d'une fracture fermée, mais il existe des phénomènes de compression (hémiplégie, épilepsie jacksonienne). Dans les deux cas il faut intervenir soit pour éviter l'infection, soit pour éviter la compression.

Technique. — 1° *Tracé du lambeau.* — Incision en fer à cheval

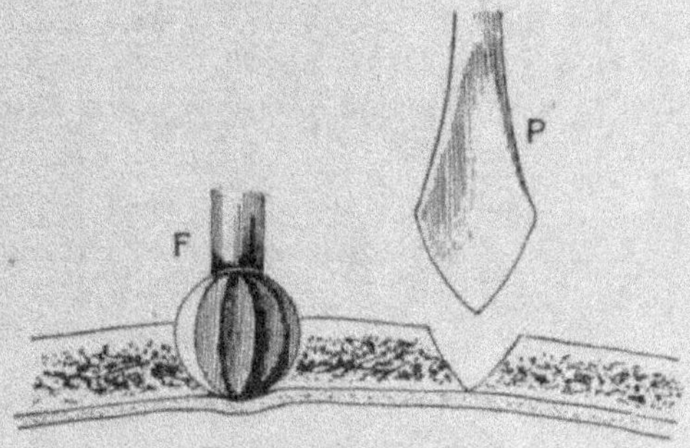

Fig. 113. — Craniotomie.

Comment on fraise un trou dans le crâne. *P* représente le perforateur (premier temps) ; *F* la fraise qui alèse la fossette ébauchée (deuxième temps) par le perforateur. La dure-mère est refoulée et n'est pas entamée.

à pédicule inférieur. La surface du lambeau sera un peu plus grande que celle de l'enfoncement.

2° *Craniotomie et esquillotomie.* — Le lambeau cutané est relevé avec le périoste qui aura été ruginé. Forer un trou sur l'os sain à la limite du foyer de la fracture. Par ce trou, introduire une pince qui saisit les esquilles et les amène tangentiellement à la surface du cerveau. Irriguer le foyer et l'assécher.

3° *Drainage.* — On pratique le drainage par un trou au centre du lambeau.

4° *Suture de la peau par points séparés.*

Troisième cas : Plaie par arme à feu.

Un blessé présente une perforation de la voûte par un projectile. Il faut débrider, agrandir l'orifice cranien, désinfecter et drainer. Pour rechercher le projectile, il faut une installation radiographique spéciale. L'action du praticien se limite à désinfecter le trajet et à faire l'opération suivante :

1° *Incision cutanée*. — Faire une incision en croix ; relever chaque lambeau angulaire avec le périoste à l'aide d'une rugine.

2° *Forer un gros trou*. — Forer un gros trou tangent à la perforation du projectile. Par ce trou, introduire une pince-gouge ; rogner les bords et agrandir l'orifice. Quand celui-ci aura atteint la largeur d'une pièce de 5 francs, inciser la dure-mère en croix ; enlever délicatement les caillots, la bouillie cérébrale, les esquilles, les cheveux. Quand tout est propre, placer un drain dans le foyer et suturer la peau.

CHAPITRE III

LES MÉTHODES D'EXÉRÈSE

L'exérèse consiste à supprimer une partie ou la totalité d'un membre ou d'un organe.

Pour pratiquer cette ablation, différents instruments peuvent être mis en usage. Les instruments tranchants : *bistouri* ou *ciseaux*. Ce sont les plus couramment employés. Le *thermocautère* est employé pour la section de l'appendice au cours de l'opération de la résection à froid, afin de stériliser la muqueuse du moignon.

Le *galvanocautère* peut s'employer soit sous forme de pointe ou de couteau, au même titre que le thermo, soit sous forme d'*anse chaude* qui réalise à la fois la section et la cautérisation. C'est le procédé de choix pour l'ablation des amygdales ou des tumeurs vésicales.

L'*anse froide*, qui consiste à étrangler le pédicule d'une tumeur jusqu'à sa section complète à l'aide d'un fil d'acier, s'emploie dans le même cas que l'anse chaude. Elle nécessite une technique plus lente et ne produit pas l'hémostase d'une façon aussi complète.

Le *morcellement*, procédé classique pour l'ablation des amygdales à l'aide de la pince de Ruault, provoque moins d'écoulement sanguin que l'emploi des instruments tranchants.

De toutes ces méthodes, la plus usitée dans la pratique courante est celle des instruments tranchants. C'est la seule que nous étudierons. Nous décrirons successivement un certain nombre de types, très différents, d'exérèse chirurgicale.

DIFFÉRENTS TYPES D'EXÉRÈSE.

I. — ABLATION D'UNE TUMEUR SOUS-CUTANÉE (LOUPE, LIPOME).

L'extraction se fait par énucléation. L'anesthésie locale est indiquée. Il suffit, en général, de deux ou trois injections de cocaïne à 1 p. 200.

Technique. — 1° *Incision*. — L'incision sera faite sur la partie médiane de la tumeur, parallèlement aux plis de la région. Elle comprend successivement toutes les couches, jusqu'à ce qu'on arrive sur

la tumeur. En effet, il faut, pour aborder la tumeur, atteindre la capsule qui l'entoure.

2° *Énucléation*. — Pendant qu'un aide tient une des lèvres de la
plaie au moyen d'une pince de Kocher, l'opérateur refoule la tumeur
en sens contraire à l'aide de ciseaux ouverts ou fermés, les premiers
jouant l'instrument tranchant, et les seconds agissant comme un

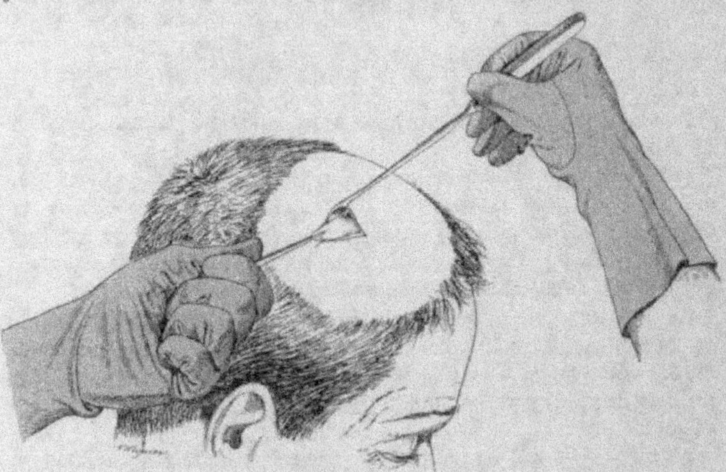

Fig. 114. — Ablation d'une loupe du cuir chevelu.

Les cheveux ont été rasés sur la largeur d'une paume de main ; la peau a été badigeonnée à
l'iode. Le bistouri a fendu en un temps la peau et la loupe. La poche vide est tenue par la main
gauche à l'aide d'une pince de Kocher, tandis que la main droite l'énuclée en la refoulant à
l'aide d'une curette.

instrument mousse. Même technique sur la lèvre opposée. La tumeur
libérée, mobilisée, peut alors être extraite par simple traction.

Si la tumeur possède un pédicule (kyste du creux poplité, kyste
congénital de la queue du sourcil), il faut suivre le pédicule le plus
loin possible, placer un fil et sectionner le pédicule au-dessus de la
ligature.

L'opérateur agira d'une façon plus brillante pour les kystes sébacés
et les lipomes, *en fendant d'un seul coup* la peau et la tumeur jusqu'à
l'aponévrose, puis en enlevant séparément chaque demi-tumeur avec
sa capsule. Cette façon de faire est beaucoup plus rapide.

3° *Réunion*. — Si la peau est exubérante, il faut en réséquer une
petite étendue. Suturer soit au crin de Florence, soit au moyen
d'agrafes de Michel. Il est utile de drainer pendant quarante-huit
heures à l'aide d'un tube ou d'un faisceau de crins pour éviter la formation d'un hématome. Comme pansements : collodion et compres-

sion ouatée pendant quarante-huit heures, c'est-à-dire jusqu'à l'ablation du drainage.

II. — EXTIRPATION D'UN CANCROÏDE DES LÈVRES.

Nous supposons que la tumeur est peu volumineuse, de sorte que l'autoplastie est inutile. L'opération comprendra deux temps :

I. Ablation des ganglions tributaires de la lèvre. — Ces ganglions sont tantôt les sous-mentaux, tantôt les sous-maxillaires.

II. Extirpation du cancroïde. — Cette extirpation se fera ainsi :

1° *Hémostase préventive* des artères des lèvres, soit en appliquant un clan peu serré à 2 centimètres de la tumeur, soit en passant un fil à l'aide d'une aiguille et en nouant ce fil pour faire l'hémostase momentanée.

2° *Excision* à 1^{cm},5 de la tumeur en forme de coin.

3° *Hémostase* définitive qui comprend l'oblitération et la ligature de l'artère coronaire.

4° *Suture.* — Pour faire cette suture, placer d'abord un point d'affrontement, de soutien à l'union de la muqueuse et de la peau, près du bord libre de la lèvre. Serrer ce point, puis, étalant les deux lèvres de la plaie, tantôt du côté de la muqueuse, tantôt du côté de la peau, rapprocher par points séparés d'abord la muqueuse, puis la peau. Ne pas prendre en un plan la muqueuse et la peau. Comme pansement, collodion. Les fils seront enlevés au bout de huit jours.

III. — TECHNIQUE D'UNE AMPUTATION ET D'UNE DÉSARTICULATION. PROCÉDÉ UNIVERSEL.

Amputation circulaire avec deux fentes latérales.

Les procédés enseignés par les traités de médecine opératoire sont inutiles. Il n'existe qu'une méthode simple, facile, et qui donne dans tous les cas un bon moignon bien étoffé, que la réunion soit primitive ou secondaire, c'est la *méthode à deux lambeaux.* C'est à elle que le chirurgien-praticien aura toujours recours.

Règle générale de l'amputation. — La peau sera coupée circulairement au ras des lésions ; le membre aura toujours, quel qu'il soit, la plus grande longueur possible. L'opérateur ne cherchera jamais à sacrifier quelques centimètres du membre, sous prétexte d'opérer en un « lieu d'élection » quelconque.

L'os sera sectionné à une distance de la peau dont la hauteur correspond au diamètre le plus large du membre. L'hémostase temporaire sera réalisée par une bande de caoutchouc (feuille anglaise, bande de Bier, drain, tube à bock, sonde Nélaton).

Cette opération comprend les temps suivants :

1° *Section circulaire de la peau*. — J'ai déjà dit qu'elle se pratique soit à l'aide d'un couteau, soit à l'aide du bistouri, immédiatement au-dessus des lésions, de façon à conserver au membre la

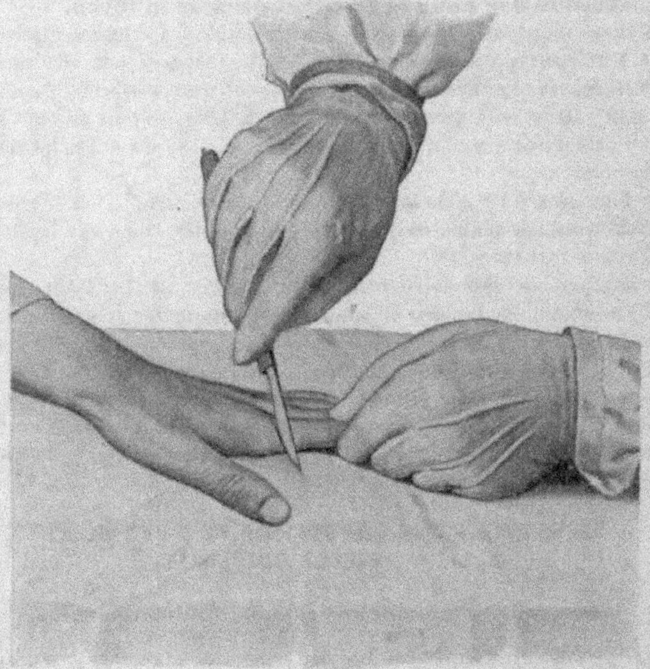

Fig. 115. — Amputation de l'index.

L'opérateur est ganté. Les avant-bras sont protégés par des manchettes de toile stérilisée fixées par un petit lien élastique. Le couteau est tenu comme un archet.

plus grande longueur possible. Le bistouri coupera les téguments jusqu'à l'aponévrose. La peau sera rétractée sur une hauteur de 1 ou 2 centimètres environ.

2° *Double incision verticale aux deux extrémités du plus grand diamètre du membre*. — Sur les deux extrémités du plus grand diamètre du membre, l'opérateur abaissera deux incisions verticales. Ces deux incisions comprendront toute la peau. Au point où

les sections verticales rencontrent la section horizontale, les deux
lambeaux présentent quatre angles droits peu élégants. Il faut les abattre d'un coup de ciseaux.

3° *Incision circulaire de l'aponévrose et des muscles.* — Cette incision sera poussée à fond jusqu'à l'os, au ras de la peau légèrement rétractée.

4° *Incision verticale des muscles et de l'aponévrose.* — Les incisions cutanées verticales seront approfondies jusqu'à l'os. Il en résultera deux lambeaux qui seront détachés du squelette jusqu'au niveau de la future section osseuse. Ne pas recourir à la transfixion, procédé élégant d'amphithéâtre, mais qui risque de fendre un vaisseau ou de tailler un lambeau trop mince. La taille du lambeau consiste à désosser le membre sur la hauteur de quelques travers de doigt. L'étoffe musculaire n'est jamais trop abondante.

5° *Incision du périoste.* — Le périoste est incisé circulairement à 1 ou 2 centimètres de la future section osseuse. Il est ensuite séparé de l'os à l'aide de la rugine.

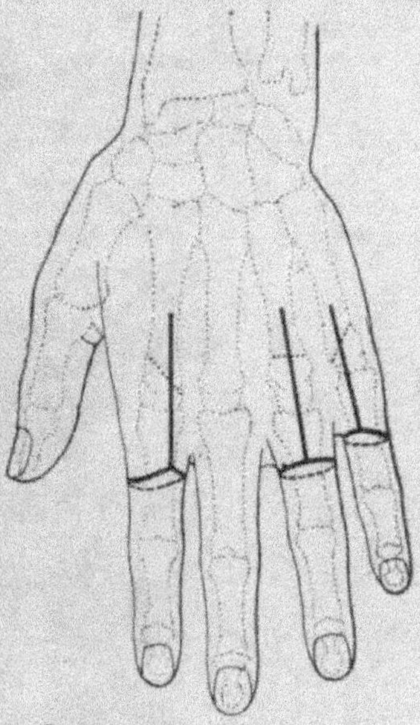

Fig. 116. — Amputation des doigts.

Ces amputations se pratiquent à l'aide d'une raquette dont la queue descend au milieu de la face dorsale de la main. Ne pas recourir à la désarticulation, mais sectionner le métacarpien un peu au-dessus de sa tête pour éviter l'écart des doigts.

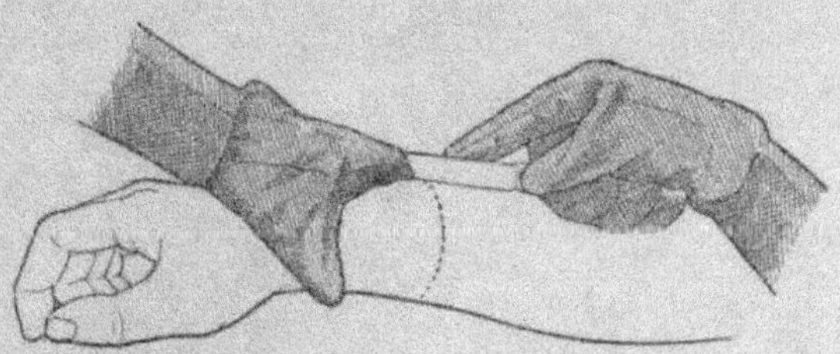

Fig. 117. — Amputation de l'avant-bras.

Premier temps : section circulaire de la peau au ras des lésions.

6° *Section des os.* — Les os sont coupés à la scie. Pour opérer

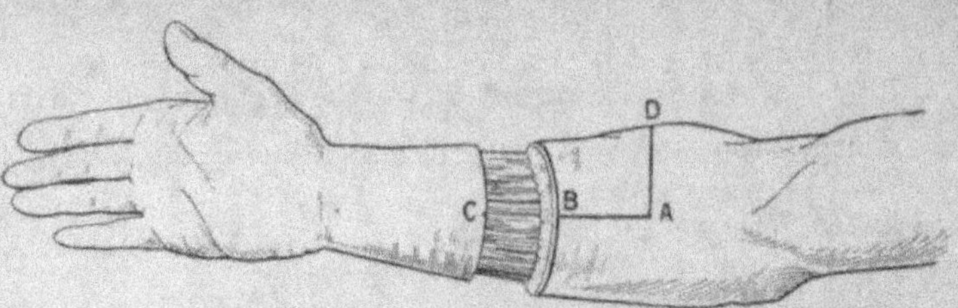

Fig. 118. — Amputation de l'avant-bras par le procédé universel à deux lambeaux égaux et carrés.

Les deux lèvres de la peau sectionnée sont rétractées spontanément, de sorte que la hauteur du lambeau AB est égale à la moitié de la largeur du membre AD.

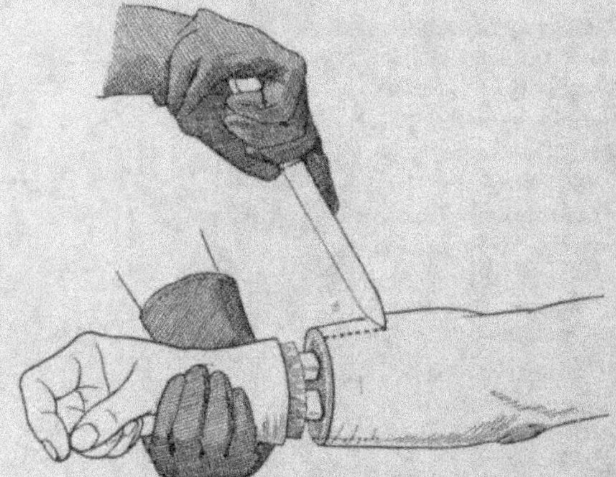

Fig. 119. — Amputation de l'avant-bras ; procédé universel, circulaire et deux fentes latérales.

La peau et les muscles ont été tranchés jusqu'à l'os. Aux deux extrémités du diamètre de la circonférence du membre, deux incisions latérales sont abaissées. L'opérateur tient l'extrémité du membre de la main gauche. De la main droite, il manie un couteau de 15 centimètres à pointe ogivale.

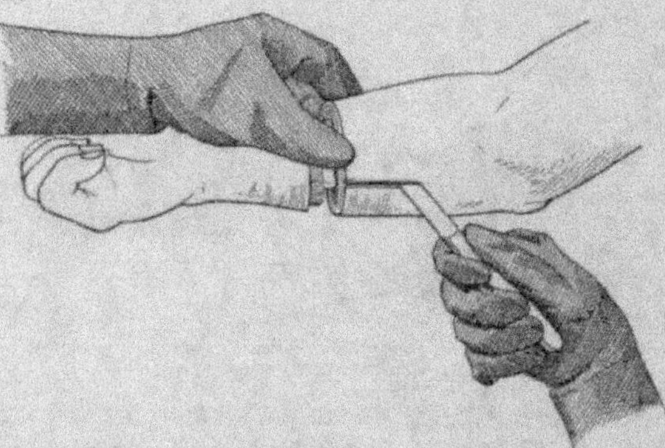

Fig. 120. — Les deux incisions latérales sont faites sur la peau ; les muscles vont être séparés du squelette par transfixion.

Le couteau tenu à pleine main pénètre par l'extrémité supérieure d'une incision latérale et ressort par l'autre, après avoir chargé les muscles dans la gouttière interosseuse. Le tranchant du couteau est dirigé vers la main du sujet.

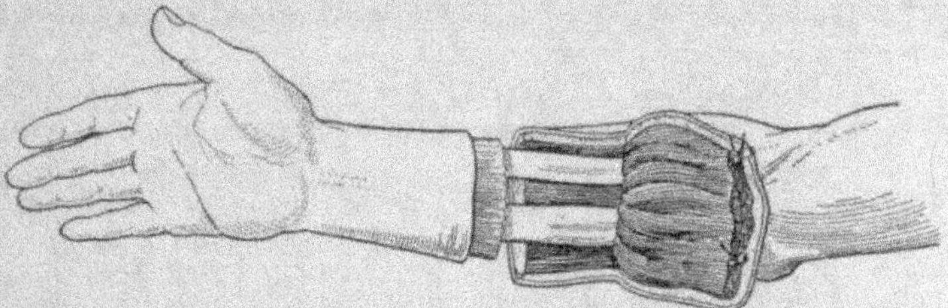

Fig. 121. — Amputation de l'avant-bras par le procédé universel à deux lambeaux carrés.

Le lambeau antérieur a été rabattu après avoir été libéré du squelette par transfixion. L'autre lambeau va être traité de la même façon. Les artères radiales et cubitales sont liées à l'extrémité du lambeau.

le sciage, la compresse est inutile. Il faut relever les deux lambeaux avec un rétracteur métallique ou avec les mains, ce qui est très facile, étant donné que les deux lambeaux sont parfaitement mobiles. Ne pas appuyer sur la scie. Scier avec des mouvements très lents et avec toute la

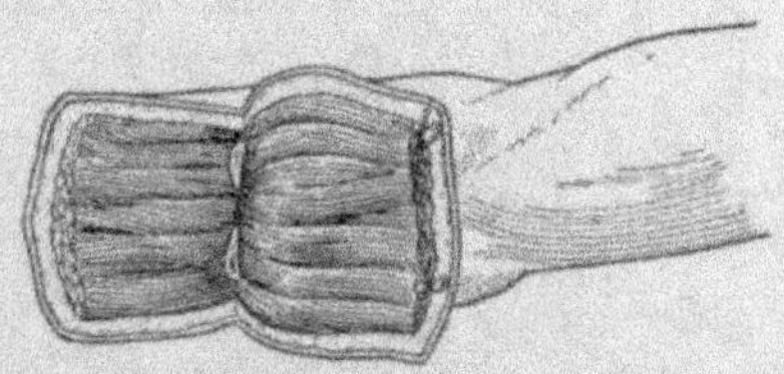

Fig. 122. — Amputation de l'avant-bras par le procédé universel à deux lambeaux carrés. La section osseuse est terminée.

longueur de la lame. Dès que le sciage est terminé, abattre les arêtes osseuses à l'aide de la pince coupante.

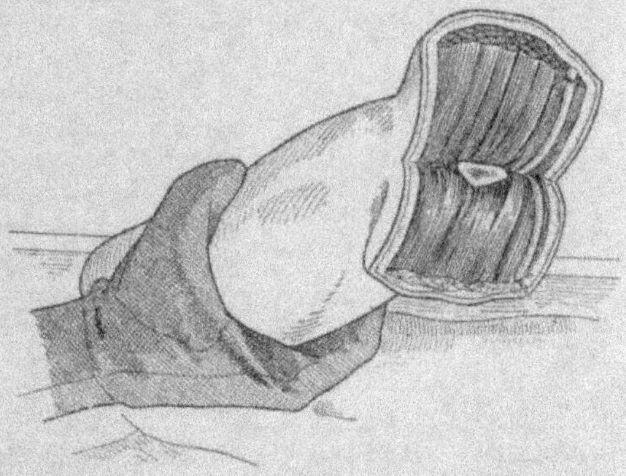

Fig. 123. — Amputation du bras par le procédé universel à deux lambeaux carrés.

La section osseuse est terminée. La ligature des vaisseaux a été pratiquée à la base des lambeaux.

7° **Hémostase**. — Enlever la bande hémostatique. Rechercher les vaisseaux qui saignent, les lier au fil de lin.

8° **Résection des extrémités nerveuses**. — Ne pas avoir recours au vieux procédé qui consistait à attirer les troncs nerveux et à les sectionner à quelques centimètres plus haut. Abandonner les nerfs dans toute leur longueur, c'est s'exposer à des névralgies par étranglement cicatriciel. Les sectionner à quelques centimètres plus haut, c'est risquer des troubles trophiques sur l'extrémité du lambeau. Ne pas raccourcir les nerfs

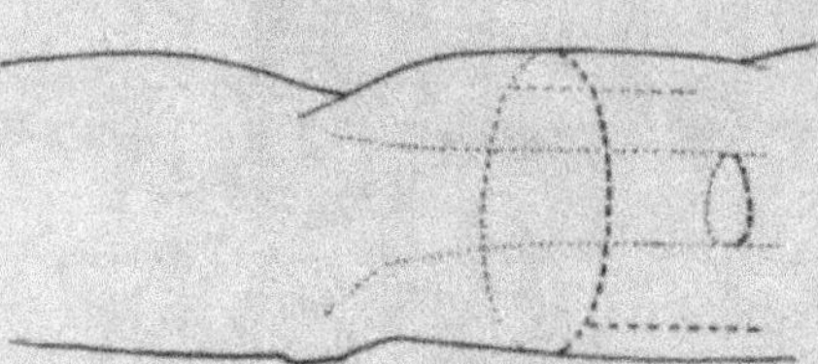

Fig. 124. — Amputation du bras par le procédé universel à deux lambeaux carrés : incision circulaire de la peau au ras des lésions, double fente latérale dont l'une correspond à la gouttière bicipitale et l'autre du côté opposé.

La section osseuse porte à une hauteur correspondant aux deux tiers du grand diamètre du membre.

Sectionner l'extrémité nerveuse en biseau sur la longueur de quelques millimètres, puis recourber cette extrémité et la suturer 1 centimètre plus haut, au tronc nerveux même. De cette façon, plus de troubles trophiques, puisque le nerf conserve sa longueur, et pas de névromes cicatriciels douloureux, puisque l'extrémité nerveuse est incluse dans le tronc même du nerf.

9° **Suture des tendons et des muscles**. — Suturer les muscles du lambeau avec ceux du côté opposé à l'aide du catgut. Si le lambeau renferme des tendons, suturer les extrémités des tendons extenseurs avec celles des tendons fléchisseurs.

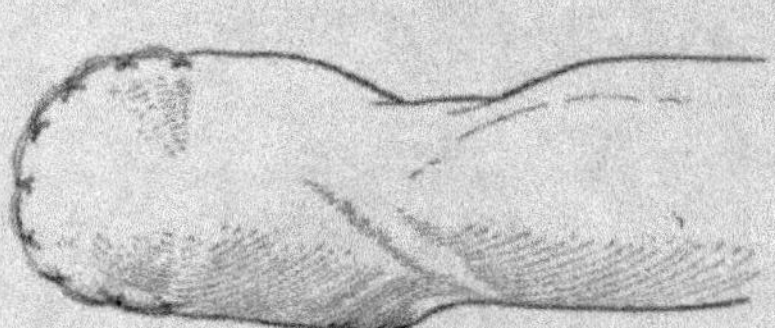

Fig. 125. — Amputation de l'avant-bras.

Opération terminée. Les deux angles cutanés des lambeaux carrés ont été abattus à l'aide des ciseaux, de façon à donner à l'extrémité du moignon un aspect arrondi.

10° **Suture de la peau**. — Elle se fait soit à l'aide d'agrafes, soit par quelques points séparés au fil de lin.

11° **Pansements**. — Collodion sur la suture, pansement ouaté compressif.

L'amputation à deux lambeaux donne des moignons bien étoffés qui supportent bien les appareils de prothèse (fig. 126 et 127).

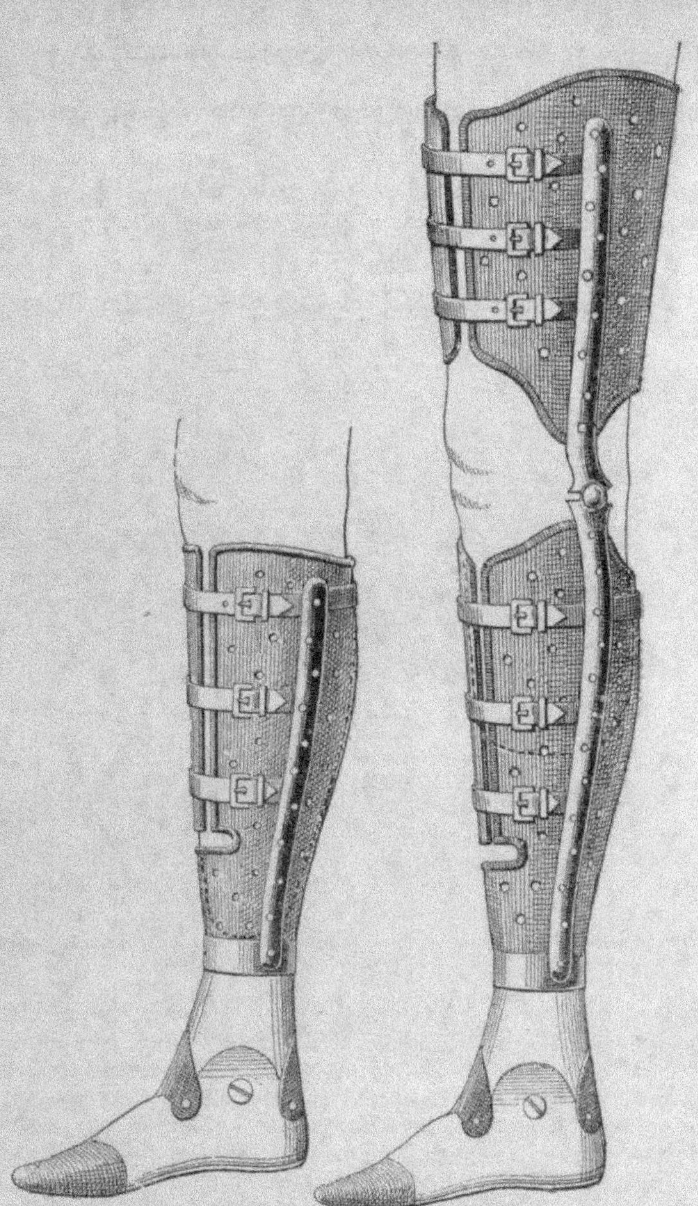

Fig. 126. — Appareil prothétique pour
l'amputation de jambe au tiers inférieur.

Fig. 127. — Appareil prothétique pour amputation
de jambe au tiers supérieur.

Désarticulation circulaire avec une fente latérale externe.

Le chirurgien-praticien fera le moins de désarticulations possible. En effet, au fond de la plaie, le cartilage, des débris de synoviale et des téguments donnent une réunion moins rapide et exposent à l'infection plus qu'une section osseuse bien nette.

Je m'explique :

a. Ne jamais faire la *désarticulation totale d'un doigt*. En effet,

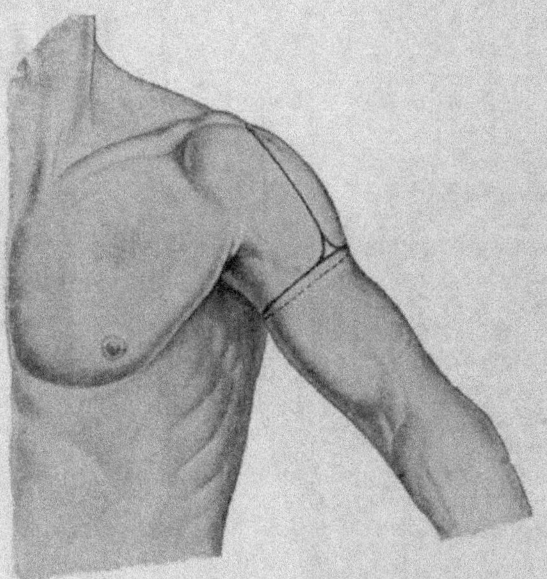

Fig. 128. — Désarticulation de l'épaule par le procédé universel : circulaire sur le bras et fente antéro-latérale.

en dehors de l'inconvénient que je viens de signaler, il en résulte une déformation antiesthétique et un trouble fonctionnel de la main ; les deux doigts voisins tendent à se rapprocher suivant leurs extrémités. Chaque fois que l'opérateur désarticulera un doigt en totalité, il devra compléter l'exérèse par la résection de la moitié du métacarpien. Les deux métacarpiens voisins se rapprocheront alors avec leurs doigts. La main sera peu déformée.

b. En ce qui concerne la *désarticulation de l'épaule*, il est presque toujours possible de faire l'amputation intra-deltoïdienne

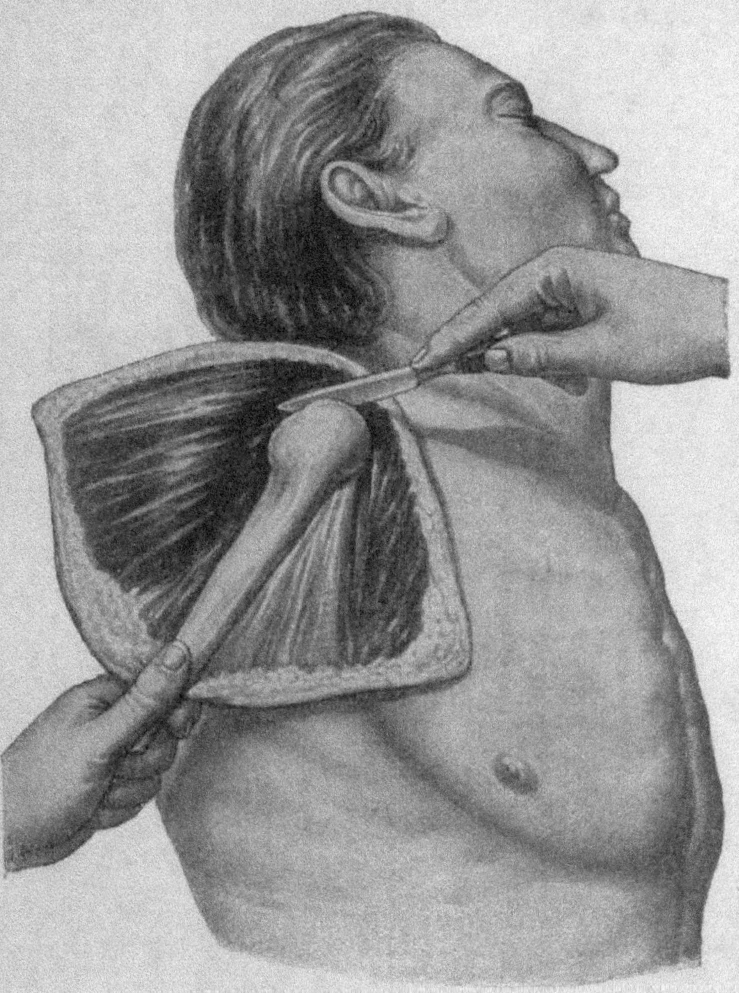

Fig. 129. — Désarticulation de l'épaule par le procédé universel : circulaire avec fente latérale.

Les deux lambeaux sont écartés. Le couteau, tenu comme un couteau de table, sectionne la capsule articulaire sur la tête humérale.

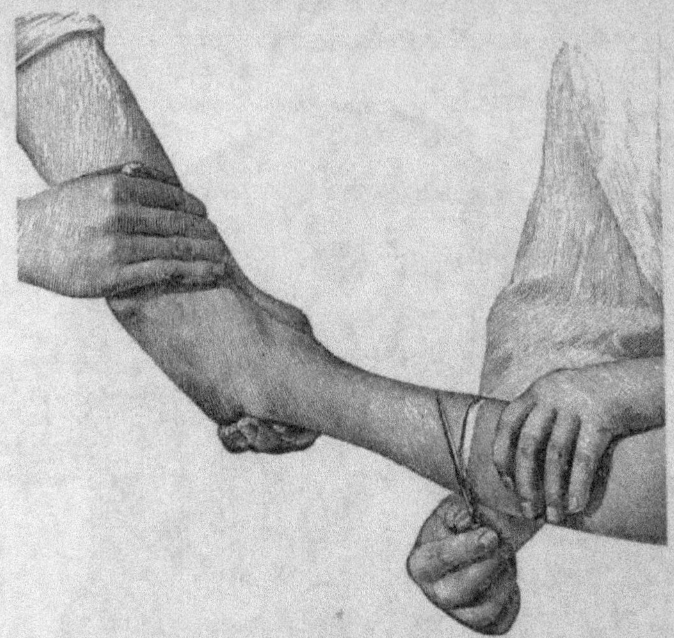

Fig. 130. — Amputation de jambe à la partie moyenne.

Un aide tient le pied ; l'opérateur saisit le membre de la main gauche, tandis que la main droite tenant un couteau à pleine main sectionne la peau circulairement.

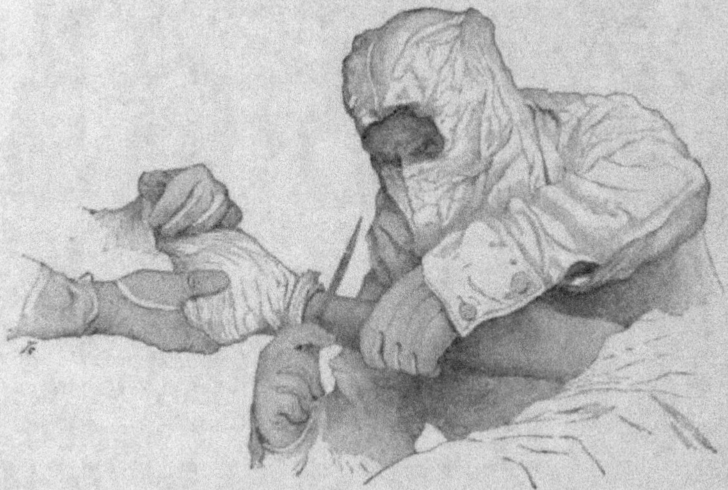

Fig. 131. — Amputation de jambe au tiers inférieur.

Le chirurgien et l'aide sont gantés. Le pied malade est enveloppé d'un linge stérilisé, fixé à l'aide d'un lien élastique qui passe sur les malléoles. L'opérateur est masqué. Le couteau est tenu à pleine main. La section est commencée avec le talon de l'instrument.

qui laisse à l'épaule sa forme
extérieure et permet plus facilement l'application d'un appareil.
Pour cette amputation ou désarticulation de l'épaule, recourir à la
méthode universelle circulaire,
complétée par une incision verticale. L'incision antéro externe
verticale unique descendra du

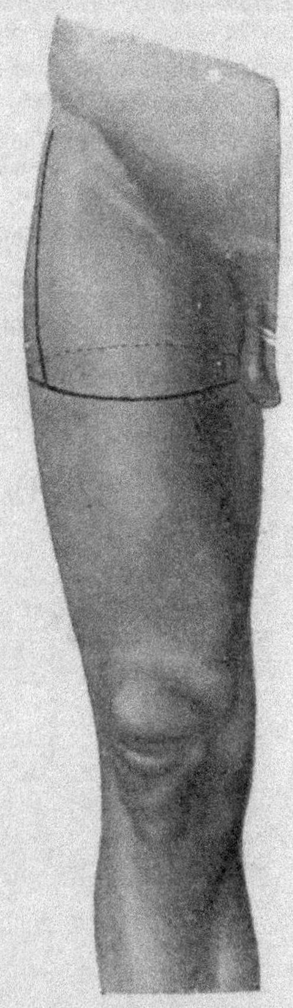

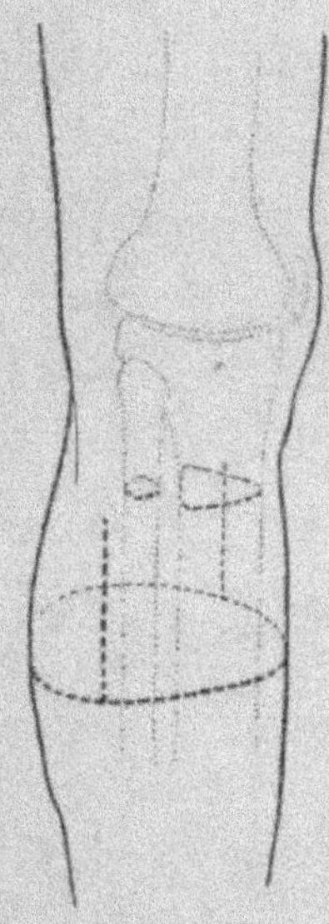

Fig. 132. — Amputation de la jambe à la partie
moyenne par le procédé universel.

La circulaire passe an milieu de la jambe,
au ras des lésions. Les deux incisions verticales correspondent, l'une au péroné, l'autre
sur le milieu de la face interne du tibia. La
section osseuse doit porter à une hauteur correspondant aux deux tiers du diamètre du
membre.

Fig. 133. — Procédé universel de désarticulation : *circulaire* au ras des lésions, puis fente *latéro-externe*.

L'hémostase est assurée non pas par la
ligature fémorale, mais par un lien élastique qui étreint le corps au-dessus entre
les crêtes iliaques et les côtes.

sommet de l'acromion. La circulaire passera le plus bas possible
au ras des lésions.

c. Pour la *désarticulation de la hanche*, on aura recours,
dans la presque totalité des cas, à l'amputation sous-trochantérienne :

même incision que pour l'épaule, c'est-à-dire circulaire au ras des lésions et incision verticale unique externe ou antérieure ou passant par la ligne de l'artère fémorale. C'est par cette incision verticale que commencera l'opération. La ligature des vaisseaux constituera en effet le premier temps, à moins qu'on n'ait pratiqué l'hémostase préventive par ligature circulaire du tronc.

IV. — ARTHROTOMIE DU GENOU.

L'articulation du genou sera ouverte en cas d'infection, alors que le *pus* est déjà formé, ou en cas de plaie pénétrante de

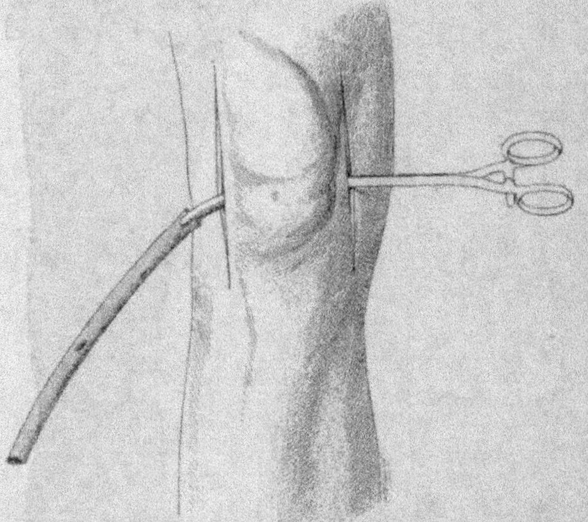

Fig. 134. — Arthrite purulente de gravité moyenne. Arthrotomie simple.

Les deux incisions antérieures. Un clou ramène un drain transversalement entre les deux plaies.

l'articulation, alors que la synoviale a été ouverte par un instrument d'une propreté douteuse. L'arthrotomie est encore indiquée quand elle est distendue par la *sérosité* et du *sang*. Nous étudierons les trois opérations qui peuvent être pratiquées :

1° *Ponction-incision*. — En présence d'une hémarthrose traumatique ou d'une hydarthrose, le chirurgien doit pratiquer la ponction-incision. Celle-ci se fait au niveau du cul-de-sac supéro-externe de la synoviale distendue. D'un seul coup de bistouri, l'opérateur pénètre à fond dans l'articulation, en dehors et en haut de la rotule, à deux travers de doigt de cette dernière. Le liquide est évacué. La longueur de l'ouverture doit être de 2 centimètres environ. Dès que le liquide est évacué, on applique sur la peau un pansement sec et on exerce la compression ouatée. Huit jours plus

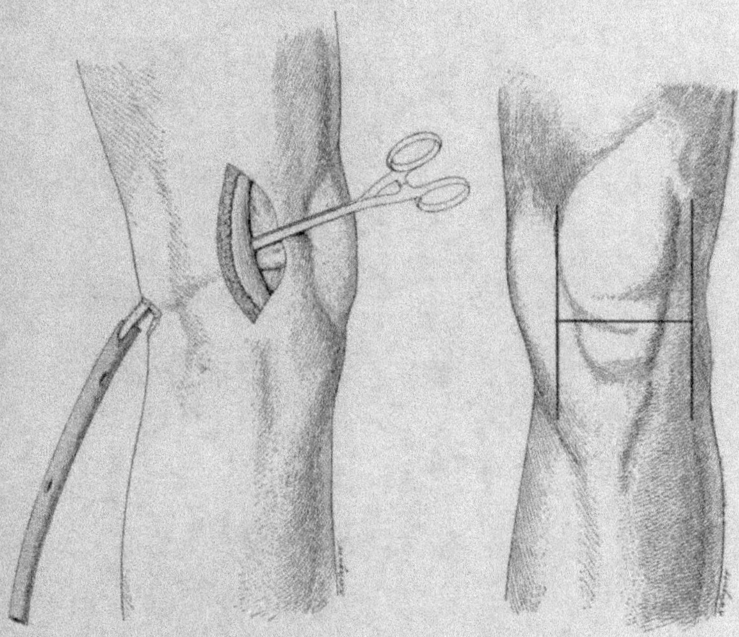

Fig. 135. — Arthrotomie pour suppuration du genou.

Incision latérale pratiquée à un travers de doigt en arrière de la rotule ; contre-ouverture faite en arrière des tendons. Un clan ramène un drain.

Fig. 136. — Arthrotomie en H pour arthrite purulente grave.

La branche horizontale passe sur le ligament rotulien ; les deux branches verticales sont à un travers de doigt de la rotule.

tard, l'appareil est enlevé et on commence le massage et la mobilisation active.

2° *Arthrotomie classique*. — Celle-ci est indiquée soit dans les plaies pénétrantes du genou, soit à la suite d'une arthrite purulente, sans infection générale grave. L'opération comporte quatre incisions : deux antéro-latérales et deux contre-ouvertures postérieures.

α. **Incisions latérales**. — Ces deux incisions sont faites verticalement ; elles passent à 2 centimètres du bord de la rotule et s'arrêtent à deux travers de doigt au-dessus et au-dessous de cet os. L'incision comprend la peau, l'aponévrose et la synoviale.

b. **Contre-ouvertures postérieures**. — Elles sont destinées à

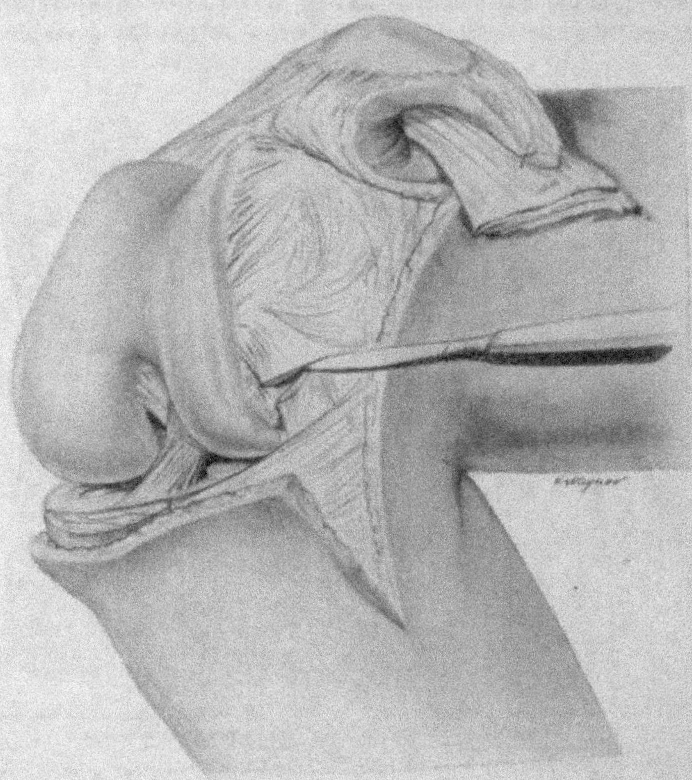

Fig. 137. — Arthrotomie transversale pour les suppurations graves du genou.

L'articulation est ouverte comme pour une résection. Le bistouri tranche le ligament latéral interne. Les ligaments croisés ne sont point encore coupés. La rotule est renversée avec le lambeau antérieur qui est fixé à la cuisse par un point de suture. La compresse interposée entre la cuisse et le lambeau empêche la macération.

drainer l'articulation dans le décubitus horizontal. L'opérateur introduit dans les incisions antéro-latérales un clan qu'il dirige en arrière, dans la direction de l'interligne articulaire et en dedans des ligaments latéraux. Dès que la pince fait saillie sous la peau, sur le côté du creux poplité, le bistouri incise sur elle et fait une ouverture de 3 centimètres. L'incision externe se fait en avant du tendon du biceps. L'incision interne passe généralement entre un des tendons de la patte d'oie. Deux drains antéro-postérieurs.

3° *Arthrotomie transversale.* — Celle-ci n'est indiquée que

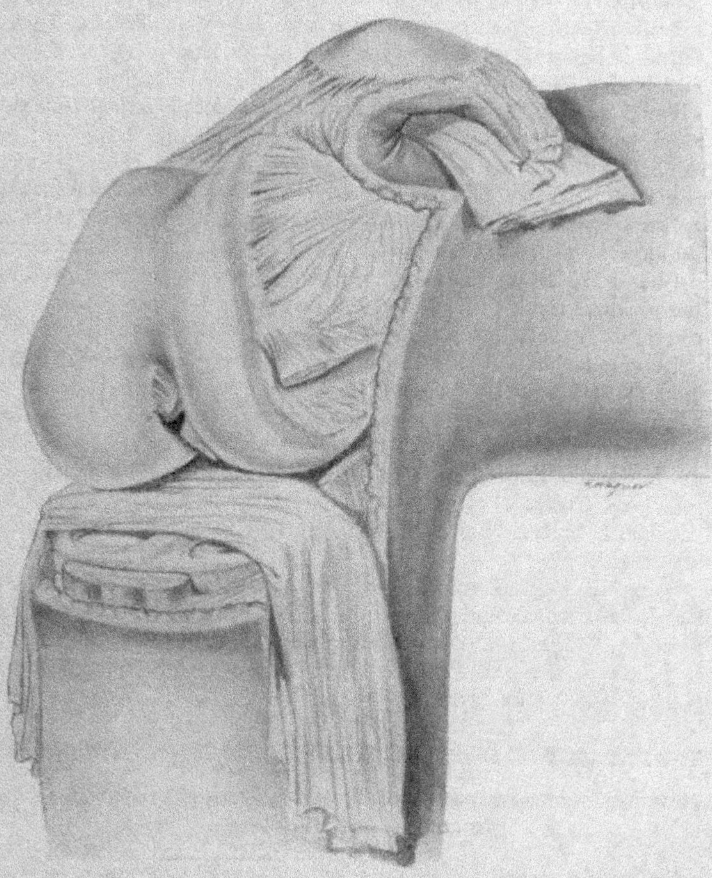

Fig. 138. — Arthrotomie pour arthrite suppurée grave du genou.

Aspect du membre quand l'opération est terminée. Tous les ligaments sont coupés ; le lambeau rotulien est renversé sur la cuisse. Une compresse est interposée entre le fémur et le tibia. Le membre est fléchi à angle droit, et restera ainsi fléchi dans le pansement.

dans les infections très graves, dans ces suppurations du genou qu'un grand nombre de chirurgiens traitent à tort par l'amputation de la cuisse. Le malade doit savoir que cette opération lui sauve

Technique chirurgicale.   13

la vie et le membre inférieur, mais que la jambe sera plus courte et définitivement ankylosée.

L'opérateur fera au devant du genou une incision en H ; les deux incisions verticales passent sur les condyles fémoraux et tibiaux et l'incision transversale correspond à la pointe de la rotule ; elle sectionne le ligament rotulien au ras de la rotule. L'opérateur sectionne ensuite les ligaments latéraux, les deux ligaments croisés, comme s'il s'agissait de pratiquer une résection du genou. L'articulation est ainsi largement ouverte ; elle est bourrée de gaze stérilisée ; le lambeau rotulien est relevé au devant de la cuisse et suturé aux téguments par un crin de Florence. La jambe est fléchie sur la cuisse suivant un angle de 60° à 80°. Le genou est immobilisé dans un appareil plâtré qui permet de faire un pansement matin et soir.

Quand l'infection a cédé (en moyenne quatre à six semaines), la température tombe, la suppuration tarit et la surface exposée se couvre de granulations roses.

Le chirurgien doit alors pratiquer la résection secondaire du genou ; l'arthrotomie transversale conduit en effet fatalement à l'ankylose. La rétraction des muscles fléchisseurs de la jambe entraîne la subluxation du tibia en arrière et rend le redressement de la jambe impossible sans résection. D'ailleurs, le lambeau rotulien est rétracté et ne peut plus rejoindre la lèvre inférieure de la plaie. Il faudra donc faire une résection économique et drainer largement.

Quand il s'agit d'enfants, la résection secondaire est contre-indiquée ; l'arthrotomie transversale se fera pourtant suivant la même technique, mais la flexion du genou sera moins prononcée et la jambe sera amenée dans la rectitude dès que les phénomènes généraux seront amendés.

V. — EXTRACTION DES PROJECTILES ET DES CORPS ÉTRANGERS

Procédé pratique pour extraire un projectile arrêté dans le cou ou les membres.

Un individu reçoit de loin ou de près une balle de revolver. Outre le récit du blessé, nous avons comme témoin l'orifice d'entrée.

Une première question se pose : la balle est-elle restée dans la plaie ? Le projectile a pu ressortir par ricochet ou être entraîné par l'écoulement. *La radiographie s'impose.* Faut-il tenter l'extraction ? La réponse dépend du siège occupé par la balle et des conséquences que sa présence peut entraîner. *Ne jamais pratiquer de sondage, ni de tentative d'extraction immédiate.*

Le sondage infecte la plaie, et crée des fausses routes.

L'extraction immédiate à la pince donnera rarement un résultat. Elle aboutit toujours à la meurtrissure des tissus et des espaces dans lesquels l'instrument s'introduit par erreur.

Si la radiographie montre le corps engagé dans un point où sa présence est inoffensive; s'il faut, pour y accéder, recourir à une intervention dangereuse, le chirurgien doit abandonner le projectile ou attendre une complication pour intervenir.

Si la radiographie montre que le projectile peut être nuisible et qu'il est facilement accessible, il faut l'extraire.

A quel guide allons-nous recourir?

Ne pas compter sur le siège anatomique déterminé par une radiographie. Les notions sont trop vagues.

Pour les projectiles égarés dans le crâne ou le thorax, il faut recourir aux appareils de Contremoulin ou de Peugniez-Rémy. Ces cas n'intéressent que les chirurgiens de carrière.

Pour le cou et les membres, nous pouvons arriver à déterminer le siège anatomique d'un projectile par des procédés simples.

Ne croyons pas qu'il suffise de prendre deux clichés dans des plans qui se croisent à angle droit. Dans chacun des clichés, la position indiquée sera déviée de la position réelle et la détermination obtenue en les confrontant sera entachée d'une double erreur.

« L'opérateur doit corriger les vices de position dus à la disposition des ombres selon l'éventail des rayons. » (Perdu.)

Voici comment il faut procéder (Perdu) : le sujet étant disposé sur une plaque horizontale, l'ampoule éloignée, poser sur la région un petit *index métallique* en un point tel que la verticale abaissée du point d'émergence des rayons passe par ce point. Cette position se trouve facilement en visant l'ensemble du système avec un fil à plomb dans deux directions différentes. Chaque visée détermine un plan vertical; le croisement de ces deux plans est une ligne verticale aussi. Choisir cette ligne telle qu'elle passe par un point osseux connu : colonne vertébrale pour le cou ; fémur, humérus pour les membres.

La première épreuve faite, une goutte de collodion fixe l'index sur la peau.

Procédons de même pour un autre cliché sensiblement à angle droit. Les deux clichés sont développés et séchés; il faut maintenant faire la correction.

Soit au point F le foyer d'une ampoule, en R le repère et en R' sa projection, verticalement alignés par construction; en B un corps étranger projeté en B'. Sa projection réelle est en *b*.

La similitude des triangles nous donne le droit d'écrire :

$$\frac{B'b}{B'R'} = \frac{Bb}{FR'} \qquad \text{ou} \qquad x = \frac{B'R' \times Bb}{FR'},$$

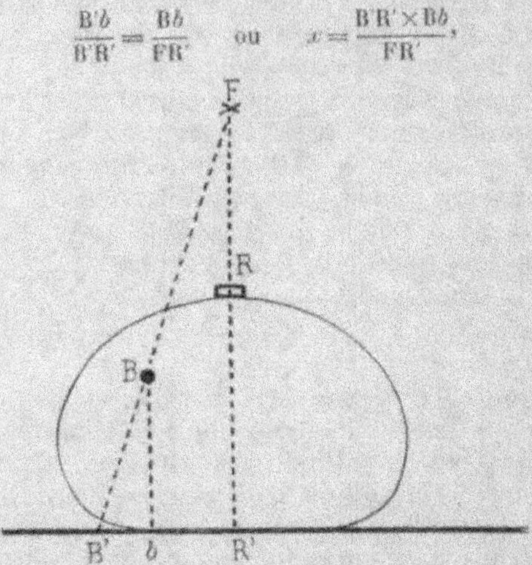

Fig. 139. — Recherche des projectiles par la radiographie.

F, foyer d'émergence des rayons ; R, repère métallique ; R', sa projection orthogonale ;
B, corps étranger ; B', projection oblique.

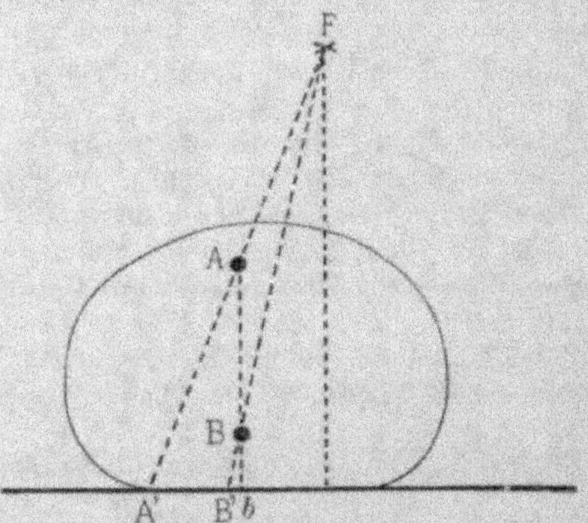

Fig. 140. — Recherche des projectiles par la radiographie.

F, foyer d'émergence ; A et B, corps étrangers sur une même verticale ; A', B', leurs projections obliques ; P, base de la projection orthogonale.

autrement dit la distance sur le cliché de l'image du projectile à
l'image du repère est augmentée proportionnellement au rapport
des distances du foyer et du corps étranger à la plaque.

Nous connaissons FR'; il suffit de l'avoir mesuré. Nous allons

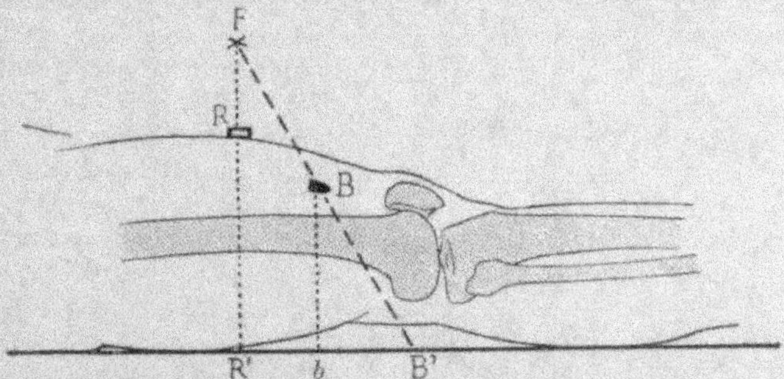

Fig. 141. — Recherche des projectiles par la radiographie.

F, foyer d'émergence des rayons X ; R, repère métallique ; R', sa projection orthogonale
B, projectile ; B', sa projection oblique.

trouver sur l'autre cliché la notion exacte de la distance de la balle

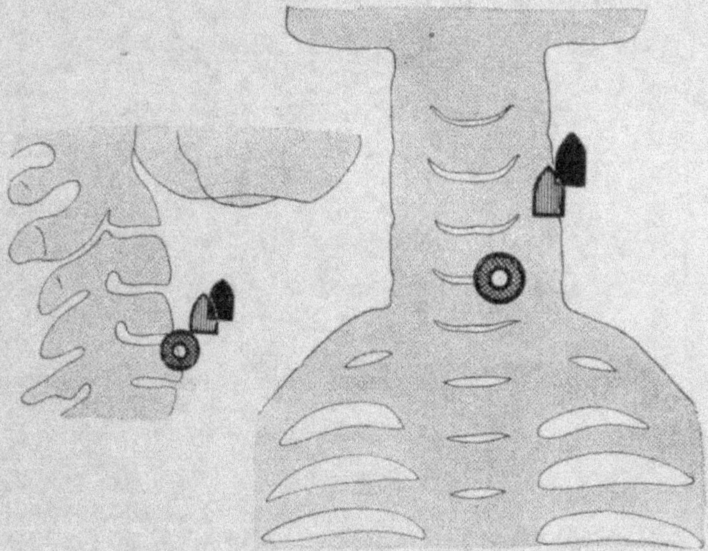

Fig. 142. — Recherche des projectiles par la radiographie.

Projection du repère. Projection oblique obtenue. Projection rectifiée.

à la plaque. Un calcul de proportionnalité nous dira de quelle
longueur il faut reporter l'image dans la direction de celle du
repère (fig. 139 à 145).

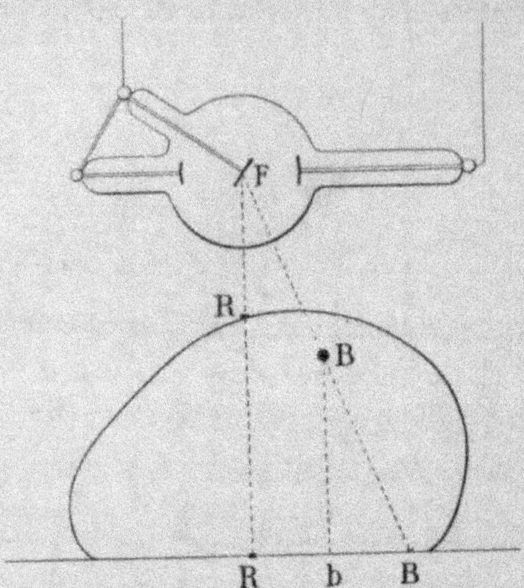

Fig. 143. — Recherche des projectiles par la radiographie.

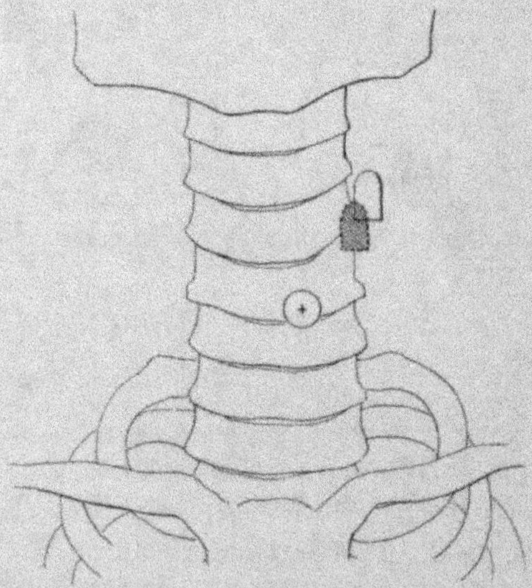

Fig. 144. — Recherche des projectiles par la radiographie.

Nous possédons maintenant par chaque tirage les distances exactes dans deux plans différents du projectile au point squelettique non déformé sur lequel nous avons fait tomber l'image du repère. Cela fait quatre plans. Il ne nous en faut que trois pour déterminer un point dans l'espace (deux d'entre eux se confondent) Cette notion de distance exacte dans les différents plans permet de préciser les rapports anatomiques du corps étranger et c'est de leur connaissance que s'inspire la recherche du projectile. Par exemple, une balle dans le cou est à telle distance en longueur, en largeur et en hauteur de la quatrième vertèbre cervicale, donc en contact avec tel ou tel organe.

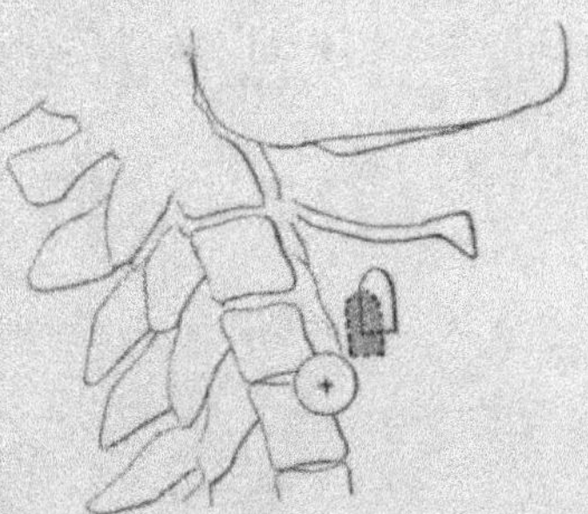

Fig. 145. — Recherche des projectiles par la radiographie.

N'égarons pas un regard sur ces clichés devenus dangereux, car si nous avons corrigé les déviations de la balle, nous n'avons pas corrigé les déformations du squelette, étalé et élargi dans ses parties les plus distantes de la plaque.

C'est donc au point indiqué par un calcul de mathématiques élémentaires qu'il nous faudra chercher, convaincus que l'inspection au regard trompera toujours, tandis que la géométrie ne peut pas se tromper.

On pourra alors prendre le bistouri, et ce dernier découvrira le projectile avec certitude et rapidité.

Extraction des aiguilles introduites dans un membre.

Une ménagère, en frottant un coussin, a senti une douleur vive et pense avoir un fragment d'aiguille dans la main. S'assurer d'abord de la réalité du fait par la radioscopie. Le fait que la femme affirme l'existence de l'aiguille ou le fait que la pression du doigt provoque une douleur exquise ne constitue pas du tout un signe de certitude ; il faut toujours radioscoper.

L'écran montre la présence de l'aiguille et sa position. Nous savons également ainsi quelles sont la longueur et l'importance du fragment. L'aiguille étant reconnue, que faire ? Il n'y a aucun inconvénient à abandonner un fragment de l'aiguille de Pravaz dans la cuisse d'un morphinomane, mais, s'il s'agit d'une aiguille de couturière égarée dans la main ou le poignet, ce corps étranger devient dangereux dans ces régions soumises à des mouvements variés, à des contacts incessants, et si nous voyons souvent des aiguilles abandonnées au premier moment, nous n'en voyons guère que le blessé se soit résigné à conserver toujours. Donc, toute aiguille qui a pénétré dans la main, le pied ou dans le voisinage d'une articulation doit être enlevée. Cette extraction n'est pas toujours facile, même avec la radiographie. Avant de prendre le bistouri, il faut repérer avec exactitude la position de l'aiguille ; en effet, l'instru-

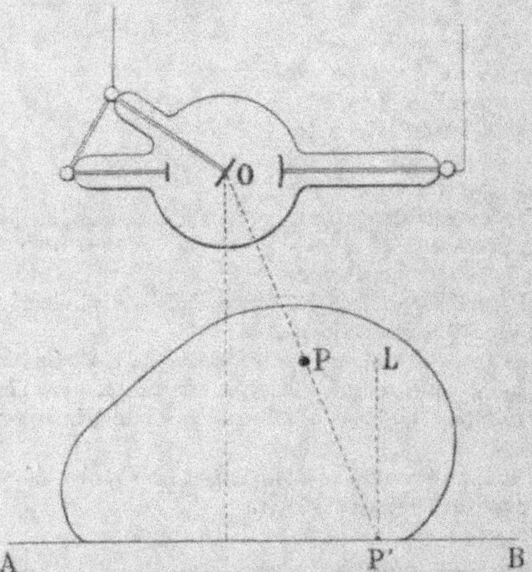

Fig. 146. — Schéma de localisation des projectiles par les rayons X.

ment ne doit point arriver dans le voisinage de l'aiguille et découvrir le corps étranger en fouillant à quelques millimètres à droite ou à gauche. *L'instrument doit rencontrer l'aiguille directement et du premier coup.* Il ne suffit donc pas de repérer le siège dans la pensée par rapport aux dispositions anatomiques du squelette ; « *il faut marquer sur la peau la projection des extrémités de l'aiguille au moment où le rayon qui les inscrira sur l'écran radioscopique sera un rayon normal à cet écran et à la surface du membre* » (Perdu).

Soit en effet un foyer d'ampoule en O, un écran en AB, un membre M contenant un point métallique P. Le schéma (fig. 146), montre

bien que si le point P n'est pas sur la perpendiculaire abaissée de O
sur AB, l'image donnée par ce point correspondra à une position
fictive P' du corps en examen. L'incision menée en ce point sur
un repère tracé avec un rayon oblique passera à distance respec-
table de l'objet du litige. Ayons recours au simple *appareil de
Perdu* (fig. 147 et 148).

Une planchette porte sur une de ses faces un écran, postiche si

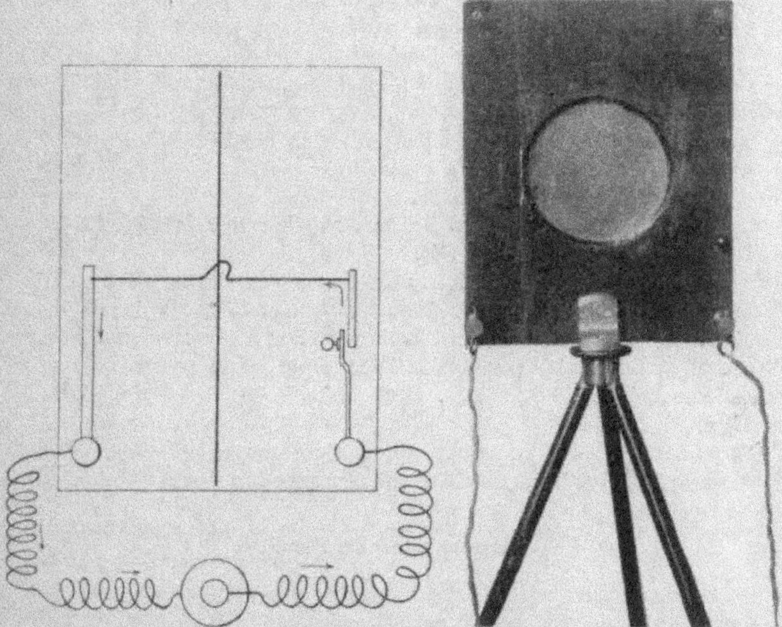

Fig. 147 et 148. — Appareil de Perdu.

l'on veut. L'autre face porte deux rainures à angle droit dans lesquelles sont logés deux fils métalliques formant un réticule qui va
projeter son image sur l'écran.

La planchette est fixée par un serrage quelconque sur un support
stable, bord d'une table ou pied photographique.

On amène le foyer de l'ampoule sur la perpendiculaire au point
de croisement du réticule. Cette position peut être contrôlée à l'aide
d'équerres à bords métalliques dont l'ombre doit coïncider avec
l'ombre des fils croisés dans toutes les inclinaisons latérales.

Il existe des cylindres centreurs encore plus rapides et commodes.
Celui du localisateur de Belot peut être utilisé tel quel.

Il suffit alors d'amener successivement les deux bouts du fragment à projeter leur ombre sur celle du point de croisement et de presser chaque fois un bouton de contact.

Car l'un des deux fils du réticule est interrompu en son milieu et porte un petit cautère qui passe en pont sur l'autre fil. Et le courant d'un accumulateur amené aux deux bornes de l'appareil fait rougir cette anse. Le membre appliqué sur l'appareil est marqué d'une petite brûlure punctiforme, indélébile. Aucun mouvement n'a pu déplacer l'image. Le sujet surpris se dérobe trop tard.

Il reste à passer à la salle d'opérations. On soumet le membre à l'anesthésie segmentaire, sinon le sujet sera endormi. Quel que soit l'excès des précautions prises, nous ne savons pas combien de temps durera l'extraction. La présence d'un sujet éveillé, souffrant peut-être (cela arrive avec la cocaïne locale), est une cause de trouble et d'impatience pour l'opérateur.

Cela fait, *l'incision est menée transversalement à la direction de l'aiguille*, bien connue cette fois.

Celle-ci apparaîtra souvent sous la forme d'un simple point noir; parfois elle sera saisie et extraite à tâtons dans la profondeur de la plaie. Des bandelettes fibreuses donneront à la sonde cannelée la sensation d'une résistance métallique. Tout est alors question de tact, de doigté, de prudence. Dans certains cas, il sera utile de dégager au bistouri la partie la plus élevée du fragment qui forme harpon. La plupart du temps, un simple mouvement doux dans l'axe de l'aiguille permettra de l'extraire sans la briser.

Corps étranger de l'oreille.

Le corps étranger sera facile à extraire si le malade est vierge de toute tentative d'extraction, et si une main maladroite n'a pas refoulé le corps étranger dans l'oreille moyenne. La conduite diffère suivant que le conduit auditif est ou n'est pas infecté.

I. Corps étranger dans un conduit non infecté. — Examiner à l'aide du spéculum pour reconnaître le siège et la nature du corps étranger. Faire asseoir le patient, l'oreille malade du côté opposé à la fenêtre. Projeter un faisceau lumineux dans le conduit auditif à l'aide du miroir frontal. S'il s'agit d'un insecte, verser quelques gouttes d'*huile phéniquée* dans l'oreille malade pour faire mourir ou sortir l'animal; l'extraire ensuite à la pince s'il se présente facilement; sinon, le considérer comme un corps inerte et le traiter comme s'il s'agissait d'une perle, d'un pois ou d'un objet quelconque.

Tenter l'extraction au moyen d'*un jet d'eau* projeté avec une seringue vésicale.

Le sujet aura la tête inclinée du côté où se trouve le corps étranger; au-dessous de l'oreille, un aide maintient une cuvette. L'opérateur saisit de la main gauche la partie supérieure du pavillon de l'oreille et la tire en haut, pour redresser la courbure du conduit. En même temps, il dirige vers la paroi postérieure du conduit le jet de la seringue tenue de la main droite. Le courant d'eau tiède mobilise, déplace et refoule le corps étranger. Si ce procédé est impuissant, il faut enlever le corps étranger à l'aide du spéculum; on arrivera ainsi à l'expulser sous le contrôle de la vue. Ne jamais rien faire à l'aveugle. S'il s'agit d'un enfant indocile, il faut le fixer en place au moyen de deux ou trois aides, ou l'endormir à l'aide du chloréthyle.

II. Corps étranger dans un conduit infecté. — Avant de tenter l'extraction dont nous avons parlé précédemment, il faut faire des irrigations d'eau oxygénée chaude et instiller dans l'intervalle de la glycérine phéniquée au 120ᵉ.

III. Corps étranger enclavé dans la caisse du tympan. — Le corps étranger doit être enlevé à l'aide d'une opération sanglante : le *décollement du conduit auditif*. Cette opération comprend les temps suivants :

1° *Incision*. — La section de la peau se fait dans le sillon rétroauriculaire, dans toute sa hauteur.

2° *Décollement de la paroi postérieure du conduit*.— Ce décollement se fait à l'aide d'une sonde cannelée.

3° *Incision de la paroi postérieure du conduit*. — Cette incision se fait très profondément, de façon qu'elle amène immédiatement le corps étranger.

4° *Extraction du corps étranger*. — A l'aide d'un stylet ou d'une pince, le corps étranger est extrait de la caisse. Il faut, pour voir clair, tamponner avec de petits bouchons d'ouate trempés dans l'eau oxygénée ou dans une solution d'adrénaline destinée à assurer l'hémostase.

5° *Réapplication du pavillon*. — Pour éviter le rétrécissement du conduit, fendre ce dernier dans toute sa longueur, parallèlement à son axe. Suturer la peau et tamponner le conduit.

6° *Soins post-opératoires*. — Changer le tamponnement tous les jours. Laver à l'eau oxygénée et instiller quelques gouttes de glycérine phéniquée.

Corps étranger de la conjonctive et de la cornée.

I. Corps étranger de la conjonctive. — Un corps étranger mis en contact avec la surface de l'œil se fixe sur la conjonctive, généralement à la face postérieure de la paupière supérieure. Le frottement qu'il provoque ulcère la cornée et occasionne de vives douleurs.

Instiller quelques gouttes de cocaïne (10 p. 100) dans l'angle interne de l'œil et rechercher le corps étranger (fig. 149).

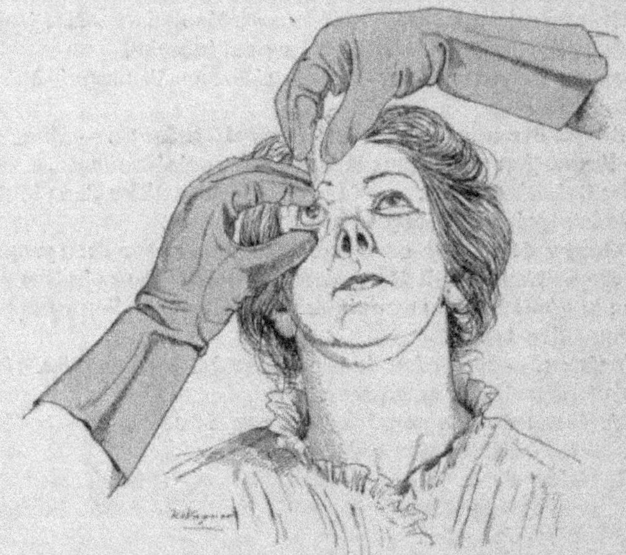

Fig. 149. — Recherche d'un corps étranger de la conjonctive.

Instillation de quelques gouttes d'une solution de cocaïne à 10 p. 100.

1° *Recherche du corps étranger*. — Écarter les deux paupières avec les doigts et examiner toute la surface du globe de l'œil. Le corps étranger n'y est généralement pas implanté. Examiner ensuite le cul-de-sac inférieur, puis le *cul-de-sac supérieur* après retournement de la paupière. Ce retournement se fait ainsi : dire au malade de regarder vers la terre ; saisir de la main droite le bord de la paupière par les cils ; l'attirer en avant pendant qu'avec la sonde cannelée on appuie sur la face antérieure de la paupière parallèlement à son bord. Cette manœuvre a pour but de refouler en bas le bord postérieur du cartilage tarse et de le luxer (fig. 150).

Cette luxation du cartilage se produit et la face postérieure de la paupière se présente. C'est là qu'on trouve généralement le corps étranger. Cette manœuvre est inutile pour la paupière inférieure qui s'abaisse très bien par la simple pression de l'index.

2° **Extraction du corps étranger**. — A l'aide de la pointe d'un bistouri, on extrait de la conjonctive le corps étranger.

3° **Soins post-opératoires**. — Faire des lavages d'eau boratée

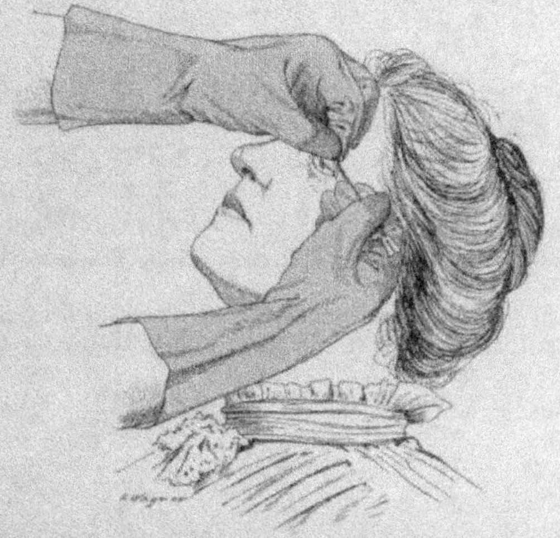

Fig. 150. — Extraction d'un corps étranger de la conjonctive (cul-de-sac supérieur).

Comment l'opérateur retourne la paupière supérieure : La main gauche tire sur le bord ciliaire ; la main droite appuie sur la paupière à l'aide d'une sonde cannelée.

chaude et, au besoin, mettre un pansement compressif pendant quarante-huit heures.

II. Corps étranger de la cornée. — Il s'agit généralement d'un fragment de silex ou d'une parcelle de verre qui s'est fixée dans l'épaisseur de la cornée. Il faut extraire rapidement le corps étranger, car il pourrait en résulter de l'opacité de la cornée. Anesthésier l'œil à l'aide de cocaïne à 10 p. 100.

1° **Recherche du corps étranger**. — Généralement, il suffit de placer la face du sujet en pleine lumière pour découvrir le siège du corps étranger. Si cette recherche est délicate, il faut examiner l'œil dans l'obscurité à l'aide de l'éclairage oblique. Pour cet éclairage, on place à côté du malade une lampe ; à l'aide d'une loupe, on fait converger obliquement les rayons lumineux sur la cornée, puis, à l'aide d'une seconde loupe tenue de l'autre main, on examine la cornée pour se rendre compte de la profondeur du corps étranger (fig. 151).

2° **Extraction du corps étranger.** — On se place en face du

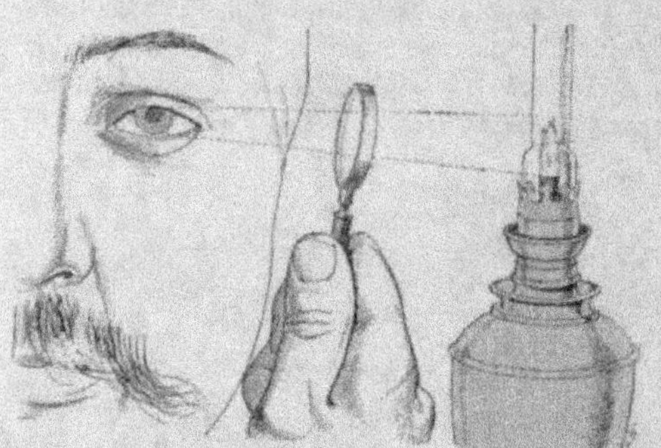

Fig. 151. — Éclairage oblique pour la découverte d'un corps étranger de la cornée.

sujet pour l'œil gauche et en arrière pour l'œil droit. On écarte les paupières entre le pouce et l'index de la main gauche. Saisir de la

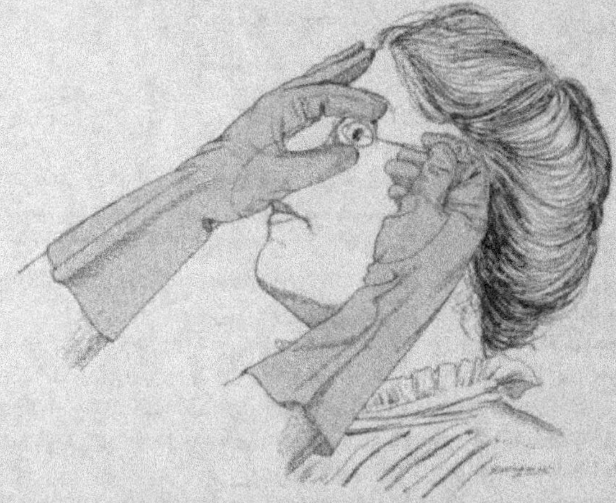

Fig. 152. — Extirpation d'un corps étranger de la cornée.

La main gauche écarte les deux paupières, tandis que la main droite munie d'une aiguille extrait le corps étranger.

main droite une aiguille à corps étranger, l'enfoncer dans la cornée derrière le corps étranger et refouler ensuite d'arrière en avant (fig. 152).

Si le corps étranger a pénétré dans la chambre antérieure, l'extraction doit être confiée à un oculiste.

Faire l'occlusion de l'œil sous un pansement compressif pendant quarante-huit heures.

Corps étranger des fosses nasales.

Examiner la cavité nasale à l'aide du spéculum qui sera introduit dans la narine, tandis que le miroir frontal projettera la lumière d'une lampe sur le corps étranger.

Anesthésier la muqueuse nasale à l'aide d'une solution de cocaïne-adrénaline au moyen d'un tampon d'ouate. Ce mélange produit l'anesthésie et décongestionne la muqueuse. Si le corps n'est pas arrondi, le saisir sous le contrôle de la vue avec une pince ; mais, s'il s'agit d'un corps rond, essayer de faire une *irrigation* du nez à l'aide d'un bock tenu à 50 centimètres ou 1 mètre environ de la tête. Le liquide à employer sera de l'eau salée tiède à 7 p. 1000.

Si le corps étranger n'est pas expulsé, essayer de l'extraire à l'aide d'une *sonde urétrale*. La sonde est introduite dans la narine en rasant le plancher des fosses nasales, jusqu'à la paroi du pharynx, comme s'il s'agissait de faire le tamponnement des fosses nasales. L'extrémité de la sonde est saisie par la bouche au-dessous du voile du palais. On passe un fil sur l'extrémité de la sonde. Sur ce fil est noué un tampon d'ouate du volume d'une petite noisette. La sonde est ramenée d'arrière en avant, entraînant avec elle le fil et le tampon. Ce tampon entraîne ainsi d'arrière en avant le corps étranger.

CHAPITRE IV

L'HÉMOSTASE

L'hémostase joue un rôle capital en chirurgie. L'hémorragie doit être combattue avant l'intervention chez les hémophiles et les ictériques. Chez l'hémophile, il sera bon de faire une injection de sérum antidiphtérique le matin même et le lendemain de l'intervention. Les ictériques absorberont tous les jours, pendant la semaine qui précède l'opération, 1 litre de la solution suivante :

Sulfate de soude.....................	3 grammes.
Chlorure de calcium...................	4 —
Bicarbonate de soude..................	5 —

Immédiatement après l'intervention, le chirurgien pourra injecter sous la peau 500 grammes d'eau salée, additionnée de 2 grammes de chlorure de calcium. Ce traitement préventif de l'hémorragie trouve des applications exceptionnelles. Seule l'hémostase des plaies opératoires ou accidentelles intéresse le chirurgien-praticien.

Hémostase particulière à chaque vaisseau.

1° Hémostase des capillaires. — L'hémorragie capillaire n'offre généralement pas de gravité. Elle s'arrête en quelques minutes sous l'influence de la compression à la gaze sèche ou imbibée d'une solution salée à 60°. Si l'opérateur intervient sur une muqueuse : bouche, pharynx, vessie, un tampon imbibé d'adrénaline permet de continuer l'intervention, mais l'hémorragie se reproduit plus abondante, dès que l'effet vaso-constricteur de l'adrénaline est terminé.

Quand une plaie continue de saigner malgré la compression pendant quelques minutes, et s'il s'agit d'une hémorragie capillaire, il faut bourrer la plaie de compresses, puis suturer la peau par-dessus. Vingt-quatre heures plus tard, les fils seront enlevés, les mèches décollées à l'eau oxygénée, les tissus rincés à l'eau chaude et la plaie sera refermée après drainage.

A la surface de l'intestin, de l'estomac, du mésentère, du foie, l'hémorragie capillaire peut être arrêtée à l'aide du thermocautère ou du galvanocautère chauffé au rouge sombre, ou, mieux, l'opérateur passe un point de suture en bourse, en surjet ou en U, avec une aiguille intestinale et un fil de lin. Le cautère sera appliqué sur les tissus indurés et friables. La suture-ligature sera employée sur les tissus encore souples.

Quelques chirurgiens envoient sur ces hémorragies capillaires un jet de vapeur surchauffée.

2° **Hémostase des artérioles**. — L'artériole sera saisie avec la petite pince à mors courts de Doyen qui assure l'hémostase sans ligature en quelques minutes. Si l'artériole ou la veinule à parois minces est sous-péritonéale ou méningée, il faut la charger sous un fil de lin passé à l'aide d'une aiguille et lié.

3° **Hémostase des petites artères (faciale, linguale, méningée)**. — Ces artères pourraient être oblitérées à l'aide d'une forte pince hémostatique de Doyen, laissée en place cinq minutes. Il est plus expéditif de les saisir à l'aide de la pince hémostatique à mors courts et de les lier avec un fil de lin n° 300. Cette ligature d'un vaisseau n'est pas aussi facile qu'on pourrait le croire, quand elle doit être appliquée dans une région profonde, au fond du bassin, par exemple. Le fait de savoir lier un vaisseau exige de la part de l'aide-chirurgien une certaine habitude.

J'insiste sur la nécessité d'employer les pinces hémostatiques de Doyen, dont les mors ont été construits de manière à faire glisser progressivement le fil, à mesure que l'on sert, au delà de l'extrémité de l'instrument. L'opérateur passe le fil autour de la pince et pousse le premier nœud vers l'extrémité des mors, en faisant exécuter à la pince quelques mouvements de demi-rotation, et en guidant chacun des chefs sur l'extrémité des deux index. Le premier nœud est serré doucement par le chirurgien, l'aide ouvre doucement la pince et la retire pendant que le chirurgien achève de serrer à fond, puis il fait le deuxième nœud, un nœud droit, bien entendu. Ce second nœud doit être serré à fond sans tirer sur les anses du fil, faute de quoi l'effort desserrerait le premier nœud. Si l'opérateur n'a point un aide adroit et expérimenté, il fera bien de ne jamais lui confier le serrage d'un nœud : celui-ci exige de l'adresse et de l'habitude.

Si l'induration et la friabilité des tissus rendent la ligature impossible, il faut placer une pince à demeure pendant quarante-huit heures. Cette méthode est un pis-aller.

Les veines satellites sont liées avec l'artère quand celle-ci est petite. Si elles sont plus importantes, il faudra les lier séparément.

4° Hémostase des artères de calibre moyen (humérale, carotide externe). — Ne jamais employer la torsion ; utiliser les ligatures et employer le fil de lin n° 150, 200 ou 300, suivant le volume du vaisseau. S'il s'agit d'une grosse artère, comme la carotide ou la fémorale, il est prudent de placer deux ligatures.

5° Hémostase des troncs artériels principaux. — La ligature du tronc brachio-céphalique et des artères iliaques est un procédé d'exception. Ces vaisseaux doivent être *suturés*. Pour cette suture, on fera l'hémostase temporaire avec les pinces de Frouin ou de Carrel. La réunion se fera au moyen de points séparés ou d'un surjet en un plan à points serrés. Il faudra utiliser le fil de lin n° 700 et les aiguilles Kirby Beard n° 16. Celles-ci devront être enfilées d'avance. L'opérateur en aura toujours en réserve dans des tubes de verre stérilisés.

6° Hémostase des veines périphériques. — Les veines superficielles du cou, les veines sous-cutanées des membres seront liées au fil de lin, même si elles ne saignent pas. En effet, l'hémorragie secondaire est fréquente à la suite d'un effort (vomissements, etc.). Ces veines doivent être soigneusement liées au niveau du mésentère et des ligaments larges, même si elles ne donnent pas. Pour les petites veines du mésentère, de la tranche vaginale, des méninges, il faut avoir recours à la suture en bourse ou en U.

7° Hémostase des gros troncs veineux. — La blessure des veines principales des membres est plus grave que celle des artères correspondantes. Il faut donc en pratiquer la suture et non la ligature. Cette suture se fera en surjet ou par points séparés. La veine jugulaire interne peut être liée sans inconvénient. Si l'opérateur vient à arracher une veine afférente au point de son implantation, l'hémorragie est abondante. L'ouverture sera oblitérée par une ou deux pinces hémostatiques. Les deux pinces seront écartées à angle droit et sur la partie externe des deux branches un fil glissera jusqu'au niveau de la zone pincée. C'est la ligature latérale des veines qui donne de bons résultats. L'aide doit, dans ce cas, avoir la main douce, faute de quoi il déchire la paroi veineuse et l'hémorragie se montre abondante.

8° Hémostase des veines du crâne. — Si un sinus est ouvert, l'hémorragie s'arrête par tamponnement à la gaze. Si le tamponnement ne suffit pas, il faut agrandir la brèche cranienne à la pince-gouge, de façon à mettre à nu la dure-mère autour du sinus blessé. On ferme alors ce dernier par une double ligature passée avec une aiguille en deçà et au delà de l'orifice. Si la plaie du sinus est petite, on peut, comme Doyen, la fermer en suturant la dure-mère à la peau. L'artère méningée moyenne se lie avec un fil passé au-dessous du vaisseau avec une aiguille intestinale. Ne pas blesser les vaisseaux de la pie-mère. Si le vaisseau est contenu dans la paroi osseuse, il suffit d'écraser l'os entre les mors d'une pince puissante pour arrêter l'écoulement sanguin. Si le tronc de la méninge est déchiré au niveau du trou petit rond, il suffit de bourrer celui-ci avec un catgut tassé ou un débris de périoste refoulé à l'aide de la sonde cannelée.

9° Hémostase des vaisseaux cérébraux. — Cette hémostase est très délicate, les vaisseaux ne pouvant être pincés. Le meilleur procédé est de passer une aiguille n° 16 sous le vaisseau qui saigne et d'en pratiquer la ligature à quelques millimètres du point qui est ou va être ouvert.

10° Angiotripsie. — Ce procédé consiste à écraser les gros pédicules vasculaires (kyste de l'ovaire, par exemple) à l'aide d'une pince à pression très forte (Doyen). Cette pression, qui peut être de 1000 kilogrammes, réduit un pédicule à une mince couche de tissu fibreux. Sur un pédicule écrasé, on met un fil-ligature qui réduit d'une façon considérable le moignon voué à la nécrose.

Procédés d'hémostase.

Que vaut la méthode d'écrasement ? — L'écrasement du pédicule d'un kyste ovarique, d'un cordon ou de l'épiploon constitue un procédé excellent, non pour faire l'hémostase définitive, mais pour réduire le volume des moignons.

Employer les écraseurs de Doyen ou le petit écraseur de Mathieu. Les laisser en place une minute. Serrer la pince *lentement*. Les tissus se réduisent à une pellicule de l'épaisseur d'une feuille de papier à cigarettes. Il suffit de placer sur la zone écrasée un fil de lin n° 100 ou 150 : l'hémostase est ainsi assurée à peu de frais.

Quand l'opérateur doit faire l'hémostase d'un pédicule plat et long, il doit le tourner sur son axe, de façon à le rendre cylindrique. L'application de l'écraseur est alors plus facile et plus efficace.

Forcipressure. — Les pinces hémostatiques de Kocher et de Doyen sont appliquées sur les artères de 1 millimètre de calibre environ, et sur les grosses veines. Les plus petites sont fermées spontanément ou à l'aide d'un tamponnement provisoire. La pince fixe le vaisseau par son extrémité; celui-ci est lié ; on enlève l'instrument. Nous ne laissons jamais de pince à demeure.

Ligature provisoire. — La ligature *provisoire* s'exécute à l'aide d'un gros fil de soie sur les grosses artères (carotide primitive, iliaque); elle facilite l'ablation des tumeurs. L'hémostase peut se faire à distance, soit par une bande élastique (bande de Bier), soit à

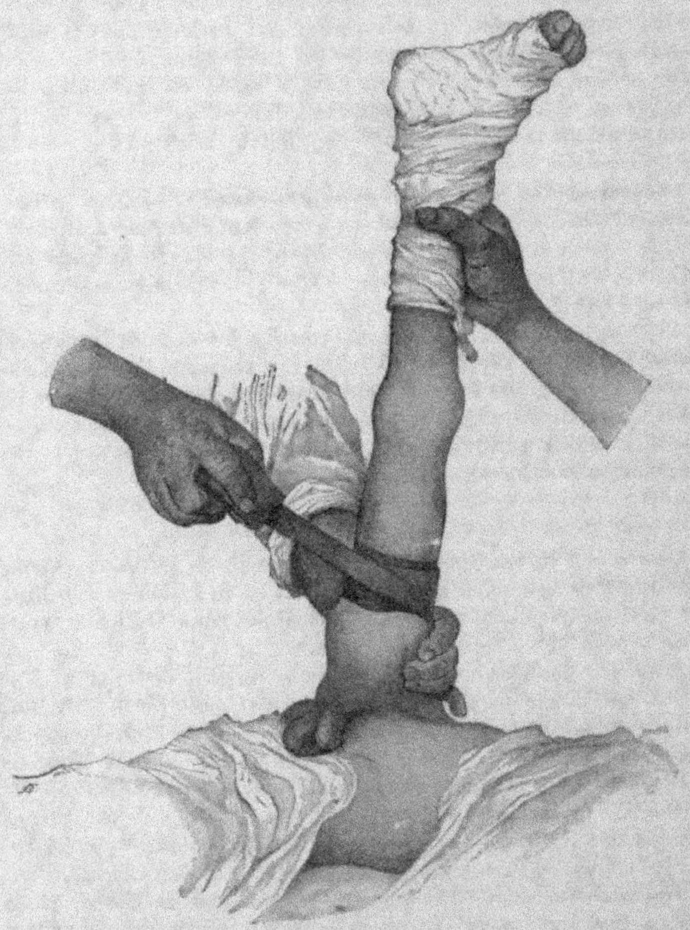

Fig. 153. — Application de la bande d'Esmarch, avant une amputation de la jambe.

La partie blessée est entourée d'un linge stérilisé ; le membre inférieur est tenu vertical pendant cinq minutes avant l'application de la bande. La bande élastique est appliquée sur une hauteur de 10 centimètres environ. La technique est la même quand il s'agit d'appliquer deux bandes pour l'anesthésie segmentaire de Bier.

l'aide d'un gros tube de caoutchouc. Cette ligature provisoire peut s'appliquer soit à la racine du membre, soit même autour de l'ab-

domen. Cette dernière est destinée à comprimer l'aorte dans les
opérations qui portent sur le bassin ou la hanche.

Ischémie élastique. — Le membre est anémié par compression de la périphérie au centre à l'aide d'une bande élastique, d'où
économie de sang, et surtout détermination plus précise des organes, en
cas de dissections délicates, au cours desquelles le sang peut modifier
l'aspect d'une tumeur morbide à enlever. À l'enlèvement de la bande, le
membre, de livide qu'il était, devient rouge vif pendant dix minutes
et le suintement sanguin — par paralysie vasculaire — est abondant. Le membre est élevé verticalement, la compression commence

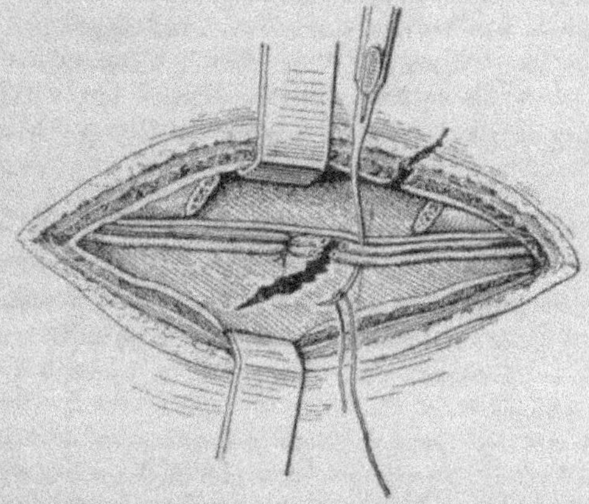

Fig. 154. — Comment on fait l'hémostase à l'aide d'une suture (*La Clinique*).

L'artère intercostale sectionnée par un coup de couteau est chargée sous une aiguille après
résection d'une côte.

à l'extrémité et les tours de bande se continuent avec une tension
régulière, en spirales, sans chevaucher les uns sur les autres, jusqu'à
10 centimètres au-dessus de la région opératoire (fig. 153). Le dernier
tour de spire est serré plusieurs fois et fixé par une pince. Le reste
de la bande est enlevé ; il reste ainsi simplement une ligature élastique serrée. En cas de néoplasme malin ou de tuberculose, il ne
faut pas refouler le sang, de peur de généraliser l'infection. On se
contentera de la ligature élastique placée au-dessus de la région
opératoire. Pour la désarticulation du bras, on applique deux ou
trois circulaires à la racine du membre et on noue sur l'omoplate
de l'autre côté. Pour la cuisse et la hanche, on place le garrot sur
le bassin ou bien autour de la taille, sur l'abdomen et la colonne vertébrale, au-dessus des crêtes iliaques. Cette ligature élastique abdo-

minale ne présente aucun inconvénient ni pour l'aorte, ni pour l'intestin.

L'ischémie élastique est contre-indiquée chez les athéromateux et les artérioscléreux.

L'ischémie élastique est aussi indiquée sur les quatre membres chez les opérés très anémiés, soit pour réserver du côté des centres nerveux la masse sanguine insuffisante, soit pour diminuer la dose du chloroforme à donner.

Cautérisation par la chaleur et l'électricité. — Les petites tumeurs (polypes) sont enlevées à l'anse galvanique. C'est à l'aide du thermocautère qu'il faut inciser le poumon, le foie. Cet instrument doit être porté au rouge sombre. L'hémostase peut encore se faire à l'aide d'une soufflerie à air chaud, d'eau très chaude, etc. Les étincelles de haute fréquence appliquées après l'ablation des cancers, suivant la méthode de Keating-Hart, font l'hémostase des petits vaisseaux.

HÉMOSTASE PRÉVENTIVE DANS LA MOITIÉ INFÉRIEURE DU CORPS.

L'hémostase préventive dans les opérations qui portent sur les membres inférieurs et les organes du bassin peut être obtenue par la méthode de Monburg, c'est-à-dire par la compression élastique circulaire du tronc.

Indications. — Cette méthode préventive est à utiliser comme la bande d'Esmarch pour opérer à blanc, dans les régions où la bande élastique ne peut être appliquée. Cette méthode pourra être utilisée pour les opérations suivantes : extirpation d'un sarcome du bassin, résection de la hanche, désarticulation de la hanche, évidement du bassin pour tuberculose ou ostéomyélite, amputation du rectum, prostatectomie, extirpation des ganglions inguinaux et iliaque, etc.

Technique. — Le chirurgien prend un tube d'Esmarch ou, à son défaut, un tube de caoutchouc de l'épaisseur du doigt. Le lien est tendu à fond et fait trois fois le tour du corps. L'application est faite entre le rebord costal et la crête iliaque. Si le sujet présente une déformation rachidienne qui empêche le lien de serrer l'aorte, il faut appliquer sur la ligne médiane du ventre une serviette pliée en forme de tampon allongé qui appuie directement sur l'aorte. Tandis que l'opérateur tend le tube élastique et l'enroule autour de la ceinture, un aide palpe l'artère fémorale et se rend compte de ses pulsations ; dès que les battements artériels cessent, le chirurgien doit arrêter la constriction. Le tube est arrêté à l'aide d'une pince. Dès que l'opération est terminée, le tube doit être enlevé lentement, graduellement, afin d'éviter un trop brusque changement dans le régime circulatoire. Chez les sujets obèses, âgés, chez tous ceux chez lesquels on craint de surmener le cœur, il faut, avant d'enlever le lien, placer à la racine de chaque cuisse une bande élastique serrée ; le lien est alors enlevé, puis les deux bandes élastiques sont enlevées à leur tour. Cette précaution à l'ablation du tube ne doit être appliquée qu'exceptionnellement.

Résultats. — Il ne faut pas croire que cette constriction circulaire du tronc puisse provoquer des lésions de l'intestin, des uretères ou du système nerveux. Le seul appareil qui soit modifié, c'est l'appareil circulatoire. Cette séparation brusque d'une partie du circuit vasculaire entraine des variations subites dans la pression sanguine, et provoque parfois des perturbations dans la circulation : la pression s'accroît dans le ventricule gauche et le cœur est obligé de fournir un travail plus considérable. Dès que le garrot est appliqué, le pouls devient plus rapide et plus fréquent, mais au bout d'une minute environ les pulsations redeviennent normales. A l'ablation du tube, le pouls s'affole de nouveau pendant deux minutes, puis redevient normal. Ces troubles momentanés n'offrent un certain danger que chez les cardiaques, les sujets âgés et chez ceux dont le myocarde est sans résistance.

La constriction bien faite donne une hémostase absolue. A peine, dans certains cas, l'opérateur constate-t-il un léger suintement veineux, survenant au début de l'opération par les veines du segment périphérique. Parfois, au bout de quelques instants, de rares artérioles se mettent à donner par suite des anastomoses des artères lombaires avec les artères du bassin d'une part, les mammaires internes et les épigastriques d'autre part. Ce suintement artériel n'existe que chez certains sujets et dans les opérations longues.

En général, l'hémostase est parfaite, surtout chez les sujets maigres. Le chirurgien opère à blanc et cette ischémie est éminemment favorable pour certaines opérations, telles que la résection de la hanche, l'ablation d'un os du bassin, les opérations sur le rectum, le périnée, etc.

CHAPITRE V

LES MÉTHODES DE RESTITUTION

SUTURES EN GÉNÉRAL.

La suture doit être tentée à la suite de toutes les plaies chirurgicales. Elle est à proscrire, en principe, à la suite des plaies accidentelles. « Ne suturez jamais une plaie que vous n'avez pas faite vous-même. » (Routier.)

Dans certains cas exceptionnels, il faut suturer une plaie accidentelle, après désinfection et drainage. Dans un cas de scalp, par exemple, alors que la moitié du cuir chevelu tombe sur l'oreille du blessé, on peut, après rasage complet des cheveux, badigeonnage iodé et drainage, mettre *un* point de suture à la partie moyenne de la plaie. La réunion secondaire réparera la lésion presque aussi vite qu'une suture complète. A la face, dans le voisinage des paupières, on peut également faire la suture immédiate, même pour les plaies accidentelles ; la vascularisation extrême de la face la rend moins susceptible vis-à-vis de l'infection, et d'autre part les déformations dues à la réunion spontanée laissent des cicatrices vicieuses et visibles qui ne compensent pas les avantages de l'asepsie.

Pour qu'une *suture réussisse*, il faut : 1° une surface de section nette, que les bords cutanés, les pelotons graisseux en excès, les caillots soient enlevés, et la plaie bien exsangue ; 2° qu'il ne persiste après l'affrontement aucun clapier ni espace mort ; 3° que les lèvres de la plaie ne supportent ni traction ni pression exagérée.

On appelle *suture de soutien* celle qui est appliquée loin des bords de la plaie, de façon à soulager la réunion des bords de la plaie.

La suture est dite *en masse* quand elle prend tous les tissus à la fois. S'il s'agit d'une suture abdominale, par exemple, l'aiguille embroche la peau, les muscles et le péritoine.

Les fils sont dits *perdus* quand ils ne peuvent être enlevés ; ils réunissent des plans profonds. Ces fils perdus se font au catgut, qui se résorbe en huit ou quinze jours. Cette résorption se fait parfois très vite au niveau du péritoine. Les fils de lin et la soie s'enkystent.

Personnellement, nous employons le crin pour la peau ; le fil de lin pour les vaisseaux, les sutures péritonéales, l'intestin ; le catgut pour les cas d'asepsie douteuse et pour la paroi abdominale (hernie).

Fils. — *Fil métallique*. — Le fil métallique (bronze) est facile à stériliser, imperméable et ne s'altère pas au sein des tissus. Il s'applique surtout aux os. Le point s'arrête par torsion des chefs, répétée deux ou trois fois à l'aide des doigts ou d'une pince hémostatique. Son défaut est d'être cassant et moins facile à manier que le fil souple.

Crin de Florence. — Produit des glandes sétigères du ver à soie, il se stérilise par l'ébullition ou l'autoclave. Nous l'employons parfois pour les plans profonds (hernie). C'est le fil de choix pour réunir la peau.

Soie et fil de lin. — Nous n'employons pas la soie, mais le fil de lin du commerce. Ce fil ne peut s'employer dans le voisinage d'une suppuration, car il s'infecte facilement. Nous ne faisons jamais de surjet au fil, sauf sur l'intestin ou la peau. Nous ne faisons pas davantage, avec le fil, des points profonds en U ou en X, afin de laisser le moins de longueur possible à ces corps étrangers. Pour la même raison, nous faisons une anse petite et nous coupons les chefs liés au ras du nœud.

Le fil se stérilise par l'ébullition ou l'autoclave. Il ne subit qu'une seule stérilisation. Comme il est sans valeur, il peut, sans inconvénient, être jeté.

Catgut. — C'est un fil assez souple, résorbable en huit ou quinze jours. Il se stérilise par la chaleur dans l'alcool, à l'autoclave à 125°. Cette préparation est assez difficile. C'est elle qui est utilisée par les fabricants de produits aseptiques. Nous employons la méthode chimique, c'est-à-dire l'immersion successive dans la térébenthine, l'éther, puis l'alcool.

Nous n'employons jamais le tendon de renne, ni le tendon de kanguroo.

Aiguilles. — Nous employons les aiguilles droites du commerce : *aiguilles de couturière*, rondes, de longueur moyenne ; *aiguilles de modiste*, plus longues que les précédentes, plus minces, indiquées pour les sutures intestinales ; l'*aiguille des stoppeurs* (Kirby-Beard, n° 16) pour les sutures artérielles et les sutures d'uretère. Ces dernières doivent être montées avec de la soie floche 1 1/2 ou du fil de lin n° 700. Enfin, nous employons les petites aiguilles intestinales *courbes*. Nous utilisons celles-ci plus rarement. L'aiguille droite convient à un très grand nombre de cas. La plupart des aiguilles sont maniées à la main. Quand l'aire opératoire est trop courte, nous les tenons à l'aide d'une pince hémostatique ou anatomique.

Indépendamment de ces aiguilles, nous n'utilisons qu'un seul modèle d'aiguille à manche : celle de Doyen, à cause de son extrême simplicité et de sa force.

Modes de suture. — Nous utilisons les sutures suivantes :

1° *Points séparés cutanés* : le nœud est serré au niveau de l'un des orifices d'entrée ou de sortie ;

2° *Points séparés cutanés et profonds* : Commencer par les points profonds qui prennent en masse plusieurs plans à la fois. Dans l'intervalle, placer des points séparés cutanés pour réaliser l'affrontement ;

3° *Surjets cutanés* : le premier point est arrêté par un nœud ou par un grain de plomb ; — le dernier point est arrêté, soit à l'aide d'un feston, soit en nouant le bout du chef libre avec la dernière anse suffisamment attirée ;

4° *Points en X* : utilisés parfois sur les muscles et les aponévroses ;

5° *Sutures en U* : souvent employées pour les hernies ;

6° *Point en capiton* : destiné à rapprocher les plans profonds ;

7° *Suture en masse* : elle est à points séparés et prend tous les plans à la fois ;

8° *Suture intradermique* : destinée à rendre la suture invisible. L'extrémité du fil est fixée par un grain de plomb. Le reste de la suture est mené à l'aide d'un fil de lin et d'une aiguille courbe ou droite dans le derme. L'autre extrémité est fixée également par un grain de plomb fendu ;

9° *Suture-pansement* : elle consiste à nouer un bourdonnet de gaze ou une compresse, soit sous des fils profonds, non encore fermés, soit avec les deux chefs d'un fil cutané dont le nœud est terminé.

Striction et arrêt des fils. — Le *nœud du chirurgien* est celui dont l'un des chefs est enroulé deux fois. Il est complété par un nœud droit dans lequel chaque chef se trouve du même côté que l'anse correspondante du premier nœud. Les chefs ont environ 20 centimètres de longueur (fig. 155 à 157).

Suture continue ou en surjet. — Ce procédé est expéditif. Le fil forme une série de spires, dont la partie enfouie est transversale et dont l'autre se dispose en lignes obliques et parallèles sur les lèvres de la plaie.

Le *surjet à points passés* consiste à repasser l'aiguille enfilée tous les trois ou quatre points dans l'anse précédente. On l'utilise pour les sutures intestinales.

Le *surjet rétrograde* consiste à enfouir le premier surjet sous un second, en sens inverse, ramené au point de départ où il est noué avec le début du fil.

La *suture en bourse* est un faufilé continu sur une lèvre d'abord, puis sur l'autre ensuite, de façon que les deux chefs soient noués au point de départ.

Réunion par agrafes de Michel. — Les agrafes de Michel sont de petites lames de nickel dont les extrémités enroulées en boucle portent un petit picot. Les lèvres cutanées étant affrontées à l'aide d'une pince anatomique, on met l'agrafe à cheval à l'aide

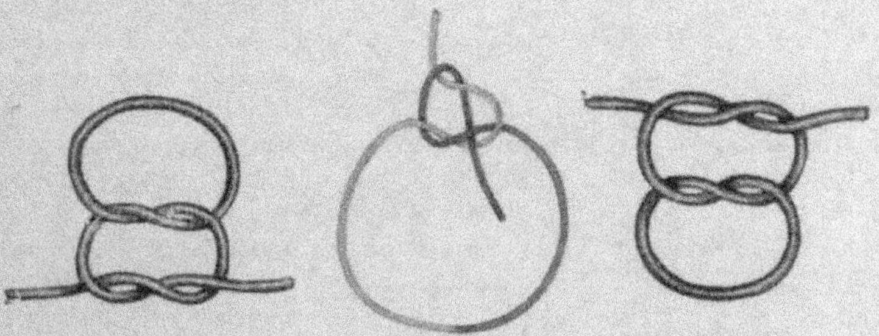

<table>
<tr><td>Fig. 155. — Nœud du chirurgien.</td><td>Fig. 156. — Mauvais nœud.</td><td>Fig. 157. — Nœud droit.</td></tr>
<tr><td>Le premier nœud a été fait au moyen de deux tours. Ce nœud glisse moins que le précédent, mais il est trop volumineux. Nous ne l'employons jamais.</td><td>L'opérateur a passé le fil deux fois dans le même sens.</td><td>Le premier nœud a été fait dans un sens et le second dans l'autre sens.</td></tr>
</table>

d'une pince spéciale et on serre modérément. L'agrafe se plie au milieu et maintient les lèvres par les picots. Les agrafes sont placées à 1 centimètre de distance l'une de l'autre. Pour les enlever, on introduit de petits crochets dans les boucles de l'agrafe et on dégage successivement les picots par un mouvement de bascule. Elles sont ensuite redressées à chaud et servent plusieurs fois.

SUTURES DES PARTIES MOLLES
(PEAU, APONÉVROSE, MUSCLES).

La coaptation des tissus peut être obtenue au moyen de sutures. Celles-ci sont réalisées par des *fils* ou des *agrafes*.

Les sutures sont *profondes* quand elles rapprochent des tissus dans la profondeur d'une plaie et qu'elles seront enfouies par le rapprochement des parties superficielles.

La suture est *superficielle* quand elle réunit la peau.

Elle est dite *en masse* quand un même fil rapproche en même temps les plans superficiels et profonds.

1° **Sutures au fil**. — Les sutures se pratiquent habituellement au moyen de fils passés à l'aide d'aiguilles. Le genre des aiguilles employées varie avec la nature des tissus qu'il s'agit de rapprocher. La plus utile est l'*aiguille à manche de Doyen* qui offre sur celle de Reverdin l'avantage d'être simple, non démontable, solide et de désinfection facile. Indépendamment de cette « aiguille universelle », il est bon d'avoir de *petites aiguilles droites*, simples aiguilles de couturière ou de modiste qui sont maniées à la main, et de *petites aiguilles courbes* à pointes tranchantes et à corps triangulaire que l'on manœuvre à l'aide d'une petite pince hémostatique de Doyen. Ces aiguilles droites ou courbes peuvent être utilisées pour un grand nombre de tissus : intestin, vessie, péritoine, voire même la peau.

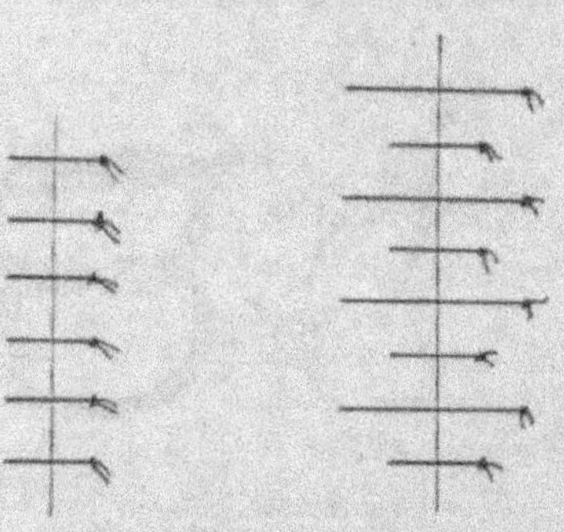

Fig. 158. — Points séparés superficiels.

Fig. 159. — Points séparés profonds et superficiels.

Les nœuds se trouvent au niveau de l'orifice d'entrée ou de sortie du fil.

Les fils seront différents, suivant qu'il s'agit de sutures profondes ou de sutures superficielles. Pour les sutures des muscles et des aponévroses, choisir le *catgut* ; pour l'intestin, le péritoine et la peau, prendre du *fil de lin* ; pour toutes les sutures en masse, choisir le *crin de Florence* : un crin unique suffit chez les personnes maigres ; passez deux crins à la fois chez les personnes grasses. Chez ces dernières, il faut prendre une masse de tissus plus considérable, donner un effort plus grand sur la ligature et un crin unique risque de se rompre.

Suivant la façon dont les fils sont utilisés, il faut distinguer les *sutures à points séparés*, les *sutures en U* et le *surjet*.

Les *points séparés* (fig. 158 et 159) sont obtenus en traversant les deux lèvres de la peau avec l'aiguille, et en nouant immédiatement le fil. L'opérateur fera deux nœuds successifs quand il se servira de crin ou de fil de lin. Pour le catgut, il fera trois nœuds et il coupera les deux chefs assez loin du nœud (à 1 centimètre par exemple), car le catgut a tendance à glisser. Pour que les nœuds soient solides, ils doivent être faits *d'aplomb*, *droits* et non *de travers*. Cela veut dire que le premier nœud sera fait dans un sens et le second dans un autre sens. Pour les points séparés, il faut faire la ligature à l'une des extrémités, tout près d'un des points perforants et non sur la ligne médiane. Veiller à ce que les deux lèvres de la peau coaptent bien (fig. 162). Aider leur coaptation au moyen d'une pince à griffes.

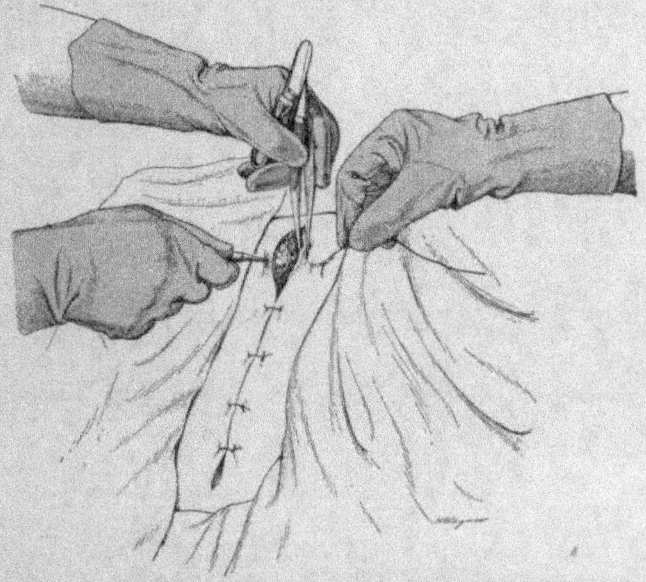

Fig. 160. — Rôle des mains de l'opérateur et de l'aide pendant une suture à points séparés.
La main droite de l'opérateur enfonce l'aiguille et ramène le crin, tandis que la main gauche saisit les bords de la plaie à l'aide d'une pince anatomique. La main gauche tient en même temps les ciseaux placés de façon à ne pas gêner la manœuvre de la pince. Dès que l'aide aura noué le fil, l'opérateur coupe ce dernier de la main gauche, sans que les instruments aient quitté les mains.

Les *points en U* (fig. 161) s'emploient pour les muscles et les aponévroses. Les muscles surtout risquent d'être coupés par les points séparés. Ces points en U ont l'avantage d'adosser largement les tissus ; on les utilise surtout pour la paroi abdominale et la plupart des sutures musculaires. Pour pratiquer cette suture, un fil est passé comme pour un point séparé, puis une extrémité du fil est ramenée du même côté que l'autre, de façon que ce fil forme un U dont les chefs sont noués ensemble.

Dans le *surjet*, le même fil sert pour toute la longueur de la suture. Pour la pratiquer, on commence par passer le fil comme pour les points ordinaires, puis on le noue par une extrémité ou, ce qui est mieux, on l'arrête au moyen d'un grain de plomb fendu et comprimé.

De cette façon, on obtient un bout très court qui va être coupé et un bout très long au moyen duquel se fera le surjet. Ce bout est successivement entraîné par l'aiguille, comme s'il s'agissait d'un autre fil. Arrivé à la fin de la plaie, l'opérateur arrête la suture, soit

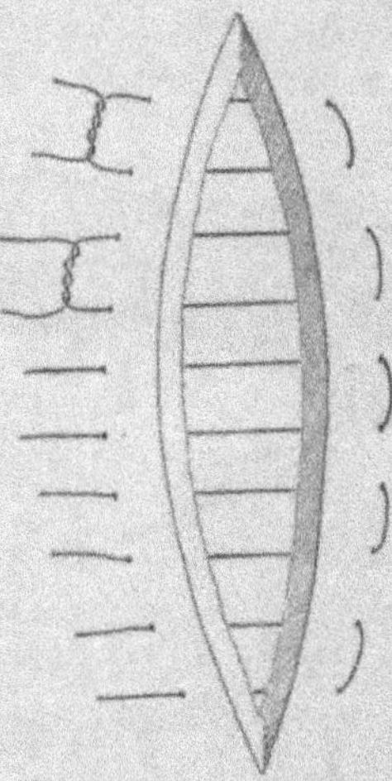

Fig. 161. — Suture en U.

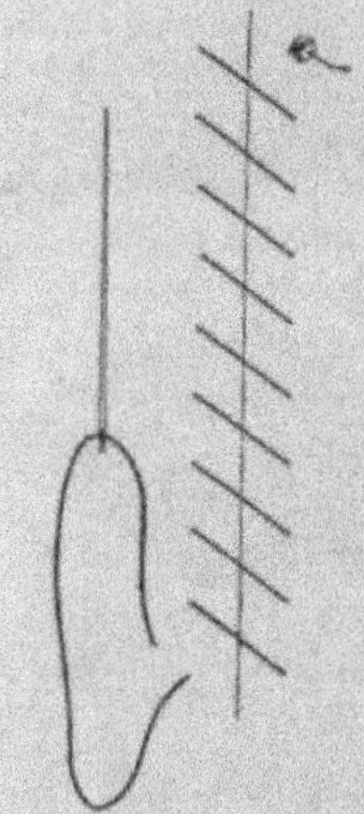

Fig. 162. — Surjet de la peau; fil de lin, aiguille de couturière.

Un grain de plomb fendu et serré arrête le fil à ses extrémités.

au moyen d'un grain de plomb, soit par un nœud (fig. 162). Quand on fait un surjet sur l'intestin ou le péritoine, il est bon, tous les trois ou quatre points, de repasser l'aiguille dans l'anse précédente, du

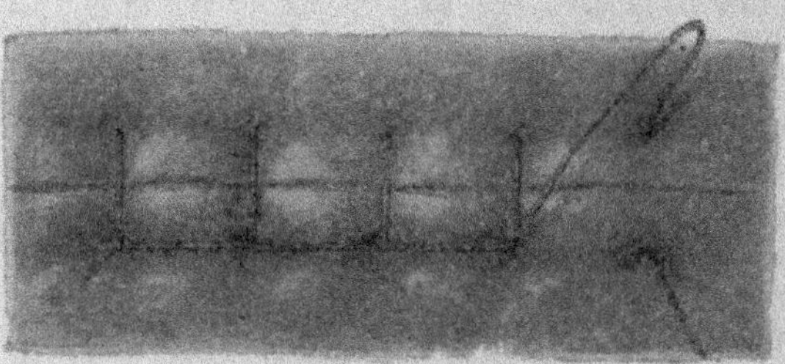

Fig. 163. — Surjet à points arrêtés.

fil pour constituer des arrêts réguliers et périodiques, qui empêchent la suture de lâcher dans toute sa longueur en cas de rupture. C'est le surjet à points arrêtés (fig. 163). La suture en surjet s'exécute sur l'intestin, sur le péritoine, voire même à la peau.

La suture est *intradermique* quand elle a pour but de laisser un

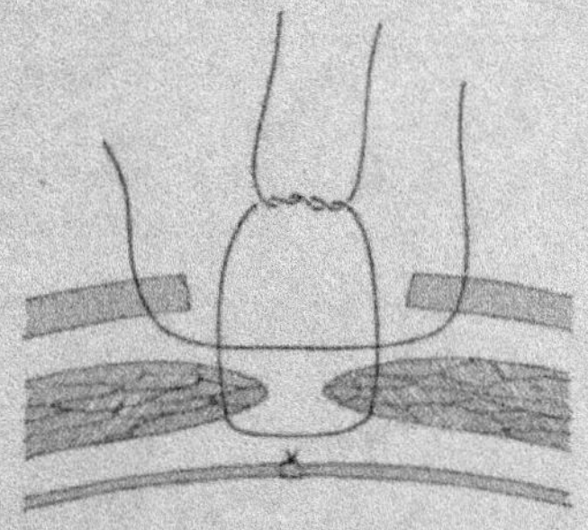

Fig. 164. — Suture d'une paroi abdominale en trois plans.

Le péritoine est déjà rapproché par un fil de lin. Les deux muscles vont être réunis par un catgut. La peau va être suturée par un crin.

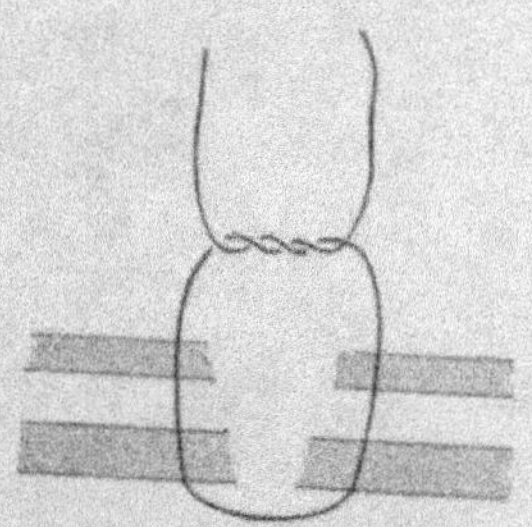

Fig. 165. — Suture d'une paroi abdominale en un plan à l'aide d'un double crin ou d'un fil de bronze.

minimum de cicatrice après elle. Les fils, tout en réunissant les plans

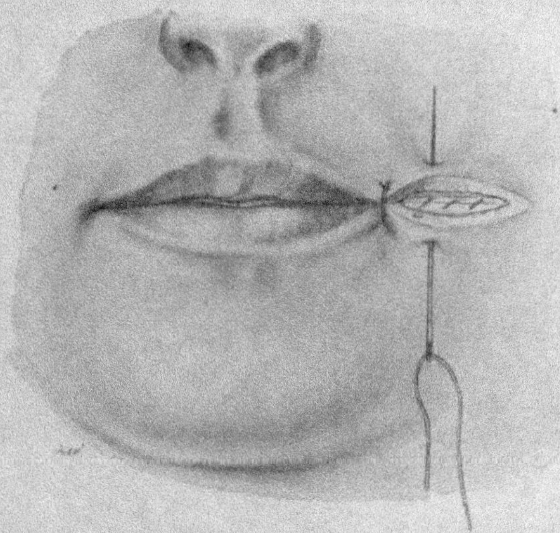

Fig. 166. — Comment on suture une joue après une section complète.

Un petit surjet ou des points séparés ont été passés sur la muqueuse ; la peau est réunie par quelques points séparés.

superficiels, ne paraissent pas à l'extérieur, et restent inclus dans le

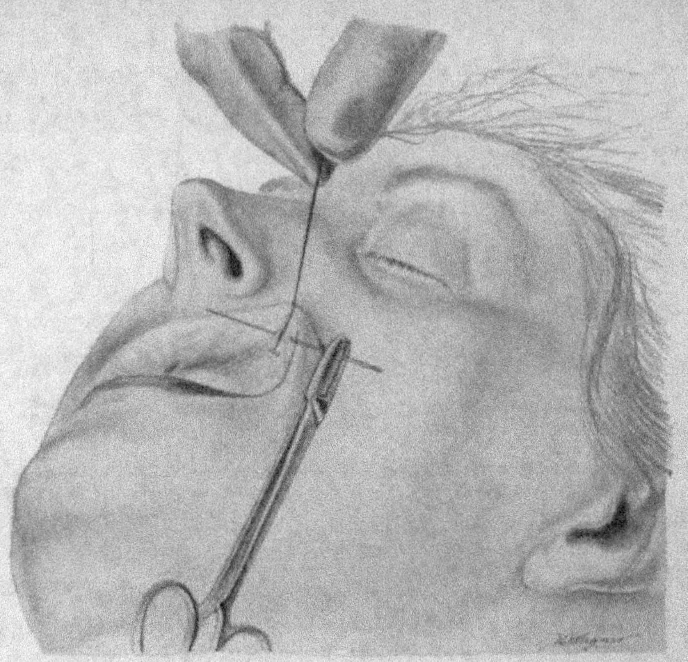

Fig. 167. — Comment on suture une lèvre.

La peau d'abord, la muqueuse ensuite. La main gauche tend le fil placé à la limite de la muqueuse et de la peau. La main droite pousse une aiguille de couturière à l'aide d'une pince de Doyen. Le fil de lin n'a point été figuré.

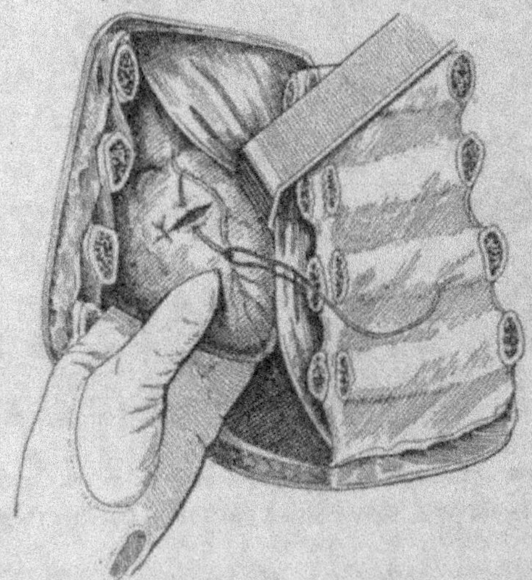

Fig. 168. — Comment on suture une plaie du cœur.

La main gauche, gantée de fil, pour éviter le dérapage, saisit le cœur près de la pointe. La main droite passe les aiguilles chargées de catgut et rapproche la plaie par deux points séparés. Les côtes ont été sectionnées au ras du sternum, au niveau de leur cartilage. La fracture indiquée plus en dehors est inutile.

derme. Le premier point traverse la peau à 2 millimètres d'une des commissures de la plaie, se trouve fixé par un grain de plomb fendu ou un nœud, puis l'opérateur fait un surjet en prenant uniquement le derme, sans traverser l'épiderme ; pour ces sutures intra-dermiques, utiliser soit une aiguille de couturière, soit une petite

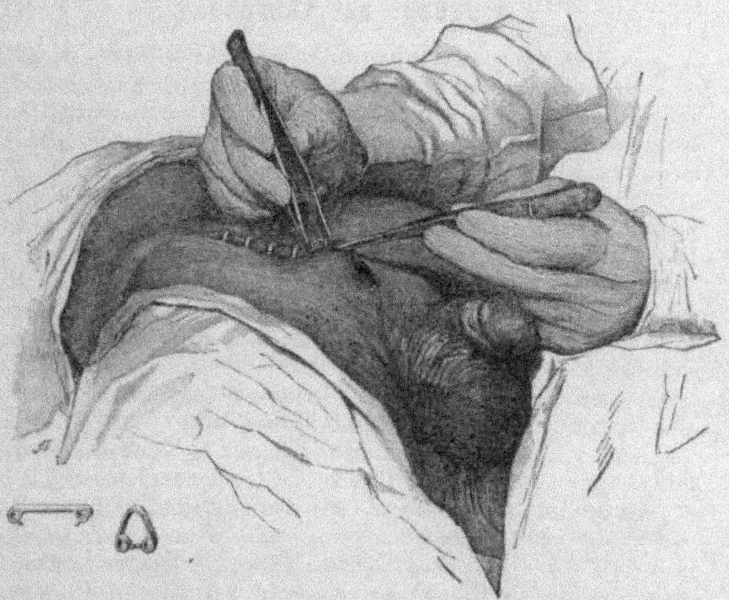

Fig. 169. — Réunion de la peau à l'aide des agrafes de Michel.

La main gauche de l'opérateur tient une pince anatomique à griffes et rapproche les deux lèvres cutanées, tandis que la main droite manie l'agrafe de Michel au moyen d'une pince spéciale.

aiguille courbe montée sur une pince hémostatique ; chaque nouveau point pénétrera à 2 millimètres du précédent et prendra 2 milli-mètres de tissu. L'opérateur se servira de fil de lin, lequel sera retiré au bout de huit jours. S'il préfère ne pas retirer le fil, il se servira de catgut 00.

Le point sera arrêté, à 2 millimètres de la commissure opposée par un nœud ou un plomb.

2° **Sutures au moyen d'agrafes.** — Les agrafes de Michel, qui remplacent les anciennes serres-fines, doivent être employées sur la peau chaque fois que les téguments n'exercent aucune traction. Elles sont surtout utiles pour réunir les plaies accidentelles, car leur mise

Technique chirurgicale.   15

en place se fait sans douleur. Elles laissent moins de cicatrices que les sutures. L'ablation de l'agrafe est également indolore. Il faut les laisser peu de temps (à la face trois ou quatre jours ; sur la peau six à sept jours). L'agrafe s'enlève au moyen d'une pince spéciale (fig. 169).

SUTURES DES TENDONS.

Lorsqu'un tendon, jouant un rôle de quelque importance au point de vue fonctionnel, se trouvera sectionné accidentellement, il faudra en pratiquer la suture ; cette opération s'applique souvent aux tendons des extenseurs et des fléchisseurs des doigts. Le blessé est amené au chirurgien dans deux conditions différentes :

1° **Il s'agit d'une plaie récente, propre**, sur une main presque propre. Dans ce cas, l'opérateur doit essayer de pratiquer la suture immédiate après badigeonnage iodé de la peau.

2° **La plaie est infectée** depuis deux ou trois jours ou, si elle est récente, présente toutes les chances possibles d'infection, par suite de la malpropreté de la main ou de la contusion des parties avoisinantes.

Dans le premier cas, l'opérateur fera une réunion immédiate ainsi qu'une opération aseptique ; dans le second cas, au contraire, il soignera la plaie, obtiendra la cicatrisation complète, et c'est seulement un mois après l'accident qu'il pratiquera la suture tendineuse.

Technique. — 1° *Recherche des deux extrémités du tendon.* — Pour faire cette recherche, il faut pratiquer une grande incision (même s'il y a une plaie) dans le sens même des tendons ; fléchir la main ou les doigts pour donner plus de jeu à l'extrémité sectionnée ; exprimer à pleine main circulairement le segment du membre sus-jacent à la plaie pour faire hernier le tendon dans la plaie. L'hémostase préventive au moyen d'un lien circulaire au milieu du bras est utile pour donner du jour. Ne pas confondre les tendons d'aspect nacré, aplatis, avec les nerfs, lesquels sont mats, jaunâtres et arrondis. Dès que les extrémités tendineuses seront découvertes, elles seront régularisées à l'aide de ciseaux.

2° *Suture.* — Se servir du fil de lin n° 150. Les fils seront passés à l'aide d'une aiguille de couturière, droite ou courbe. Pour rapprocher les tendons, il faut pratiquer deux plans de suture : le premier plan comprend deux points passés à 3 ou 4 millimètres des extrémités coupées : ce sont des points de *rapprochement*. Compléter la suture par deux ou trois points d'*affrontement*, tout à fait au niveau du bord libre de la section. Les points d'appui ont simplement pour rôle d'empêcher la rupture des fils superficiels d'affrontement.

3° **Réunion de la plaie.** — Il est indispensable de rapprocher

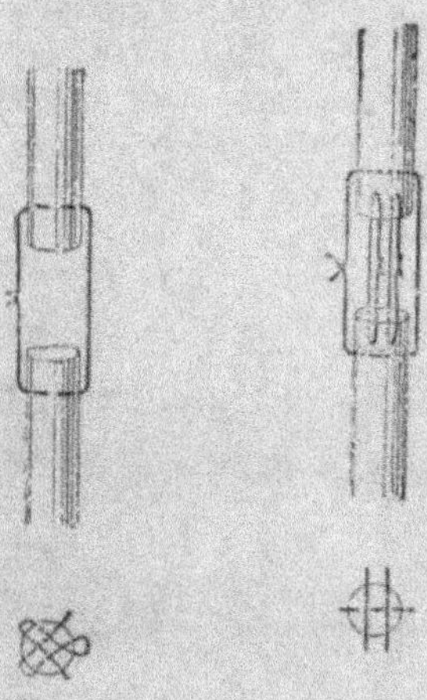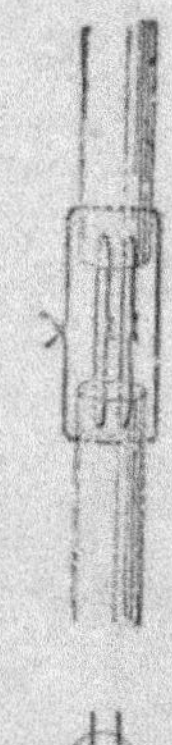

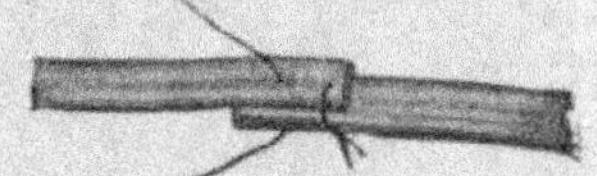

Fig. 172. — Suture tendineuse par croisement.

Les deux extrémités tendineuses sont accolées parallèlement l'une à l'autre et fixées par deux points séparés,

Fig. 170. — Suture tendineuse.

Fig. 171. — Suture tendineuse.

Premier temps : points d'appui à 3 millimètres de l'extrémité sectionnée.

Deuxième temps : *a*, grands points d'appui en U ; *b*, deux points d'affrontement. Ceux-ci passent près de l'extrémité tendineuse (suture au fil de lin).

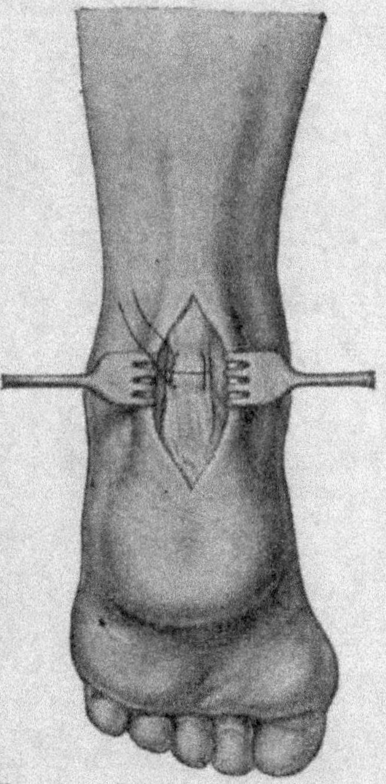

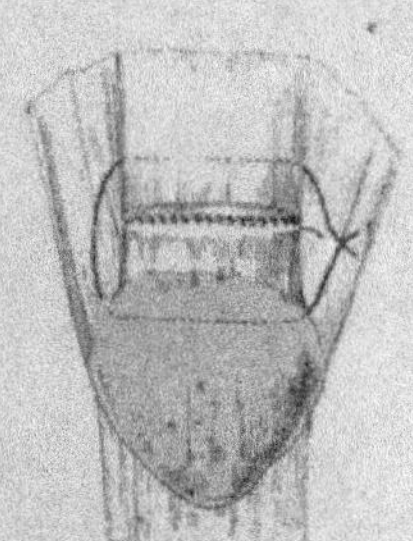

Fig. 173. — Suture d'un tendon rotulien.

Fig. 174. — Suture d'un tendon d'Achille rompu.

Un grand point en U au catgut rapproche les deux extrémités tendineuses à 1 centimètre de la section, puis un surjet au catgut n° 1 ou 0 affronte les deux extrémités.

Les deux écarteurs-râteaux rétractent les bords de la plaie ; les extrémités du tendon sont rapprochées par deux points séparés au fort catgut.

l'aponévrose ou tout au moins le tissu cellulaire par-dessus les tendons réunis. Faute de quoi, le tendon se soude à la peau et cette adhérence gène les mouvements ultérieurs des doigts. La plaie sera réunie au moyen de quelques agrafes de Michel ; le membre sera placé de façon que les tendons suturés soient en complet relâchement, puis immobilisés au moyen de quelques bandes de tarlatane, renforcées au besoin par une bande plâtrée. Au quinzième jour, le chirurgien supprimera l'appareil immobilisateur. Le blessé pourra commencer

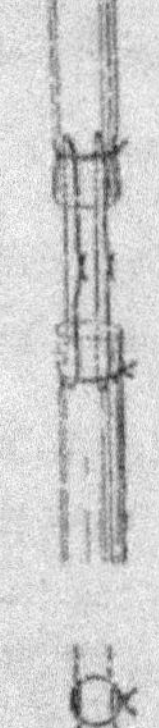

Fig. 175. — Suture tendineuse à distance.

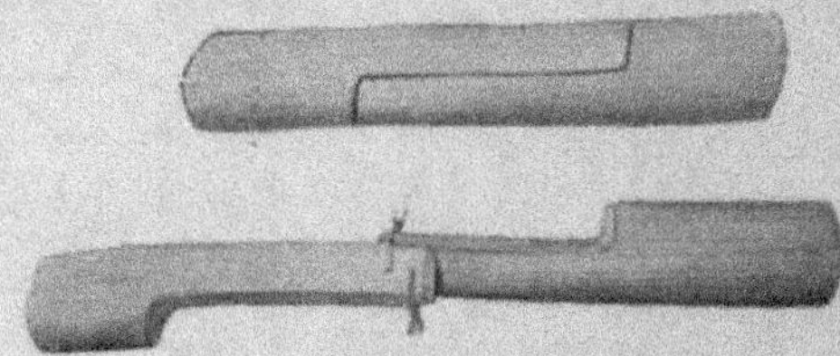

Fig. 176. — Allongement d'un tendon.

L'opérateur ne peut rapprocher les deux extrémités tendineuses ; il fait une ligature circulaire à 2 millimètres de l'extrémité tendineuse pour empêcher le dérapage, puis il place deux points qui resteront ainsi tendus à distance pour servir de guide à la prolifération fibreuse qui rétablira la continuité du tendon.

Celui-ci est d'abord coupé par une incision en Z. Les deux extrémités s'éloignent suivant une direction parallèle, puis sont suturées par deux petits points séparés.

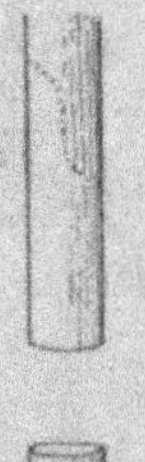

Fig. 177. — Allongement d'un tendon.

Premier temps : le tendon est sectionné obliquement.

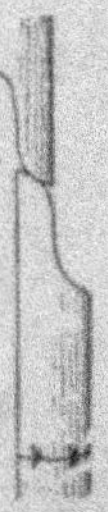

Fig. 178. — Allongement d'un tendon.

Deuxième temps : grâce à la tension oblique, le tendon est allongé. Les deux points de suture unissent les extrémités du tendon trop court, et les angles du biseau font une suture à leur tour.

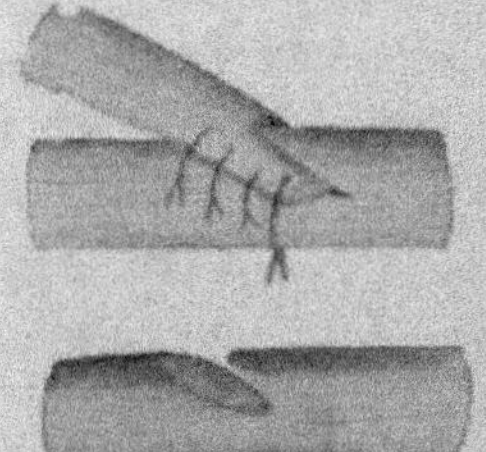

Fig. 179. — Anastomose tendineuse.

Le tendon complet reçoit un coup de ciseaux qui sectionne obliquement la moitié de sa largeur, puis le tendon voisin, séparé du corps musculaire, est greffé dans la fente du tendon sain, au moyen de trois points séparés au fil de lin.

quelques mouvements. Quatre semaines sont nécessaires avant que l'opéré puisse soumettre le tendon à un effort quelconque.

Dans certains cas où la rétraction du tendon est trop considérable et où les deux bouts ne peuvent être rapprochés, l'opérateur peut rétablir la continuité du tendon, soit par une *suture à distance*, c'est-à-dire en interposant aux extrémités une ou deux anses de fil qui formeront une sorte de prothèse, soit en greffant le bout périphérique à un corps musculaire du voisinage : c'est l'*anastomose tendineuse*, soit enfin en *dédoublant* le bout central de façon à l'allonger et à l'amener au contact du bout périphérique (fig. 170 à 179).

SUTURES NERVEUSES.

Quand un nerf d'une certaine importance a été sectionné accidentellement, il faut en rétablir la continuité.

Ainsi que je l'ai dit pour les sutures tendineuses, si la laie est infectée ou susceptible d'être infectée, il faut attendre la cicatrisation pour opérer dans des conditions d'asepsie complète. La suture échoue en effet quand la plaie est infectée. La continuité du nerf sera assurée *par suture directe*, *par suture à distance* ou *par anastomose*. Ces opérations peuvent être pratiquées plusieurs mois après l'accident avec des chances de guérison. Toutefois, les succès sont d'autant plus fréquents que l'intervalle entre l'accident et la suture est plus court. Il faut toujours la tenter.

Technique. — 1° *Suture directe*. — Libérer les deux extrémités du nerf. Les aviver à l'aide de ciseaux, soit transversalement, soit en coins, soit obliquement. Passer, comme pour les tendons, un ou deux *fils d'appui* qui traversent toute l'épaisseur du nerf, à 5 ou 6 millimètres des extrémités; puis des points d'*affrontement*, qui ne prennent que le névrilème. Pour les sutures superficielles, nous employons les aiguilles vasculaires, et pour les points d'appui, les aiguilles de couturière. Dès que la suture est terminée, il faut approcher avec soin autour d'elle le tissu conjonctif environnant.

2° *Suture à distance*. — Passer deux ou trois fils entre les deux extrémités libres du nerf. La prolifération nerveuse et la continuité pourront suivre la direction de ce corps étranger.

3° *Anastomose*. — Supposons qu'un nerf ait été coupé. L'opérateur ne peut trouver le bout central; il doit alors chercher dans le voisinage immédiat les autres nerfs de même fonction, dans lesquels il pourra implanter le bout périphérique du nerf sectionné. L'anastomose se fera ainsi. Le tronc nerveux sain sera fendu en long sur une hauteur de quelques millimètres et le bout périphérique du nerf coupé sera taillé en coin : le coin sera introduit dans la fente à laquelle il sera fixé par quelques points séparés au moyen d'une aiguille vasculaire.

Soins post-opératoires. — Comme à la suite des sutures tendineuses, le membre sera placé dans l'état de relâchement pendant quinze jours, puis on commencera l'électrisation des muscles de façon à empêcher que leur atrophie se produise avant que le nerf ne fonctionne, c'est-à-dire avant que le bourgeonnement des fibres du bout central ne reproduise des cylindraxes dans le bout périphérique. *Trois à six mois* sont nécessaires avant que cette régénération puisse s'effectuer.

SUTURES OSSEUSES.

Par suture osseuse, on entend tous les procédés de contention directe en usage pour maintenir au contact deux fragments d'os que l'on désire immobiliser.

Dans les *fractures simples des os longs*, la suture est indiquée quand la fracture est irréductible et que les fragments sont multiples. Il faut savoir que cette intervention nécessite des conditions d'asepsie parfaite ; la moindre faute de technique ou d'antisepsie peut entraîner la perte totale du membre par infection locale ou septicémie.

Les *fractures ouvertes* doivent être traitées par débridement et nettoyage du foyer, après badigeonnage iodé de la peau. Dans tous ces cas, le chirurgien est autorisé à pratiquer la suture. Alors, sa responsabilité n'est poin engagée comme dans les fractures simples.

Les fractures de la *rotule*, de l'*olécrâne* seront toujours traitées par la suture ; l'intervention ne devant se pratiquer que quinze jours après l'accident, après résorption de l'hématome, l'opérateur a tout loisir de choisir les meilleures conditions d'asepsie.

Les *pseudarthroses* doivent être traitées par la réunion sanglante. L'asepsie doit être rigoureuse, mais le danger d'infection générale est moindre que pour les fractures récentes.

Suture d'un os long fracturé récemment. — a. *Mise à découvert du foyer de la fracture*. — Badigeonnage iodé de la peau. Faire une incision parallèle à l'axe de l'os au point qui permet d'arriver directement sur lui : face interne du tibia, face externe du fémur, face externe de l'humérus, face interne du cubitus, etc. Le foyer de la fracture sera largement découvert. Si la fracture est ouverte, l'opérateur enlève les caillots et les corps étrangers par un lavage abondant à l'eau salée chaude, puis à l'eau oxygénée pure.

b. *Coaptation des fragments*. — Après évacuation des caillots, il faut examiner le caractère de la fracture et les causes de son irréductibilité. Tantôt, ce sera une interposition musculaire, fibreuse ou ligamenteuse qu'il faudra supprimer, tantôt l'interposition d'un fragment osseux qu'on enlèvera. Si la fracture est à fragments multiples, il faut enlever les esquilles dépourvues de périoste et respecter celles qui tiennent encore aux tissus voisins. Le périoste doit être soigneusement respecté. La réduction sera alors exécutée par un aide ou par un appareil. Cette manœuvre joue un rôle très important; elle est généralement exécutée à l'aide d'un effort insuffisant.

c. *Fixation des fragments*. — Pour fixer les fragments, on se servira d'une agrafe, d'une suture, d'une ligature transversale ou d'une plaque d'acier nickelé. Le rapprochement des extrémités s'opérera à l'aide d'un davier. *Ne jamais mettre les doigts dans la plaie*. Quelquefois, pour assurer la coaptation des deux extrémités osseuses, il suffira d'introduire une des extrémités osseuses en forme de coin dans le canal médullaire de l'autre extrémité.

d. *Fermeture de la plaie*. — Fixer les fragments de périoste et suturer les muscles à l'aide de catgut. Drainer le moins souvent possible, sauf si la fracture était ouverte, donc infectable.

e. *Application d'un appareil*. — Quel que soit le genre de suture auquel on aura recours, il faut appliquer un appareil immobilisateur. Cet appareil sera un plâtre ou une lame de store fixée par quelques bandes ouatées, recouvertes elles-mêmes de toile ou de tarlatane.

Soins post-opératoires. — Enlever le pansement le quatrième jour, supprimer le drain. Badigeonnage iodé de la ligne de sutures. Enlever les fils le dixième jour. Si la plaie suppure, enlever les fils, appliquer des pansements humides; bande de Bier.

Fractures de la clavicule. — *Premier cas*. — Il s'agit d'une fracture sous-périostée ou de l'extrémité externe. L'*écharpe* de Mayor suffit. Prenez une grande serviette assez large pour faire le tour du corps; pliez-la en triangle. L'avant-bras est fléchi de sorte que la main malade est posée sur la clavicule du côté sain; le coude malade est appliqué au thorax; la serviette pliée en triangle est appliquée sur l'avant-bras fléchi, de telle sorte que la base du triangle est en haut et le sommet en bas; les deux angles latéraux contournent les deux côtés du tronc et se réunissent en arrière où ils sont unis par une épingle de sûreté. Ceci fait, le sommet du triangle est attiré de bas en haut entre l'avant-bras et le thorax, de sorte que l'avant-bras et la main sont couchés dans une gouttière de linge où ils sont fixés par deux ou trois épingles de sûreté. Le sommet du triangle alors ramené vers le cou est dédoublé, attaché à une bande de toile qui est fixée en arrière, dans le dos, aux deux extrémités de la serviette déjà épinglées. L'écharpe reste en place huit jours, puis on commence les mouvements et le massage (fig. 180 et 181).

Deuxième cas. — La fracture est plus grave. Les deux fragments

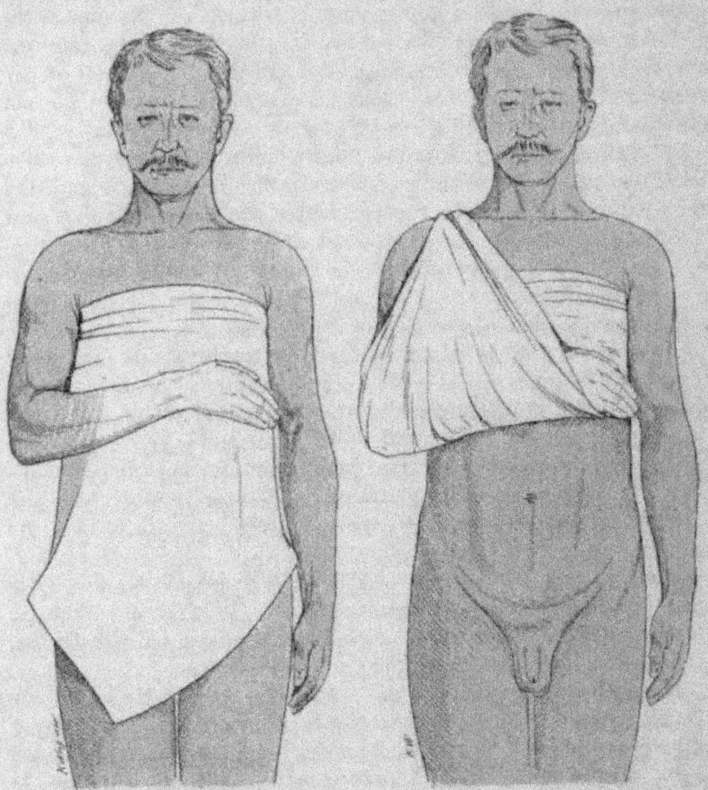

Fig. 180. — Écharpe de Mayor.

Les deux angles de la serviette ont été noués par derrière. L'angle tombant va être relevé en avant de l'avant-bras et du coude.

Fig. 181. — L'écharpe est posée.

L'angle supérieur est ramené derrière le dos et fixé au nœud postérieur.

chevauchent. Il faut obtenir une bonne réduction. Nous avons à choisir entre deux procédés : celui de Couteaud et la réunion sanglante.

a. **Méthode de Couteaud.** — Ici, point d'appareil. Seule, la position pendante du bras assure la réduction et la contention permanentes. Le blessé est couché sur un lit dur, l'épaule porte à faux, le bras tombe verticalement vers le sol ; l'avant-bras est posé sur un tabouret de façon à être presque horizontal. La main et l'avant-bras ont été entourés de quelques tours de bande et d'ouate pour éviter l'œdème et le refroidissement. Le sujet garde cette position pendant

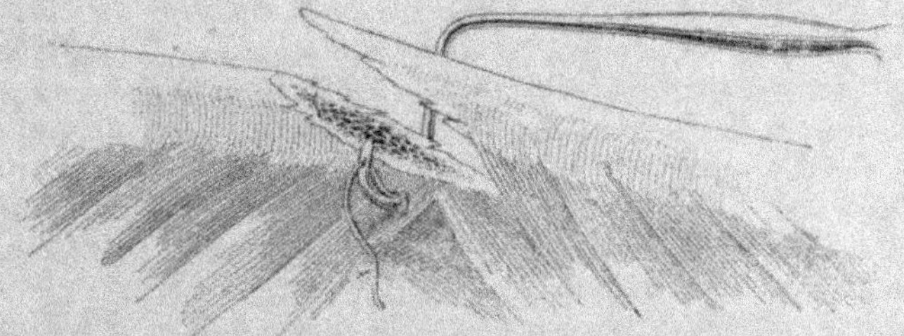

Fig. 182. — Fracture oblique de la clavicule (*La Clinique*).

Comment l'opérateur passe le fil de bronze pour faire une ligature osseuse.

quinze à vingt jours. C'est une méthode qui assure la guérison

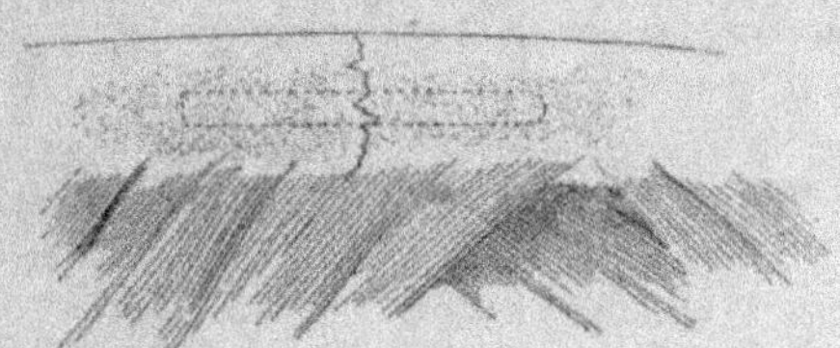

Fig. 183. — Enchevillement osseux à l'aide d'un clou dont la pointe et la tête ont été coupées (Fracture perpendiculaire de la clavicule) (*La Clinique*).

sans modification des téguments et du squelette. Elle réclame sim-

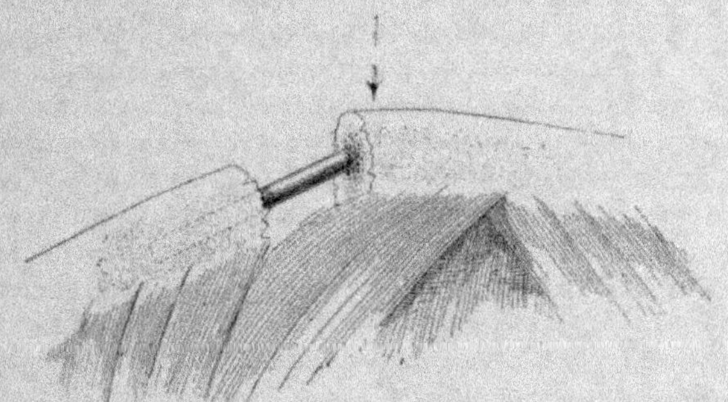

Fig. 184. — Les deux fragments claviculaires sont coaptés (*La Clinique*).

Le pointillé indique la cheville de fer.

plement une grande docilité de la part du patient et un séjour au lit de quelques semaines.

b. **Réunion sanglante**. — C'est le procédé de choix, pourvu que l'opérateur ait l'habitude de la chirurgie aseptique. Une incision est menée sur toute l'étendue du corps de la clavicule ; les extrémités osseuses sont libérées. Si la fracture est oblique, l'opérateur réapplique les deux surfaces osseuses cruentées et les fixe au moyen d'une ou deux *ligatures métalliques* circulaires ; le bronze-aluminium est le métal de choix. Si la fracture est transversale, il faut avoir recours à l'*enchevillement*. Un clou sans tête est introduit dans le canal médullaire d'un des fragments, puis dans le canal médullaire de l'autre. Les deux extrémités osseuses sont ainsi coaptées.

Que l'opérateur ait recours à l'enchevillement ou à la ligature, il doit, avant de suturer la peau, *réunir le périoste* et le tissu cellulaire sous-cutané avec soin. Les téguments seront rapprochés par une suture endermique ou à l'aide d'agrafes de Michel. Il faut en effet éviter, autant que possible, une cicatrice visible.

Fractures de la rotule. — La fracture de la rotule sera traitée par le massage ou la suture.

A. *Massage*. — Il est indiqué dans les fractures de faible écartement, alors que l'appareil fibreux latéro-rotulien, les ailerons sont intacts. Ce massage devra être bien fait et longtemps poursuivi ; il doit être commencé de suite. Le membre, dans l'intervalle des séances, sera au repos et légèrement comprimé par une bande de flanelle. Si l'hémarthrose est abondante, il faut ponctionner avec un gros trocart, puis établir une compression ouatée pendant trois ou quatre jours, en plaçant le membre sur un plan incliné. Le massage est alors institué : exercices de pression en bracelet sur toute la périphérie de la cuisse et de la jambe, puis des pressions plus énergiques sur les faces latérales de la jointure avec le pouce. Commencer vers le huitième jour une mobilisation légère ; faire lever le malade le vingtième jour en continuant pendant plusieurs semaines le massage et la mobilisation.

B. *Suture*. — Dessiner un *lambeau cutané* en fer à cheval, qui, relevé, découvre toute la rotule. A l'aide d'une curette et d'une compresse, enlever les caillots qui siègent entre les fragments ou dans l'articulation, puis pratiquer la suture.

La suture ne pénétrera jamais dans l'articulation. Trois cas peuvent se présenter :

Premier cas. — **Trait transversal : deux fragments presque égaux**. — Il faut faire une suture en appliquant un point en U transversal. Un poinçon pénètre dans la rotule d'un bord à l'autre de chaque fragment en passant à 1 centimètre du trait de fracture. Un fil de bronze-aluminium est passé dans le trou du poinçon, de façon à faire ainsi un point en U qui est serré au bord de la rotule.

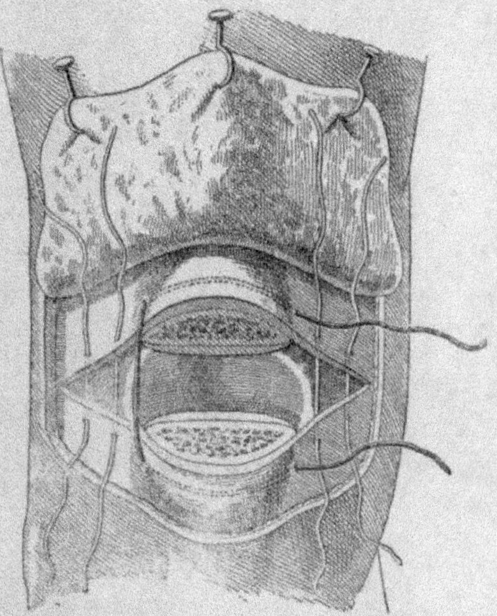

Fig. 185. — Suture de la rotule pour fracture à deux fragments (*La Clinique*).

Le fil de bronze est passé en U à 1 centimètre du trait de fracture.

Le fil est tordu, coupé et enfoui sous le périoste. Le lambeau cutané est rabattu.

Deuxième cas. — La rotule est brisée en plusieurs fragments. — Il faut faire le *cerclage*. Le poinçon est inutile ; une aiguille ordinaire suffit. Elle passe dans le ligament rotulien et le tendon rotulien au ras de la rotule. Elle ramène ainsi un fil métallique qui est tordu au bord de la rotule ainsi encerclée dans sa totalité.

Troisième cas. — Fractures avec deux fragments inégaux. — Du côté où le fragment est haut, le traverser d'un bord à l'autre avec le poinçon comme ans le premier cas. Du côté où le fragment est court, traverser le ligament ou le tendon comme dans le second cas. On exécute ainsi l'*hémi-cerclage*.

Les trois méthodes sont bonnes. Dès que la réunion osseuse est terminée, le fil métallique est enfoui sous les débris périostiques ou cellulaires. Le lambeau cutané est rabattu et réuni à l'aide d'agrafes de Michel. Une attelle plâtrée est appliquée pendant quinze jours,

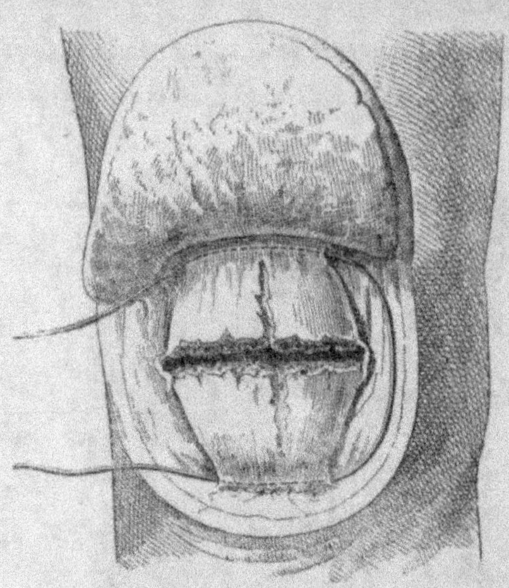

Fig. 186. — Cerclage de la rotule pour fracture à quatre fragments (*La Clinique*).
Le fil de bronze passe dans le ligament et le tendon rotuliens.

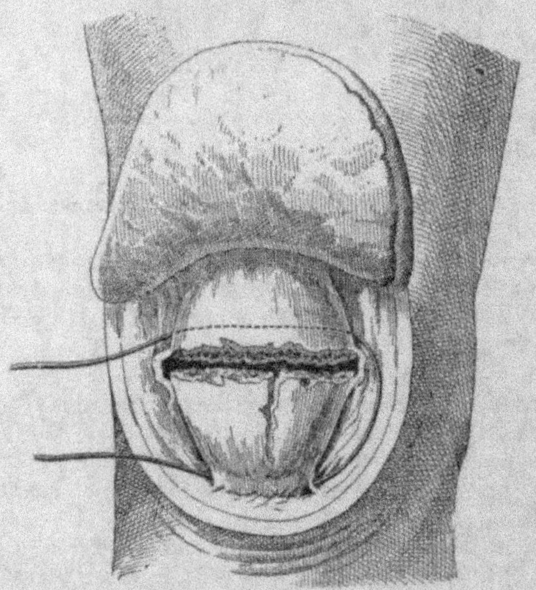

Fig. 187. — Hémicerclage de la rotule pour une fracture à trois fragments (*La Clinique*).

Le fil de bronze passe en bas dans le ligament rotulien et en haut dans l'épaisseur de la rotule, au ras du trait de fracture.

l'appareil est supprimé, il faut commencer la mobilisation et le massage. La marche est complète au bout d'un mois.

SUTURES INTESTINALES.

Tout chirurgien doit connaître la technique de la suture intestinale pour les cas où il peut avoir à réunir les deux lèvres d'une plaie de l'intestin, de l'estomac ou de la vésicule.

La suture intestinale doit être hémostatique et hermétique. Pour cette raison, le *surjet* constitue le procédé de choix. C'est en effet

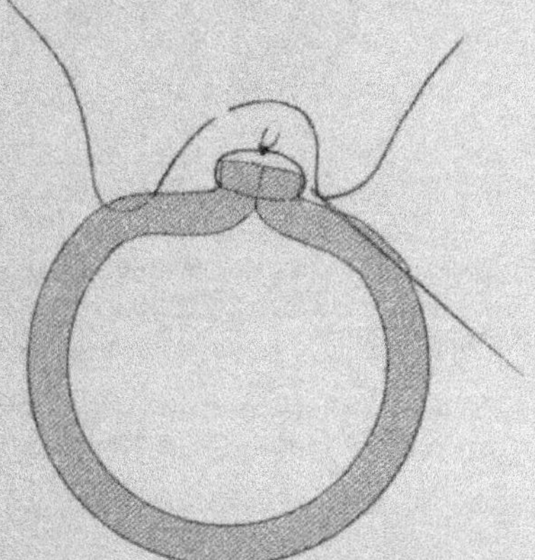

Fig. 188. — Suture intestinale.

La suture totale est faite. Elle va être enfouie sous la suture séro-séreuse en exécution.

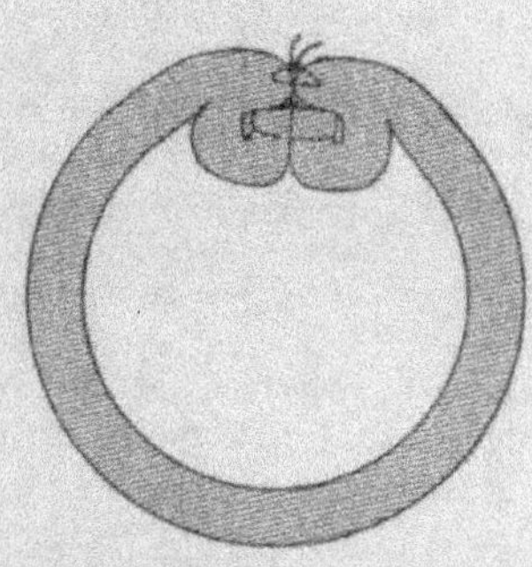

Fig. 189. — Aspect d'un intestin suturé

Suture totale enfouie sous une suture séro-séreuse.

une suture rapide, compressive, qui assure l'étanchéité complète de la cavité intestinale.

La suture intestinale doit être faite sur deux plans : le premier, *plan total*, traverse les trois tuniques sur chaque lèvre de la plaie ; le deuxième, *séro-musculaire*, ne comprend pas la muqueuse et enfouit la première suture pour éviter de laisser en contact la suture septique avec le péritoine.

Matériel des sutures. — Choisir des *aiguilles* de modiste ou de couturière. Ces aiguilles sont droites. Il est bon d'en avoir quelques-unes courbes pour les cas où l'opérateur agit dans la profondeur. Ces dernières sont alors tenues à l'aide d'une pince hémostatique de Doyen.

L'opérateur n'enfilera pas ses aiguilles au moment même de l'acte opératoire ; elles devront toutes être enfilées avant l'opération et disposées sur une compresse.

Quant aux *fils*, on aura le choix entre la soie et le lin. Nous don-

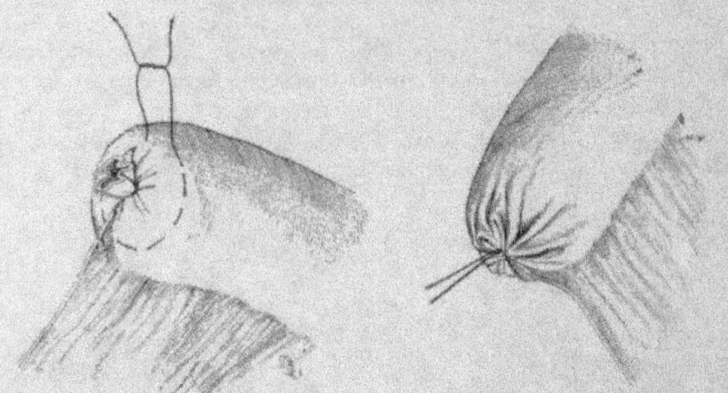

Fig. 190. — Suture d'une extrémité intesti- Fig. 191. — Fermeture en bourse d'une ex-
nale.   trémité intestinale.

L'intestin a été lié en masse et va être enfoui sous une bourse.

nons la préférence au fil de lin n⁰ 200 ou 300, qu'on trouve chez les merciers. Ce fil ne sera stérilisé qu'une fois ; sinon, il devient trop cassant.

Plaies longitudinales de l'intestin.

Il s'agit d'une plaie pénétrante de l'abdomen ; l'intestin se trouve coupé en long sur une longueur de 1 centimètre par exemple. L'ouverture sera fermée suivant la longueur par deux plans de suture.

Premier plan : surjet total. — L'aiguille traverse l'intestin 1 millimètre avant l'ouverture. Le point est arrêté, puis le surjet est mené d'un bout à l'autre de la plaie. L'aiguille passe à 1 millimètre de la tranche de section et chaque point est séparé de 2 ou 3 millimètres du point précédent. Il est inutile d'arrêter le point de temps en temps : le point d'arrêt n'a sa raison d'être que dans les surjets à longs points. Ces derniers sont moins hémostatiques et moins étanches.

Deuxième plan : séro-musculaire. — Il commence un peu plus loin que le surjet précédent. Pour faire ce surjet, l'aiguille entre en dehors du surjet précédent à 3 millimètres de chaque côté, par exemple, et ressort après avoir pris la lèvre du côté opposé.

Plaies transversales de l'intestin.

Si la section se trouve au niveau du bord libre, il faut opérer comme pour une plaie longitudinale. Si la plaie siège au niveau du mésentère, il faut agrandir la section mésentérique perpendiculairement à l'intestin pour bien dégager la région, et ne jamais commencer par elle la suture. L'opérateur commencera par passer un fil dans les deux lèvres de la plaie, au niveau même de l'insertion du mésentère, puis il réunira chaque moitié de la section. Il soignera particulièrement le second plan, surtout au niveau de la section mésentérique. Le mésentère sera fermé par deux points séparés.

Plaies irrégulières et petites de l'intestin.

S'agit-il d'une plaie produite par un corps contondant : balle, coup de corne, il faut d'abord faire la toilette de la plaie, en *réséquant toute la partie mâchurée*. Puis, pratiquer la suture, mais non plus suivant l'axe de l'intestin, afin de ne pas le rétrécir, mais transversalement, perpendiculairement à l'axe du tube intestinal. De cette façon, le calibre intestinal se trouve plutôt agrandi.

Résection de l'intestin.

Cette résection se trouve fréquemment indiquée en cas de gangrène herniaire ; elle doit se pratiquer complètement hors du ventre, c'est-à-dire que l'intestin malade est amené hors de la plaie et entouré de compresses. Avant d'opérer, il faut faire la coprostase, c'est-à-dire lier provisoirement l'intestin à deux ou trois travers de doigt de la zone malade, à l'aide d'un catgut peu serré. De plus, on pratiquera deux autres ligatures au fil de lin bien serré, au niveau de chacun des deux points où l'intestin sera coupé. La section portera entre ces deux dernières ligatures. De cette façon, aucun écoulement ne se produira au cours de l'opération. Le mésentère sera sectionné au ras de l'intestin. La section aura une forme angulaire pour que le rapprochement soit plus facile.

Technique de la suture. — 1° *Termino-terminale*. — La continuité de l'intestin sera établie bout à bout. L'opérateur placera d'abord deux points de soutien : l'un au niveau du bord mésentérique, l'autre au niveau du bord libre. Sur les deux fils tenus par une pince, un aide exercera une traction ; puis chaque demi-circonférence sera suturée par un *surjet total* comprenant les trois tuniques. Quand la réunion sera complète, l'opérateur passera un surjet *musculo-séreux* pour enfouir le premier ; pour cette seconde suture,

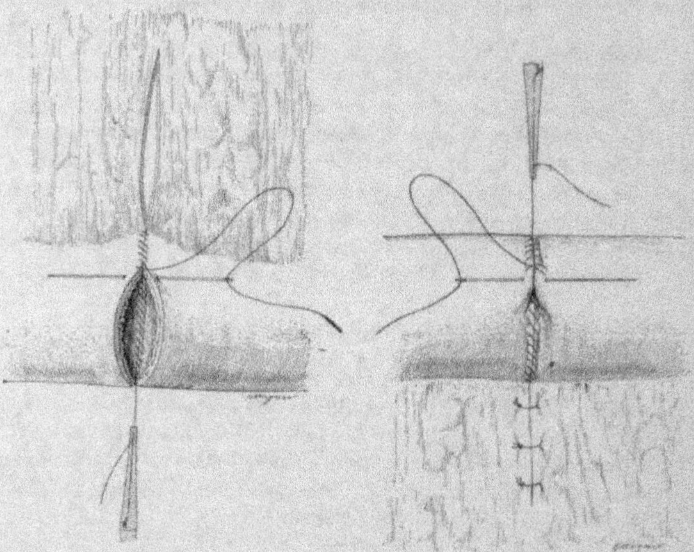

Fig. 192. — Suture intestinale après résection
de l'intestin.

En bas de la figure, une pince de Kocher
tire sur le chef initial. L'aiguille a mené un
surjet total sur toute l'épaisseur de la paroi.

Fig. 193. — Fin de la suture intestinale
après résection.

Le mésentère est rapproché par quelques
points séparés. Le surjet séro-séreux enfouit la suture totale.

comme pour la première, il commencera par placer deux points de

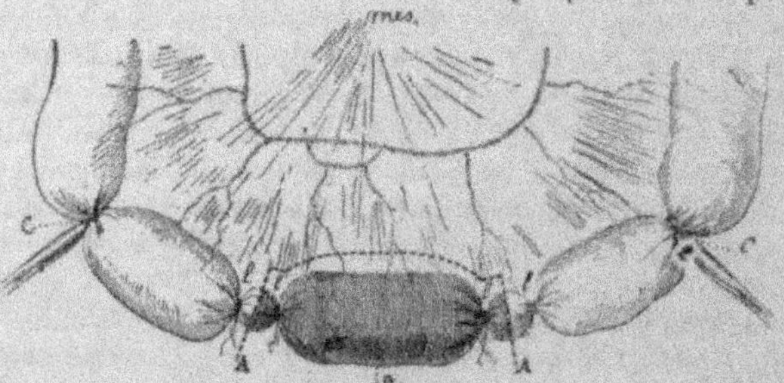

Fig. 194. Résection de l'intestin pour gangrène herniaire (*La Clinique*).

Les deux ligatures molles e,e assurent la coprostase. Les quatre ligatures l,l très serrées
limitent le point où portera la section. Le pointillé indique la portion qui sera enlevée.

soutien, l'un au niveau du bord libre, l'autre au niveau du bord mésentérique. Quand la suture intestinale sera terminée, le chirur-

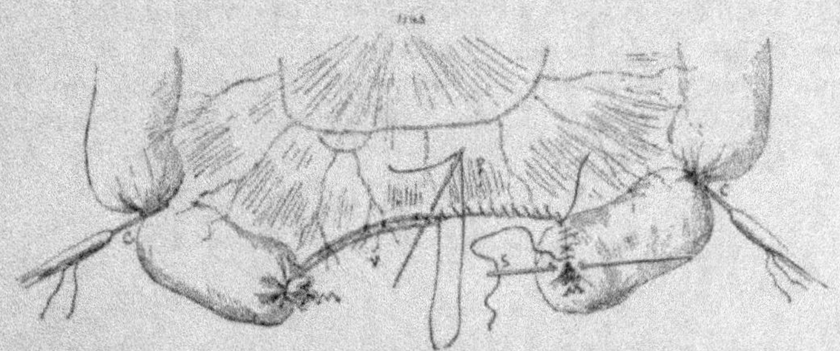

Fig. 195. — Résection de l'intestin (*La Clinique*).

La coprostase est assurée par les deux ligatures *c*, maintenues par des pinces hémostatiques. Les veines du mésentère *V* sont liées. L'aiguille *S* enfouit le moignon *M* sous un surjet. Les deux lèvres du mésentère *P* sont rapprochées par un autre surjet.

gien placera deux ou trois points séparés sur la plaie mésentérique, de façon à faire disparaître la brèche.

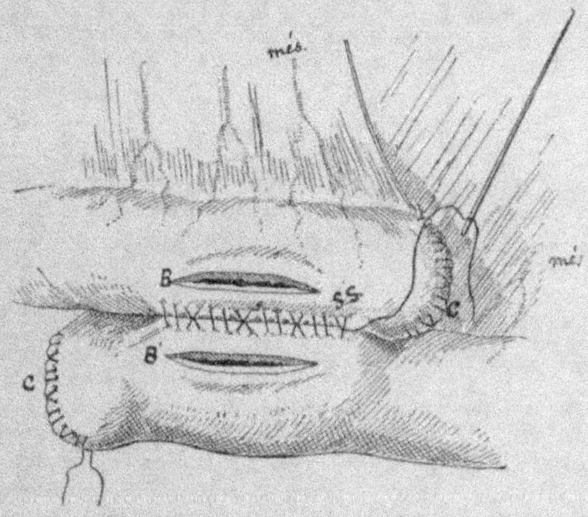

Fig. 196. — Entéro-anastomose après résection de l'intestin (*La Clinique*).

Les deux anses sont fermées en cul-de-sac, puis croisées. Un surjet séro-séreux unit les deux segments intestinaux sur une longueur de 3 centimètres. Les deux ouvertures B,B vont être suturées bord à bord pour réaliser l'abouchement.

2º *Entérorraphie latéro-latérale*. — C'est la méthode de choix. Voici comment on la pratique. Au point exact où l'intestin malade

Technique chirurgicale.   16

va être supprimé, l'opérateur *écrase* l'intestin sain à l'aide d'un clan, puis il noue circulairement l'organe écrasé à l'aide d'un fil de lin ; le moignon est enfoui sous une suture musculo-séreuse *en bourse*. L'intestin est ainsi écrasé aux deux extrémités de l'anse malade ; celle-ci est alors enlevée. Il s'agit maintenant de pratiquer l'*anastomose* des deux anses intestinales, fermées en cul-de-sac. Les deux segments intestinaux sont *croisés*, puis appliqués l'un contre l'autre

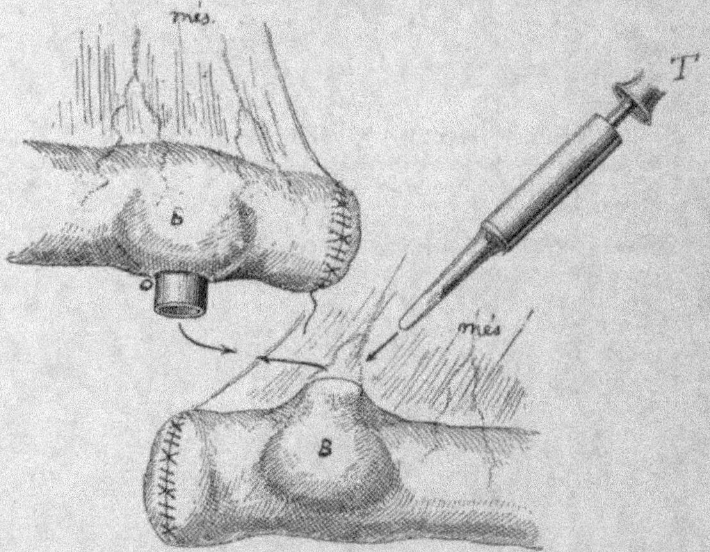

Fig. 197. — Entéro-anastomose latérale à l'aide du bouton.

Chaque pièce du bouton est jetée dans la cavité intestinale. Les extrémités de l'intestin sont fermées en bourse. Le couteau du thermocautère crève la tunique intestinale sur la tige du bouton qui fait hernie. Les deux pièces sont alors coaptées.

et fixés sur la longueur de 5 centimètres au moyen de deux points de soutien. Ces deux fils sont confiés à un aide et doivent être tendus. Les deux extrémités ainsi accolées sont réunies par un surjet musculo-séreux. Le premier plan est terminé. Pincer l'intestin à l'aide d'une pince anatomique et, à l'aide d'une paire de ciseaux, fendre l'intestin immédiatement en dehors du surjet séro-musculaire. Cette boutonnière doit avoir sur chaque anse intestinale une longueur de 4 centimètres.

Passer ensuite à chaque extrémité de chaque boutonnière un point qui est serré et confié à l'aide. Les deux lèvres correspondantes des deux plaies intestinales sont donc alors accolées ; un surjet total les réunit d'abord d'un côté, puis de l'autre, comme s'il s'agissait d'une entérorraphie termino-terminale. Enfin, un dernier surjet séro-musculaire enfouit la suture totale.

3° *Anastomose au bouton de Murphy*. — Le bouton de Murphy s'applique surtout à l'anastomose latéro-latérale. L'intestin gangrené est coupé en travers au ras de l'intestin sain. Dans chaque bout intestinal, une pièce du bouton est introduite, puis l'intestin est fermé en cul-de-sac, soit par écrasement et bourse, soit au moyen d'un double surjet. Les deux anses intestinales, dont chacune contient une pièce du bouton, sont croisées et amenées l'une en face de l'autre; une pointe de thermocautère fait un trou sur la face latérale de chaque anse et, par ce trou, l'opérateur pousse la tige de la pièce du bouton. Dès que les deux tiges ont perforé les deux extrémités intestinales, elles sont accouplées; le bouton est serré à fond; l'anastomose est faite. Ce procédé est rapide.

SUTURES VASCULAIRES.

Instruments. — *Pinces hémostatiques*. — Elles seront très souples, très molles; elles servent à faire l'hémostase provisoire. Le chirurgien peut utiliser soit les pinces de Carrel, soit des érignes dont les dents sont abattues, soit simplement une petite lame de gaze ou un catgut peu serré. Ces pinces font l'hémostase provisoire comme les pinces coprostatiques arrêtent le cours des matières dans l'intestin, alors qu'on en pratique la résection et la suture.

Aiguilles. — Choisir des aiguilles droites, marque Kirby-Beard, n° 16. Les aiguilles courbes sont *moins* utiles. Les aiguilles droites doivent être enfilées avant la stérilisation; elles sont maniées soit avec les doigts, soit avec un porte-aiguille à mors lisses et à faible pression. Nous avons employé l'aiguille n° 12; celle-ci est trop grosse; avec elle, les points perforants restent perméables, perméables de dedans en dehors pour le sang, et perméables de dehors en dedans pour le suc musculaire qui produit la coagulation du sang. Donc, n'employer que l'aiguille n° 16, du moins pour les vaisseaux de petit et de moyen volume.

Fils. — Prendre du fil de lin n° 700 ou de la soie floche n° 1 1/2 (Gentile), qui sera stérilisé tout monté sur les aiguilles par une ébullition d'un quart d'heure dans une solution boratée. Retirer le fil et l'aiguille de l'eau bouillante. Le fil et l'aiguille sèchent immédiatement. Si le matériel ne doit pas être utilisé le jour même, il faut stériliser les aiguilles et le fil dans de la vaseline, en les faisant chauffer pendant dix minutes à 110°. La vaseline altère un peu les gants de caoutchouc ; elle rend le maniement du fil un peu plus difficile, mais elle assure l'étanchéité des points perforants ; elle prévient l'infection de l'aiguille et du fil, en attendant le jour de leur utilisation.

Ciseaux et pinces à disséquer. — J'emploie les petits ciseaux et les petites pinces que les oculistes utilisent pour les iridectomies. Ces derniers instruments ne sont point indispensables. Pour faire des sutures artérielles, il suffit, comme instrument spécial, d'avoir des aiguilles n° 16 et du fil. Les autres instruments ne sont point indispensables. L'hémostase provisoire peut se faire avec un catgut ; l'aiguille peut être tenue avec la main. Le maniement de l'artère coupée peut s'exécuter sans pince, simplement avec la pointe d'une aiguille de couturière. Il faut éviter de pincer la tranche du vaisseau : l'attrition qui en résulte peut nuire à la nutrition de la paroi suturée.

Technique. — Pour rapprocher deux vaisseaux bout à bout, ou pour les anastomoser, il faudra :

1° Exécuter une suture totale à points perforants ; 2° ne prendre qu'un quart de millimètre de la paroi ; 3° placer des points d'appui et les réunir par des surjets ; 4° exciser la tunique adventice pour qu'elle ne vienne pas s'interposer entre les bords de la suture ; 5° suturer, puis placer trois ou quatre points sur la tunique adventice pour renforcer le surjet total ; 6° reconstituer tous les plans anatomiques par-dessus la suture artérielle.

Technique de chaque intervention.

1° **Artériorraphie termino-terminale.** — L'artère est coupée. A 1 ou 2 centimètres de la tranche de section, l'hémostase provisoire est faite par une pince à vis ou un fil, le vaisseau est rempli de vaseline dans chaque bout. La tunique adventice est excisée à l'aide des ciseaux et d'une pince. Les ciseaux doivent admirablement couper ; deux fils d'appui sont placés aux deux extrémités les plus éloignées de la circonférence de section. Chaque fil est noué. L'artère présente donc ainsi deux demi-circonférences à suturer. Au milieu de chaque demi-circonférence, le chirurgien place un nouveau point. Chaque nouveau point séparé étant noué aux quatre points cardinaux de la circonférence artérielle, nous avons ainsi quatre *points d'appui*. Ne pas retirer les aiguilles qui ont servi à placer ces quatre points. Elles vont servir à faire un petit surjet. Le champ opératoire doit être bien éclairé. Les quatre intervalles des points d'appui sont réunis par des surjets ; il est alors possible de lâcher les liens ou pinces hémostatiques avant de serrer le dernier point, pincer les deux bouts suturés pour exprimer la vaseline. Généralement la suture est étanche. Si l'étanchéité n'était pas parfaite, il faudrait replacer les liens ou pinces hémostatiques et faire quatre ou six points séparés sur la tunique adventice. Ces points sur la tunique adventice sont assez délicats à placer. Ils ne doivent être ni profonds,

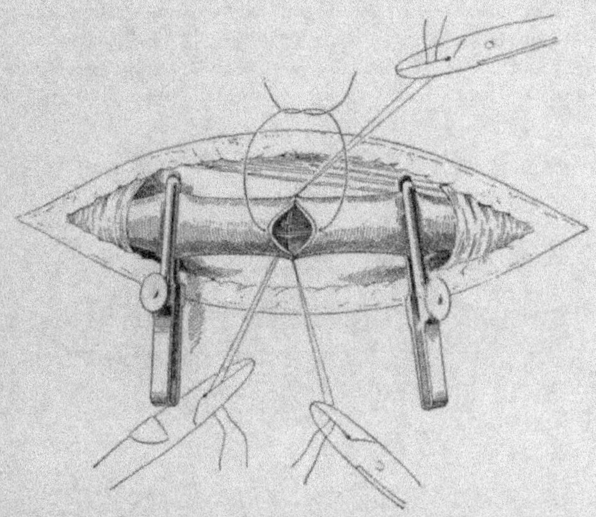

Fig. 198. — Suture artérielle (*La Clinique*).
Passage de quatre fils « d'appui ». Le quatrième n'est pas encore serré.

sous peine d'être perforants, ni trop éloignés l'un de l'autre pour ne pas couder le vaisseau et interrompre la circulation. Quand la tunique adventice est suturée, les pinces ou liens hémostatiques sont retirés ; le courant sanguin s'établit.

2° **Veinorraphie termino-terminale**. — La technique est exactement la même que pour l'artériorraphie. Il n'est point nécessaire de séparer l'adventice. L'étanchéité de la suture est facilitée par la faible pression sanguine, mais gênée par la moindre contractilité des parois vasculaires.

3° **Anastomose artério-veineuse**. — L'abouchement d'une veine et d'une artère peut se faire soit bout à bout comme l'artériorraphie termino-terminale, soit latéro-latérale. Dans ce dernier cas, il faut croiser les deux vaisseaux et les aboucher l'un dans l'autre, comme si on pratiquait une entéro-anastomose par croisement. Il faut alors avoir soin que l'abouchement se fasse très près de l'extré-

mité ligaturée, afin qu'il ne se forme pas de cul-de-sac, donc pas de
caillots. La technique de l'anastomose bout à bout est un peu plus
délicate que celle de l'artériorraphie termino-terminale. Les parois de
la veine et de l'artère sont en effet d'une épaisseur différente. Le
jet artériel arrivant contre la suture veineuse, moins étanche,
risque de filtrer au niveau des points et nécessite une coaptation
parfaite. L'anastomose latéro-latérale est beaucoup plus facile d'exécution. On peut, en effet, donner à l'orifice la plus grande longueur
possible. La réunion se fait à l'aide d'un seul surjet perforant, sans

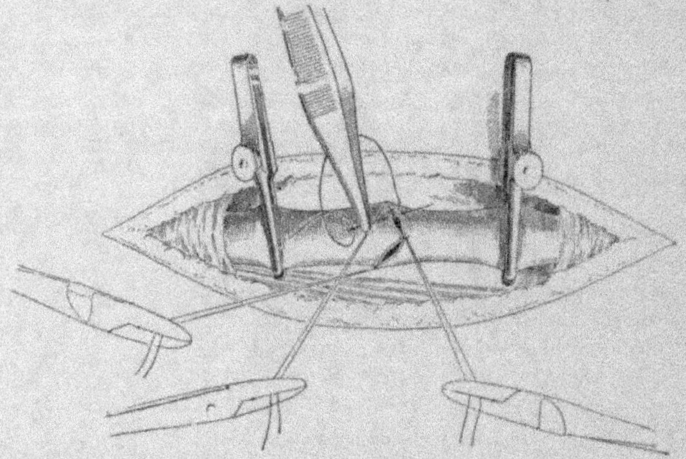

Fig. 199. — Suture artérielle. L'hémostase provisoire est faite à l'aide de deux pinces de
Carrel. L'aiguille n° 16 est tenue à l'aide d'une pince anatomique. Les trois points d'appui
sont tenus par des pinces hémostatiques. Le surjet est commencé (*La Clinique*).

point d'appui, qui procure une imperméabilité complète. En
admettant même que l'étanchéité soit imparfaite, l'opérateur peut
placer quelques points séparés complémentaires sur l'adventice,
sans avoir à craindre l'oblitération du vaisseau, dont la nouvelle
lumière est nécessairement large.

Ces anastomoses artério-veineuses peuvent se faire soit à une seule
extrémité, soit aux deux extrémités d'un tronc veineux. Je m'explique : l'anastomose artério-veineuse unique comprend l'adaptation
du bout cardiaque de l'artère au bout périphérique de la veine,
après avoir ligaturé le bout cardiaque de la veine et le bout périphérique de la veine. L'anastomose artério-veineuse double consiste à
interposer aux bouts écartés de l'artère un segment isolé de la veine.
L'artère est supprimée sur une longueur de plus de 5 centimètres;

il faut interposer à ses deux extrémités libres le segment de la veine
collatérale qui doit rester adhérent aux tissus voisins pour se nourrir.
Les deux extrémités de la veine sont ligaturées.

Indications. — Le chirurgien peut avoir à appliquer sur les
vaisseaux les opérations suivantes : 1° suture latérale d'une artère
ou d'une veine ; 2° sutures circulaires ; 3° anastomoses artério-veineuses.

1° *Suture latérale d'un vaisseau.* — Ces sutures latérales doivent
être exécutées dans les conditions suivantes :

a. **Fermeture d'une grosse veine ou d'une grosse artère** :

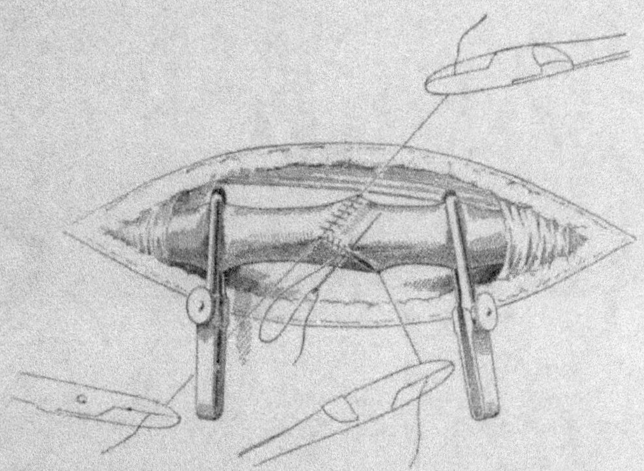

Fig. 200. — Suture artérielle (*La Clinique*).

L'intervalle des quatre points « d'appui » est comblé par un surjet au fil de lin n° 700.

fémorale, carotide, jugulaire, iliaque ; le vaisseau s'étant trouvé blessé
au cours de l'opération ou par suite de l'arrachement d'une
collatérale. Il m'est ainsi arrivé de suturer la carotide, après avoir
arraché la linguale chez un artérioscléreux. Il m'est arrivé de suturer
l'iliaque externe chez une femme dont j'avais arraché l'épigastrique
au cours de l'opération d'Alexander.

La ligature du vaisseau, en effet, cause souvent, surtout s'il s'agit
d'une artère, des troubles circulatoires graves. Ces troubles circulatoires sont surtout à craindre chez les sujets dont le système artériel
est altéré. Lorsqu'une grosse artère est blessée en même temps que
sa veine satellite, la gangrène du membre est presque fatale. Il faut,
dans les cas semblables, pratiquer la suture des deux vaisseaux ;
leur ligature équivaudrait à une amputation.

b. **Fermeture secondaire d'une plaie artérielle.** — Le chirurgien peut avoir à traiter une plaie artérielle ayant entraîné la formation d'un hématome ou d'un anévrysme diffus. Un blessé, victime d'un traumatisme dans la région d'un gros vaisseau, est amené au chirurgien vingt-quatre heures plus tard avec de l'infiltration sanguine du membre. Le chirurgien ouvre la plaie et, au lieu de lier le vaisseau, pratique sa suture. Même opération s'il s'agit d'un *anévrysme diffus*, c'est-à-dire d'un anévrysme dû à une plaie artérielle produite quelques mois auparavant. Le chirurgien incise le

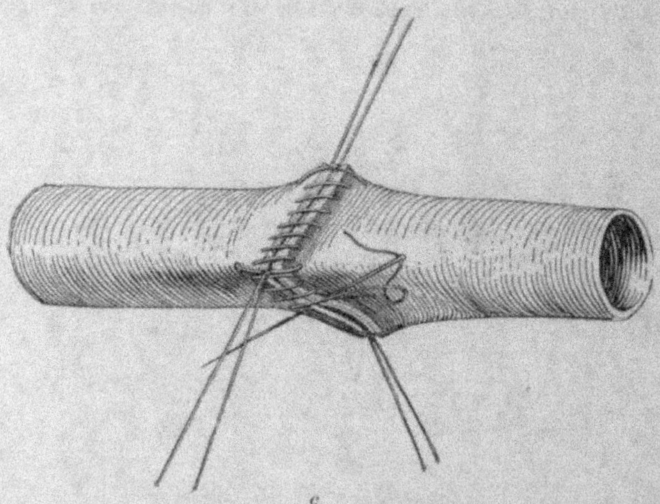

Fig. 291. — Suture artérielle.

Le lecteur voit les trois points d'appui entre lesquels l'aiguille n° 16, montée sur un fil de soie floche n° 1 1/2, exécute trois surjets comprenant la totalité des parois artérielles.

pseudo-sac, excise ou curette sa paroi, découvre la plaie artérielle et pratique une suture.

c. **Traitement de l'anévrysme artério-veineux.** — Une artère et une veine communiquent ensemble par suite d'un traumatisme. Pour en pratiquer la cure, le seul traitement consiste à séparer l'artère de la veine et à suturer chaque plaie séparément.

d. **Artériotomie pour thrombose.** — Le traitement chirurgical de l'embolie, qu'elle soit pulmonaire ou fémorale, consiste à inciser l'artère et à enlever le caillot. Après cette opération, il faut suturer l'artère latéralement.

e. **Suture endo-anévrysmatique.** — L'anévrysme peut se traiter

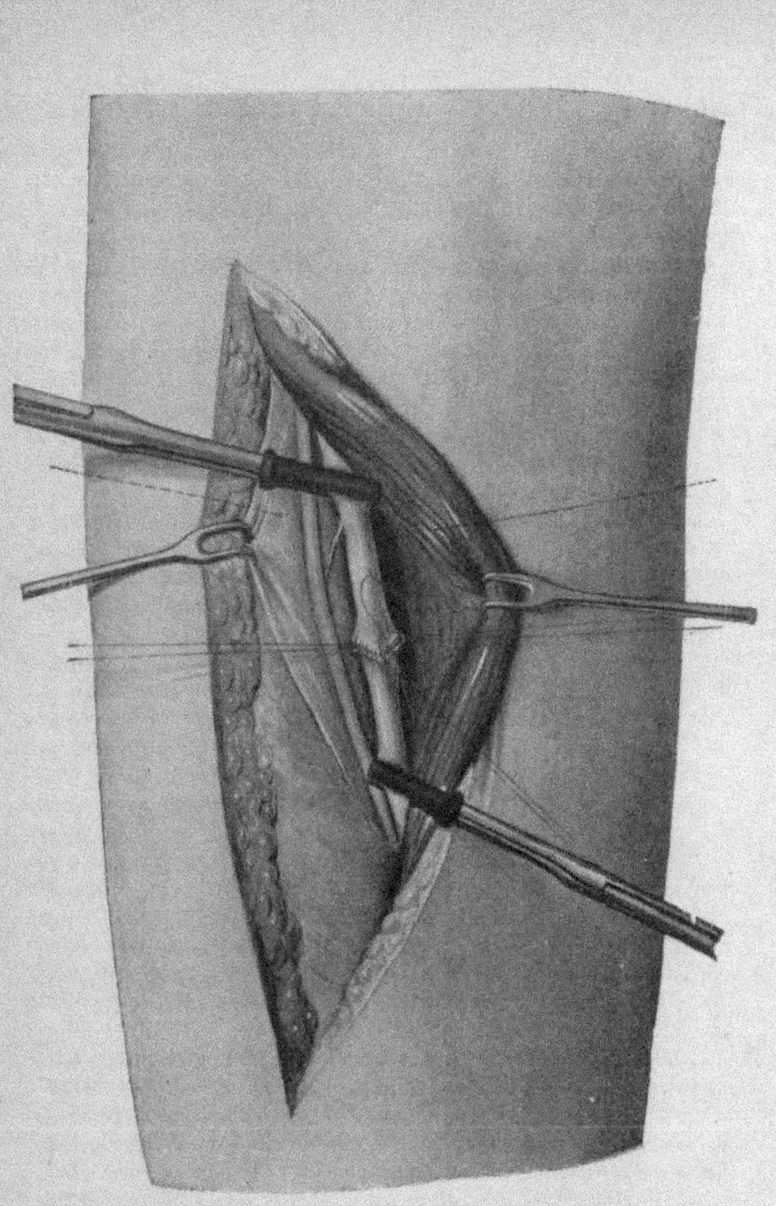

Fig. 202. — Suture artérielle (fémorale).

Le vaisseau a été découvert par l'incision classique et dénudé sur une grande longueur, puis vaseliné pour empêcher la dessiccation. Les deux extrémités de l'artère sont pincées pour faire l'hémostase provisoire ; ici, les mors de la pince sont garnis de caoutchouc. Le vaisseau est presque complètement suturé. Le lecteur voit les trois points d'appui qui divisent la surface de section en trois secteurs. Ceux-ci sont suturés séparément par un surjet en un plan. Les différents plans anatomiques voisins seront suturés au catgut.

soit par l'extirpation de la poche suivie de l'anastomose vasculaire, soit par l'ouverture de la poche et la suture intrasacculaire. Cette suture se fait sur l'orifice même de communication, au moyen de quelques points séparés.

2° *Sutures circulaires.* — Ces sutures sont plus délicates à appliquer que les sutures latérales.

a. **Suture circulaire après section de l'artère.** — Un sujet reçoit un coup de couteau qui tranche complètement une artère ou une veine. La continuité est rétablie par suture bout à bout. S'il s'agit d'une plaie par balle, il est nécessaire de régulariser les extrémités vasculaires contuses. Tant qu'il n'y a pas un écartement de 3, 4 ou 5 centimètres, il est possible de rapprocher les deux bouts du vaisseau.

b. **Suture circulaire après résection.** — Cette résection peut être rendue nécessaire soit par l'extirpation d'une tumeur maligne, soit par l'excision d'un anévrysme. Je rappelle qu'il faut un écartement maximum de 5 centimètres pour qu'on puisse rapprocher les deux bouts de l'artère.

c. **Greffe artérielle.** — Si l'écartement atteint ou dépasse 5 centimètres, il faut faire une greffe artérielle par transplantation. Le chirurgien enlève un segment d'artère ou de veine sur le membre fraîchement amputé d'un sujet, le conserve pendant quelques semaines dans un tube aseptique placé dans une chambre frigorifique (Carrel) et rétablit, grâce à ce tube étranger, la continuité du vaisseau réséqué.

3° *Sutures artério-veineuses.* — *a.* **Dans la gangrène par artérite sénile, diabétique ou syphilitique.** — Une artère peut s'oblitérer et les symptômes prémonitoires de la gangrène peuvent apparaître. Dans ce cas, il faut anastomoser l'artère avec la veine voisine, aboucher le bout cardiaque de l'artère dans le bout périphérique de la veine, après avoir lié le bout cardiaque de ce vaisseau. Il se produit alors le *renversement circulatoire.*

b. **Dans les traumatismes nécessitant la résection artérielle.** — Par suite d'un écrasement, une artère doit être réséquée sur une certaine étendue. L'anastomose bout à bout n'est pas possible. Le chirurgien doit, ainsi que nous l'avons indiqué précédemment, suturer le bout cardiaque de l'artère à une veine profonde ou même à une veine superficielle. Les veines présentent des aptitudes évolutives suffisantes pour devenir rapidement de bons canaux vecteurs du sang artériel. Mais comment le renversement circulatoire se fait-il au niveau des capillaires ? Nous n'en savons rien.

c. **Interposition d'un segment veineux entre deux bouts**

artériels écartés. — Je suppose que l'artère poplitée ait été réséquée pour un anévrysme. La veine poplitée doit être alors libérée sur la longueur de quelques centimètres, puis liée à ses deux extrémités. Le chirurgien s'assure de sa perméabilité à l'aide d'une curette ou d'une pince. Chaque extrémité de l'artère poplitée est implantée dans la veine. Si la veine se prête mal à cette opération, il faut tenter de rétablir la continuité à l'aide d'un segment de la veine saphène interne.

d. **Transfusion directe.** — Pour traiter l'anémie aiguë posthémorragique ou même quelques cas graves d'anémie pernicieuse, la transfusion sanguine peut être indiquée. Le *donneur* et le receveur sont couchés sur deux tables parallèles. L'anesthésie est faite à la cocaïne. Une petite table intermédiaire reçoit chacun des membres supérieurs qui doivent être opérés.

L'artère radiale du donneur est alors appliquée dans la veine superficielle du receveur.

Pour faire cette transfusion, il est préférable de se servir du petit bouton anastomotique de Crile, qui permet d'exécuter l'opération avec rapidité.

Méthode d'éducation pour la chirurgie vasculaire.

Une des applications de la chirurgie de demain sera la greffe des organes. Nos descendants pourront greffer un rein ou une jambe chez un brightique ou un amputé. Plus modeste, l'opérateur actuel se contente de marquer l'étape par la technique des opérations vasculaires. Il doit opérer sur les vaisseaux comme nous avons appris à pratiquer, il y a dix ou quinze ans, les interventions intestinales.

Le chien nous offre un excellent sujet d'étude. Nous pratiquerons l'anesthésie par injections intraveineuses de chloral : Faire dissoudre, dans 20 grammes de sérum, 5 à 7 grammes de chloral (50 centigrammes par kilogramme d'animal). Injecter la solution à la dose de 5 grammes environ toutes les dix minutes (Cathelin) dans une veine de la patte. On obtient ainsi l'anesthésie pouvant permettre des opérations de plus d'une heure de durée.

L'animal étant endormi, nous pouvons pratiquer une des opérations suivantes :

1° Sur la carotide droite, pratiquer la section complète de ce vaisseau, puis rétablir sa continuité bout à bout.

2° Du côté gauche, couper en travers la carotide et la jugulaire externe (celle-ci sous-cutanée et très grosse). Lier le bout périphérique de la carotide et le bout cardiaque de la jugulaire, puis anastomoser bout à bout le bout cardiaque de la carotide et le bout périphérique de la jugulaire.

3° Sur la cuisse droite, pratiquer la section transversale des vaisseaux fémoraux et la ligature des quatre bouts vasculaires ; faire ensuite l'anastomose latéro-latérale du bout cardiaque de l'artère avec le bout périphérique de la veine.

4° Sur la cuisse gauche, réséquer 2 ou 3 centimètres de l'artère, sectionner la veine en deux points de façon à isoler un segment veineux de la longueur du bout de l'artère supprimée. Nouer les deux extrémités de la veine, puis se servir du segment veineux isolé pour remplacer le segment artériel qui manque.

5° Réséquer une artère fémorale ou carotide sur la longueur de 2 ou 3 centimètres ; prendre la carotide d'un autre chien et transplanter le segment étranger entre les deux bouts de l'artère réséquée.

Les chirurgiens actuels ont fait des sutures latérales d'artères et de veines. Ils ont aussi, pour la plupart, pratiqué des sutures circulaires complètes ou incomplètes sur des vaisseaux tranchés par des coups de couteau ; mais là se borne notre expérience.

Il faut chercher dans la technique précédente la cure rationnelle des anévrysmes ou des embolies ; prévenir ainsi la gangrène par artérite jusqu'au jour où les progrès de cette chirurgie délicate rendront possibles la transplantation et la greffe des organes.

CHAPITRE VI

LES AUTOPLASTIES ET LES GREFFES, LA PROTHÈSE

AUTOPLASTIES.

Un lambeau de peau a été supprimé par un accident ou une opération. Il s'agit de combler l'espace vide et d'emprunter à une région quelconque du corps une surface cutanée nécessaire à couvrir la portion cruentée. On aura recours à l'*autoplastie*.

Quand l'opérateur prélève un fragment cutané tout à fait libéré du reste du corps, cela constitue une *greffe*. Quand le fragment cutané reste en contact avec son point d'origine, c'est l'*autoplastie*.

L'autoplastie se réalise suivant trois méthodes : 1° *autoplastie par glissement* (méthode française) ; 2° *autoplastie au moyen de lambeaux pris dans le voisinage de la perte de substance* (méthode indienne) ; 3° *autoplastie au moyen de lambeaux pris à distance de la plaie sur une portion du corps* (méthode italienne).

Préparation. — L'opérateur doit se remémorer les principes suivants : la peau à utiliser sera saine, bien nourrie, facile à mobiliser et pourvue de son tissu cellulaire sous-cutané. Le pédicule, pour assurer la nutrition du lambeau, doit être large et assez long pour ne subir aucun tiraillement et ne pas couder les artères qui le nourrissent.

Le lambeau devra être un tiers plus grand que la surface à recouvrir à cause de la rétraction. Si l'opérateur est peu entraîné à cette méthode, il fera bien de tailler un patron la veille de l'opération sur un morceau de toile ou de papier, calqué sur le modèle vivant.

1° Autoplastie par glissement (méthode française). — C'est la méthode la plus employée. C'est à elle que nous avons recours habituellement quand nous rapprochons les lèvres de la plaie après l'amputation du sein. Au moment de l'incision du sein, il faut avoir soin, en prévision du rapprochement des lambeaux, de décoller à 4 ou 5 centimètres au moins les lèvres de la plaie. Celles-ci sont ainsi bien mobilisées et se rapprochent aisément.

Ce décollement a pour résultat de provoquer un suintement sanguin abondant; aussi est-il bon, dans les cas semblables, d'ouvrir un petit orifice sur les limites du décollement et d'introduire un

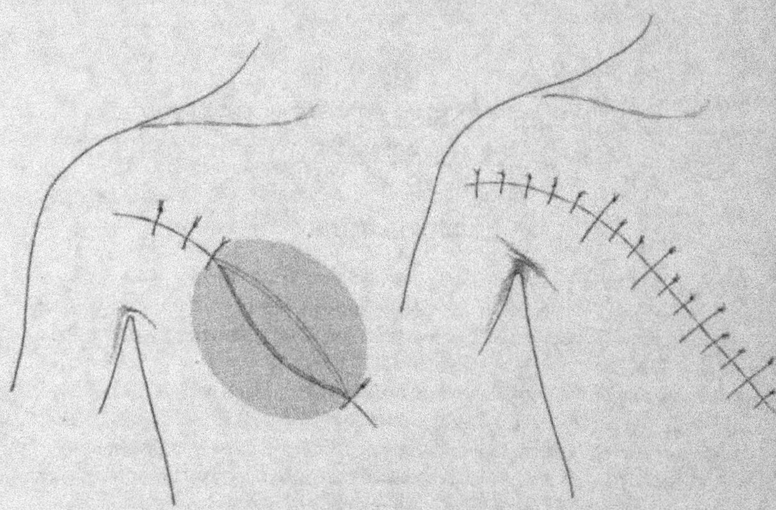

Fig. 203. — Autoplastie par la méthode   Fig. 204. — Suture terminée après l'amputa-
française.   tion du sein.

Les deux bords de la peau sont décollés et rapprochés.

drain au niveau de chaque cul-de-sac. Une bonne compression ouatée sera nécessaire.

2º **Autoplastie par la méthode indienne.** — Le lambeau sera pris dans le voisinage de la plaie à combler et amené par torsion à ce niveau. L'exemple le plus courant est celui de la *rhinoplastie*, dans laquelle la peau du front est utilisée pour refaire un nez. Plus fréquemment, nous avons recours à la méthode indienne après l'amputation large du sein, en taillant un lambeau sur la paroi thoracique ou la paroi abdominale. Les cicatrices de brûlures du creux de l'aisselle se réparent à l'aide d'un lambeau taillé sur la face dorsale.

3º **Autoplastie par la méthode italienne.** — Quand, au voisinage de la plaie, les téguments ne sont point assez mobiles pour donner un lambeau, il faut l'emprunter à une région éloignée. Par exemple, à la suite de cicatrices de la face palmaire de la main (suites de brûlures), le chirurgien taille un lambeau sur la paroi abdominale.

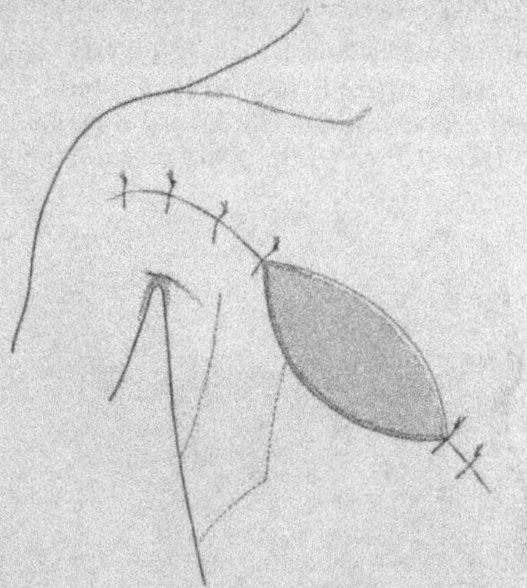

Fig. 205. — Autoplastie par la méthode indienne.

Après une amputation de sein, l'opérateur trace un lambeau dorsal qui sera amené dans la plaie opératoire.

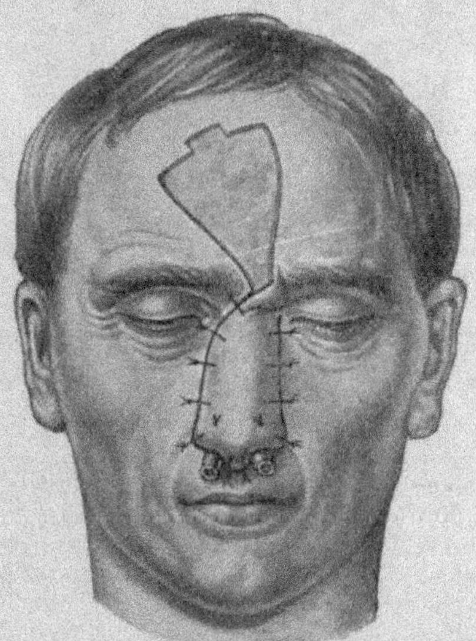

Fig. 206. — Type d'autoplastie par la méthode indienne.

Dans ce cas de rhinoplastie, le lambeau a été pris sur le front. Le pédicule correspond à la commissure interne de l'œil gauche. La plaie du front va être couverte de greffes de Thiersch.

Une cicatrice étendue de la face au voisinage des paupières nécessite la prise d'un lambeau sur le bras ou l'avant-bras.

La position incommode que l'on devra donner au sujet après l'opération doit être calculée avant l'intervention. Le malade doit s'y

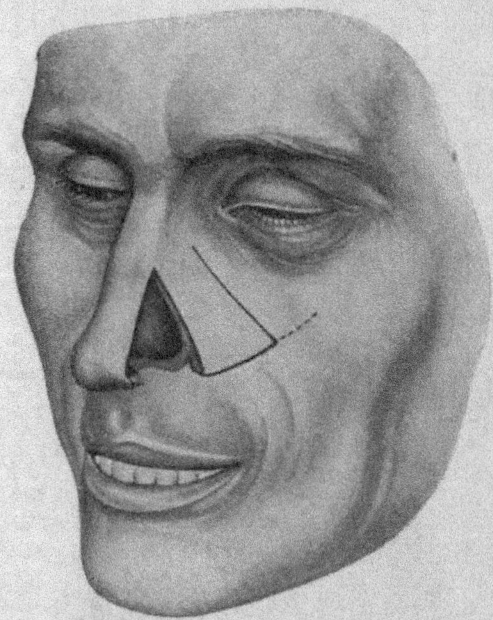

Fig. 207. — Autoplastie par la méthode indienne.

La narine est refaite à l'aide d'un lambeau pris sur la joue.

entraîner pendant quelques jours, pour qu'elle lui paraisse moins pénible.

L'opération comprend les temps suivants :

1° *Avivement*. — Avivement de la zone sur laquelle sera appliqué le lambeau. Il faut enlever toute la partie scléreuse, malade, se ménager des bords bien libérés, bien saignants et bien nourris. Respecter les vaisseaux, les nerfs, les synoviales et bien faire l'hémostase.

2° *Taille du lambeau*. — Le lambeau aura été choisi et dessiné en un point où il sera commode à prélever, et là où la restauration immédiate sera facile.

3° *Fixation du lambeau*. — Le lambeau sera fixé au moyen de crins de Florence. On procédera par points séparés, en petit nombre.

4° **Pansement**. — Le pansement est très important. Il doit être fixe, compressif et absorbant. Tous les plis cutanés seront poudrés et ouatés pour éviter la macération de l'épiderme et l'infection. Le

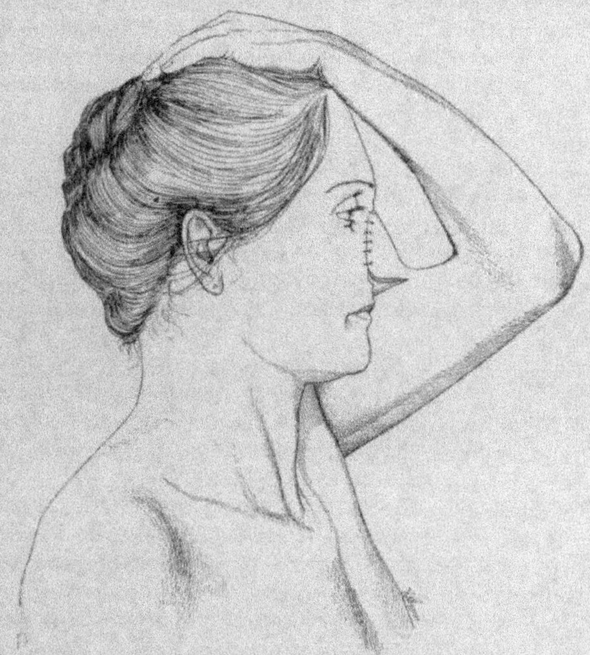

Fig. 208. — Autoplastie par la méthode italienne.

Le nez est remplacé par un lambeau pris sur la face antérieure du bras

pédicule ne sera point comprimé de façon à ne pas sphacéler le lambeau. Par-dessus le pansement et les bandes de gaze, on assurera l'immobilité par des bandes plâtrées.

5° **Soins post-opératoires**. — Le pansement sera changé vers le dixième jour. Badigeonnage iodé de la ligne de suture; on renouvellera la ouate, la gaze et l'on coupera les crins. Deuxième pansement le quinzième jour. Le pédicule sera coupé et les derniers crins seront enlevés. Pour la section du pédicule, on fera l'anesthésie locale à la stovaïne. Les plaies qui resteront seront soumises à la réunion secondaire.

GREFFES DE THIERSCH.

Les greffes de Thiersch ou dermo-épidermiques trouvent une indication fréquente dans la pratique de la petite chirurgie. S'agit-il, à la suite de l'ablation d'un *épithélioma cutané*, de restaurer une paupière, une lèvre, le front, les joues? s'agit-il de combler la surface cruentée laissée par l'ablation d'un nævus, lupus, cicatrice d'une brûlure ? s'agit-il de combler un vide laissé par une amputation trop large du sein ? les greffes sont tout indiquées.

Les cas les plus fréquents où leur emploi est nécessaire sont les ulcères et les brûlures.

L'ulcère variqueux, énorme, faisant tout le tour d'un membre, ne saurait être couvert par une greffe de Thiersch. Il faut, dans ce cas, l'amputation ou tout au moins une greffe italienne ; et encore celle-ci n'aura-t-elle que d'être partielle. La greffe de Thiersch comblera l'espace cruenté non couvert par le lambeau pédiculé.

Qu'il s'agisse d'un ulcère variqueux ou d'une brûlure, le traitement est le même. Voici comment on l'applique.

Technique. — L'ulcération est bien désinfectée par l'eau chaude, pas de savonnage prolongé de la peau, ni des frictions à l'alcool sur une grande étendue, mais simple badigeonnage iodé de la peau.

L'opération comprend les temps suivants :

1º *Curettage de la plaie*. — A l'aide d'une curette, gratter tous les bourgeons charnus jusqu'à la couche résistante de l'aponévrose. Les bords aussi bien que le fond de la perte de substance sont mis à vif pour recevoir le lambeau cutané. Dès que le grattage est terminé, tamponner avec des compresses trempées dans l'eau très chaude ; attendre quelques minutes pour que la plaie cesse de saigner.

2º *Taille du lambeau dermo-épidermique*. — La face antérieure de la cuisse sera rasée, savonnée, désinfectée ; un aide saisit, à deux mains, au niveau de la racine du membre, la demi-circonférence postérieure de cette cuisse pour tendre la face antérieure ; le chirurgien immobilisera la peau en bas à l'aide de la main gauche, de façon à rendre les téguments résistants et immobiles ; prendre un rasoir, l'appuyer sur la peau qu'il attaque, d'une force toujours égale, d'un mouvement de va-et-vient uniforme. La lame s'avance pour détacher un mince copeau qu'elle arrête au bout de 7 à 8 centimètres par un relèvement brusque du tranchant.

Calculer la longueur du copeau de façon qu'il soit un peu plus long que la longueur de la perte de substance à couvrir.

3º *Application des rubans dermo-épidermiques*. — L'opérateur porte le rasoir chargé du copeau au ras de la plaie, le fixe à une extrémité avec une aiguille intestinale, et retire le rasoir tangentiellement à la surface de la plaie. De cette façon, le ruban dermo-épidermique se déroule et sa surface cruentée repose directement sur la plaie. Faire attention que les bords de la greffe ne soient pas recroquevillés.

Dès qu'une greffe a été ainsi taillée et appliquée, il faut en pré-

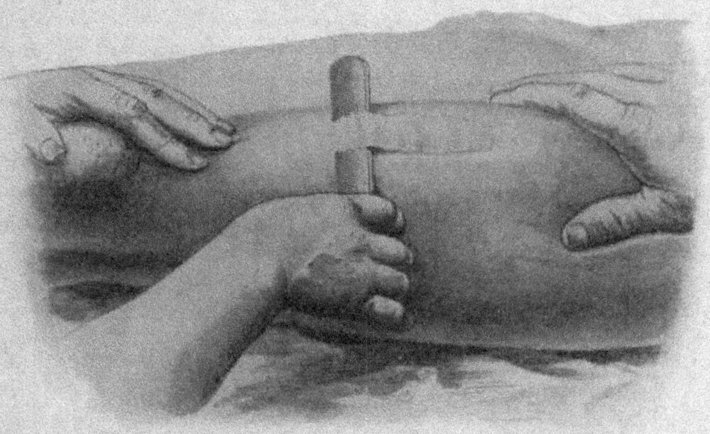

Fig. 209. — Technique des greffes de Thiersch.

La peau est fortement tendue par l'aide et par la main gauche du chirurgien. Celle-ci taille un lambeau dermo-épidermique qui va être appliqué sur la surface cruentée. Les greffes sont prises sur la face antéro-externe de la cuisse. Cette opération peut s'exécuter sans anesthésie grâce à la cocaïnisation du nerf fémoro-cutané par une injection pratiquée à 1 centimètre en dedans de l'épine iliaque antéro-supérieure.

lever une seconde, puis une troisième, jusqu'à ce que toute la surface de l'ulcère soit comblée.

Les bords du ruban doivent s'imbriquer les uns sur les autres de façon à ne laisser aucun vide entre eux.

4° **Pansement**. — Celui-ci est très important et sera appliqué par l'opérateur. Disposer une série de lamelles de gaze, imbriquées l'une sur l'autre; leurs deux extrémités seront fixées à la peau du membre par du collodion. Cette application du collodion est indispensable, car il faut éviter à tout prix le moindre glissement du côté des greffes. Si l'immobilisation n'est point encore certaine, il faut remettre une lame de gaze sur tout l'ensemble du pansement, et le collodionner de nouveau sur les bords. Par-dessus ces lames de gaze, on mettra soit du coton hydrophile bien absorbant, soit, mieux, du cellulin qui absorbe davantage, puis une grosse couche d'ouate. Si l'opérateur avait omis de mettre du collodion, il devra appliquer par-dessus le pansement une ou deux bandes de tarlatane plâtrée.

Il faut, je le répète, une *immobilisation absolue* de la partie du pansement qui touche la plaie.

Ce pansement, qui doit être sec, souple, compressif, absorbant, immobile, restera en place dix à douze jours.

5° *Ablation du pansement*. — Le pansement sera enlevé par le chirurgien. Cette ablation est aussi délicate que l'application même de l'appareil. Il faut, en effet, craindre de décoller une greffe incomplètement réussie. Dès que la gaze qui se trouve en rapport avec la plaie sera découverte, il faudra la détacher très prudemment à l'aide d'eau oxygénée chaude coupée d'eau alcaline.

Ce pansement sera renouvelé et fait comme la première fois et on le laissera de nouveau une dizaine de jours.

Il faut donc compter trois semaines pour la guérison d'une greffe de Thiersch.

PROTHÈSE INTERNE.

Traitement chirurgical des cavités osseuses.

Après une opération chirurgicale produisant une perte de substance osseuse, après un évidement, la réparation se fait par la prolifération des éléments de la moelle. Ceux-ci vont subir une ossification progressive après avoir passé par un stade fibreux. La réparation est lente ou incomplète.

Il y a intérêt, quand la chose est possible, à combler ce vide par une greffe, l'ostéoplastie ou la prothèse.

1° **Intervention ostéoplastique**. — La mobilisation de la paroi osseuse comprend plusieurs méthodes :

a. *Méthode d'Ollier ou ostéoplastie directe*. — Étant donné un os, le tibia par exemple, transformé en gouttière par suppression d'une paroi, les deux lèvres de la gouttière sont abattues d'un coup de ciseau et réappliquées sur la surface de l'os cruentée.

b. *Procédé de Jaboulay*. — Il mobilise une seule des lèvres de la gouttière et l'amène au contact de l'os.

c. *Procédé bivalve de Schulten*. — Il fend la gouttière en sa longueur et réapplique les deux portions osseuses l'une contre l'autre.

d. *Transplantation*. — Elle est utilisée surtout après la suppression d'une diaphyse tibiale nécrosée. Le tibia étant supprimé dans sa partie moyenne, le chirurgien pratique une ostéotomie de l'extrémité supérieure du péroné. Le fragment inférieur est alors poussé en dedans jusqu'au contact de l'épiphyse tibiale supérieure. La continuité du péroné est respectée dans sa partie inférieure. Quelques mois plus tard, le péroné a remplacé la diaphyse tibiale.

Curtillet emploie un autre procédé de transplantation. Il sectionne le péroné à ses deux extrémités et amène à la place de la diaphyse tibiale la diaphyse péronière qui continue à être nourrie par les parties molles dont elle n'a pas été séparée.

2° **Procédés de substitution**. — Ces procédés consistent à remplacer l'os absent par un corps étranger, lequel peut être vivant (greffe osseuse) ou mort (os décalcifié, plombage).

a. Greffe osseuse. — La greffe osseuse est dite *autoplastique* quand on prélève un fragment d'os sur l'opéré lui-même. Elle est dite *homoplastique* quand on prélève un fragment osseux chez un autre opéré, chez lequel on doit sacrifier une partie du squelette, par exemple chez un amputé ou chez un nouveau-né mort asphyxié. Elle est dite *hétéroplastique* quand elle consiste à prendre un fragment osseux chez un animal.

Ces différentes greffes donnent souvent de bons résultats, mais il faut savoir que les fragments appliqués se résorbent toujours ; en somme, ce n'est qu'un procédé de substitution et les substances inertes agissent de la même façon.

b. Emploi d'os décalcifié. — On prend la diaphyse tibiale ou fémorale d'un bœuf. On la nettoie et on la plonge dans une solution d'acide chlorhydrique au dixième. La solution est changée tous les jours. Cette immersion dans l'acide doit être de dix à trente jours, suivant la rapidité de la résorption qu'on désire obtenir. L'os ainsi décalcifié devient mou ; on le lave à grande eau et on le conserve dans l'éther iodoformé au dixième. Avant de l'utiliser, on le plonge dans l'alcool, puis dans l'eau. L'os évidé doit être admirablement curetté, nettoyé, désinfecté. Le meilleur évidement se fait avec la fraise mue par un moteur électrique. Pour désinfecter le foyer, on verse de l'huile dans laquelle on plonge la lame d'un thermocautère chauffée au rouge. Pour combler le vide, on peut bourrer avec des petits fragments d'os ou bien employer un long fragment. Le pansement doit être renouvelé au bout de huit jours. Au bout de trois semaines, la guérison existe. Cet os décalcifié ne s'enkyste jamais ; c'est un soutien provisoire voué à la résorption. Il est détruit par les ostéoclastes et l'os nouveau est produit par les ostéoblastes, avec ou sans formation de tissu embryonnaire.

c. ***Procédés de plombage***. — Au lieu d'os décalcifié, on peut employer des substances coulées ou mastiquées, soit le mastic iodoformé de Mosetig Moorhof, dont voici la formule :

> Iodoforme pulvérisé...................... 60 grammes.
> Huile de sésame......................... 40   —
> Blanc de baleine........................ 40   —

soit la pâte de Joüon (de Nantes). Cette pâte est formée d'eugénol, substance huileuse très antiseptique, qui, mélangée à l'oxyde de zinc, fait une pâte qui se transforme en un ciment très dur. Ces substances ne valent ni mieux ni moins que l'os décalcifié.

En résumé, tout réussit comme procédé d'obturation pour les petites cavités, grosses comme une noisette ou une noix ; dans ce cas, la réunion se ferait aussi bien sans corps étranger et sans drain, quand elles sont bien désinfectées. Quant aux grandes cavités, la réapplication de lambeaux cutanéo-périostés est, en somme, un procédé simple, facile et qui donne des résultats suffisamment bons.

Pour les cavités tuberculeuses, la désinfection et le curettage doivent être exécutés scrupuleusement ; dans ces cas, il est vraisemblable que le plombage iodoformé avec la pâte de Mosetig Moorhof constitue un pansement favorable par son action antiseptique.

Un effort considérable a été accompli depuis quelques années pour le traitement des cavités osseuses. Les chirurgiens pratiquent des évidements plus complets, une désinfection plus efficace, ce qui améliore les conditions de la réparation osseuse. Pour activer cette réparation, aucun procédé ne vaut les méthodes ostéoplastiques, mais les méthodes de bourrage et de greffe donnent de temps en temps des résultats si appréciables qu'elles joueront probablement un rôle important dans l'avenir de la chirurgie osseuse.

Traitement d'une ostéomyélite des adolescents

L'ensemble de la moelle osseuse constitue un organe lymphoïde comme la rate et les amygdales. Comme ces derniers organes, la moelle est souvent le siège d'infections diverses : tuberculose, syphilis, actinomycose, staphylococcie. L'inflammation due aux microbes de la suppuration aiguë constitue l'ostéomyélite. La porte d'entrée se fait le plus souvent par la peau, par la voie digestive ou par le pharynx (végétations adénoïdes). De même qu'au sein des autres organes lymphoïdes (rate, amygdales), l'infection médullaire se stérilise mal et récidive fréquemment. L'ostéomyélite est donc une maladie

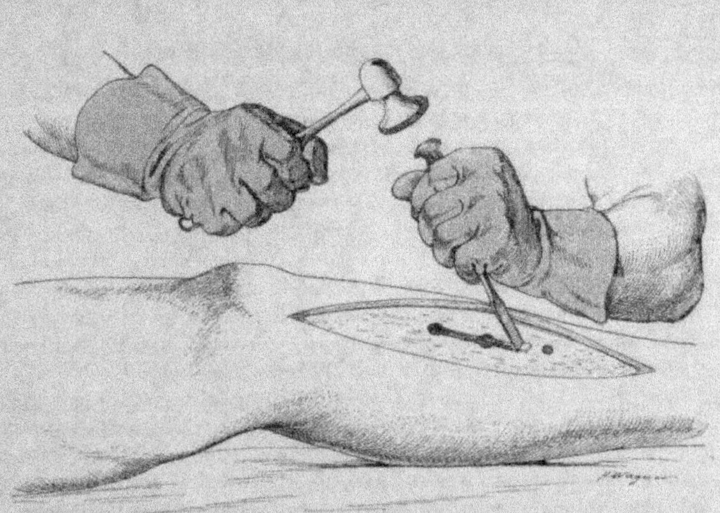

Fig. 240. — Trépanation du tibia pour ostéomyélite.

Trois trous ont été forés à la fraise de Doyen. Les ponts sont supprimés à l'aide du ciseau et du maillet.

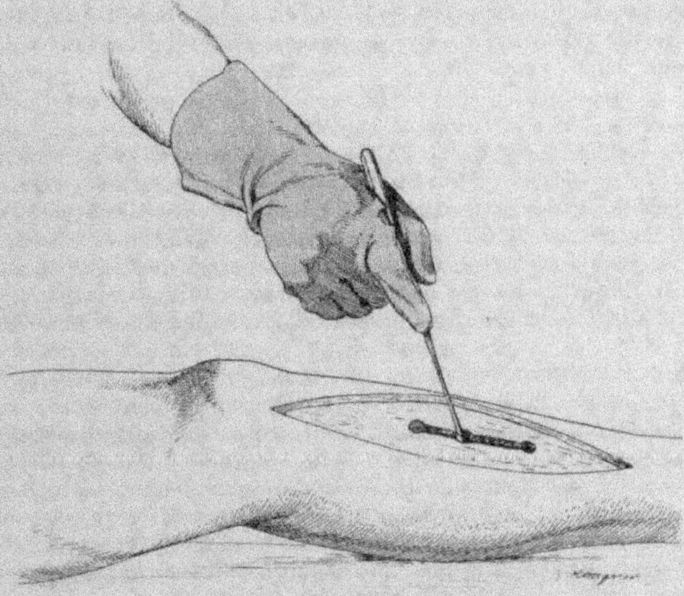

Fig. 241. — Trépanation du tibia pour ostéomyélite

La curette évide le segment osseux malade.

à rechutes. Le siège du tissu lymphoïde infecté donne à cette maladie une gravité spéciale. Logée au sein des os, elle évolue difficilement, se draine mal, donne des récidives multiples. A proximité de veines nombreuses, elle essaime aisément vers le rein, le foie et les autres zones de l'appareil circulatoire. Circonscrite par le tissu squelettique, elle nécessite des opérations mutilantes, provoque des plaies à réparation lente. En rapport avec le cartilage épiphysaire et le périoste, l'infection excite ses foyers d'accroissement squelettique ou au contraire les détruit. Il en résulte des déformations osseuses, des allongements, des raccourcissements et des atrophies. Cette esquisse anatomo-pathologique montre la gravité de l'ostéomyélite, maladie grave par l'intoxication et l'infection générale qu'elle provoque souvent, grave par les troubles locaux et les déformations des membres qu'elle détermine, grave par les mutilations chirurgicales qu'elle nécessite, grave par ses continuelles récidives qui enlèvent le sujet à son milieu social pendant de longs mois, grave enfin par les décharges microbiennes qu'elle verse dans le sang et dont elle impose l'élimination au foie et aux reins.

Quelle est la conduite à tenir devant cette maladie ? — La chirurgie a-t-elle une action réellement efficace sur cette affection si grave ? Les opérations conservatrices sont-elles utiles au sujet au point de vue général et local ?

Le médecin se trouve en présence de l'ostéomyélite dans deux conditions. L'affection est *aiguë* ou *chronique*.

Pendant la période aiguë, le sujet se présente au début comme atteint de *fièvre typhoïde* : température élevée, pouls rapide, oligurie, diarrhée, dépression extrême, etc. Pendant cette période, les phénomènes locaux sont à peine sensibles. Pendant la deuxième semaine qui suit le début de l'infection, les *signes objectifs* apparaissent, le segment du membre augmenté de volume s'empâte ; la pression y localise une *douleur* vive. Bientôt la *circulation* veineuse sous-cutanée devient de plus en plus visible. C'est le moment d'opérer. Que faut-il faire ?

Ce qui semblerait le mieux serait d'inciser largement la peau, les muscles, le périoste et d'évider le segment osseux malade, pour donner une large issue au pus. Le but théorique devrait être d'exciser dès la première heure la totalité des tissus malades. En pratique, il ne faut pas agir ainsi : les incisions larges ouvrent des veines qui vont résorber les toxines. Les trépanations larges nécessitent des décollements étendus du périoste, membrane qu'il faut soigneusement ménager.

L'évidement précoce de la diapho-épiphyse supprime le tissu osseux encore sain et laisse des tissus osseux voués à la nécrose. L'évidement précoce est donc une opération inutile et dangereuse. *Que faire ? Le moins possible.* Voici comment nous conseillons de diriger cette intervention chirurgicale.

Trépanation (ostéomyélite aiguë).

1° *Incision de la peau*. — Choisir la face externe du fémur ou sa face interne, suivant le maximum d'empâtement.

2° *Section musculaire*. — Ne pas couper les muscles. Passer dans un intervalle musculaire, afin d'éviter, après la guérison, l'atrophie musculaire et surtout l'adhérence de la cicatrice musculaire avec l'os et la peau.

3° *Incision du périoste*. — Ne pas le décoller ou le décoller le moins possible. Faire effort, au contraire, pour éviter son décollement.

4° *Forage explorateur*. — Avec le foret et le vilebrequin de Doyen, ouvrir un trou dans le bulbe et l'aléser avec une fraise. S'il y a du pus, forer un second trou à un travers de doigt plus loin ; s'il y a encore du pus, forer un troisième trou. Voilà toute l'intervention ; elle est peu mutilante et suffisante. Surtout pas de curettage, pas de suture. Maintenir les lèvres cutanéo-musculo-périostiques béantes, par des mèches au peroxyde de zinc. Entourer le membre d'ouate et panser.

Si l'ostéomyélite siège à l'extrémité d'un membre, faire de l'aspiration, à l'aide d'une *ventouse de Bier*, comparable à celle de Junod. Faire une séance d'une heure par vingt-quatre heures.

Si l'ostéomyélite siège trop haut par rapport à la racine du membre, employer le *lien élastique de Bier* (la stase veineuse). Cette méthode agit par l'action microbicide du sang veineux et empêche la résorption rapide des agents toxi-infectieux.

5° *Suites opératoires*. — L'action du chirurgien n'est pas terminée.

Traitement de l'état général par les boissons abondantes et l'aération, le lavage intestinal.

Traitement de l'état local par les pansements répétés, les applications régulières de la *méthode de Bier* (ventouses et ligature).

Irrigations d'eau oxygénée, tamponnement au peroxyde de zinc. Appareil ouaté ou plâtré. Tels sont les soins qui vont être prodigués au malade pendant plusieurs semaines.

La guérison peut-elle ainsi s'obtenir ? Autrement dit, la réparation peut-elle se faire sans fistule, sans suppuration interminable ?

En général, le chirurgien doit « retoucher » le segment osseux malade pour enlever les séquestres que les cellules lymphatiques (macrophages) ont progressivement mobilisés et séparés de l'os sain.

Le jour où le chirurgien doit intervenir la première fois, c'est-à-dire cinq ou dix jours après le début des accidents, si l'invasion destructive de l'infection osseuse était faite, si les toxines avaient déjà tué une certaine partie de l'os, l'ablation de ce tissu voué à la mort aurait-elle dû être faite immédiatement ?

Non, et cela pour deux raisons : 1° *il est impossible* à cette période de distinguer l'os sain de l'os voué à la mort ; 2° *l'os voué à la nécrose forme attelle*, comme une tige métallique, pour maintenir les rapports squelettiques, tandis que le périoste créera une nouvelle coque enveloppante destinée à remplacer la partie nécrosée.

A quel moment l'opération retenue peut-elle être pratiquée ?

A quel moment peut-on supposer que l'os mort a été séparé de l'os vivant pour constituer le séquestre ? A quel moment le périoste a-t-il produit la coque osseuse de remplacement ? Trois mois après la première opération. N'opérez jamais votre malade avant trois mois ; attendez souvent quatre mois.

Séquestromie. Évidement (forme chronique).

L'enfant, l'adolescent ou l'adulte se présentent au chirurgien avec un membre fistuleux, vestige d'une ostéomyélite. Cette fistule provient d'une opération faite trois mois avant, ou bien elle résulte de l'ouverture spontanée d'un abcès, abcès qui est survenu au cours d'une crise aiguë ou, au contraire, au cours d'une forme chronique d'emblée.

Le but du chirurgien sera le suivant : ENLEVER LES SÉQUESTRES MOBILISÉS par les macrophages et CURETTER les foyers remplis de fongosités inflammatoires. Le siège de ces foyers et de ces séquestres est variable. Tantôt formés aux dépens des couches superficielles de l'os, ils sont sous-périostiques. Une incision suffit pour les découvrir. La technique est aisée, l'opération insignifiante. Tantôt le séquestre est contenu dans un cylindre osseux, cylindre qui n'est autre que la coque de remplacement créée par le périoste. Il faut, dans ce cas, faire sauter le cylindre éburné avec la gouge et extraire le séquestre. L'opération se pratique ainsi :

1° *Incision de la peau, des muscles et du périoste*. — Passer dans un interstice musculaire, comme nous l'avons indiqué à propos de la forme aiguë.

2° *Décollement périostique*. — Décoller cette membrane le moins possible, juste assez pour appliquer une fraise de 15 millimètres.

3º **Forage de l'os.** — Faire la perforation osseuse en deux ou trois points, suivant l'importance de l'évidement. Enlever les ponts intermédiaires, à l'aide du maillet et du ciseau.

4º **Évidement du tissu osseux.** — Ablation des séquestres, nettoyage des fongosités à la curette. Personnellement, je fais usage de l'instrument de Doyen, actionné par un *moteur électrique*. Ce procédé n'est pas à la portée du praticien.

5º **Pansement.** — Les procédés d'autoplastie osseuse n'ont pas donné de succès. Le mieux est de bourrer la cavité au mastic de Mosetig (Voy. *Plombage des os*) sans suturer la peau. Les pansements durent plusieurs mois.

6º **Soins consécutifs.** — **Méthode de Bier** (ligature élastique) pendant les suites pour hâter la réparation et prévenir l'infection.

On peut résumer ainsi le traitement de l'ostéomyélite :

Être très sobre dans la largeur des interventions ; *ne pas nuire* avant tout par des coups de rugine trop larges ni des délabrements osseux trop étendus. Envisager avant tout l'avenir du membre.

Dans les cas aigus et chroniques, avant et après l'intervention, la méthode de Bier rendra d'importants services.

Prothèse à la paraffine.

La prothèse paraffinique fut d'abord appliquée comme procédé de restauration plastique à la rhinologie, soit pour rendre au nez déformé une apparence esthétique, soit dans un but de restauration fonctionnelle, comme dans le coryza atrophique avec ozène.

C'est au *nez* « *en selle* » ou « *en lorgnette* » résultant des délabrements de la charpente nasale dans la *scrofule* ou la *syphilis* que s'attaque souvent la méthode. Celle-ci peut également s'appliquer à des déformations *traumatiques* ou *congénitales* produisant les nez *camards* ou *en pied de marmite*. La prothèse paraffinique est applicable là où la peau est encore intacte ; elle restaure instantanément les déformations depuis les simples échancrures de l'arête nasale jusqu'à l'effondrement complet. Il suffit, pour obtenir ce beau résultat, de quelques grammes de paraffine. L'opération est indolore et sans danger. Elle nécessite, de la part de l'opérateur, la connaissance d'une technique facile, de la prudence et le sens de l'esthétique. Le résultat opératoire est instantané et durable. L'organe restera définitivement tel qu'il est immédiatement après l'injection.

La prothèse nasale peut également s'appliquer au traitement du coryza atrophique avec ozène. L'odeur nauséabonde est causée par la stagnation des croûtes qui se trouvent dans les anfractuosités du nez. Le courant d'air dans l'action du mouchage circule à travers un canal trop large pour expulser les sécrétions. Contre l'ozène, tout procédé thérapeutique échoue, sauf le lavage matin et soir à l'eau salée ou oxygénée qui constitue une véritable sujétion. Le paraffinage guérit l'ozène en rétrécissant le calibre des fosses nasales. Il suffit d'injecter la substance sous la muqueuse.

La prothèse paraffinique peut également s'appliquer à la disparition d'autres malformations faciales, par exemple la cicatrice résultant d'une opération pour sinusite frontale.

Technique opératoire. — La paraffine peut s'employer à chaud (méthode d'Eckstein) ou bien à froid (méthode de Lagarde). C'est la méthode de Lagarde qui me paraît être la meilleure. C'est la seule que nous étudierons.

Celle-ci emploie de la paraffine non pas à l'état liquide, mais à l'état pâteux, de telle façon qu'elle ne peut provoquer d'embolie en pénétrant dans les vaisseaux; l'enkystement est rapide, aussi ne se déforme-t-elle pas par les contractions musculaires ni l'impression extérieure.

L'opérateur doit être muni d'une seringue spéciale dite *seringue de Lagarde* qui a été aménagée pour comprimer et ramollir la paraffine. L'opérateur introduit la substance molécule à molécule de la main droite, tandis que la main gauche modèle la région restaurée.

TROISIÈME PARTIE

APRÈS L'OPÉRATION

CHAPITRE PREMIER

TRAITEMENT DES PLAIES

Le chirurgien doit traiter différemment une plaie accidentelle et une plaie opératoire.

Avant tout, l'hémostase doit être complète, sinon l'infection est à craindre. La suppuration tient plus au défaut d'hémostase et aux fautes de technique qu'à des erreurs d'asepsie. La plaie pourra être suturée avec ou sans drainage, ou laissée béante et tamponnée.

I. — Plaies aseptiques

La plaie aseptique doit être soumise à la réunion immédiate. Cette réunion s'opère en six jours pour la face, douze jours pour une paroi abdominale. Il faut compter dix jours en moyenne.

Pour que l'opérateur tente la réunion immédiate, il faut :

1º **L'intégrité des téguments** qui puissent se rapprocher sans tiraillement ;

2º **L'asepsie de la plaie et la vitalité** des tissus.

La réunion dépend :

a) D'un *bon rapprochement* des plans profonds, de façon qu'il ne reste pas d'espace mort où pourraient s'accumuler le sang et les sérosités ;

b) D'une *bonne réunion* de la peau.

Dans le cas où le rapprochement profond des tissus ne saurait être réalisé, il faut *drainer* au point déclive.

La peau est suturée soit par un surjet au fil de lin, monté sur une aiguille de couturière, soit par points séparés au crin de Florence, passé avec l'aiguille à manche de Doyen, soit par les agrafes de Michel.

Le rapprochement à l'aide des agrafes est le procédé de choix, mais il faut, pour l'appliquer, que les téguments ne subissent aucun tiraillement. En cas de suture, l'aiguille pénètre à 5 millimètres des bords de la plaie. Si ces bords tendent à s'écarter, il est bon de placer quelques points profonds très espacés qu'il faut retirer le troisième jour. Pour pratiquer une suture sans aide, il est bon de pincer les lèvres de l'incision à l'aide d'une pince de Kocher. Les sutures profondes sont faites à l'aide du catgut quand les masses à rapprocher sont volumineuses (paroi musculaire de l'abdomen). On prendra du fil de lin si les tissus sont minces (péritoine).

Les *plaies superficielles* doivent être réunies sans drainage quand elles sont nettes et sans décollement, surtout si on applique un pansement compressif. Si, au premier pansement, il paraît se produire une collection de sang ou de sérosité, il faut enlever les points de suture et placer un drain. Si la plaie présente des bords décollés et si un pansement compressif n'est pas applicable, il faut drainer à l'angle le plus déclive de la plaie. Dans ce cas, on emploiera des drains de caoutchouc rigide ou de verre.

La réunion des parois abdominales dans la laparotomie peut se faire à l'aide d'un double crin de Florence par points séparés et en *un plan*. Exceptionnellement, il faut placer un drain chez les obèses ou à la suite de certaines opérations comme la cholécystite suppurée, la taille hypogastrique, la néphrectomie, etc.

Les *plaies profondes*, et surtout les plaies avec décollement, seront drainées.

Un gros moignon d'amputation, la plaie d'une amputation de sein, le cou après l'opération d'un goitre, doivent être drainés au point le plus déclive.

Les *grandes séreuses*, et surtout le péritoine, doivent être fermées sans drainage, chaque fois qu'il ne doit pas se produire un suintement sanguinolent abondant.

A la suite des opérations gynécologiques, il est toujours préférable de drainer par le vagin, sauf en cas d'hématocèle. En effet, le drainage vaginal permet de pratiquer le cloisonnement du bassin et d'exclure ainsi le pelvis d'avec le péritoine ; il évite l'éventration qui peut résulter d'un drainage abdominal même bien fait.

A la suite de l'hématocèle, il ne faut jamais drainer par le vagin, ni à plus forte raison inciser l'hématome par le cul-de-sac vaginal. Le sang caillé est un bon milieu de culture. Ouvrir le vagin, c'est ouvrir la porte à l'infection.

II. — Plaies infectées.

Les plaies infectées ou infectables, autrement dit celles qui sont exposées à l'infection, en raison du peu de résistance des tissus dilacérés, ou celles qui ont déjà subi un commencement d'infection, doivent être traitées par la *méthode antiseptique*. La peau sera badigeonnée à l'iode. La plaie sera maintenue béante à l'aide de compresses de gaze imprégnées de peroxyde de zinc, de perborate de soude ou d'eau oxygénée. La plaie sera bourrée dans ses moindres anfractuosités. Aux confins de chaque décollement on fera une contre-ouverture pour l'introduction d'un drain. Le tamponnement à la gaze attirera le liquide par capillarité. Chaque fois qu'il sera possible, ce traitement sera aidé par la méthode de Bier (ventouse ou lien élastique).

Quand la plaie siégera sur un membre à une certaine distance de sa racine, on pratiquera l'*irrigation continue*. Cette irrigation peut être remplacée, au niveau du tronc, du cou, par des pulvérisations antiseptiques qui alterneront avec l'application de la méthode de Bier.

Dans la péritonite, les foyers étendus de suppuration péritonéale (appendicite, pelvipéritonite) seront maintenus béants par des mèches de gaze. Il sera bon d'isoler les anses intestinales du contact de la gaze avec une lame de gutta-percha, pour éviter les adhérences. Si le tamponnement péritonéal est profond, il faut placer entre les mèches de gaze un gros drain debout. De chaque côté du tamponnement, on pourra réunir la plaie superficiellement pour empêcher l'éviscération, mais, en règle générale, il est préférable de ne pas placer de sutures sur les plaies infectées ou infectables.

III. — Drainage.

Toute plaie infectée ou infectable donne lieu pendant plusieurs jours à un écoulement séro-sanguinolent. Le pansement devra être changé chaque fois qu'il est imbibé par le suintement de la plaie, sinon les microbes venus de l'extérieur cultivent vers l'intérieur et contaminent les drains et le champ opératoire. Il faut, très souvent, combiner l'usage des drains et du tamponnement et les remplacer tous les jours.

Le drainage tubulaire à l'aide d'un drain de caoutchouc ou de verre n'assure l'évacuation des liquides accumulés dans une cavité, comme l'abdomen, que s'il occupe le point déclive, par exemple le vagin dans le drainage abdomino-vaginal. Si, au contraire, l'orifice d'écoulement est situé plus haut que le fond, le drain ne fonctionne plus que comme le trop-plein d'un réservoir. Le liquide s'évacue dans le pansement au niveau de la plaie sus-pubienne, par regorgement ; le liquide déborde sans que la cavité se vide.

Pour assurer l'évacuation réelle du liquide, il faut avoir recours soit à l'*aspiration* faite à l'aide d'une seringue et d'une sonde Nélaton, soit au *siphonnage*, soit au *drainage capillaire*.

Siphonnage. — Le siphonnage consiste à faire l'aspiration permanente des sécrétions d'une plaie, par l'intermédiaire de la pression atmosphérique. Prenons quelques exemples :

1° *Taille hypogastrique.* — A la suite d'une cystostomie, le chirurgien introduit à frottement un tube de caoutchouc demi-rigide, gros comme l'index. Une extrémité du tube plonge dans la vessie et l'autre extrémité au ras du sol dans un bocal plein d'eau. Pas une goutte d'urine ne souille la plaie ; l'urine est directement siphonnée, aspirée par le liquide contenu dans le bocal.

2° *Prostatectomie sus-pubienne.* — A la suite d'une *prostatectomie sus-pubienne*, l'opérateur introduit un tube de Marion dans la vessie. Ce tube reçoit d'un côté le courant d'eau d'un bock placé au-dessus du lit, et de l'autre émet un tube tombant hors du lit, dans un seau. Pas une goutte d'eau ne souille le patient ; le liquide passe directement du bock dans le seau, en aspirant dans la vessie les quelques gouttes d'urine qui pourraient s'y trouver accumulées.

3° *Pleurotomie précoce.* — Le chirurgien-praticien a exécuté une *pleurotomie précoce* (je dis *précoce*, car c'est le vrai moyen de sauver le malade ou d'éviter une fistule). La plèvre est ouverte après résection d'une côte. Le tube est introduit à frottement. La peau est suturée et collodionnée ; le tube plonge directement dans un bocal plein d'eau au ras du sol ; chaque fois que le sujet tousse, l'eau monte dans le tube de caoutchouc et la colonne d'eau de 10 à 15 centimètres suffit à maintenir dans la cavité pleurale une pression négative suffisante pour attirer le poumon au contact des côtes. Le malade guérira rapidement et sans fistule.

4° *Laparotomie.* — Une femme a subi une *laparotomie* pour un kyste végétant de l'ovaire. L'opération a été suivie d'un pansement collodionné ; un tube plonge dans le Douglas, sort du ventre et tombe dans un bocal plein d'eau au ras du sol. Toutes les sécrétions péritonéales vont être aspirées par la pression négative réalisée par la colonne de liquide montant dans le tube. Au bout de quatre ou cinq jours le siphonnage pourra être supprimé.

Drainage capillaire. — Ce drainage utilise les propriétés absorbantes des substances hydrophiles qui drainent par capillarité. Ce principe a déjà été appliqué par Mickulicz par sa tente-drain. Cette tente-drain est constituée par un carré de gaze stérilisée qu'on

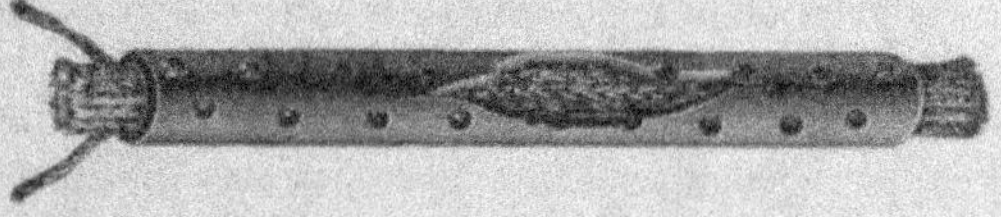

Fig. 212. — Drain de Goldmann, rempli de mèches de coton pour assurer l'aspiration par capillarité.

dispose en bourse au fond de laquelle est nouée une forte soie destinée à faciliter son extraction ultérieure. Introduite au point voulu, la bourse est étalée et remplie de lanières de gaze absorbante. Ce drainage de Mickulicz présente les inconvénients suivants : la bourse de gaze adhère au péritoine et à l'intestin; elle cesse donc de drainer au delà d'un certain territoire. Elle forme tampon au bout de vingt-quatre heures et fait obstacle à l'écoulement. En outre, son

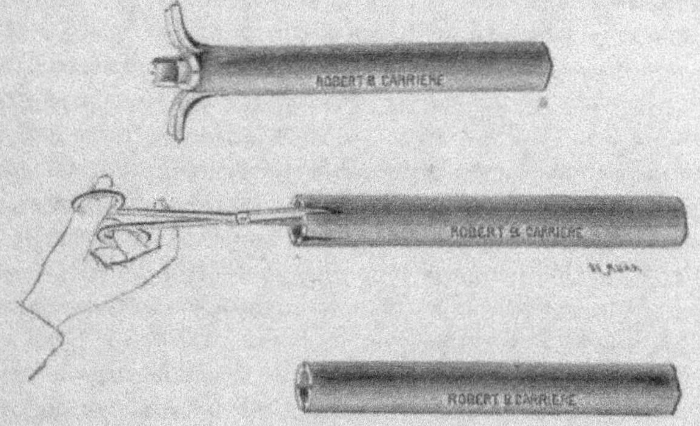

Fig. 213. — Drains demi-rigides de Ricard, caoutchouc et métal, armés de quatre fils métalliques pour assurer la fixité du drain.

Quatre coups de ciseaux permettent de faire bâiller l'orifice supérieur et de le maintenir fixe.

extraction est douloureuse, favorise le suintement sanguin, quelquefois même risque de déchirer l'intestin et de provoquer des fistules stercorales.

Il faut donc employer le Mickulicz seulement pour arrêter par

Technique chirurgicale.   18

compression un suintement sanguin en nappe. Il doit agir comme tampon et non comme drain.

Dans tous les autres cas où on veut drainer en évitant les inconvénients du Mickulicz et en cherchant à agir par capillarité, il faut recourir au *drain de Goldmann*. Ce drain se compose d'un tube de caoutchouc demi-rigide, perforé de petits orifices et rempli d'un faisceau de mèches de coton. Dès que l'écoulement ne se produit plus, il suffit de retirer quelques mèches pour rétablir le courant d'aspiration capillaire. Ce drainage n'adhère pas aux tissus environnants, puisque le coton est séparé de la plaie par le caoutchouc. Pourtant, pour les régions où les adhérences aux tissus voisins ne sont pas à redouter, on peut utiliser un autre drain, mais qui, au lieu d'être rempli de mèches de coton, est au contraire enveloppé d'une mèche à lampe en coton tissé. Le suintement est absorbé par la mèche périphérique et le liquide tombe dans la cavité du drain.

IV. — Tamponnement des plaies.

Chaque fois qu'une plaie est susceptible de saigner ou de suppurer, elle doit être tamponnée. Le moindre caillot sanguin est un excellent milieu de culture.

Toutefois, ce tamponnement peut être appliqué aussi à certaines plaies aseptiques ; par exemple après les opérations sur les voies biliaires, il permet d'assurer l'hémostase du foie et d'empêcher l'écoulement de la bile dans le péritoine. L'opération d'une tumeur parotidienne détermine souvent un suintement sanguin en nappe qu'il est bon de tamponner à la gaze ; par-dessus, fermer la plaie avec des agrafes. Un drain est placé en bas de la suture. Les agrafes sont enlevées le deuxième jour ; la gaze est extraite ; la peau est suturée de nouveau avec des agrafes ; la plaie est drainée et un pansement compressif est appliqué.

C'est surtout aux plaies infectées et aux cavités naturelles (vagin, rectum) que le tamponnement s'applique. Ce tamponnement doit être changé toutes les vingt-quatre ou quarante-huit heures. Il détermine souvent une mauvaise odeur. Néanmoins, il peut être nécessaire de le laisser une semaine entière pour ne pas faire saigner la plaie. Si la température s'élevait, il faudrait l'extraire et recourir à l'irrigation continue. Pour appliquer le tamponnement, la plaie infectée est largement ouverte, la cavité suppurante est explorée à l'aide de deux écarteurs et du doigt. Les anfractuosités sont détruites, et une mèche de gaze est introduite mollement dans tous les coins. Cette compresse peut rester cinq jours. On la détache en l'imbibant d'eau oxygénée ; l'ablation de la gaze se fait alors sans douleur. Dès que la plaie commence à bourgeonner, c'est-à-dire vers le douzième jour, il faut supprimer le tamponnement et maintenir l'orifice cutané béant jusqu'à ce que la profondeur soit comblée.

V. — Irrigation.

Irrigation continue. — L'irrigation continue doit être appliquée chaque fois que le contact d'un liquide aseptique avec la plaie constitue une menace pour l'état général. Par exemple après la prostatectomie sus-pubienne, chez les sujets infectés. Le passage continu d'eau bouillie entraîne l'urine septique et l'empêche d'intoxiquer le sujet. Ce procédé est employé couramment par Marion pour la taille sus-pubienne et par Young après la prostatectomie périnéale.

L'irrigation continue constitue le traitement de choix pour les membres écrasés. Il est interdit au chirurgien de faire l'amputation d'une main ou d'un pied le jour même de l'accident. Opérer dans ces conditions expose le malade au choc, à la septicémie, et surtout au sacrifice inutile d'un doigt ou d'une main encore utilisable.

Placées sous un courant d'eau pendant vingt-quatre heures par jour, toutes les parties vouées à la mortification s'éliminent et, au bout de dix à douze jours, la plaie est nette. Le chirurgien peut alors se rendre compte de ce qu'il doit sacrifier ou conserver. En général, les sacrifices sont, grâce à ce procédé, toujours inférieurs à ce qu'on pouvait espérer au premier abord.

Pour faire l'irrigation continue, le membre écrasé largement badigeonné à l'iode est placé au bord du lit, sur une toile caoutchoutée. La plaie est entourée de gaze ; chaque lambeau, chaque cavité sont isolés par un petit tampon de gaze individuel ; de cette façon, les foyers sont béants et peuvent se laisser pénétrer par le liquide. Au-dessus de ce pansement à la gaze, une infirmière laisse tomber goutte à goutte un mince filet d'eau. Le liquide est contenu dans un laveur suspendu à 1 mètre au-dessus du lit ; le liquide sera de l'eau stérilisée. Dans la chirurgie rurale, il n'est même point nécessaire d'avoir de l'eau bouillie ; de l'eau de fontaine absolument propre peut suffire, pourvu qu'on y ait versé, *une heure avant son emploi*, une substance antiseptique (phénol : 1 p. 200 ; eau de Javel : une cuillerée à soupe par litre ; solution de permanganate de chaux au 1/15 : une cuillerée à soupe par litre ; teinture d'iode : 20 gouttes par litre). Il n'est point nécessaire que l'eau soit chauffée ; au contraire, ce liquide doit être à la température de la chambre, c'est-à-dire à 15° ou 16° environ.

L'eau agit d'abord par sa température, puisque les bactéries ne se développent guère avec une chaleur aussi basse ; elle agit aussi mécaniquement par entraînement des liquides septiques.

Cette irrigation continue est très supérieure à la balnéation continue ; elle est facile à appliquer et n'exige la présence de l'infirmière que pour renouveler l'eau dans le récipient.

Il sera bon d'associer la méthode de Bier à l'irrigation continue. L'infirmière placera une ligature élastique à la racine du membre, suivant la technique habituelle.

Pulvérisation antiseptique. — L'irrigation continue n'est applicable qu'à l'extrémité des membres. Si le chirurgien doit traiter un anthrax, une plaie de mauvais aspect occupant la racine d'un membre ou le tronc, il faut remplacer l'irrigation par la pulvérisation antiseptique.

Quand j'étais interne de Léon Labbé, combien ai-je vu de septicémies conjurées par ce procédé si simple !

La substance employée n'a guère d'importance ; l'eau simple pourrait suffire. Il est préférable toutefois d'y ajouter un peu d'eau de Javel ou de liqueur de Labarraque. Comme pour l'irrigation, on associera à la pulvérisation l'emploi de la bande ou de la ventouse de Bier.

VI. — Pansements.

Voyez page 280.

VII. — Traitement des écrasements des membres.

Un membre a été écrasé par une charrette lourdement chargée, un tramway, l'engrenage d'une machine. Il en résulte une fracture ouverte avec esquilles, décollements de la peau, destruction des muscles, des vaisseaux et des nerfs. Que faut-il faire ?

On peut répartir les accidents en quatre périodes :

1° La **période immédiate** est celle qui suit les premières heures du traumatisme. Elle est caractérisée par la *stupeur générale des tissus*, le *choc traumatique*, l'*hémorragie*.

Le *traitement local* consiste, après badigeonnage iodé et rasage de la peau, à sectionner aux ciseaux un membre presque complètement séparé du corps, un lambeau de tissu qui ne tient plus que par un centimètre de téguments, et à arrêter l'hémorragie si celle-ci existe. Il faut borner là l'action chirurgicale et s'occuper exclusivement de l'état général.

Le *traitement général* comprend : 1° l'injection de *sérum antitétanique* à la dose de 10 centigrammes, répétée le premier et le second jour, puis tous les huit jours, tant que la plaie suppure

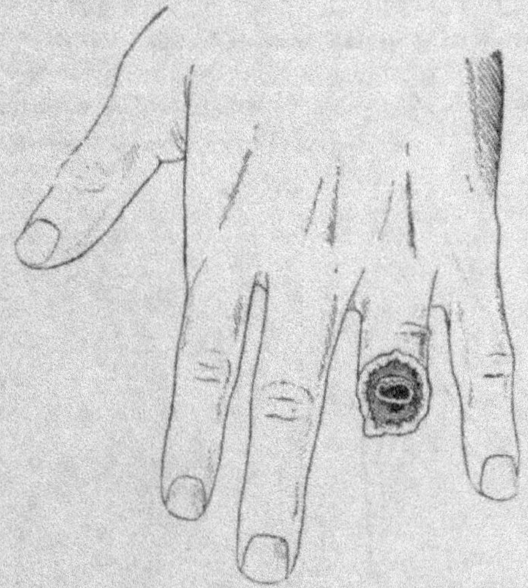

Fig. 214. — Amputation d'un doigt à la suite d'un écrasement (*La Clinique*).

La section osseuse a porté à 1 centimètre au-dessus de la plaie circulaire. Les parties molles se rapprocheront spontanément par réunion secondaire.

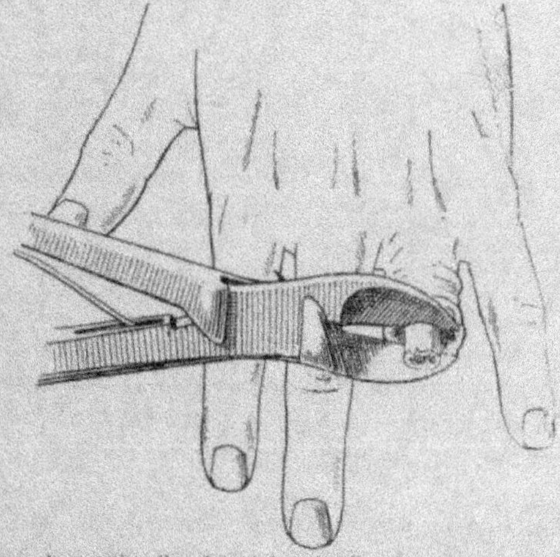

Fig. 215. — Amputation d'un doigt à la suite d'un écrasement (*La Clinique*).

La phalange ruginée est sectionnée à l'aide d'une cisaille à 1 centimètre de son extrémité.

2° des injections d'*eau salée* sous la peau, à la dose d'un litre environ par jour. Si le sujet est en état de choc violent, faire l'injection intraveineuse; injections intramusculaires de caféine, spartéine, huile camphrée, etc.

2° **La période dite primitive** qui dure quinze jours. C'est pendant cette phase que le malade succombe d'infection.

Le *traitement local* prime tout. Ne pas chercher à faire de la conservation à outrance; si la vie du malade est menacée par l'importance

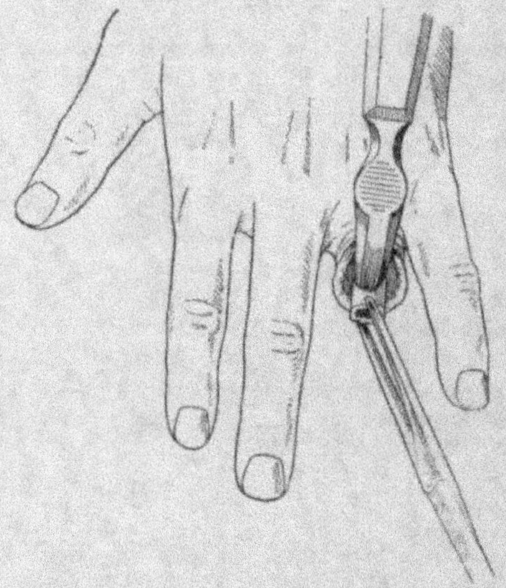

Fig. 216. — Amputation d'un doigt à la suite d'un écrasement (*La Clinique*).

Réséquer 1 centimètre de tissu osseux après rugination du périoste pour permettre aux parties molles de recouvrir la surface de section. Pas de suture.

des lésions, si le membre conservé ne pourra être d'aucune utilité, il faut l'amputer d'emblée; sinon, faire soit l'*irrigation continue*, soit de l'*embaumement* suivant la méthode de Reclus : badigeonnages des téguments à l'iode, grands lavages à l'eau oxygénée chaude à 60°, tamponnement à la gaze imbibée de pommade de Reclus, plâtrage du membre.

3° **La période dite secondaire**, caractérisée par des *complications tardives locales* : longue suppuration, nécrose des os, élimination des tissus sphacélés.

4° **La période tardive**, caractérisée par des pseudarthroses, des fistules, la cachexie suppurative; accidents qui amènent souvent des déceptions chez les conservateurs à outrance. Après de longues semaines, voire même de longs mois de suppuration et de douleurs, le patient doit subir l'amputation.

Comme conclusion, je dirai : 1° *ne jamais opérer pendant la période immédiate*; 2° *amputer souvent pendant la période primitive*; 3° si le membre est *raisonnablement* susceptible d'être conservé, faire de l'irrigation continue, appliquer la bande de Bier et tâcher de faire de la conservation. Celle-ci constitue une exception.

CHAPITRE II

PANSEMENTS

Nous étudierons successivement le matériel des pansements, les instruments nécessaires à leur exécution et la technique même.

I. — Matériel.

Pour faire les pansements, il faut se procurer les médicaments et objets suivants :

Eau oxygénée du commerce. Celle-ci est trop acide et devra être coupée d'eau alcaline.

Eau boratée à 30 p. 1000. Elle sert à couper l'eau oxygénée et à faire bouillir les instruments.

Teinture d'iode chloroformée.

Pommade de Reclus.

Collodion.

Sparadrap perforé.

Ouate hydrophile, tassée, roulée, découpée en bandes muisant et non en paquets.

Bandes de corps en toile.

Gaze stérile, ayant la forme de mèches, de tampons et de compresses.

Bandes plâtrées.

Stores.

II. — Instruments.

Les instruments seront les suivants :

Un rasoir, pour raser les poils et les cheveux.

Une paire de ciseaux.

Un couteau de cuisine, pour couper la tarlatane.

Deux écarteurs Farabeuf.

Une pince anatomique.

Un clan.

Épingles de nourrice.
Drains rigides (de plusieurs calibres).
Plateaux.
Gants de Chaput.
Bock, avec canule de verre pointue.
Cuvettes de porcelaine ou de tôle émaillée.

III. — Technique du pansement.

L'application d'un pansement variera suivant le genre de plaies que l'on aura à soigner.

Le pansement sera sec s'il n'y a pas d'infection. Dès que la suture est faite, étaler sur la plaie réunie une compresse stérilisée, fixée sur les bords et à même la plaie par du collodion. De cette façon, le pansement ne peut glisser ; la suture ne s'infecte pas par le frottement de la compresse sur les téguments. Ce pansement restera de cinq à quinze jours. Par-dessus cette lame de gaze fixe, on fait un pansement ouaté compressif. Celui-ci peut rester huit jours ou être enlevé le lendemain de l'opération, le sujet ne conservant plus que la compresse collodionnée.

Chez un sujet indocile, il est préférable de laisser le pansement compressif. Dès que le premier pansement sera enlevé et les fils retirés, l'opérateur badigeonnera les points à l'iode et remettra une nouvelle compresse fixée au collodion. Celle-ci restera huit jours. Il pourra ensuite supprimer tout pansement.

Je viens de dire que je fixe à l'aide du collodion tout pansement sec et aseptique. L'inconvénient du collodion est de ne pouvoir se dissoudre dans l'eau. On peut le remplacer soit par de la pâte Unna :

Oxyde de zinc	10
Gélatine	30
Eau	30
Glycérine	20
Iodoforme	5

soit par l'adhésol :

Résine	35
Benjoin	3
Baume de tolu	3
Éther	100
Essence de thym	2

ou encore par le mélange de Woelfler :

Iodoforme	6
Alcool	120
Colophane	5
Glycérine	5
Tanin	15

Dans le cas où la plaie est drainée ou tamponnée, il est bon de placer une série de couches de coton hydrophile ou, mieux, de cellulin stérilisé qui absorbe les sécrétions comme une feuille de papier-buvard.

Les *plaies infectées* seront traitées par le tamponnement humide. Ne pas employer de liquides antiseptiques, sauf l'eau oxygénée coupée de carbonate de soude ; si même cette eau oxygénée irrite la plaie, le carbonate de soude à 2 p. 100 seul suffit.

Changement de pansement. — Quand la plaie est réunie complètement, le pansement doit être renouvelé du sixième au douzième jour, suivant l'âge du malade et la région opératoire. Si la température monte, si le sujet souffre, il faut changer de pansement le troisième jour. Les fils profonds doivent être coupés le troisième jour dans tous les cas.

Quand la plaie opératoire a été drainée ou tamponnée, la partie absorbante du pansement doit être renouvelée très souvent. Il est bon, en règle générale, de faire l'aspiration des liquides contenus dans la cavité, à travers le drain et au moyen d'une seringue vésicale armée d'une sonde Nélaton. Cette aspiration doit se faire deux fois par jour ; elle est surtout indispensable après le drainage abdominal des kystes rétro-péritonéaux, hématocèles, etc.

L'aspiration et le renouvellement des couches de cellulin sont le vrai moyen d'éviter l'infection de la plaie, accident qui se produit dès que les liquides atteignent la surface du pansement où ils se putréfient. Doyen (1) raconte avoir vu mourir à l'hôpital de Reims, à la suite d'une opération sur le sein, une femme qui contracta un érysipèle. Le pansement traversé de sérosité n'avait point été renouvelé ; les liquides de la plaie s'étaient infectés au contact du matelas antérieurement contaminé par du pus à streptocoques. Lorsque la plaie est drainée, il ne faut pas enlever le drain au premier pansement. Celui-ci peut, au contraire, être enlevé après quarante-huit heures, soit pour être supprimé, soit pour être lavé, raccourci et réintroduit.

Dans les plaies non infectées, il ne faut jamais injecter de liquides dans le drain. Cette injection empêcherait la réunion.

(1) Doyen, Technique chirurgicale, 1908.

A partir du dixième jour, il n'y a aucun inconvénient à injecter un peu d'eau oxygénée dans le trajet du drain pour obtenir une réunion plus rapide.

Quand le chirurgien voit la température monter à 38°, 38°,5, 39°, il doit faire sauter la ligne de suture, faire une injection intraveineuse d'électrargol, pratiquer le tamponnement humide de la plaie, la pulvérisation antiseptique, sans oublier d'avoir recours à la ventouse et à la bande de Bier.

1. *Plaie opératoire aseptique*. — La première condition de tout pansement aseptique est d'être rigoureusement *occlusif*. Il faut que la ligne de suture soit totalement isolée des vêtements, des téguments du voisinage et de l'air extérieur. Je m'explique : une hernie est opérée ; vous appliquez à sa surface une lamelle de gaze aseptique, quelques couches d'ouate et vous couvrez le tout d'un spica de tarlatane. Ce pansement est-il parfaitement occlusif? Non. La ouate va se tasser ; les bandes se desserreront ; la couche de gaze aseptique se promènera de droite à gauche, frôlant tantôt les téguments plus ou moins chargés de staphylocoques blancs, tantôt la ligne de suture. Cinq fois sur dix aucun dommage n'en résultera ; la réunion sera parfaite, mais de temps en temps les fils couperont les téguments ; chaque orifice laissé par l'aiguille s'entourera d'une légère aréole lymphangitique qui disparaîtra après l'ablation des crins ; de temps en temps une véritable suppuration se produira. Ces accidents d'infection légère ne surviendraient pas si le chirurgien avait recouvert la peau soit d'une lame de gaze collodionnée, soit d'une compresse recouverte de sparadrap perforé. Grâce au sparadrap et au collodion, le pansement est *adhésif* et empêche tout contact de la ligne de suture avec les objets extérieurs. C'est le vrai moyen de maintenir aseptique la surface de section et de ne pas voir survenir de temps à autre une légère infection.

Comment appliquons-nous des pansements occlusifs? Je vais prendre quatre exemples :

1° Ligne de réunion après laparotomie médiane ;

2° Ligne de suture après l'opération d'un bec-de-lièvre ou d'un cancroïde de la face ;

3° Ligne de suture d'une périnéorraphie ;

4° Couronne de suture après opération d'hémorroïdes.

Laparotomie médiane. — Le sang qui couvre les téguments est enlevé à l'aide d'une compresse imbibée d'eau; un tampon imbibé d'alcool passe ensuite pour déshydrater les téguments; une lamelle de gaze est appliquée sur toute la longueur de la suture; cette lame est fixée d'une façon définitive, soit en appliquant sur elle une bande de sparadrap perforé qui dépasse la gaze de 4 ou 5 centimètres, soit en badigeonnant à l'aide d'un gros pinceau toute la compresse avec du collodion bien fluide. Si l'opérateur a placé un drain à l'extrémité inférieure de la plaie, la compresse est trouée en cet endroit, de façon que le tube puisse être supprimé au bout de 48 heures. Dès que le tube sera supprimé, un petit tam-

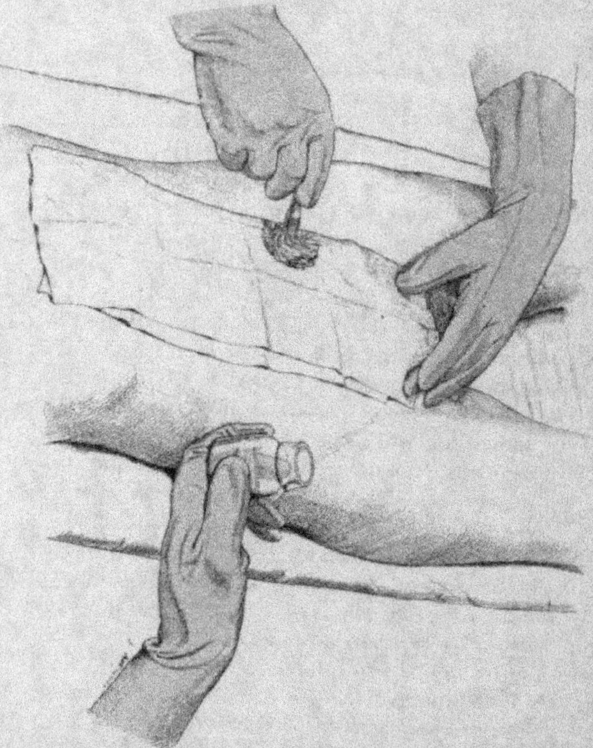

Fig. 217. — Pansement d'une laparotomie.

Une lame de gaze est appliquée sur le ventre. La main gauche fixe la partie supérieure de la compresse, tandis que la main droite la badigeonne de collodion. Le collodion pénètre jusqu'à la peau à travers la gaze et fixe cette dernière aux téguments.

pon de gaze imbibée de collodion sera placé directement sur l'orifice.

Bec-de-lièvre ou cancroïde de la face. — Appliquerez-vous une lamelle de gaze savamment maintenue par une fronde ou un pansement de tête plus ou moins élégant et plus ou moins gênant pour le malade? Non, car les sécrétions venues du nez, des yeux, de la bouche, et surtout les boissons imprégneront la gaze et maintien-

dront un milieu septique à la surface de la suture. Appliquerez-vous
une lame de gaze fixée par du collodion ou du sparadrap? Non, car
la lamelle rigide se soulèvera et formera au-dessus de la plaie un
espace virtuel où s'accumuleront les sécrétions, le sang et les liquides.

Pour réaliser un véritable pansement occlusif, il faut, après avoir
enlevé le sang à l'aide d'une compresse mouillée, badigeonner à l'alcool
toute la ligne de suture ; l'alcool pénètre dans chaque orifice et
forme avec le sang un véritable collodion naturel qui reste imperméable à l'air et aux agents extérieurs. Donc, *jamais de pansement*
à la face ; c'est le moyen d'obtenir les réunions les plus parfaites.

Périnéorraphie. — Tout ce que j'ai dit du pansement de la face
s'applique au périnée. Le collodion ne peut adhérer aux téguments ;
les spicas doubles s'imprègnent de liquides venus de la vessie ou du

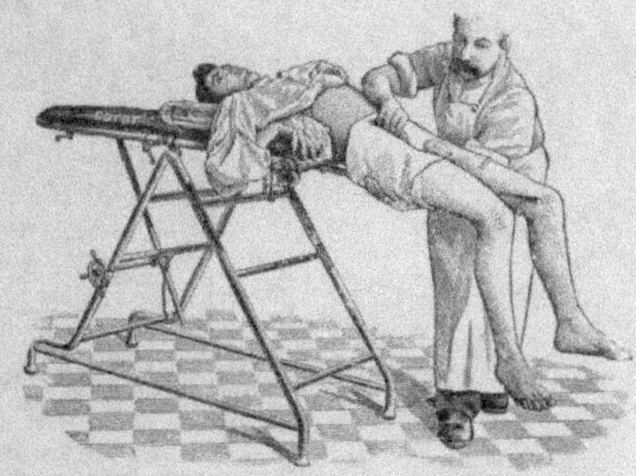

Fig. 218. — Spica de l'aine.

Deux barres métalliques sont fixées à la table et à la face postérieure des cuisses. Dès que
le spica sera terminé, les deux barres seront enlevées.

vagin. Le fameux bandage en T n'a jamais rien bandé. Que faire ?
Tamponner à l'alcool comme pour la face ou, ce qui est mieux encore
dans une région aussi septique, déposer matin et soir sur la ligne de
suture quelques gouttes de *teinture d'iode.*

Opération d'hémorroïdes. — Il ne saurait être question de
pansements à la gaze, de collodion, de sparadrap ou de teinture
d'iode. Les uns sont inutiles, les autres sont douloureux. Il suffit de
badigeonner matin et soir la ligne de réunion avec la bonne *pommade
de Reclus* qui empêche la dessiccation, réalise l'antisepsie et calme la
douleur.

2. ***Plaie accidentelle aseptique***. — Une plaie accidentelle n'est jamais purement aseptique, car l'agent vulnérant, les vêtements qui ont été traversés ou les téguments qui ont été lésés ne sont point aseptiques. **En principe,** il est donc interdit de suturer toute plaie accidentelle. Routier a dit : « **Ne fermez** jamais une plaie que vous n'avez pas faite vous-même ». Prenons quelques exemples :

Plaie de la paume de la main. — Le malade est amené. La

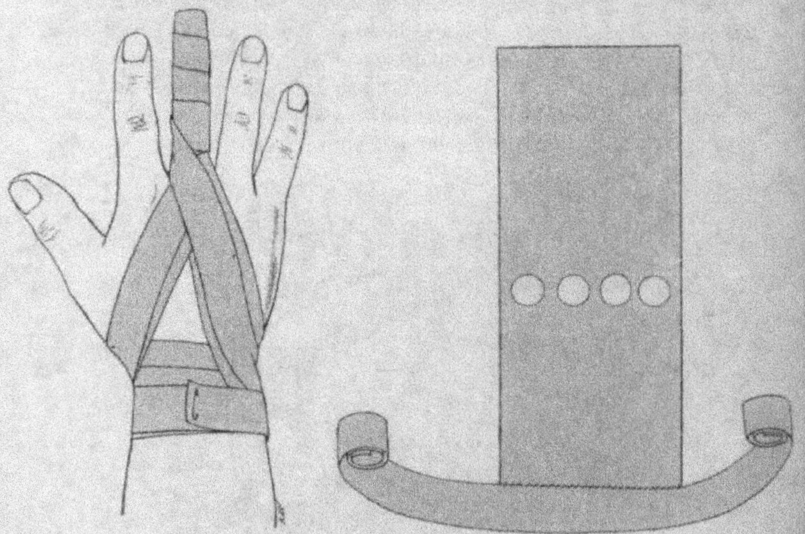

Fig. 219. — Comment on fixe un pansement du médius à l'aide d'une bande de crêpe.

Fig. 220. — Appareil destiné aux pansements de la face palmaire ou dorsale de la main.

plaie est couverte d'un fragment d'amadou ou d'un tampon d'ouate pour réaliser l'hémostase provisoire.

Le médecin place une ligature circulaire autour du bras, puis, à l'aide d'eau chaude et de compresses bouillies, enlève tous les caillots. Quand le fond de la plaie est bien détergé et qu'il voit nettement toute la surface cruentée, il enlève le lien circulaire du bras, pince et lie les vaisseaux qui donnent; tamponnant de nouveau, il se rend compte si un tendon ou un nerf a été sectionné. Si la section existe, elle est immédiatement réparée. Que faire maintenant? Placer un petit drain le long de la plaie, de façon à maintenir les deux bords écartés. Ne pas appliquer un seul point de suture, badigeonner de chloroforme iodé tous les téguments de la paume de la main;

appliquer quelques compresses de gaze aseptique. Prendre ensuite un rectangle de toile percé de quatre trous pour chacun des doigts et fixer ainsi le pansement profond. Ici, point d'occlusion possible, car la plaie n'a point été suturée ; les surfaces cruentées vont suinter pendant quarante-huit heures et la plaie largement ouverte ne court aucun risque d'infection. Passé quarante-huit heures, le tube est retiré ; les téguments sont de nouveau badigeonnés à l'iode. La plaie est pansée à plat à la gaze aseptique. Le pansement est renouvelé tous les trois ou quatre jours. La réunion demande trois semaines environ.

Plaie du cuir chevelu. — La plaie n'est pas très étendue : 4 ou 5 centimètres par exemple. A l'aide des ciseaux, puis du rasoir, nous sup-primons les cheveux sur la largeur d'une paume de main. Les téguments sont badigeonnés à l'iode ; les deux lèvres de la plaie sont écartées pour voir s'il n'y a pas de fracture du crâne. Si la fracture n'existe pas, la plaie est pansée à plat, sans suture. Inutile de drainer. L'élimination des sécrétions se fait très bien sur une plaie simple du cuir chevelu. Si la plaie est large, s'il existe un véritable scalp, autrement dit si un grand lambeau du cuir chevelu tombe sur l'oreille ou la face du patient, que faire ? Raser la totalité du cuir che-velu comme pour une trépanation ; rabattre le lambeau sur la tête ;

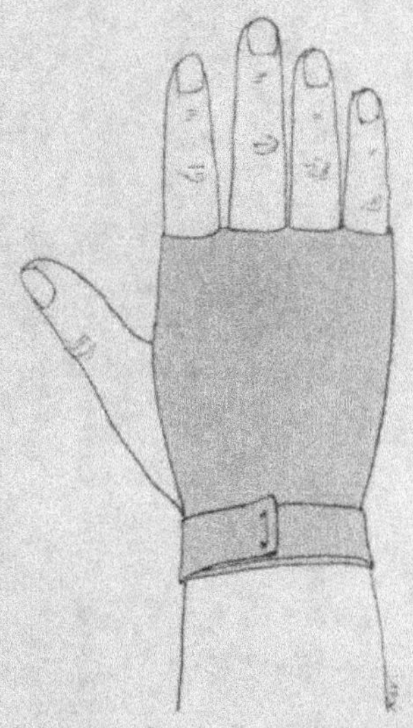

Fig. 221. — Le même appareil qu'à la figure 220 en place.

placer *un seul* point de suture à égale distance des deux extrémités de la plaie, autrement dit juste au milieu de la coupure ; mettre un drain à chaque extrémité de la plaie ; badigeonner les téguments à l'iode ; appliquer un pansement compressif pendant quarante-huit heures ; retirer les drains et panser à plat. Ne jamais mettre plus d'un point de suture. La réparation du cuir chevelu se fait rapi-dement.

Plaie accidentelle avoisinant les orifices naturels : paupière, narine, bouche, oreille, etc. — Ici, il faut pratiquer une suture parfaite, d'abord parce que l'infection n'est pas à craindre, étant donné que la face, grâce à sa vascularisation, est douée d'un pouvoir de défense considérable ; de plus, au visage, l'esthétique

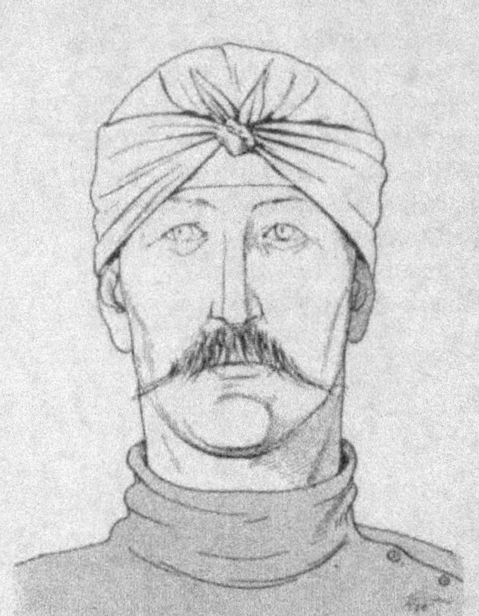

Fig. 222. — Pansement de tête à l'aide
d'un mouchoir.

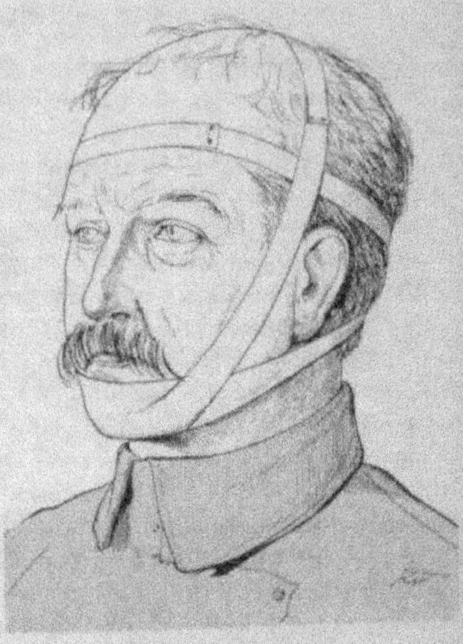

Fig. 223. — Application d'une « fronde »
pour une plaie du menton.

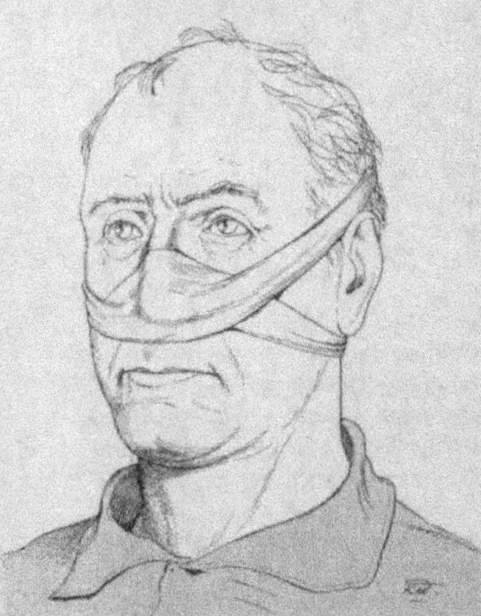

Fig. 224. — Fronde du nez.

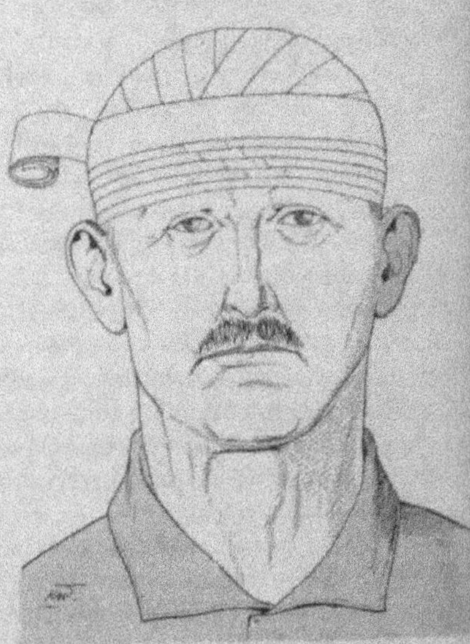

Fig. 225. — Pansement de tête à l'aide d'une
bande de crêpe (capeline).

prime tout et l'absence de difformité dépend d'une bonne réparation
immédiate. Donc, en présence d'une plaie correspondant au pourtour
des yeux, du nez, de la bouche ou des oreilles, procéder de la façon
suivante : rasage à sec; badigeonnage à l'iode; suture par points

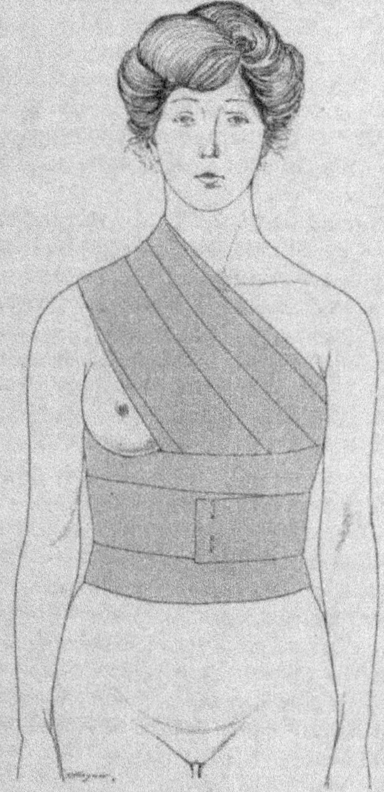

Fig. 226. — Bandage compressif du sein gauche.
Il se pratique avec des bandes de toile ou un crêpe.

séparés à l'aide d'une petite aiguille courbe et de fil de lin ; tamponnement de la suture à l'aide d'une mèche de gaze trempée dans
l'alcool; pas de pansement.

Pansement d'un sein. — Le sein doit être pansé soit après une
opération, soit au cours d'une mastite. Il faut exercer de la compression et recourir à ce que les anciens appelaient le croisé contentif

Technique chirurgicale.   19

de la mamelle. Le praticien pose une série de couches d'ouate hydrophile qui sont maintenues par un aide à la surface du sein fortement relevé vers la clavicule. L'opérateur commence par poser quelques circulaires autour de la ceinture, en allant du côté gauche de la malade au côté droit, puis, arrivé sous le sein gauche, il remonte obliquement vers l'épaule droite, descend obliquement par derrière vers l'aisselle gauche, fait une circulaire horizontale en passant par-dessus le chef oblique pour le fixer; arrivé sous le sein gauche, il fait un second oblique recouvrant les deux tiers du premier, puis une seconde circulaire; il continue par une troisième oblique maintenue par une troisième circulaire, et ainsi de suite jusqu'à ce que le sein soit entièrement recouvert.

3. *Plaie opératoire septique.* — Le chirurgien est intervenu pour une infection locale : ouverture d'un phlegmon, incision d'un anthrax. Ici, l'occlusion n'est point à rechercher; il faut, avant tout, assurer l'écoulement facile des sécrétions et favoriser le drainage. Le pansement ne sera point compressif. Les compresses seront imbibées d'eau bouillie, additionnée ou non d'eau oxygénée; les compresses humides seront entourées d'une lame imperméable de gutta-percha ou de taffetas, pour éviter la dessiccation. Le pansement sera renouvelé une ou deux fois par jour et pourra être remplacé avantageusement par des bains chauds prolongés.

4. *Plaie accidentelle septique.* — Le pansement sera pratiqué comme à la suite de plaies opératoires septiques. La plaie accidentelle sera agrandie; on pratiquera des contre-ouvertures au niveau des moindres recoins; des drains devront sillonner la plaie en tous sens. Tous les décollements seront tamponnés à la gaze; le membre sera soumis à l'irrigation continue, à la balnéation chaude et aux pansements humides qui seront appliqués ainsi que nous venons de le dire, c'est-à-dire : une couche de compresses imbibées d'eau légèrement oxygénée; une grande lame de taffetas gommé dépassant largement la première couche de compresses; un bandage ouaté maintenu par une bande peu serrée.

Le pansement pour plaie septique sera disposé de façon à pouvoir permettre l'application de la méthode de Bier, soit sous forme de ventouse, soit sous forme de bande élastique, souvent par les deux réunies.

CHAPITRE III

COMPLICATIONS ET ACCIDENTS

Douleur. — Faire une ou deux injections de morphine par vingt-quatre heures, si toutefois les reins ne sont pas altérés. Les sujets qui ont été endormis à la scopolamine et à l'éther restent calmes pendant vingt-quatre heures.

Hémorragie. — L'hémorragie *externe* se reconnaît à ce que le pansement est taché de sang. Commencer par renforcer la compression ouatée, au besoin avec une bande de caoutchouc qu'on peut laisser une ou deux heures. Si c'est insuffisant, placer une bande d'Esmarch à la racine du membre, en attendant le chirurgien. Puis faire sauter le pansement ; enlever les sutures ; lier le vaisseau, drainer, suturer et comprimer. Cette hémostase secondaire donne fréquemment de l'infection (manipulations, désinfection insuffisante, mauvaise résistance des tissus anémiés, manœuvres inutiles).

L'hémorragie *interne* se reconnaît à la pâleur de la face, à la diminution de la tension du pouls, sueurs, refroidissement des mains, angoisse.

Fièvre. — Elle peut être due à une simple résorption du sang ou à l'infection. Elle fait défaut dans la septicémie grave qui se manifeste par l'accélération du pouls et de la respiration, le faciès spécial et l'anurie. En cas d'infection, il faut débrider la plaie, faire des irrigations à l'eau oxygénée, drainer, appliquer la bande ou la ventouse de Bier. Injecter sous la peau du nucléinate de soude (20 centigrammes par jour) ; dans les veines, de l'électrargol (5 centigrammes) ; dans les muscles, de l'eau salée (250 à 1 000 grammes) ; dans certains cas, injecter sous les téguments ou dans les muscles ou le péritoine de l'oxygène gazeux.

Choc. — En cas d'hémorragie, faire l'hémostase interne ou externe, une injection de sérum artificiel additionné d'adrénaline, ou la transfusion directe. Injection sous-cutanée de caféine. Faire les ligatures des quatre membres à l'aide d'une bande élastique à demi serrée. Réchauffer le malade à l'aide de boules d'eau chaude et faire respirer de l'oxygène.

Météorisme. — Le ballonnement du ventre est généralement dû à la péritonite après les opérations abdominales, ou simplement à un épanchement sanguin dans la cavité péritonéale, ou encore à de l'infection sous-péritonéale; c'est ce qui se produit après les interventions sur les reins ou la vessie, quand l'urine septique prend contact avec le tissu cellulaire sous-péritonéal. Quand le météorisme est limité à la moitié supérieure du ventre ou prédominant de ce côté, il s'agit de la *dilatation paralytique de l'estomac*. Cette dilatation est causée par inhibition du sympathique sous l'influence de l'anesthésique. Le malade vomit noir, son pouls s'accélère et les traits s'altèrent. Il faut d'urgence laver l'estomac une ou plusieurs fois. Si le lavage ne suffit pas, il faut coucher le malade à plat ventre ou le placer dans la position génu-pectorale (1). Les vomissements s'arrêtent et l'estomac se rétracte. Ce météorisme stomacal peut également être consécutif à une gastro-entérostomie. Là encore, il faut laver l'estomac largement. Si les vomissements continuent, c'est qu'il se produit un cercle vicieux; une nouvelle intervention s'impose.

Pneumonies. — Les complications pulmonaires surviennent soit à la suite de l'éthérisation (on les prévient par la scopolamine), soit par suite d'un mauvais état de la bouche (faire détartrer ou badigeonner d'iode les dents avant les opérations), soit par faiblesse du myocarde.

Déhiscence de la plaie. — Une ligne de réunion peut s'ouvrir après l'ablation des sutures. Il est nécessaire de suturer de nouveau. Après le deuxième jour, il faut aviver. A la suite des laparotomies, l'éventration peut se produire. Cette éventration est due à ce que les points de catgut se sont résorbés très vite par la présence d'un épanchement sanguin ou d'une légère infection. Ne jamais accuser le lever trop précoce de la malade. Chaque fois qu'on aura à craindre une semblable complication, il faut suturer en un plan à l'aide de crins de Florence ou de fils métalliques.

TRAITEMENT DES VOMISSEMENTS GRAVES
POST-OPÉRATOIRES.

A la suite de l'anesthésie générale, les vomissements sont presque constants avec le chloroforme, moins fréquents avec l'éther. Ils tra-

---

(1) Cette position fait disparaître instantanément les accidents si la dilatation paralytique de l'estomac se complique d'occlusion duodénale.

duisent un léger degré d'intoxication par l'agent anesthésique, ou une action de celui-ci sur le système nerveux (pneumogastrique, grand sympathique).

Tant que ces vomissements sont muqueux ou bilieux, ils ne comportent aucun pronostic sérieux ; ils cessent d'ailleurs spontanément au bout de quelques heures. Dès qu'ils se prolongent, et surtout dès qu'ils deviennent noirs, couleur de café clair, ils indiquent la présence de sang et la rupture de petits vaisseaux de la muqueuse gastrique ; ils deviennent dangereux.

Ces vomissements doivent être traités immédiatement par un lavage de l'estomac, faute de quoi le malade peut succomber rapidement.

Pathogénie. — Ces vomissements noirâtres prolongés tiennent soit à la *péritonite*, soit à la *dilatation aiguë paralytique de l'estomac*. Ce dernier accident est facile à reconnaître. On inspecte l'abdomen du sujet et, au-dessous du rebord des fausses côtes, l'estomac fait saillie ; la percussion montre qu'il est gonflé par les gaz. Cette dilatation aiguë est due à l'inhibition du système nerveux central (moelle) ou périphérique (pneumogastrique, grand sympathique) par l'agent anesthésique. Cette action paralysante de la narcose sur ces nerfs est expliquée par les expériences de Braun, qui a provoqué chez le chien la paralysie motrice de l'estomac, en sectionnant les deux nerfs splanchniques, et par Stieda qui a provoqué le même accident par la section des nerfs vagues.

La dilatation aiguë de l'estomac n'est que le premier temps d'un accident plus grave : *l'occlusion aiguë duodénale post-opératoire*. En effet, l'estomac distendu refoule par en bas la masse de l'iléon ; le paquet de l'iléon refoulé exerce une traction sur les vaisseaux mésentériques ; ces vaisseaux mésentériques, au-dessous desquels le duodénum passe comme sous un pont, étranglent l'anse duodénale et provoquent la dilatation du duodénum. Dans ce cas, la dilatation aiguë post-opératoire intéresse donc à la fois l'estomac et le duodénum.

Symptômes. — 1° *Vomissements et collapsus rapide*. — Tels sont les deux caractères essentiels de la dilatation d'estomac, avec ou sans occlusion duodénale aiguë. Les *vomissements* sont incessants, abondants, bilieux, verdâtres, noirâtres, jamais fécaloïdes. Le liquide est souvent irritant par suite de la présence du suc pancréatique et produit de l'érythème de la face au pourtour de la bouche.

Le *collapsus* est tardif quand il n'y a que de la dilatation d'estomac. Il est très précoce si le duodénum est comprimé. Il est caractérisé par le facies hippocratique, l'accélération et la petitesse du pouls. Ces accidents sont dus à ce que le diaphragme refoulé comprime le cœur et exerce une traction sur les nerfs pneumogastriques ; ils résultent surtout de l'*intoxication* qui est rapide. Cette toxémie est due aux poisons endogènes que fabrique l'intestin au niveau du duodénum.

2° **Distension abdominale.** — Au début, cette distension est localisée à l'épigastre, mais l'estomac se dilate tellement qu'il peut descendre jusqu'au pubis. La forme de l'estomac n'est pas dessinée sur la paroi. Il n'existe pas de mouvements péristaltiques ; cet organe est paralysé.

3° *La soif est vive ; les urines sont rares.* — Ce qui tient à ce que l'organe est privé d'eau. Cette déshydratation est due à ce que le malade vomit plus qu'il n'absorbe et qu'il ne peut boire pour réparer la perte.

4° *Arrêt des gaz et des matières par l'anus.* — Ce phénomène est accessoire ; il peut d'ailleurs manquer. Les gaz et la diarrhée ont pu se constater.

Traitement. — Un malade opéré depuis vingt-quatre heures ou deux ou trois jours commence à vomir. Les vomissements présentent une couleur café ; le patient éprouve une soif vive ; le pouls devient petit, fuyant, rapide. La figure présente tous les caractères du facies hippocratique : yeux excavés, traits tirés, visage terreux, lèvres livides. Les vomissements se répètent pendant quelques heures, puis le refroidissement se produit et le sujet succombe vingt-quatre ou quarante-huit heures après l'apparition des accidents.

Que faire pour prévenir une issue fatale ? *Laver l'estomac.* Le laver d'une façon large, avec de l'eau tiède, simple ou additionnée d'une petite quantité d'eau oxygénée. Cesser le lavage dès que le liquide devient clair ; le recommencer tant que le vomissement a tendance à se reproduire et que l'état général du malade ne paraît pas se remonter. Ce lavage doit être exécuté par les infirmières, qui ne doivent pas attendre la visite du chirurgien.

Dès qu'un malade vomit noir, il faut immédiatement lui laver l'estomac ; l'urgence est aussi grande que s'il s'agissait de faire de la compression sur un membre qui saigne. Il faut, de la part de l'infirmière, une certaine dose d'énergie et de décision. Le malade est affaibli, le lavage d'estomac paraît devoir l'accabler, surtout s'il n'y est pas habitué. Une grande habitude de ces petites opérations les rend faciles.

Si le lavage d'estomac ne réussit pas, après avoir été répété ; si, malgré ce lavage, l'estomac se distend au bout d'une demi-heure ou d'une heure, c'est que la dilatation aiguë se complique de l'étrangle-

ment de l'anse duodénale. Il faut alors coucher le malade à plat
ventre ou le placer dans la position genu-pectorale (Schnitzler);
immédiatement, les vomissements cessent. Ce décubitus ventral a
pour résultat de permettre le passage des matières gastriques dans
l'intestin.

Il faut surtout se garder de réopérer le malade et de lui faire une

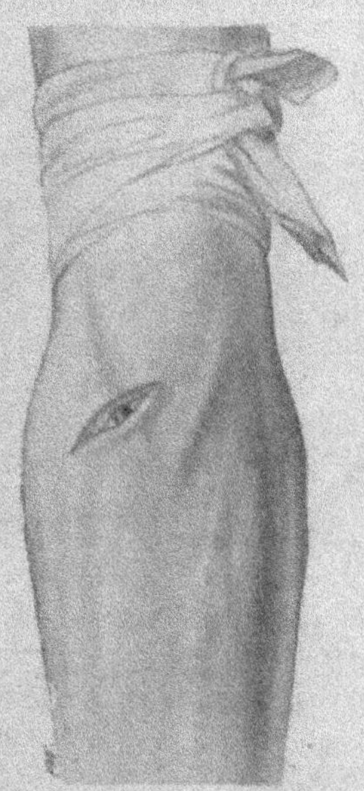

Fig. 227. — Découverte de la veine céphalique pour injection salée.

Un lien circulaire rend les veines plus
apparentes. L'incision est faite perpendiculairement au vaisseau pour que la découverte en soit plus facile.

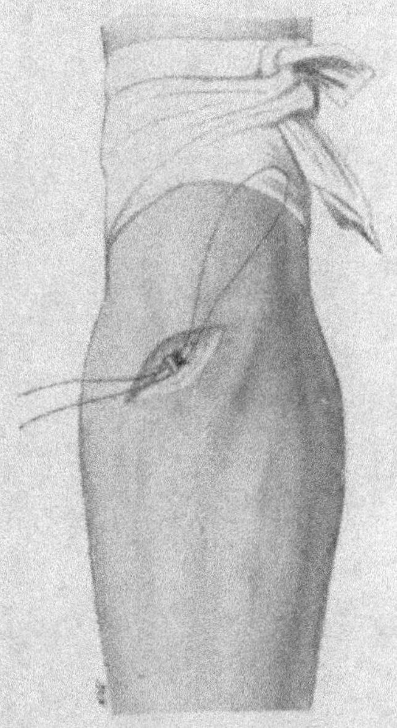

Fig. 228. — Découverte de la veine céphalique
pour l'injection de salraum.

Un lien circulaire gêne la circulation en retour et rend les veines plus apparentes. Un
double fil est passé sous la veine. L'inférieur
sera lié sur le bout périphérique, le supérieur
sera noué sur la canule, puis sur la veine à la
fin de l'opération.

incision de l'estomac ou de l'intestin. Le lavage d'estomac ou la
position ventrale le guérit rapidement.

TRAITEMENT GÉNÉRAL DES INFECTIONS.

Qu'il s'agisse d'une infection péritonéale, méningée ou d'une septicémie par plaie infectée, le chirurgien doit soigner l'état général du
patient.

1° Alimentation. — Le malade sera soumis au régime exclusif des liquides : eau, limonade vineuse, liquide sucré, sirop, lait caillé, lait bouilli, bouillon de légumes, fruits juteux, substances qui hydratent l'organisme, lavent les reins et le foie et empêchent le sujet de succomber à l'inanition. Nous ne donnons jamais d'alcool aux opérés.

2° Injections salées. — Les injections intramusculaires de sérum

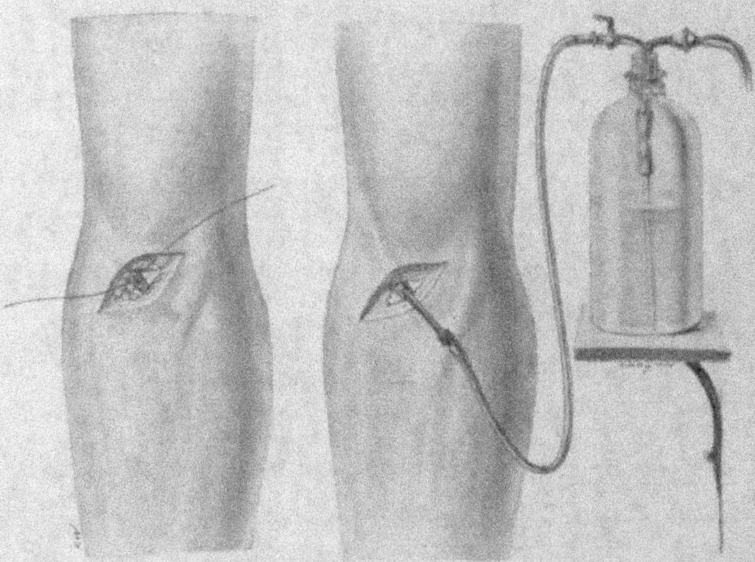

Fig. 229.— La veine est incisée suivant son axe.

Le bout inférieur est lié. La canule va être introduite dans le bout central.

Fig. 230. — Comment on injecte du sérum artificiel simple, du sérum sucré, du sérum additionné d'adrénaline ou enfin du sérum cocaïné.

sont utiles en cas d'infection. Il est bon d'injecter dans les muscles de 100 à 500 grammes d'eau salée par vingt-quatre heures. Les grandes injections massives de 3 ou 4 litres par jour sont inutiles et fatiguent le rein.

3° Injections intraveineuses d'électrargol. — L'argent colloïdal est un puissant antiseptique qui, introduit dans la circulation, augmente la phagocytose, détruit les toxines et exalte les propriétés antitoxiques du sang.

L'argent liquide est dit *colloïdal* ou collargol. Quand il est pré-

paré par la méthode électrique,
on lui donne le nom d'*electrar-
gol*.

Rappelons ce que c'est que
l'*état colloïdal*.

Un corps est à l'état colloïdal
lorsqu'il est réduit en particules
fines au point de pouvoir être
tenues en suspension au sein
d'un excipient. La fumée n'est
qu'un état colloïdal gazeux formé
par des parcelles de charbon
tenues en suspension dans des
gaz chauds. Le verre rouge est
un état colloïdal solide ; le collargol est un état colloïdal
liquide.

En somme, l'état colloïdal est
à rapprocher de l'émulsion et de
la suspension comme la colle
de pâte, la gomme arabique, la
sauce mayonnaise. Seule, la
grosseur du grain distingue ces
états physiques. Les particules
de substances en émulsion ou
en suspension sont encore visibles au microscope, tandis que
celles à l'état colloïdal échappent
à ce moyen d'investigation.

La suspension colloïdale diffère de la solution vraie par l'absence de tension osmotique ; elle
ne passe pas à travers la membrane du dialyseur.

L'électrargol se prépare ainsi.
Faites éclater un arc voltaïque
entre deux électrodes d'argent
dans une capsule de porcelaine
contenant de l'eau pure avec un

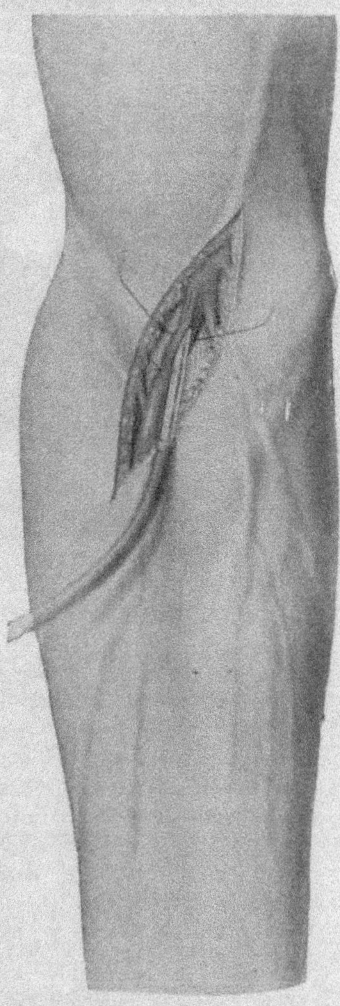

Fig. 231. — Injection intra veineuse d'eau
salée.

La veine médiane basilique a été sectionnée.
L'extrémité périphérique est liée. Dans l'extrémité centrale une canule de verre est introduite. Un fil de lin va nouer ce tube sur les

parois de la veine. Après l'injection, la ligature sera serrée et l'orifice chirurgical sera
compris entre les deux ligatures. Cette technique précède également la transfusion sanguine
et l'anesthésie segmentaire de Bier.

courant de 10 ampères sur 110 volts. Les molécules d'argent se sépa-
rent de l'électrode et se combinent à l'eau. Cette eau argentée peut

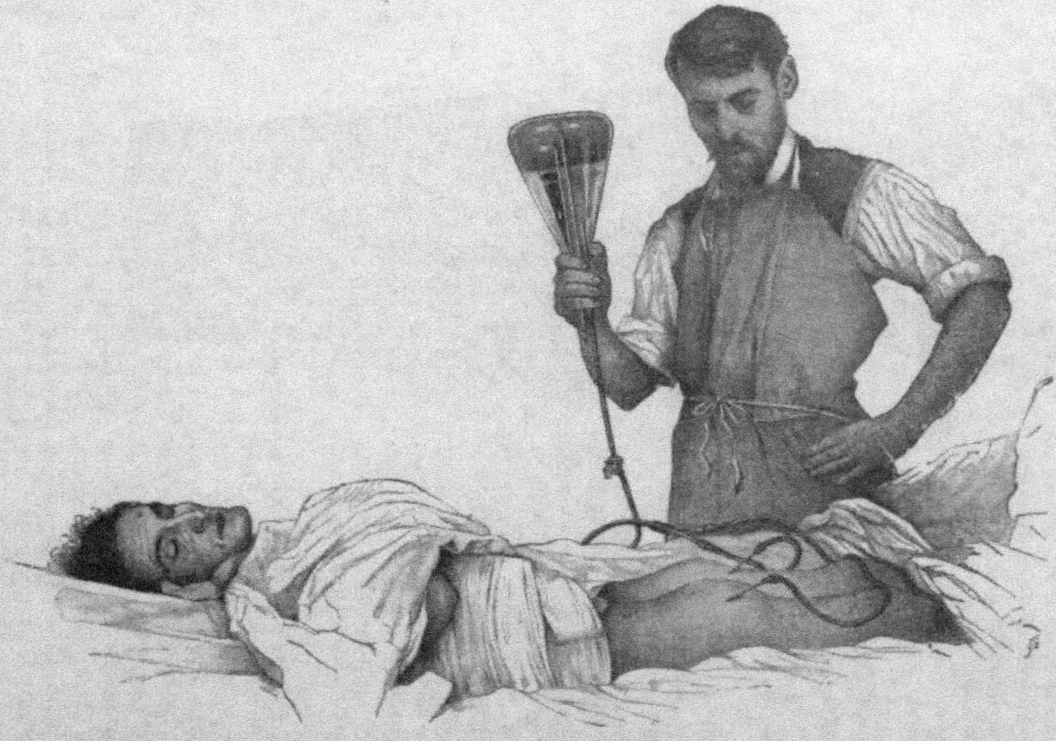

Fig. 232. — Injection sous-cutanée d'eau salée.

L'infirmier, après avoir aseptisé la peau à l'aide d'un badigeonnage iodé, introduit dans les muscles de chaque cuisse une longue aiguille fine montée sur un tube de caoutchouc communiquant, par l'intermédiaire d'un tube de verre en Y, avec un ballon stérilisé plein d'une solution salée à 7 p. 1000.

être injectée dans le sang si elle est rendue isotonique par l'addition
de 7 grammes de sel marin par litre et d'une petite quantité de

gomme. Celle-ci rend stable l'argent colloïdal. La solution argentée est titrée à 1 p. 100. Elle s'emploie par dose de 5 centimètres cubes une à trois fois par jour. Cette quantité peut être dépassée ; la substance est fort peu toxique.

Technique. — Pour faire l'injection, choisir une veine superficielle (pli du coude, saphène, etc.) ; faire saillir la veine en liant circulairement le membre au-dessus du point choisi pour la ponction, comme pour une saignée, puis enfoncer obliquement dans la cavité de la veine une fine aiguille de Pravaz de 5 à 6 centimètres de long. Pousser d'abord franchement l'aiguille à travers la peau qui recouvre la veine, puis la faire pénétrer lentement dans la cavité vasculaire, en cherchant à soulever la paroi veineuse avec la pointe. Pendant la ponction, fixer la veine avec le pouce gauche au-dessus du point piqué.

Quelques gouttes de sang noir sortent par la douille de l'aiguille et indiquent que la ponction est bonne. Adapter alors une seringue de Lüer pleine d'électrargol et chasser doucement son contenu dans la veine. Ne pas injecter d'air. S'il se forme une boule sous-cutanée au moment de l'injection, c'est que l'aiguille n'est pas dans la veine.

En cas de méningite, l'injection intraveineuse est inutile ; il faut pratiquer l'injection intrarachidienne comme s'il s'agissait d'une rachi-anesthésie.

4° **Injections toni-cardiaques**. — Les infectés présentent un affaiblissement de la contraction cardiaque : le pouls s'accélère ; sa pression est moins forte ; il présente des irrégularités ; il faut soutenir le myocarde, même si on pratique des injections d'eau salée ou d'électrargol. Ces dernières, en effet, ne peuvent agir que si le cœur se contracte régulièrement. On aura recours à l'huile camphrée, à la spartéine, à la strychnine ou à l'adrénaline.

L'adrénaline s'utilise en injections intramusculaires dans du sérum : 1 milligramme pour 1 litre de sérum ; de 100 à 500 grammes de sérum par jour.

TRAITEMENT DE LA PÉRITONITE AIGUË.

La péritonite aiguë peut être la conséquence, soit d'une opération abdominale, soit d'une infection par perforation d'organe (appendicite) ou traumatisme.

L'infection abdominale est caractérisée par les *symptômes suivants* : *pouls* rapide, 110 à 130 ; *vomissements* muqueux, verdâtres, noirâtres ; *ballonnement* du ventre ; *sensibilité* abdominale à la pression ; *arrêt des gaz* par l'anus ; *renvois* gazeux par la bouche ; excitation nerveuse (*insomnies*, énervement) ou au contraire *dépression* ; diminution des *urines* avec indicanurie ; malaise général ; température généralement normale. Que faire dans ces conditions ? Faut-il attendre la résolution spontanée souvent possible avec un bon traitement général, ou avoir recours au traitement chirurgical ? Dans ce dernier cas, en quoi consistera l'opération ?

Traitement médical. — Le traitement médical comprend :

1° Des injections intramusculaires de *nucléinate de soude*, à la dose de 5 centigrammes par jour ;

2° Des injections intraveineuses d'*électrargol*, à la dose de 5 à 15 centigrammes par vingt-quatre heures ;

3° Des injections *salées et sucrées* (eau 1000, sel marin 7, glucose 20) dans les muscles ;

4° Application d'une caisse d'*air chaud* ou de vessies d'eau chaude sur la paroi abdominale ;

5° *Lavage d'estomac* si les vomissements sont noirâtres, et diète absolue ;

6° Injections de *spartéine* ou d'huile camphrée si le cœur faiblit.

Traitement chirurgical. — Le traitement chirurgical offre le choix entre l'une des interventions suivantes :

1° **Laparotomie** avec *suppression de la cause* (résection de l'appendice) si elle est accessible ; lavage du péritoine ; grand drainage et large ouverture. *Nous ne conseillons pas ce traitement* énorme qui tue un certain nombre de malades que l'expectation ou tout au moins un traitement moins radical aurait sauvés.

2° **Entérostomie.** — Création d'une ou deux fistules stercorales dans le but de laisser échapper les matières et les gaz. Nous avons sauvé un grand nombre de malades par ce procédé. Il est indiqué dans les formes lentes (huit jours) dans lesquelles le malade paraît se défendre et où le ballonnement abdominal persiste.

3° **Laparotomie précoce.** — Petite incision ; anesthésie locale à la cocaïne ou générale au kélène ; absence de manipulations sur l'intestin ou le péritoine et *petit* drainage. C'est ce procédé que nous conseillons à l'exclusion du premier. Il consiste à pratiquer une petite ouverture au péritoine ; à ne faire aucune exploration, aucun lavage, mais à diriger simplement un drain pas trop profondément. Ce procédé *supprime la tension* intra-abdominale des sécrétions. Le malade sera placé dans la *position demi-assise*, de façon que les sécrétions péritonéales s'accumulent vers le bassin.

Comme drain, prendre un tube de caoutchouc entouré d'une compresse de gaze roulée et enveloppée elle-même dans une feuille de gutta-percha ; l'appareil draine bien par capillarité et suffit pour supprimer la tension du pus. Ce procédé est en somme la combinaison du traitement médical et chirurgical. Il ne nuit pas au malade, puisque l'anesthésie est insignifiante, la durée très courte, les manipulations nulles. Il doit être associé au traitement général médical dont nous avons parlé. *Le chirurgien ne guérit jamais la péritonite ; le processus curatif est un processus naturel*. Aidons la nature en supprimant de bonne heure la tension. Le drainage se fera du côté du bassin.

TRAITEMENT DU TÉTANOS.

1° *Traitement préventif*. — Désinfecter minutieusement les plaies irrégulières, anfractueuses ou susceptibles d'avoir été souillées par de la terre, des corps étrangers, des corps gras ; badigeonner la peau d'iode au 1/10ᵉ. Drainer largement la plaie et tamponner les coins et recoins à l'eau oxygénée. L'irrigation continue est un excellent moyen préventif. Éviter avant tout la suppuration de la plaie qui favorise l'évolution du bacille tétanique. En présence de plaies semblables, pratiquer immédiatement, avant l'apparition du tétanos et dès que le malade est vu pour la première fois, une injection sous-cutanée de 10 centimètres cubes de sérum antitétanique. Renouveler cette injection tous les quatre jours tant que la plaie sera encore suppurante. C'est faute d'avoir suivi ce précepte que l'on voit parfois le tétanos survenir malgré une seule injection préventive, au moment de l'accident.

Tout malade traité localement et par le sérum, ainsi que je viens de le dire, ne contracte pas le tétanos.

2° *Traitement du tétanos confirmé*. — Dès que les premiers symptômes sont déclarés, le traitement doit être local et général ; comme traitement local, pratiquer l'amputation, ou, tout au moins, la désinfection, ainsi que nous l'avons indiqué à propos du traitement préventif. Saupoudrer la plaie bien nettoyée de sérum antitétanique en poudre.

Comme traitement général, donner du chloral en commençant par 4 grammes et en augmentant de 2 grammes tous les jours jusqu'à 12 grammes. Puis pratiquer des injections de sérum antitétanique : injecter le premier jour 10 centimètres cubes toutes les quatre heures, le second jour 10 centimètres cubes toutes les cinq heures et les deux jours suivants toutes les six heures. Ces injections seront faites soit sous la peau, soit le long des troncs nerveux du membre supérieur quand le tétanos succède à une plaie du bras ou de la main. Si l'infection est consécutive à une lésion des membres inférieurs, l'injection pourra être faite dans l'espace épidural, suivant la technique de Cathelin (Voy. *Injections épidurales*, à propos de l'anesthésie).

On peut associer aux injections antitétaniques des injections intrarachidiennes de sulfate de magnésie. Faire usage d'une solution à 25 p. 100 de sulfate de magnésie et injecter 2 centigrammes de la substance par kilogramme de sujet dans le canal médullaire.

Le traitement du tétanos confirmé mené de cette façon est loin d'être infaillible ; c'est pourtant la méthode qui donne le moins de mortalité.

CHAPITRE IV

SOINS POST-OPÉRATOIRES

SOINS GÉNÉRAUX POST-OPÉRATOIRES.

Au réveil, maintenir le décubitus horizontal, dorsal ou latéral pendant plusieurs heures. S'il faut asseoir le blessé pour le pansement, le surveiller en cas de syncopes et de vomissements. Le réveil se fait spontanément ; il est inutile de le provoquer si la face est colorée, la respiration calme. Si la face est pâle, le pouls faible, la respiration irrégulière, il faut, au contraire, flageller le malade et lui faire une piqûre de caféine. Ne pas le quitter jusqu'à son réveil complet. Couvrir le patient, ouvrir les fenêtres, chauffer la chambre, pour éliminer les vapeurs narcotiques. L'opéré éprouve souvent de la céphalalgie, des vomissements et des nausées pendant vingt-quatre ou quarante-huit heures. Si on ne peut ouvrir les fenêtres, faire respirer de l'oxygène après l'opération pour éviter les vomissements. Défense de boire ni même sucer de la glace pendant vingt-quatre heures. Si pourtant la soif est trop pénible, permettre une gorgée d'eau toutes les demi-heures, six heures après l'opération. Donner seulement de l'eau pure ou alcaline, ou citronnée. Si la première ingestion est bien supportée, s'il n'y a pas de vomissements, continuer. Si le sujet souffre trop, injecter 1 centigramme de morphine. Les jours suivants, nettoyer la bouche du sujet, ventiler la chambre et exécuter la gymnastique respiratoire (1) qui prévient les congestions pulmonaires et active la diurèse. Commencer les lavages d'intestin le troisième jour. Alimenter le malade dès que les garde-robes sont obtenues. Commencer par de l'eau simple ou alcaline, puis du sirop de fruits (groseille, grenadine, etc.), enfin des fruits à discrétion (orange, raisin) ; puis le bouillon de légumes, les potages et le lait vers le huitième jour. Sur 10 opérés sérieux, 9 se remettent

---

(1) A tous les futurs opérés graves, l'infirmière doit enseigner la gymnastique respiratoire avant l'opération ; celle-ci peut trouver son application les jours suivants pour prévenir la congestion passive du poumon, la sécheresse de la bouche et exciter la diurèse.

plus vite à condition de ne consommer pendant huit jours que des liquides et des fruits. Cette alimentation n'irrite ni le foie, ni les reins et combat heureusement les effets toxiques de la narcose. Nous donnons du ferment lactique (lactobacilline, bulgarine, lactozymase, koumysine) à un grand nombre d'opérés abdominaux.

SOINS PRÉ- ET POST-OPÉRATOIRES DES LAPAROTOMISÉS.

Avant de pratiquer une laparotomie, il suffit généralement de trois ou quatre jours de préparation.

Le rôle des infirmières est de désinfecter la *peau* du malade par un bain savonneux avec friction au savon noir, les *dents* par le détartrage et l'iode, le *vagin* par des irrigations d'eau oxygénée et l'*intestin* par des laxatifs répétés associés à des lavements d'huile. Il ne suffit pas d'un purgatif unique ; il faut plusieurs jours de laxatifs et surtout plusieurs lavages d'intestin pour obtenir l'évacuation complète de certains gros intestins.

Chez les sujets obèses ou congestifs qui créent, par suite de leur obésité et de leur tension abdominale, de grandes difficultés opératoires, une préparation de plusieurs semaines s'impose.

Quel régime faire suivre aux futurs laparotomisés, obèses ou congestifs, pendant les semaines ou les mois qui précèdent l'opération ?

Nous les soumettons au régime *fruitarien et végétarien* exclusif ; nous supprimons d'une façon complète la viande, le poisson, les œufs, le lait, sauf le lait caillé ; nous diminuons la ration de pain, de pâtes et nous donnons à discrétion des fruits et des légumes verts ; suppression complète de sel ; boissons en abondance. En général, le malade maigrit de 5, 10, 15 et 20 kilogrammes avant l'opération. Cet amaigrissement est surtout appréciable pour les sujets atteints de hernie ombilicale : l'opération devient ainsi facile ; la convalescence est courte.

Après les opérations, nous alimentons très peu les malades, mais nous les faisons boire abondamment dès que les vomissements ont cessé. Au début, nous leur administrons de l'eau de Vals, des comprimés de ferment lactique ou une eau alcaline artificielle, pour nettoyer le tube digestif et combattre les effets de l'anesthésie générale. Dès que le teint devient clair et que la langue est propre, nous commençons à les alimenter. Les *fruits* constituent la base de l'alimentation des opérés. La quantité de sucre qu'ils renferment et l'eau qui fait partie de leurs cellules les nourrissent et contribuent au lavage interne. Nous ne donnons jamais d'alcool aux opérés, pas un quelconque des m feuillets, nous devrons avoir, pour x très grand, un développement de la forme

$$\lambda(x,y) = \frac{R}{x} + \frac{R}{x^2} + \ldots,$$

R *étant un entier au plus égal à* -2. Pour chaque feuillet, on aura un nombre R.

Ainsi nous avons trois catégories d'entiers

$$\alpha, \mu, R.$$

Comme il est bien connu, on a entre eux la relation

(2) $$\Sigma \alpha + \Sigma \mu = \Sigma R,$$

en écrivant que

$$\int \lambda(x,y)\,dx = 0,$$

l'intégrale étant prise le long du contour fermé rendant la surface simplement connexe, contour classique dans la théorie des surfaces de Riemann (t. II, p. 385).

10. Les expressions u, que nous étudions, se partagent naturellement en fonctions de première espèce, de seconde espèce et de troisième espèce. Les fonctions de première espèce restent toujours finies, celles de seconde espèce n'ont sur la surface de Riemann d'autres infinis que des pôles, enfin il y a des infinis logarithmiques pour les fonctions de troisième espèce.

On voit immédiatement à quelles conditions l'expression (1) sera une fonction *de première espèce*. Tous les entiers α *doivent être positifs*, afin que le point (a, b) ne soit pas un pôle ou un infini logarithmique.

11. Nous pouvons maintenant aborder la démonstration du théorème énoncé. On va donc supposer que l'inversion de l'expression (1) donne pour x et y des fonctions uniformes de u, et l'on *veut démontrer que la courbe sera du genre zéro ou du genre un.*

12. Écrivons de nouveau la relation

$$\int^{(x,y)} e^{\int^{(x,y)}\lambda(x,y)\,dx}\,dx = u.$$

Supposons d'abord que le premier membre soit une fonction de première espèce. Il est immédiat qu'il ne peut y avoir pour $\lambda(x, y)$ de pôles (a, b), car le développement de u suivant les puissances croissantes $(x - a)$ est de la forme

$$u = u_0 + \mathrm{C}(x - a)^{x+1} + \ldots$$

et l'inversion ne peut conduire à une fonction uniforme que si $x = 0$. *Tous les nombres x sont donc nuls*, et l'on a alors, d'après la relation (2),

$$(3) \qquad\qquad \Sigma\mu = \Sigma\mathrm{R}.$$

Passons maintenant aux points (x_1, y_1). Comme $y - y_1$ et $x - x_1$ doivent être des fonctions uniformes de u, il en sera de même de $\sqrt{x - x_1}$, et il en résulte de suite que tous les μ doivent être égaux à -1. *Ainsi le nombre μ correspondant à chacun des points de ramification doit être égal à -1.*

Il ne nous reste plus qu'à considérer les points à l'infini. On voit encore immédiatement que tous les R doivent avoir la valeur -2.

Ainsi nous avons

$$\Sigma\mu = -[m(m - 1) - 2d],$$

en désignant par d le nombre des points doubles de f, et de plus

$$\Sigma\mathrm{R} = -2m.$$

La relation (3) donne donc

$$d = \frac{m(m - 3)}{2}.$$

La courbe sera par suite du genre un, comme nous voulions l'établir.

Allons plus loin, en cherchant quelle sera la forme de l'expression u. Soient $\lambda(x, y)$ et $\lambda_1(x, y)$ deux fonctions rationnelles, conduisant à une expression u, qui satisfassent aux conditions que nous venons de trouver. La différence

$$\int^{x, y} [\lambda(x, y) - \lambda_1(x, y)] \, dx$$

sera une intégrale abélienne n'ayant pas d'infinis; elle se réduira donc à une intégrale de première espèce. Ainsi, quand on aura une fonction $\lambda(x, y)$ satisfaisant aux conditions requises, on les obtiendra toutes bien facilement. Or, appelons ν l'intégrale de première espèce de la courbe f de genre un; l'intégrale ν est une expression u, car on peut poser

$$\nu = \int \frac{d\nu}{dx}\, dx = \int e^{\int \frac{\nu''}{\nu'} dx}\, dx, \qquad \left(\nu' = \frac{d\nu}{dx}, \quad \nu'' = \frac{d^2\nu}{dx^2} \right).$$

Une forme particulière de $\lambda(x, y)$ sera donc $\dfrac{\nu''}{\nu'}$, et sa forme générale sera par suite

$$\lambda(x, y) = \frac{\nu''}{\nu'} + a\nu',$$

a étant une constante, et l'on a comme forme générale de u :

$$u = \int e^{a\nu}\, dx.$$

Il en résulte que u se réduit, soit à l'intégrale de première espèce (pour $a = o$), soit à

$$e^{a\nu},$$

abstraction faite d'un facteur constant sans intérêt. *Les fonctions inverses sont donc, soit des fonctions doublement périodiques de u, soit des fonctions doublement périodiques de la combinaison linéaire*

$$A \log u + B,$$

A *et* B *étant des constantes.*

13. Nous avons supposé que u était de première espèce. Supposons-la maintenant de *seconde espèce*. Nous allons montrer d'abord qu'elle ne peut avoir qu'un seul pôle. Supposons en effet que u ait sur la surface de Riemann deux pôles A et A'. Quand (x, y) s'approche de A, u augmente indéfiniment et inversement; aux valeurs de u, d'un module suffisamment grand, correspond uniformément un certain domaine autour de A. Allons de A en A' par un chemin déterminé, d'ailleurs quelconque; u augmentera indéfiniment quand (x, y) se rapprochera de A', et aux valeurs de u d'un module suffisamment grand correspondra uniformément

un certain domaine autour de A'. A une même valeur de u suffisamment grande correspondront ainsi deux valeurs de (x, y), l'une dans le voisinage de A, l'autre dans le voisinage de A', et il est clair qu'on pourra passer de l'une à l'autre en faisant décrire à u un chemin convenable dans son plan, chemin qui correspondra au déplacement de (x, y) depuis la première valeur jusqu'à la seconde sans s'éloigner du chemin déterminé tracé plus haut entre A et A'. L'inversion ne donnera donc pas, pour x et y, des fonctions uniformes de u si l'expression (1) a plus d'un pôle.

Le pôle unique est nécessairement compris parmi les points (a, b), et l'inversion ne peut être uniforme que si la valeur de z correspondante est égale à -2. L'inversion uniforme exige aussi qu'il n'y ait pas d'autres points (a, b), pour la raison donnée au paragraphe précédent. Pareillement, tous les nombres ρ sont égaux à -1 et les nombres R à -2. La relation (3) nous donne alors

$$-2 - [m(m-1) - 2d] = -2m,$$

d'où l'on conclut

$$d = \frac{(m-1)(m-2)}{2},$$

c'est-à-dire que *la courbe est unicursale* (¹).

Puisqu'il n'y a pas de cycles, la fonction de u, qui est de seconde espèce, est une fonction rationnelle de x et y et, par suite, du paramètre θ en fonction rationnelle duquel on peut exprimer x et y. Il est donc évident que x et y seront des *fonctions rationnelles de u*.

14. Supposons enfin que u soit une fonction de *troisième*

(¹) On pourrait arriver à ce résultat, d'une manière plus rapide, sans commencer par établir qu'il n'y a qu'un seul pôle. Supposons, en effet, qu'il y ait λ pôles, on aurait

$$-2\lambda - [m(m-1) - 2d] = -2m,$$

c'est-à-dire

$$d = \frac{m(m-3)}{2} + \lambda.$$

λ, s'il n'est pas nul, ne peut donc être égal qu'à l'unité, puisque d ne peut surpasser $\dfrac{m(m-3)}{2} + 1$.

espèce. Tout d'abord, dans le voisinage d'un point α, la partie de u devenant infinie ne peut avoir une partie polaire et une partie logarithmique, car l'inversion ne pourrait, dans ce cas, être uniforme.

Supposons, en effet, que l'on ait une partie polaire et une partie logarithmique. On aurait

$$A\varphi(x) + A\log(x-\alpha) + \ldots = u,$$

la partie $\varphi(x)$ étant une somme de termes de la forme $\dfrac{A}{(x-\alpha)^k}$. Cette équation peut s'écrire

$$(x-\alpha)e^{\varphi(x)+\ldots} = e^{\frac{u}{A}}.$$

Le premier membre aura en α un point singulier essentiel isolé.

Donc, pour une valeur arbitraire de $e^{\frac{u}{A}}$, nous aurons une infinité de racines de cette équation dans le voisinage de α (t. II, p. 121). Donc, pour une infinité de valeurs de x autour de α, l'expression

$$A\varphi(x) + A\log(x-\alpha) + \ldots$$

a la même valeur, à des multiples près de $2\pi iA$. On peut faire disparaître ce multiple de $2\pi iA$ en faisant tourner x autour de α, et nous pouvons, par conséquent, dire qu'à une valeur de u correspond un nombre infini de valeurs de x. Dans l'hypothèse faite, l'inversion ne se ferait donc pas d'une manière uniforme.

Donc, dans le voisinage d'un point (a, b), nous aurons

$$(1) \qquad A\log(x-\alpha) + \ldots = u,$$

la partie non écrite étant holomorphe en $x - \alpha$.

Posons

$$u = u' + iu'', \qquad x - \alpha = \rho(\cos\theta + i\sin\theta), \qquad A = \alpha + i\beta,$$

on aura

$$u' = \alpha\log\rho - \beta\theta + \ldots,$$
$$u'' = \beta\log\rho + \alpha\theta + \ldots,$$

les parties non écrites tendant vers des valeurs finies déterminées quand x tend vers α. On tire des deux égalités précédentes

$$\alpha u' + \beta u'' = (\alpha^2 + \beta^2)\log\rho + \ldots.$$

Donc, quand x est suffisamment voisin de a, on a

$$\alpha u' + \beta u'' < 0.$$

Reprenons alors l'équation

$$A \log(x - a) + \ldots = u,$$

que nous écrirons

$$(x - a) e^{\psi(x)} = e^{\frac{u}{A}},$$

$\psi(x)$ étant holomorphe dans le voisinage de a. La partie réelle de $\frac{u}{A}$ est

$$\frac{\alpha u' + \beta u''}{\alpha^2 - \beta^2}.$$

Par suite, en désignant par γ une quantité *positive* suffisamment grande, on voit qu'il y a, par la relation précédente, une correspondance uniforme entre un cercle d'un rayon suffisamment petit décrit autour de a et le demi-plan défini dans le plan de u par l'inégalité

$$(5) \qquad \alpha u' + \beta u'' + \gamma < 0.$$

Ceci posé, on voit d'abord, en raisonnant comme au paragraphe précédent, que u ne peut avoir à la fois un pôle et un infini logarithmique, car au voisinage de ce dernier correspond un certain demi-plan, tandis qu'au voisinage du pôle correspond tout le domaine du plan u où le module est suffisamment grand; ces deux régions ont une partie commune et, par suite, à une même valeur de u correspondraient deux valeurs de (x, y).

Nous devons donc seulement examiner le cas où u aurait un ou plusieurs infinis logarithmiques; ces infinis seront des points (a, b) et la valeur correspondante de α sera égale à -1. D'ailleurs il n'y aura pas d'autres points (a, b), car si un point (a, b) était un point ordinaire pour u, l'inversion ne se ferait pas d'une manière uniforme (déjà dit plus haut). On voit d'abord qu'il ne peut y avoir *un seul* point logarithmique : on devrait avoir en effet, d'après la relation (2),

$$-1 - [m(m-1) - 2d] = -2m.$$

égalité impossible, puisqu'elle donne pour d un nombre qui n'est pas entier.

Peut-il y avoir pour u deux infinis logarithmiques? En désignant par des lettres accentuées les constantes se rapportant au second infini, on fera correspondre, comme il a été dit plus haut, au voisinage de ce second point un certain demi-plan

$$\alpha' u' + \beta' v' + \gamma' < 0. \tag{6}$$

Pour que l'inversion se fasse d'une manière uniforme, les demi-plans (5) et (6) ne doivent pas avoir de partie commune. Cette circonstance se présentera si l'on a

$$\frac{\alpha}{\alpha'} = \frac{\beta}{\beta'},$$

c'est-à-dire si les deux droites limitant les demi-plans sont parallèles, et si de plus α et β sont respectivement de signes contraires à α' et β', les constantes positives γ et γ' étant d'ailleurs suffisamment grandes. Rien ne s'oppose donc à ce qu'il y ait *deux* infinis logarithmiques, mais notre raisonnement va nous montrer qu'*il ne peut y en avoir trois*. En effet, le demi-plan correspondant à ce troisième point aurait nécessairement une partie commune avec l'un ou l'autre des demi-plans précédents, et, par suite, l'inversion ne se ferait pas d'une manière uniforme. Pour abréger, nous ne montrons pas, comme plus haut, que les diverses valeurs de (x, y) se permuteraient bien entre elles, car il n'y a rien à changer à cette partie du raisonnement.

Il y a donc deux α égaux à -1, et nous avons donc

$$-1-1-[m(m-1)-2d] = -2m,$$

d'où l'on conclut encore que *la courbe est unicursale* ([1]).

([1]) On pourrait encore ici se dispenser de prouver *a priori* que le nombre des infinis logarithmiques est *deux*. En le désignant par λ, on aura

$$-\lambda - [m(m-1)-2d] = -2m$$

ou

$$d = \frac{m(m-3)}{2} + \frac{\lambda}{2}.$$

Si donc λ n'est pas nul, on a

$$\lambda = 2.$$

Cette démonstration est beaucoup plus rapide que celle du texte.

Si l'on exprime x et y en fonctions rationnelles d'un paramètre θ, l'expression (1) sera alors ici une fonction de θ, holomorphe dans le voisinage de tout point du plan, sauf de deux points θ_0 et θ_1 qui sont des infinis logarithmiques; on aura donc

$$A \log \frac{\theta - \theta_0}{\theta - \theta_1} = u,$$

et, par suite, x et y seront des fonctions rationnelles de e^{au}, a étant une constante. La démonstration est achevée. *La courbe f est du genre zéro ou du genre un, et nous avons indiqué les formes très simples des fonctions x et y de u* (¹).

15. Comme nous l'avons remarqué au début, l'étude du cas où l'inversion d'une intégrale abélienne

$$(7) \qquad \int^{(x,y)} B(x,y)\,dx = u, \qquad [f(x,y) = 0]$$

donne pour x et y des fonctions uniformes de u, est un cas particulier de la proposition que nous venons d'établir. Mais ici la démonstration est encore plus simple, et l'on arrive ainsi de la manière la plus rapide et la plus rigoureuse aux résultats obtenus par Briot et Bouquet dans leur Mémoire classique sur les équations de la forme

$$\Phi\left(x, \frac{dx}{du}\right) = 0.$$

Aussi ne sera-t-il pas inutile de reprendre dans ce cas particulier la démonstration.

Si l'intégrale (7) est de première espèce, la courbe f est nécessairement de genre *un*, si x et y sont fonctions uniformes de u. C'est le cas le plus facile, où la démonstration ne présente aucune

---

(¹) Le résultat général que nous venons d'obtenir est en définitive un résultat négatif. En considérant les expressions (1), mon but avait été d'obtenir des transcendantes uniformes ne changeant pas quand on y remplace la variable u par certaines expressions de la forme $au + b$ (les a et b étant des constantes, et les expressions formant nécessairement un groupe). On voit en effet immédiatement que u se change en $au + b$ quand (x, y) décrit un cycle sur la surface de Riemann. On vient de voir que les fonctions cherchées se ramènent à des fonctions connues.

difficulté, puisqu'on a alors

$$R(x, y) = \frac{Q(x, y)}{f_y},$$

$Q(x, y)$ désignant un polynome adjoint d'ordre $m - 3$. En dehors des points doubles, il y aurait des points de rencontre de $Q = o$ avec f_y si le genre de f dépassait l'unité, et, par suite, x cesserait d'être fonction uniforme de u. *Le genre de f est donc égal à un*. Les deux fonctions x et y sont doublement périodiques.

Si l'intégrale (γ) est de seconde espèce, on peut supposer (§ I) que ses pôles sont à distance finie et sont distincts des points de ramification. Raisonnant alors comme au § 5, nous montrons que *u ne peut avoir qu'un seul pôle*. Ce pôle simple de u sera pour $R(x, y)$ un pôle double. A l'infini, sur chacun des feuillets, on doit avoir un développement de la forme

$$R(x, y) = \frac{h}{y^2} + \frac{h'}{y^3} + \dots \qquad (h \neq o).$$

Ensuite $R(x, y)$ deviendra infinie aux points de ramification et en ces points seulement, de telle sorte que, pour un point de ramification (x, y), on aura

$$R(x, y) = \frac{h}{\sqrt{x - x_1}} + k + \dots \qquad (k \neq o).$$

Dans toute autre hypothèse, en effet, x et y ne pourraient être fonctions uniformes de u. Enfin $R(x, y)$ ne s'annulera que pour les points à l'infini.

Ceci posé, considérons l'intégrale

$$(8) \qquad \int d\log R,$$

étendue à un contour rendant la surface simplement connexe. Cette intégrale est nulle, et, comme on connaît les racines et les pôles de R, elle se calcule immédiatement, ce qui donne

$$-2 - [m(m - 1) - 2d] = -2m.$$

C'est la relation du § 5; on en conclut que *la courbe est unicursale*.

Il ne reste plus à examiner que le cas où u serait de troisième
espèce. Le raisonnement du § 6 montre que u a *deux* infinis logarithmiques; pour les points à l'infini, et pour les points de ramification, la forme de $R(x, y)$ est la même que ci-dessus. En
prenant encore l'intégrale (8) le long du même contour, on a

$$-1-1-[m(m-1)-3d] = -2m,$$

d'où se tire encore la même conclusion.

Quant à la forme des valeurs de x et y, elle s'obtient non moins
facilement. Dans le cas où u est de seconde espèce, x et y sont
fonctions rationnelles de u, et, dans le cas où u est de troisième
espèce, x et y sont fonctions rationnelles de e^{au}.

16. Nous allons compléter, pour terminer, le théorème général
démontré plus haut. Nous avons supposé que l'expression considérée

$$u = \int^{(x,y)} e^{\int^{(x,y)}(x,y)dx}\,dx$$

n'avait sur la surface de Riemann que des pôles ou des infinis logarithmiques, de telle sorte que les singularités de u étaient absolument de même nature que celles des intégrales abéliennes atta-
chées à la courbe f. Si l'on prend u *priori* une expression de cette
forme, en supposant seulement qu'elle n'ait pas de singularités
essentielles, on pourra avoir certains points (a, b) pour lesquels
le résidu correspondant α (*voir* § 1) n'est pas un entier. La fonction u n'est pas alors uniforme dans le voisinage de (a, b) et la
singularité n'est pas de nature logarithmique. Dans quels cas l'inversion pourra-t-elle conduire pour x et y à des fonctions uniformes? Il faut évidemment que

$$\alpha - 1 = \frac{1}{h},$$

h étant un entier positif ou négatif.

Si nous voulons faire la discussion, nous distinguerons le cas
où la fonction u reste toujours finie et celui où elle devient infinie.

Dans le premier cas, les nombres h seront positifs et finis ($h = 1$

étant évidemment exclu). Toutes les autres conditions restant les mêmes, nous obtiendrons, en écrivant l'égalité

$$\sum \alpha + \sum \mu = \sum \beta,$$

la relation suivante

$$\sum \left(-1 + \frac{1}{h}\right) - [m(m-1) - 2d] = -2m.$$

Ceci nous conduit à

$$d = \frac{m(m-3)}{2} - \frac{1}{2}\sum\left(1 - \frac{1}{h}\right).$$

On voit que d surpasse $\dfrac{m(m-3)}{2}$ et, par suite, *la courbe sera unicursale*. Il faudra de plus que

$$\sum \left(1 - \frac{1}{h}\right) = 2.$$

Désignons par λ le nombre des termes de la somme, on aura

$$\lambda - 2 = \frac{1}{h_1} + \frac{1}{h_2} + \ldots + \frac{1}{h_\lambda},$$

les h étant des entiers supérieurs à *un*. On a manifestement

$$\frac{1}{h_1} + \frac{1}{h_2} + \ldots + \frac{1}{h_\lambda} \gtrless \frac{\lambda}{2},$$

donc $\lambda - 2 \lessgtr \dfrac{\lambda}{2}$, c'est-à-dire $\lambda \lessgtr 4$.

On doit par suite avoir soit $\lambda = 3$, soit $\lambda = 4$.

Pour $\lambda = 3$, on a la relation

$$\frac{1}{h_1} + \frac{1}{h_2} + \frac{1}{h_3} = 1.$$

Pour $\lambda = 4$, on a

$$\frac{1}{h_1} + \frac{1}{h_2} + \frac{1}{h_3} + \frac{1}{h_4} = 2.$$

Les solutions de ces équations en entiers positifs sont en nombre très limité; il est sans intérêt de les transcrire, car nous verrons dans un moment que leur discussion a été faite sous une autre forme par Briot et Bouquet.

Passons au cas où u deviendrait infini. Nous avons toujours

$$x = -1 + \frac{1}{h},$$

h est un entier qui peut être négatif. Le cas de $h = \infty$ correspond à l'infini logarithmique, le cas de $h = -1$ au pôle, de telle sorte que tous les cas sont compris dans la formule précédente. Nous aurons encore

$$d = \frac{m(m-3)}{2} + \frac{1}{2}\sum\left(1 - \frac{1}{h}\right).$$

La courbe sera donc encore unicursale.

Quant à la nature de x et y, nous l'obtiendrons de suite, en remarquant que, la courbe étant unicursale, on a, pour u,

$$u = \int e^{\int R(\theta)\,d\theta}\, R_1(\theta)\, d\theta,$$

R et R_1 étant rationnelles en θ. Comme il n'y a pas de singularités essentielles, nous aurons nécessairement

$$u = \int (\theta - \theta_1)^{a_1}(\theta - \theta_2)^{a_2}\dots(\theta - \theta_p)^{a_p}\, d\theta,$$

et nous avons donc à chercher les cas où cette relation donne pour θ une fonction uniforme de u, problème traité par Briot et Bouquet dans le Mémoire cité plus haut et auquel nous renverrons. On en déduit encore que *x et y seront des fonctions doublement périodiques, des fonctions rationnelles de u ou des fonctions rationnelles de e^{au}.*

Des équations différentielles algébriques du premier ordre à points critiques fixes.

17. Considérons une équation différentielle du premier ordre

$$(8) \qquad f\left(x, y, \frac{dy}{dx}\right) = 0,$$

f étant un polynome irréductible en y et $\dfrac{dy}{dx}$, les coefficients étant des fonctions quelconques de la variable x. Nous savons (Chap. II, Section IV) que les pôles et les points critiques algébriques sont les seules singularités mobiles, c'est-à-dire variables d'une intégrale à l'autre. Laissons de côté les pôles et proposons-nous l'étude des cas où *les points critiques algébriques sont fixes, c'est-à-dire indépendants de la constante d'intégration*.

C'est M. Fuchs ([1]) qui a le premier appelé l'attention sur les équations algébriques du premier ordre à points critiques fixes, et il a donné les conditions nécessaires et suffisantes pour qu'une équation jouisse de cette propriété; il a aussi fait l'étude de deux cas particuliers très intéressants. M. Poincaré a repris ensuite la question ([2]), et la conclusion bien inattendue de ses recherches est que cette classe d'équations est fort limitée, je veux dire que les équations jouissant de la propriété indiquée se ramènent à des équations déjà étudiées ou peuvent être intégrées par des calculs purement algébriques.

Déjà, dans le Tome II de cet Ouvrage (p. 330), nous avons examiné un cas particulier du problème précédent, celui où l'équation (8) est du premier degré en $\dfrac{dy}{dx}$. Les théorèmes généraux démontrés sur les courbes algébriques nous permettent maintenant d'aborder le cas général.

18. Considérons un point x_0 et un point x distinct des points singuliers, qui, par hypothèse, sont fixes; joignons-les par un arc de courbe déterminé ne passant pas par les points critiques. Désignons par y_0 et y'_0 les valeurs initiales de y et y' pour $x = x_0$; on a, bien entendu, la relation

$$f(x_0, y_0, y'_0) = 0.$$

Quand la variable suit le chemin tracé de x_0 à x, l'intégrale se trouve déterminée de proche en proche, et, quand on arrive en x, on a pour l'intégrale et sa dérivée les valeurs y et y'. On peut donc considérer y et y' comme des fonctions de y_0 et y'_0, et si,

---

([1]) Fuchs, *Ueber Differentialgleichungen deren Integrale feste Verzweigungspunkte besitzen* (*Sitzungsberichte der Akademie zu Berlin*, juin 1884).

([2]) H. Poincaré, *Sur un théorème de M. Fuchs* (*Acta mathematica*, t. VII).

écrivant les deux relations algébriques

$$(9) \qquad f(x_0, y_0, y'_0) = 0,$$

$$(10) \qquad f(x, y, y') = 0,$$

nous les considérons comme des relations algébriques, respectivement entre y_0 et y'_0 pour la première et entre y et y' pour la seconde, nous voyons qu'à un point *arbitraire* (y_0, y'_0) de la première courbe ne correspond qu'un point (y, y') de la seconde, et inversement, puisqu'on peut faire en sens inverse le raisonnement précédent. Il y a donc une correspondance *biuniforme* entre les points des courbes (9) et (10). Pour certains couples de valeurs (y_0, y'_0), une intégrale de l'équation différentielle peut n'être pas complètement déterminée par les valeurs initiales (y_0, y'_0), mais ces couples de valeurs sont nécessairement en nombre limité, puisqu'ils correspondent aux valeurs de y_0 pour lesquelles l'équation (9), regardée comme une équation en y'_0, a des racines multiples. Donc, d'après une remarque générale faite précédemment, *la transformation biuniforme entre les courbes* (9) *et* (10) *est nécessairement birationnelle.* On a ainsi les relations

$$(11) \qquad \begin{cases} y = R(y_0, y'_0, x, x_0), \\ y' = R_1(y_0, y'_0, x, x_0), \end{cases}$$

R et R_1 étant rationnelles en y_0 et y'_0 et cette transformation est réversible.

19. Il peut sembler au premier abord que nous ne nous sommes pas servi, dans le paragraphe précédent, de l'hypothèse que les points critiques sont fixes, et qu'alors les conclusions précédentes peuvent s'appliquer à toute équation algébrique du premier ordre. Si les points critiques de l'équation étaient mobiles, nous ne pourrions pas regarder y et y' comme fonctions de (y_0, y'_0); en effet, en faisant varier (y_0, y'_0), il arriverait un moment où les points critiques variables avec les valeurs initiales (y_0, y'_0) se trouveraient sur l'arc tracé au début de x_0 à x, et, à ce moment alors, y et y' cesseraient d'être des fonctions bien définies de (y_0, y'_0).

20. Du théorème démontré au § 18 se tirent d'importantes

conséquences. Les courbes (9) et (10) se correspondant point par point sont du même genre. Désignons ce genre par p; sa valeur joue un rôle essentiel dans la discussion qui va suivre.

Soit d'abord $p > 1$. Il ne peut y avoir alors qu'*un nombre limité* de transformations birationnelles transformant les deux courbes l'une dans l'autre, car, dans le cas contraire, il y aurait nécessairement une infinité de transformations birationnelles transformant chacune de ces courbes en elle-même, et ceci est impossible, puisque le genre est supérieur à l'unité (t. II, p. 439).

On pourra, par des calculs purement algébriques, déterminer toute transformation birationnelle transformant les courbes (9) et (10) l'une dans l'autre. Considérons, en effet, les P intégrales distinctes de première espèce

$$\int \lambda_1(x, y, y')\,dy, \quad \int \lambda_2(x, y, y')\,dy, \quad \ldots, \quad \int \lambda_p(x, y, y')\,dy,$$

relatives à la courbe (10); x figure comme simple paramètre dans les λ. On aura

$$\lambda_1(x, y, y')\,dy = A_1 \lambda_1(x_0, y_0, y'_0)\,dy_0 + \ldots + A_p \lambda_p(x_0, y_0, y'_0)\,dy_0,$$
$$\lambda_2(x, y, y')\,dy = B_1 \lambda_1(x_0, y_0, y'_0)\,dy_0 + \ldots + B_p \lambda_p(x_0, y_0, y'_0)\,dy_0,$$

les A et les B dépendant seulement du paramètre x. On aura donc, en divisant,

$$\frac{\lambda_1(x, y, y')}{\lambda_2(x, y, y')} = \frac{A_1 \lambda_1(x_0, y_0, y'_0) + \ldots + A_p \lambda_p(x_0, y_0, y'_0)}{B_1 \lambda_1(x_0, y_0, y'_0) + \ldots + B_p \lambda_p(x_0, y_0, y'_0)}.$$

Telle est la forme nécessaire de la correspondance entre les deux points (y, y') et (y_0, y'_0). On aura à rechercher si l'on peut déterminer les A et B de manière que cette correspondance soit birationnelle; ceci entraînera un certain nombre de relations entre les A, les B et x, relations qui, en général, seront trop nombreuses pour être compatibles, mais qui, dans tous les cas, ne pourront déterminer qu'un nombre fini de systèmes des A et B en fonction de x.

En définitive, les relations (11), quand elles existent, se déterminent par des calculs algébriques (pour $p > 1$); on aura de plus encore à vérifier si y' est la dérivée de y par rapport à x. Quand toutes ces conditions sont remplies, on a une équation à points

critiques fixes dont l'intégrale générale est donnée par la première
des équations (11). On voit que cette intégrale se détermine algébriquement. *L'intégrale générale est une fonction algébrique
des coefficients de y et y' dans l'équation différentielle proposée.* En particulier, si x entre algébriquement dans f, l'intégrale sera une fonction algébrique de x.

21. Nous venons d'examiner le cas où p est supérieur à l'unité.
Soit maintenant $p = 0$; on peut alors exprimer y et y' rationnellement en fonction d'un paramètre θ; on a ainsi

$$y = R(\theta, x),$$
$$y' = R_1(\theta, x),$$

R et R_1 étant rationnelles en θ, et inversement θ est une fonction
rationnelle de y et y'. La fonction θ de x dépend d'une constante
arbitraire comme y, et, comme cette dernière fonction, ses points
critiques seront fixes. En écrivant que y' est la dérivée de y, nous
aurons une équation

$$\frac{d\theta}{dx} = f(\theta, x),$$

f étant rationnelle en θ; nous sommes donc ramené au problème
proposé, mais dans le cas où la dérivée entre au *premier* degré.
Il est inutile de répéter ici ce que nous avons déjà dit (t. II,
p. 330); l'équation précédente a nécessairement la forme

$$\frac{d\theta}{dx} = P\theta^2 + Q\theta + R,$$

P, Q, R ne dépendant que de x. Nous sommes donc ramené à
l'équation de Riccati.

22. Le cas où $p = 1$ est plus délicat, nous le traiterons de la
manière suivante.

La courbe

$$(12) \qquad f(x, y, y') = 0$$

correspond point par point à une certaine courbe normale de
genre *un*

$$(13) \qquad u^2 = (1 - \lambda^2)(1 - k^2\lambda^2),$$

le module k étant indépendant de x, puisque la courbe (12) correspond point par point à la courbe $f(x_0, y_0, y'_0)$ indépendante de x. Écrivons la substitution birationnelle, que nous pouvons regarder comme connue, entre ces deux courbes :

$$(14) \qquad \begin{cases} y = S(\lambda, \mu, x), \\ y' = S_1(\lambda, \mu, x). \end{cases}$$

Nous aurons nécessairement par cette transformation

$$\int_{(\lambda, \mu)}^{(L, M)} \frac{d\lambda}{\mu} = \int_{(y, y')}^{(Y, Y')} P(x, y, y')\, dy,$$

(λ, μ) et (L, M) étant, pour le moment, deux points arbitraires de la courbe (13), et (y, y') et (Y, Y') étant les points correspondants de (12). L'intégrale qui figure dans le second membre est manifestement une intégrale de première espèce relative à (12); ses deux périodes ne dépendent pas de x, puisque les périodes de l'intégrale du premier membre n'en dépendent pas.

D'autre part, nous avons entre la courbe (12) et la courbe

$$f(x_0, y_0, y'_0) = 0$$

une certaine correspondance birationnelle inconnue : la correspondance (11). Cette correspondance nous donnera

$$\int_{(y, y')}^{(Y, Y')} P(x, y, y')\, dy = A \int_{(y_0, y'_0)}^{(Y_0, Y'_0)} P(x_0, y_0, y'_0)\, dy.$$

A pourrait, *a priori*, dépendre de x, mais il n'en dépend pas; sinon, la période de la première intégrale dépendrait de x, ce qui n'a pas lieu, d'après ce que nous avons vu plus haut. On voit alors de suite que $A = 1$ en faisant $x = x_0$.

On conclut de là que, si l'on prend deux intégrales, y et Y, de l'équation différentielle, correspondant respectivement aux valeurs initiales (y_0, y'_0) et (Y_0, Y'_0), et qu'on désigne par (λ, μ) et (L, M) les valeurs correspondantes données par la substitution birationnelle (14), on aura

$$\int_{(\lambda, \mu)}^{(L, M)} \frac{d\lambda}{\mu} = a,$$

z étant une constante indépendante de x. Soit maintenant (α, β) un point arbitraire de la courbe (13) qui va rester fixe, et considérons l'intégrale

$$\int_{\alpha,\beta}^{\lambda,\mu} \frac{d\lambda}{\mu},$$

(λ, μ) correspondant toujours à l'intégrale (y, y'). Cette intégrale est une fonction de x que nous désignerons par $g(x)$. Posons donc

(15)
$$\int_{\alpha,\beta}^{\lambda,\mu} \frac{d\lambda}{\mu} = g(x).$$

Si, à la place de l'intégrale (y, y'), nous considérons une autre intégrale (Y, Y'), nous aurons

$$\int_{\alpha,\beta}^{L,M} \frac{d\lambda}{\mu} = G(x),$$

(L, M) correspondant à (Y, Y'), comme (λ, μ) correspond à (y, y'). La dépendance entre les fonctions $G(x)$ et $g(x)$ est facile à trouver; on aura

$$G(x) - g(x) = \alpha,$$

z étant une constante indépendante de x, d'après ce que nous avons dit plus haut. *Ainsi la fonction $g(x)$ est déterminée à une constante près.* On a

$$g'(x) = \frac{1}{\mu} \frac{d\lambda}{dx}.$$

Or λ et μ sont des fonctions connues de y, y' et x, d'après (11). La fonction $g(x)$ étant déterminée à une constante près, il faudra que $g'(x)$ se réduise à une fonction de x en tenant compte de $f(x, y, y') = 0$. Lorsque cette condition se trouvera réalisée, on déterminera $g(x)$ par une quadrature, et l'on aura, d'après la relation (15),

$$\lambda = \text{sn}[g(x) + \alpha],$$

sn désignant la fonction elliptique; μ sera aussi une fonction doublement périodique de $g(x) + \alpha$, et l'on a alors la forme de l'intégrale qui s'exprime à l'aide de fonctions doublement périodiques. La constante arbitraire est α, et les points critiques de l'intégrale ne peuvent être autres que ceux de la fonction $g(x)$, qui, comme nous l'avons dit, s'obtient par une quadrature.

23. La discussion de la nature des intégrales d'une équation différentielle du premier ordre, algébrique en y et y', *à points critiques fixes*, est complète.

Suivant la nature du genre p de la relation algébrique entre y et y',

$$f(x, y, y') = 0,$$

pour une valeur arbitraire de x, *l'intégrale s'obtiendra par des calculs algébriques* ($p > 1$), *ou elle s'obtiendra par une quadrature* ($p = 1$), *ou enfin on sera ramené à une équation de Riccati* ($p = 0$).

CHAPITRE V.

SUR CERTAINES MÉTHODES D'APPROXIMATIONS SUCCESSIVES.

I. — Des approximations successives pour un système d'équations différentielles du premier ordre.

1. Nous avons déjà, au Tome II (p. 301), indiqué comment on pouvait établir l'existence des intégrales d'un système d'équations différentielles ordinaires en procédant par approximations. Soit considéré le système

$$(\Sigma) \quad \begin{cases} \dfrac{dy_1}{dx} = f_1(x, y_1, y_2, \ldots, y_m); \\[1mm] \dfrac{dy_2}{dx} = f_2(x, y_1, y_2, \ldots, y_m); \\[1mm] \ldots \ldots \ldots \ldots \ldots \ldots \ldots \ldots \ldots \\[1mm] \dfrac{dy_m}{dx} = f_m(x, y_1, y_2, \ldots, y_m). \end{cases}$$

On suppose que les fonctions f soient définies, x restant dans l'intervalle $(x_0 - a, x_0 + a)$ et y_i restant dans l'intervalle $(y_i^0 - b, y_i^0 + b)$ pour $i = 1, 2, \ldots, m$, et soit M la valeur absolue maxima des fonctions dans ces intervalles.

De plus, les fonctions f sont telles que

$$|f_i(x, y_1, y_2, \ldots, y_m) - f_i(x, y_1', y_2', \ldots, y_m')| < A|y_1' - y_1| + B|y_2' - y_2| + \ldots + L|y_m' - y_m|,$$

A, ..., L étant des constantes positives.

Dans ces conditions, nous avons vu (*loc. cit.*) qu'on avait un système d'intégrales prenant pour x_0 les valeurs $y_1^0, y_2^0, \ldots, y_0^m$ et déterminées dans l'intervalle $(x_0 - h, x_0 + h)$, en désignant par h la plus petite des trois quantités

$$a, \quad \frac{h}{M}, \quad \frac{1}{A + B + \ldots + L}.$$

2. Nous voulons d'abord compléter ce résultat, en montrant, comme l'a indiqué M. Ernst Lindelöf [1], que les approximations successives convergent nécessairement, h étant la plus petite des *deux* quantités

$$a \quad \text{et} \quad \frac{h}{M}.$$

Il suffira, pour démontrer ce point, de modifier légèrement la démonstration donnée précédemment (t. II, p. 302). En gardant les mêmes notations, reprenons les équations de la page 303 :

$$(1) \quad \begin{cases} \dfrac{dU_m}{dx} = f_1(x, u_{m-1}, \ldots, w_{m-1}) - f_1(x, u_{m-2}, \ldots, w_{m-2}) \\ \cdots\cdots\cdots\cdots\cdots\cdots\cdots\cdots\cdots\cdots\cdots\cdots\cdots\cdots\cdots\cdots\cdots \\ \dfrac{dW_m}{dx} = f_n(x, u_{m-1}, \ldots, w_{m-1}) - f_n(x, u_{m-2}, \ldots, w_{m-2}) \end{cases} \quad (m = 2, \ldots, x).$$

Or on a, tout d'abord,

$$|u_1 - u_0| < M|x - x_0|, \quad \ldots, \quad |w_1 - w_0| < M|x - x_0|,$$

comme le montrent les relations

$$\frac{d(u_1 - u_0)}{dx} = f_1(x, u_0, \ldots, w_0), \quad \ldots, \quad \frac{d(w_1 - w_0)}{dx} = f_n(x, u_0, v_0, \ldots, w_0).$$

Il en résultera alors, d'après les équations (1) pour $m = 2$,

$$|u_2 - u_1| < \left| \int_{x_0}^{x} (x - x_0) M(A + B + \ldots + L) dx \right| = M(A + \ldots + L) \frac{(x - x_0)^2}{1 \cdot 2},$$

et cette limite convient aussi pour $|v_2 - v_1|, \ldots, |w_2 - w_1|$.

<hr>

[1] E. Lindelöf (*Comptes rendus*, 26 février 1894). *Voir* aussi sur ce point un Mémoire de M. Bendixson (Académie des Sciences de Stockholm, novembre 1893).

Les équations (1) pour $m = 3$, donnent alors

$$|u_2 - u_3| < \left| \int_{x_0}^{x} M.(A + \ldots + L)^2 \frac{(x - x_0)^2}{1.2}\, dx \right|$$

$$= M.(A + \ldots + L)^2 \frac{(x - x_0)^3}{1.2.3}.$$

En continuant ainsi, on a, d'une manière générale,

$$|u_n - u_{n-1}| < M.(A + \ldots + L)^{n-1} \frac{(x - x_0)^n}{1.2 \ldots n}.$$

Or, la série de terme général

$$\frac{(A + \ldots + L)^{n-1}(x - x_0)^n}{1.2 \ldots n}$$

est manifestement convergente. Par suite, la série

$$u_0 + (u_1 - u_0) + \ldots + (u_n - u_{n-1}) + \ldots$$

sera uniformément convergente dans l'intervalle $(x_0 - h, x_0 + h)$, *h étant la plus petite des deux quantités* [1]

$$a \quad \text{et} \quad \frac{b}{M}.$$

---

[1] Il est clair que la méthode des approximations successives peut être employée dans le cas des fonctions analytiques. Soit l'équation

$$(E) \qquad \frac{dy}{dx} = f(x, y),$$

la fonction f étant, comme au Tome II (p. 305), holomorphe à l'intérieur des cercles C et C' décrits des points $x = a$ et $y = b$ comme centres avec les rayons a et b, et on la suppose continue sur les circonférences elles-mêmes. Nous désignerons par M le module maximum de f dans ce domaine.

Les approximations successives donnent une série

$$(S) \qquad y_1 + (y_2 - y_1) + \ldots + (y_n - y_{n-1}) + \ldots$$

Le terme général de cette série est une fonction holomorphe dans le cercle de rayon h en désignant par h la plus petite des deux quantités a et $\frac{b}{M}$; et, en raisonnant comme plus haut, on a, à l'intérieur de ce cercle,

$$|y_n - y_{n-1}| < \frac{k^n |x|^n}{1.2 \ldots n},$$

k étant le nombre défini (t. II, p. 309). La série (S), dont chaque terme est holo-

3. Reprenant le système (Σ), nous allons considérer une classe particulière d'équations. Admettons que les fonctions f soient finies et bien déterminées quand x reste dans un certain intervalle I et quand $y_1, y_2, \ldots, y_m$ varient entre $-\infty$ et $+\infty$. De plus, *les dérivées partielles du premier ordre*

$$\frac{\partial f_i}{\partial y_k} \quad (i, k = 1, 2, \ldots, m)$$

restent, je le suppose, toujours moindres en valeur absolue qu'un nombre fixe N, *quand x reste dans* I *et que les y varient entre $-\infty$ et $+\infty$.*

Dans la détermination du nombre h du paragraphe précédent, nous n'avons pas ici à considérer la quantité $\frac{h}{M}$. Elle s'est introduite seulement dans la méthode des approximations successives par la nécessité que les y ne sortent pas du champ dans lequel les fonctions f sont définies; or ici ce champ est, par hypothèse, illimité. Par suite, tout système d'intégrales, prenant pour une valeur x_0 de l'intervalle I des valeurs finies quelconques $y_1^0, y_2^0, \ldots, y_m^0$, *reste certainement fini et bien déterminé dans tout l'intervalle* I.

Ce résultat, quoique très simple, présente quelque intérêt, car il est, en général, impossible de savoir ce que deviennent les intégrales en dehors d'un champ très limité.

---

morphe et satisfait à l'inégalité précédente, représentera une fonction holomorphe dans le cercle de rayon h, comme on le voit immédiatement à l'aide de la formule fondamentale de Cauchy:

$$\varphi(x) = \frac{1}{2\pi i} \int \frac{\varphi(\xi)}{\xi - x}\, d\xi$$

L'équation (E) admet donc une intégrale s'annulant pour $x = a$ et holomorphe dans le cercle dont le rayon est la plus petite des deux quantités

$$\alpha \quad \text{et} \quad \frac{\delta}{M}$$

Nous retrouvons ainsi plus rapidement le résultat que nous avions déjà obtenu (t. II, p. 313).

4. Pour citer quelques exemples, prenons l'équation

$$\frac{d^2 y}{dx^2} = \mathrm{P}(x)y + \mathrm{Q}(x)\frac{y'}{\sqrt{1+y'^2}} + \mathrm{R}(x).$$

Si les fonctions $\mathrm{P}(x)$, $\mathrm{Q}(x)$ et $\mathrm{R}(x)$ sont finies et continues dans un intervalle I, on peut affirmer que *toutes* les intégrales de cette équation seront déterminées et resteront finies dans I. L'équation précédente est, en effet, équivalente au système

$$\frac{dy}{dx} = y', \qquad \frac{dy'}{dx} = \mathrm{P}(x)y + \mathrm{Q}(x)\frac{y'}{\sqrt{1+y'^2}} + \mathrm{R}(x),$$

et les dérivés partielles du premier ordre des seconds membres de ces équations par rapport à y et à y' restent moindres qu'un nombre fixe. Si $\mathrm{P}(x)$ et $\mathrm{Q}(x)$ restent finies et continues pour toute valeur finie de la variable réelle x, les intégrales de l'équation précédente resteront finies et continues pour toute valeur finie de x, et *chacune d'elles pourra être représentée, par un développement en série valable pour toute valeur de x.*

Considérons encore une équation linéaire quelconque

$$\frac{d^m y}{dx^m} + \mathrm{P}_1\frac{d^{m-1}y}{dx^{m-1}} + \ldots + \mathrm{P}_m y = 0,$$

où les P sont des fonctions continues de la variable réelle x. Nous sommes dans les conditions d'application du théorème du paragraphe précédent, en remplaçant l'équation d'ordre m par un système d'équations du premier ordre. *Toute intégrale de cette équation peut être représentée par un développement en série valable pour toute valeur finie de la variable dans le champ où les P sont continues.*

5. J'emploierai encore la méthode des approximations successives à la démonstration d'un théorème sur les équations linéaires. Soit une équation linéaire

$$\frac{d^m y}{dx^m} = \mathrm{P}_1(x,k)\frac{d^{m-1}y}{dx^{m-1}} + \ldots + \mathrm{P}_n(x,k)y = 0,$$

dont les coefficients dépendent d'un paramètre k et sont des polynomes en k. Les fonctions P sont continues dans un certain intervalle I.

Il est utile de savoir quelle sera la nature d'une intégrale quelconque par rapport à k; nous allons voir immédiatement que, pour x compris dans l'intervalle I, toute intégrale est une fonction entière de k, c'est-à-dire holomorphe dans tout le plan de la variable k. Si, en effet, on représente, comme nous venons de le faire au paragraphe précédent, l'intégrale par une série

$$y_0 + (y_1 - y_0) + \ldots + (y_n - y_{n-1}) + \ldots,$$

chaque terme de cette série est une fonction entière de k. Restons dans le plan de la variable k à l'intérieur d'un cercle C d'ailleurs arbitraire; nous savons que, pour x quelconque dans I et pour k quelconque dans ce cercle, on peut trouver un nombre fixe λ tel que

$$|y_n - y_{n-1}| < \frac{\lambda^n}{1 \cdot 2 \ldots n}.$$

Nous avons donc, en définitive, une série

$$u_0 + u_1 + \ldots + u_n + \ldots$$

dont chaque terme est une fonction holomorphe de k dans le cercle C, et où l'on a de plus

$$|u_n| < \frac{\lambda^n}{1 \cdot 2 \ldots n}.$$

Il est bien facile de voir que la série des u sera elle-même une fonction holomorphe de k dans C. C'est ce que montre la formule de Cauchy,

$$u_n(k) = \frac{1}{2\pi i} \int_C \frac{u_n(z)\, dz}{z - k};$$

la série de terme général $u_n(z)$ étant *uniformément* convergente sur C, on aura

$$u_0(k) + \ldots + u_n(k) + \ldots = \frac{1}{2\pi i} \int_C \frac{u_0(z) + \ldots + u_n(z) + \ldots}{z - k}\, dz,$$

d'où se déduit de suite que la série des u est une fonction holomorphe de k dans C, et par suite dans tout le plan.

II. — Cas d'un système d'équations différentielles du second ordre (¹).

6. Prenons d'abord l'unique équation

$$\frac{d^2y}{dx^2} = f\left(x, y, \frac{dy}{dx}\right).$$

Nous voulons trouver l'intégrale de cette équation, qui prend pour $x = a$ la valeur A et pour $x = b$ la valeur B. On suppose que la fonction

$$f(x, y, y')$$

est définie et continue quand x varie dans un certain intervalle de longueur h comprenant a et b, et que $|y|$ et $|y'|$ varient respectivement entre $-$ L et $+$ L d'une part, et $-$ L' et $+$ L' d'autre part; nous désignerons par M le module maximum de f dans ces conditions. On admet, de plus, que

$$|f(x, y_1, y_1') - f(x, y, y')| < \alpha |y - y_1| + \beta |y' - y_1'|,$$

α et β étant deux constantes positives fixes, les y et y' restant entre les limites indiquées.

On part d'une fonction quelconque y_0 satisfaisant aux conditions précédentes, et l'on forme les équations successives

$$(2)\qquad \begin{cases} \dfrac{d^2y_1}{dx^2} = f\left(x, y_0, \dfrac{dy_0}{dx}\right), \\[2mm] \dfrac{d^2y_2}{dx^2} = f\left(x, y_1, \dfrac{dy_1}{dx}\right), \\[2mm] \cdots\cdots\cdots\cdots\cdots\cdots\cdots\cdots \\[2mm] \dfrac{d^2y_n}{dx^2} = f\left(x, y_{n-1}, \dfrac{dy_{n-1}}{dx}\right). \end{cases}$$

On intègre chaque fois par la condition que $y_1, y_2, \ldots, y_n$ prennent les valeurs initiale et finale données.

(¹) Pour ce qui concerne les approximations successives, on pourra consulter, dans le *Journal de Mathématiques*, mes Mémoires de 1890 (Chap. V) et de 1893.

Pour simplifier l'écriture, nous supposerons, comme il est évidemment permis, que

$$a = A = 0 \quad \text{et} \quad b > 0.$$

Il s'agit d'abord de savoir si les y successifs restent, ainsi que leurs dérivées premières, entre les limites indiquées.

7. Arrêtons-nous un moment sur l'équation

$$(3) \qquad \frac{d^2 y}{dx^2} = \varphi(x),$$

on aura l'intégrale s'annulant pour $x = 0$.

$$\int_0^x \varphi(z)(x - z)\,dz = Px.$$

Choisissons la constante P de telle sorte que cette expression prenne la valeur B pour $x = b$; on a ainsi

$$y = \int_0^x \varphi(z)(x - z)\,dz + \frac{Bx}{b} - \frac{x}{b}\int_0^b \varphi(z)(b - z)\,dz,$$

qui représente l'intégrale de (3) s'annulant pour $x = 0$ et prenant la valeur B pour $x = b$. On peut trouver une limite supérieure de $|y|$ et $\left|\dfrac{dy}{dx}\right|$ quand x varie entre 0 et b. Écrivons y sous la forme

$$\int_0^x z\,\varphi(z)\left(\frac{x}{b} - 1\right)dz - \frac{x}{b}\int_x^b \varphi(z)(b - z)\,dz + \frac{Bx}{b}.$$

La valeur absolue de la première intégrale, en désignant par M la valeur absolue maxima de $\varphi(x)$, est moindre que

$$\left(1 - \frac{x}{b}\right)\frac{Mx^2}{2}.$$

La valeur absolue de la seconde est moindre que

$$\frac{x}{b}\,\frac{M(b - x)^2}{2}.$$

On a donc, par conséquent,

$$|y| < \left(1 - \frac{x}{b}\right)\frac{Mx^2}{2} + \frac{x}{b}\,\frac{M(b - x)^2}{2} + |B| = \frac{Mx(b - x)}{2} + |B|,$$

d'où, enfin,

$$|y| < \frac{Mb^2}{8} + |B|.$$

Passons maintenant à $\frac{dy}{dx}$; on a

$$\frac{dy}{dx} = \int_0^x \varphi(z)\,dz - \frac{B}{b} - \frac{1}{b}\int_0^b \varphi(z)(b-z)\,dz,$$

égalité qu'on peut écrire sous la forme

$$\frac{dy}{dx} = \int_0^x \varphi(z)\left(1 - \frac{b-z}{b}\right)dz - \frac{1}{b}\int_x^b \varphi(z)(b-z)\,dz + \frac{B}{b};$$

on aura, par suite,

$$\left|\frac{dy}{dx}\right| < \frac{Mx^2}{2b} + \frac{M}{b}\frac{(b-x)^2}{2} + \left|\frac{B}{b}\right|$$

et, par suite,

$$\left|\frac{dy}{dx}\right| < \frac{Mb}{2} + \left|\frac{B}{b}\right|.$$

8. Revenons maintenant au système (2). Nous devons évidemment supposer

$$|B| < L.$$

Nous admettrons, de plus, que

$$(4) \qquad \frac{Mb^2}{8} + |B| < L,$$

ce qui a lieu si b est assez petit. De plus, pour que $\frac{dy}{dx}$ soit certainement compris entre $-L'$ et $+L'$, nous faisons l'hypothèse que

$$(5) \qquad \frac{Mb}{2} + \left|\frac{B}{b}\right| < L'.$$

Moyennant les inégalités (4) et (5), nous sommes assuré que les fonctions $y_1, y_2, \ldots, y_n$ sont toutes comprises entre $-L$ et $+L$. On doit remarquer que ces inégalités seront certainement vérifiées si b, B et $\frac{B}{b}$ sont suffisamment petits.

Il nous faut maintenant montrer que y_n tend vers une limite quand n augmente indéfiniment. On a

$$\frac{d^2(y_2 - y_1)}{dx^2} = f\left(x, y_1, \frac{dy_1}{dx}\right) - f\left(x, y_0, \frac{dy_0}{dx}\right).$$

Or, soit M le maximum de

$$\alpha\,|y_1 - y_0| + \beta\left|\frac{dy_1}{dx} - \frac{dy_0}{dx}\right|,$$

nous aurons, d'après le numéro précédent, puisque $y_2 - y_1$ s'annule pour $x = b$,

$$|y_2 - y_1| < \frac{M b^2}{8},$$

$$\left|\frac{dy_2}{dx} - \frac{dy_1}{dx}\right| < \frac{M b}{2},$$

La relation

$$\frac{d^2(y_3 - y_2)}{dx^2} = f\left(x, y_2, \frac{dy_2}{dx}\right) - f\left(x, y_1, \frac{dy_1}{dx}\right)$$

nous montre que

$$|y_3 - y_2| < M\left(\alpha\,\frac{b^2}{8} + \beta\,\frac{b}{2}\right)\frac{b^2}{8},$$

$$\left|\frac{dy_3}{dx} - \frac{dy_2}{dx}\right| < M\left(\alpha\,\frac{b^2}{8} + \beta\,\frac{b}{2}\right)\frac{b}{2},$$

et, de proche en proche, on arrive aux inégalités

$$|y_n - y_{n-1}| < M\left(\alpha\,\frac{b^2}{8} + \beta\,\frac{b}{2}\right)^{n-2}\frac{b^2}{8},$$

$$\left|\frac{dy_n}{dx} - \frac{dy_{n-1}}{dx}\right| < M\left(\alpha\,\frac{b^2}{8} + \beta\,\frac{b}{2}\right)^{n-2}\frac{b}{2}.$$

Si donc on a

$$(6)\qquad \alpha\,\frac{b^2}{8} + \beta\,\frac{b}{2} < 1,$$

la série

$$y_1 + (y_2 - y_1) + \ldots + (y_n - y_{n-1}) + \ldots$$

sera manifestement convergente, et, par suite, y_n aura une limite y pour $n = \infty$. Cette fonction y de x aura certainement une dérivée première représentée par la série

$$\frac{dy_1}{dx} + \left(\frac{dy_2}{dx} - \frac{dy_1}{dx}\right) + \ldots + \left(\frac{dy_n}{dx} - \frac{dy_{n-1}}{dx}\right) + \ldots$$

P. — III.   7

Il est aisé de vérifier que y satisfait à l'équation (1); on a, en effet,

$$y_n = \int_0^x f\left(z, y_{n-1}, \frac{dy_{n-1}}{dz}\right)(x-z)\,dz$$
$$-\frac{Bx}{b} - \frac{x}{b}\int_0^b f\left(z, y_{n-1}, \frac{dy_{n-1}}{dz}\right)(b-z)\,dz,$$

en remplaçant, sous les signes d'intégration, dans y_{n-1}, la lettre x par la lettre z. Puisque y_n et $\frac{dy_n}{dz}$ convergent *uniformément* vers leurs limites respectives y et $\frac{dy}{dz}$, on aura

$$y = \int_0^x f\left(z, y, \frac{dy}{dz}\right)(x-z)\,dz - \frac{Bx}{b} - \frac{x}{b}\int_0^b f\left(z, y, \frac{dy}{dz}\right)(b-z)\,dz$$

et, par suite, en différentiant deux fois,

$$\frac{d^2y}{dx^2} = f\left(x, y, \frac{dy}{dx}\right).$$

Il est évident, d'ailleurs, que $y = o$ pour $x = o$, et $y = B$ pour $x = b$.

La recherche de l'intégrale est donc complètement effectuée; on ne doit pas oublier que les inégalités (4), (5) *et* (6) *sont supposées vérifiées.*

9. L'analyse précédente peut s'étendre à un nombre quelconque d'équations de la forme

$$\frac{d^2y_1}{dx^2} = f_1\left(x, y_1, y_2, \ldots, y_m, \frac{dy_1}{dx}, \ldots, \frac{dy_m}{dx}\right),$$
$$\frac{d^2y_2}{dx^2} = f_2\left(x, y_1, y_2, \ldots, y_m, \frac{dy_1}{dx}, \ldots, \frac{dy_m}{dx}\right),$$
$$\ldots \ldots \ldots \ldots \ldots \ldots \ldots \ldots \ldots \ldots \ldots \ldots$$
$$\frac{d^2y_m}{dx^2} = f_m\left(x, y_1, y_2, \ldots, y_m, \frac{dy_1}{dx}, \ldots, \frac{dy_m}{dx}\right).$$

Notre méthode d'approximations successives permettra de déterminer les intégrales $y_1, y_2, \ldots, y_m$ de ce système, telles qu'on ait

$$y_1 = y_2 = \ldots = y_m = o \quad (\text{pour } x = o),$$
$$y_1 = B_1, \quad y_2 = B_2, \quad \ldots, \quad y_m = B_m \quad (\text{pour } x = b).$$

Certaines inégalités analogues aux inégalités (4), (5) et (6) devront être vérifiées. On suppose, d'ailleurs, que

$$|f_i(b, y_1, \ldots, y_m, y'_1, \ldots, y'_m) - f_i(x, z_1, \ldots, z_m, z'_1, \ldots, z'_m)|$$
$$< \alpha_1|y_1 - z_1| + \ldots + \alpha_m|y_m - z_m| + \beta_1|y'_1 - z'_1| + \ldots + \beta_m|y'_m - z'_m|.$$

En gardant pour le reste les mêmes notations que plus haut, on devra avoir

$$\frac{Mb^2}{8} + |B_i| < L,$$

$$\frac{Mb}{2} + \left|\frac{B_i}{b}\right| < L'$$

et enfin

$$(\alpha_1 + \ldots + \alpha_m)\frac{b^2}{8} + (\beta_1 + \beta_2 + \ldots + \beta_m)\frac{b}{2} < 1.$$

10. Je dis maintenant que *l'intégrale déterminée par la méthode précédente est unique*, c'est-à-dire qu'il n'existe qu'un seul système d'intégrales $y_1, y_2, \ldots, y_m$ prenant les valeurs données au commencement et à la fin de l'intervalle (o, b). Bien entendu, *nous ne pouvons considérer que des systèmes d'intégrales telles que*

$$|y_i| < L, \qquad |y'_i| < L',$$

puisque c'est seulement dans un tel intervalle que nous supposons les f définies.

D'ailleurs, pour abréger, je supposerai que les fonctions f ont des dérivées partielles du même ordre par rapport aux y, de telle sorte que α_k sera le maximum de

$$\left|\frac{\partial f_i}{\partial y_k}\right| \qquad (i = 1, 2, \ldots, m);$$

pareillement β_k sera le maximum de

$$\left|\frac{\partial f_i}{\partial y'_k}\right| \qquad (i = 1, 2, \ldots, m).$$

quand x varie entre o et b, les y entre $-L$ et $+L$, et les y' entre $-L'$ et $+L'$.

Supposons maintenant que nous ayons deux systèmes d'intégrales satisfaisant aux mêmes conditions aux limites

$$y_1, \ y_2, \ \ldots, \ y_m \quad \text{et} \quad Y_1, \ Y_2, \ \ldots, \ Y_m.$$

On aura, en retranchant les équations différentielles, puis posant

$$y_i - Y_i = u_i,$$

et appliquant le théorème des accroissements finis

$$(E) \begin{cases} \dfrac{d^2 u_1}{dx^2} = a_{11} u_1 + a_{12} u_2 + \ldots + a_{1,m} u_m + b_{11} \dfrac{du_1}{dx} + \ldots + b_{1,m} \dfrac{du_m}{dx}, \\ \hdotsfor{1} \\ \dfrac{d^2 u_m}{dx^2} = a_{m,1} u_1 + a_{m,2} u_2 + \ldots + a_{m,m} u_m + b_{m,1} \dfrac{du_1}{dx} + \ldots + b_{m,m} \dfrac{du_m}{dx}. \end{cases}$$

Nous pouvons considérer les a et b comme des fonctions de x, et nous avons alors un système d'équations linéaires et homogènes, pour lesquelles un système d'intégrales

$$u_1, \ u_2, \ \ldots, \ u_m$$

s'annulent pour $x = 0$ et pour $x = b$.

Nous allons voir que les u doivent être identiquement nulles. De ce que

$$|a_{i,k}| < \alpha_k \quad \text{et} \quad |b_{i,k}| < \beta_k \qquad (i = 1, 2, \ldots, m),$$

on conclut que, pour le système (E) d'équations linéaires, la méthode des approximations successives est applicable. Il en résulte que l'on peut trouver $2m$ systèmes d'intégrales prenant pour $x = 0$ et $x = b$ des valeurs arbitrairement données. Avec ces $2m$ systèmes d'intégrales, nous pouvons former l'intégrale générale de (E) et déterminer les constantes de façon à avoir les intégrales s'annulant toutes pour $x = 0$ et pour $x = b$. Or ces constantes seront toutes nulles, puisqu'elles sont données par des équations homogènes du premier degré, dont le déterminant n'est pas nul, toutes les lettres qui forment le déterminant ayant des valeurs arbitraires. *Les u sont donc identiquement nulles, et l'on a bien*

$$Y_1 = y_1, \quad \ldots, \quad Y_m = y_m,$$

comme nous voulions l'établir.

III. — Quelques cas particuliers.

11. Nous avons vu que l'intégrale déterminée par la méthode des approximations successives, quand les conditions nécessaires pour l'application de la méthode sont vérifiées, est unique.

Étudions en elle-même, autant qu'il est possible, cette question de la détermination unique d'une intégrale d'une équation du second ordre par des valeurs initiale et finale.

Prenons d'abord l'équation linéaire

$$\frac{d^2 y}{dx^2} = 2\,\mathrm{A}\,\frac{dy}{dx} + \mathrm{B}y,$$

A et B ne dépendant que de x. Supposons qu'il y ait une intégrale y, s'annulant pour $x = a$ et pour $x = b$, et continue de a à b. On a évidemment la relation

$$\int_a^b y\left(\frac{d^2 y}{dx^2} - 2\,\mathrm{A}\,\frac{dy}{dx} - \mathrm{B}y\right) dx = 0,$$

qui se transforme de suite, en intégrant par partie, et devient

$$(\mathrm{z}) \qquad \int_a^b \left[\left(\frac{dy}{dx}\right)^2 + 2\mathrm{A}y\,\frac{dy}{dx} + \mathrm{B}y^2\right] dx = 0.$$

Si donc on a, pour toute valeur de x comprise entre a et b,

$$\mathrm{B} > \mathrm{A}^2,$$

on est assuré que l'intégrale considérée y ne peut qu'être identiquement nulle.

On peut aller plus loin en employant un artifice dont je me suis servi déjà antérieurement pour certaines équations aux dérivées partielles (t. II, p. 23). Si λ désigne une fonction continue quelconque de x entre a et b, on aura

$$\int_a^b \frac{d(\lambda y^2)}{dx}\,dx = 0.$$

En additionnant (α) et (β), il vient

$$\int_a^b \left[\left(\frac{dy}{dx}\right)^2 + 2(\lambda + A)y\frac{dy}{dx} + \left(B - \frac{d\lambda}{dx}\right)y^2 \right] dx = 0.$$

Si donc λ est tel que

$$\frac{d\lambda}{dx} - (\lambda + A)^2 + B > 0,$$

y devra être identiquement nul. Nous verrons dans un instant une application de cette transformation du problème.

12. Si nous reprenons maintenant l'équation non linéaire

$$\frac{d^2 y}{dx^2} = f\left(x, y, \frac{dy}{dx}\right),$$

il est facile de signaler un cas où cette équation ne pourra avoir deux intégrales prenant les mêmes valeurs pour $x = a$ et $x = b$, et continues de a à b. Soient, en effet, y_1 et y_2 deux telles intégrales; on a

$$\frac{d^2(y_2 - y_1)}{dx^2} = f\left(x, y_2, \frac{dy_2}{dx}\right) - f\left(x, y_1, \frac{dy_1}{dx}\right).$$

Si nous supposons maintenant que f ait des dérivées partielles du premier ordre elles-mêmes continues, nous pourrons écrire, en posant

$$y_2 - y_1 = u,$$

la relation précédente sous la forme

$$\frac{d^2 u}{dx^2} = A\frac{du}{dx} + Bu,$$

où l'on a

$$A = f'_z\left(x, y_1 + \theta u, \frac{dy_1}{dx} + \theta'\frac{du}{dx}\right),$$

$$B = f'_y\left(x, y_1 + \theta u, \frac{dy_1}{dx} + \theta'\frac{du}{dx}\right).$$

Je désigne, pour marquer les dérivations, la fonction f par $f(x, y, z)$. A et B peuvent être regardées comme des fonctions de x. Or si l'on a, quels que soient y et z, pour x compris entre a

et b,

$$\left[G(x, y, z) \right] > \left[f(x, y, z) \right]^2,$$

il est manifeste que *l'équation*

$$\frac{d^2 y}{dx^2} = f\left(x, y, \frac{dy}{dx} \right)$$

n'aura qu'une seule intégrale prenant des valeurs données pour $x = a$ et $x = b$, et continue dans cet intervalle. En particulier, l'équation

$$\frac{d^2 y}{dx^2} = f(x, y),$$

où f croît en même temps que y, rentre dans la catégorie précédente.

13. L'équation linéaire

$$\frac{d^2 y}{dx^2} = B y$$

mérite une étude spéciale. D'après ce que nous venons de voir (§ 12), si B est positif de a à b, il existera *une seule intégrale* continue de a à b et prenant pour ces valeurs de x des valeurs données.

Le cas où B est négatif de a à b est beaucoup plus difficile à étudier: nous l'approfondirons dans le Chapitre suivant. L'analyse du § 11 va nous conduire à un premier résultat. Soit

$$|B| < h \qquad (x \text{ variant de } a \text{ à } b),$$

h étant une constante positive. Nous serons assuré de l'existence *unique* d'une intégrale par ses valeurs pour $x = a$ et pour $x = b$, si l'on peut déterminer λ, fonction continue de x dans cet intervalle, et telle que

$$\frac{d\lambda}{dx} - \lambda^2 + B > 0.$$

Or, si l'on peut déterminer λ de telle sorte que

$$\frac{d\lambda}{dx} - \lambda^2 > h,$$

cette dernière inégalité entraînera la première. Soit $h_1 > h$, l'équation

$$\frac{d\lambda}{dx} - \lambda^2 = h_1$$

donne

$$\lambda = \sqrt{h_1}\,\tang\left(x\sqrt{h_1} + \mathrm{C}\right),$$

C étant une constante. Si l'intervalle (ab) est inférieur à $\dfrac{\pi}{\sqrt{h_1}}$, on pourra choisir évidemment la constante C de manière que λ soit continue dans l'intervalle. Comme, d'autre part, h_1 est aussi rapproché que l'on veut de h, on peut dire que, *si l'intervalle (a, b) a une longueur inférieure à $\dfrac{\pi}{\sqrt{h}}$, il existera une seule intégrale de l'équation*

$$\frac{d^2y}{dx^2} = \mathrm{B}\,y,$$

prenant pour a et b des valeurs données.

CHAPITRE VI.

SUR CERTAINES ÉQUATIONS LINÉAIRES
DU SECOND ORDRE.

I. — Définition d'une constante fondamentale.
Étude progressive de l'intégrale.

1. Nous ferons, dans ce Chapitre, une étude approfondie de l'équation

$$\frac{d^2y}{dx^2} + A(x)y = o,$$

la fonction $A(x)$ étant *positive* de a à b. Quoique cette équation soit de forme bien particulière, nous allons trouver dans son étude un type de problèmes, qui se poseront d'une manière analogue dans des équations plus générales, et que nous pourrons ici approfondir complètement.

Nous démontrerons d'abord le théorème suivant :

S'il existe une intégrale y de l'équation précédente, toujours positive et différente de zéro de a à b, et continue ainsi que sa dérivée première, cette intégrale pourra être obtenue par la méthode des approximations successives.

Faisons d'abord une remarque préliminaire.
L'intégrale de l'équation

$$\frac{d^2y}{dx^2} + \varphi(x) = o,$$

s'annulant pour $x = a$ et $x = b$, est donnée par la formule

$$y = \int_a^x \varphi(z)\frac{(b-x)(z-a)}{b-a}\,dz + \frac{x-a}{b-a}\int_x^b \varphi(z)(b-z)\,dz.$$

On voit que, si $\varphi(x)$ est positif de a à b, la fonction y sera positive, et croîtra, si l'on remplace $\varphi(x)$ par une fonction plus grande.

Ceci posé, nous partirons, pour les approximations successives, de la fonction y_0 vérifiant l'équation

$$\frac{d^2 y_0}{dx^2} = 0,$$

et prenant les mêmes valeurs que y aux deux extrémités de l'intervalle (a, b). On aura ensuite la succession des équations

$$\frac{d^2 y_1}{dx^2} + A(x)y_0 = 0,$$

$$\dotfill$$

$$\frac{d^2 y_n}{dx^2} + A(x)y_{n-1} = 0,$$

$y_1, y_2, \ldots, y_n$ prenant les mêmes valeurs initiale et finale que y, et étant positives, comme y, dans l'intervalle (a, b). De l'équation

$$\frac{d^2 y}{dx^2} + A(x)y = 0,$$

on conclut que

$$\frac{d^2(y - y_0)}{dx^2} + A(x)y = 0,$$

or $y - y_0$ a des valeurs initiale et finale nulles, par suite, $y - y_0$ est positif, d'après la remarque faite plus haut. Écrivons donc

$$y > y_0.$$

Il résulte aussi de la même remarque que

$$y_0 < y_1 < \ldots < y_n < \ldots < y.$$

Nous voulons établir que y_n a y pour limite. A cet effet, considérons le quotient

$$\frac{y - y_0}{y};$$

il restera moindre, dans l'intervalle (a, b), qu'un nombre fixe q

inférieur à l'unité. Les deux équations

$$\frac{d^2(y-y_2)}{dx^2} + A(x)y = 0,$$

$$\frac{d^2(y-y_1)}{dx^2} + A(x)(y-y_0) = 0$$

montrent de suite que

$$\frac{y-y_1}{y-y_0} < q.$$

En continuant ainsi, on a, d'une manière générale,

$$\frac{y-y_n}{y-y_{n-1}} < q,$$

et, par conséquent, en multipliant toutes ces inégalités membre à membre,

$$y-y_n < y.q^{n+1}.$$

Il est donc établi que y_n *converge uniformément vers* y. On voit, de plus, qu'il ne peut y avoir deux intégrales *positives* prenant les mêmes valeurs en a et b.

2. En supposant, comme au paragraphe précédent, qu'*il existe une intégrale* y *de l'équation, toujours positive et différente de zéro dans l'intervalle* (a, b), on peut montrer qu'il n'existe pas d'autre intégrale, s'annulant en a et b, que $y = 0$. Supposons, en effet, qu'il existe une telle intégrale; nous pouvons supposer qu'elle garde un signe invariable dans l'intervalle, sinon elle s'annulerait au moins une fois entre a et b, et l'on raisonnerait sur un intervalle compris dans (a, b). Soit donc une intégrale Y s'annulant en a et b et positive toujours dans l'intervalle. On peut choisir la constante k de manière que les deux intégrales

$$ky \quad \text{et} \quad Y$$

soient égales en un point choisi arbitrairement entre a et b. Puisque Y s'annule en a et b, il faudra qu'il y ait une seconde valeur de x pour laquelle on ait encore

$$ky = Y,$$

et nous aurions un intervalle moindre que (a, b) pour lequel il existerait deux intégrales positives et répondant aux mêmes valeurs initiale et finale, ce qui est impossible. Il faut donc que Y soit *identiquement nul*.

On conclut de là qu'*une intégrale est nécessairement déterminée d'une manière unique par ses valeurs initiale et finale dans l'intervalle (a, b) ou dans tout intervalle compris dans celui-ci.*

3. Introduisons maintenant une succession de constantes qui vont jouer dans la suite un rôle très important. Nous reprenons les approximations successives en faisant

$$y_0 = 1.$$

On aura une suite de fonctions

$$y_1, \quad y_2, \quad \ldots, \quad y_n, \quad \ldots$$

prenant pour $x = a$ et $x = b$ la valeur *un*. Posons

$$y_0 = u_0 = 1, \qquad y_1 - y_0 = u_1, \qquad \ldots, \qquad y_n - y_{n-1} = u_n, \qquad \ldots$$

les u, sauf u_0, s'annulent aux deux extrémités de (a, b). J'envisage les deux séries de constantes [1]

$$W_{m,n} = \int_a^b \lambda(x) u_m u_n \, dx, \qquad V_{m,n} = \int_a^b \frac{du_m}{dx} \frac{du_n}{dx} \, dx.$$

Ces deux expressions ne changent pas si l'on remplace u_m et u_n par d'autres lettres u, la somme $m + n$ restant constante.

On a, en effet,

$$W_{m,n} = - \int_a^b \frac{d^2 u_{m+1}}{dx^2} u_n \, dx = \int_a^b \frac{du_{m+1}}{dx} \frac{du_n}{dx} \, dx$$

$$= - \int_a^b u_{m+1} \frac{d^2 u_n}{dx^2} \, dx = \int_a^b \lambda(x) u_{m+1} u_{n-1} \, dx;$$

par conséquent, $W_{m,n}$ ne dépend que de $m + n$.

---

[1] Ces deux séries de constantes ont été considérées par M. Schwarz dans une question analogue relative à certaines équations aux dérivées partielles (*Mathematische Abhandlungen*, t. I, p. 141).

Si nous posons

$$W_{m+n} = \int_a^b A(x) u_{m+n}\, dx,$$

nous aurons

$$V_{m,n} = -\int_a^b u_m \frac{d^2 u_n}{dx^2}\, dx = \int_a^b A(x) u_m u_{n-1}\, dx,$$

et, par suite,

$$V_{m,n} = W_{m+n-1}.$$

4. Partons de l'inégalité

$$\int_a^b A(x)[\alpha u_n + \beta u_{n-1}]^2\, dx > 0,$$

α et β désignant deux constantes arbitraires. Cette inégalité peut s'écrire

$$\alpha^2 W_{2n} + 2\alpha\beta W_{2n+1} + \beta^2 W_{2n+2} > 0.$$

On aura, par suite,

$$(W_{2n+1})^2 - W_{2n} W_{2n+2} > 0$$

ou

$$\frac{W_{2n+1}}{W_{2n}} < \frac{W_{2n+2}}{W_{2n+1}}.$$

On a, de la même manière,

$$\int_a^b \left[\frac{d(\alpha u_n + \beta u_{n-1})}{dx}\right]^2 dx > 0$$

ou

$$\alpha^2 W_{2n-1} + 2\alpha\beta W_{2n} + \beta^2 W_{2n+1} > 0,$$

d'où l'on conclut

$$\frac{W_{2n}}{W_{2n-1}} < \frac{W_{2n+1}}{W_{2n}}.$$

Les inégalités précédentes montrent que l'on a

$$\frac{W_1}{W_0} < \frac{W_2}{W_1} < \cdots < \frac{W_n}{W_{n-1}} < \cdots$$

Je dis que le quotient $\dfrac{W_n}{W_{n-1}}$, croissant avec n, tend vers une limite pour $n = \infty$. Soit, en effet, g la plus grande valeur que prend la fonction u_1 dans l'intervalle (a, b). Les différences

$$u_1 - g u_0, \quad u_2 - g u_1, \quad \ldots, \quad u_n - g u_{n-1}, \quad \ldots$$

seront toutes négatives dans l'intervalle (a, b). Or on a

$$W_{2n} - g W_{2n-1} = \int_a^b A(x) u_n (u_n - g u_{n-1}) dx;$$

donc

$$W_{2n} - g W_{2n-1} < 0;$$

par suite, $\dfrac{W_{2n}}{W_{2n-1}}$ ne dépasse pas g. Ainsi, en posant

$$c_n = \frac{W_n}{W_{n-1}},$$

nous sommes assuré que *les quantités croissantes*

$$c_1, \quad c_2, \quad \ldots, \quad c_n, \quad \ldots$$

tendent vers une limite quand n augmente indéfiniment. Nous désignerons cette limite par c.

D'après un théorème élémentaire sur les suites, on peut encore définir c comme la limite de

$$\sqrt[n]{W_{2n}}$$

et nous pouvons de suite faire la remarque, qui nous sera plus tard utile, que, pour une équation correspondant à une fonction $A'(x)$ plus grande que $A(x)$, on aura une limite c' qui sera plus grande que c.

5. Cherchons à comparer $u_n(x)$ à $\sqrt[n]{W_{2n}}$. On a

$$\frac{d^2 u_n}{dx^2} + A(x) u_{n-1} = 0;$$

et, par suite,

$$u_n(x) = -\int_a^x A(z) u_{n-1}(z)(x-z) dz$$
$$+ \frac{x-a}{b-a} \int_x^b A(z) u_{n-1}(z)(b-z) dz.$$

On en conclut

$$|u_n(x)| < \int_a^b A(z) u_{n-1}(z)(b-z) dz.$$

Or de l'inégalité

$$\int_a^b \left[\frac{\alpha A(z) u_{2n-1}(z)}{\sqrt{W_{2n}}} + \beta(b-z)\right]^2 dz > 0,$$

α et β étant deux constantes quelconques, on déduit

$$\left[\int_a^b \frac{A(z) u_{2n-1}(z)(b-z)}{\sqrt{W_{2n}}} dz\right]^2 < \int_a^b \frac{A^2(z) u^2_{2n-1}(z) dz}{W_{2n}} \int_a^b (b-z)^2 dz$$

et, par suite,

$$\left[\frac{u_n(x)}{\sqrt{W_{2n}}}\right]^2 < \frac{W_{2n-2}}{W_{2n}} H,$$

H étant un nombre fixe. Or $\frac{W_{2n-2}}{W_{2n}}$ a $\frac{1}{c^2}$ pour limite (pour $n = \infty$). On peut donc écrire

$$\frac{u_n(x)}{\sqrt{W_{2n}}} < K,$$

K étant un nombre fixe.

6. Nous allons, des résultats précédents, déduire des conséquences extrêmement importantes. D'après l'inégalité du paragraphe précédent, la série

$$u_0 + u_1 + \ldots + u_n + \ldots$$

convergera uniformément dans l'intervalle (a, b), si la série de terme général

$$\sqrt{W_{2n}}$$

est convergente. Or, dans cette série, le rapport d'un terme au précédent a pour limite c; par conséquent, *si $c < 1$, les approximations successives convergeront*, et il y aura dans l'intervalle (a, b) des intégrales de l'équation restant toujours positives.

Si c est supérieur à l'unité, la série

$$u_0 + u_1 + \ldots + u_n + \ldots$$

ne peut converger uniformément dans l'intervalle (a, b). Car autrement, puisque

$$W_n = \int_a^b A(x) u_n(x) dx,$$

la série
$$W_1 + \ldots + W_n + \ldots$$
serait convergente, ce qui n'est pas, puisque le rapport $\frac{W_{n+1}}{W_n}$ a c pour limite.

7. Chacun des quotients
$$\frac{c_i}{c}$$
étant plus petit que *un*, le produit
$$\lambda_n = \frac{c_1}{c} \frac{c_2}{c} \ldots \frac{c_n}{c}$$

décroît avec n, et tend, par suite, vers une limite pour $n = \infty$. *Cette limite sera différente de zéro*; on a, en effet,
$$W_{2n} = \int_a^b A(x) u_n^2(x) \, dx,$$
ce que l'on peut écrire
$$\int_a^b A(x) \frac{u_n(x)}{\sqrt{W_{2n}}} \frac{u_n(x)}{\sqrt{W_{2n}}} \, dx = 1,$$
et comme
$$\frac{u_n(x)}{\sqrt{W_{2n}}} < K,$$
on conclut
$$\int_a^b A(x) \frac{u_n(x)}{\sqrt{W_{2n}}} \, dx > \frac{1}{K} .$$

ce qui n'est autre chose que l'inégalité
$$\frac{W_1}{\sqrt{W_{2n}}} > \frac{1}{K} \qquad \text{ou} \qquad \frac{W_1^2}{W_{2n}} > \frac{1}{K^2}.$$

Or $W_n = c_1 c_2 \ldots c_n W_0$; donc
$$\frac{W_1^2}{W_{2n}} = \frac{c_1^2}{c_1 c_1} \frac{c_2^2}{c_2 c_2} \ldots \frac{c_n^2}{c_{2n-1} c_{2n}};$$

par conséquent, le quotient $\frac{W_1^2}{W_{2n}}$ décroît avec n; il a donc, puis-qu'il est supérieur à $\frac{1}{K}$, une limite *différente de zéro*. Il en résuite encore que le produit

$$(z) \qquad \frac{c_1}{c_2} \frac{c_2}{c_4} \dots \frac{c_n}{c_{2n}}$$

a une limite différente de zéro, puisque $\dfrac{c_n}{c_{2n-1}} < 1$. Or on a

$$\frac{c_1}{c} = \frac{c_1}{c_2} \frac{c_2}{c_4} \frac{c_4}{c_8} \dots,$$

$$\frac{c_2}{c} = \frac{c_3}{c_6} \frac{c_6}{c_{12}} \dots,$$

$$\frac{c_3}{c} = \frac{c_5}{c_{10}} \frac{c_{10}}{c_{20}} \dots$$

et, par suite, le produit

$$\frac{c_1}{c} \frac{c_2}{c} \frac{c_3}{c} \dots$$

a pour limite la limite de l'expression (z), c'est-à-dire une expression différente de zéro. Il en sera alors évidemment de même de

$$\frac{c_2}{c} \frac{c_4}{c} \frac{c_6}{c} \dots$$

et, par suite, de λ_n, comme nous voulions l'établir.

8. Nous allons montrer que

$$\frac{u_n}{c^n}$$

a une limite différente de zéro, quand n augmente indéfiniment.

Soit

$$u'_n = \frac{u_n}{c^n}$$

et posons

$$W_n = \int_a^b X(x) u'_n\, dx,$$

on aura évidemment

$$W'_n = \frac{W_n}{c^n} = W_0 \frac{c_1}{c} \dots \frac{c_n}{c}.$$

P. — III.   8

Par suite, d'après le paragraphe précédent, on est assuré que *W'_n a une limite pour $n = \infty$.*

On a

$$\int_a^b A(x)(u'_n - u'_{n+k})^2\,dx = W'_{2n} - 2W'_{2n+k} + W'_{2n+2k}.$$

Puisque W'_n tend vers une limite, il est certain que le second membre est inférieur à toute quantité donnée à l'avance, si n est suffisamment grand. Or on a

$$\int_a^b A^2(x)(u'_n - u'_{n+k})^2\,dx < M\int_a^b A(x)(u'_n - u'_{n+k})^2\,dx,$$

M désignant le maximum de $A(x)$; par suite, l'intégrale du premier membre est aussi très petite, pour n suffisamment grand. Enfin, de l'inégalité analogue à celle que nous avons déjà considérée

$$\int_a^b [\alpha A(x)(u'_n - u'_{n+k}) + \beta(b-x)]^2\,dx > 0,$$

on conclut

$$\left[\int_a^b A(x)(u'_n - u'_{n+k})(b-x)\,dx\right]^2$$
$$< \int_a^b A^2(x)(u'_n - u'_{n+k})^2\,dx \int_a^b (b-x)^2\,dx.$$

Or le premier membre de cette inégalité est supérieur (§ 5) à la valeur absolue de

$$\frac{1}{c}[u'_{n+1}(x) - u'_{n+k+1}(x)]$$

pour toute valeur de x comprise entre a et b. Par suite, on peut trouver une valeur de n telle qu'à partir de cette valeur, on ait

$$|u'_{n+1}(x) - u'_{n+k+1}(x)| < \varepsilon,$$

ε étant une quantité donnée à l'avance aussi petite que l'on voudra. *L'existence de la limite de $u'_n(x)$ est ainsi établie.*

La fonction $u'_n(x)$ converge, d'après ce qui précède, uniformément vers sa limite u'. Il est essentiel de remarquer que $u'(x)$

n'est pas identiquement nulle. On a, en effet,

$$W'_a = \int_a^b A(x) u_a\, dx.$$

Or nous avons vu que la limite de la constante W'_a était différente de zéro; donc *la limite de u'_a ne peut être nulle*. La limite $u'(x)$ satisfait à l'équation différentielle

$$\frac{d^2 u'}{dx^2} + \frac{1}{c} A(x) u' = 0,$$

et elle s'annule aux deux extrémités de (a, b).

9. Une remarque importante est à faire sur la quantité c, qui a joué un rôle si important dans ce qui précède. Considérons les expressions

$$J_0(u) = \int_a^b A(x) u^2\, dx, \qquad J_1(u) = \int_a^b \left(\frac{du}{dx}\right)^2 dx,$$

où u désigne une fonction quelconque continue, ainsi que $\frac{du}{dx}$, dans l'intervalle (a, b), et *s'annulant* aux deux extrémités de l'intervalle. Soit, d'autre part, la série

$$u_0 + u_1 k + u_2 k^2 + \ldots + u_n k^n + \ldots,$$

ordonnée suivant les puissances de la constante k. Puisque $\frac{u_n}{c^n}$ a une limite déterminée différente de zéro, le rapport d'un terme au précédent a pour limite

$$ck,$$

et la série précédente sera convergente tant que

$$k < \frac{1}{c}.$$

Désignons par U la limite de cette série; c'est une fonction de x prenant pour $x = a$ et pour $x = b$ les valeurs un, et qui satisfait à l'équation

$$\frac{d^2 U}{dx^2} + k A(x) U = 0.$$

Or, partant de l'identité

$$\left(\frac{du}{dx} - \frac{u}{U}\frac{dU}{dx}\right)^2 + \frac{d}{dx}\left(\frac{u^2}{U}\frac{dU}{dx}\right)$$
$$- \frac{u^2}{U}\left[\frac{d^2U}{dx^2} + k\,\Lambda(x)U\right] = \left(\frac{du}{dx}\right)^2 - k\,\Lambda(x)u^2,$$

on aura de suite

$$\int_a^b \left[\left(\frac{du}{dx}\right)^2 - k\,\Lambda(x)u^2\right] dx = \int_a^b \left(\frac{du}{dx} - \frac{u}{U}\frac{dU}{dx}\right)^2 dx$$

et, par conséquent,

$$J_1 - kJ_0 > 0.$$

Le quotient $\dfrac{J_1(u)}{J_0(u)}$ est donc, quelle que soit la fonction u satis-faisant aux conditions indiquées, supérieure à toute quantité k inférieure à $\dfrac{1}{c}$. Ce quotient *ne peut donc prendre une valeur plus petite que* $\dfrac{1}{c}$. Cherchons la valeur de

$$\frac{J_1(u')}{J_0(u')},$$

u' étant la fonction du § 8, qui s'annule pour a et b et satisfait à l'équation

$$\frac{d^2u'}{dx^2} + \frac{1}{c}\Lambda(x)u' = 0.$$

L'identité

$$\left(\frac{du'}{dx}\right)^2 - \frac{\Lambda(x)}{c}u'^2 = \frac{d}{dx}\left(u'\frac{du'}{dx}\right) - u'\left[\frac{d^2u'}{dx^2} + \frac{1}{c}\Lambda(x)u'\right]$$

donne immédiatement

$$J_1(u') - \frac{1}{c}J_0(u') = 0;$$

le *minimum* $\dfrac{1}{c}$ du quotient

$$\frac{J_1(u)}{J_0(u)}$$

est donc atteint pour $u = u'$.

10. On pourrait se poser, au point de vue du calcul des varia-tions, le problème de rechercher la fonction u s'annulant en a

et b et rendant minima le quotient

$$\frac{J_1(u)}{J_0(u)}.$$

Quand on applique la méthode des variations, on suppose toujours que le minimum est atteint, les questions d'existence de fonctions réalisant effectivement le minimum étant toujours laissées de côté. Soit donc une fonction u, s'annulant en a et b et rendant minimum le quotient précédent. Soit m ce minimum.

Nous avons à écrire que la variation du quotient est nulle, ce qui nous donne

$$J_0(u)\,\delta J_1(u) - J_1(u)\,\delta J_0(u) = 0$$

ou

$$\delta J_1(u) - m\,\delta J_0(u) = 0.$$

Or

$$\delta J_0(u) = 2\int_a^b A(x)\,u\,\delta u\,dx,$$

$$\delta J_1(u) = \int_a^b \delta\left(\frac{du}{dx}\right)^2 dx = 2\int_a^b \frac{du}{dx}\,\delta\left(\frac{du}{dx}\right) dx$$

$$= 2\int_a^b \frac{du}{dx}\,\frac{d\,\delta u}{dx}\,dx = -2\int_a^b \frac{d^2 u}{dx^2}\,\delta u\,dx.$$

On a donc

$$\int_a^b \left[\frac{d^2 u}{dx^2} + m\,A(x)\,u\right]\delta u\,dx = 0,$$

d'où il résulte que la fonction u, satisfaisant aux conditions indiquées, vérifie l'équation

$$\frac{d^2 u}{dx^2} + m\,A(x)\,u = 0.$$

Ce résultat est bien d'accord avec ce que nous avons obtenu plus haut.

11. Nous avons, dans ce qui précède, considéré un intervalle fixe (a, b). Supposons maintenant que, a restant fixe, on fasse varier $b\,(b > a)$. La fonction $A(x)$ restera, bien entendu, positive pour toute valeur de x à partir de a, pour laquelle nous aurons à la considérer.

Un premier point à peu près évident est que la limite c croît avec l'intervalle (a, b). On peut, en effet, définir c comme la limite de

$$\sqrt[n]{W_n},$$

d'après un théorème élémentaire sur les suites. Or

$$W_n = \int_a^b \Lambda(x) u_n\, dx.$$

Soit $b_1 > b$; on aura

$$W_b^1 = \int_a^{b_1} \Lambda(x) u_a^1\, dx.$$

Or, de a à b, on a nécessairement

$$u_a^1 > u_a,$$

comme on le voit de proche en proche à partir de $u_a^0 = u_0 = 1$. La limite c_1, correspondant à l'intervalle (a, b_1), est donc supérieure à la limite c, correspondant à l'intervalle (a, b).

Or pour b, très voisin de a, on a évidemment c très voisin de zéro. Quand b s'éloigne de a, la limite c grandit. Tant que

$$c < 1,$$

les approximations successives convergent (§ 6), et une intégrale s'annulant pour a et b est identiquement nulle.

Quand, b continuant à s'éloigner de a, on a

$$c = 1,$$

nous arrivons au cas limite extrêmement intéressant. Nous avons alors *une fonction u', non identiquement nulle, s'annulant aux deux extrémités de l'intervalle (a, b) et satisfaisant à l'équation différentielle proposée*

$$\frac{d^2 u'}{dx^2} + \Lambda(x) u' = 0.$$

Quand, b continuant à croître, c devient plus grand que *un*, nous sommes assuré que les approximations successives ne convergent plus, et qu'il n'y a plus d'intégrales restant toujours positives dans (a, b).

Dans le cas particulier très simple où $\Lambda(x)$ se réduit à une constante A, on trouve immédiatement la longueur de l'intervalle minimum correspondant à une intégrale s'annulant aux deux extrémités. Soit l'équation

$$\frac{d^2y}{dx^2} + \mathrm{A}y = 0 \qquad (\mathrm{A} > 0);$$

l'intégrale générale étant

$$\beta \sin(x\sqrt{\mathrm{A}} + \alpha),$$

l'intervalle cherché sera

$$\frac{\pi}{\sqrt{\mathrm{A}}},$$

et nous avons, par exemple, l'intégrale $\sin(x\sqrt{\mathrm{A}})$, restant positive de 0 à $\dfrac{\pi}{\sqrt{\mathrm{A}}}$, et s'annulant pour ces deux valeurs.

12. Considérons une intégrale s'annulant pour $x = a$, et cherchons à la suivre quand x grandit à partir de a. Elle s'annulera la première fois pour la valeur $x = b$ dont nous venons de parler (pour laquelle $c = 1$). Arrivé à $x = b$, nous nous trouvons dans les mêmes conditions qu'au point de départ. L'origine des intervalles étant maintenant b, à ce point b correspondra un intervalle bb', pour lequel la limite c' sera égale à l'unité (il pourra, d'ailleurs, arriver que b' n'existe pas, la limite c' étant toujours inférieure à un, si grand qu'on prenne l'intervalle à partir de b). Notre intégrale aura donc la nouvelle racine à $x = b'$, et l'on continuera ainsi indéfiniment, si la fonction $\mathrm{A}(x)$ est définie pour toute valeur de x. On voit donc comment on pourra, de proche en proche, faire l'étude de l'intégrale.

II. — Introduction d'une constante arbitraire dans l'équation différentielle [1].

13. Nous allons considérer maintenant une équation différentielle linéaire du second ordre dépendant d'un paramètre arbi-

---

[1] J'ai résumé ce Chapitre dans une Note des *Comptes rendus : Sur les équations différentielles du second ordre renfermant un paramètre arbitraire* (19 février 1894).

traire, et, pour nous rapprocher du cas étudié dans la Section précédente, prenons l'équation

$$(1) \qquad \frac{d^2y}{dx^2} + k\,\mathrm{A}(x)y = 0,$$

où $\mathrm{A}(x)$ est une fonction *positive* dans l'intervalle (a, b) et k une constante. Nous pouvons former une intégrale de cette équation, prenant pour $x = a$, ainsi que sa dérivée $\frac{dy}{dx}$, des valeurs numériques arbitrairement données. Soit

$$y_1(x, k),$$

cette solution, qui dépend manifestement aussi de k, et qui, d'après un théorème général précédemment établi (Chap. V, §3), est une fonction de k holomorphe pour toute valeur de k.

Envisageons de même une seconde solution

$$y_2(x, k),$$

qui correspond à un second système de valeurs numériques initiales de y et $\frac{dy}{dx}$. On suppose seulement que les systèmes de valeurs numériques ne soient pas, dans les deux cas, proportionnels, de manière que les deux solutions soient distinctes.

Une solution quelconque sera de la forme

$$\alpha y_1(x, k) + \beta y_2(x, k),$$

α et β étant des constantes arbitraires. Nous pouvons choisir α et β de manière que cette solution prenne, pour $x = a$ et $x = b$, des valeurs déterminées d'ailleurs arbitraires. Il n'y aura d'exception que si le déterminant des deux équations du premier degré est nul, c'est-à-dire si l'on a

$$(2) \qquad y_1(a, k)\,y_2(b, k) - y_1(b, k)\,y_2(a, k) = 0.$$

Si k satisfait à cette relation, on pourra choisir α et β de telle sorte que la solution

$$\alpha y_1(x, k) + \beta y_2(x, k)$$

s'annule en a et b. *On aura donc, pour les valeurs de k satis-*

faisant à l'équation (2), *une intégrale de l'équation* (1) *s'annulant en a et b, et qui n'est pas nulle identiquement.*

14. Le premier membre de l'équation (2) étant une fonction de k, holomorphe dans tout le plan, les racines ne pourront former qu'une suite *discontinue*.

Montrons que les racines de l'équation (2) ne peuvent être que des quantités positives. Nous allons voir en effet que, pour une valeur imaginaire ou négative de k, il ne peut y avoir d'intégrale s'annulant aux deux extrémités sans être nulle identiquement. La chose nous est connue pour les valeurs négatives (Chap. V, § 13). Quant à ce qui concerne les valeurs imaginaires, nous aurions, en posant

$$y = u_1 + iu_2, \qquad k = k' + ik'',$$

$$\frac{d^2(u_1 + iu_2)}{dx^2} + (k' + ik'')\Lambda(x)(u_1 + iu_2) = 0$$

et, par suite, on aurait

$$\frac{d^2 u_1}{dx^2} + k'\Lambda(x)u_1 - k''\Lambda(x)u_2 = 0,$$

$$\frac{d^2 u_2}{dx^2} + k'\Lambda(x)u_2 + k''\Lambda(x)u_1 = 0,$$

la solution (u_1, u_2) s'annulant en a et b. Ceci est impossible; car des deux équations précédentes on tire

$$\int_a^b k''\Lambda(x)(u_1^2 + u_2^2)\,dx = 0;$$

u_1 et u_2 seraient donc identiquement nuls, si $k'' \neq 0$.

15. L'existence d'une suite indéfinie de quantités positives

$$k_1, k_2, \ldots, k_n, \ldots$$

(k_n augmentant indéfiniment avec n), pour lesquelles l'équation

$$\frac{d^2 y}{dx^2} + k_i\Lambda(x)y = 0$$

a une intégrale nulle aux deux extrémités de (a, b) sans être identiquement nulle, peut s'établir simplement comme il suit.

Tout d'abord, le premier terme de la suite que nous désignons par k, a été déjà considéré dans la Section précédente; il est l'inverse de la quantité c, qui a joué dans cette Section un rôle si important. En effet, tant que l'on a

$$k < \frac{1}{c},$$

les approximations successives convergent dans l'intervalle (a, b) pour l'équation

$$\frac{d^2 y}{dx^2} + k \, A(x) \, y = 0,$$

et il n'y a pas d'intégrale nulle aux deux extrémités de l'intervalle (sauf *zéro*). Nous savons, au contraire, que pour

$$k_1 = \frac{1}{c}$$

il y aura une telle intégrale.

Faisons maintenant croître k à partir de k_1 (*fig.* 1); nous au-

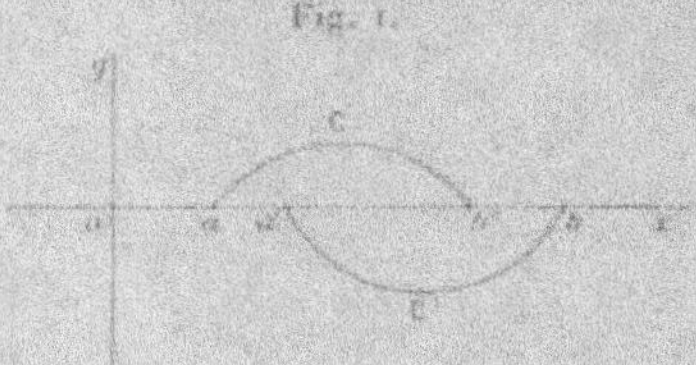

Fig. 1.

rons une intégrale telle que $a\,C\,b'$ s'annulant en a et b', ce dernier point étant à gauche de b, et une intégrale $b\,C'\,a'$ s'annulant en b et en a'. Comme ces intégrales ne sont déterminées qu'à un facteur près, je puis figurer l'une au-dessus de Ox, l'autre au-dessous. Continuons à faire croître k; a' marche vers la droite et b' vers la gauche. A un certain moment ils coïncideront en un point z, et, comme les intégrales dessinées ne sont déterminées qu'à un facteur près, on peut les choisir de telle sorte qu'elles se raccordent en leur point commun. On aura alors la *fig.* 2 et les deux courbes dessinées correspondent à une même intégrale. Nous concevons donc ainsi l'existence de la seconde valeur k_2 pour laquelle il y aura une intégrale nulle en a et b; cette intégrale s'annule une fois entre a et b.

Fig. 2.

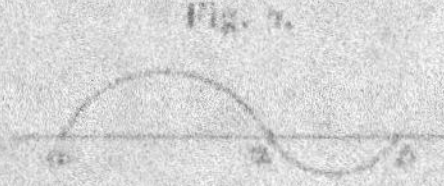

On continuera à raisonner de la sorte. On aura, k étant un peu supérieur à k_2, le dessin suivant d'intégrales (*fig.* 3) : le point γ

Fig. 3.

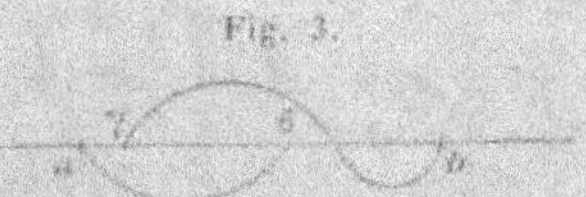

marchera vers la droite et δ vers la gauche à mesure que k grandira, et pour une certaine valeur de k, soit k_3, on aura la *fig.* 4,

Fig. 4.

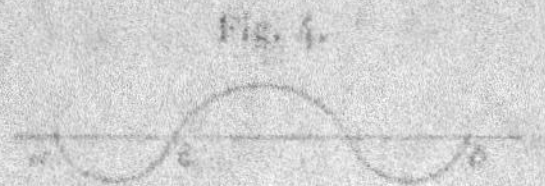

et l'on peut choisir la constante dans l'intégrale partant de b (de b en ε) et dans l'intégrale partant de a (de a en ε) de manière à avoir, par l'ensemble des deux, une seule intégrale. Nous arrivons donc ainsi à une valeur k_3 pour laquelle il y a une intégrale nulle en a et b; cette intégrale s'annule deux fois entre a et b. On continuera ainsi indéfiniment, et l'on démontre ainsi l'existence d'une suite

$$(\Sigma) \qquad\qquad k_1, \ k_2, \ \ldots, \ k_n$$

de nombres grandissant indéfiniment, et correspondant aux valeurs de k pour lesquelles l'équation

$$\frac{d^2y}{dx^2} + k \cdot \lambda(x) y = 0$$

a une intégrale nulle en a et b. Il est clair que k_n augmente indéfiniment avec n, car les intervalles $a\varepsilon$, $a\varepsilon$, $\ldots$ vont en diminuant indéfiniment. D'ailleurs, ces nombres étant les racines de l'équation transcendante (2) dont le premier membre est une fonction entière de k ne peuvent avoir pour point limite un point à distance finie.

16. Ceci posé, envisageons l'intégrale u de l'équation (1) prenant en a et b des valeurs numériques A et B données d'ailleurs arbitrairement. Nous regarderons l'intégrale u *comme fonction de k*; cette fonction de k sera évidemment uniforme dans le plan de la variable complexe k et *elle aura pour pôles les termes de la suite* (Σ).

Nous allons montrer que ces pôles sont des pôles simples.

Écrivons l'équation

$$\frac{d^2y}{dx^2} + k_i A(x)y = 0.$$

Elle admet une intégrale y_0 s'annulant en a et b, et soit Y_0 une seconde intégrale distincte de la première et, par suite, ne s'annulant pas pour $x = a$. Soit maintenant l'équation

$$(3) \qquad \frac{d^2y}{dx^2} + (k_i + \mu) A(x)y = 0.$$

Cette équation admet deux intégrales y et Y prenant respectivement, pour $x = a$, ainsi que leurs dérivées premières, les mêmes valeurs que y_0 et Y_0, et leurs dérivées premières. D'après le théorème général, déjà plusieurs fois appliqué, ces intégrales seront des fonctions *entières* de μ, et l'on aura le développement

$$(4) \qquad y = y_0 + y_1\mu + \ldots, \qquad Y = Y_0 + Y_1\mu + \ldots$$

$y_1, y_2, \ldots, Y_1, Y_2, \ldots$ s'annulant nécessairement pour $x = a$.

Une intégrale u de (3) est de la forme

$$u = \alpha y + \beta Y.$$

Cherchons à déterminer les constantes α et β de manière que cette intégrale prenne pour a et b les valeurs A et B. On a les deux équations

$$\beta Y_0(a) = A, \qquad \alpha[y_1(b)\mu + \ldots] + \beta[Y_0(b) + \ldots] = B.$$

On voit donc que β est une constante par rapport à μ et que z admet le pôle $\mu = 0$. Ce pôle sera simple si l'on a

$$y_i(b) \gtrless 0.$$

Nous allons établir qu'il en est bien ainsi. On a les deux équations

$$\frac{d^2 y_0}{dx^2} + k_i \Lambda(x) y_0 = 0,$$

$$\frac{d^2 y_1}{dx^2} + k_i \Lambda(x) y_1 + \Lambda(x) y_0 = 0,$$

obtenus en substituant dans (3) les développements (4). Or, des deux équations précédentes, on conclut

$$\int_a^b \left(y_1 \frac{d^2 y_0}{dx^2} - y_0 \frac{d^2 y_1}{dx^2} \right) dx = \int_a^b \Lambda(x) y_0^2 \, dx.$$

La première intégrale s'effectue immédiatement; elle serait nulle, si l'on avait $y_1(b) = 0$, et l'on serait alors conduit à une absurdité. Nous arrivons donc à la conclusion que k_i est *un pôle simple de u.*

17. Nous arrivons maintenant au calcul des quantités k_i. Tant que k sera inférieur à k_1, on aura pour u le développement

$$u = u_0 + u_1 k + \ldots + u_n k^n + \ldots,$$

u_0 prenant en a et b les valeurs A et B et les autres u s'annulant aux deux extrémités de l'intervalle. Ces divers coefficients sont des fonctions de x déterminés de proche en proche par les équations

$$\frac{d^2 u_0}{dx^2} = 0, \quad \frac{d^2 u_1}{dx^2} + \Lambda(x) u_0 = 0, \quad \ldots \quad \frac{d^2 u_n}{dx^2} + \Lambda(x) u_{n-1} = 0, \quad \ldots$$

Formons les constantes

$$U_n = \int_a^b u_0(x) u_n(x) \Lambda(x) \, dx,$$

qui présentent la plus grande analogie avec les quantités W_n considérées au § 3 de ce Chapitre. Dans ce cas u_0 se réduisait à l'unité, tandis qu'ici u_0 dépend de x et peut être de signe variable. Quoique u_0 et u_n ne soient pas nécessairement d'un signe invariable dans (a, b), toutes les constantes U_n sont positives; on le voit de suite en remarquant que

$$U_{2n} = \int_a^b A(x) u_n^2 \, dx \quad \text{et} \quad U_{2n+1} = \int_a^b \left(\frac{du_{n+1}}{dx}\right)^2 dx,$$

et l'on a aussi

$$U_{m+n} = \int_a^b u_m u_n A(x) \, dx = \int_a^b \frac{du_m}{dx} \frac{du_{n+1}}{dx} \, dx,$$

la dernière égalité supposant $m \gtrless 0$.

On établira, comme au § 4 de ce Chapitre, les inégalités

$$\frac{U_1}{U_0} < \frac{U_2}{U_1} < \dots < \frac{U_n}{U_{n-1}} < \dots,$$

mais, arrivé à ce point, nous devons modifier un peu les raisonnements. Il est clair que $\frac{U_n}{U_{n-1}}$ doit tendre vers une limite; sinon ce quotient grandirait indéfiniment avec n, et la série

$$U_0 + U_1 k + \dots + U_n k^n + \dots,$$

ne serait convergente pour aucune valeur de k; or, cette série est égale à

$$\int_a^b u_0(u_0 + u_1 k + \dots + u_n k^n + \dots) A(x) \, dx,$$

qui a un sens déterminé pour $k < k_1$. La limite de $\frac{1}{U_{n-1}}$ est donc au plus égale à $\frac{1}{k_1}$.

D'autre part, nous pouvons, comme au § 5, comparer

$$|u_n| \quad \text{à} \quad \sqrt{U_{2n}}.$$

La relation

$$\frac{d^2 u_n}{dx^2} + A(x) u_{n-1} = 0$$

donne pour u_n une somme de deux intégrales et, si l'on écrit l'équation

$$\frac{d^2\lambda}{dx^2} + A(x)|u_{n-1}| = 0,$$

on aura

$$|u_n| < \lambda,$$

les conditions aux limites étant zéro pour λ. Il en résulte, d'après le § 5, que

$$|u_n(x)| < \int_x^b A(z)|u_{n-1}(z)|(b-z)\,dz.$$

Le reste de l'analyse de ce paragraphe est alors applicable, et l'on aura

$$|u_n(x)| < K.\sqrt{U_{2n}},$$

K étant un nombre fixe. Il résulte de là et de ce qui précède, que les deux séries

$$u_0 + u_1 k + \ldots + u_n k^n + \ldots,$$
$$U_0 + U_1 k + \ldots + U_n k^n + \ldots$$

ont même cercle de convergence ; donc

$$\lim \frac{U_n}{U_{n-1}} = \frac{1}{k_2} \qquad (\text{pour } n = \infty),$$

18. Nous allons maintenant calculer k_2. Puisque k_1 est un pôle simple de u, nous pouvons écrire

$$u = \frac{u'}{1 - \dfrac{k}{k_1}} + v_0 + v_1 k + \ldots + v_n k^n + \ldots,$$

la série du second membre étant convergente jusqu'à $k = k_2$. La comparaison de ce développement avec

$$u = u_0 + u_1 k + \ldots + u_n k^n + \ldots$$

donne

$$u_n = v_n + \frac{u'}{k_1^n}$$

et, par suite,

$$u' = \lim_{n=\infty}(u_n k_1^n),$$

car $\lim_{n=\infty}(v_n k_1^n)$ est nécessairement nulle. Nous pouvons donc regarder u' comme connu et, par suite, les v. Ces dernières fonctions satisfont au système d'équations, résultant immédiatement du système auquel satisfont les u, et de l'équation

$$\frac{d^2 u'}{dx^2} + k_1 \mathrm{A}(x) u' = 0,$$

à savoir :

$$\frac{d^2 v_0}{dx^2} - k_1 \mathrm{A}(x) u' = 0,$$

$$\frac{d^2 v_1}{dx^2} - \mathrm{A}(x) v_0 = 0,$$

$$\dots \dots \dots \dots \dots \dots \dots \dots$$

$$\frac{d^2 v_n}{dx^2} + \mathrm{A}(x) v_{n-1} = 0.$$

Tous les v, sauf v_0, sont nuls en a et b, et v_0 prend en a et b les valeurs A et B.

Nous formerons alors la suite des quantités

$$\mathrm{V}_n = \int_a^b v_0(x) v_n(x) \mathrm{A}(x)\, dx,$$

et, sans rien changer à l'ensemble des raisonnements, on démontre que

$$\lim_{n=\infty} \frac{\mathrm{V}_n}{\mathrm{V}_{n-1}} = \frac{1}{k_2}.$$

Nous calculons donc ainsi la *seconde* valeur singulière k_2.

19. On peut continuer ainsi indéfiniment. On aura

$$v_0 + v_1 k + \dots + v_n k^n + \dots = \frac{v'}{1 - \dfrac{k}{k_2}} + w_0 + w_1 k + \dots + w_n k^n + \dots,$$

la série du second membre étant convergente jusqu'à $k = k_2$. On obtiendra v' par la formule

$$v' = \lim_{n=\infty}(v_n k_2^n),$$

et les constantes

$$W_n = \int_a^b w_n(x)\, w_n(x)\, A(x)\, dx$$

conduiront à la *troisième* valeur k_3, et ainsi de suite.

Nous avons donc obtenu le résultat que nous avions en vue. *Les valeurs singulières k_i peuvent être obtenues de proche en proche par un calcul régulier, ainsi que les intégrales nulles aux deux extrémités de (a, b) correspondant à ces valeurs singulières.*

20. Nous nous sommes borné, dans ce Chapitre, à une équation particulière pour avoir des résultats très simples. On pourrait, d'une manière plus générale, considérer une équation

$$(5) \qquad \frac{d^2y}{dx^2} + [k\,A(x) + A_1(x)]\frac{dy}{dx} + [k\,B(x) + B_1(x)]y = 0,$$

les A et B étant continues dans un intervalle (a, b).

Il n'y a, pour cette équation, d'intégrale s'annulant aux deux extrémités de l'intervalle, sans être identiquement nulle, que pour une suite discontinue de valeurs de k, racines d'une équation

$$(6) \qquad\qquad G(k) = 0.$$

$G(k)$ désignant une fonction entière.

L'intégrale de l'équation (5), prenant en a et b des valeurs données, *est une fonction uniforme de k dans tout le plan de cette variable et ayant pour pôles les racines de l'équation (6).* La démonstration de cette proposition peut se faire par la même voie que pour l'équation spéciale sur laquelle nous venons de nous arrêter. Nous aurons d'ailleurs à revenir sur des questions de cette nature qui se rencontrent fréquemment en Physique mathématique.

CHAPITRE VII.

ÉTUDE DE QUELQUES ÉQUATIONS NON LINÉAIRES

I. — Discussion des intégrales passant par deux points pour une classe d'équations du second ordre.

1. Les conditions d'application de la méthode des approximations successives sont très diverses suivant les classes particulières d'équation qu'on étudie. Considérons ici l'équation

$$(1) \qquad \frac{d^2 y}{dx^2} + f(x, y) = 0,$$

et supposons que, x étant dans un certain intervalle, la fonction $f(x, y)$, définie pour toute valeur de y, *croisse constamment avec y et que l'on ait identiquement*

$$f(x, 0) = 0.$$

Il est clair que, dans ces conditions, $f(x, y)$ sera positif quand y sera lui-même positif. Nous allons supposer, de plus, que la dérivée toujours positive

$$f_y(x, y)$$

décroît quand y augmente.

Ces hypothèses faites, admettons qu'il existe une intégrale y de l'équation (1), restant toujours positive (et non nulle) lorsque x varie entre 0 et b, et ne s'annulant pas pour les valeurs extrêmes. Nous allons montrer que cette intégrale peut certainement être obtenue par la méthode des approximations successives.

Partons à cet effet de la fonction y_0 satisfaisant à l'équation

$$\frac{d^2 y_0}{dx^2} = 0$$

et prenant aux limites les mêmes valeurs que y. Les équations successives

$$\frac{d^2 y_1}{dx^2} + f(x, y_0) = 0,$$

$$\frac{d^2 y_2}{dx^2} + f(x, y_1) = 0,$$

$$\dots\dots\dots\dots\dots\dots\dots\dots$$

$$\frac{d^2 y_n}{dx^2} + f(x, y_{n-1}) = 0$$

(y_n prenant les mêmes valeurs que y aux deux limites) montrent que

$$y_0 < y_1 < \dots < y_n.$$

Il faut montrer que y_n a y pour limite. Or considérons le quotient

$$\frac{y - y_n}{y}.$$

D'après l'équation

$$\frac{d^2(y - y_0)}{dx^2} + f(x, y) = 0,$$

y est plus grand que y_0, et, par suite, le rapport précédent est plus petit que l'unité et n'atteint pas ce nombre : soit q son maximum; on a

$$q < 1.$$

Ceci posé, l'équation

$$\frac{d^2(y - y_1)}{dx^2} + f(x, y) - f(x, y_0) = 0$$

donne

$$(2) \quad \begin{cases} y - y_1 = \displaystyle\int_0^x z\,[f(z, y) - f(z, y_0)]\left[1 - \frac{x}{b}\right] dz \\[2mm] \qquad\quad + \dfrac{x}{b}\displaystyle\int_x^b [f(z, y) - f(z, y_0)](b - z)\,dz, \end{cases}$$

en remplaçant, sous les signes d'intégration, dans y et y_0, x par z.

Mais nous pouvons écrire l'inégalité

$$\frac{f(z,y)-f(z,y_1)}{f(z,y)-f(z,y_0)}=\frac{f'_y(z,\xi_1)(y-y_1)}{f'_y(z,\xi_0)(y-y_0)}<\frac{y-y_1}{y-y_0},$$

car $\xi_1 > \xi_0$. Or, de l'égalité

$$y-y_0=\int_0^x zf(z,y)\left(1-\frac{x}{b}\right)dz+\frac{x}{b}\int_x^b f(z,y)(b-z)\,dz,$$

rapprochée de l'égalité (2) et de l'inégalité

$$\frac{f(z,y)-f(z,y_0)}{f(z,y)}=\frac{f'_y(z,\xi_1)(y-y_0)}{f'_y(z,\xi_2)\,y}<\frac{y-y_0}{y}<q,$$

on conclut

$$\frac{y-y_1}{y-y_0}<q.$$

On aura de la même manière

$$\frac{y-y_2}{y-y_1}<q,$$

et ainsi indéfiniment

$$\frac{y-y_n}{y-y_{n-1}}<q.$$

De ces inégalités, on déduit

$$y-y_n<yq^{n+1}.$$

Cette inégalité établit bien que y_n converge uniformément vers y. C'est ce que nous voulions établir.

2. Nous avons maintenant à rechercher les intervalles dans lesquels on peut être assuré d'avoir une intégrale toujours positive, et chercher en particulier s'il est possible d'avoir une intégrale s'annulant aux extrémités d'un intervalle sans être identiquement nulle. Nous avons dit que la dérivée toujours positive

$$f'_y(x,y)$$

allait constamment en décroissant quand y augmente, lorsque x a une valeur fixe quelconque dans un certain intervalle. Pour

$y = \infty$, cette fonction aura une valeur déterminée; posons

$$f'_y(x, 0) = P(x),$$
$$f'_y(x, \infty) = Q(x),$$

on aura donc

$$P(x) > Q(x),$$

$Q(x)$ pouvant être identiquement nulle.

3. Avant d'aller plus loin, rappelons un théorème, obtenu au Chapitre précédent, sur les équations différentielles linéaires.

Étant donnée l'équation linéaire

$$(3) \qquad \frac{d^2 y}{dx^2} + P(x)y = 0,$$

où la fonction $P(x)$ est positive et définie pour un champ suffisamment grand de valeurs de x, il existe une quantité α, telle que, dans tout intervalle $(0, \alpha')$ où $\alpha' < \alpha$, une intégrale nulle aux deux extrémités est identiquement nulle. Pour l'intégrale $(0, \alpha)$, au contraire, il existe une intégrale s'annulant aux deux extrémités et qui n'est pas nulle identiquement. Dans l'intervalle $(0, \alpha')$ la méthode des approximations successives conduit à une série convergente.

Si l'on considère une seconde équation de même forme

$$(4) \qquad \frac{d^2 y}{dx^2} + Q(x)y = 0,$$

à cette équation correspondra un intervalle $(0, \beta)$. Si l'on a

$$P(x) > Q(x),$$

on aura nécessairement

$$\alpha < \beta.$$

4. Ceci posé, revenons à l'équation

$$(E) \qquad \frac{d^2 y}{dx^2} + f(x, y) = 0.$$

Proposons-nous de montrer qu'*il existe une intégrale (ne s'annulant pas identiquement) s'annulant*

$$\text{pour } x = 0 \quad \text{et pour} \quad x = a,$$

a étant compris entre α et β.

Cette intégrale va nous être fournie par la méthode des approximations successives. Nous partons d'une fonction arbitraire, toujours positive, s'annulant pour o et pour a; nous allons montrer d'abord que la série des approximations successives est convergente. Considérons à cet effet une quantité positive ε assez grande pour qu'en posant

$$f_y(x, \varepsilon) = \mathrm{R}(x),$$

la quantité, analogue à la lettre $\varkappa$ du numéro précédent et relative à l'équation

$$\frac{d^2 y}{dx^2} + \mathrm{R}(x)\, y = o,$$

soit supérieure à a; ceci est possible puisque pour $\varepsilon = \infty$ la fonction $\mathrm{R}(x)$ se réduit à $\mathrm{Q}(x)$.

Ceci posé, cherchons l'intégrale de l'équation (E) prenant pour $x = o$ et pour $x = a$ la valeur ε. La méthode des approximations successives nous fournira une suite de fonctions croissantes

$$y_0 = \varepsilon, \quad y_1, \quad y_2, \quad \ldots, \quad y_n \quad \ldots$$

Il est aisé de voir que cette suite a une limite. On a, en effet,

$$\frac{d^2(y_n - y_{n-1})}{dx^2} + f(x, y_{n-1}) - f(x, y_{n-2}) = o.$$

Or

$$f(x, y_{n-1}) - f(x, y_{n-2}) < \mathrm{R}(x)\,(y_{n-1} - y_{n-2}),$$

puisque y_{n-1} et y_{n-2} sont supérieurs à ε. Or la série des approximations successives converge pour l'équation linéaire

$$\frac{d^2 y}{dx^2} + \mathrm{R}(x)\, y = o.$$

Il en est donc a *fortiori* de même pour l'équation (E).

Nous venons de trouver l'intégrale de l'équation (E) prenant pour $x = o$ et $x = a$ la valeur ε, ε étant une constante suffisamment grande. Nous voulons avoir l'intégrale de l'équation prenant la valeur zéro aux deux extrémités. Or partons d'une fonction s'annulant aux deux extrémités et inférieure à ε; puisque les approximations convergent dans le cas qui vient d'être examiné ci-dessus, elles convergent nécessairement encore dans le cas actuel.

Nous obtenons donc, par la méthode des approximations successives, une intégrale s'annulant pour $x = o$ et pour $x = a$. Une objection importante se présente toutefois immédiatement : l'intégrale que nous venons de trouver n'est-elle pas identiquement nulle ?

Nous allons établir qu'il n'en est pas ainsi.

Montrons d'abord qu'on peut trouver une fonction continue y_0 de x, s'annulant pour $x = o$ et pour $x = a$, et telle que dans l'intervalle (o, a)

$$\frac{d^2 y_0}{dx^2} + f(x, y_0) > o.$$

Soit η une quantité positive, et posons

$$f_1(x, \eta) = R_1(x).$$

Nous pouvons prendre η de telle sorte que la quantité x_1, correspondant à l'équation linéaire

$$\frac{d^2 y}{dx^2} + R_1(x) y = o,$$

soit égale à a. Désignons alors par y_0 la fonction continue satisfaisant à cette dernière équation entre o et a et s'annulant pour ces deux valeurs ; de plus, comme elle n'est déterminée qu'à un facteur près, nous la prenons telle qu'elle ne dépasse pas η. Nous avons ainsi une fonction continue parfaitement définie, telle que

$$\frac{d^2 y_0}{dx^2} + f(x, y_0) > o;$$

nous allons la prendre pour commencer les approximations successives. La seconde fonction y_1 est déterminée par l'équation

$$\frac{d^2 y_1}{dx^2} + f(x, y_0) = o$$

et par la condition de s'annuler pour $x = o$ et pour $x = a$. Il est facile de voir que

$$y_1 > y_0.$$

Si nous écrivons, en effet, $y_1 = y_0 + z$, nous aurons

$$\frac{d^2 z}{dx^2} + \frac{d^2 y_0}{dx^2} + f(x, y_0) = o.$$

La somme des deux derniers termes est positive; λ s'annulant aux deux extrémités de l'intervalle (o, a) sera donc positif dans cet intervalle. Nous aurons donc bien l'inégalité annoncée. Du moment que $y_1 > y_0$, on aura

$$y_2 > y_1$$

et ainsi de suite. L'intégrale cherchée y sera donc supérieure à y_0, *elle ne sera pas identiquement nulle.*

En définitive, nous avons démontré dans ce paragraphe qu'*il existait une intégrale de l'équation*

$$\frac{d^2 y}{dx^2} + f(x, y) = o,$$

s'annulant pour $x = o$ et pour $x = a$, et toujours positive dans cet intervalle.

5. *L'intégrale dont il vient d'être question est unique.* Ceci est une conséquence de l'analyse du n° 1. A la vérité, l'intégrale toujours positive y, que nous avons considérée dans ce numéro, ne s'annulait pas aux deux extrémités; le raisonnement subsiste sans modification si l'intégrale s'annule seulement à une des extrémités, soit pour $x = o$, et si l'on suppose, de plus, que $\frac{dy}{dx}$ ne soit pas infinie pour $x = o$. Il est évident d'ailleurs que $\frac{dy}{dx}$ ne sera pas nulle pour $x = o$, car autrement y serait identiquement nulle. Si nous prenons alors le rapport

$$\frac{y - y_0}{y} = 1 - \frac{y_0}{y}$$

du n° 1, ce rapport sera plus petit que l'unité même pour $x = o$, car

$$\lim_{x \to o} \left(\frac{y_1}{y} \right) = \frac{\operatorname{tang} \theta'}{\operatorname{tang} \theta},$$

θ et θ' désignant deux angles aigus différents de zéro et de $\frac{\pi}{2}$, et l'on a

$$\theta' \leqq \theta.$$

Si l'intégrale toujours positive y s'annule aux deux extrémités de l'intervalle, le raisonnement doit être modifié, car on ne peut faire les approximations successives en partant de la fonction y_0 satisfaisant à l'équation

$$\frac{d^2y}{dx^2} = 0.$$

On suppose que l'on parte de la fonction y_0 considérée à la fin du numéro précédent, pour laquelle

$$\frac{d^2 y_0}{dx^2} + f(x, y_0) > 0,$$

On peut de plus supposer que $y_0 < y$ (y_0 n'étant déterminé qu'à un facteur près).

Nous pouvons affirmer alors que l'expression

$$1 - \frac{y_0}{y}$$

reste moindre qu'un nombre q plus petit que l'unité, puisque pour $x = 0$ et $x = a$ la limite de $\frac{y_0}{y}$ ne peut être nulle. Il n'y a plus alors qu'à raisonner comme au n° 1 pour voir que y_0 a nécessairement une limite, et cette limite est y. *Cette intégrale y est donc unique.*

6. Nous avons supposé, dans tout ce qui précède, que a était distinct des valeurs extrêmes α et β. Montrons que l'intégrale tend vers zéro quand a tend vers α. Nous allons raisonner comme au n° 4, quoique dans des circonstances un peu différentes. Nous pouvons prendre la constante α assez petite pour que, ayant posé

$$f_y'(x, \alpha) = R(x),$$

l'intervalle x' dans lequel s'applique, pour l'équation

$$\frac{d^2y}{dx^2} + R(x) y = 0,$$

la méthode des approximations successives, soit aussi peu supérieur que l'on voudra à α. Choisissons alors a entre α et x'. D'après le n° 4, l'intégrale y de notre équation

$$\frac{d^2y}{dx^2} + f(x, y) = 0$$

est moindre que l'intégrale, prenant pour $x = o$ et $x = a$ la valeur ε, et obtenue comme limite des approximations convergentes

$$\frac{d^2 y_1}{dx^2} - f(x, o) = o,$$

$$\frac{d^2 y_2}{dx^2} - f(x, y_1) = o.$$

. . . .

Or on voit que chacun de ces y est de l'ordre de ε, c'est-à-dire
peut se mettre sous la forme du produit de ε par une fonction
restant finie; notre intégrale y est donc elle-même de l'ordre de ε;
comme on peut faire tendre ε vers zéro à mesure que a se rapproche de plus en plus de α, il en résulte que l'intégrale y tend
vers zéro, comme nous l'avons annoncé.

Supposons maintenant que a tende vers β. Nous aurons recours
alors à la seconde partie du raisonnement du n° 4. Puisque a est
très voisin de β, nous pouvons prendre la quantité η extrêmement
grande. Supposons de plus que le maximum de la fonction y_0 soit
précisément η, ce que nous pouvons toujours réaliser, puisque y_0
n'est déterminé qu'à un facteur près. Dans ces conditions, notre
intégrale atteindra certainement une valeur supérieure à η. Comme
η est aussi grand que l'on veut, si a est suffisamment rapproché
de β, on voit qu'il n'y a pas d'intégrale continue (sauf $y = o$)
s'annulant pour $x = o$ et pour $x = \beta$. Pour une valeur fixe quelconque de x (distincte de o et a) la valeur de l'intégrale y de
l'équation

$$\frac{d^2 y}{dx^2} - f(x, y) = o,$$

s'annulant pour o et pour a, augmente indéfiniment quand a tend
vers β. Il résulte encore de ces considérations que, pour l'intégrale y correspondant à a, la valeur de la dérivée $\frac{dy}{dx}$ pour $x = o$
varie d'une manière continue de zéro à l'infini quand a varie
de α à β.

7. Dans tout ce qui précède, nous n'avons étudié que les intégrales restant toujours positives (ou nulles). Pour étudier d'autres
intégrales, il est évidemment nécessaire de faire des hypothèses
sur la nature de la fonction $f(x, y)$ et de ses dérivées pour y né-

gatif. Supposons encore que cette fonction, qui s'annule pour $y = 0$, croisse toujours en même temps que y, et que la dérivée

$$f_y(x, y),$$

toujours positive, ait un maximum pour $y = 0$, et n'ait ni minimum ni autre maximum. On pourra alors étudier toutes les intégrales de l'équation. Faisons seulement, pour le moment, la remarque que l'intégrale étudiée aux n°⁵ 4 et 5, et qui s'annule pour $x = 0$ et pour $x = a$, ne sera pas nécessairement unique si l'on ne la suppose pas toujours positive dans l'intervalle $(0, a)$. D'une manière plus générale, *une intégrale n'est pas nécessairement déterminée d'une manière unique dans l'intervalle $(0, a)$ par ses valeurs initiale et finale;* nous allons toutefois montrer qu'il en sera nécessairement ainsi dans le cas où

$$a < \alpha.$$

Soient, en effet, y et z deux intégrales supposées distinctes satisfaisant aux mêmes conditions. On aura

$$\frac{d^2(y-z)}{dx^2} + f(x, y) - f(x, z) = 0$$

ou

$$\frac{d^2(y-z)}{dx^2} + (y-z) f_y(x, \lambda) = 0,$$

λ étant compris entre y et z. Or on a

$$f_y(x, \lambda) < f_y(x, 0) = P(x).$$

Il en résulte que l'intervalle, partant de zéro, dans lequel une intégrale s'annulant aux deux extrémités est identiquement nulle, est plus grand pour l'équation

$$\frac{d^2 u}{dx^2} + f_y(x, \lambda) u = 0$$

que pour l'équation

$$\frac{d^2 u}{dx^2} + P(x) u = 0.$$

Il est dès lors évident que les deux intégrales coïncident [1].

---

[1] Pour l'extension à un nombre quelconque d'équations des résultats de cette Section, on pourra consulter mon Mémoire de 1893 dans le *Journal de Mathématiques.*

II. — Quelques cas particuliers. Exemples de solutions périodiques.

8. Reprenons l'équation

$$(E) \qquad \frac{d^2y}{dx^2} + f(x,y) = 0,$$

en faisant les mêmes hypothèses que dans la Section précédente. Ces hypothèses étaient relatives à y positif. Si nous voulons étudier des intégrales devenant négatives, il est indispensable de compléter ces hypothèses. Supposons donc que l'équation obtenue en changeant y en $-y$, c'est-à-dire l'équation

$$\frac{d^2y}{dx^2} - f(x, -y) = 0$$

rentre dans le même type que l'équation (E), pour y positif.

Toutes ces conditions étant remplies, nous sommes assuré de pouvoir suivre une intégrale quelconque pour toute valeur de x, si, bien entendu, nous supposons $f(x,y)$ définie et continue pour toute valeur réelle de x. L'équation (E) appartient, en effet, au type d'équations au sujet desquelles nous avons démontré (§ 3) un théorème général.

Toute intégrale de l'équation (E) *devra nécessairement s'annuler.* Supposons, en effet, qu'une intégrale ne s'annule pas à partir de $x = 0$. Désignons encore par α et β (n° 4) les deux nombres relatifs à $x = 0$, qui ont joué un rôle fondamental dans toute la théorie de la Section précédente. Si l'intégrale considérée ne s'annule pas à partir de $x = 0$, nous aurons une intégrale restant toujours positive et différente de zéro dans un intervalle $(0, h)$, h étant supérieur en β. On pourra alors obtenir une intégrale, non identiquement nulle, s'annulant pour $x = 0$ et pour $x = h$, et restant toujours positive dans cet intervalle, ce qui est en contradiction avec les résultats précédemment obtenus, puisque c'est seulement dans l'intervalle $(0, a)$, où

$$\alpha < a < \beta,$$

que l'on peut déterminer une intégrale s'annulant aux deux extrémités et toujours positive dans l'intervalle.

On peut encore démontrer de la manière suivante le théorème précédent, en remarquant que, si a est inférieur à β, mais en est très voisin, l'intégrale qui s'annule pour $x = o$ et pour $x = a$ devient très grande (n° 6); la courbe intégrale que nous étudions et cette seconde courbe intégrale auront donc au moins deux points communs, et, par suite, nous aurions deux intégrales positives prenant les mêmes valeurs pour deux valeurs de x, ce qui est impossible.

L'intégrale s'annulant une fois devra s'annuler une infinité de fois, et, comme nous l'avons dit d'une manière générale, on pourra suivre sa valeur de proche en proche.

La courbe représentée par toute intégrale aura donc la forme d'une sinusoïde, et l'on peut dire que le problème de l'intégration pour l'équation (E) est résolu, si l'on entend par là qu'on peut suivre avec précision les valeurs de la fonction quand x augmente indéfiniment.

9. Soient deux valeurs x_0 et x_1 de x ($x_0 < x_1$). A un intervalle commençant en x_0 correspondent pour l'équation (E) une longueur β et une longueur z, en gardant toujours la même notation générale.

Considérons ensuite l'équation transformée de E

$$(E') \qquad \frac{d^2y}{dx'^2} - f(x_1 - x', -y) = o.$$

Pour cette équation en x', nous aurons, pour un intervalle commençant à $x' = o$, une longueur β' et une longueur z'. Supposons maintenant que les quantités

$$x_0, \quad x_1 - \beta', \quad x_0 + \beta, \quad x_1$$

soient rangées par ordre croissant de grandeur et que, de plus,

$$x_1 - x' > x_0 + z.$$

Nous allons montrer qu'*il existe au moins une intégrale de l'équation s'annulant pour $x = x_0$ et pour $x = x_1$*.

Désignons par λ une arbitraire comprise entre

$$x_1 - \beta' \quad \text{et} \quad x_0 + \beta.$$

Il y aura une intégrale toujours positive de l'équation (E) s'annulant pour x_0 et λ; de même l'équation (E') admettra une intégrale toujours positive s'annulant pour $x'=0$ et $x'=x_1-\lambda$ et, par suite, l'équation (E) admettra une intégrale toujours négative s'annulant pour $x=x_1$ et $x=\lambda$. Les deux intégrales que nous venons de trouver peuvent-elles être la continuation l'une de l'autre? Il faut et il suffit que leur dérivée première ait la même valeur pour $x=\lambda$. Désignons par θ et θ' les angles compris entre 0 et $\frac{\pi}{2}$ que font les tangentes aux deux courbes au point $x=\lambda$, $y=0$ avec l'axe des x. L'équation

$$\theta - \theta' = 0$$

est une équation en λ, puisque θ et θ' dépendent de λ. Il faut montrer que cette équation a une racine entre $x_1 - \beta$ et $x_0 + \beta$. Or, quand x est très voisin de $x_1 - \beta$, θ' est voisin de $\frac{\pi}{2}$, tandis que θ a une valeur différente de $\frac{\pi}{2}$, donc $\theta - \theta'$ est négatif pour cette valeur de x; au contraire, pour x voisin de $x_0 + \beta$, θ est voisin de $\frac{\pi}{2}$ tandis que θ' a une valeur différente de $\frac{\pi}{2}$; la différence $\theta - \theta'$ sera alors positive. L'équation écrite ci-dessus aura donc au moins une racine correspondant à une valeur λ_1 telle que

$$x_1 - \beta < \lambda_1 < x_0 + \beta.$$

Est-on assuré que l'intégrale correspondante ne sera pas nulle identiquement? Oui, puisque autrement il faudrait que l'on eût à la fois

$$\lambda_1 < x_0 + \alpha_1 \qquad \lambda_1 > x_1 - \alpha_1,$$

ce qui est incompatible avec nos hypothèses. Nous avons donc bien une intégrale non nulle identiquement et s'annulant pour $x=x_0$ et $x=x_1$; cette intégrale ne garde pas un signe invariable entre les deux valeurs extrêmes.

10. Occupons-nous maintenant d'un cas particulièrement intéressant : celui où la fonction $f(x,y)$ serait périodique par rapport à x et de période ω. Considérons un intervalle $(x_0, x_0 + \omega)$. En supposant remplies les hypothèses du n° 9, nous avons une

intégrale s'annulant pour x_0 et $x_0 + \omega$. Cette intégrale ne sera pas en général périodique, car pour x_0 et $x_0 + \omega$ les dérivées n'auront pas la même valeur. En écrivant cette condition, on aura une équation en x_0

$$F(x_0) = 0.$$

À chaque racine réelle de cette équation correspondra une solution périodique.

L'étude des racines de cette équation sera, en général, extrêmement difficile. Je veux indiquer cependant un cas simple où l'on pourra établir l'existence d'une solution périodique. Reprenons l'équation

$$\frac{d^2y}{dx^2} + f(x,y) = 0$$

satisfaisant aux conditions des paragraphes précédents. La fonction $f(x,y)$ est périodique par rapport à x et de période ω. Supposons que

$$f(x,y) = f(\omega - x, y)$$

et que, de plus,

$$f(x,y) = -f(x,-y).$$

Partons de $x_0 = 0$. Si, comme nous l'admettons, les nombres α et β relatifs à l'origine comprennent entre eux $\frac{\omega}{2}$ $(fig. 5)$, il y aura

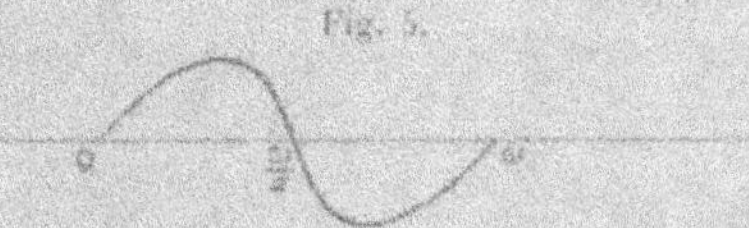

Fig. 5.

une intégrale de l'équation s'annulant pour $x = 0$ et $x = \frac{\omega}{2}$ et qui ne sera pas identiquement nulle. Je dis que cette solution sera une solution périodique.

Prenons, en effet, la courbe symétrique par rapport à $x = \frac{\omega}{2}$, $y = 0$, de la branche de courbe dont nous venons de parler. Il est aisé de voir qu'elle satisfera à l'équation différentielle.

En désignant par $y = \varphi(x)$ l'équation de la première branche, on aura pour équation de la symétrique

$$y = -\varphi(\omega - x).$$

Donc

$$\frac{d^2y}{dx^2} = -\varphi''(\omega - x),$$

et nous devons montrer que l'équation

$$-\varphi''(\omega - x) + f[x, -\varphi(\omega - x)] = 0$$

est vérifiée. Or elle pourra s'écrire

$$\varphi''(\omega - x) + f[x, \varphi(\omega - x)] = 0,$$

et enfin, puisque $f(x, y) = f(\omega - x, y)$,

$$\varphi''(\omega - x) + f[\omega - x, \varphi(\omega - x)] = 0,$$

qui est manifestement vérifiée.

11. Indiquons un exemple. Soit l'équation

$$\frac{d^2y}{dx^2} + \frac{1}{2}y\sin^2 x + \left(1 + \frac{1}{2}\cos^2 x\right)\frac{y}{\sqrt{(1-y^2)^3}} = 0.$$

Nous regardons la fonction $f(x, y)$ correspondante comme admettant la période 2π, c'est-à-dire que $\omega = 2\pi$; on a bien en plus

$$f(x, y) = f(2\pi - x, y).$$

L'équation rentre d'ailleurs dans la classe qui nous occupe actuellement. Il nous faut chercher les deux nombres α et β pour reconnaître si l'on a

$$\alpha < \pi < \beta.$$

Or α est le nombre relatif à l'équation linéaire

$$\frac{d^2y}{dx^2} + y f'_y(x, 0) = 0,$$

et β correspond à l'équation linéaire

$$\frac{d^2y}{dx^2} + y f'_y(x, \alpha) = 0.$$

Nous aurons donc ici, pour la première équation,

$$\frac{d^2y}{dx^2} + 2y = 0,$$

et, pour la seconde,

$$\frac{d^2y}{dx^2} + \frac{1}{2} y \sin^2 x = 0.$$

Pour la première équation, nous avons de suite $\alpha = \frac{\pi}{\sqrt{2}}$; dans un intervalle moindre que $\frac{\pi}{\sqrt{2}}$ une intégrale s'annulant aux deux extrémités est identiquement nulle. Pour la seconde équation nous ne pouvons trouver la valeur exacte de β (si ce n'est sous forme de série), mais nous pouvons avoir une limite inférieure de β et cela nous suffira. Si, en effet, au lieu de la seconde équation, on envisage l'équation

$$\frac{d^2y}{dx^2} + \frac{1}{2} y = 0,$$

le nombre β correspondant à l'équation $\frac{d^2y}{dx^2} + \frac{1}{2} y \sin^2 x = 0$ sera plus grand que celui qui correspond à cette dernière équation. Par suite

$$\beta > \pi\sqrt{2}.$$

Puisque $\alpha = \frac{\pi}{\sqrt{2}}$ et $\beta > \pi\sqrt{2}$, nous sommes assuré que les inégalités $\alpha < \pi < \beta$ sont vérifiées.

Il existe donc une intégrale de période 2π pour l'équation proposée, et nous pouvons l'obtenir sous forme de série convergente, par notre méthode d'approximations successives.

III. — Sur une classe d'équations à laquelle s'appliquent les procédés alternés.

12. Considérons maintenant des équations différentielles d'un type différent au point de vue des hypothèses relatives aux fonctions qui y figurent. Soit l'équation

$$\frac{d^2y}{dx^2} = f(x, y),$$

où nous supposons la fonction $f(x, y)$ *toujours positive et croissant en même temps que* y. On est assuré (Chap. V) qu'il ne peut exister qu'une seule intégrale de cette équation prenant des valeurs données pour $x = a$ et pour $x = b$.

On peut supposer que ces valeurs données sont nulles, ce qui revient à remplacer y par $y + \alpha x + \beta$ en désignant par α et β des constantes convenables.

Appliquons alors les approximations successives, en partant de $y_0 = 0$; on aura ainsi

$$\frac{d^2 y_1}{dx^2} = f(x, 0),$$

$$\frac{d^2 y_2}{dx^2} = f(x, y_1),$$

$$\cdots\cdots\cdots\cdots\cdots\cdots$$

$$\frac{d^2 y_n}{dx^2} = f(x, y_{n-1}),$$

tous les y s'annulant pour $x = a$ et pour $x = b$. On voit d'abord immédiatement que tous les y sont négatifs; on aura de plus

$$0 > y_1 > y_2,$$

puisque $f(x, y_1) < f(x, 0)$. De même

$$y_1 < y_3 < y_2,$$
$$y_2 > y_4 > y_3,$$

et ainsi de suite, le sens des inégalités entre trois y consécutifs variant d'une ligne à la suivante. Les y à indices impairs forment donc une suite croissante et les y à indices pairs une suite décroissante; d'autre part, tout terme de la première suite est inférieur à un terme quelconque de la seconde. Les y à indices impairs auront donc une limite u, et il en sera de même des y à indices pairs qui auront une limite v. Ces deux limites sont des fonctions de x, s'annulant en a et b, et l'on aura

$$u \lessgtr v,$$

et comme on a

$$\frac{d^2 y_n}{dx^2} = f(x, y_{n-1}), \qquad \frac{d^2 y_{n-1}}{dx^2} = f(x, y_n),$$

on aura

$$\frac{d^2 u}{dx^2} = f(x, v), \qquad \frac{d^2 v}{dx^2} = f(x, u),$$

si toutefois on admet que les y d'indices pairs et les y d'indices impairs tendent *uniformément* vers leurs limites v et u.

13. C'est une question intéressante de savoir si $u = v$. La réponse est certainement affirmative d'après un théorème général étudié au Chapitre V (Section II), *si l'intervalle (a, b) est suffisamment petit*. Mais en est-il ainsi en général? Pour répondre à cette question prenons l'équation très simple

$$\frac{d^2y}{dx^2} = \frac{1}{2}e^y,$$

qui rentre dans le type précédent. Considérons une intégrale s'annulant pour $x = 0$ et négative pour x positif et assez rapproché de l'origine. On aura

$$\left(\frac{dy}{dx}\right)^2 = e^y - \alpha,$$

α étant une quantité positive inférieure à *un*. L'intégrale y ira en décroissant depuis $y = 0$ jusqu'à la valeur $\log\alpha$ qui sera son minimum; cette valeur minima sera atteinte pour

$$x = \int_{\log\alpha}^{0} \frac{dy}{\sqrt{e^y - \alpha}}.$$

La seconde racine de l'intégrale y (après l'origine) correspondra donc à

$$b = 2\int_{\log\alpha}^{0} \frac{dy}{\sqrt{e^y - \alpha}},$$

ou, en posant $\log\alpha = \beta < 0$,

$$b = 2\int_{\beta}^{0} \frac{dy}{\sqrt{e^y - e^\beta}}.$$

L'intégrale considérée y s'annule donc pour $x = 0$ et $x = b$; elle est négative et son minimum est $\log\alpha$.

Reprenons les équations relatives aux approximations successives

$$(5) \quad \frac{d^2y_1}{dx^2} = \frac{1}{2}, \quad \frac{d^2y_2}{dx^2} = \frac{1}{2}e^{y_1}, \quad \ldots \quad \frac{d^2y_n}{dx^2} = \frac{1}{2}e^{y_{n-1}}, \quad \ldots$$

Si l'on suppose que y_n converge uniformément vers y, il arrivera, à partir d'une certaine valeur de n, que $\frac{1}{2}e^{x+z}$ différera très peu de $\frac{1}{2}e^x$ et sera, par suite, supérieure à

$$\frac{1-z}{2}e^{(1-z)x} \qquad \text{ou} \qquad \frac{z}{2}(1-z),$$

en désignant par z une quantité positive fixe aussi petite qu'on voudra.

Considérons alors les équations

$$\frac{d^2(y_{n-1}-y_n(t))}{dx^2} = \frac{1}{2}(e^{x+z}-e^x),$$
$$\frac{d^2 u_{n+1}}{dx^2} = \frac{z}{2}(1-z)u_{n+1},$$

en prenant $u_{n+1} = y_{n+1}-y_n$; et les autres u étant déterminés par la condition de s'annuler en o et b. On aura

$$|u_{n+p}| < |y_{n+p}-y_{n+p-1}| \qquad (p=1,\ldots,\infty)$$

et la série de terme général

$$(y_{n+p}-y_{n+p-1})$$

est, par hypothèse, convergente.

Or prenons la suite des équations

$$\frac{d^2 v_{n-1}}{dx^2} - \frac{z}{2}(1-z)v_{n-1} = 0,$$

les v s'annulant comme les u aux deux limites, et en ayant $v_{n+1} = u_{n+1}$. Les v seront tous de même signe, tandis que les u sont alternativement positifs et négatifs; les u et v de même indice ont même valeur absolue. Par suite, nous pouvons écrire

$$|v_{n+p}| < |y_{n+p}-y_{n+p-1}|,$$

la série de terme général

$$v_{n+p}k^{n+p}$$

sera donc convergente tant que $|k| < 1$, puisque la série de terme général $(y_{n+p}-y_{n+p-1})k^{n+p}$ est convergente dans ces conditions, étant convergente pour $k = 1$. Ceci revient à dire que la série des approximations successives converge pour l'équation

$$\frac{d^2 y}{dx^2} + \frac{2}{x}(1-x)\,y = 0$$

dans tout intervalle (o, b'), b' étant inférieur à b, mais en étant aussi rapproché que l'on veut.

Or le champ correspondant à cette dernière équation est

$$\frac{1}{\sqrt{1-x}}\cdot\frac{2}{\sqrt{\dfrac{2}{3}}} \qquad \text{ou} \qquad \frac{\pi\sqrt{2}}{\sqrt{2}}\cdot\frac{1}{\sqrt{1-x}}.$$

Si donc cette expression est inférieure à b, il en résultera que les approximations ne pourront converger vers y. Nous devons donc, par suite, voir si l'inégalité

$$(17)\qquad \frac{1}{\sqrt{1-x}}\cdot\frac{\pi\sqrt{2}}{\sqrt{2}} < \alpha\int_\beta^\alpha\frac{dv}{\sqrt{e^v-e^\beta}}; \qquad (\beta = \log 2 < \alpha)$$

peut être vérifiée. Nous allons montrer que l'inégalité est bien vérifiée si x est assez rapproché de zéro. Écrivons en effet

$$\int_\beta^\alpha\frac{dv}{\sqrt{e^v-e^\beta}} < \int_\beta^\alpha e^{-\frac{v}{2}}\left(1-\frac{e^\beta}{e^v}\right)^{-\frac{1}{2}}dv,$$

et dans le développement du binome qui est sous le signe d'intégration, bornons-nous aux deux premiers termes, les termes négligés étant positifs comme les termes conservés; on a alors dans le second membre

$$\int_\beta^\alpha e^{-\frac{v}{2}}\left(1+\frac{1}{2}\frac{e^\beta}{e^v}\right)dv = 2\left(e^{-\frac{\beta}{2}}-1\right) + \frac{1}{3}\left(e^{-\frac{\beta}{2}}-e^\beta\right),$$

ou, en remplaçant β par $\log 2$,

$$\frac{7}{3}\frac{1}{\sqrt{2}} - 2 - \frac{1}{3}\,2.$$

Si donc l'inégalité

$$\frac{\pi\sqrt{2}}{\sqrt{2}} < \frac{4}{3}\frac{1}{\sqrt{2}} - 1 - \frac{2}{3}\,2$$

est vérifiée, il en sera de même de l'inégalité (6) puisque z peut
être pris aussi petit qu'on veut. Or, en prenant z assez petit, nous
n'avons à comparer que les termes en $\dfrac{1}{\sqrt{z}}$, ce qui nous conduit à

$$z\sqrt{z} < \frac{11}{3},$$

inégalité qui est exacte.

Donc, pour z assez petit et, par suite, pour b assez grand, *les
approximations successives ne convergent pas vers l'intégrale y.*

Les deux limites u et v du paragraphe précédent ne coïncident
donc pas, *en général*, comme nous le voyons par le cas particulier qui précède ([1]).

14. Nous avons dit que les approximations successives convergent quand l'intervalle est suffisamment petit. N'ayant à considérer
que des valeurs négatives de y, supposons que la dérivée toujours
positive

$$f_y(x, y)$$

reste, pour y négatif, quel que soit x dans un certain intervalle,
inférieure à un nombre fixe M. Il est facile alors de fixer une limite
pour la longueur de l'intervalle dans lequel les approximations
successives convergeront. Nous allons comparer les approximations successives pour l'équation

$$\frac{d^2y}{dx^2} = My$$

et pour l'équation

$$\frac{d^2v}{dx^2} = f(x, v).$$

On a, d'une manière générale, en appliquant les équations à un
intervalle (α, β),

$$\frac{d^2(v_n - y_{n-1})}{dx^2} = f(x, y_{n-1}) - f(x, y_{n-2}),$$

---

et l'on peut écrire

$$f(x, y_{n-1}) - f(x, y_{n-2}) = (y_{n-1} - y_{n-2}) f_y'(x, Y),$$

Y étant compris entre y_{n-1} et y_{n-2}. Or considérons les équations

$$\frac{d^2 u_1}{dx^2} = f(x, a),$$

$$\frac{d^2 u_2}{dx^2} = M u_1,$$

$$\dots\dots\dots\dots\dots$$

$$\frac{d^2 u_n}{dx^2} = M u_{n-1},$$

les u s'annulant aux extrémités de l'intervalle.

On aura évidemment

$$|y_n - y_{n-1}| \leqslant |u_n|,$$

Or la série des valeurs

$$|u_n|$$

est convergente certainement, si l'intervalle (α, β) est inférieur au champ fondamental (Chap. V, § 13) relatif à l'équation

$$\frac{d^2 y}{dx^2} + M u = 0$$

et ce champ est égal à

$$\frac{\pi}{\sqrt{M}}.$$

Ainsi, *dans tout intervalle inférieur au nombre précédent, les approximations convergent pour l'équation proposée.*

15. Reprenant l'équation

$$\frac{d^2 y}{dx^2} = f(x, y),$$

nous devons maintenant chercher comment nous trouverons l'intégrale s'annulant pour $x = a$ et $x = b$ si l'intervalle (a, b) est trop grand pour que les approximations successives y convergent.

Nous allons ici faire usage d'un *procédé alterné* analogue à celui dont nous avons fait usage avec M. Schwarz pour l'étude de l'équation de Laplace.

Nous commencerons par démontrer deux lemmes :

1° Soient deux fonctions u et v satisfaisant à l'équation

$$\frac{d^2 y}{dx^2} = f(x, y)$$

continues, bien entendu, ainsi que leurs dérivées premières de a à b. Si, en a et en b, on a

$$u = v,$$

je dis qu'il en sera de même à l'intérieur. Si, en effet, $u - v$ devient négatif entre a et b, il y aura entre a et b deux valeurs α et β pour lesquelles on aura

$$u = v,$$

Entre α et β, on devra donc avoir $u = v$ et, par suite, dans tout l'intervalle (a, b); par conséquent, on a toujours, soit $u = v$, soit $u > v$; c'est ce que nous voulions montrer.

2° Considérant toujours la même équation

$$\frac{d^2 y}{dx^2} = f(x, y),$$

l'intégrale u de cette équation s'annulant en a et b sera évidemment négative de a à b; on envisage de plus la fonction v s'annulant en a et b et vérifiant la relation

$$\frac{d^2 v}{dx^2} = f(x, o) ;$$

on aura manifestement

$$|u| < |v|.$$

Si donc M désigne la valeur absolue maxima de v, on aura

$$|u| < M.$$

Ceci posé, prenons une intégrale de l'équation

$$\frac{d^2 u}{dx^2} = f(x, u),$$

qui s'annule en b et prenne en a une valeur négative dont la
valeur absolue ne dépasse pas N; nous voulons trouver une limite
de la valeur absolue de u en un point x compris entre a et b.
Soit h l'intégrale de

$$\frac{d^2h}{dx^2} = 0$$

qui prend en a et b les valeurs données; on voit de suite que

$$|h| < Nq,$$

q étant un nombre compris entre *zéro* et *un*. Posons alors
$u = U + h$, nous aurons l'équation

$$\frac{d^2U}{dx^2} = f(x, U + h)$$

et nous devons considérer l'intégrale U de cette équation s'annulant en a et b. U sera négatif et, comme h est négatif, on aura
a fortiori

$$|U| < M.$$

Nous en concluons, et c'est là notre second lemme,

$$|u| < M + Nq,$$

inégalité qui va jouer le rôle essentiel.

16. J'arrive maintenant à la solution du problème proposé.
Nous voulons montrer que l'on pourra trouver la solution de
l'équation

$$\frac{d^2u}{dx^2} = f(x, u)$$

prenant des valeurs données en b et β (*fig.* 6) si l'on sait résoudre
cette question pour les intervalles βx et ab.

Fig. 6.

Soit u_1 la solution déterminée dans (a, b) et s'annulant en
a et b. Nous formons alors la solution v, s'annulant en β et prenant en x la même valeur que u_1. Revenant maintenant au premier

intervalle, formons la fonction u_2 déterminée dans (a, b), s'annulant en b et prenant en a la même valeur que v_1 et continuons ainsi indéfiniment en passant successivement d'un segment à l'autre. Nous obtiendrons de cette manière deux suites

$$u_1, u_2, \ldots, u_{n-1}, \ldots$$
$$v_1, v_2, \ldots, v_{n-1}, \ldots$$

u_1 est négatif dans (a, b), donc v_1 est négatif en z et, par suite, en a. Donc, si nous revenons à u_2, on aura, d'après le premier lemme,

$$u_1 > u_2$$

et, en continuant ainsi, il vient de suite

$$0 > u_1 > u_2 > \ldots > u_n > \ldots$$
$$0 > v_1 > v_2 > \ldots > v_n > \ldots$$

Il faut montrer que u_n et v_n tendent vers une limite; il suffira de faire voir que $|u_n|$ et $|v_n|$ restent inférieurs à un nombre fixe. C'est ce que va nous donner le second lemme.

Désignons toujours par M la valeur absolue maxima des intégrales de l'équation

$$\frac{d^2u}{dx^2} = f(x, u),$$

s'annulant respectivement en a et b, puis en z et β. On a

$$\text{(pour } x = a) \qquad |u_1| < \text{M},$$
$$\text{(pour } x = a) \qquad |v_1| < \text{M}q + \text{M},$$
$$\text{(pour } x = z) \qquad |u_2| < q(\text{M}q + \text{M}) + \text{M} = \text{M}(q^2 + q + 1),$$
$$\text{(pour } x = a) \qquad |v_2| < q\text{M}(q^2 + q + 1) + \text{M} = \text{M}(q^3 + q^2 + q + 1)$$

et, d'une manière générale,

$$\text{(pour } x = z) \qquad |u_n| < \text{M}(q^{2n-2} + q^{2n-3} + \ldots + 1),$$
$$\text{(pour } x = a) \qquad |v_n| < \text{M}(q^{2n-1} + q^{2n-2} + \ldots + 1).$$

Dans ces inégalités, q, qui est moindre que un, désigne le plus grand des deux nombres de même nom correspondant aux intervalles (a, b), et (z, β) dans le second lemme.

Les inégalités précédentes montrent que u_n (pour $x = z$) et v_n (pour $x = a$) tendent vers deux limites. Les fonctions u_n et v_n

tendent donc respectivement vers des limites u et v; la fonction u
est définie dans l'intervalle (a, b), et la fonction v dans l'intervalle (α, β). Je dis que u et v prennent respectivement les mêmes
valeurs en a et en α; en effet,

$$v_n = u_n \qquad (\text{pour } x = \alpha),$$
$$v_n = u_{n+1} \qquad (\text{pour } x = a).$$

Donc, à la limite, v prend les mêmes valeurs que u pour $x = \alpha$,
et il en est de même pour $x = a$. Il en résulte que, dans l'intervalle (a, α), on a

$$u = v.$$

*Nous avons donc l'intégrale de l'équation s'annulant en b et
en β; elle est représentée par u dans l'intervalle (a, b), et par v
dans l'intervalle (α, β).*

17. Nous avons considéré, dans ce qui précède, une seule
équation. On pourrait chercher à traiter des problèmes analogues
en prenant un système d'équations de la forme

$$\frac{d^2 y_1}{dx^2} = f_1(x, y_1, y_2, \ldots, y_n),$$

$$\frac{d^2 y_2}{dx^2} = f_2(x, y_1, y_2, \ldots, y_n),$$

$$\cdots\cdots\cdots\cdots\cdots\cdots\cdots\cdots$$

$$\frac{d^2 y_n}{dx^2} = f_n(x, y_1, y_2, \ldots, y_n),$$

*les f étant des fonctions toujours positives et croissant avec
les y.*

Je ne dirai que quelques mots sur cette extension, en me bornant à renvoyer au travail que j'ai déjà cité. Les résultats précédents ne s'étendent pas d'eux-mêmes à un tel système. Ainsi
soient, en se bornant à $m = 2$, les deux équations

$$\frac{d^2 y}{dx^2} = f(x, y, z), \qquad \frac{d^2 z}{dx^2} = \varphi(x, y, z),$$

f et φ étant positifs et croissant avec y et z. On ne doit pas chercher à établir qu'il n'existe qu'un seul système d'intégrales continues prenant pour $x = a$ et $x = b$ des valeurs données : le fait

n'est pas nécessairement exact. Considérons, par exemple, l'équation

$$\frac{d^2 y}{dx^2} = f(x, y),$$

f étant positif et croissant avec y. Il y a une intégrale Y s'annulant aux deux extrémités de l'intervalle (a, b). D'autre part, les approximations successives donnent, en général, deux limites y_1 et z_1 différentes, s'annulant en a et b, et satisfaisant, sous la réserve de l'hypothèse faite à la fin du § 12, aux deux équations

$$\frac{d^2 y}{dx^2} = f(x, z),$$

$$\frac{d^2 z}{dx^2} = f(x, y).$$

Si donc on envisage ce système, il admet, avec les mêmes conditions aux limites, les deux systèmes de solutions

$$y = Y \atop z = Y \quad \text{et} \quad {y = y_1 \atop z = z_1}$$

Ils ne coïncident que si l'intervalle est assez petit.

CHAPITRE VIII.

DES SOLUTIONS PÉRIODIQUES ET DES SOLUTIONS ASYMPTOTIQUES DE CERTAINES ÉQUATIONS DIFFÉRENTIELLES.

I. — Remarques générales sur la continuité des intégrales des équations dépendant d'un paramètre arbitraire.

1. Considérons une équation différentielle dépendant d'un paramètre μ. Soit

$$(1) \qquad \frac{dx}{dt} = f(x, \mu, t).$$

Envisageons la solution

$$x = \theta(t, \mu),$$

qui s'annule pour $t = 0$. Soit, pour $\mu = 0$, la solution

$$x = \theta(t, 0),$$

que nous allons supposer être continue de $t = 0$ à $t = t_0$. De plus, on admet que

$$f(x, \mu, t)$$

peut, pour t compris entre 0 et t_0, se développer suivant les puissances de

$$\mu \quad \text{et} \quad x - \theta(t, 0),$$

les coefficients du développement étant des fonctions d'ailleurs quelconques de t. Nous nous proposons de montrer que *l'intégrale*

$$\theta(t, \mu)$$

peut se développer suivant les puissances de μ, pourvu que μ soit suffisamment petit, *pour toute valeur de t compris entre 0 et t_0.*

Tout d'abord, on ne restreint pas la généralité du théorème, en supposant que $\theta(t, o)$ est identiquement nul, ce qui revient à faire un changement de fonction de la forme $x' = x - \theta(t, o)$. Nous plaçant donc dans cette hypothèse, la fonction

$$f(x, \mu, t)$$

sera ordonnée suivant les puissances de x et de μ pour $|x|$ et $|\mu|$ suffisamment petits, quel que soit t compris entre o et t_0, et s'annulera pour $x = \mu = o$. Écrivons

$$f(x, \mu, t) = \mathrm{A}\,x + \mathrm{B}\,\mu + \ldots,$$

les coefficients étant des fonctions de t.

Posons

$$x = \mu u + x' e^{\int \mathrm{A}\,dt},$$

u désignant la fonction de t satisfaisant à la relation

$$\frac{du}{dt} = \mathrm{A}\,u + \mathrm{B},$$

et s'annulant pour $t = o$.

L'équation proposée se transforme en la suivante

$$(2) \qquad \frac{dx'}{dt} = \mathrm{A}_1 x'^2 + 2\mathrm{B}_1 x' \mu + \mathrm{C}_1 \mu^2 + \ldots,$$

qui est de même forme, mais où il n'y a pas de terme du premier degré en x' et μ. Les coefficients du second membre sont des fonctions de t continues de $t = o$ à $t = t_0$, et ce développement peut être regardé comme *absolument* convergent pour toute valeur de x' et μ telle que

$$|x'| = \rho, \qquad |\mu| \leqq r,$$

ρ et r étant deux constantes fixes, la variable réelle t ayant d'ailleurs une valeur quelconque entre o et t_0.

2. Nous avons à chercher l'intégrale de l'équation (2) s'annulant pour $t = o$. Représentons l'intégrale par la série que donne la méthode des approximations successives : cette série converge

certainement depuis $t=0$ jusqu'à la valeur de t, correspondant à la plus petite des deux quantités

$$t_0 \quad \text{et} \quad \frac{\rho}{M},$$

en désignant par M la valeur absolue maxima de

$$A_1 r^2 + 2 B_1 r\rho + C_1 \rho^2 + \ldots,$$

pour

$$0 < t < t_0 \quad \text{et} \quad |x| < \rho,$$

Or nous pouvons prendre comme nombre M le maximum de la série

$$|A_1|\rho^2 + 2|B_1|\rho r + |C_1| r^2 + \ldots,$$

pour t compris entre 0 et t_0. Si donc nous considérons le quotient

$$\frac{\rho}{|A_1|\rho^2 + 2|B_1| r\rho + |C_1| r^2 + \ldots},$$

nous pouvons donner à r et ρ des valeurs indépendantes suffisamment petites pour que ce quotient soit supérieur à t_0.

La convergence de la série donnée par les approximations successives *sera donc assurée depuis $t=0$ jusqu'à $t=t_0$, sous la condition $|\mu| < r$.*

Nous avons donc l'intégrale de l'équation

$$\frac{dx}{dt} = f(x, \mu, t) \quad [f(0, 0, t) = 0]$$

s'annulant pour $t=0$, représentée par la série

$$x_1 + (x_2 - x_1) + \ldots + (x_n - x_{n-1}) + \ldots$$

que donnent les approximations successives, et, d'après la théorie générale, on a

$$|x_n - x_{n-1}| < \lambda^n,$$

λ étant un nombre fixé inférieur à l'unité. Chaque terme de la série précédente est une fonction holomorphe de μ pour $|\mu| < r$; il est aisé d'en conclure que la série est une fonction holomorphe de μ dans les mêmes conditions. C'est ce que montre immédiatement la formule de Cauchy,

$$\varphi(\mu) = \frac{1}{2\pi i} \int \frac{\varphi(z)}{z - \mu}\, dz,$$

prise le long du cercle de rayon r.

Nous avons donc établi que l'intégrale de l'équation (1), s'annulant pour $t = 0$, *est une fonction analytique de μ, et peut être développée en série ordonnée suivant les puissances de μ, tant que $|\mu| < r$. Ce développement est convergent depuis $t = 0$ jusqu'à $t = t_0$.*

3. Nous avons supposé que nous avions une seule équation et un seul paramètre. Le théorème est absolument général : si l'on avait, par exemple, les deux équations

$$\frac{dx}{dt} = Ax + By + C\mu + \dots$$

$$\frac{dy}{dt} = A_1 x + B_1 y + C_1 \mu + \dots$$

les coefficients étant des fonctions continues de t, de $t = 0$ à $t = t_0$. Nous avons là un système d'équations ayant, pour $\mu = 0$, la solution $x = 0$, $y = 0$, correspondant à x et y nuls pour $t = 0$.

Nous poserons

$$x = u + Px' + Qy',$$

$$y = v + P_1 x' + Q_1 y',$$

et nous allons choisir u, v, ainsi les P et Q, de façon que les équations différentielles donnant x' et y' ne contiennent plus de terme du premier degré en x', y' et μ. On s'arrangera de façon que u et v s'annulent pour $t = 0$. Il suffit pour cela de déterminer u et v par les équations

$$\frac{du}{dt} = Au + Bv + C,$$

$$\frac{dv}{dt} = A_1 u + B_1 v + C_1,$$

et l'on a, pour P et P_1, les deux équations

$$\frac{dP}{dt} = AP + BP_1,$$

$$\frac{dP_1}{dt} = A_1 P + B_1 P_1,$$

auxquelles satisferont aussi Q et Q_1. On prendra donc, pour P et P_1, puis pour Q et Q_1, deux systèmes de solutions distinctes, et il est clair que le déterminant

$$PQ_1 - P_1 Q$$

qui s'exprime par une exponentielle, ne s'annulera pas de $t = 0$ à $t = t_0$.

Les équations donnant x' et y' seront alors de même forme que celles qui donnent x et y, sauf que les seconds membres ne renferment pas de termes du premier degré dans leur développement. On peut alors raisonner comme au paragraphe précédent.

Il est évident aussi qu'on pourrait avoir un nombre quelconque de paramètres; *l'intégrale sera une fonction holomorphe de ces paramètres, dans le voisinage des valeurs zéro de ces paramètres* [1].

4. Nous avons considéré, dans ce qui précède, l'intégrale de l'équation

$$\frac{dx}{dt} = f(x, y, t)$$

s'annulant pour $t = 0$. Conservant l'hypothèse $f(0, 0, t) = 0$ qui, comme nous l'avons dit, ne diminue en rien la généralité, nous allons envisager l'intégrale de cette équation prenant pour $t = 0$ la valeur x_0. Or posons $x = x_0 + x'$; nous aurons l'équation

$$(1) \qquad \frac{dx'}{dt} = f(x_0 + x', y, t),$$

avec les deux paramètres x_0 et y. Pour $x_0 = y = 0$, on a l'équation

$$\frac{dx'}{dt} = f(x', 0, t),$$

et, d'après l'hypothèse faite, l'intégrale de cette dernière équation, s'annulant pour $t = 0$, sera identiquement nulle. Elle sera donc

---

[1] Le théorème précédent a été indiqué pour la première fois par M. Poincaré (*Les nouvelles méthodes de la Mécanique céleste*, p. 46 et suiv.). M. Poincaré le démontre en se servant des considérations habituelles au *Calcul des limites* de Cauchy.

déterminée et continue depuis $t = 0$ jusqu'à $t = t_0$ (t_0 étant arbitraire, mais restant fixe une fois choisi).

D'après le théorème précédent, l'intégrale de l'équation (3), s'annulant pour $t = 0$, sera continue de $t = 0$ à $t = t_0$, pourvu que $|x_0|$ et $|\mu|$ soient suffisamment petits, et *elle pourra être développée suivant les puissances de x_0 et μ.*

Nous avons donc le théorème suivant, que j'énonce dans sa généralité.

Soit le système d'équations

$$(\text{S}) \qquad \frac{dx_i}{dt} = \text{X}_i(x_1, x_2, \ldots, x_n, t, \mu) \qquad (i = 1, 2, \ldots, n).$$

On suppose que, pour $\mu = 0$, on ait l'intégrale

$$x_1 = \varphi_1(t), \qquad \ldots, \qquad x_n = \varphi_n(t),$$

continue de $t = 0$ à $t = t_0$. De plus, les X sont supposées développables en séries ordonnées suivant les puissances de

$$\mu \quad \text{et} \quad x_i - \varphi_i(t)$$

pour toute valeur de t entre 0 et t_0, les coefficients de ces développements étant, bien entendu, des fonctions continues de t.

Dans ces conditions, *les intégrales de* (S) *prenant respectivement, pour $t = 0$, les valeurs*

$$\varphi_1(0) + x_1^0, \quad \varphi_2(0) + x_2^0, \quad \ldots, \quad \varphi_n(0) + x_n^0,$$

seront continues de 0 à t_0, et développables suivant les puissances de

$$x_1^0, \quad x_2^0, \quad \ldots, \quad x_n^0 \quad \text{et} \quad \mu,$$

pourvu que ces grandeurs aient des modules suffisamment petits.

5. Cherchons si l'on peut obtenir des résultats analogues avec d'autres déterminations initiales des intégrales. Prenons d'abord l'équation

$$(4) \qquad \frac{d^2y}{dx^2} = f\left(x, y, \frac{dy}{dx}, \mu\right),$$

où f est supposée une fonction analytique de y, $\dfrac{dy}{dx}$ et μ.

Nous avons, pour $\mu = 0$, l'équation

$$\frac{d^2 y}{dx^2} = f\left(x, y, \frac{dy}{dx}, 0\right).$$

Soit une intégrale de cette équation continue de a à b, prenant pour $x = a$ la valeur A, et pour $x = b$ la valeur B.

Existe-t-il une intégrale de l'équation (4) prenant les mêmes valeurs initiale et finale, et très peu différente de la précédente, si μ est lui-même très voisin de zéro?

Au lieu de (4), nous considérons le système de deux équations du premier ordre

$$(5) \qquad \begin{cases} \dfrac{dy'}{dx} = f(x, y, y', \mu), \\[2mm] \dfrac{dy}{dx} = y'. \end{cases}$$

Pour $\mu = 0$, ce système admet une intégrale (y, y') continue de a à b, et prenant pour $x = a$ les valeurs

$$y = A, \qquad y' = A',$$

en désignant par A' la valeur initiale de y'. Pour μ voisin de zéro, nous aurons une intégrale de (5) continue de a à b telle que l'on ait, pour $x = a$,

$$y = A, \qquad y' = y'_0,$$

pourvu que y'_0 soit suffisamment voisin de A'. Cette intégrale y sera une fonction

$$F(x, \mu, y'_0),$$

développable suivant les puissances de μ et $y'_0 - A'$. L'équation

$$(6) \qquad F(b, \mu, y'_0) - B = 0$$

s'annule pour $\mu = 0$, $y'_0 = A'$. Diverses circonstances pourront se présenter. Il arrivera, *en général*, que cette relation sera vérifiée pour une suite continue de valeurs de y'_0 et de μ voisines respectivement de A' et de *zéro*, et que y'_0 sera une fonction holomorphe de μ dans le voisinage de $\mu = 0$: l'équation (4) aura alors une intégrale prenant en a et b les valeurs A et B, et qui sera une fonction holomorphe de μ dans le voisinage de $\mu = 0$.

Les conclusions précédentes peuvent cesser d'être exactes. Il

peut arriver que la relation (6), considérée comme représentant
une courbe lieu de points (μ, y'_0), ait le point $\mu = o$, $y'_0 = A'$
comme point isolé, auquel cas il n'y aurait pas d'intégrale *réelle*
satisfaisant aux conditions initiale et finale pour $\mu = o$.

Il peut encore arriver que le premier membre de l'équation (6)
contienne μ en facteur, le second facteur ne s'annulant pas dans le
voisinage de $\mu = o$, $y'_0 = A'$. Dans ce cas, l'équation

$$\frac{d^2 y}{dx^2} = f\left(x, y, \frac{dy}{dx}, o\right)$$

sera telle que *toute intégrale passant par le point* (a, A) *passera par le point* (b, B). Cette circonstance peut se présenter.
Les équations linéaires dont nous avons fait l'étude dans un Chapitre précédent nous en offrent un exemple. Soit k_1 une constante
telle que l'équation

$$\frac{d^2 y}{dx^2} - k_1 P(x) y = o$$

ait une intégrale, non nulle identiquement, s'annulant pour $x = a$
et pour $x = b$. Toute intégrale de cette équation, s'annulant pour
$x = a$, s'annule pour $x = b$: c'est la circonstance dont nous par-
lions ci-dessus. L'équation

$$\frac{d^2 y}{dx^2} + (k_1 - \mu) P(x) y = o$$

n'admet pas, pour μ suffisamment petit mais différent de zéro,
d'intégrale s'annulant pour $x = a$ et pour $x = b$.

6. Les cas d'exception que nous venons d'indiquer ne se ren-
contreront pas, si la méthode des approximations successives
(Chap. V, § 8) est applicable, pour l'équation

$$\frac{d^2 y}{dx^2} = f\left(x, y, \frac{dy}{dx}, \mu\right),$$

à l'intégrale qui nous occupe.

Nous supposons que, μ étant dans le voisinage de zéro, les
diverses hypothèses nécessaires pour l'application de la méthode
des approximations successives soient vérifiées (*loc. cit.*). On aura

alors l'intégrale cherchée sous forme de série dont chaque terme
est une fonction analytique de μ, et, en raisonnant comme plus
haut, on voit que l'intégrale elle-même est une fonction holomorphe de μ dans le voisinage de $\mu = 0$.

II. — Des solutions périodiques des équations différentielles ordinaires dépendant d'un paramètre arbitraire, d'après M. Poincaré [1].

7. Considérons un système d'équations différentielles ordinaires

$$\frac{dx_i}{dt} = X_i(x_1, x_2, \ldots, x_n, t) \qquad (i = 1, 2, \ldots, n),$$

et supposons que les X soient des fonctions périodiques du temps t
avec la période ω. Si l'on a, pour une telle équation, une solution

$$x_1 = \varphi_1(t), \qquad x_2 = \varphi_2(t), \qquad \ldots, \qquad x_n = \varphi_n(t),$$

continue de $t = 0$ à $t = \omega$, et telle que

$$\varphi_1(0) = \varphi_1(\omega), \qquad \ldots, \qquad \varphi_n(0) = \varphi_n(\omega),$$

cette solution sera manifestement périodique, car on se retrouvera identiquement dans les mêmes conditions à l'époque ω qu'à
l'époque 0.

Nous allons supposer que dans les équations précédentes figure
un certain paramètre μ. Supposons que, pour $\mu = 0$, on ait re-
connu l'existence d'une solution périodique; nous voulons chercher si le système aura des solutions périodiques pour les petites
valeurs de μ. Écrivons donc les équations

$$(7) \qquad \frac{dx_i}{dt} = X_i(x_1, x_2, \ldots, x_n, t, \mu)$$

avec le paramètre μ, où les X sont périodiques par rapport à t.
Pour $\mu = 0$, nous avons, par hypothèse, la solution périodique

$$x_i = \varphi_i(t),$$

et les conditions admises dans la démonstration du théorème général du § 4 sont supposées vérifiées.

Ceci posé, d'après le théorème du § 4, les intégrales du sys-

---

[1] H. POINCARÉ, *Les nouvelles méthodes de la Mécanique céleste* (t. I, p. 79 et suiv.).

tème, prenant respectivement, pour $t = 0$, les valeurs

$$\varphi_i(0) = x_i^0 \qquad (i = 1, 2, \ldots, n),$$

sont continues de $t = 0$ à $t = \omega$, si $|x_i^0|$ et $|\mu|$ sont suffisamment petits, et ces intégrales peuvent être développées en séries ordonnées suivant les puissances croissantes de

$$x_1^0, \ x_2^0, \ \ldots, \ x_n^0 \ \text{et} \ \mu.$$

Représentons cette solution par

$$x_i = f_i(t, x_1^0, x_2^0, \ldots, x_n^0, \mu) \qquad (i = 1, 2, \ldots, n),$$

et écrivons les n équations

$$(8) \qquad f_i(\omega, x_1^0, \ldots, x_n^0, \mu) - f_i(0, x_1^0, \ldots, x_n^0, \mu) = 0.$$

Ces équations sont vérifiées pour

$$x_1^0 = x_2^0 = \ldots = x_n^0 = \mu = 0,$$

puisque alors les équations (8) se réduisent à

$$\varphi_i(\omega) - \varphi_i(0) = 0,$$

relation vérifiée, puisque $\varphi_i(t)$ admet la période ω.

Nous concluons de là que, *en général*, les équations (8) auront, pour μ assez petit, une solution où les x_i^0 seront voisins de zéro.

Il y aura donc, en général, *une solution périodique pour μ suffisamment petit.*

8. Nous sommes resté, au paragraphe précédent, dans les généralités. Diverses circonstances particulières peuvent se présenter pour les équations (8). Le cas général, où l'existence de la solution périodique cherchée sera certaine, est celui où le déterminant fonctionnel par rapport à

$$x_1^0, \ x_2^0, \ \ldots, \ x_n^0$$

des premiers membres des équations (8) sera *différent de zéro* pour $x_1^0 = x_2^0 = \ldots = x_n^0 = \mu = 0$. Sera-t-il possible de faire cette constatation? Pour abréger l'écriture, supposons pour un moment, comme il est permis au moyen d'un changement linéaire de fonctions, que $\varphi_i(t)$ soit identiquement nul. Notre système (7) prendrait alors la forme

$$\frac{dx_i}{dt} = a_{i1}x_1 + a_{i2}x_2 + \ldots + a_{in}x_n + b_i\mu + \ldots \qquad (i = 1, 2, \ldots, n),$$

les a et b étant des fonctions périodiques de t à la période ω. Les intégrales de cette équation, prenant les valeurs x_i^0 pour $t = 0$, sont développables, comme nous le savons, suivant les puissances de $x_1^0, \ldots, x_n^0$ et μ; nous pouvons écrire

$$x_i = A_{i1}x_1^0 + \ldots + A_{in}x_n^0 + B_i\mu + \ldots,$$

les A et B étant des fonctions de t, et l'on a évidemment

$$A_{ii}(0) = 1, \qquad A_{ij}(0) = 0, \qquad B_i(0) = 0.$$

En substituant les x_i dans les équations ci-dessus, on aura, en égalant dans les deux membres les coefficients de $x_1^0, \ldots, x_n^0$, un système d'équations différentielles linéaires à coefficients périodiques déterminant, avec les conditions initiales ci-dessus, les fonctions A.

Si l'on peut intégrer ce système d'équations donnant les A, on obtiendra immédiatement les coefficients de $x_1^0, \ldots, x_n^0$ dans les premiers membres des équations (8), et il sera possible alors de former le déterminant de ces coefficients. S'il n'est pas nul, on sera assuré de l'existence de solutions périodiques.

9. Nous avons seulement supposé, au paragraphe précédent, que l'on connaissait, pour $\mu = 0$, une solution périodique du système d'équations proposées (cette solution était $x_1 = x_2 = \ldots = x_n = 0$). Nous venons de voir que la formation du déterminant jouant un rôle important dans la discussion des équations (8) exigeait une intégration préalable d'équations linéaires.

On se trouvera dans des circonstances plus favorables, si l'on suppose que l'on *sache intégrer complètement le système des équations* (7) *pour* $\mu = 0$. On pourra alors reconnaître immédiatement si le déterminant fonctionnel qui nous occupe est différent de zéro. On aura, en effet, explicitement par hypothèse les fonctions

$$f_i(t, x_1^0, x_2^0, \ldots, x_n^0, 0).$$

Donc, dans les premiers membres des équations (8) développées suivant les puissances de x_1^0, x_2^0, ..., x_n et μ, on aura les coefficients des premières puissances de x_1^0, x_2^0, ..., x_n^0.

10. Quelques remarques importantes sont à faire sur le système des équations (8). Supposons que *les équations* (7) *admettent une intégrale première*

$$F(x_1, x_2, \ldots, x_n, t, \mu) = \text{const.},$$

dont le premier membre soit une fonction périodique de t, admettant la période ω. Nous désignerons la fonction F par $F[x_i, t]$, sans mettre μ en évidence, et en n'écrivant qu'une des lettres x; nous écrirons aussi, à la place de $f_i(t, x_1^0, \ldots, x_n^0, \mu)$, simplement $f_i(t)$.

Nous allons voir que, dans ce cas, les équations (8) ne sont pas, en général, distinctes. On aura, en effet,

$$F[f_i(0), 0] = F[f_i(\omega), \omega] = F[f_i(\omega), 0].$$

Considérons donc l'équation

$$(9) \qquad F[f_i(0), 0] - F[f_i(\omega), 0] = 0.$$

Le premier membre de cette équation est développable suivant les puissances de

$$f_i(\omega) - f_i(0).$$

Supposons que l'on ait

$$\frac{\partial F}{\partial x_i} = 0$$

pour $\mu = 0$, $t = 0$, $x_i = \varphi_i(0)$; le coefficient de $f_n(\omega) - f_n(0)$ dans le développement du premier membre de (9) ne sera pas nul pour μ, x_1^0, ..., x_n^0 suffisamment petits, et il est clair alors que les $n - 1$ équations

$$f_i(\omega, x_1^0, \ldots, x_n^0, \mu) - f_i(0, x_1^0, \ldots, x_n^0, \mu) = 0 \qquad (i = 2, \ldots, n-1),$$

qui sont les $n - 1^{\text{ièmes}}$ premières équations du système (8) entraînent, d'après la relation (9), la $n^{\text{ième}}$ équation

$$f_n(\omega, x_1^0, \ldots, x_n^0, \mu) - f_n(0, x_1^0, \ldots, x_n^0, \mu) = 0.$$

Les n équations (8) *ne sont donc pas distinctes*, comme nous voulions l'établir.

Nous avons supposé que $\dfrac{\partial F}{\partial x_n}$ n'était pas nul; si cette dérivée était nulle, on prendrait une autre des dérivées du premier ordre, et il n'y aurait que dans le cas où l'on aurait

$$\frac{\partial F}{\partial x_1} = \frac{\partial F}{\partial x_2} = \ldots = \frac{\partial F}{\partial x_n} = 0$$

pour $\mu = 0$, $t = 0$, $x_i = \varphi_i(0)$, que la conclusion précédente deviendrait douteuse.

Soit, comme tout à l'heure, $\dfrac{\partial F}{\partial x_n} \gtrless 0$; il y aura alors une infinité de solutions périodiques de période ω pour chaque valeur de μ (suffisamment petite). On supprimera la dernière des équations (8) et l'on pourra la remplacer par

$$F(x_1, x_2, \ldots, x_n, t, \mu) = C,$$

C étant une constante arbitraire que l'on prendra peu différente de

$$F[\varphi_1(0), \ldots, \varphi_n(0), 0, 0].$$

Pour une valeur donnée à C, il n'y aura plus, en général, qu'une solution périodique correspondante; elle sera déterminée par les $n - 1$ premières des équations (8) et l'équation $F = C$, où l'on remplacera t par zéro, et qui alors s'écrira

$$F[f_i(0), 0, \mu] = C.$$

Si on laisse C arbitraire, on aura une infinité de solutions périodiques dépendant d'une constante arbitraire.

Si, au lieu d'une intégrale uniforme, on en avait deux,

$$F(x_1, x_2, \ldots, x_n, t) = \text{const.},$$
$$\Phi(x_1, x_2, \ldots, x_n, t) = \text{const.},$$

on voit immédiatement, par des raisonnements analogues, que les n équations (8) se réduisent à $n - 2$, si tous les déterminants fonctionnels

$$\frac{D(F, \Phi)}{D(x_k, x_n)} \qquad (k \lessgtr h)$$

ne s'annulent pas pour $\mu = 0$, $t = 0$, $x_i = \varphi_i(0)$.

11. On a supposé, dans ce qui précède, que les fonctions X_1, $X_2, \ldots, X_n$ dépendent du temps t. Il est important d'examiner le cas où t n'entre pas dans les équations. Tout à l'heure, la période était nécessairement déterminée : c'était la période ω de t dans les X. Maintenant, au contraire, la période pourra être quelconque. D'autre part, si les équations admettent une solution périodique, elles en admettront une infinité ; d'une solution on en déduit, en effet, une autre en changeant t en $t + h$, h étant une constante arbitraire. Il ne peut donc pas arriver, dans le cas actuel, que les équations (8) déterminent *une seule* solution périodique.

Ces remarques faites, écrivons le système d'équations

$$(10) \qquad \frac{dx_i}{dt} = X_i(x_1, x_2, \ldots, x_n, \mu) \qquad (i = 1, 2, \ldots, n).$$

et supposons qu'on ait, pour $\mu = 0$, la solution périodique de période ω

$$x_1 = \varphi_1(t), \qquad x_2 = \varphi_2(t), \qquad \ldots, \qquad x_n = \varphi_n(t).$$

Ici les φ seront des fonctions *analytiques* de t ; si donc, pour le système (10), nous désignons, comme plus haut, par

$$\varphi_i(0) = x_i^0$$

la valeur de x_i pour $t = 0$, nous sommes assuré que la valeur

$$f_i(\omega + \tau, x_1^0, \ldots, x_n^0, \mu)$$

de x_i pour $t = \omega + \tau$ sera une fonction holomorphe de

$$x_1^0, x_2^0, \ldots, x_n^0, \mu \text{ et } \tau$$

pour des petites valeurs de ces grandeurs. Si nous écrivons alors les équations

$$(11) \quad f_i(\omega + \tau, x_1^0, \ldots, x_n^0, \mu) - f_i(0, x_1^0, \ldots, x_n^0, \mu) = 0 \quad (i = 1, 2, \ldots, n)$$

nous aurons n équations analogues aux équations (8), et ces
équations seront vérifiées pour

$$x^0_1 = x^0_2 = \ldots = x^0_n = \mu = \tau = 0,$$

puisque alors les équations (11) se réduisent à

$$\varphi_i(\omega) - \varphi_i(0) = 0.$$

Les équations (11) renferment $n + 1$ inconnues $x^0_1, x^0_2, \ldots, x^0_n$
et τ, tandis que les équations (8) ne renfermaient que n inconnues et correspondaient à $\tau = 0$. Or ici, si l'on faisait $\tau = 0$, on
aurait des équations dont le déterminant fonctionnel par rapport à $x^0_1, \ldots, x^0_n$ serait certainement nul, d'après ce que nous
avons dit plus haut sur la multiplicité nécessaire des solutions périodiques, quand elles existent. Au contraire, en se donnant arbitrairement un des x, soit par exemple $x^0_n = 0$, les équations (11)
détermineront, *en général*,

$$x^0_1, x^0_2, \ldots, x^0_{n-1}, \text{ et } \tau$$

en fonction holomorphe de μ.

Nous pouvons encore faire une remarque relativement au cas
où il y aurait, pour le système (10), une intégrale première

$$F(x_1, x_2, \ldots, x_n, \mu) = \text{const.}$$

On verra, en raisonnant comme au § 10, que les équations (11)
ne sont pas distinctes, et l'on peut, si $\dfrac{dF}{dx_n}$ n'est pas nulle pour
$\mu = 0$, $x_i = \varphi_i(0)$, considérer le système

$$F = C, \quad f_i(\omega + \tau, x^0_1, \ldots, x^0_n, \mu) - f_i(0, x^0_1, \ldots, x^0_n, \mu) = 0 \quad (i = 1, 2, \ldots, n-1),$$

C étant une constante peu différente de

$$F[\varphi_1(0), \varphi_2(0), \ldots, \varphi_n(0), 0].$$

Dans l'équation $F = C$, on a remplacé x_i par

$$f_i(0, x^0_1, x^0_2, \ldots, x^0_n, \mu).$$

Au lieu de remplacer les équations (11) par le système qui vient
d'être indiqué, on peut encore le remplacer par le suivant, en fai

sant toujours $x_n^0 = 0$ et en faisant, de plus, $\tau = 0$,

$$f_i(\omega, x_1^0, x_2^0, \ldots, x_n^0, \mu) - f_i(0, x_1^0, x_2^0, \ldots, x_n^0, \mu) = 0 \quad (i = 1, 2, \ldots, n-1),$$

qui détermineront $x_1^0, x_2^0, \ldots, x_{n-1}^0$. D'où se tire la conséquence importante que, *dans le cas où il y a une intégrale première*, on pourra trouver généralement, pour μ petit, une solution périodique ayant la période ω, ce qui n'a pas lieu, en général, quand les équations ne renferment pas le temps.

12. Nous avons établi, dans des cas généraux, sous la condition qu'un certain déterminant fonctionnel ne soit pas nul, l'existence de solution périodique. Terminons ces généralités en montrant quelles opérations on devra faire pour calculer ces intégrales. C'est une question à laquelle nous avons indirectement touché au § 8. Reprenons le système tel que nous l'avions écrit dans ce paragraphe

$$\frac{dx_1}{dt} = a_{i1}x_1 + \ldots + a_{in}x_n + b_i\mu + \ldots,$$

les coefficients de ces développements étant des fonctions de t de période ω.

Nous avons, pour $\mu = 0$, la solution périodique

$$x_1 = x_2 = \ldots = x_n = 0.$$

D'après ce que nous avons dit, il y aura, en général, *une* solution périodique pour μ suffisamment petit. Cette solution peut être développée suivant les puissances de μ. Écrivons donc

$$x_i = x_{i1}\mu + x_{i2}\mu^2 + \ldots,$$

les coefficients des diverses puissances de μ doivent être des fonctions périodiques de t avec la période ω. Nous aurons d'abord, pour déterminer les x_{i1}, les équations

$$\frac{dx_{i1}}{dt} = a_{i1}x_{11} + a_{i2}x_{21} + \ldots + a_{in}x_{n1} + b_i.$$

Peut-on satisfaire à ces équations en prenant pour

$$x_{11}, \quad x_{21}, \quad \ldots, \quad x_{n1}$$

des fonctions périodiques de t. On voit qu'il en sera certainement ainsi en général, et précisément quand un déterminant, qui n'est autre que celui que nous avions à considérer au § 8, ne sera pas nul. Les coefficients des diverses puissances de μ dans les x_i se calculent de proche en proche sans qu'on soit jamais arrêté, si on ne l'a pas été au début, et l'on aura ainsi la solution périodique cherchée dont l'existence a été antérieurement démontrée.

13. Remarquons, en terminant, que les considérations précédentes trouveront leur application dans un cas un peu plus compliqué. Écrivons les $p + q$ équations

$$(12)\quad\begin{cases}\dfrac{dx_i}{dt} = X_i(x_1, x_2, \ldots, x_p, y_1, y_2, \ldots, y_q) & (i = 1, 2, \ldots, p), \\[2mm] \dfrac{dy_i}{dt} = Y_i(x_1, x_2, \ldots, x_p, y_1, y_2, \ldots, y_q) & (i = 1, 2, \ldots, q),\end{cases}$$

où nous supposons que les X et Y soient des fonctions périodiques des y admettant la période 2π, c'est-à-dire ne changeant pas quand on change y_i en $y_i + 2\pi$. On pourra appeler *solution périodique* de cette équation avec la période ω une solution

$$x_i = \varphi_i(t) \qquad (i = 1, 2, \ldots, p),$$
$$y_i = \psi_i(t) \qquad (i = 1, 2, \ldots, q),$$

satisfaisant aux conditions

$$\varphi_i(t + \omega) = \varphi_i(t),$$
$$\psi_i(t + \omega) = \psi_i(t) + 2k_i\pi,$$

les k_i étant des entiers. Il est clair, d'après la forme des équations différentielles (12), qu'une solution sera périodique, si l'on a

$$\varphi_i(\omega) = \varphi_i(0), \qquad \psi_i(\omega) = \psi_i(0) + 2k_i\pi.$$

La théorie développée dans les paragraphes précédents pourra encore s'appliquer aux équations (12) et à leurs solutions périodiques. On formera les équations analogues aux équations (11); les q dernières d'entre elles auront seulement, dans le second membre $2k_i\pi$, les entiers k_i correspondant à la solution périodique initiale des équations pour $\mu = 0$.

III. — Application au problème des trois corps.

14. Une des plus importantes applications que M. Poincaré ait faite des généralités qui précèdent est relative au problème des trois corps. Prenons trois points, M_0, M_1, M_2, de masse m_0, m_1, m_2; nous allons considérer les deux dernières comme petites, et nous poserons

$$m_1 = \alpha_1 \mu, \qquad m_2 = \alpha_2 \mu,$$

α_1 et α_2 étant des constantes fixes. Concevons que l'on ait écrit les équations différentielles du mouvement de ces trois points s'attirant suivant la loi de Newton. Que deviendra ce système, si l'on y fait $\mu = 0$? Si (ξ_0, η_0, ζ_0) désignent les coordonnées du point M_0, par rapport à des axes fixes, les équations du mouvement du point M_0 se réduiront évidemment à

$$\frac{d^2\xi_0}{dt^2} = 0, \qquad \frac{d^2\eta_0}{dt^2} = 0, \qquad \frac{d^2\zeta_0}{dt^2} = 0,$$

et l'on aura, pour le point $M_1 (\xi_1, \eta_1, \zeta_1)$,

$$\frac{d^2\xi_1}{dt^2} = -f \frac{m_0}{r_1^2} \frac{\xi_1 - \xi_0}{r_1} \qquad (r_1 = \overline{M_0 M_1})$$

et les deux équations analogues, f désignant le coefficient d'attraction. On aura de même, pour le point M_2,

$$\frac{d^2\xi_2}{dt^2} = -f \frac{m_0}{r_2^2} \frac{\xi_2 - \xi_0}{r_2} \qquad (r_2 = \overline{M_0 M_2}).$$

Une solution du problème des trois corps, pour $\mu = 0$, sera donc obtenue en prenant le point M_0 fixe, les deux autres points se mouvant séparément autour de M_0 suivant les lois de Képler. Ce cas particulier se ramène donc au problème des deux corps. Si les temps de révolution de M_1 et de M_2 autour de M_0 sont commensurables entre eux, il est clair qu'au bout d'un certain temps tout le système se retrouvera dans sa situation initiale.

Le problème des trois corps, pour $\mu = 0$, admettra donc des solutions périodiques.

En restant toujours dans le même cas $(\mu = 0)$, le problème des

trois corps admet d'autres solutions que l'on doit aussi regarder
comme périodiques. Bornons-nous au cas où les trois points res-
teraient dans un même plan. Le point M_0 restant toujours fixe,
rapportons le mouvement des deux autres points à deux axes
tournant d'un mouvement uniforme autour de M_0. Nous allons
voir immédiatement qu'il peut arriver que les mouvements de M_1
et M_2 par rapport à ces axes soient périodiques. Au bout d'un
temps égal à la période, les trois corps se trouveront dans la même
position relative, c'est-à-dire que leurs distances respectives auront repris la même valeur. Nous devons regarder un tel mouvement comme périodique. Imaginons par exemple que, pour $t = 0$,
les trois points soient sur une ligne droite D; on peut donner à M_1
et M_2 des vitesses initiales telles que M_1 et M_2 décrivent des circonférences autour de M_0, et désignons par n et n' les vitesses angulaires des droites $\overline{M_0 M_1}$ et $\overline{M_0 M_2}$. Soit, pour fixer les idées,
$n' > n$; au bout du temps

$$\frac{2\pi}{n' - n}$$

les angles faits par $M_0 M_1$ et $M_0 M_2$ avec la droite initiale D sont
respectivement

$$\frac{2\pi n}{n' - n}, \qquad \frac{2\pi n'}{n' - n}$$

et leur différence est égale à 2π, c'est-à-dire qu'au bout du temps
$\frac{2\pi}{n' - n}$ les trois corps se trouvent de nouveau en ligne droite, ayant
repris la même position relative les uns à l'égard des autres. Si
donc on rapporte le système à des axes mobiles tournant d'un
mouvement uniforme avec la vitesse angulaire n, les coordonnées
de M_1 et M_2 par rapport à ces axes mobiles seront des fonctions
périodiques du temps de période $\frac{2\pi}{n' - n}$.

15. Nous voulons maintenant rechercher s'il y a une solution
périodique pour de petites valeurs de μ. Nous allons d'abord
écrire les équations du mouvement, telles qu'elles sont classiques
en Mécanique céleste, des points M_1 et M_2 autour de M_0. Faisons
donc d'abord passer par ce point deux axes rectangulaires de directions fixes (nous nous bornons au plan), nous aurons, en dési-

gnant par (x_1, y_1) et (x_2, y_2) les coordonnées de M_1 et M_2 par rapport à ces axes, les équations différentielles où nous faisons le coefficient d'attraction f égal à l'unité

$$
(S) \quad \left\{
\begin{aligned}
&\frac{d^2x_1}{dt^2} + m_0\frac{x_1}{r_1^3} + m_1\frac{x_1}{r_1^3} + m_2\frac{x_2}{r_2^3} = \frac{1}{m_1}\frac{\partial U'}{\partial x_1},\\
&\frac{d^2y_1}{dt^2} + m_0\frac{y_1}{r_1^3} + m_1\frac{y_1}{r_1^3} + m_2\frac{y_2}{r_2^3} = \frac{1}{m_1}\frac{\partial U'}{\partial y_1},\\
&\frac{d^2x_2}{dt^2} + m_0\frac{x_2}{r_2^3} + m_1\frac{x_1}{r_1^3} + m_2\frac{x_2}{r_2^3} = \frac{1}{m_2}\frac{\partial U'}{\partial x_2},\\
&\frac{d^2y_2}{dt^2} + m_0\frac{y_2}{r_2^3} + m_1\frac{y_1}{r_1^3} + m_2\frac{y_2}{r_2^3} = \frac{1}{m_2}\frac{\partial U'}{\partial y_2}.
\end{aligned}
\right.
$$

Dans ces équations, que j'emprunte au *Traité de Mécanique céleste* de M. Tisserand (t. I, p. 72), r_1 et r_2 désignent les distances de M_1 et M_2 à M_0, et l'on a

$$
U' = \frac{m_1 m_2}{r_{12}},
$$

en appelant r_{12} la distance M_1M_2.

Je rappelle encore que le système (S) admet deux intégrales premières, celle des aires et celle des forces vives. J'écris ces deux intégrales

$$
(13) \quad \left\{
\begin{aligned}
&m_1\left(x_1\frac{dy_1}{dt} - y_1\frac{dx_1}{dt}\right) + m_2\left(x_2\frac{dy_2}{dt} - y_2\frac{dx_2}{dt}\right)\\
&\quad + \frac{m_1 m_2}{m_0}\left[(x_1 - x_2)\frac{d(y_1 - y_2)}{dt} - (y_1 - y_2)\frac{d(x_1 - x_2)}{dt}\right] = \gamma,
\end{aligned}
\right.
$$

γ étant la constante arbitraire,

$$
(14) \quad \left\{
\begin{aligned}
&m_1\left(\frac{dx_1^2}{dt^2} + \frac{dy_1^2}{dt^2}\right) + m_2\left(\frac{dx_2^2}{dt^2} + \frac{dy_2^2}{dt^2}\right)\\
&\quad - 2\left(1 + \frac{m_1 + m_2}{m_0}\right)\left[m_0\left(\frac{m_1}{r_1} + \frac{m_2}{r_2}\right) + U'\right]\\
&\quad + \frac{m_1 m_2}{m_0}\left[\left(\frac{dx_1}{dt} - \frac{dx_2}{dt}\right)^2 + \left(\frac{dy_1}{dt} - \frac{dy_2}{dt}\right)^2\right] = h.
\end{aligned}
\right.
$$

16. Les équations différentielles classiques que nous venons d'écrire ne sont pas celles dont nous devons nous servir. Il faut les transformer en rapportant le mouvement à des axes $M_0\xi$, $M_0\eta$,

animés d'un mouvement de rotation uniforme autour de M_0 avec la vitesse angulaire n. On pourrait se servir des formules de transformation de coordonnées

$$x = \xi \cos nt - \eta \sin nt,$$
$$y = \xi \sin nt + \eta \cos nt,$$

pour transformer le système S. On arrivera bien plus rapidement au système d'équations différentielles relatif à ξ et η, en appliquant la théorie des mouvements relatifs. Les équations cherchées seront les équations (S), où nous remplacerons (x_1, y_1) et (x_2, y_2) respectivement par (ξ_1, η_1) et (ξ_2, η_2) coordonnées de M_1 et M_2 par rapport aux axes mobiles $M_0 \xi$, $M_0 \eta$, pourvu que nous ajoutions aux seconds membres les projections de l'accélération centrifuge et de l'accélération centrifuge composée. Ces projections seront, d'une manière générale, pour la première,

$$n^2 \xi, \quad n^2 \eta,$$

et, pour la seconde,

$$2n \frac{d\eta}{dt}, \quad -2n \frac{d\xi}{dt}.$$

Nous aurons donc un système (Σ) qui ne sera pas autre chose que le système (S) où l'on aura remplacé les (x, y) par (ξ, η), et où l'on aura ajouté respectivement dans les seconds membres des deux premières

$$n^2 \xi_1 + 2n \frac{d\eta_1}{dt},$$

$$n^2 \eta_1 - 2n \frac{d\xi_1}{dt},$$

et de même pour la troisième et la quatrième, l'indice *deux* remplaçant l'indice *un*. Le système (Σ) admettra deux intégrales premières. En substituant à la place de x et y leurs valeurs en (ξ) et (η) dans les équations (13) et (14), on obtiendra ces deux intégrales premières et il est à remarquer que le temps n'y figurera pas explicitement. De plus, en remplaçant m_1 et m_2 par $\alpha_1 \mu$ et $\alpha_2 \mu$, la quantité μ se trouvera en facteur dans le premier membre des intégrales; on pourra la supprimer en modifiant les constantes h et γ.

Nous aurons donc le système (Σ) avec ses deux intégrales premières.

P. — III.   12

On a, en définitive, huit équations du premier ordre, en

$$\xi_1,\ \eta_1,\ \xi_2,\ \eta_2,\ \xi'_1,\ \eta'_1,\ \xi'_2,\ \eta'_2,$$

en posant

$$\frac{d\xi_1}{dt}=\xi'_1,\qquad \frac{d\eta_1}{dt}=\eta'_1,\qquad \frac{d\xi_2}{dt}=\xi'_2,\qquad \frac{d\eta_2}{dt}=\eta'_2.$$

L'application de la théorie générale exposée dans la Section précédente, pour le cas où la période serait $\frac{2\pi}{n'-n}$, nous conduira à *huit* équations que nous aurions maintenant à discuter. Ces équations se réduisent à *six* puisqu'il y a deux intégrales premières. Écrivons les premiers membres de ces intégrales premières en y faisant $\mu=0$ (on a préalablement divisé par μ, comme nous l'avons dit plus haut); on aura

$$\alpha_1\left(\xi_1\frac{d\eta_1}{dt}-\eta_1\frac{d\xi_1}{dt}\right)+n\alpha_1(\xi_1^2+\eta_1^2)+\alpha_2\left(\xi_2\frac{d\eta_2}{dt}-\eta_2\frac{d\xi_2}{dt}\right)+n\alpha_2(\xi_2^2+\eta_2^2),$$

$$\alpha_1\left(\frac{d\xi_1^2}{dt^2}+\frac{d\eta_1^2}{dt^2}\right)+n^2\alpha_1(\xi_1^2+\eta_1^2)+2n\alpha_1\left(\xi_1\frac{d\eta_1}{dt}-\eta_1\frac{d\xi_1}{dt}\right)+\alpha_2\left(\frac{d\xi_2^2}{dt_2}+\frac{d\eta_2^2}{dt_2}\right)$$
$$+n^2\alpha_2(\xi_2^2+\eta_2^2)+2n\alpha_2\left(\xi_2\frac{d\eta_2}{dt}-\eta_2\frac{d\xi_2}{dt}\right)-2m_0\left(\frac{\alpha_1}{\sqrt{\xi_1^2+\eta_1^2}}+\frac{\alpha_2}{\sqrt{\xi_2^2+\eta_2^2}}\right).$$

Prenons le déterminant fonctionnel de ces deux expressions par rapport à η'_1 et η'_2. Il se réduit à

$$2\alpha_1\alpha_2(\xi_1\eta'_2-\xi_2\eta'_1).$$

Or, nous prenons comme positions initiales, dans le mouvement correspondant à $\mu=0$, deux positions de M_1 et M_2 sur l'axe des ξ qui, pour $t=0$, coïncide, comme nous pouvons le supposer, avec Ox. Les vitesses initiales sont perpendiculaires à $M_0\xi$, et l'on a évidemment au temps $t=0$

$$\eta'_1=0,\qquad \eta'_2=(n'-n)\xi_2.$$

On a, par suite, pour l'expression ci-dessus,

$$2\alpha_1\alpha_2\xi_1\xi_2(n'-n).$$

Quant à n et n', ils sont déterminés en fonctions de ξ_1 et ξ_2 par les relations qui se tirent de suite de la comparaison des deux expressions de la forme

$$n^2 \frac{\xi_1}{\eta_1} = m_0, \qquad n'^2 \frac{\xi_2}{\eta_2} = m_0.$$

Les valeurs initiales de $M_3 M_1$ et $M_0 M_2$ étant arbitraires, on n'a pas $n = n'$. Le déterminant fonctionnel des deux intégrales premières par rapport à η_1' et η_2' n'est donc pas nul. Nous pouvons donc, des *huit* équations que nous avons à écrire, supprimer celles qui sont obtenues en écrivant que les valeurs de η_1' et η_2' ne sont pas égales pour $t = 0$ et pour $t = \frac{2\pi}{n'-n}$ (§ 10). Il resterait donc six équations à discuter; c'est une étude qui ne présente pas, après ce qui précède, de véritable difficulté. Nous ne la ferons pas ici, car nous serions ainsi entraîné à d'assez longs calculs. Énonçons seulement le résultat : On est assuré de pouvoir toujours résoudre les six équations dont nous venons de parler par rapport à *six* des huit inconnues

$$(H) \qquad \xi_1,\ \eta_1,\ \xi_2,\ \eta_2,\ \xi_3,\ \eta_3,\ \xi_4,\ \eta_4$$

qui y figurent et qui, conformément à nos notations précédentes, représentent les accroissements que l'on doit donner aux valeurs des lettres correspondantes, relatives à $t = 0$ et à la solution périodique choisie pour $\mu = 0$, pour avoir les valeurs initiales relatives à $t = 0$ de la solution que l'on cherche. Il faut toutefois que l'on n'ait pas $n = -n'$ et que n ne soit pas multiple de $n' - n$.

Il existe donc, pour le problème des trois corps, μ étant petit, une infinité de solutions périodiques. Cette infinité dépendra de *quatre* arbitraires, car deux des inconnues de la suite (H) ont des valeurs arbitraires (petites) et les distances initiales de M_1 et de M_2 à M_0 peuvent être prises arbitrairement (¹).

IV. — Sur une autre catégorie de solutions périodiques.

17. Nous allons nous occuper maintenant d'une question présentant une grande analogie avec celle qui a été étudiée dans la

---

(¹) On trouvera dans l'Ouvrage de M. Poincaré (les *Nouvelles Méthodes de Mécanique céleste*, t. I, p. 95 et suiv.) une étude complète de diverses solutions périodiques du problème des trois corps.

Section II, mais où, toutefois, des circonstances assez différentes
vont se présenter.

Prenons le système d'équations différentielles

$$(15) \qquad \frac{dx_1}{dt} = X_1, \qquad \frac{dx_2}{dt} = X_2, \qquad \ldots \qquad \frac{dx_n}{dt} = X_n,$$

où les X dépendent de $x_1, x_2, \ldots, x_n$ et d'un paramètre μ; de
plus, les X s'annulent pour $x_1 = x_2 = \ldots = x_n = 0$, *quel que
soit* μ.

Le système admet alors, pour solution particulière, la solution
où tous les x sont identiquement nuls. Nous allons chercher s'il
existe des solutions ayant une période ω, différant fort peu de
zéro quand μ est très petit, et se réduisant à *zéro* pour $\mu = 0$.

Nous désignons toujours par $x_1^0, x_2^0, \ldots, x_n^0$ les valeurs initiales
de $x_1, x_2, \ldots, x_n$. Nous aurons

$$x_i = f_i(t, x_1^0, x_2^0, \ldots, x_n^0, \mu) \qquad (i = 1, 2, \ldots, n),$$

les f_i sont des fonctions holomorphes de $x_1^0, x_2^0, \ldots, x_n^0$ et s'annulent, quels que soient μ et t, pour $x_1^0 = x_2^0 = \ldots = x_n^0 = 0$.

Il faut discuter les équations

$$(16) \quad f_i(\omega, x_1^0, \ldots, x_n^0, \mu) - f_i(0, x_1^0, \ldots, x_n^0, \mu) = 0 \quad (i = 1, 2, \ldots, n)$$

si l'on veut chercher les intégrales ayant la période ω. On voit
immédiatement que nous sommes dans des circonstances différentes de celles que nous avions précédemment, car les équations
précédentes sont vérifiées, quel que soit μ, pour $x_1^0 = \ldots = x_n^0 = 0$.

Étudions le déterminant fonctionnel des premiers membres des
équations (16) par rapport à $x_1^0, \ldots, x_n^0$ et calculons sa valeur
pour

$$x_1^0 = x_2^0 = \ldots = x_n^0 = \mu = 0.$$

Cherchons, à cet effet, ce que deviennent les équations (16)
quand on fait, dans les équations (15), $\mu = 0$ et que l'on réduit
les X à leurs termes du premier degré en $x_1, x_2, \ldots, x_n$. Dans
ces conditions, les équations (15) se réduisent aux équations
linéaires

$$(17) \qquad \frac{dx_i}{dt} = a_{i1}x_1 + a_{i2}x_2 + \ldots + a_{in}x_n \qquad (i = 1, 2, \ldots, n).$$

les équations (16) deviennent alors des équations exprimant que la solution de (17) répondant aux valeurs initiales $x_1^0, x_2^0, \ldots, x_n^0$ est périodique et de période ω. Or, considérons l'équation

$$\begin{vmatrix} a_{11}-\lambda & a_{12} & \ldots & a_{1n} \\ a_{21} & a_{22}-\lambda & \ldots & a_{2n} \\ \ldots & \ldots & \ldots & \ldots \\ a_{n1} & a_{n2} & \ldots & a_{nn}-\lambda \end{vmatrix} = 0.$$

On sait que les racines de cette équation en λ font connaître les intégrales du système (17); supposons-les distinctes et désignons-les par $\lambda_1, \lambda_2, \ldots, \lambda_n$. En écrivant que (17) admet une solution périodique, nous aurons un système de n équations linéaires et homogènes en $x_1^0, x_2^0, \ldots, x_n^0$, et leur déterminant est le déterminant que nous cherchons. Or (17) ne peut admettre de solutions périodiques que si l'on a pour un des λ, soit λ_i,

$$\lambda_i \omega = 2k\pi i \quad (k \text{ entier}),$$

car une expression de la forme

$$z_1 e^{\lambda_1 t} + z_2 e^{\lambda_2 t} + \ldots + z_n e^{\lambda_n t},$$

où les z sont des constantes, ne peut admettre la période ω que si l'un de ces termes admet cette période. Le déterminant cherché ne s'annulera donc que si un des λ est de la forme $\dfrac{2k\pi i}{\omega}$; il est donc égal à

$$\Delta = (e^{\lambda_1 \omega} - 1)(e^{\lambda_2 \omega} - 1) \ldots (e^{\lambda_n \omega} - 1),$$

comme on le verrait encore, par un calcul facile, en réduisant par un changement linéaire de variables les équations (17) à une forme canonique où la première équation ne dépendrait que de x_1, la seconde de x_2, et ainsi de suite.

Ceci posé, si Δ *est différent de zéro*, les équations (16) qui sont vérifiées pour $x_1^0 = \ldots = x_n^0 = 0$, quel que soit μ, admettront cette solution *comme solution simple* et, par suite, nous ne trouvons pas de solution périodique voisine de zéro si ce n'est la solution évidente où tous les x sont identiquement nuls. En d'autres termes, pour avoir une solution nouvelle, il faut nécessairement que ω soit de la forme

$$\frac{2k\pi i}{\lambda_i},$$

λ_i étant une des racines de l'équation en λ. Comme ω doit être réel, on remarquera que λ_i ne doit pas contenir de partie réelle, et comme les racines de l'équation en λ sont deux à deux conjuguées, il en résulte que deux facteurs de Δ seront nuls quand Δ sera nul.

18. Nous allons donc supposer que ω soit de la forme qui vient d'être indiquée; cherchons alors s'il y aura des solutions périodiques de période ω. Prenons d'abord le cas de deux équations où la discussion sera plus simple. Les équations (17) se réduisent alors à

$$(18) \qquad \begin{cases} \dfrac{dx}{dt} = ax + by, \\[2mm] \dfrac{dy}{dt} = cx + dy. \end{cases}$$

L'équation en λ est ici

$$\lambda^2 - (a + d)\lambda + ad - bc = 0,$$

et, pour pouvoir trouver une période réelle ω, il faut que

$$a + d = 0, \qquad ad - bc > 0.$$

Désignons par αi et $-\alpha i$ les racines de l'équation précédente, nous pouvons prendre

$$\omega = \frac{2\pi}{\alpha}.$$

Les équations (18) auront alors toutes leurs solutions périodiques et, par suite, les équations en x_0 et y_0, obtenues en écrivant que les solutions prenant pour $t = 0$ les valeurs x_0 et y_0 sont périodiques, seront identiquement vérifiées. C'est là un point très important, car, si nous prenons maintenant les équations

$$(19) \qquad f_i(\omega, x_0, y_0, \mu) - f_i(0, x_0, y_0, \mu) = 0 \qquad (i = 1, 2),$$

nous voyons que, pour $\mu = 0$, ces équations ne renferment pas de termes du premier degré en x_0 et y_0. Les équations précédentes pourront donc s'écrire

$$(20) \qquad \begin{cases} \mu(\alpha x_0 + \beta y_0) + \ldots = 0, \\[2mm] \mu(\alpha' x_0 + \beta' y_0) + \ldots = 0, \end{cases}$$

les termes non écrits étant de degré supérieur au premier en x_0 et y_0. Les coefficients α, α', β, β' sont des fonctions de μ et, en général, $\alpha\beta' - \beta'\alpha$ ne s'annulera pas pour $\mu = 0$.

On aura à discuter les solutions communes aux équations (20) en x_0 et y_0. Celles-ci, en y regardant x_0 et y_0 comme des coordonnées courantes, peuvent être considérées comme représentant deux courbes. Pour μ différent de zéro, ces deux courbes ont un point simple de rencontre à l'origine; pour μ nul, les deux courbes ont plus d'un point commun à l'origine. Il en résulte que, pour μ très petit, les deux courbes auront au moins un point commun très voisin de l'origine. Mais ici une remarque très importante est à faire; si les équations (20) ont une solution différente de zéro, elles auront une infinité de solutions formant une suite continue, car, les équations différentielles ne renfermant pas t explicitement, il y aura une infinité de solutions périodiques s'il y en a une (en dehors de $x = y = 0$). Il en résulte que, en réalité, les courbes (20) ont, pour μ petit, une petite courbe fermée commune restant dans le voisinage de l'origine et représentant la solution périodique sur le plan (x_0, y_0); cette petite courbe diminue de plus en plus à mesure que μ tend vers zéro. Il est clair qu'il faudrait une discussion plus approfondie pour décider la question de la réalité; il n'y a là toutefois aucune difficulté essentielle, car on peut calculer, comme nous l'avons vu, autant de termes que l'on veut dans les équations (20) et, par suite, la discussion complète pourra toujours être faite dans chaque cas particulier.

19. Après avoir étudié le cas de deux équations, il est aisé de se rendre compte de ce qui arrivera dans le cas général. En écrivant que les équations (17) ont une solution périodique de période ω $\left(\omega \text{ étant égal à } \dfrac{2\pi}{\lambda i}\right)$, on devra obtenir *non pas seulement une, mais deux solutions périodiques indépendantes*, qui seront en $\cos\dfrac{2\pi t}{\omega}$ et $\sin\dfrac{2\pi t}{\omega}$; ces deux équations se réduiront donc à $n - 2$ équations et, par suite, quand on fait $\mu = 0$ dans les premiers membres des équations

$$f_i(\omega, x_1^0, \ldots, x_n^0, \mu) - f_i(0, x_1^0, \ldots, x_n^0, \mu) = 0 \qquad (i = 1, 2, \ldots, n),$$

les termes du premier degré en $x_1^0, \ldots, x_n^0$ se réduisent à $n - 2$

expressions linéaires distinctes. Les équations pourront donc être ramenées à la forme

$$\alpha_{i1}x_1^0 + \ldots + \alpha_{in}x_n^0 + \ldots = 0 \qquad (i=1,2,\ldots,n-2),$$
$$\mu(\beta_{j1}x_1^0 + \ldots + \beta_{jn}x_n^0) + \ldots = 0 \qquad (\beta=1,2)$$

les α et les β ne s'annulant pas, en général, pour $\mu = 0$. En tirant des $n-2$ premières équations $n-2$ des quantités $x_1^0, x_2^0, \ldots, x_n^0$ en fonction des deux qui restent et substituant dans les deux dernières équations, on sera ramené au cas de $n=2$, que nous avons étudié dans le paragraphe précédent.

20. On peut appliquer le même genre de considérations à un système d'équations dans lequel ne figurent plus de paramètres arbitraires μ. Soit

$$\frac{dx_i}{dt} = X_i(x_1, x_2, \ldots, x_n) \qquad (i=1,2,\ldots,n),$$

les X_i s'annulant pour $x_1 = x_2 = \ldots = x_n = 0$. Nous voulons chercher les solutions périodiques s'éloignant peu de zéro. Nous commencerons par répéter ce que nous avons dit au § 17.

En désignant par

$$x_i = f_i(t, x_1^0, x_2^0, \ldots, x_n^0) \qquad (i=1,2,\ldots,n),$$

la solution correspondant aux valeurs initiales $x_1^0, x_2^0, \ldots, x_n^0$, nous avons les équations

$$f_i(\omega, x_1^0, x_2^0, \ldots, x_n^0) - f_i(0, x_1^0, x_2^0, \ldots, x_n^0) = 0$$

pour les intégrales ayant la période ω. Si l'on considère encore l'équation en λ du § 17, on voit que, si ω ne satisfait pas aux conditions indiquées dans ce paragraphe, la solution

$$x_1^0 = x_2^0 = \ldots = x_n^0 = 0$$

sera une solution simple des équations précédentes. En désignant par ω une quantité satisfaisant à ces conditions, nous allons chercher s'il y a une solution périodique de période $\omega + \tau$, τ étant une quantité petite. Nous avons alors les équations

$$f_i(\omega+\tau, x_1^0, x_2^0, \ldots, x_n^0) - f_i(0, x_1^0, x_2^0, \ldots, x_n^0) = 0 \qquad (i=1,2,\ldots,n).$$

Raisonnant comme au § 19, nous voyons que, dans ces équations, les termes du premier degré en $x_1^0, x_2^0, \ldots, x_n^0$ se réduisent à $n - 2$ expressions linéaires distinctes; la quantité τ joue ici le même rôle que jouait ci-dessus la quantité μ.

V. — Des solutions asymptotiques de certaines équations différentielles.

21. Considérons le système d'équations différentielles

$$(21) \qquad \frac{dx_i}{dt} = X_i \qquad (i = 1, 2, \ldots, n),$$

les X_i s'annulant pour $x_1 = x_2 = \ldots = x_n = 0$ et ne contenant pas t explicitement. On peut supposer, comme nous l'avons vu précédemment, que dans les X les termes du premier degré se réduisent respectivement à $\lambda_1 x_1, \lambda_2 x_2, \ldots, \lambda_n x_n$.

Il y a des cas étendus où l'on peut trouver certaines solutions intéressantes de ce système. Faisons d'abord un changement de variable, en posant

$$\theta = e^t;$$

nous aurons alors le système

$$\theta \frac{dx_i}{d\theta} = \lambda_i x_i + \ldots + \qquad (i = 1, 2, \ldots, n).$$

Reportons-nous maintenant aux § 11 et 12 du Chapitre I. Sous les conditions indiquées dans ces paragraphes, nous pourrons, en posant

$$y_1 = \theta^{\lambda_1}, \qquad y_2 = \theta^{\lambda_2}, \qquad \ldots, \qquad y_\nu = \theta^{\lambda_\nu},$$

développer les x en séries ordonnées suivant les puissances croissantes de $y_1, y_2, \ldots, y_\nu$. Les valeurs des dérivées du premier ordre

$$\frac{\partial x_1}{\partial y_1}, \quad \frac{\partial x_2}{\partial y_2}, \quad \ldots, \quad \frac{\partial x_\nu}{\partial y_\nu},$$

pour $y_1 = y_2 = \ldots = y_\nu = 0$, restent arbitraires. En désignant par $A_1, A_2, \ldots, A_\nu$ les valeurs initiales de ces dérivées, les développements précédents procèdent, en réalité, suivant les puissances croissantes de

$$A_1 y_1, \quad A_2 y_2, \quad \ldots, \quad A_\nu y_\nu.$$

Ils sont convergents, tant que ces quantités ont des modules suffisamment petits. Si nous revenons aux équations (21), *nous aurons des développements des x procédant suivant les puissances de*

$$A_1 e^{\lambda_1 t}, \quad A_2 e^{\lambda_2 t}, \quad \dots, \quad A_n e^{\lambda_n t}.$$

Ces développements seront convergents, tant que ces quantités auront des modules assez petits. Si l'on veut faire croître t indéfiniment, il faudra égaler à zéro les A qui correspondent à des λ dont la partie réelle est positive. En prenant les autres constantes A assez petites, on est assuré d'avoir des développements valables de $t = 0$ à $t = \infty$. Il est clair d'ailleurs que, si l'on prend seulement des λ ayant leurs parties réelles négatives, les points correspondant à ces λ sont du même côté d'une droite passant à l'origine, et, par suite, la condition 1° de la page 18 est remplie.

Les solutions précédentes tendent vers *zéro* quand t augmente indéfiniment : *elles sont asymptotiques à la solution*

$$x_1 = \dots = x_n = 0.$$

22. Nous allons généraliser le théorème qui précède. Au lieu du système (21), prenons le système

$$\frac{dx_i}{dt} = X_i(x_1, x_2, \dots, x_n, t) \qquad (i = 1, 2, \dots, n),$$

les X dépendant de t. On suppose toujours que les X s'annulent pour $x_1 = x_2 = \dots = x_n = 0$, quel que soit t, et, de plus, les coefficients des diverses puissances des x dans les développements sont *des fonctions analytiques périodiques* de t et de période 2π. En réduisant les X à leurs parties linéaires, on aura un système d'équations linéaires

$$\frac{dx_i}{dt} = a_{i1}x_1 + \dots + a_{in}x_n \qquad (i = 1, 2, \dots, n),$$

les a étant des fonctions périodiques de t. L'intégrale générale de ce système est de la forme

$$x_1 = A_1 e^{\lambda_1 t} f_{11} + \dots + A_n e^{\lambda_n t} f_{1n},$$
$$\dots\dots\dots\dots\dots\dots\dots\dots\dots\dots\dots\dots\dots\dots$$
$$x_n = A_1 e^{\lambda_1 t} f_{n1} + \dots + A_n e^{\lambda_n t} f_{nn},$$

les f étant des fonctions périodiques [1]. Remarquons que le déterminant des coefficients de $A_1, \ldots, A_n$ dans ces expressions est une fonction de t essentiellement différente de zéro. En faisant maintenant le changement de variable

$$x_1 = \xi_1 f_{11} + \xi_2 f_{12} + \ldots + \xi_n f_{1n},$$
$$\cdots\cdots\cdots\cdots\cdots\cdots\cdots\cdots\cdots\cdots\cdots$$
$$x_n = \xi_1 f_{n1} + \xi_2 f_{n2} + \ldots + \xi_n f_{nn},$$

nous avons, pour les ξ, des équations de même forme, mais où les termes du premier degré se réduisent respectivement à

$$\lambda_1 \xi_1, \quad \lambda_2 \xi_2, \quad \ldots, \quad \lambda_n \xi_n,$$

puisque ξ_1, étant de la forme $A_1 e^{\lambda_1 t}$, est l'intégrale générale de l'équation

$$\frac{d\xi_1}{dt} = \lambda_1 \xi_1,$$

et de même pour les autres.

23. Nous pouvons donc partir des équations

$$\frac{dx_k}{dt} = \lambda_k x_k + \ldots \qquad (k = 1, 2, \ldots, n),$$

les λ étant des constantes, et les coefficients des termes de degré supérieur au premier dans les seconds membres étant des fonctions périodiques de t. Posons toujours $\theta = e^t$, nous aurons le système

$$(22) \qquad \theta \frac{dx_k}{d\theta} = \lambda_k x_k + \ldots \qquad (k = 1, 2, \ldots, n).$$

Les coefficients, sauf les λ, sont des fonctions périodiques de t ayant 2π pour période; ils peuvent donc être développés en séries trigonométriques

$$\sum_{n=0}^{n=\infty} A_n e^{nit} + \sum_{n=1}^{n=\infty} B_n e^{-nit} \qquad (i = \sqrt{-1}).$$

---

[1] Nous nous appuyons sur ce résultat, aujourd'hui bien classique dans la théorie des équations linéaires, comme nous l'avons d'ailleurs déjà fait dans ce Chapitre. Nous reviendrons plus tard sur la théorie des équations différentielles linéaires à coefficients périodiques.

Si l'on pose $e^{it} = u$ et $e^{-it} = v$, les deux séries

$$(23) \qquad \sum \mathrm{A}_n u^n \quad \text{et} \quad \sum \mathrm{B}_n v^n$$

seront convergentes dans le plan des variables u et v à l'intérieur de cercles de rayons supérieurs à l'unité; ceci est une conséquence immédiate de ce que nous supposons *analytiques* les fonctions périodiques de t et, par suite, holomorphes dans le plan de la variable t à l'intérieur d'une bande parallèle à l'axe réel et comprenant cet axe à son intérieur. Désignons par R le rayon supérieur à l'unité d'un cercle à l'intérieur duquel convergent les séries (23).

Cherchons si nous pouvons trouver des solutions x du système (22) mises sous forme de séries ordonnées suivant les puissances croissantes de

$$y_1 = \theta^{\lambda_1}, \qquad y_2 = \theta^{\lambda_2}, \qquad \ldots, \qquad y_\nu = \theta^{\lambda_\nu}, \qquad u = \theta^i, \qquad v = \theta^{-i} \qquad (23\,a).$$

Nous aurons alors le système d'équations aux dérivées partielles, en dissolvant pour un moment, comme nous l'avons déjà fait dans des occasions semblables, toute relation entre $y_1, \ldots, y_\nu$, u et v,

$$(24)\ \left\{ \begin{aligned}
&\lambda_1 y_1 \frac{\partial x_1}{\partial y_1} + \lambda_2 y_2 \frac{\partial x_1}{\partial y_2} + \ldots + \lambda_\nu y_\nu \frac{\partial x_1}{\partial y_\nu} + iu\frac{\partial x_1}{\partial u} - iv\frac{\partial x_1}{\partial v} - \lambda_1 x_1 = \varphi_1(x_1, x_2, \ldots, x_n, u, v), \\[4pt]
&\lambda_1 y_1 \frac{\partial x_2}{\partial y_1} + \lambda_2 y_2 \frac{\partial x_2}{\partial y_2} + \ldots + \lambda_\nu y_\nu \frac{\partial x_2}{\partial y_\nu} + iu\frac{\partial x_2}{\partial u} - iv\frac{\partial x_2}{\partial v} - \lambda_2 x_2 = \varphi_2(x_1, x_2, \ldots, x_n, u, v), \\[2pt]
&\ \cdots\cdots\cdots\cdots\cdots\cdots\cdots\cdots\cdots\cdots\cdots\cdots\cdots\cdots\cdots\cdots\cdots\cdots\cdots\cdots\cdots\cdots \\[2pt]
&\lambda_1 y_1 \frac{\partial x_n}{\partial y_1} + \lambda_2 y_2 \frac{\partial x_n}{\partial y_2} + \ldots + \lambda_\nu y_\nu \frac{\partial x_n}{\partial y_\nu} + iu\frac{\partial x_n}{\partial u} - iv\frac{\partial x_n}{\partial v} - \lambda_n x_n = \varphi_n(x_1, x_2, \ldots, x_n, u, v),
\end{aligned} \right.$$

les φ commençant par des termes du second degré en x_1, $x_2, \ldots, x_n$.

On peut, à l'aide de ces équations, calculer des développements des x suivant les puissances de $y_1, y_2, \ldots, y_\nu, u, v$, en supposant qu'ils s'annulent pour $y_1 = y_2 = \ldots = y_\nu = 0$, et que les coefficients des termes du premier degré en $y_1, y_2, \ldots, y_\nu$ sont des constantes indépendantes de u et v.

Seules les valeurs des dérivées du premier ordre

$$\frac{\partial x_1}{\partial y_1}, \quad \frac{\partial x_2}{\partial y_2}, \quad \ldots, \quad \frac{\partial x_\nu}{\partial y_\nu},$$

pour $y_1 = y_2 = \ldots = y_\nu = 0$, restent arbitraires. Le coefficient d'une dérivée d'une quelconque des fonctions x, soit d'une manière générale

$$\frac{\partial^{p_1+\ldots+p_\nu+k+l}}{\partial y_1^{p_1}\,\partial y_2^{p_2}\ldots\partial y_\nu^{p_\nu}\,\partial u^k\,\partial v^l}$$

dans le calcul des dérivées successives pour les valeurs *zéro* des variables, est égal à

$$\lambda_1 p_1 + \lambda_2 p_2 + \ldots + \lambda_\nu p_\nu + ki - li - \lambda_h.$$

D'ailleurs, d'après la forme admise pour le développement, on n'a à considérer dans ces calculs que des dérivées pour lesquelles $p_1 + \ldots + p_\nu \geqq 2$.

Nous allons faire maintenant des hypothèses parallèles à celles que nous avons faites (p. 18 de ce volume). Nous aurons seulement ici à considérer les $\nu + 2$ points

$$\lambda_1, \quad \lambda_2, \quad \ldots, \quad \lambda_\nu, \quad i, \quad -i.$$

On suppose d'abord que *les expressions*

$$\lambda_1 p_1 + \lambda_2 p_2 + \ldots + \lambda_\nu p_\nu + \gamma i - \lambda_h$$

ne peuvent s'annuler, les p étant des entiers positifs dont la somme est égale ou supérieure à deux, *et γ étant un entier positif ou négatif.*

Nous avons encore besoin, pour la suite de la démonstration, que l'expression

$$(25) \qquad |\lambda_1 p_1 + \lambda_2 p_2 + \ldots + \lambda_\nu p_\nu + \gamma i - \lambda_h|$$

reste supérieure à un nombre fixe. Or considérons le quotient

$$\frac{\lambda_1 p_1 + \ldots + \lambda_\nu p_\nu + \gamma i}{p_1 + \ldots + p_\nu + |\gamma|}.$$

Il représente l'affixe du centre de gravité des masses $p_1, p_2, \ldots, p_\nu$ et $|\gamma|$ placées aux points $\lambda_1, \ldots, \lambda_\nu$ et au point $+i$ ou au point $-i$, suivant que γ est positif ou négatif. Si donc on peut entourer les points $\lambda_1, \lambda_2, \ldots, \lambda_\nu$ et $+i$ d'une part, et, d'autre part, les points $\lambda_1, \lambda_2, \ldots, \lambda_\nu$ et $-i$ par des polygones convexes *ne comprenant pas l'origine*, le quotient précédent restera supérieur à un nombre fixe. Or on a

$$\frac{\lambda_1 p_1 + \ldots + \lambda_\nu p_\nu + \gamma i - \lambda_h}{p_1 + \ldots + p_\nu + |\gamma|} = \frac{\lambda_1 p_1 + \ldots + \lambda_\nu p_\nu + \gamma i}{p_1 + \ldots + p_\nu + |\gamma|} - \frac{\lambda_h}{p_1 + \ldots + p_\nu + |\gamma|}.$$

et, comme le second terme du second membre tend vers zéro, il est clair que les expressions (25), qui par hypothèse ne peuvent s'annuler, resteront supérieures à un nombre fixe, puisqu'elles sont supérieures au produit d'un nombre fixe par la somme $p_1 + \ldots + p_\nu + |\gamma|$. Nous désignerons par ε un nombre inférieur aux expressions (25).

24. Il faut maintenant démontrer la convergence des séries que nous avons déduites des équations (24). La méthode suivie dans le cas où u et v ne figurent pas dans les équations, c'est-à-dire la démonstration de la page 20 (Chap. I), ne serait pas applicable ici sans quelques longueurs. Celle dont nous allons faire usage, beaucoup plus rapide, pourrait d'ailleurs être employée aussi avec avantage dans le cas particulier que nous venons de citer.

Les fonctions φ qui figurent dans les seconds membres des équations (24) sont des fonctions holomorphes de x_1, x_2, $\ldots$, x_a autour des origines dans les plans respectifs de ces variables, et de u et v dans des cercles de rayon $R\,(R > 1)$. Nous pouvons prendre comme *fonction de comparaison* pour l'objet que nous avons en vue

$$\psi(x_1, x_2, \ldots, x_n, u, v)$$
$$= \left(\frac{M}{1 - \dfrac{x_1 + \ldots + x_a}{a}} - M - M\,\frac{x_1 + \ldots + x_a}{a} \right) \frac{1}{1 - \dfrac{u}{R}} \cdot \frac{1}{1 - \dfrac{v}{R}}.$$

Ceci posé, en supposant que dans les équations (24) nous prenions l'*unité* comme valeurs initiales de

$$\frac{\partial x_1}{\partial y_1}, \quad \frac{\partial x_2}{\partial y_2}, \quad \ldots, \quad \frac{\partial x_\nu}{\partial y_\nu},$$

nous remplacerons le système (24) par le système d'équations finies

$$(26) \quad \left\{ \begin{aligned} \varepsilon X_1 &= \varepsilon y_1 - \psi(X_1, X_2, \ldots, X_n, u, v), \\ &\cdots\cdots\cdots\cdots\cdots\cdots\cdots\cdots \\ \varepsilon X_\nu &= \varepsilon y_\nu - \psi(X_1, X_2, \ldots, X_n, u, v), \\ \varepsilon X_{\nu+1} &= \qquad \psi(X_1, X_2, \ldots, X_n, u, v), \\ &\cdots\cdots\cdots\cdots\cdots\cdots\cdots\cdots \\ \varepsilon X_n &= \qquad \psi(X_1, X_2, \ldots, X_n, u, v) \end{aligned} \right.$$

qui définissent les X s'annulant pour $y_1 = y_2 = \ldots = y_\nu = 0$, comme fonctions holomorphes de $y_1, \ldots, y_s$ et de u et v. On voit immédiatement que les coefficients dans les développements des X donnés par ces équations sont des quantités positives supérieures aux modules des termes correspondants dans les développements des x donnés par les équations (24). Ceci résulte de l'inégalité

$$\varepsilon < |\lambda_1 p_1 + \lambda_2 p_2 + \ldots + \lambda_s p_s - \gamma' - \lambda_0|.$$

Une seule chose reste à considérer. Quel est le champ de convergence des X définies par les équations (26) dans le plan des variables u et v? Il est essentiel que ce champ corresponde à un cercle d'un rayon supérieur à l'unité pour pouvoir faire t réel quand nous reviendrons à la variable t. Pour répondre à cette question, il suffira de considérer l'unique équation

$$X = y + \frac{M X^2}{H - X} \frac{1}{1 - \dfrac{u}{R}} \frac{1}{1 - \dfrac{v}{R}},$$

en prenant pour les $y_1, \ldots, y_s$ leur plus grand module y et faisant tous les X égaux entre eux; M' et H désignent deux constantes positives. La discussion de cette équation du second degré est immédiate; elle peut s'écrire

$$X^2 \left[M + \left(1 - \frac{u}{R}\right)\left(1 - \frac{v}{R}\right)\right] - X\left(1 - \frac{u}{R}\right)\left(1 - \frac{v}{R}\right)(y + H)$$
$$- y H \left(1 - \frac{u}{R}\right)\left(1 - \frac{v}{R}\right) = 0;$$

la quantité sous le radical se réduit à

$$(H - y)^2 \left(1 - \frac{u}{R}\right)\left(1 - \frac{v}{R}\right)\left[\left(1 - \frac{u}{R}\right)\left(1 - \frac{v}{R}\right) - \frac{4 M y H}{(H - y)^2}\right].$$

Si donc on prend y suffisamment petit, on pourra prendre pour champ des variables u et v deux cercles peu différents du cercle de rayon R et par conséquent de rayon supérieur à l'unité.

25. Revenons maintenant à la variable réelle t. Nous avons tiré des équations (24) des développements ordonnés suivant les puissances de

$$A_1 \theta_1, \quad A_2 \theta_2, \quad \ldots, \quad A_s \theta_s,$$

les coefficients étant eux-mêmes des fonctions holomorphes de u

et v, et les A représentant des constantes arbitraires. Or on a

$$\theta = e^t;$$

nous avons, par suite, des intégrales se présentant sous la forme de séries ordonnées suivant les puissances croissantes de

$$(27) \qquad\qquad A_1 e^{\lambda_1 t}, \quad A_2 e^{\lambda_2 t}, \quad \ldots, \quad A_n e^{\lambda_n t},$$

les coefficients étant des fonctions périodiques de t.

Quant à la convergence, elle est assurée tant que les modules des quantités (27) sont suffisamment petits. On peut faire à ce sujet les mêmes remarques qu'au § 24 et, en se bornant aux λ dont la partie réelle est négative, on obtient des solutions *asymptotiques à zéro* quand t tend vers $+\infty$.

Si, au lieu de supposer, comme au § 22, que, dans les équations

$$\frac{dx_i}{dt} = X_i(x_1, x_2, \ldots, x_n, t) \qquad (i = 1, 2, \ldots, n),$$

les X s'annulent pour $x_1 = \ldots = x_n = 0$, on supposait que ces équations admettent une solution périodique $x_i = \varphi_i(t)$, on serait ramené au cas étudié en remplaçant x_i par $x_i - \varphi(t)$, et l'on *obtiendrait alors des solutions asymptotiques à la solution périodique considérée* ([1]).

26. On peut étendre la démonstration que nous venons de donner à un cas plus étendu et qui se rencontre assez fréquemment. Reprenons les équations du § 23

$$\frac{dx_k}{dt} = \lambda_k x_k + \ldots \qquad (k = 1, 2, \ldots, n),$$

les λ étant toujours des constantes, mais les coefficients des puissances supérieures des x étant développés suivant les cosinus et sinus des multiples de τ arguments

$$\mu_1 t, \quad \mu_2 t, \quad \ldots, \quad \mu_\rho t,$$

([1]) La démonstration de l'existence de ces solutions est due à M. Poincaré (*Les nouvelles méthodes de la Mécanique céleste*, t. I, p. 315). On comparera sa démonstration avec celle que nous donnons dans le texte.

de telle sorte que l'on sera dans le cas étudié plus haut si $\sigma = 1$.

Posant toujours $\theta = e^t$, nous aurons le système

$$\theta \frac{dx_k}{d\theta} = \lambda_k x_k + \dots$$

Admettons que ces coefficients, dans les termes de degré supérieur au premier, puissent se développer en séries ordonnées suivant les puissances croissantes de

$$u_1 = e^{\theta \lambda_1}, \qquad v_3 = e^{-\theta \lambda_3}, \qquad \dots, \qquad u_g = e^{\theta \lambda_g}, \qquad v_g = e^{-\theta \lambda_g},$$

ces séries étant convergentes à l'intérieur de cercles, d'un rayon supérieur à un.

Nous chercherons alors, imitant ce qui a été fait plus haut, à satisfaire aux équations par des séries ordonnées suivant les puissances croissantes de

$$y_1 = \theta^{\lambda_1}, \quad \dots, \quad y_\nu = \theta^{\lambda_\nu}, \quad u_1 = \theta^{p_1 i}, \quad v_1 = \theta^{-p_1 i}, \quad \dots, \quad u_g = \theta^{p_g i}, \quad v_g = \theta^{-p_g i}.$$

On formera, comme au § 23, un système d'équations aux dérivées partielles; il est inutile de l'écrire. Les quantités qui seront les coefficients des dérivées dans les calculs successifs seront ici les expressions

$$(28) \qquad \lambda_1 p_1 + \dots + \lambda_\nu p_\nu + \gamma_1 q_1 i + \gamma_2 q_2 i + \dots + \gamma_g q_g i - \lambda_k,$$

les p étant des entiers positifs et les γ des entiers positifs ou négatifs.

On suppose que les développements des x ne renferment pas de termes indépendants des y et que les valeurs des dérivées

$$\frac{dx_1}{dy_1}, \frac{dx_2}{dy_2}, \dots, \frac{dx_\nu}{dy_\nu}$$

pour $y_1 = y_2 = \dots = y_\nu = 0$ se réduisent à des constantes, d'ailleurs arbitraires, indépendantes des u et v. Nous n'aurons donc ici, comme précédemment, qu'à considérer dans le calcul que des dérivées pour lesquelles la somme $p_1 + \dots + p_\nu$ est supérieure ou égale à $deux$.

Pour la démonstration de la convergence, nous n'aurons rien à changer à la marche des raisonnements. Notre attention doit se porter seulement sur les expressions (28); la démonstration ne peut réussir que si les modules des expressions (28) pour $p_1 + \ldots + p_\nu \geq a$ restent toujours supérieurs à un nombre fixe.

Or les μ sont des nombres réels, et posons

$$\lambda = \lambda'_1 + i\lambda''_1, \quad \ldots, \quad \lambda_\nu = \lambda'_\nu + i\lambda''_\nu,$$

la partie réelle, dans les expressions (28), se réduit alors à

$$\lambda'_1 p_1 + \ldots + \lambda'_\nu p_\nu - \lambda'_k.$$

Si donc cette expression ne peut s'annuler, les p étant des entiers positifs remplissant la condition indiquée, et *si les λ sont tous de même signe*, nous sommes assuré que les modules des expressions (28) restent supérieurs à un nombre fixe.

Nous avons alors, dans ce cas, *des intégrales se présentant sous forme de séries ordonnées suivant les puissances croissantes de*

$$(29) \qquad\qquad A_1 e^{\lambda_1 t}, \ A_2 e^{\lambda_2 t}, \ \ldots, \ A_\nu e^{\lambda_\nu t},$$

les coefficients étant des fonctions de t développables suivant les cosinus et sinus des multiples des arguments $\mu_1 t, \ldots, \mu_\alpha t$.

Ainsi se trouve généralisé le théorème de M. Poincaré relatif aux solutions asymptotiques.

La convergence de ces séries exige naturellement que les modules des quantités (29) soient suffisamment petits. Si les λ sont négatifs, on aura, en prenant les constantes arbitraires A assez petites, des développements valables de $t = 0$, $t = +\infty$.

27. En particulier, si $\nu = n$ et que tous les λ soient *négatifs*, nous aurons une intégrale dépendant de n constantes arbitraires. Or, pour $t = 0$, on a

$$x_k^0 = A_k + \ldots, \qquad (k = 1, 2, \ldots, n)$$

les termes non écrits étant de degré supérieur au premier en $A_1, A_2, \ldots, A_n$. Si donc on prend les valeurs initiales x_k^0 suffisamment petites, il en sera de même des A et, par suite, les séries convergeront. Nous avons donc, avec nos développements, *toutes les intégrales répondant à des valeurs initiales suffisamment petites.*

Ces intégrales tendront vers zéro quand t augmentera indéfiniment puisque alors les exponentielles

$$e^{\alpha_1 t}, \quad e^{\alpha_2 t}, \quad \dots, \quad e^{\alpha_n t}$$

tendent vers zéro. Ce résultat, qui se déduit de la forme analytique des intégrales peut être facilement établi *a priori*, et non pas seulement pour les équations précédentes où les termes sont de forme trigonométrique, mais dans une infinité d'autres cas; c'est ce que nous allons montrer en terminant.

28. Pour donner au théorème toute sa généralité, reprenons un système d'équations du premier ordre

$$(36) \qquad \frac{dx_i}{dt} = X_i(x_1, x_2, \dots, x_n, t) \qquad (i = 1, 2, \dots, n),$$

où les X sont des séries ordonnées suivant les puissances de x_1, x_2, ..., x_n; ces séries ne renferment pas de termes indépendants des x, et chacun de leurs coefficients est une fonction de t dont la valeur absolue ne dépasse pas une limite fixe quand t varie entre o et $+\infty$. Elles sont d'ailleurs convergentes quand les modules des x restent, quel que soit t dans l'intervalle précédent, inférieurs à un certain nombre.

Si nous prenons seulement dans les X les termes de premier degré, nous aurons un système d'équations linéaires

$$(\Sigma) \qquad \frac{dx_i}{dt} = a_{i1}x_1 + \dots + a_{in}x_n \qquad (i = 1, 2, \dots, n).$$

Nous nous plaçons maintenant dans l'hypothèse où l'intégrale générale du système (Σ) serait de la forme

$$x_i = C_1 e^{-\alpha_1 t} f_{i1}(t) + \dots + C_n e^{-\alpha_n t} f_{in}(t),$$

les α étant des constantes dont les parties réelles sont *positives*, et les f des fonctions dont le module est inférieur à un nombre fixe. Supposons, de plus, que l'on ait

$$\int_0^t (a_{11} + a_{22} + \dots + a_{nn}) dt = -(\alpha_1 + \dots + \alpha_n)t + F(t),$$

$|F(t)|$ restant, quel que soit t, moindre qu'une quantité déterminée.

On voit alors immédiatement que, si l'on fait le changement de fonctions

$$x_i = \xi_1 f_{i1}(t) + \ldots + \xi_n f_{in}(t),$$

les équations différentielles en ξ auront respectivement dans leur second membre comme terme du premier degré

$$-\alpha_1 \xi_1, \quad -\alpha_2 \xi_2, \quad \ldots, \quad -\alpha_n \xi_n,$$

les coefficients des puissances supérieures ayant des modules moindres qu'un nombre fixe.

Imaginons donc que nous partions des équations

$$\frac{dx_i}{dt} = -\alpha_i x_i + \ldots \qquad (i = 1, 2, \ldots, n),$$

les α étant des constantes positives, et les coefficients des puissances de degré supérieur étant des fonctions de t, qui restent en valeur absolue inférieures à un nombre fixe.

Soient t_0 une valeur positive arbitraire de t, et

$$x_1^0, \quad x_2^0, \quad \ldots, \quad x_n^0$$

les valeurs des x pour $t = t_0$. On aura

$$x_i = \varphi_i(x_1^0, x_2^0, \ldots, x_n^0, t)$$

les φ_i étant des fonctions analytiques de $x_1^0, x_2^0, \ldots, x_n^0$ et s'annulant pour $x_1^0 = \ldots = x_n^0 = 0$. Les termes du premier degré dans φ_i s'obtiennent en réduisant les équations à la partie linéaire, et, par suite,

$$x_i = x_i^0 e^{-\alpha_i t} + \ldots \qquad (i = 1, 2, \ldots, n),$$

les termes non écrits étant de degrés supérieurs au premier. Si h désigne une quantité positive qui va rester fixe, on aura, en désignant par x_i^h la valeur de x_i pour $t = t_0 + h$,

$$x_i^h = x_i^0 e^{-\alpha_i h} + \ldots$$

Ces séries seront convergentes pour $|x_i^0|$ assez petits; *quel que soit* t_0, ces séries en x_i^0 convergeront dans un même champ, et l'on peut obtenir des développements de même forme dont les coefficients indépendants de t_0 soient des nombres positifs supérieurs aux modules des coefficients correspondants dans les développements précédents.

Si l'on suppose maintenant que l'on parte de $t = 0$, on aura la substitution permettant de passer de la valeur des x pour $t = 0$ à la valeur de x pour $t = h$. De $t = h$ on passera à $t = 2h$, et ainsi de suite. D'après ce que je viens de dire, il suffit de démontrer qu'une substitution de la forme

$$x_i = \mu_i x_i + \ldots \qquad (i = 1, 2, \ldots, n),$$

où les μ_i sont des nombres positifs inférieurs à un, répétée un nombre infini de fois, donne pour limites *zéro*, si les valeurs initiales des x sont assez petites. La démonstration est immédiate. Soit λ le module maximum des μ_i; on peut se borner au cas de la seule équation

$$x' = \lambda x + \ldots \qquad (0 < \lambda < 1).$$

Pour x suffisamment petit, on a évidemment

$$x' < h x,$$

h étant compris entre λ et un. Donc, au bout de n transformations successives, la valeur de x sera inférieure à

$$h^n x,$$

et tendra, par suite, vers *zéro* quand n augmentera indéfiniment.

Ainsi, sous les hypothèses faites, *toute solution du système* (30) *correspondant à des valeurs initiales assez petites tendra vers zéro quand t augmentera indéfiniment*. Nous établissons ainsi, dans des cas très étendus, l'existence de solutions asymptotiques à $x_1 = \ldots = x_n = 0$ pour un système d'équations de la forme indiquée.

CHAPITRE IX.
POINTS SINGULIERS DES INTÉGRALES RÉELLES
DES ÉQUATIONS DU PREMIER ORDRE.

I. — Des points singuliers généraux des équations
du premier ordre et du premier degré.

1. Commençons par étudier les points singuliers des courbes définies par une équation différentielle du premier ordre et du premier degré, c'est-à-dire par une équation de la forme

$$\frac{dx}{X} = \frac{dy}{Y},$$

où X et Y sont des polynômes en x et y ; ces polynômes ont leurs coefficients réels et nous ne nous occupons maintenant que des parties réelles des courbes définies par l'équation précédente.

Par tout point (x, y) du plan à distance finie passe une courbe intégrale et une seule, si l'on n'a pas à la fois en ce point

$$X(x, y) = 0, \qquad Y(x, y) = 0.$$

Les points (x, y), satisfaisant à ces deux équations, sont les *points singuliers* de l'équation différentielle, et nous allons d'abord chercher ce que deviennent les courbes intégrales dans le voisinage d'un point singulier.

2. En supposant le point singulier à l'origine, l'équation aura la forme

$$\frac{dx}{ax + by + \ldots} = \frac{dy}{a'x + b'y + \ldots},$$

les termes non écrits étant de degrés supérieurs au premier.

D'après ce que nous avons vu (Chap. I, § 2), on pourra faire un changement linéaire de variables sur x et y, si l'équation du second degré en λ

$$(1) \qquad \begin{vmatrix} a-\lambda & b \\ a' & b'-\lambda \end{vmatrix} = 0$$

a ses racines distinctes, de telle sorte que l'équation devienne

$$\frac{dx'}{\lambda_1 x' + \dots} = \frac{dy'}{\lambda_2 y' + \dots},$$

les deux racines de l'équation (1) étant λ_1 et λ_2.

Différents cas vont se présenter, suivant la nature des racines de cette équation (1), qui s'écrit

$$\lambda^2 - (a + b')\lambda + ab' - a'b = 0.$$

3. Supposons d'abord que les racines de (1) soient réelles et de même signe; on peut alors supposer, en changeant, au besoin, les signes des coefficients a, b, a', b', que

$$\lambda_1 > 0, \quad \lambda_2 > 0.$$

D'après un théorème général (¹), établi au Chapitre I (*voir* aussi Chap. II, Section I, et notamment la remarque au bas de la page 25).

(¹) Nous avons cependant une légère correction à faire au sujet des cas à exclure; il semblerait, d'après ce que nous avons dit (page 24), que le seul cas à exclure est celui où le rapport

$$\lambda = \frac{\lambda_1}{\lambda_2}$$

est réel et négatif. Il y a encore un autre cas, c'est celui où *ce rapport serait un entier positif ou l'inverse d'un entier positif*. Il est clair, en effet, que, dans ce cas, une des deux équations

$$\lambda(p_1 - 1) + p_2 = 0,$$
$$\lambda p_1 + p_2 - 1 = 0$$

de la page 24 se trouvera vérifiée; ainsi la première est satisfaite pour $p_1 = 0$, $\lambda = p_2$.

On doit donc exclure des conclusions générales du § 1, Chap. II, le cas où λ serait un entier positif ou l'inverse d'un entier positif. Ces cas se ramènent au l'intégrale générale est de la forme

$$(2) \qquad u_1^\lambda = C u_2^\lambda,$$

u_1 et u_2 étant des fonctions holomorphes de x et y dans le voisinage de $x = 0$, $y = 0$, et s'annulant pour ces valeurs; C représente la constante arbitraire.

Il résulte immédiatement de ce qui précède que *toutes les courbes intégrales se rapprochant suffisamment de l'origine passent à l'origine*. Il est visible, en effet, que la courbe (2) passe à l'origine, quelle que soit la constante C.

Nous désignerons sous le nom de *nœuds* les points singuliers de la catégorie précédente. Un exemple très simple d'un nœud sera fourni par l'équation

$$\frac{dx}{x} = \frac{dy}{y},$$

dont l'intégrale générale est $y = Cx$; l'origine, ici, est bien un nœud.

Dans les généralités qui précèdent, nous supposons que nous ne sommes pas dans le cas dont il est parlé ci-dessus en note, où λ est un entier positif ou l'inverse d'un entier positif. Pour ce

---

cas particulier que nous avons étudié (page 30); pour le faire voir, considérons le système

$$t \frac{dx}{dt} = x + \ldots,$$

$$t \frac{dy}{dt} = my + \lambda x - \ldots,$$

les termes non écrits étant de degré supérieur au premier et m étant un entier positif. En posant

$$y = x \left(y' + \frac{\lambda}{1 - m} \right),$$

on ramène ce système au suivant :

$$t \frac{dx}{dt} = x + \ldots,$$

$$t \frac{dy'}{dt} = (m - 1) y' + \alpha' x + \ldots,$$

c'est un système de la même forme, où m est remplacé par $m - 1$; on pourra donc, en opérant de proche en proche, être ramené au cas où $m = 1$, qui a été étudié à la page 30.

cas particulier, il suffit, comme nous venons de le dire, de se borner à $m = 1$, et de considérer les équations de la page 31

$$t\frac{dx}{dt} = x - \ldots,$$

$$t\frac{dy}{dt} = \mu x + y + \ldots.$$

Nous avons vu qu'on peut développer x et y suivant les puissances de t et $t \log t$. Les équations (3) en u et v de la page 31 ne changeant pas quand on remplace u et v par zu et zv, z étant une constante arbitraire, nous pouvons considérer que x et y sont développées suivant les puissances de

$$zt \quad \text{et} \quad zt\log t,$$

et l'on aura

$$zt = f(x,y),$$
$$zt\log t = f_1(x,y),$$

f et f_1 étant holomorphes en x et y et s'annulant pour $x = y = 0$. On en déduit

$$\log t = \frac{f_1(x,y)}{f(x,y)},$$

et, par suite, l'intégrale générale prend la forme

$$ze^{\frac{f_1(x,y)}{f(x,y)}} = f(x,y).$$

On discutera immédiatement cette courbe en posant

$$f(x,y) = x, \quad f_1(x,y) = y;$$

on a

$$ze^{\frac{y}{x}} = x;$$

ces courbes passent à l'origine, quel que soit z, et y ont pour tangente l'axe des y.

4. Les racines de l'équation (1) restant toujours réelles, supposons-les maintenant de signes contraires. Les théorèmes généraux ne nous donnent plus l'intégrale générale. Nous connaissons seulement (Chap. II, p. 28) deux courbes intégrales passant à

l'origine, et les coefficients angulaires (voir *loc. cit.*) des tangentes à l'origine pour ces deux courbes sont données par l'équation du second degré en t

$$(3) \qquad a' + b't - t(a + bt) = 0,$$

dont les racines sont réelles en même temps que celles de l'équation (1).

Ces deux courbes intégrales sont les seules qui passent à l'origine ou qui s'en rapprochent indéfiniment. Nous ne pouvons, pour la démonstration de ce théorème, renvoyer au Chapitre II, car il y a là un point que nous avons laissé en suspens (*voir* page 30). Il sera aisé de suppléer à cette lacune, en considérant seulement, comme nous devons le faire ici, les courbes réelles. Il suffira d'ailleurs de montrer, d'après le théorème établi (Chap. II, p. 30), que la courbe a une *tangente déterminée*.

Remarquons d'abord que, les deux courbes intégrales ayant leurs tangentes distinctes et des points simples à l'origine, on peut faire un changement de variables tel que les axes des x et des y soient les intégrales dont nous venons de parler. L'équation différentielle aura nécessairement alors la forme

$$\frac{dx}{x(\lambda_1 + \ldots)} = \frac{dy}{y(\lambda_2 + \ldots)},$$

les termes non écrits, qui sont des séries entières en x et en y, étant au moins du premier degré en x et y.

Il est évident d'abord que, dans la région autour de l'origine, où les séries qui sont aux dénominateurs convergent, une courbe intégrale ne peut rencontrer l'axe des x ou l'axe des y. Si, en effet, une intégrale rencontre l'axe des y au point ($x = 0$, $y \lessgtr 0$), elle sera tangente en ce point avec l'axe des y et devra, par suite, coïncider avec lui. Ceci posé, envisageons une courbe intégrale passant à l'origine ou s'en rapprochant indéfiniment, et distincte de Ox et Oy. Nous pouvons supposer que, depuis un certain point P, elle est dans le premier quadrant (angle xOy). Suivons la courbe depuis le point P_0 jusqu'à l'origine; si P désigne le point mobile de la courbe, le rayon vecteur OP tourne toujours dans le même sens autour de l'origine O, car autrement, pour la position du point P correspondant à ce changement de sens, la droite OP serait tangente en P à la courbe, et l'on aurait pour les coordonnées de ce point $\frac{dx}{x} = \frac{dy}{y}$, et, par suite,

$$\frac{1}{\lambda_1 x + \ldots} = \frac{1}{\lambda_2 x + \ldots},$$

égalité impossible, puisque λ_1 est différent de λ_2.

Supposons, pour fixer les idées, que OP marche dans le sens de Ox vers Oy; quand P tendra vers l'origine, OP *aura nécessairement une limite*, puisque la direction OP marche toujours dans le même sens et ne peut dépasser Oy, d'après ce que nous avons dit plus haut. Il est donc établi que *la courbe intégrale considérée a une tangente à l'origine* et nous sommes alors assuré qu'il n'y a que deux courbes intégrales passant par le point singulier considéré.

Nous désignerons sous le nom de *cols* les points singuliers qui viennent d'être étudiés, *par lesquels passent seulement deux courbes intégrales*.

L'exemple suivant va nous donner, suivant les cas, des cols ou des nœuds. Soit la surface d'un terrain représentée par l'équation

$$z = f(x, y),$$

le plan des xy étant horizontal. L'équation différentielle des lignes de *plus grande pente*, c'est-à-dire des lignes dont la tangente est en chaque point perpendiculaire à la tangente de la ligne de niveau ($z = $ constante) passant par ce point, est évidemment

$$\frac{dx}{\frac{\partial f}{\partial x}} = \frac{dy}{\frac{\partial f}{\partial y}};$$

les points singuliers de cette équation sont donnés par les valeurs de x et y, pour lesquelles

$$\frac{\partial f}{\partial x} = \frac{\partial f}{\partial y} = 0;$$

ils correspondent donc aux points de la surface où le plan tangent est horizontal. En prenant un tel point pour origine, nous avons

$$z = ax^2 + 2bxy + cy^2 + \ldots$$

et, par suite, l'équation différentielle devient

$$\frac{dx}{ax + by + \ldots} = \frac{dy}{bx + cy + \ldots}.$$

L'équation en λ est ici

$$\lambda^2 - (a + c)\lambda + ac - b^2 = 0.$$

Les racines sont réelles ; leur rapport sera positif si $b^2 - ac < 0$, et alors l'origine est un *fond* ou un *sommet* de la surface, et toutes les lignes de plus grande pente passent par ce point, qui est un nœud pour l'équation différentielle. Si, au contraire, $b^2 - ac > 0$, le rapport des racines est négatif et alors l'origine est un *col* pour la surface, au point de vue topographique ; cette dénomination correspond à celle que nous adoptons pour le même point relativement à l'équation différentielle. Il n'y a que deux lignes de plus grande pente passant par un col, d'après le théorème général établi ci-dessus.

5. Supposons maintenant que l'équation (1) ait ses racines imaginaires : λ_1 et λ_2 sont alors imaginaires. Il ne peut y avoir une courbe intégrale passant à l'origine avec une tangente déterminée, puisque l'équation (3) en t, donnant les limites de $\frac{y}{x}$, a ses racines imaginaires, mais la considération de l'intégrale va nous conduire à un résultat important.

Pour passer de l'équation proposée à la forme canonique, il faut faire un changement de variables imaginaires

$$x' = \alpha x + \beta y,$$
$$y' = \gamma x + \delta y ;$$

α et γ d'une part, β et δ d'autre part, sont imaginaires conjuguées. Nous pouvons ici, à moins que $\dfrac{\lambda_2}{\lambda_1}$ ne soit réel et négatif, nous servir de l'intégrale générale (2)

$$\frac{u_1^{\lambda_2}}{u_2^{\lambda_1}} = \text{const.} ;$$

les fonctions holomorphes u_1 et u_2 en x et y sont imaginaires conjuguées, et nous pouvons poser

$$u_1 = f + i\varphi, \qquad u_2 = f - i\varphi,$$

f et φ étant des séries réelles en x et y s'annulant pour $x = 0$, $y = 0$, et le déterminant fonctionnel de f et φ ne s'annulant pas pour $x = 0$, $y = 0$. En posant de plus

$$\lambda_1 = p - qi, \qquad \lambda_2 = p + qi,$$

nous aurons l'intégrale générale sous la forme

$$\frac{(f+i\varphi)^{p+qi}}{(f-i\varphi)^{p-qi}} = \text{const.}$$

ou encore

$$(p+qi)\log(f+i\varphi) - (p-qi)\log(f-i\varphi) = \text{const.};$$

en prenant pour les deux logarithmes des déterminations imaginaires conjuguées, la constante sera de la forme Ci, C étant réel, et la courbe précédente sera réelle et sera *une spirale se rapprochant indéfiniment de l'origine*. Pour nous en rendre bien compte, étudions la transformée de cette courbe par le changement de variables

$$f(x,y) = \xi, \qquad \varphi(x,y) = \eta,$$

qui donne pour x et y des fonctions holomorphes de ξ et η dans le voisinage de $\xi = 0$, $\eta = 0$. On aura, si $\xi = \rho\cos\vartheta$, $\eta = \rho\sin\vartheta$,

$$(p+qi)(\log\rho + i\vartheta) - (p-qi)(\log\rho - i\vartheta) = Ci$$

et, par suite,

$$2q\log\rho + 2p\vartheta = C,$$

et enfin

$$\rho = C e^{-\frac{p\vartheta}{q}},$$

C étant une autre constante. La transformée est donc une spirale logarithmique, et, par suite, les courbes intégrales que nous étudions sont des spirales tournant indéfiniment autour de l'origine, qui est pour elles un point asymptote. Nous avons donc une infinité d'intégrales ayant à l'origine un point asymptote; ce point singulier sera dit un *foyer*. Il résulte de ce qui précède que *les*

*courbes intégrales, se rapprochant suffisamment de l'origine,
auront ce point pour asymptote.*

Je rappelle que nous avons supposé que $\dfrac{\lambda_2}{\lambda_1}$ n'est pas réel et négatif, ce qui ne peut avoir lieu que si $p = 0$ et alors $\dfrac{\lambda_2}{\lambda_1} = -1$, cas particulier que nous étudierons à la Section II.

Prenons comme exemple l'équation différentielle

$$\frac{dx}{x-y} = \frac{dy}{x+y}.$$

En faisant la réduction à la forme canonique, on trouve que l'on doit poser

$$x' = x + iy, \qquad y' = x - iy;$$

l'équation différentielle devient

$$(1-i)\,\frac{dy'}{y'} = (1-i)\,\frac{dx'}{x'}$$

ou

$$(1+i)\log y' - (1-i)\log x' = \text{const.},$$

et, par suite, si l'on pose

$$x = r\cos\theta, \qquad y = r\sin\theta,$$

l'intégrale générale est la spirale logarithmique

$$r = C\,e^{\theta}.$$

6. Nous venons d'étudier les points singuliers d'une équation différentielle du premier ordre et du premier degré, que l'on peut appeler *généraux*, c'est-à-dire les points singuliers qui ne supposent aucune relation particulière *d'égalité* entre les coefficients de l'équation.

Ces points singuliers sont les *nœuds*, les *cols* et les *foyers*. Bien d'autres points singuliers peuvent se présenter, mais ils correspondent à des relations particulières; nous allons en voir un exemple dans la Section II de ce Chapitre.

On remarquera que nous n'avons supposé en rien dans les paragraphes précédents que X et Y fussent des polynômes en x et y; ils peuvent être des séries ordonnées suivant les puissances crois-

santes de x et y, convergentes pour des valeurs absolues suffisamment petites de ces variables.

Les dénominations de *nœud, col* et *foyer* sont empruntées aux
Mémoires[1] de M. Poincaré *Sur les courbes définies par les équations différentielles*. Nous avons complété un point qui, malgré
son importance, était resté sans démonstration, à savoir que par
un col ne passent que deux courbes intégrales (§ 4).

II. — Étude d'un point singulier spécial; des centres.

7. Dans la première Section de ce Chapitre, nous avons étudié
les points singuliers *généraux* des équations du premier ordre et
du premier degré. Ces cas généraux sont en même temps les plus
simples, mais il peut se présenter des cas particuliers correspondant à des relations particulières entre les coefficients des polynômes X et Y. Il ne paraît pas possible d'entreprendre actuellement
l'étude de tous les cas particuliers qui peuvent se présenter; nous
allons seulement, pour montrer la complication de cette étude,
étudier avec quelques détails un cas particulier[2] ne présentant
pas un caractère trop spécial.

Reprenons l'équation

$$\frac{dx}{X} = \frac{dy}{Y}.$$

X et Y s'annulant pour $x = 0$, $y = 0$.

A l'équation précédente on peut associer l'équation aux dérivées partielles

$$X \frac{\partial F}{\partial x} + Y \frac{\partial F}{\partial y} = 0$$

et il est tout naturel de rechercher si l'on peut satisfaire à cette
équation en prenant pour F une série ordonnée suivant les puissances croissantes de x et y. Si nous désignons par

$$\alpha x + \beta y \qquad \text{et} \qquad \gamma x + \delta y,$$

---

[1] H. Poincaré, *Sur les courbes définies par les équations différentielles*
(*Journal de Liouville*, 1881 et 1882).

[2] Consulter, pour l'étude des centres, le Mémoire de M. Poincaré (*Journal
de Mathématiques*, 4ᵉ série, t. I, p. 172).

les termes du premier degré en x et en y dans X et Y, on voit immédiatement que le développement de F ne pourra pas commencer par des termes du premier degré, si l'on a

$$\alpha\delta - \beta\gamma = 0.$$

Plaçons-nous dans cette hypothèse ; le développement de F commencera par des termes du second degré, soit

$$ax^2 + 2bxy + cy^2$$

et l'on devra avoir

$$(\alpha x + \beta y)(ax + by) + (\gamma x + \delta y)(bx + cy) = 0,$$

d'où

$$(4) \qquad \begin{cases} a\alpha + b\gamma = 0, \\ a\beta + b(\alpha - \delta) + c\gamma = 0, \\ b\beta + c\delta = 0 ; \end{cases}$$

ces équations ne seront compatibles que si l'on a

$$\begin{vmatrix} \alpha & \gamma & 0 \\ \beta & \alpha + \lambda & \gamma \\ \alpha & \beta & \delta \end{vmatrix} = 0.$$

Quand cette condition est remplie, on peut obtenir les valeurs de a, b, c. Nous discuterons aisément la condition précédente, en supposant que l'équation ait été réduite à la forme canonique employée dans la Section précédente, c'est-à-dire que l'on a

$$\alpha = \lambda_1, \qquad \beta = 0,$$
$$\gamma = 0, \qquad \delta = \lambda_2,$$

λ_1 et λ_2 étant les deux racines d'une équation en λ déjà bien des fois considérée. La condition revient alors à

$$\lambda_1 + \lambda_2 = 0.$$

Si λ_1 et λ_2 sont réels, le rapport $\dfrac{\lambda_1}{\lambda_2}$ sera alors égal à -1, et, par suite, *le point sera un col.* Si λ_1 et λ_2 sont imaginaires, on se trouvera dans un cas nouveau laissé de côté au § 5 de ce Chapitre ; *c'est ce que nous allons étudier.*

Le changement de variable à effectuer sur x et y, pour passer de l'équation primitive à la forme canonique, remplace alors x

et y par deux expressions imaginaires conjuguées. Or, dans l'hypothèse $\alpha = \lambda_1$, $\beta = 0$, $\gamma = 0$, $\delta = \lambda_2$ le polynôme

$$ax^2 + 2bxy + cy^2$$

se réduit, d'après les équations (4), à $2bxy$; ce polynôme sera donc, en revenant aux variables réelles initiales, une forme définie, qu'on peut d'ailleurs supposer positive. Ainsi nous pouvons, dans le cas que nous étudions, admettre que les termes du second degré dans F se réduisent à

$$x^2 + y^2$$

et l'on a alors, d'après les équations (4),

$$\alpha = \delta = 0, \qquad \beta + \gamma = 0.$$

Ainsi, sans diminuer la généralité du cas spécial que nous étudions, nous supposons que

$$X = y + X_2 + \ldots + X_n,$$
$$Y = -x + Y_2 + \ldots + Y_n$$

et soit

$$F = x^2 + y^2 + F_3 + F_4 + \ldots$$

F_i comme X_i et Y_i désignant un polynôme homogène de degré i en x et y. Il faut continuer le calcul de proche en proche des polynômes F_3, F_4, ... On voit que, si l'on a déterminé les F jusqu'au rang $i - 1$, le polynôme F_i sera déterminé par une équation de la forme

$$(5) \qquad\qquad y \frac{\partial F_i}{\partial x} - x \frac{\partial F_i}{\partial y} = H_i,$$

H_i désignant une expression dépendant de X et Y et des polynômes F déjà déterminés.

Nous sommes donc amené à nous poser la question suivante : en désignant par H_i un polynôme homogène et de degré i en x et y, déterminer un polynôme F_i satisfaisant à l'équation (5). Pour résoudre cette équation, posons

$$x = \rho \cos \omega, \qquad y = \rho \sin \omega.$$

On a alors, en désignant par F une fonction quelconque de

x et y,

$$y \frac{\partial F}{\partial x} - x \frac{\partial F}{\partial y} = - \frac{\partial F}{\partial \omega},$$

Soient $F_i = \rho^i \varphi(\omega)$, $H_i = \rho^i \psi(\omega)$, on a

$$\varphi(\omega) = \Sigma A_k \cos k\omega + B_k \sin k\omega,$$
$$\psi(\omega) = \Sigma C_k \cos k\omega + D_k \sin k\omega,$$

les entiers k étant au plus égaux à i, et de même parité que i.

L'équation (5) s'écrit alors

$$- \frac{d\varphi}{d\omega} = \psi(\omega);$$

Pour qu'on puisse y satisfaire, il faut et il suffit que $\psi(\omega)$ ne contienne pas de terme indépendant de ω, c'est-à-dire que l'on ait

$$C_0 = o.$$

Cette condition est remplie d'elle-même quand i est impair, et il y a alors une manière et une seule de déterminer $\varphi(\omega)$. Quand i est pair, le terme C_0 existera en général, et il n'y aura pas alors possibilité de trouver pour $\varphi(\omega)$ une expression de la forme indiquée. Quand C_0 est nul, cette détermination sera possible, et il restera évidemment une arbitraire dans l'expression de φ.

Revenons sur le cas où i est pair et C_0 différent de zéro. On pourra alors déterminer une expression φ, de manière que

$$- \frac{d\varphi}{d\omega} = \psi(\omega) - C_0 ;$$

ce qui revient à déterminer un polynôme homogène $F_i(x, y)$ de degré i, tel que

$$y \frac{\partial F_i}{\partial x} - x \frac{\partial F_i}{\partial y} = H_i - C_0 (x^2 + y^2)^{\frac{i}{2}}.$$

8. Ceci posé, dans le calcul successif des polynômes F_i, on pourra se trouver arrêté dès le calcul de F_4, et on le sera même en général. Pour plus de généralité, supposons que ce soit au rang i (de degré pair) que l'on soit arrêté pour la première fois,

c'est-à-dire que la quantité C_0 ne soit pas nulle. Posons

$$F = x^2 + y^2 + F_3 + F_4 + \ldots + F_i,$$

le dernier polynôme F_i étant calculé, comme nous l'avons dit plus haut, et l'on suppose que l'on a fixé arbitrairement les constantes restant arbitraires dans $F_3, \ldots, F_i$.

Il est clair que chacune des courbes de la famille

$$F = \varepsilon,$$

ε étant une constante suffisamment petite, se compose, dans le voisinage de l'origine, d'une petite courbe fermée entourant ce point. Pour $\varepsilon = 0$, cette courbe se réduit à un point.

L'expression

$$X \frac{\partial F}{\partial x} + Y \frac{\partial F}{\partial y},$$

d'après la manière même dont ont été calculées $F_3, \ldots, F_i$, ne renferme pas de terme de degré inférieur à i et ses termes de degré i se réduisent à

$$- C_0 (x^2 + y^2)^{\frac{i}{2}}.$$

Donc, si $\rho = \sqrt{x^2 + y^2}$ reste moindre qu'un nombre suffisamment petit ρ_0, cette expression aura un signe invariable, le signe opposé à celui de C_0. Supposons, pour fixer les idées, C_0 positif. Considérons maintenant, au lieu de l'équation donnée du premier ordre, le système équivalent

$$\frac{dx}{dt} = X(x, y), \qquad \frac{dy}{dt} = Y(x, y).$$

Suivons une trajectoire dans le voisinage de l'origine. Si, dans le polynôme $F(x, y)$, on substitue les valeurs de x et y en fonction de t, l'expression F deviendra une fonction de t, et l'on aura

$$\frac{dF}{dt} = X \frac{\partial F}{\partial x} + Y \frac{\partial F}{\partial y}.$$

Par suite, si le point (x, y) est à l'intérieur du cercle décrit de l'origine avec le rayon ρ_0, on aura

$$\frac{dF}{dt} < 0.$$

F ira donc en diminuant quand t augmentera, tant que (x, y) ne sortira pas du cercle ρ_0. Revenons aux courbes

$$F = \varepsilon,$$

en faisant varier ε de zéro à une valeur ε_0 telle que ces courbes (ou du moins la partie fermée autour de l'origine qui nous intéresse seule) ne sortent pas du cercle ρ_0. Quand ε varie de *zéro* à ε_0, ces courbes grandissent et deux quelconques d'entre elles n'ont pas de point commun. Si une trajectoire rencontre une courbe $F = \varepsilon$, *le point* (x, y) *ne sortira pas de cette courbe*, car, d'après ce qui précède, on aura à l'intérieur de la courbe

$$\frac{dF}{dt} < 0.$$

F ira donc en diminuant, et le point ne pourra pas revenir à la courbe $F = \varepsilon$. Quand t augmentera indéfiniment, F diminuera indéfiniment. La limite de F sera donc une quantité positive ou zéro[1]. Si la limite de F est une quantité positive a différente de zéro, notre trajectoire se rapprochera indéfiniment de la courbe

$$F = a$$

qui sera pour elle une courbe asymptote. Montrons que la courbe $F = a$ sera aussi une courbe intégrale. Tout d'abord, en remplaçant dans l'équation différentielle

$$\frac{dx}{y + \ldots} = \frac{dy}{-x + \ldots}$$

les coordonnées rectangulaires par les coordonnées polaires (ρ, ω), nous avons une équation de la forme

$$\frac{d\rho}{d\omega} = A\rho^2 + B\rho^3 + \ldots,$$

les coefficients A, B, ... étant des polynômes en $\cos\omega$ et $\sin\omega$. Il

---

[1] M. Poincaré suppose immédiatement dans son Mémoire (voir *Journal de Liouville*, p. 179; 1885) que la limite est zéro. En fait, cette hypothèse est légitime, si l'on est suffisamment près de l'origine; mais il n'est pas inutile de développer davantage ce point pour être entièrement rigoureux.

en résulte que ω pourra croître indéfiniment et que notre trajectoire sera asymptote à la courbe $F = a$ en tournant indéfiniment autour d'elle. Nous pourrons représenter la courbe $F = a$ (dans le voisinage de l'origine) par l'équation

$$\rho_1 = f(\omega),$$

$f(\omega)$ étant une fonction analytique de ω ayant 2π pour période. En posant

$$\rho = f(\omega) + \zeta,$$

l'équation différentielle devient

$$\frac{d\zeta}{d\omega} = P + Q\zeta + R\zeta^2 + \ldots,$$

les coefficients P, Q, R, ... étant des fonctions de ω admettant la période 2π. Par hypothèse, cette équation admet pour intégrale une fonction ζ qui tend vers zéro en étant toujours positive quand la variable réelle ω augmente indéfiniment. Or je dis que ceci est impossible si P n'est pas identiquement nul. Soit en effet ω_0 une valeur n'annulant pas P, pour $\omega_0 + 2k\pi$ (k étant assez grand); la fonction ζ sera aussi voisine que l'on voudra de zéro. L'équation

$$\frac{d\omega}{d\zeta} = \frac{1}{P + Q\zeta + R\zeta^2 + \ldots}$$

donnera pour ω une fonction de ζ; pour une valeur initiale de ζ inférieure à tel nombre que l'on voudra et pour $\omega = \omega_0 + 2k\pi$, le champ de convergence de ω, développée suivant les puissances de ζ, atteindra l'origine, et l'on aura donc $\zeta = 0$ pour une certaine valeur de ω, ce qui est contre notre hypothèse. Par suite, P est identiquement nul et $\zeta = 0$ satisfait à l'équation différentielle, ce qui revient à dire que la courbe $F = a$ est une courbe intégrale.

Or, si l'on cherche les courbes intégrales de la forme précédente, on ne pourra trouver qu'un nombre limité de valeurs de a. En prenant donc, comme fonction initiale pour notre trajectoire, un point à l'intérieur de la courbe $F = a$, qui correspond à la plus petite valeur de a, on aura la certitude que *la trajectoire considérée aura l'origine pour point asymptote.*

Nous avons, dans ce qui précède, supposé que C_0 était positif. Dans le cas où C_0 serait négatif, on changerait t en $-t$ et la conclusion à laquelle nous venons d'arriver subsiste encore. Nous pouvons donc énoncer que, *dans le cas où l'on rencontre une quantité C_0 différente de zéro, le point singulier considéré est un point asymptote et peut, par suite, être regardé comme un foyer.*

9. Comme nous l'avons dit, il arrivera en général qu'on rencontrera une quantité C_0 différente de zéro, et nous pouvons regarder la discussion du point singulier comme faite dans le cas général, mais le cas particulier, où tous les C_0 seraient nuls et où par conséquent on ne serait jamais arrêté dans le calcul des polynômes successifs F_i, appelle nécessairement l'attention. M. Poincaré, qui examine ce cas dans son Mémoire (p. 181 du Mémoire cité), démontre directement que la série

$$F = x^2 + y^2 + F_3 + \ldots + F_n + \ldots$$

est convergente pour des valeurs suffisamment petites de x et y. Il en résulte alors que l'équation

$$F = C,$$

C étant une constante suffisamment petite, représente dans le voisinage de l'origine une petite courbe fermée et, par suite, les courbes intégrales dans le voisinage de l'origine sont des courbes fermées s'enveloppant les unes les autres.

La démonstration de M. Poincaré nous entraînerait trop loin. Je préfère me placer à un autre point de vue où nous allons retrouver des solutions périodiques. Prenons l'équation en coordonnées polaires que nous pouvons mettre sous la forme

$$\frac{d\rho}{d\theta} = A \rho^3 + B \rho^4 + \ldots$$

Les coefficients des diverses puissances de ρ sont des polynômes en $\cos\theta$ et $\sin\theta$; le premier est homogène et du troisième degré.

Considérons l'intégrale de l'équation précédente prenant pour $\theta = 0$ la valeur ρ_0. D'après un théorème général (Chap. VIII, § 4), on pourra la développer suivant les puissances de ρ_0, et ce développement sera convergent dans un intervalle que nous prenons ici de 0 à 2π si ρ_0 est suffisamment petit. On aura ainsi

$$\rho = z_1 \rho_0 + z_2 \rho_0^2 + z_3 \rho_0^3 + \dots,$$

les z étant des fonctions de θ, que nous pouvons calculer de proche en proche. z_1 prend la valeur *un* et tous les autres z la valeur zéro pour $\theta = 0$.

Dans le cas où il y aura une intégrale de la forme $F = C$, les fonctions z devront avoir la période 2π, et inversement, si les fonctions z ont la période 2π, toutes les solutions autour de l'origine sont périodiques.

Si nous cherchons les coefficients z, nous voyons qu'en général ils ne sont pas périodiques; on a d'abord de suite

$$z_1 = 1,$$

puis

$$\frac{dz_2}{d\theta} = A;$$

z_2 sera encore une fonction périodique; on déterminera la constante de manière que z_2 s'annule pour $\theta = 0$. Pour déterminer z_3, nous aurons une équation de la forme

$$\frac{dz_3}{d\theta} = \varphi_3,$$

φ_3 étant périodique. Pour que z_3 soit périodique, il faudra que le terme constant dans φ_3 soit nul; s'il n'en est pas ainsi, z_3 ne sera pas périodique, mais on pourra néanmoins le déterminer et l'on choisira la constante arbitraire de manière que z_3 s'annule pour $\theta = 0$. On continuera ainsi la détermination des fonctions z de proche en proche, les prenant telles qu'elles s'annulent pour $\theta = 0$.

Donc, dans tous les cas, nous déterminerons la solution ρ prenant pour $\theta = 0$ la valeur ρ_0, et elle sera déterminée de 0 à 2π, si ρ_0 est suffisamment petit. Un cas très intéressant est celui où tous les z, calculés comme il vient d'être dit, sont périodiques; il faudra pour cela qu'une suite indéfinie de constantes, successivement rencontrées dans le calcul, soit nulle. Le développement qui représente ρ étant convergent de 0 à 2π sera alors évidemment convergent pour toute valeur de θ, *et nous aurons comme inté-*

grales autour de l'origine une succession de courbes fermées enveloppant ce point.

10. Il sera intéressant de considérer maintenant le système des deux équations

$$(6) \qquad \begin{cases} \dfrac{dx}{dt} = \quad y + \ldots, \\[2mm] \dfrac{dy}{dt} = -x + \ldots, \end{cases}$$

en nous plaçant dans le cas où les conditions que nous venons de dire sont remplies. Nous devons chercher comment l'angle polaire θ est relié à t. En remplaçant x et y par $\rho \cos\theta$ et $\rho \sin\theta$, nous avons

$$\frac{d\rho}{dt} \cos\theta - \rho \sin\theta \, \frac{d\theta}{dt} = \quad \rho \sin\theta + \ldots,$$

$$\frac{d\rho}{dt} \sin\theta + \rho \cos\theta \, \frac{d\theta}{dt} = - \rho \cos\theta + \ldots,$$

que nous pouvons écrire, en remplaçant $\dfrac{d\rho}{dt}$ par $\dfrac{d\rho}{d\theta} \dfrac{d\theta}{dt}$ ou par

$$\frac{d\theta}{dt}(\mathrm{A}\,\rho^2 + \mathrm{B}\,\rho^3 + \ldots),$$

$$\frac{d\theta}{dt}\left[-\sin\theta + \rho(\quad)\right] = \quad \sin\theta + \rho(\quad),$$

$$\frac{d\theta}{dt}\left[\quad \cos\theta - \rho(\quad)\right] = -\cos\theta + \rho(\quad);$$

d'où l'on déduit

$$\left(\frac{d\theta}{dt}\right)^2 \left[1 + \rho(\quad)\right] = 1 + \rho(\quad);$$

les parenthèses représentant des séries ordonnées suivant les puissances de ρ dont les coefficients sont des fonctions périodiques de θ avec la période 2π. On a donc

$$dt = \sqrt{1 - \rho(\quad)} \, d\theta.$$

Pour une intégrale, ρ sera, par hypothèse, une fonction périodique de θ avec la période 2π, et nous ne considérons que les intégrales pour lesquelles ρ est suffisamment petit. Il en résulte que t est une fonction périodique de θ, t augmentant d'une certaine constante quand θ augmente de 2π. Les solutions du système (6) sont donc des fonctions périodiques de t, et nous avons ainsi un exemple d'un système ayant toutes ses solutions périodiques [pourvu que les valeurs initiales (x_0, y_0) soient assez petites]; mais *la période varie d'une intégrale à l'autre*, dépendant de la position initiale (x_0, y_0); ce dernier point est évident, car la période de t, considérée comme fonction de θ, dépend de ρ_0.

III. — **Equations du premier ordre et de degré supérieur. Application à la recherche des lignes de courbure passant par un ombilic.**

11. Des questions analogues à celles que nous avons traitées dans les deux Sections précédentes se posent pour les équations du premier ordre et de degré supérieur. Soit une telle équation

$$f\left(x, y, \frac{dy}{dx}\right) = 0.$$

Nous devons considérer les points (x, y) pour lesquels une ou plusieurs valeurs de $\frac{dy}{dx}$ sont indéterminées. Supposons que l'origine soit un tel point; la recherche des courbes intégrales passant en ce point et *ayant une tangente déterminée* se ramènera à des questions déjà traitées. Tout d'abord, l'équation donnant les coefficients angulaires de ces tangentes se forme immédiatement, puisque $\frac{y}{x}$ et $\frac{dy}{dx}$ ont, dans ce cas, la même limite. Posant alors $y = tx$, on a une équation différentielle en t

$$\varphi\left(x, t, \frac{dt}{dx}\right) = 0,$$

et il faut chercher les intégrales de cette équation, prenant, pour $x = 0$, les valeurs trouvées pour les coefficients angulaires. On sera donc ramené en général à des problèmes de la nature de ceux qui ont été traités au Chapitre II et dans la première Section de ce Chapitre.

Prenons, comme exemple ([1]), l'équation du second degré

$$(ax + by + \ldots)\left(\frac{dy}{dx}\right)^2 + 2(a_1 x + b_1 y + \ldots)\frac{dy}{dx} + (a_2 x + b_2 y + \ldots) = 0,$$

______

[1] J'ai indiqué, dans les *Comptes rendus* (11 mars 1895), le résultat de cette discussion qui n'a, je crois, jamais été faite.

où les termes, non écrits dans les parenthèses, sont de degrés supérieurs au premier. L'équation aux coefficients angulaires des tangentes aux courbes intégrales passant à l'origine est ici

$$(7) \qquad (a + bt) t^2 + 2(a_1 + b_1 t) t + a_2 + b_2 t = 0.$$

Des circonstances différentes se présenteront suivant la nature des racines de cette équation du troisième degré; les racines réelles seules seront ici intéressantes, et à une racine réelle t_0 correspondront, pour l'équation, une seule intégrale ou une infinité d'intégrales suivant que l'équation différentielle en t, proposée de la transformée en posant $y = tx$, aura une intégrale ou une infinité d'intégrales prenant pour $x = 0$ la valeur t_0.

L'équation (7) se retrouve en faisant dans l'équation $y = tx$. Résolvant d'abord, on a

$$\frac{dy}{dx} = \frac{-(a_1 x + b_1 y + \ldots) \pm \sqrt{(a_1 x + b_1 y + \ldots)^2 - (ax + by + \ldots)(a_2 x + b_2 y + \ldots)}}{ax + by + \ldots}$$

et, par suite,

$$x \frac{dt}{dx} = \frac{-t(a + bt) - (a_1 + b_1 t) + x(\ ) \pm \sqrt{(a_1 + b_1 t)^2 - (a + bt)(a_2 + b_2 t) + x(\ )}}{a + bt + x(\ )}$$

en marquant par les parenthèses des séries entières en x et t. Pour $x = 0$, le second membre se réduit à

$$\frac{-t(a + bt) - (a_1 + b_1 t) \pm \sqrt{(a_1 + b_1 t)^2 - (a + bt)(a_2 + b_2 t)}}{a + bt}.$$

En égalant cette expression à zéro, on retrouve l'équation (7) du troisième degré, après suppression de la racine $t = -\dfrac{a}{b}$.

On pourrait avoir à craindre, pour l'équation différentielle en t, quelque difficulté à cause de cette racine $t = -\dfrac{a}{b}$, distincte, nous le supposons, des racines de l'équation (7). Le second membre de cette équation se présente en effet sous forme indéterminée pour

$$x = 0, \qquad t = -\frac{a}{b},$$

du moins pour une des déterminations du radical. Ne pourrait-il pas y avoir alors une intégrale t de l'équation tendant vers $-\dfrac{a}{b}$

quand x tend vers zéro? Pour voir que la chose est impossible, il suffira de considérer, dans l'équation différentielle proposée x comme fonction de y et posant $x = t'y$, on aura une équation différentielle entre y et t', et cette équation ne pourra avoir une intégrale t' tendant vers $-\dfrac{b}{a}$ quand y tend vers zéro, car il n'y a plus ici aucune difficulté puisque $ab_2 - a_2 b \neq 0$.

Les courbes d'intégrales que nous venons d'étudier étaient supposées avoir une tangente à l'origine. *Peut-il exister d'autres intégrales?* Telle est la question qui doit maintenant nous occuper. Il est d'ailleurs entendu que nous restons dans le cas général et que nous ne supposons remplie aucune condition particulière d'égalité entre les divers coefficients.

Outre l'équation (7), nous aurons encore à considérer l'équation

$$(8) \qquad (a_1 + b_1 t)^2 - (a + bt)(a_2 + b_2 t) = 0,$$

correspondant aux directions qui donnent une racine double pour $\dfrac{dy}{dx}$.

12. Supposons d'abord que l'équation (8) ait ses racines imaginaires. En se servant des coordonnées polaires, l'équation de la courbe devient

$$\frac{d\rho + \rho \cos\theta\, d\theta}{\rho\, d\theta - \rho \sin\theta\, d\theta} = $$

$$\frac{(a_1 \cos\theta + b_1 \sin\theta) + \rho(\ ) \pm \sqrt{(a_1 \cos\theta + b_1 \sin\theta)^2 - (a \cos\theta + b \sin\theta)(a_2 \cos\theta + b_2 \sin\theta) + \rho(\ )}}{a \cos\theta + b \sin\theta + \rho(\ )},$$

que nous écrirons sous la forme

$$(9) \qquad [f(\theta) + \rho(\ )]\, d\rho = \rho[\varphi(\theta) + \rho(\ )]\, d\theta,$$

en posant

$$f(\theta) = -\sin\theta(a \cos\theta + b \sin\theta) - \cos\theta(a_1 \cos\theta + b_1 \sin\theta)$$
$$\pm \cos\theta \sqrt{(a_1 \cos\theta + b_1 \sin\theta)^2 - (a \cos\theta + b \sin\theta)(a_2 \cos\theta + b_2 \sin\theta)},$$

les coefficients de ρ, qui sont marqués dans l'équation (9) par des parenthèses, sont des séries ordonnées suivant les puissances de ρ et convergentes quel que soit θ; nous nous appuyons pour ce dernier point sur ce que l'équation (8) a ses racines imaginaires, d'où il résulte que l'expression

$$(a_1 \cos\theta + b_1 \sin\theta)^2 - (a \cos\theta + b \sin\theta)(a_2 \cos\theta + b_2 \sin\theta)$$

ne peut s'annuler. Les racines de l'équation (7) correspondent aux racines de l'équation

$$f(\theta) = o,$$

et il est entendu, une fois pour toutes, que, parmi ces racines, nous ne comptons pas la racine, sans intérêt pour nous d'après une remarque du paragraphe précédent, répondant à

$$a \cos\theta + b \sin\theta = o.$$

Il résulte de la forme de l'équation (9) que, partant d'une valeur initiale (ρ_0, θ_0) avec une détermination fixée pour le radical qui figure dans $f(\theta)$, *nous pourrons toujours faire varier θ dans le même sens* [1], les seules valeurs de θ appelant l'attention étant

---

[1] Si l'on veut développer davantage ce point, on peut raisonner de la manière suivante. Il pourrait se faire que le rayon vecteur changeât de sens de rotation, si l'on arrivait à un point (x, y) de la courbe intégrale telle que la tangente en ce point passe à l'origine. Or le lieu des points des courbes intégrales pour lesquels la tangente passe à l'origine est la courbe que l'on obtient en remplaçant dans l'équation différentielle $\dfrac{dy}{dx}$ par $\dfrac{y}{x}$. Cette courbe a un point triple à l'origine, les tangentes correspondant aux directions données par l'équation (7). En coordonnées polaires, cette courbe a pour équation le coefficient de $d\theta$ dans (9), c'est-à-dire

$$(L) \qquad\qquad f(\theta) + \varphi(\ ) = o.$$

On pourrait craindre qu'une intégrale eût, sur une branche de la courbe précédente, une infinité de points dans le voisinage de l'origine, pour lesquels la tangente à l'intégrale passerait à l'origine. Dans ce cas, il ne serait plus permis d'affirmer que, si près de l'origine qu'on considère l'intégrale, le rayon vecteur marche toujours dans le même sens. Pour démontrer qu'il n'en peut être ainsi, remarquons qu'il y a une courbe intégrale tangente à l'origine à la branche considérée de la courbe (L); nous pouvons supposer, en effectuant préalablement un changement de variable, que cette courbe intégrale est l'axe des x. Pour une détermination convenable du radical, $f(\theta)$ s'annulera pour $\theta = o$, et l'équation différentielle devant être satisfaite pour $\theta = o$, quel que soit ρ, le second terme dans (L) s'annulera pour $\theta = o$, quel que soit ρ. Il en résulte que, dans le voisinage de $\theta = o$, l'équation différentielle peut prendre la forme

$$\theta[\, \ldots \,]\,d\rho = \rho[\,\varphi(\theta) + \varphi(\ )\,]\,d\theta,$$

la quantité représentée dans le premier membre par une parenthèse s'annulant les racines de $f(\theta) = 0$. Si, θ arrivant à une telle racine θ_0, ρ prend la valeur zéro, nous serons dans le cas étudié d'une courbe ayant une tangente déterminée à l'origine.

Si ρ ne prend pas la valeur de zéro, le point ne présente rien de particulier pour nous. On pourrait encore *a priori* faire l'hypothèse que, θ tendant vers θ_0, ρ ne tend vers aucune limite, mais oscille entre *zéro* et une autre valeur, mais on voit de suite que cela est impossible.

Nous venons de voir que l'on pourra toujours suivre une courbe intégrale en faisant varier θ dans le même sens, tant que l'on n'aura pas atteint l'origine. On peut donc penser qu'il est possible d'avoir une intégrale ayant la forme d'une spirale; nous allons voir qu'il n'en est rien.

L'équation (7) ayant au moins une racine réelle, il y aura toujours une courbe intégrale correspondant à l'intégrale holomorphe de l'équation différentielle, qui passera par l'origine. (Nous nous plaçons toujours dans le cas général où il n'y a aucune relation particulière d'égalité entre les coefficients.)

Soit C cette courbe; concevons une autre courbe intégrale Γ, rencontrant en m la première et passant à l'origine ou s'en rapprochant indéfiniment. En suivant Γ, nous pourrons arriver au point O, θ marchant toujours dans le même sens. Cherchons si Γ peut rencontrer C en un second point m' qui sera nécessairement[1] situé sur C de l'autre côté que m par rapport à O. En m l'équation différentielle donne pour $\dfrac{dy}{dx}$ deux valeurs; l'une convient à C, l'autre à Γ.

Sous le radical qui figure dans l'expression de $\dfrac{dy}{dx}$ se trouve

---

pour $\rho = \theta = 0$. Si maintenant on suit une intégrale à partir d'une détermination initiale (θ_1, ρ_1), θ_1 et ρ_1 désignant des quantités positives très petites, et que θ commence par décroître, il continuera nécessairement à décroître jusqu'à $\theta = 0$, car le multiplicateur de $d\rho$ ne s'annule que pour $\theta = 0$. Ce sera pour cette dernière valeur que ρ s'annulera si la courbe se rapproche indéfiniment de l'origine; il est clair que $\varphi(0)$ sera alors nécessairement positif.

Les considérations précédentes un peu développées permettraient même d'éviter la discussion que nous faisons ensuite dans le texte, mais l'étude directe fait pénétrer davantage dans la question.

[1] Dans le cas contraire, θ aurait dû rétrograder à un certain moment.

une expression toujours positive. Les points m et m' sont de part et d'autre de O et très voisins. Supposons qu'en m ce soit la dé-

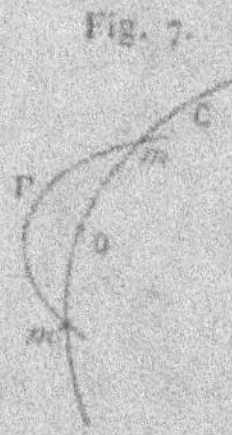

Fig. 7.

termination positive du radical qui convienne à Γ, le coefficient angulaire de la tangente à Γ en m est

$$(E) \qquad \frac{-(a_1 x + b_1 y + \ldots) + \sqrt{(a_1 x + b_1 y + \ldots)^2 - \ldots}}{a x + b y + \ldots},$$

tandis que, pour C, il faudra mettre le signe *moins* devant le radical. Suivons maintenant (x, y) sur Γ de m en m'; le radical gardera toujours le même signe, en m' et m les coordonnées x et y sont respectivement de signes contraires, les rapports $\frac{y}{x}$ ayant, à très peu près, la même valeur. Il en résulte qu'en suivant Γ nous trouvons en m' une valeur de E très voisine de la valeur de $\frac{dy}{dx}$ en m pour la courbe C et, par suite, très voisine de celle de $\frac{dy}{dx}$ en m' pour la même courbe C. Mais, en m', l'équation différentielle donne deux valeurs différentes pour $\frac{dy}{dx}$; les deux valeurs, que nous avons trouvées peu différentes, sont donc rigoureusement égales, et, par suite, la tangente en m' à la courbe C coïncide avec la tangente à Γ: les deux courbes C et Γ coïncideraient donc, ce qui est absurde. La courbe Γ ne peut donc rencontrer C en aucun autre point que O (en dehors de m), et elle arrive par suite en O avec une tangente déterminée, rentrant ainsi dans la classe d'intégrales dont nous avons fait l'étude. Notre conclusion est donc que *toutes les courbes intégrales cherchées ont à l'origine une tangente déterminée.*

13. Examinons maintenant le cas où l'équation (8) a ses racines réelles. En écrivant que les deux valeurs de $\dfrac{dy}{dx}$ données par l'équation différentielle sont égales, on obtient une courbe ayant un point double à l'origine avec tangentes distinctes. On peut faire un changement de variables tel que les deux branches de la courbe coïncident avec Ox et Oy; nous allons nous placer dans cette hypothèse. Les axes de coordonnées sont alors (Chap. III, § 2) le lieu des points de rebroussement des courbes intégrales, et celles-ci, avant d'atteindre l'origine, resteront dans un même quadrant que nous pouvons supposer être le premier. Quand on suit une courbe intégrale, le rayon vecteur marche toujours dans le même sens, sauf pour les positions Ox et Oy où change le sens du mouvement; c'est ce qui résulte de ce que la seule irrationnelle figurant dans l'équation est le radical

$$P(\theta) = \sqrt{(a_1\cos\theta + b_1\sin\theta)^2 - (a\cos\theta + b\sin\theta)(a_2\cos\theta + b_2\sin\theta)},$$

qui d'ailleurs ici se réduit à $\sqrt{\cos\theta\sin\theta}$ d'après nos hypothèses. Le signe de ce radical sera à changer quand θ arrivera à zéro ou à $\dfrac{\pi}{2}$.

Remarquons encore que toute racine réelle τ de l'équation (7) satisfait à l'inégalité

$$(a_1 + b_1\tau)^2 - (a + b\tau)(a_2 + b_2\tau) > 0,$$

comme on le conclut de suite de l'équation

$$(a + b\tau)\tau^2 - 2(a_1 + b_1\tau)\tau + a_2 + b_2\tau = 0.$$

Il en résulte qu'il y aura, au moins dans le premier quadrant, une courbe intégrale avec une tangente déterminée.

Fig. 8.

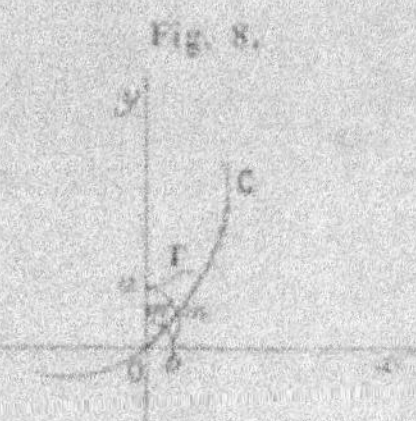

Nous pouvons maintenant chercher à suivre une courbe intégrale qui tendrait vers l'origine. Soit C (*fig.* 8) une intégrale ayant une tangente déterminée à l'origine; suivons une autre intégrale Γ et supposons que, en suivant la courbe en allant vers l'origine, θ aille d'abord en croissant. Il pourra arriver que ρ tende vers zéro pour une valeur de θ moindre que $\frac{\pi}{2}$, et alors nous aurons une branche de courbe avec une tangente déterminée. Dans le cas contraire θ pourra croître jusqu'à $\frac{\pi}{2}$, et la courbe Γ aura un point de rebroussement a sur l'axe des y. Il faut alors faire décroître θ. Deux cas pourront alors se rencontrer : ou bien ρ prendra la valeur zéro pour une certaine valeur de θ comprise entre $\frac{\pi}{2}$ et o, et alors nous aurons une courbe intégrale avec une tangente déterminée; ou bien θ pourra atteindre la valeur zéro et on aura en b sur Ox un second point de rebroussement. Dans ce cas, il y aura certainement un point m de rencontre de C et de Γ, et pour la branche ab de Γ le radical $\sqrt{P(\theta)}$ aura un certain signe. Continuons à décrire Γ; ou bien la courbe intégrale arrivera à l'origine avec une tangente déterminée, ou bien θ pourra aller jusqu'à $\frac{\pi}{2}$; mais alors il y aurait un second point de rencontre m' de Γ avec C. Pour la branche bm', le radical $\sqrt{P(\theta)}$ a dans l'équation différentielle un autre signe que pour la branche bm. Or, en m, l'équation différentielle donne deux valeurs de $\frac{dy}{dx}$ correspondant aux deux courbes intégrales passant en m; ces valeurs correspondent aux deux signes du radical. L'une correspond à C, l'autre à Γ, mais en m et m' les coefficients angulaires de la tangente à C sont très peu différents. Il s'ensuit que le coefficient angulaire de la tangente en m' à Γ coïncide avec le coefficient angulaire de la tangente à C (puisqu'en m ils étaient distincts, et que le signe du radical a changé en b). Nous arrivons donc à une contradiction qui établit l'impossibilité du second point de rencontre m', à moins que ce dernier ne coïncide avec l'origine. Nous avons donc dans tous les cas la conclusion suivante :

Toutes les courbes intégrales passant à l'origine ou s'en rapprochant indéfiniment, arrivent nécessairement en ce point avec une tangente déterminée.

L'étude de ces courbes se fera donc sans difficulté, *pour le cas général*, en appliquant les considérations développées dans la Section I.

14. Nous allons appliquer les généralités précédentes à un problème intéressant de Géométrie, celui des lignes de courbure passant par un ombilic [1].

Supposons que l'ombilic soit à l'origine, et prenons le développement de z sous la forme

$$z = \tfrac{1}{2}k(x^2 + y^2) + \tfrac{1}{6}(ax^3 + 3bx^2y + 3cxy^2 + dy^3) + \dots.$$

nous aurons

$$p = kx + \tfrac{1}{2}(ax^2 + 2bxy + cy^2) + \dots,$$
$$q = ky + \tfrac{1}{2}(bx^2 + 2cxy + dy^2) + \dots,$$
$$r = k + ax + by + \dots.$$
$$s = bx + cy + \dots.$$
$$t = k + cx + dy + \dots.$$

L'équation différentielle de la projection des lignes de courbure est, comme on sait,

$$\left(\frac{dy}{dx}\right)^2 [(1 - q^2)s - pqt]$$
$$+ \frac{dy}{dx}[(1 + q^2)r - (1 + p^2)t] - [(1 + p^2)s - pqr] = 0.$$

En substituant les valeurs précédentes, on a

$$(bx + cy + \dots)\left(\frac{dy}{dx}\right)^2 - 2(fx + gy + \dots)\frac{dy}{dx} - (bx + cy + \dots) = 0,$$

en posant

$$2f = a - c, \qquad 2g = b - d.$$

L'équation (γ) aux coefficients angulaires des tangentes aux courbes intégrales est ici

$$(b + ct)(t^2 - 1) + 2(f + gt)t = 0,$$

et elle aura évidemment, suivant les cas, une ou trois racines

---

[1] M. Cayley a fait le premier l'étude des lignes de courbure passant par un ombilic, sans la rattacher d'ailleurs à aucune théorie générale (*voir* CAYLEY, *Mathematical Papers*, t. V, p. 115).

réelles. Quant à l'équation (8) du second degré en t, elle se réduit à

$$(f+gt)^2+(b+ct)^2=0,$$

et a, par suite, ses racines imaginaires. En posant $y=tx$, nous avons l'équation en t, où nous n'écrivons pas dans le second membre les termes en x inutiles pour la discussion

$$x\frac{dt}{dx}=\frac{-t(b+ct)-(f+gt)\pm\sqrt{(f+gt)^2+(b+ct)^2}}{b+ct}.$$

Nous savons que le second membre s'annule pour trois valeurs de t qui sont les racines de l'équation du troisième degré écrite ci-dessus. Soit α une racine de cette équation, il faut trouver le signe de la dérivée du second membre de l'équation précédente pour $t=\alpha$. Il suffit de prendre la dérivée du numérateur et de la diviser par $b+ct$ et comme on a

$$\pm\sqrt{(f+g\alpha)^2+(b+c\alpha)^2}=\alpha(b+c\alpha)+f+g\alpha,$$

on trouve d'abord, après avoir ainsi fait disparaître le radical,

$$-1+\frac{-2\alpha(c\alpha+g)+c(\alpha^2+1)}{2[\alpha(b+c\alpha)+f+g\alpha]},$$

et, après quelques transformations, en tenant compte de l'équation du troisième degré que vérifie α,

$$\frac{-2c\alpha^3-(3g+b)\alpha^2-b}{(\alpha^2+1)(b+c\alpha)}.$$

Si cette expression est positive, il y a une infinité d'intégrales tangentes à la droite $y=\alpha x$; il n'y en a qu'une, si elle est négative. Les deux circonstances sont possibles, car cette expression ne contient pas f qui figure dans l'équation du troisième degré.

Il y a donc, suivant les cas, une seule ligne de courbure ou une infinité de lignes de courbure passant par un ombilic et ayant pour tangente une des directions données par l'équation du troisième degré.

15. Un cas particulier très simple est celui où l'on aurait

$$b=0.$$

L'équation du troisième degré est alors

$$ct(t^2-1)+2(f+gt)t=0.$$

Nous avons donc la racine $\alpha = 0$, et l'expression correspondante, dont le signe est à rechercher, se réduit à

$$-1 + \frac{c}{2f}.$$

Supposons, par exemple, que

$$\frac{c}{2f} < 1.$$

Nous aurons une seule intégrale tangente à la droite $y = 0$; si, de plus, comme il est possible, l'équation

$$c(l^2 - 1) + 2(f + gl) = 0$$

a ses racines imaginaires, nous aurons un exemple d'un ombilic par lequel passe une seule ligne de courbure.

Ces conditions se trouvent vérifiées pour une surface du second degré. On reconnaît aisément que, en prenant pour plan des zx le plan principal passant par l'ombilic, l'équation de la surface peut s'écrire

$$z + A(x^2 + y^2) + A'z^2 + 2B'zx = 0,$$

et l'on a, par suite, un développement de la forme

$$z = \frac{k}{2}(x^2 + y^2) + \frac{1}{6}(ax^3 + axy^2) + \ldots.$$

On a donc

$$b = d = 0,$$
$$c = \frac{a}{3}$$

et, par suite,

$$f = \frac{a}{3}, \qquad g = 0.$$

On a bien $\dfrac{c}{2f} < 1$ et l'équation aux coefficients angulaires des tangentes se réduit à

$$l(l^2 + 1) = 0.$$

Il ne passe donc par un ombilic d'une quadrique qu'une seule ligne de courbure réelle, résultat d'ailleurs bien connu.

CHAPITRE X.

SUR LA FORME DES COURBES SATISFAISANT A UNE ÉQUATION DIFFÉRENTIELLE DU PREMIER ORDRE ET DU PREMIER DEGRÉ (¹).

I. — Étude des points à l'infini ; relation entre les nombres des divers points singuliers.

1. Après avoir fait l'étude des points singuliers d'une courbe définie par une équation différentielle du premier ordre et du premier degré (Sect. I, Chap. XI), cherchons à nous rendre compte de la forme des courbes définies par une telle équation. Reprenons donc l'équation

$$\frac{dx}{X} = \frac{dy}{Y},$$

où X et Y sont des polynômes en x et y. Nous désignerons d'une manière générale, sous le nom de *caractéristiques*, les courbes que nous avons appelées jusqu'ici *courbes intégrales* de cette équation différentielle.

Nous n'avons jusqu'ici considéré que les points à distance finie. Pour discuter plus facilement les formes des caractéristiques à l'infini, nous projetterons ces courbes sur une sphère, en plaçant le point de vue au centre de la sphère. En joignant le point (x, y) du plan au point de vue, on a une droite qui rencontre la sphère

---

(¹) Nous suivons dans ce Chapitre le beau Mémoire de M. Poincaré [*Sur les courbes définies par les équations différentielles* (*Journal de Liouville*, 1881 et 1882)], en cherchant surtout à mettre en évidence les points les plus intéressants relatifs au côté qualitatif de la question.

en deux points. En supposant la sphère partagée en deux hémisphères par un plan diamétral P, parallèle au plan (x, y), l'un de ces points sera situé dans le premier hémisphère, l'autre dans le second. Les points à l'infini du plan (x, y) correspondront à la circonférence E, intersection de la sphère et du plan P; nous appellerons E l'équateur.

Nous appellerons *cycle* sur la sphère une courbe telle qu'on revienne au point de départ après en avoir parcouru un arc fini. Nous ne considérerons que des cycles analytiques; nous entendons par là des cycles formés d'arcs *réguliers* de lignes analytiques (*voir* t. II, p. 269, pour la définition des arcs analytiques).

Une *spirale* sur la sphère sera une courbe qui coupe un cycle en un seul point; telle est, par exemple, la loxodromie qui coupe les parallèles en un seul point.

Si l'on considère les deux portions d'une même caractéristique qui se trouvent de part et d'autre d'un de ses points, on aura divisé cette caractéristique (à moins qu'elle ne soit un cycle) en deux *demi-caractéristiques* distinctes.

2. Dans l'équation

$$\frac{dx}{X} = \frac{dy}{Y},$$

nous supposerons X et Y de même degré m et, de plus, aucune circonstance spéciale ne se présente relativement aux points singuliers, c'est-à-dire que ceux-ci se réduisent à des foyers, des nœuds et des cols.

Pour étudier les points à l'infini, on pose, s'il s'agit d'un point non situé sur le grand cercle qui correspond à $z = 0$,

$$x = \frac{1}{z}, \quad y = \frac{t}{z};$$

et l'on a ainsi, pour le point considéré, $z = 0$, t étant égale à une quantité *finie*.

Si l'on veut considérer le point à l'infini situé sur le grand cercle $z = 0$, on posera

$$x = \frac{t}{z}, \quad y = \frac{1}{z}.$$

3. Nous avons fait précédemment l'étude des points singuliers,

qui sont à l'intersection des deux courbes

$$X = o, \qquad Y = o.$$

Nous n'avons considéré que les points d'intersection à distance finie. Si les deux courbes précédentes se coupent en un point situé sur l'équateur, soit, par exemple, en un point non situé sur $x = o$, l'équation devient, en posant

$$x = \frac{1}{z}, \qquad y = \frac{t}{z}$$

($z = o$, $t = z$ correspondant au point considéré à l'infini),

$$\frac{- dz}{X\left(\dfrac{1}{z}, \dfrac{t}{z}\right)} = \frac{z\,dt - t\,dz}{Y\left(\dfrac{1}{z}, \dfrac{t}{z}\right)}$$

ou

$$dz(tX_1 - Y_1) = dt\,zX_1,$$

en posant $X\left(\dfrac{1}{z}, \dfrac{t}{z}\right) = \dfrac{X_1(t, z)}{z^m}$, $Y\left(\dfrac{1}{z}, \dfrac{t}{z}\right) = \dfrac{Y_1(t, z)}{z^m}$. On aura, d'après l'hypothèse que $z = o$, $t = z$ correspond à un point de rencontre,

$$X_1(z, o) = o, \qquad Y_1(z, o) = o.$$

4. Je dis d'abord que *tout système de caractéristiques admet des points singuliers*. Le seul cas, où l'affirmation précédente est douteuse, est celui où les courbes $X = o$, $Y = o$ ne se rencontreraient qu'à l'infini ou ne se couperaient en aucun point. Dans le premier cas, il résulte immédiatement de ce que nous avons dit au paragraphe précédent qu'un point de rencontre ($t = z$, $z = o$) est un point singulier, car pour ce point

$$zX_1 = o, \qquad tX_1 - Y_1 = o,$$

et, par suite, les dénominateurs de l'équation

$$\frac{dz}{zX_1} = \frac{dt}{tX_1 - Y_1}$$

s'annulent pour $t = z$, $z = o$.

Considérons donc le cas où les deux courbes $X = o$, $Y = o$ n'auraient aucun point commun, le degré m de X et Y est alors pair évidemment.

En désignant par X_2 et Y_2 les termes du degré le plus élevé en x et y dans X et Y, nous devons supposer que l'on n'a pas identiquement

$$xY_2 - yX_2 = 0 ;$$

cette identité est, en effet, incompatible avec nos hypothèses. Car, si l'on avait

$$xY_2 = yX_2,$$

X_2 serait divisible par x et Y_2 par y. Soit

$$X_2 = xX_3, \qquad Y_2 = yY_3,$$

on déduit de l'identité ci-dessus

$$X_3 = Y_3.$$

X_3 est une fonction homogène et de degré impair ; donc elle s'annule, soit pour $x = 0$, soit pour une certaine valeur $\frac{y}{x} = \alpha$. On aurait donc

$$X_2 = Y_2 = 0,$$

soit pour $x = 0$, soit pour $\frac{y}{x} = \alpha$, c'est-à-dire que les courbes $X = 0$, $Y = 0$ se couperaient en un point de l'équateur.

L'équation $xX_2 - yY_2 = 0$, étant de degré impair, a nécessairement une racine réelle, que nous désignerons par α. Or, en posant, comme plus haut,

$$x = \frac{1}{z}, \qquad y = \frac{t}{z},$$

on voit que les équations

$$zX_1 = 0, \qquad tX_1 - Y_1 = 0$$

s'annuleront pour $z = 0$, $t = \alpha$, car $tX_1 - Y_1$ pour $z = 0$ se réduit à $tX_2(1, t) - Y_2(1, t)$.

5. Nous plaçant toujours dans le cas général, nous pouvons supposer que les courbes

$$X = 0, \qquad Y = 0$$

n'ont que des points simples de rencontre, et que ces points sont à distance finie. De plus, nous supposons que l'équation

$$xY_2 - yX_2 = 0$$

n'a que des racines simples. De cette façon, $t = 2$, $z = 0$ (au paragraphe précédent) est une solution simple des deux équations

$$z X_1 = 0, \qquad t X_1 - Y_1 = 0.$$

Dans ces conditions, tous les points singuliers (en dehors de l'équateur ou sur l'équateur) sont des points singuliers ordinaires du type de ceux que nous avons rencontrés dans la discussion du Chapitre précédent : *foyers*, *cols* ou *nœuds*, et exceptionnellement des centres (ceux-ci correspondant à des relations d'égalité).

J'ajoute encore que *l'équateur sera une caractéristique*, comme il résulte de l'équation

$$\frac{dz}{+ z X_1} = \frac{dt}{t X_1 - Y_1},$$

qui est vérifiée pour $z = 0$. Il en résulte que *tout point singulier situé sur l'équateur sera un nœud ou un col*, car toutes les caractéristiques, passant par un foyer, ont ce point comme point asymptote.

Enfin, le nombre des points singuliers sur la sphère *est évidemment pair*, puisque tout est symétrique par rapport au centre de la sphère.

6. Considérons maintenant une courbe fermée tracée dans un hémisphère ; il lui correspond une courbe fermée C dans le plan (x, y). Formons l'intégrale

$$J = \frac{1}{2\pi} \int_C \frac{X\, dY - Y\, dX}{X^2 + Y^2},$$

que l'on prendra le long du contour C dans le sens positif. Comme nous l'avons vu (t. I, p. 87), l'intégrale J représente la différence entre le nombre des racines communes aux équations

$$X = 0, \qquad Y = 0,$$

contenues dans C, pour lesquelles le déterminant fonctionnel

$$\frac{\partial X}{\partial x} \frac{\partial Y}{\partial y} - \frac{\partial X}{\partial y} \frac{\partial Y}{\partial x}$$

est positif, et celles pour lesquelles il est négatif.

Si à l'intérieur de C il n'y a pas de point singulier, c'est-à-dire de point pour lequel $X = Y = o$, on aura évidemment $J = o$. Supposons qu'il y ait un point singulier à l'intérieur de C, et cherchons la valeur de J. Si ce point est à l'origine, on aura

$$X = ax + by + \ldots,$$
$$Y = a'x + b'y + \ldots.$$

Si on a

$$ab' - ba' > o,$$

on aura, d'après ce qui précède, $J = 1$. Au contraire, si l'on a

$$ab' - ba' < o,$$

il viendra $J = -1$.

Or, dans le premier cas $[ab' - ba' > o]$, les deux racines de l'équation en λ

$$\lambda^2 - (a + b')\lambda + ab' - ba' = o$$

seront de même signe ou imaginaires, et, par suite, le point singulier sera un nœud ou un foyer. Si, au contraire, $ab' - ba' < o$, les deux racines seront réelles et de signes contraires, et nous aurons un col. En désignant donc respectivement par N, F, C les nombres des nœuds, des foyers et des cols contenus dans un contour Γ, on aura

$$J = N + F - C.$$

On peut appeler J *l'indice du cycle*; il peut être encore défini de la manière suivante. En appelant p le nombre de fois que le quotient

$$\frac{Y}{X}$$

passe de $+\infty$ à $-\infty$ quand le point (x, y) décrit Γ dans le sens positif, et par n le nombre de fois que ce quotient passe de $-\infty$ à $+\infty$ dans les mêmes conditions, on aura

$$J = \frac{p - n}{2}.$$

7. En adoptant cette dernière définition, on peut parler de *l'indice de l'équateur*. Cet indice est le nombre précédent pour la fraction

$$\frac{Y_2}{X_2}.$$

quand on y pose $x = r\sin\omega$, $y = r\sin\omega$ et qu'on fait varier ω de 0 à 2π; ce sera donc l'indice de la fraction rationnelle

$$\mathrm{I}_{-\infty}^{+\infty}\left[\frac{Y_2(1,t)}{X_2(1,t)}\right],$$

pour t variant de $-\infty$ à $+\infty$, puisque tout est symétrique par rapport au centre de la sphère (*voir*, pour l'indice des fractions rationnelles, t. II, p. 187), et l'on peut évidemment aussi considérer l'indice de l'équateur comme la limite de l'intégrale

$$\frac{1}{2\pi}\int_0^{2\pi}\frac{X\,dY - Y\,dX}{X^2+Y^2},$$

quand on pose $x = r\cos\omega$, $y = r\sin\omega$, r étant une constante qu'on fait grandir indéfiniment.

Reprenons l'équation du § 5

$$z\frac{dt}{dz} = \frac{-Y_1 + tX_1}{X_1}.$$

Les valeurs de t, intéressantes pour nous, sont les racines de l'équation

$$(1) \qquad Y_1(t,0) - tX_1(t,0) = 0,$$

mais, puisqu'on a

$$Y_1(t,0) = Y_2(1,t),$$
$$X_1(t,0) = X_2(1,t),$$

on peut écrire l'équation sous la forme

$$z\frac{dt}{dz} = \frac{-Y_2(1,t) + tX_2(1,t)}{X_2(1,t)},$$

et les racines de l'équation

$$(2) \qquad Y_2(1,t) - tX_2(1,t) = 0$$

correspondent à des nœuds ou des cols. Or, considérons l'expression

$$\frac{Y_2(1,t)}{X_2(1,t)} - t,$$

et désignons par α et β le nombre de fois qu'elle passe du positif au négatif et du négatif au positif, quand t varie de $-\infty$ à $+\infty$. Cette expression peut passer du positif au négatif, soit quand t rencontre une racine de (2), et alors nous avons un nœud, soit quand elle devient infinie en passant de $+\infty$ à $-\infty$; de même elle peut passer du négatif au positif, soit quand t rencontre une racine de (2) correspondant à un col, soit quand elle devient infinie en passant de $-\infty$ à $+\infty$. D'ailleurs, puisque pour $t = +\infty$ l'expression est négative, et positive pour $t = -\infty$, on aura

$$z - \frac{\vartheta}{2} = 1,$$

et, par suite, si nous désignons par $2N'$ et $2C'$ le nombre évidemment pair (puisqu'il y a symétrie par rapport au centre de la sphère) des nœuds et des cols sur l'équateur, nous aurons

$$N' - C' + \sum_{-\infty}^{+\infty}\left(\frac{Y_2}{X_2}\right) = 1.$$

L'indice de l'équateur est donc égal à

$$1 + C' - N'.$$

8. En égalant les deux expressions trouvées dans les deux paragraphes précédents pour l'indice d'une courbe du premier hémisphère très voisine de l'équateur, nous aurons une relation entre les cols, les foyers et les nœuds sur la sphère. Nous appelons, comme ci-dessus, $2C'$ et $2N'$ les nombres des cols et des nœuds situés sur l'équateur. Désignons de même comme ci-dessus par $2C$, $2N$, $2F$ les nombres évidemment pairs des cols, nœuds et foyers sur le reste de la sphère. Sur un hémisphère, les cols, nœuds et foyers sont en nombre respectivement égaux à C, N, F. On aura donc

$$1 + C' - N' = N + F - C,$$

que nous écrirons

$$2(N - N') + 2F = 2(C - C') + 2.$$

On peut donc dire que, sur toute la sphère, *le nombre des nœuds plus le nombre des foyers est égal au nombre des cols plus deux.*

II. — Remarques générales sur la forme des caractéristiques.

9. Faisons d'abord une première remarque relative à la continuation des intégrales. Quand on suit à partir d'un point une caractéristique, divers cas peuvent se présenter; il peut arriver que l'on arrive à un col ou un nœud (nous ne parlons pas des foyers auxquels on n'arrive pas puisque ce sont des points asymptotes). Quand on arrive à un col, on peut, soit suivre l'arc de courbe situé de l'autre côté du col et ayant la même tangente, soit prendre l'arc à droite ou l'arc à gauche et nous ferons bientôt une hypothèse particulière à ce sujet. Pour les nœuds, les choses se présentent différemment et il faut nécessairement arrêter la caractéristique à un nœud. Nous savons en effet que, moyennant une transformation convenable des variables, on peut mettre l'équation des caractéristiques sous la forme

$$y = Cx^\lambda,$$

C étant la constante arbitraire, et λ une constante réelle positive. Considérons une caractéristique arrivant à l'origine; soit, par exemple, pour une valeur donnée de C, la branche parfaitement définie correspondant aux valeurs positives de x obtenue en donnant à x^λ sa valeur arithmétique. Une fois arrivé à l'origine, nous n'avons plus aucune raison en général de suivre une courbe intégrale plutôt qu'une autre (sauf dans le cas particulier où λ serait commensurable) et *nous arrêtons alors l'intégrale à un nœud*.

Ceci posé, voici un premier théorème à peu près évident, mais fort important pour la suite. Je considère une demi-caractéristique C passant par un point non singulier A. Nous supposons qu'elle n'aille pas passer par un nœud, et nous allons montrer dans ces conditions que, *si cette demi-caractéristique ne coupe tout cycle analytique qu'en un nombre fini de points, elle se réduit nécessairement à un cycle.*

Partageons la sphère, d'abord en deux calottes sphériques S_1 et S_2 par un cycle analytique. Comme la caractéristique étudiée ne rencontre ce cycle qu'en un nombre fini de points, il arrivera un moment où elle restera toujours dans l'une des deux calottes sphériques, soit S_1. Celle-ci devra contenir A; sinon, nous la partagerions en un certain nombre de parties par des cycles, et il y en aurait nécessairement une dans laquelle la ligne resterait toujours, cela pour la même raison que plus haut; finalement, on arriverait à avoir des cycles de plus en plus petits, à l'intérieur desquels resterait toujours la caractéristique, cycles qu'on pourrait faire tendre vers zéro, et alors le point limite serait un foyer, ce qui est incompatible avec l'hypothèse que tout cycle ne coupe la courbe qu'en un nombre fini de points. Revenons donc à la calotte S_1; on la décomposera encore en deux parties, et la caractéristique finira par rester dans l'une d'elles, celle qui contient A, comme le montre toujours le même raisonnement. Finalement nous aurons une série de cycles de plus en plus petits contenant A, à l'intérieur desquels restera la courbe; celle-ci va donc repasser par le point A, et *nous avons bien un cycle*, comme nous voulions l'établir.

10. Une considération d'une grande importance est celle du nombre des points où un arc de courbe donné sur la sphère touche une caractéristique, c'est-à-dire le nombre des contacts de cet arc. Pour un arc analytique régulier ou formé d'un nombre fini d'arcs réguliers, le nombre des contacts sera nécessairement fini. Soit donné dans le plan un arc pris entre deux points A et B de la courbe représentée par l'équation

$$F(x, y) = o;$$

on cherchera les contacts de cet arc en écrivant qu'en un point (x, y) de cette courbe, le coefficient angulaire de la tangente est égal à la valeur de $\dfrac{dy}{dx}$ donnée par l'équation différentielle, d'où l'on conclut

$$X \frac{\partial F}{\partial x} + Y \frac{\partial F}{\partial y} = o.$$

Les intersections des deux courbes précédentes comprises entre A et B donnent les contacts cherchés. Si les deux courbes étaient tangentes en un point, il y aurait plusieurs contacts confondus, et alors la caractéristique en ce point aurait un contact d'ordre supérieur avec l'arc donné. En tenant compte du degré de multiplicité, on voit que *les nombres des contacts d'un cycle sans point anguleux et ne passant pas par un point singulier est toujours un nombre pair*; c'est une conséquence immédiate de ce que deux courbes fermées de la sphère ont un nombre pair de points de rencontre.

Si le cycle a un point anguleux, le résultat précédent ne subsiste pas sans modification, car le point anguleux figure parmi les contacts. Nous supposons que le point anguleux est un point ordinaire pour l'équation. Deux cas peuvent se présenter : la caractéristique passant par le point anguleux traverse ou non le cycle. Dans le premier cas, un cycle peu différent du cycle donné, mais sans point anguleux, n'aura pas de contact voisin du point anguleux, et, par suite, pour le cycle donné, nous avons un contact de plus que pour le cycle auxiliaire ; la parité sera donc différente pour les deux cycles, et nous pouvons dire alors que le point anguleux *change la parité du nombre des contacts*. Dans le second cas, il y aura pour le cycle auxiliaire un contact voisin du point anguleux, et le point anguleux *ne change pas la parité du nombre des contacts*.

11. Si l'on joint deux points A et B d'une caractéristique par un arc de courbe qui n'ait avec la caractéristique d'autre point commun que ses deux extrémités A et B, l'arc de courbe et l'arc de caractéristique compris entre les deux points formeront par leur ensemble un cycle sphérique. Mais deux cas peuvent se présenter, et cette distinction est d'une grande importance. *En premier lieu*, les deux branches de courbes formées par la caractéristique prolongée au delà de A et B sont toutes deux intérieures ou toutes deux extérieures au cycle formé par les deux arcs. Nous dirons dans ce cas que l'arc de courbe *sous-tend* l'arc de caractéristique. *En second lieu*, les deux branches prolongées au delà de A et B sont l'une intérieure, l'autre extérieure au cycle formé par les deux arcs ; nous dirons alors que l'arc de courbe *sur-tend* l'arc de caractéristique.

Ces définitions posées, considérons un arc de caractéristique ne passant par aucun point singulier et sous-tendu par un arc de courbe AB.

Nous allons montrer que *le nombre des contacts de cet arc de courbe est impair*. Supposons que l'arc de courbe AB, supposé analytique, soit représenté par l'équation

$$F(x, y) = 0.$$

On pourra définir l'arc de caractéristique par les deux équations

$$\frac{dx}{dt} = X, \qquad \frac{dy}{dt} = Y,$$

et, puisqu'il ne passe par aucun point singulier, on peut admettre qu'on va de A en B sur la caractéristique, en faisant varier t de t_0 à t_1 ($t_0 < t_1$). Puisque l'arc AB de la courbe F sous-tend la caractéristique, la fonction

$$F(x, y),$$

quand on substitue les expressions des coordonnées x et y de la caractéristique, passera d'un signe à un autre, par exemple du positif au négatif, quand t passera par t_0, et du négatif au positif quand t passera par t_1; la dérivée de $F(x, y)$ par rapport à t, c'est-à-dire

$$X \frac{\partial F}{\partial x} + Y \frac{\partial F}{\partial y}$$

sera donc négative au point A et positive au point B. Faisons maintenant décrire à (x, y) l'arc AB de F; l'expression précédente s'annulera un nombre impair de fois, et, par suite, *le nombre des contacts de l'arc est impair*.

12. Dans le théorème précédent, l'arc de caractéristique ne passait par aucun point singulier, car un point singulier ne peut être atteint que pour $t = \infty$, et nous n'avons plus alors de démonstration. On peut présenter autrement la démonstration du théorème précédent, en supposant alors que la fonction $F(x, y)$ n'est pas seulement définie dans le voisinage de l'arc sous-tendant AB, mais pour tous les points à l'intérieur du cycle formé par cet arc et la caractéristique. Il résulte, en effet, de ce que nous avons dit plus haut que la fonction

$$F(x, y)$$

s'annulant en A et B, et passant, quand (x, y) décrit la caractéristique, du positif au négatif en A et du négatif au positif en B,

passera sur l'arc de caractéristique par un nombre impair de
maxima ou de minima. Or, pour ces maxima ou minima, on a

$$(3) \qquad X \frac{dF}{dx} + Y \frac{dF}{dy} = 0,$$

c'est-à-dire que cette dernière courbe coupe l'arc de caractéristique en un nombre impair de points. Or cette courbe est analytique ; elle coupe donc le cycle formé par la caractéristique et l'arc
sous-tendant, lui-même analytique, en un nombre pair de points.
Il faut donc que les contacts sur l'arc sous-tendant soient en
nombre impair ; c'est le théorème du paragraphe précédent. Dans
le raisonnement précédent, on a supposé que les points de rencontre de la courbe (3) avec le cycle étaient des points simples
correspondant à des contacts. Le cas où la caractéristique passerait
par un col demande un examen particulier, car la courbe (3) passe
en ce point. Si la caractéristique, arrivée en un col, continue par
la courbe ayant même tangente, la courbe (3) traversera au col
la caractéristique ; la courbe $F(x, y) = F(x_0, y_0)$, en désignant
par (x_0, y_0) les coordonnées du col, traversera aussi en général
la caractéristique, et la fonction F n'aura au col ni maximum, ni
minimum ; un point est donc à défalquer dans l'énumération des
contacts, et *nous avons alors un nombre pair pour les contacts
de l'arc sous-tendant.*

Supposons, au contraire, que la caractéristique arrivée à un
col soit considérée comme se continuant par un arc n'ayant pas
même tangente. Étudions la disposition de la courbe (3), de la
courbe $F = F_0$ et du cycle dans le voisinage du col (x_0, y_0) ;
nous pouvons supposer $(x_0 = 0, y_0 = 0)$ et que de plus

$$X = x + \ldots,$$
$$Y = \lambda y + \ldots,$$

λ étant *négatif*. Le cycle est formé d'une courbe tangente à Ox
et d'une courbe tangente à Oy. La courbe $F = F_0$ a pour tangente
la droite

$$\alpha x + \beta y = 0$$

en posant $F = F_0 + \alpha x + \lambda \beta y + \ldots$, et la courbe (3) a pour
tangente

$$\alpha x + \lambda \beta y = 0.$$

Ces deux dernières droites ne sont pas dans le même quadrant. Si la courbe $F = F_0$ traverse le cycle au col, la courbe (3) ne le traversera pas; nous aurons alors au col *deux* points de rencontre de (3) avec le cycle, et il n'y aura ni maximum ni minimum pour F. Au contraire, si (3) traverse le cycle, nous ne devons plus compter le col que pour *un* point de rencontre; mais il y a alors maximum ou minimum pour F, puisque alors la courbe $F = F_0$ ne traverse pas le cycle. Dans les deux cas, la conclusion est la même pour ce qui concerne la parité du nombre des contacts; ici, comme au paragraphe précédent, *le nombre des contacts de l'arc sous-tendant sera un nombre impair*.

13. Dorénavant, quand nous suivrons une caractéristique, *nous prendrons pour son prolongement, si nous rencontrons un col, un arc de caractéristique n'ayant pas même tangente au col*. Ce prolongement pourra nécessairement alors se faire de deux manières différentes, car on peut prendre l'arc de droite ou l'arc de gauche par rapport à celui que l'on suivait d'abord. Cette façon de procéder peut paraître au premier abord singulière; il pourrait sembler plus naturel de suivre l'arc ayant même tangente, ce qui ne donnerait lieu d'ailleurs à aucune indétermination; mais alors nous n'aurions plus un nombre *impair* de contacts pour un arc sous-tendant, et l'on ne peut arriver à quelques résultats généraux que moyennant cette condition.

On peut démontrer, pour les arcs qui *sur-tendent* un arc de caractéristique, un théorème analogue à celui des §§ 11 et 12. Seulement, *le nombre des contacts sera pair*.

14. Parmi les arcs analytiques tracés sur la sphère, les arcs *sans contact* présentent un intérêt particulier. Considérons un arc sans contact ADB, et soit M_0 un point de cet arc; par ce point passe une caractéristique que nous suivons dans un certain sens, et supposons qu'en la suivant ainsi nous rencontrions une nouvelle fois l'arc ADB au point M_1. On remarquera d'abord que l'arc $M_0 M_1$ *sur-tend* l'arc de caractéristique $M_0 C M_1$, car, s'il le sous-tendait, il y aurait un nombre impair de contacts sur l'arc $M_0 D M_1$, un au moins, par conséquent; ce qui est impossible, puisqu'il est sans contact. Ensuite, si l'on continue à suivre l'arc

$M_0 C M_1$, de caractéristique, je dis qu'on ne rencontrera plus l'arc $M_0 D M_1$; car, si l'on avait l'arc $M_1 F M_2$, il serait nécessairement sous-tendu par $M_1 M_2$, ce qui ne se peut.

Ceci posé, soit N_0 un point voisin de M_0 et à gauche de $M_0 M_1$ sur l'arc AB (*fig.* 9); par le point N_0 passe un arc de caractéristique

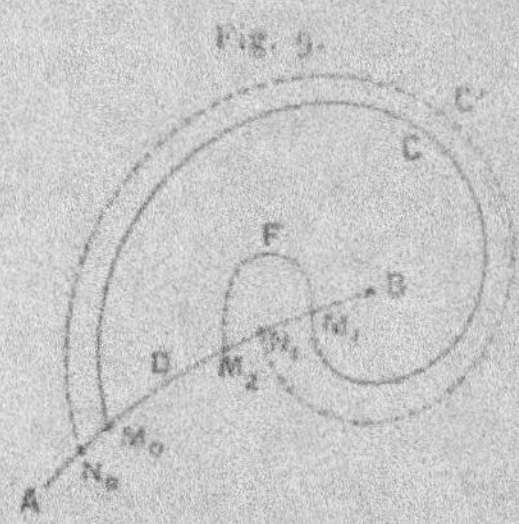

voisin du premier. Il viendra rencontrer AB en un point N_1 à gauche de M_1, car, dans le cas contraire, il devrait rencontrer $M_0 C M_1$. Si donc nous considérons le cycle $N_0 C' N_1 D M_0 N_0$, ce cycle ne rencontre la caractéristique $M_0 C M_1$ qu'en un seul point M_0. D'après nos définitions du début, la caractéristique considérée est une spirale.

15. De ce résultat nous allons déduire une proposition extrêmement intéressante relativement à la nature des caractéristiques. Envisageons une caractéristique de la nature de celle que nous étudions, c'est-à-dire qui, prolongée indéfiniment, n'aboutisse pas à un nœud. Cette caractéristique pourra être une spirale. Dans le cas contraire, elle rencontrera au moins un cycle analytique en une infinité de points, d'après le théorème du § 9. Un tel cycle se composera d'un nombre fini d'arcs sans contact. Un de ces arcs AB au moins est rencontré une infinité de fois par notre caractéristique; en suivant la caractéristique à partir d'un premier point de rencontre M_0 avec AB, on en rencontre nécessairement un second M_1 et les conclusions du paragraphe précédent sont applicables. La caractéristique est donc une spirale. Nous arrivons donc à la conclusion suivante :

Toute caractéristique n'aboutissant pas à un nœud est un cycle ou une spirale.

Cette proposition nous donne déjà un renseignement précis sur la *forme des courbes caractéristiques*. Avant de continuer cette étude, revenons à l'équation différentielle et cherchons si nous ne pourrions pas obtenir quelque représentation analytique de l'intégrale.

III. — Quelques représentations analytiques des intégrales.

16. Les remarques qui vont suivre s'appliquent à un système d'un nombre quelconque d'équations; prenons un système de p équations

$$\frac{dx_1}{X_1} = \frac{dx_2}{X_2} = \ldots = \frac{dx_p}{X_p},$$

où nous supposons que les X sont des polynômes de degré m en $x_1, \ldots, x_p$; de plus, les termes du plus haut degré dans ces polynômes n'ont pas de facteur commun.

M. Poincaré a indiqué un développement des intégrales de ces équations. Nous considérerons le système

$$\frac{dx_i}{dt} = \frac{X_i}{1 + X_1^2 + X_2^2 + \ldots + X_p^2} \qquad (i = 1, 2, \ldots, p),$$

et nous allons chercher à obtenir un développement des x considérés comme fonction de t. Quand les x sont réels, les modules des seconds membres des équations précédentes sont moindres que $\frac{1}{2}$. Soit

$$x_1^0, \quad x_2^0, \ldots, \quad x_p^0$$

un système quelconque de valeurs réelles des x; on peut, autour de ces points, dans les plans respectifs des variables complexes $x_1, x_2, \ldots, x_p$, décrire des cercles de rayon ρ tels que dans ces cercles on ait

$$\left| \frac{X_i}{1 + X_1^2 + \ldots + X_p^2} \right| < t.$$

Ce rayon ρ a un minimum *qui n'est pas nul*, quelles que puissent être les quantités réelles x^0. La difficulté pourrait provenir du cas où un ou plusieurs des x^0 serait très grand. Soit, par exemple, x_1^0 la plus grande des quantités x_i^0, nous poserons

$$x_1 = \frac{1}{y}, \quad x_2 = \frac{y_1}{y}, \quad \ldots, \quad x_p = \frac{y_{p-1}}{y};$$

x' sera très petit, et les y de modules moindres que *un*. Or, en substituant ces valeurs dans l'inégalité ci-dessus, on voit qu'elle sera certainement vérifiée pour x' suffisamment petit, quels que soient les y entre -1 et $+1$ (en tenant compte de l'hypothèse faite sur les termes du plus haut degré des X) et, par suite, nous pourrons toujours tracer dans le plan des x les cercles de rayon fixe ρ, de façon à avoir l'inégalité indiquée.

Ceci posé, nous allons montrer que les x, intégrales de l'équation différentielle, sont des *fonctions holomorphes de la variable complexe t dans une bande parallèle à l'axe réel*, ayant cet axe comme médiane et une épaisseur 2ρ. Il suffit pour cela de nous reporter au théorème général relatif à l'existence des intégrales; en employant les notations du Tome II (p. 312) et de ce Tome (p. 91), le rayon de convergence assurée est la plus petite des deux quantités

$$a, \quad \frac{b}{M}.$$

Nous n'avons pas ici à considérer le nombre a, puisque les seconds membres ne dépendent pas de t. Nous avons d'autre part $b = \rho$, M $= 1$, et par suite les développements s'effectueront de proche en proche, en partant d'un système de valeurs initiales réelles et en faisant décrire à t l'axe réel, à l'aide de cercles de rayon ρ; ceci revient à dire, comme nous l'avons énoncé, que les intégrales sont holomorphes dans une bande d'épaisseur 2ρ.

Il est alors facile d'obtenir des développements en séries. Il suffit de faire la représentation conforme de la bande sur un cercle de rayon *un*; on l'obtiendra en posant

$$z = \frac{e^{\frac{\pi t}{2\rho}} - 1}{e^{\frac{\pi t}{2\rho}} + 1},$$

qui revient à

$$t = \frac{2\rho}{\pi} \log \frac{1+z}{1-z}$$

et il est immédiat que la bande et le cercle de rayon *un* se correspondent uniformément. Toute intégrale se trouve alors holomorphe par rapport à z dans ce cercle, et *elle peut être développée en série suivant les puissances de z*.

17. On pourrait obtenir bien d'autres représentations analytiques des intégrales : je proposerai la suivante. Prenons les équations

$$\frac{dx_i}{dt} = \frac{X_i}{\sqrt{1 + X_1^2 + \ldots + X_p^2}} \qquad (i = 1, 2, \ldots, p)$$

et reportons-nous à la méthode des approximations successives, et notamment au Chapitre V de ce Volume (p. 91). Nous aurons bien ici des équations rentrant dans la classe signalée, car les dérivées partielles du premier ordre des seconds membres des équations précédentes restent moindres qu'un nombre fixe pour toutes les valeurs réelles des x. *Les approximations successives nous conduiront donc à des développements convergents pour toute valeur réelle de t.*

Il est clair que bien d'autres formes pourraient être adoptées, et l'on se trouverait dans les mêmes conditions pour une infinité de fonctions $\lambda(x_1, \ldots, x_p)$ qui conduiraient à des équations

$$\frac{dx_i}{dt} = X_i \lambda(x_1, x_2, \ldots, x_p)$$

du type que nous venons de considérer.

18. Les développements précédents, qui paraissent au premier abord intéressants pour la discussion des intégrales, sont en réalité de peu d'importance pratique. On ne peut savoir, en général, par eux ce que deviennent les x quand t augmente indéfiniment. Il pourra arriver que les x ne tendent vers aucune limite, ou bien les x tendront vers des limites déterminées. Nous pouvons supposer, en transformant préalablement les équations, s'il est nécessaire, que ces limites sont finies; soit donc

$$a_1, a_2, \ldots, a_p$$

le système limite des x pour $t = \infty$. Nous allons voir facilement que les a doivent satisfaire aux p équations

$$X_i(x_1, x_2, \ldots, x_p) = 0 \qquad (i = 1, 2, \ldots, p)$$

Remarquons d'abord que l'intégrale du système

$$\frac{dx_1}{X_1} = \ldots = \frac{dx_p}{X_p},$$

répondant aux conditions initiales $a_1, \ldots, a_p$ se comporte régulièrement en ce point si, pour ces valeurs, tous les X ne s'annulent
pas, c'est-à-dire que la *courbe* intégrale aura en ce point une
tangente déterminée. Or soit $X_1 = o$ pour $a_1, \ldots, a_p$; nous
avons

$$dt = \frac{dx_1}{X_1 \sqrt{1 + X_1^2 + \ldots + X_p^2}},$$

et par suite t ne peut augmenter indéfiniment quand les x tendent
vers les a.

19. Considérons en particulier l'équation différentielle

$$\frac{dx}{X} = \frac{dy}{Y},$$

dont l'étude fait l'objet de ce Chapitre. Nous pourrons former le
système

$$\frac{dx}{dt} = \frac{X}{\sqrt{1 + X^2 + Y^2}}, \qquad \frac{dy}{dt} = \frac{Y}{\sqrt{1 + X^2 + Y^2}}.$$

Lorsque t augmentera indéfiniment, ou bien x et y ne tendront
vers aucune limite, ou bien le point (x, y) tendra vers un point
singulier. Nous arrêtons, comme nous l'avons dit, à un nœud, les
intégrales qui passent par un nœud et il n'y a pas à parler des
foyers qui sont des points asymptotiques. Quant à une intégrale
passant par un col, nous la prolongeons, comme il a été convenu,
par la courbe à droite ou la courbe à gauche (§ 13). Après avoir
rencontré une première fois un col, une caractéristique peut rencontrer une seconde fois un col; mais, en continuant à suivre la
caractéristique, il est clair qu'à partir d'un certain moment elle
ne rencontrera plus de nouveau un col, à moins qu'elle ne soit une
intégrale très particulière se réduisant à un cycle contenant un
certain nombre de cols. Nous pouvons donc nous poser le problème *d'approfondir l'étude des caractéristiques qui, à partir
d'un certain moment, ne rencontrent plus de points singuliers*, et dont nous savons déjà (§ 15) qu'elles sont des spirales:
c'est ce que nous ferons dans la Section suivante.

20. Mais faisons auparavant une dernière remarque relative
aux développements que nous venons de considérer. Dans certains problèmes, notamment en Mécanique, la variable indépen-

dante, à savoir le temps, sera spécifiée. Dans bien des cas, on pourra cependant se servir des développements précédents. Sans formuler des remarques générales, je prendrai l'exemple des équations du mouvement d'un corps solide pesant autour d'un point fixe. Les équations du mouvement sont ici

$$(4)\quad\begin{cases} A\dfrac{dp}{dt} = (B-C)qr + Mg(y_0\gamma'' - z_0\gamma'), & \dfrac{d\gamma}{dt} = r\gamma' - q\gamma''. \\[2mm] B\dfrac{dq}{dt} = (C-A)rp + Mg(z_0\gamma - x_0\gamma''), & \dfrac{d\gamma'}{dt} = p\gamma'' - r\gamma. \\[2mm] C\dfrac{dr}{dt} = (A-B)pq + Mg(x_0\gamma' - y_0\gamma), & \dfrac{d\gamma''}{dt} = q\gamma - p\gamma'. \end{cases}$$

où p, q, r désignent les composantes de la rotation instantanée sur les axes principaux, et γ, γ', γ'' les cosinus de ces axes avec la verticale; A, B, C sont les moments principaux d'inertie et (x_0, y_0, z_0) les coordonnées du centre de gravité par rapport aux axes d'inertie. On a immédiatement trois intégrales premières, celle des forces vives, des moments des quantités de mouvement par rapport à la verticale du point de suspension, et enfin l'intégrale

$$(5)\qquad \gamma^2 + \gamma'^2 + \gamma''^2 = \text{const.}$$

Dans le problème qui nous occupe, la constante devra être prise égale à l'unité.

Écrivons l'intégrale des forces vives qui est ici

$$(6)\qquad Ap^2 + Bq^2 + Cr^2 - 2Mg(x_0\gamma + y_0\gamma' + z_0\gamma'') = \text{const.}$$

Considérons le système formé par les équations

$$(7)\quad\begin{cases} A\dfrac{dp}{d\tau} = \dfrac{(B-C)qr + Mg(y_0\gamma'' - z_0\gamma')}{Ap^2 + Bq^2 + Cr^2 + \gamma^2 + \gamma'^2 + \gamma''^2 + h}, \\[4mm] \dfrac{d\gamma}{d\tau} = \dfrac{r\gamma' - q\gamma''}{Ap^2 + Bq^2 + Cr^2 + \gamma^2 + \gamma'^2 + \gamma''^2 + h}, \end{cases}$$

et les quatre équations analogues qui diffère seulement du système (4) par la présence d'un dénominateur commun dans les seconds membres, et la variable τ remplaçant la variable t; h désigne une constante positive.

On pourra intégrer le système par approximations successives, et, étant choisie une des valeurs initiales, on aura pour

$$p, q, r, \gamma, \gamma', \gamma'',$$

des fonctions de τ déterminées pour toute valeur finie de τ. Le système admettant les intégrales premières (5) et (6), les γ resteront moindres qu'un nombre fixe, et alors, d'après (6), il en sera de même de p, q, r. La relation entre t et τ est

$$dt = \frac{d\tau}{\mathrm{A}p^2 + \mathrm{B}q^2 + \mathrm{C}r^2 + \gamma^2 + \gamma'^2 + \gamma''^2 - h},$$

et par suite, quand τ augmentera indéfiniment, il en sera de même de t. On aura donc une solution valable depuis la valeur initiale t_0 jusqu'à une époque quelconque t. On a ainsi une solution satisfaisante au point de vue du calcul numérique, en ce sens que les fonctions inconnues

$$p, q, r, \gamma, \gamma', \gamma''$$

sont représentées par des développements convergents pour toute valeur finie de τ, et *faire croître τ indéfiniment revient à faire croître t indéfiniment*. D'après ce que nous avons vu plus haut, les développements trouvés n'auront aucune limite ou tendront vers des valeurs des six quantités précédentes, annulant les seconds membres des six équations différentielles (4).

IV. — Des cycles limites.

21. Comme nous l'avons expliqué au § 19, nous allons considérer les caractéristiques, qui ne sont pas des cycles, qui à partir d'un certain moment ne rencontrent plus de points singuliers et n'ont pas un foyer comme point asymptotique. Nous savons déjà (§ 15) qu'elles sont des spirales. Il va être facile, en complétant les théorèmes de la Section II, d'approfondir davantage la nature de ces caractéristiques.

Une demi-caractéristique, comme celle que nous suivons à partir d'un certain point, rencontrera certains cycles analytiques en une infinité de points. Un tel cycle se composera d'un nombre fini d'arcs sans contact. Un de ces arcs AB au moins est rencontré une infinité de fois par la caractéristique. Ainsi, si l'on considère

la caractéristique passant par le point M_0 de l'arc sans contact AB,
elle rencontre d'abord, au point M_1, le même arc AB. Il résulte
des explications des § 14 et 15, que le point suivant M_2 de ren-

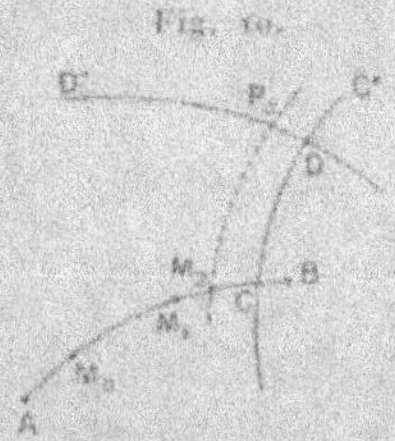

Fig. 10.

contre ne sera pas entre M_0 et M_1; il sera à droite de M_1, c'est-à-
dire entre M_1 et B. Or, nous avons une infinité de points de rencontre de AB avec la caractéristique, et, par suite, une infinité
de points

$$M_0, \quad M_1, \quad M_2, \quad \dots, \quad M_n, \quad \dots,$$

chacun étant sur l'arc AB, dans la figure, à la droite du précédent.
Il en résulte que M_n aura une limite C. Par ce point, qui n'est pas
un point singulier, passera une caractéristique; si C ne coïncide
pas avec l'extrémité B de l'arc sans contact AB, la caractéristique
passant par C ne sera pas tangente à l'arc.

Il pourrait arriver que C coïncidât avec B et que, en B, la caractéristique fût tangente à BA. Quoique ce ne soit là la source
d'aucune difficulté, nous pouvons toujours supposer qu'il n'en
est pas ainsi, car, dans cette hypothèse, on mènera, par B, un arc
non tangent à AB, qui sera sans contact si on le prend assez petit,
et sur lequel nous pourrons raisonner.

Soit donc CC' la caractéristique passant par le point limite C.
On voit immédiatement que *cette caractéristique est un cycle*.
En effet, la caractéristique, passant par M_n, passe par un point
M_{n+1}, compris entre M_n et C; or, pour n très grand, M_n est aussi
rapproché que l'on veut de C. Il en résulte que la caractéristique,
passant par C, revient passer en ce point, c'est-à-dire qu'elle est
un cycle.

Soit maintenant D un point sur CC', et menons par D un arc
analytique DD'. En prenant n suffisamment grand, il est clair que

la caractéristique, passant par M_n, ira rencontrer DD', et l'on aura sur cet arc une suite de points

$$P_0, \quad P_1, \quad \ldots, \quad P_n, \quad \ldots$$

(si la rencontre a lieu depuis $n = 0$) qui se comporteront sur DD', comme se comportaient les points M sur AB. La limite de P_n sera le point D.

Nous arrivons donc à la conclusion suivante :

La demi-caractéristique considérée a un cycle limite.

Nous donnons le nom de *cycle limite* à la caractéristique CC', qui est une courbe asymptote autour de laquelle s'enroule la demi-caractéristique étudiée.

22. D'une manière plus générale, toutes les demi-caractéristiques, passant par un point de l'arc AB, auront comme cycle limite le cycle CC', si l'on suppose qu'à aucun point de l'arc AB ne correspond une caractéristique passant par un col, et qu'au seul point C de l'arc AB correspond un cycle limite. En effet, nous avons une première caractéristique passant par M_0 avec le cycle limite CC'. Si nous prenons N_0 voisin de M_0, nous aurons une caractéristique voisine de la précédente et définie sans ambiguïté dans son prolongement, d'après les remarques des § 14 et 15, on aura des points de rencontre voisins de $M_1, \ldots, M_n$, et tous à gauche de ces points, si N_0 est à gauche de M_0. En prenant N_0 suffisamment voisin de M_0, le point N_1 sera compris entre M_0 et M_1, et, de même, N_n entre M_{n-1} et M_n; la caractéristique passant par N_0 aura donc encore CC' comme cycle limite. En allant ainsi de proche en proche, on voit que toutes les demi-caractéristiques correspondant à un point de l'arc AC auront le même cycle limite CC'.

Envisageons maintenant les points de l'arc CB qui sont de l'autre côté de la caractéristique.

La caractéristique passant par le point C revient au point C, puisqu'elle est un cycle. Par un point très voisin de C, sur CB passera, par conséquent, une caractéristique, qui coupera certainement, une seconde fois, l'arc CB; on se trouve alors pour l'arc CB dans les mêmes conditions que pour l'arc CA et il en résulte que CC' est aussi un cycle limite pour les caractéristiques passant par un point de CB. *Le cycle CC' est donc cycle limite pour deux séries de caractéristiques, qui sont les unes à l'intérieur du cycle, les autres à l'extérieur.*

Autour de CC' se trouve une région annulaire, telle que toute demi-caractéristique correspondant à un point de cette région est asymptote au cycle limite.

De plus, on peut, dans cette région, tracer une infinité de *cycles sans contact.* Considérons, en effet, une certaine caractéristique ; on peut tracer dans l'anneau un cycle Γ ne rencontrant la caractéristique qu'en *un seul* point. Il est aisé de voir que Γ sera un cycle sans contact, car autrement, on aurait une demi-caractéristique rencontrant Γ en deux points et alors toute demi-caractéristique, passant par un point de Γ, rencontrerait au moins cette courbe en deux points, et il en serait ainsi de la caractéristique dont nous sommes parti.

23. Les deux paragraphes précédents, joints aux considérations développées dans la Section II, nous donnent des renseignements précis sur la *nature* des caractéristiques. L'existence des cycles limites est un point capital dans la théorie de M. Poincaré. Pour résumer l'étude précédente, nous pouvons dire que *les caractéristiques, dont la continuation ne se trouve pas arrêtée par un nœud, sont ou bien des cycles, ou bien des courbes asymptotes à un cycle limite.* Le cas du cycle limite, se réduisant à un point, correspond aux caractéristiques qui s'enroulent autour d'un foyer.

Si nous voulions continuer cette étude et passer de la partie *qualitative* à la partie *quantitative* de la recherche des caractéristiques, il faudrait montrer comment on peut arriver à fixer approximativement la position des cycles limites. Nous renverrons pour cette suite aux Mémoires cités de M. Poincaré, où l'on verra que, sinon dans le cas général, du moins dans bien des cas, la question peut être poussée jusqu'à son terme.

24. Terminons par une remarque relative aux équations algébriques du premier ordre, mais de degré supérieur en $\frac{dy}{dx}$. Un exemple simple va nous montrer que dans ce cas la nature des caractéristiques peut être très différente de celle que nous venons

de trouver pour les équations du premier ordre et du premier
degré. Prenons, en effet, l'équation différentielle en coordonnées
polaires

$$\alpha \frac{d\rho}{d\omega} = \sqrt{(b-\rho)(\rho-a)} \qquad (a < b),$$

α étant une constante.

Si des coordonnées polaires on passe aux coordonnées recti-
lignes, on aura une équation algébrique en x, y, $\dfrac{dy}{dx}$. De l'équation

$$d\omega = \alpha \frac{d\rho}{\sqrt{(b-\rho)(\rho-a)}},$$

il résulte que nous aurons des caractéristiques comprises entre les
deux circonférences

$$\rho = a, \qquad \rho = b.$$

Les solutions seront périodiques, si α est commensurable.
Mais, si α est incommensurable, nous aurons une courbe qui, à
un certain moment, pourra se rapprocher, autant qu'on voudra,
d'un point arbitrairement choisi dans la couronne, et qui d'ailleurs
s'en éloignera ensuite. On a là une circonstance toute différente
de celle qui se présentait pour les équations du premier degré; le
prolongement d'une caractéristique se trouve couvrir, en quelque
sorte, l'aire tout entière de la couronne comprise entre les cercles $\rho = a$ et $\rho = b$.

Cet exemple montre bien l'intérêt de l'étude résumée au paragraphe précédent.

CHAPITRE XI.

GÉNÉRALITÉS SUR LES POINTS SINGULIERS DES ÉQUATIONS DIFFÉRENTIELLES LINÉAIRES [1].

I. — Théorèmes fondamentaux.

1. Abordons maintenant l'étude d'une classe particulière d'équations différentielles, qui a fait, depuis trente ans, l'objet d'un nombre considérable de travaux; ce sont les équations différentielles linéaires et homogènes. On entend par là des équations de la forme

$$(1) \qquad \frac{d^m y}{dx^m} + p_1 \frac{d^{m-1} y}{dx^{m-1}} + \ldots + p_m y = 0,$$

où les coefficients p sont des fonctions de la seule variable x, que nous supposerons uniformes dans une certaine région du plan à contour simple et n'ayant d'autres points singuliers que des pôles.

Pour une certaine valeur x_0 de x, qui n'est pas un point singulier des p, on peut se donner arbitrairement la valeur d'une intégrale et de ses dérivées jusqu'à l'ordre $m-1$. Soient donc m intégrales particulières

$$y_1, \ y_2, \ \ldots, \ y_m$$

déterminées chacune par leurs valeurs initiales pour $x = x_0$ et par celles de leurs dérivées jusqu'à l'ordre $m-1$. On peut sup-

---

[1] On consultera surtout pour ces généralités les deux Mémoires classiques de M. Fuchs (*Journal de Crelle*, t. 66 et 68), et deux Mémoires de M. Thomé (*Journal de Crelle*, t. 74 et 75). Voir aussi la Thèse de M. Jules Tannery (*Annales de l'École Normale*, 1875).

poser que le Tableau de ces valeurs initiales, c'est-à-dire le déterminant suivant, pris pour $x = x_0$,

$$(2)\qquad \begin{vmatrix} y_1 & y_2 & \cdots & y_m \\ \dfrac{dy_1}{dx} & \dfrac{dy_2}{dx} & \cdots & \dfrac{dy_m}{dx} \\ \cdots & \cdots & \cdots & \cdots \\ \dfrac{d^{m-1}y_1}{dx^{m-1}} & \dfrac{d^{m-1}y_2}{dx^{m-1}} & \cdots & \dfrac{d^{m-1}y_m}{dx^{m-1}} \end{vmatrix}$$

ait une valeur différente de zéro. De plus, ces solutions particulières sont toutes holomorphes à l'intérieur d'un certain cercle Γ décrit de x_0 comme centre.

Ceci posé, considérons une intégrale quelconque y; elle sera déterminée par la valeur qu'elle prend en x_0, ainsi que ses $m-1$ premières dérivées. Or, formons la combinaison

$$C_1 y_1 + C_2 y_2 + \ldots + C_m y_m.$$

On peut choisir les constantes C de manière que cette expression, ainsi que ses $m-1$ premières dérivées, soit égale à y et à ses $m-1$ premières dérivées pour $x = x_0$. On aura, pour cette détermination, à résoudre un système d'équations du premier degré pour lesquelles le déterminant ne sera pas nul d'après l'hypothèse faite ci-dessus. Or il n'y a qu'une seule intégrale qui prenne, ainsi que ses $m-1$ premières dérivées, des valeurs données pour un point non singulier x_0; on a, par suite,

$$y = C_1 y_1 + C_2 y_2 + \ldots + C_m y_m.$$

On peut donc avec m intégrales quelconques (sauf la restriction d'inégalité mentionnée) former l'intégrale générale.

Une autre conséquence très importante à tirer de ce qui précède, est qu'*une intégrale quelconque y est holomorphe à l'intérieur du cercle* Γ. Ainsi, considérons une aire A, à *contour simple*, ne comprenant aucun point singulier des coefficients p de l'équation différentielle. Pour chaque point de cette aire, nous pouvons tracer, autour de ce point comme centre, un cercle à l'intérieur duquel toute intégrale est holomorphe. Le rayon de ce cercle peut varier avec la position du point, quand celui-ci varie dans A, mais *son minimum n'est certainement pas nul*.

Par suite, l'extension analytique dans la région A peut se faire de proche en proche avec un cercle de rayon *fixe* (le cercle de rayon minimum) et nous avons cette proposition capitale :

Toute intégrale de (1) *est holomorphe dans une région du plan à contour simple ne comprenant aucun des points singuliers des coefficients de l'équation différentielle.*

Il résulte encore des considérations précédentes que *les intégrales de* (1) *ne peuvent avoir d'autres points singuliers que ceux des coefficients* p. Nous appellerons ces derniers les *points singuliers de l'équation différentielle.*

2. On donne à tout système d'intégrales $y_1, y_2, \ldots, y_m$, pour lequel le déterminant (2) n'est pas identiquement nul, le nom de *système fondamental* d'intégrales. On doit remarquer qu'entre les intégrales

$$y_1, y_2, \ldots, y_m$$

d'un système fondamental n'existe pas de relation homogène et linéaire à coefficients constants telle que

$$(3) \qquad \alpha_1 y_1 + \alpha_2 y_2 + \ldots + \alpha_m y_m = 0;$$

car en différentiant $m - 1$ fois cette relation et éliminant les α, on voit que le déterminant (2) serait nul.

Réciproquement, si pour m fonctions $y_1, y_2, \ldots, y_m$ de x, le déterminant (2) formé avec ces fonctions est identiquement nul, il y aura entre les y une relation de la forme (3), les α étant des constantes. Pour le montrer, nous pouvons supposer que le déterminant d'ordre $m - 1$, obtenu en supprimant dans (2) la dernière ligne et la dernière colonne, n'est pas identiquement nul, car autrement on serait ramené du cas de m au cas de $m - 1$. Dans ces conditions, nous pouvons former l'équation linéaire E d'ordre $m - 1$ ayant pour système fondamental d'intégrales

$$y_1, y_2, \ldots, y_{m-1}.$$

Le déterminant (2) étant nul, y_m satisfera à l'équation E et, par suite, on aura, d'après le premier théorème du paragraphe précédent,

$$y_m = z_1 y_1 + z_2 y_2 + \ldots + z_{m-1} y_{m-1},$$

les z étant des constantes.

3. Revenons à la région A du plan à contour simple, où les p sont des fonctions holomorphes de la variable complexe x. La méthode des approximations successives, déjà étudiée à diverses reprises (*voir* notamment p. 88 de ce Volume), permet d'obtenir pour toute intégrale un développement convergent dans cette région; c'est ce que nous avons déjà dit à la page 92. A la vérité, nous supposions que la variable restait réelle, mais l'extension à la variable complexe se fait d'elle-même, comme nous avons déjà eu l'occasion de le voir (p. 90, en note). Nous avons donc le théorème suivant [1] :

Toute intégrale de l'équation (1) *peut être représentée par une même série dans une région quelconque du plan à contour simple ne comprenant aucun point singulier de l'équation différentielle.*

4. Abordons maintenant l'étude des points singuliers. Nous allons supposer que, dans une certaine région du plan, les coefficients p aient comme points singuliers des pôles. Soit a un de ces points; il pourra être un point singulier pour les intégrales de l'équation différentielle.

Partons d'un système fondamental

$$y_1, \quad y_2, \quad \ldots, \quad y_m$$

défini dans une certaine aire voisine de a et ne contenant pas ce point. Si, partant d'un point de cette aire, nous faisons décrire à la variable x un contour fermé autour du point a, il arrivera, en général, que nous ne retrouverons plus le système initial. Mais, comme l'équation différentielle n'a pas changé, nous retrouverons

---

[1] Pour les applications de la méthode des approximations successives aux équations linéaires, on pourra consulter une Note que j'ai publiée dans le *Bulletin de la Société mathématique* (1894).

un autre système d'intégrales de la même équation

$$Y_1, \quad Y_2, \quad \ldots, \quad Y_m,$$

et l'on aura

$$Y_1 = a_{11} y_1 + a_{12} y_2 + \ldots + a_{1m} y_m,$$
$$Y_2 = a_{21} y_1 + a_{22} y_2 + \ldots + a_{2m} y_m,$$
$$\ldots \ldots \ldots \ldots \ldots \ldots \ldots \ldots \ldots \ldots \ldots$$
$$Y_m = a_{m1} y_1 + a_{m2} y_2 + \ldots + a_{mm} y_m,$$

les a étant des constantes. Nous allons chercher si l'on peut
trouver une intégrale

$$u = \alpha_1 y_1 + \alpha_2 y_2 + \ldots + \alpha_m y_m,$$

qui se reproduirait, à un facteur constant près, par la circulation
précédente. Après avoir tourné autour de a, nous avons, pour u,
une valeur U, et l'on a

$$U = \alpha_1 Y_1 + \alpha_2 Y_2 + \ldots + \alpha_m Y_m.$$

Écrivons donc que

$$\alpha_1 (a_{11} y_1 + \ldots + a_{1m} y_m) + \alpha_2 (a_{21} y_1 + \ldots + a_{2m} y_m) + \ldots$$
$$+ \alpha_m (a_{m1} y_1 + \ldots + a_{mm} y_m) = \mu (\alpha_1 y_1 + \ldots + \alpha_m y_m).$$

Or, il ne peut pas exister de relation linéaire et homogène à
coefficients constants entre les y; sinon, le déterminant (Δ) serait
identiquement nul. On aura donc

$$\alpha_1 (a_{11} - \mu) + \alpha_2 a_{21} + \ldots + \alpha_m a_{m1} = 0,$$
$$\alpha_1 a_{12} + \alpha_2 (a_{22} - \mu) + \ldots + \alpha_m a_{m2} = 0,$$
$$\ldots \ldots \ldots \ldots \ldots \ldots \ldots \ldots \ldots \ldots \ldots$$
$$\alpha_1 a_{1m} + \alpha_2 a_{2m} + \ldots + \alpha_m (a_{mm} - \mu) = 0,$$

et on en conclut

$$(1) \qquad \begin{vmatrix} a_{11} - \mu & a_{21} & \ldots & a_{m1} \\ a_{12} & a_{22} - \mu & \ldots & a_{m2} \\ \ldots & \ldots & \ldots & \ldots \\ a_{1m} & a_{2m} & \ldots & a_{mm} - \mu \end{vmatrix} = 0.$$

Il est facile de voir que les racines de cette équation de degré m
en μ sont des invariants, c'est-à-dire sont indépendantes du système
fondamental dont on est parti. En effet, toute combinaison li-

néaire des y est une combinaison linéaire des éléments z d'un autre système fondamental et inversement; par suite, à toute combinaison linéaire des y, se reproduisant au facteur μ près, correspond une combinaison des z, se reproduisant au même facteur μ. Les équations de la forme (3), correspondant à l'un et l'autre système, ont donc mêmes racines.

Remarquons encore que l'équation (3) ne peut avoir de racine nulle, car le déterminant $|a_{ik}|$ devrait être nul, et alors les Y et, par suite, les y ne formeraient pas un système fondamental.

5. Supposons que l'équation (3) ait ses racines distinctes. Aux m racines

$$\mu_1, \quad \mu_2, \quad \ldots, \quad \mu_m$$

correspondront m intégrales

$$u_1, \quad u_2, \quad \ldots, \quad u_m;$$

ces intégrales seront linéairement indépendantes, car, si l'on avait entre elles une relation à coefficients constants,

$$k_1 u_1 + k_2 u_2 + \ldots + k_m u_m = 0.$$

En faisant faire un tour à x autour de a, on aurait

$$k_1 \mu_1 u_1 + k_2 \mu_2 u_2 + \ldots + k_m \mu_m u_m = 0,$$

et donc, d'une manière générale,

$$k_1 \mu_1^i u_1 + k_2 \mu_2^i u_2 + \ldots + k_m \mu_m^i u_m = 0 \quad (i = 0, 1, 2, \ldots, m-1).$$

Ces m relations sont impossibles, car on en déduirait que le déterminant de Vandermonde relatif aux μ est égal à zéro.

Ainsi donc, pour le cas général où l'équation (3) n'a pas de racines égales, *on a un système fondamental d'intégrales u_1, u_2, …, u_m, se reproduisant respectivement multipliées par les constantes μ_1, μ_2, …, μ_m, quand x tourne autour de a.*

On peut aisément donner la forme analytique générale de ces intégrales. La fonction

$$(x - a)^r$$

se reproduit multipliée par $e^{2r\pi i}$, quand x tourne autour de a; si donc on a

$$e^{2\pi i r_1} = \mu_1 \qquad \text{ou} \qquad r_1 = \frac{1}{2\pi i}\log\mu_1,$$

on voit que l'on a

$$u_1 = (x - a)^{r_1}\varphi_1(x),$$

$\varphi_1(x)$ étant uniforme dans le voisinage de a. On a, d'une manière générale, les m intégrales

$$u_i = (x - a)^{r_i}\varphi_i(x) \qquad (i = 1, 2, \ldots, m)$$

les φ étant uniformes autour de a.

6. Supposons maintenant que l'équation (3) ait des racines multiples. Nous allons montrer que, s'il y a des racines multiples d'ordre $\alpha, \beta, \ldots$, on peut s'arranger de manière que les intégrales se partagent en groupes de $\alpha, \beta, \ldots$ lettres, de telle sorte que μ_1 désignant la racine d'ordre α, on ait pour les α intégrales que nous désignerons par $x_1, x_2, \ldots, x_\alpha$ la substitution linéaire, correspondant à une circulation autour de a,

$$(4) \qquad \left\{ \begin{aligned} x_1 &= \mu_1 x_1, \\ x_2 &= \mu_1 x_2 + \lambda_{11} x_1, \\ x_3 &= \mu_1 x_3 + \lambda_{12} x_1 + \lambda_{21} x_2, \\ &\cdots\cdots\cdots\cdots\cdots\cdots\cdots \\ x_\alpha &= \mu_1 x_\alpha + \lambda_{1,\alpha-1} x_{\alpha-1} + \cdots + \lambda_{\alpha-1,\alpha-1} x_1, \end{aligned} \right.$$

et des substitutions analogues pour les autres groupes de lettres.

Pour démontrer ce théorème, nous le supposerons vrai pour $m - 1$ lettres et nous montrerons qu'il est vrai pour m. Nous partons donc de

$$y_1, y_2, \ldots, y_{m};$$

on peut toujours supposer que l'on remplace ce système par un autre système $y, x_1, x_2, \ldots, x_{m-1}$, pour lequel la substitution correspondant à la circulation autour de a sera exprimée par le Tableau

$$\begin{aligned} Y &= \mu_0 Y, \\ x_1 &= X_1 + \lambda_1 Y, \\ x_2 &= X_2 + \lambda_2 Y, \\ &\cdots\cdots\cdots\cdots\cdots \\ x_{m-1} &= X_{m-1} + \lambda_{m-1} Y, \end{aligned}$$

les X étant des fonctions linéaires en x_1, x_2, ..., x_{m-1}. Les racines de l'équation en μ relative aux y, que nous savons être des invariants, se composent de μ_1 et des racines de l'équation de degré $m-1$ relative aux formes linéaires X_1, X_2, ..., X_{m-1}. Si μ_1 est une racine de degré α, elle sera, pour cette dernière équation, de degré $\alpha - 1$. D'après l'hypothèse admise que le théorème est vrai pour $m-1$ lettres, nous pouvons faire sur x_1, x_2, ..., x_{m-1} une substitution telle que nous ayons pour elles les substitutions de la forme indiquée; nous n'aurons cependant pas encore la forme voulue, sauf pour le premier groupe de α lettres correspondant à la racine μ_1, à cause des termes en y, qui ne doivent pas figurer dans les groupes suivants. Mais il suffit alors de remplacer

$$x_i \quad \text{par} \quad x_i - k_i y \tag{12}$$

k_i étant une constante convenable, pour que la substitution ait la forme indiquée. Ainsi, par exemple, si la substitution relative à x_i est

$$x_i, \quad \mu_i x_i + \lambda_i y,$$

nous substituerons à la variable x_i la variable

$$x_i - ky;$$

elle se transforme alors en

$$\mu_i x_i - k\mu_i y + \lambda_i y,$$

c'est-à-dire

$$\mu_i(x_i - ky) + k(\mu_i - \mu_1)y + \lambda_i y.$$

Si donc on choisit k de manière que

$$k(\mu_i - \mu_1) + \lambda_i = 0,$$

ce qui est possible, puisque $\mu_i \neq \mu_1$, on aura effectué la transformation cherchée.

7. Nous pourrions nous servir de la forme de la substitution (4) pour trouver une expression analytique de x_1, x_2, ..., x_α. Nous procéderons autrement, en considérant une équation auxiliaire qui reviendra souvent par la suite. Soit une première intégrale

$$y_1 = (x - a)^{r_1} \varphi_1(x).$$

$\varphi_1(x)$ étant uniforme dans le voisinage de a. Posons

$$y = y_1 \int z \, dx;$$

z satisfera à une équation différentielle d'ordre $m - 1$ de même forme que la proposée

$$\frac{d^{m-1}z}{dx^{m-1}} + q_1 \frac{d^{m-2}z}{dx^{m-2}} + \cdots + q_{m-1}z = 0.$$

À cette équation d'ordre $m - 1$ correspond une équation en μ analogue à (3) et de degré $m - 1$; ses racines seront les racines de (3), prises à l'exclusion de μ_1, divisées par μ_1. Dans le cas actuel, si r_1 correspond à la racine multiple μ_1 d'ordre α, nous aurons pour l'équation en z une racine multiple d'ordre $\alpha - 1$ égal à un. L'équation en z a donc au moins une intégrale uniforme autour de a. On opérera sur l'équation en z comme on a opéré sur l'équation en y, et finalement on obtient un groupe de α intégrales

$$y_1 = (x - a)^{r_1} \varphi_1,$$
$$y_2 = y_1 \int z \, dx,$$
$$y_3 = y_1 \int d x z \int u \, dx,$$
$$\cdots \cdots \cdots \cdots \cdots \cdots \cdots$$
$$y_\alpha = y_1 \int d x z \int d u x \int \cdots \int w \, dx,$$

les $\alpha - 1$ fonctions $z, u, \ldots, w$ étant, comme φ_1, uniformes dans le voisinage de a. Les intégrations successives montrent que y_α est de la forme

$$y_\alpha = (x - a)^{r_1} \left\{ \varphi_0(x) + \varphi_1(x) \log(x - a) + \cdots + \varphi_{\alpha-1}(x)[\log(x - a)]^{\alpha-1} \right\},$$

les φ étant uniformes.

Il est à remarquer d'une manière générale que les fonctions

$$\varphi_{01}, \ \varphi_{12}, \ \varphi_{23}, \ \ldots, \ \varphi_{\alpha-1\alpha},$$

coefficients des puissances les plus élevées des logarithmes, sont dans un rapport constant, comme il résulte de suite du calcul successif des intégrales.

8. Nous avons donc maintenant la forme analytique générale des intégrales dans le voisinage d'un point singulier, forme où figurent des fonctions uniformes autour de a, *ayant en général ce point comme point singulier essentiel.*

Supposons que l'équation proposée ait *une* intégrale pour laquelle *toutes* les fonctions uniformes, qui figurent dans son expression comme coefficients des logarithmes, aient le point a comme *pôle*; nous allons montrer que l'équation aura au moins une intégrale de la forme

$$(x-a)^r \varphi(x),$$

$\varphi(x)$ ayant a pour pôle.

Désignons en effet par

$$y = (x-a)^r \{ A + B \log(x-a) + \ldots + L [\log(x-a)]^\lambda \}$$

cette intégrale; les coefficients $A, \ldots, L$ sont des fonctions de x ayant au plus a pour pôle, et L n'est pas identiquement nul. Si l'on fait tourner x autour de a, l'intégrale y se transformera en Y, et si l'on forme la combinaison

$$Y - \mu y, \qquad (\mu = e^{2\pi r i})$$

on aura une *nouvelle* intégrale qui sera de la forme

$$(x-a)^r \{ A_1 + B_1 \log(x-a) + \ldots + L_1 [\log(x-a)]^{\lambda-1} \},$$

où L_1 n'est pas identiquement nul et où les $A_1, \ldots, L_1$ ont au plus a pour pôle. En continuant ainsi, on arrive à une intégrale de la forme

$$(x-a)^r \varphi(x),$$

$\varphi(x)$ ayant au plus a pour pôle et $\varphi(x)$ n'étant pas identiquement nul; c'est ce que nous voulions établir.

En augmentant, s'il est nécessaire, r d'un entier convenable, on peut admettre que $\varphi(x)$ est holomorphe autour de a et ne s'annule pas pour $x = a$.

Considérons maintenant le cas où l'équation admettrait s intégrales linéairement indépendantes, pour lesquelles les coefficients des diverses puissances des logarithmes auraient seulement des pôles en a, nous aurons d'abord une intégrale y_1 de la forme

$$y_1 = (x-a)^r \varphi(x).$$

$\varphi(x)$ étant holomorphe en a, et $\varphi(a)$ étant différent de zéro. Je pose

$$y = y_1 \int z\, dx;$$

la fonction z satisfera à une équation d'ordre $m-1$,

$$\frac{d^{m-1}z}{dx^{m-1}} + q_1 \frac{d^{m-2}z}{dx^{m-2}} + \ldots + q_{m-1}z = 0,$$

où les q ont, comme les p, le point a pour pôle. Je dis que *cette équation aura $s-1$ intégrales linéairement indépendantes de l'espèce indiquée.*

Soient en effet $y_1, y_2, \ldots, y_s$ les s intégrales de l'équation en y dont nous avons supposé l'existence, l'équation en z admettra

$$\frac{d}{dx}\left(\frac{y_2}{y_1}\right), \quad \ldots, \quad \frac{d}{dx}\left(\frac{y_s}{y_1}\right),$$

qui seront linéairement indépendantes et de la nature voulue. Elles sont linéairement indépendantes, car, si l'on avait

$$c_2 \frac{d}{dx}\left(\frac{y_2}{y_1}\right) + \ldots + c_s \frac{d}{dx}\left(\frac{y_s}{y_1}\right) = 0,$$

on en conclurait

$$c_1 y_1 + c_2 y_2 + \ldots + c_s y_s = 0,$$

ce qui n'a pas lieu.

II. — Équations dont toutes les intégrales sont régulières en un point singulier.

9. Un cas très simple, particulièrement étudié par M. Fuchs, est celui où, *pour toutes les intégrales, les φ n'ont que des pôles.* On dit alors que toutes les intégrales sont *régulières* en a. Nous allons d'abord trouver une forme nécessaire pour les coefficients p de l'équation différentielle, et nous montrerons ensuite qu'elle est suffisante.

D'après ce que nous avons dit, nous aurons certainement une intégrale

$$y_1 = (x-a)^s \varphi(x) \qquad [\varphi(a) \neq 0],$$

Posons alors, comme ci-dessus,

$$y = y_1 \int z\, dx,$$

nous avons l'équation

$$(4) \qquad \frac{d^{m-1}z}{dx^{m-1}} + q_1 \frac{d^{m-2}z}{dx^{m-2}} + \ldots + q_{m-1} z = 0,$$

et l'on trouve immédiatement

$$q_1 = \frac{1}{y_1} \left(m \frac{dy_1}{dx} - p_1 y_1 \right),$$

et d'une manière générale

$$q_i = \frac{1}{y_1} \left[\frac{m(m-1)\ldots(m-i+1)}{1.2\ldots i} \frac{d^i y_1}{dx^i} \right.$$
$$\left. - \frac{(m-1)\ldots(m-i+1)}{1.2\ldots(i-1)} p_1 \frac{d^{i-1}y_1}{dx^{i-1}} + \ldots + (m-i+1) p_{i-1} \frac{dy_1}{dx} + p_i y_1 \right].$$

L'équation (4) a, comme l'intégrale proposée, toutes ses intégrales régulières.

Soit d'abord $m = 1$. Nous avons l'équation

$$\frac{dy}{dx} + p_1 y = 0;$$

il faudra nécessairement que p_1 soit de la forme $\dfrac{f(x)}{x-a}$, $f(x)$ étant holomorphe, pour que les intégrales soient régulières, comme le montre la formule

$$y = C e^{-\int p_1 dx},$$

Faisons maintenant $m = 2$; l'équation (4) sera alors du premier degré et par suite q_1 sera de la forme $\dfrac{f(x)}{x-a}$; il en sera donc de même de p_1 d'après l'expression de q_1. D'autre part, on a

$$\frac{1}{y} \left(\frac{d^2 y}{dx^2} + p_1 \frac{dy}{dx} \right) = - p_2.$$

En substituant $y = (x-a)^s \varphi(x)$, on voit que p_2 est de la forme $\dfrac{f(x)}{(x-a)^2}$. Ainsi donc l'équation du second ordre, dont les intégrales sont toutes régulières, est nécessairement de la forme

$$\frac{d^2 y}{dx^2} + \frac{f_1(x)}{(x-a)}\frac{dy}{dx} + \frac{f_2(x)}{(x-a)^2}\,y = 0,$$

f_1 et f_2 étant holomorphes autour de a.

Admettons maintenant que, pour une équation d'ordre $m-1$, la forme nécessaire pour que toutes les intégrales soient régulières soit

$$\frac{d^{m-1} y}{dx^{m-1}} + \frac{f_1(x)}{x-a}\frac{d^{m-2} y}{dx^{m-2}} + \frac{f_2(x)}{(x-a)^2}\frac{d^{m-3} y}{dx^{m-3}} + \ldots + \frac{f_{m-1}(x)}{(x-a)^{m-1}}\,y = 0,$$

les f étant holomorphes autour de a, nous allons montrer sans peine que la même forme subsiste pour les équations d'ordre m.

Nous partons donc d'une équation d'ordre m à intégrales toutes régulières autour du point a. L'équation (4) correspondante en z aura aussi, comme nous l'avons vu, ses intégrales régulières; elle sera donc de la forme écrite ci-dessus. En prenant

$$y_1 = (x-a)^\nu \varphi(x) \qquad\qquad \varphi(a) = 0,$$

on déduit de l'expression générale de q_i, que p_i est de la forme $\frac{f_i(x)}{(x-a)^i}$, $f_i(x)$ étant holomorphe autour de a. Il ne reste plus à trouver que la forme de p_m; c'est à quoi l'on parvient à l'aide de la relation tirée de l'équation différentielle elle-même

$$\frac{1}{y_1}\left(\frac{d^m y_1}{dx^m} + p_1 \frac{d^{m-1} y_1}{dx^{m-1}} + \ldots + p_{m-1}\frac{dy_1}{dx}\right) = -p_m,$$

qui montre que p_m est de la forme $\frac{f_m(x)}{(x-a)^m}$, et le théorème est par suite établi.

10. Traitons maintenant la question inverse, et démontrons qu'une équation de la forme

$$(7)\quad \frac{d^m y}{dx^m} + \frac{f_1(x)}{x-a}\frac{d^{m-1} y}{dx^{m-1}} + \frac{f_2(x)}{(x-a)^2}\frac{d^{m-2} y}{dx^{m-2}} + \ldots + \frac{f_m(x)}{(x-a)^m}\,y = 0,$$

où les f sont holomorphes dans le voisinage de a, a *toutes ses intégrales régulières* au voisinage de ce point.

Pour abréger l'écriture, nous pouvons faire $a = 0$. Au lieu de considérer une équation linéaire d'ordre m, nous allons pour un moment envisager un système d'équations linéaires du premier ordre.

Si l'on pose

$$x\frac{dy}{dx} = y_1, \qquad x\frac{dy_1}{dx} = y_2, \qquad \ldots \qquad x\frac{dy_{m-2}}{dx} = y_{m-1},$$

on reconnaît immédiatement que y_{m-1} se met sous la forme d'un polynôme à coefficients numériques en

$$x\frac{dy}{dx}, \quad x^2\frac{d^2y}{dx^2}, \quad \ldots, \quad x^{m-1}\frac{d^{m-1}y}{dx^{m-1}},$$

et inversement les expressions précédentes s'expriment linéairement en $y, y_1, y_2, \ldots, y_{m-1}$. L'équation (5) devient alors

$$x\frac{dy_{m-1}}{dx} = a_0 y + a_1 y_1 + \cdots + a_m y_{m-1},$$

les a étant holomorphes dans le voisinage de $x = 0$. Au lieu du système précédent, nous pouvons prendre d'une manière plus générale le système de m équations homogènes et linéaires du premier ordre

$$x\frac{dy_1}{dx} = A_{11}y_1 + A_{12}y_2 + \cdots + A_{1m}y_m,$$

$$x\frac{dy_2}{dx} = A_{21}y_1 + A_{22}y_2 + \cdots + A_{2m}y_m,$$

$$\cdots \cdots \cdots \cdots \cdots \cdots \cdots \cdots \cdots \cdots \cdots$$

$$x\frac{dy_m}{dx} = A_{m1}y_1 + A_{m2}y_2 + \cdots + A_{mm}y_m,$$

les A étant holomorphes dans le voisinage de $x = 0$. Cherchons s'il existe un système d'intégrales de la forme

$$y_1 = x^r u_1, \qquad y_2 = x^r u_2, \qquad \ldots \qquad y_m = x^r u_m,$$

r étant une constante convenablement choisie, et les u étant holomorphes autour de l'origine.

En désignant par $c_1, c_2, \ldots, c_m$ les valeurs des u pour $x = 0$, valeurs qu'on peut supposer, en prenant r convenablement, n'être

pas toutes nulles, on a, en substituant dans l'équation différentielle,

$$(a_{11} - r)c_1 + a_{12}c_2 + \dots + a_{1m}c_m = 0,$$
$$a_{21}c_1 + (a_{22} - r)c_2 + \dots + a_{2m}c_m = 0,$$
$$\dots \dots \dots \dots \dots \dots \dots \dots \dots \dots$$
$$a_{m1}c_1 + a_{m2}c_2 + \dots + (a_{mm} - r)c_m = 0$$

les a désignant les valeurs des A pour $x = 0$. Il résulte de ces
équations que

$$(6) \qquad \begin{vmatrix} a_{11} - r, & a_{12}, & \dots, & a_{1m} \\ a_{21}, & a_{22} - r, & \dots, & a_{2m} \\ \dots & \dots & \dots & \dots \\ a_{m1}, & a_{m2}, & \dots, & a_{mm} - r \end{vmatrix} = 0 ;$$

r sera donc racine de cette équation du $m^{\text{ième}}$ degré; nous désignerons par

$$r_1, r_2, \dots, r_m$$

les m racines de l'équation (6). Écrivons alors le système sous
la forme

$$(7) \quad \begin{cases} x\dfrac{dy_1}{dx} = a_{11}y_1 + a_{12}y_2 + \dots + a_{1m}y_m + x(\mathrm{B}_{11}y_1 + \dots + \mathrm{B}_{1m}y_m), \\ \dots \dots \dots \dots \dots \dots \dots \dots \dots \dots \dots \dots \\ x\dfrac{dy_m}{dx} = a_{m1}y_1 + a_{m2}y_2 + \dots + a_{mm}y_m + x(\mathrm{B}_{m1}y_1 + \dots + \mathrm{B}_{mm}y_m), \end{cases}$$

les B étant holomorphes autour de l'origine. Cherchons à simplifier la forme de ces équations en effectuant sur les y une substitution linéaire convenable. Faisons abstraction des termes en x
dans les seconds membres de (7). Posons $x\dfrac{dy}{dx} = \mathrm{D}y$ et considérons la substitution

$$\mathrm{D}y_1 = a_{11}y_1 + a_{12}y_2 + \dots + a_{1m}y_m,$$
$$\mathrm{D}y_2 = a_{21}y_1 + a_{22}y_2 + \dots + a_{2m}y_m,$$
$$\dots \dots \dots \dots \dots \dots \dots \dots \dots$$
$$\mathrm{D}y_m = a_{m1}y_1 + a_{m2}y_2 + \dots + a_{mm}y_m,$$

qui consiste à substituer à $y_1, y_2, \dots, y_m$ les expressions linéaires
placées dans les seconds membres.

Mais reportons-nous à ce que nous venons de dire (§ 4 et 5)

sur la réduction des substitutions linéaires. Nous avons donné
une forme canonique à laquelle on peut ramener une telle substitution; c'est précisément l'équation (6) qui joue le rôle essentiel
dans cette réduction. Si cette équation a ses racines distinctes,
nous pourrons donc supposer que dans les seconds membres de (7)
les termes indépendants de x se réduisent [1] à

$$r_1 y_1, \quad r_2 y_2, \quad \ldots, \quad r_m y_m.$$

Dans le cas où il y aura des racines multiples, ces termes se
partageront en groupes correspondant à la même racine. Ainsi
pour une racine r_1 multiple d'ordre α, les α premières équations
auront pour seconds membres (aux termes en x près), d'après ce
qui a été dit (§ 5),

$$r_1 y_1,$$
$$r_1 y_2 + \lambda_{11} y_1,$$
$$\cdots\cdots\cdots\cdots\cdots\cdots\cdots\cdots\cdots$$
$$r_1 y_\alpha + \lambda_{1(\alpha-1)} y_{\alpha-1} + \ldots + \lambda_{\alpha-1,\alpha-1} y_1.$$

et l'on aura des groupes de même forme pour les équations res-
tantes.

11. Supposons donc que les équations (7) aient la forme indiquée. Nous avons, après la réduction qui vient d'être effectuée, les
équations

$$x\frac{dy_1}{dx} = r_1 y_1 + x(B_{11} y_1 + \ldots),$$
$$x\frac{dy_2}{dx} = r_1 y_2 + \lambda_{11} y_1 + x(\ldots),$$
$$\cdots\cdots\cdots\cdots\cdots\cdots\cdots\cdots\cdots\cdots\cdots$$
$$x\frac{dy_\alpha}{dx} = r_1 y_\alpha + \lambda_{1(\alpha-1)} y_{\alpha-1} + \ldots + \lambda_{\alpha-1,\alpha-1} y_1 + x(\ldots),$$
$$x\frac{dy_{\alpha+1}}{dx} = r_2 y_{\alpha+1} + x(\ldots),$$
$$\cdots\cdots\cdots\cdots\cdots\cdots\cdots\cdots\cdots\cdots\cdots$$

Nous allons porter notre attention sur la racine r_1; son ordre

---

[1] Comparer les considérations précédentes à la question analogue étudiée à
la page 4 de ce Volume.

de multiplicité α (qui peut, bien entendu, être égal à *un*) ne figurera d'ailleurs pas dans le résultat auquel nous voulons parvenir.

Cherchons si le système précédent admet des intégrales de la forme

$$y_1 = x^{r_1} u_1, \qquad y_2 = x^{r_2} u_2, \qquad \ldots, \qquad y_n = x^{r_n} u_n.$$

Nous aurons, en substituant, les nouvelles équations

$$(8)\quad
\begin{cases}
x \dfrac{du_1}{dx} = x(\;)_1 \\[2mm]
x \dfrac{du_2}{dx} = \lambda_{21} u_1 + x(\;)_2 \\[1mm]
\hspace{2cm}\cdots\cdots\cdots \\[2mm]
x \dfrac{du_\alpha}{dx} = \lambda_{\alpha,\alpha-1} u_{\alpha-1} + \ldots + \lambda_{\alpha,1} u_1 + x(\;)_\alpha \\[2mm]
x \dfrac{du_{\alpha+1}}{dx} = (r_2 - r_1) u_{\alpha+1} + x(\;) \\[1mm]
\hspace{2cm}\cdots\cdots\cdots
\end{cases}$$

les parenthèses étant holomorphes en x. On va montrer qu'on peut satisfaire à ces équations en prenant pour les u des fonctions holomorphes de x, si toutefois certaines relations, que nous indiquerons, ne sont pas remplies.

Les équations différentielles permettent de calculer de proche en proche les coefficients des développements. Pour $x = 0$, les u seront nulles en général, sauf u_α dont la valeur initiale restera arbitraire. Pour qu'on ne soit pas arrêté dans le calcul des dérivées successives, il faut qu'aucune des différences

$$r_i - r_1 \qquad\qquad (i > 1)$$

ne soit égale à un entier positif.

Il ne reste plus qu'à voir que les développements ainsi obtenus sont convergents. Nous emploierons à cet effet les méthodes de comparaison dont nous nous sommes déjà tant de fois servis. Les valeurs initiales des u sont toutes nulles, sauf celle de u_α, dont nous désignerons le module par u_α^0. Soit, d'autre part, λ le module maximum des quantités λ et de ses analogues dans les équations différentielles, et soit enfin ε le module minimum de la différence

$$m = (r_i - r_1).$$

où m est un entier positif quelconque, et de ses analogues pour les différentes racines r_2 de l'équation en r. Nous considérons le système d'équations

$$(9) \quad \begin{cases} u_1 = x(\ ), \\ u_2 = \lambda u_1 + x(\ ), \\ \dots\dots\dots\dots\dots\dots\dots\dots\dots \\ u_3 - u_2^A = \lambda u_{2-1} + \dots + \lambda u_1 + x(\ ), \\ \lambda u_{2-1} = x(\ ), \\ \dots\dots\dots\dots\dots\dots\dots\dots \end{cases}$$

Dans les parenthèses, les coefficients de $u_1, u_2, \dots, u_s$ ont été remplacés par des fonctions *majorantes* (ou fonctions de comparaison) pour un certain cercle autour de l'origine.

Pour $x = 0$, les équations (9) donnent les u égaux à zéro, sauf u_2 qui est égal à u_2^s. Les valeurs de u, définies par les équations (9), sont holomorphes autour de $x = 0$. Nous avons à comparer maintenant les développements tirés des équations (8) et (9). Pour ces dernières, on en tire des développements où les coefficients sont tous positifs, et qui sont certainement convergents dans un certain domaine, autour de l'origine.

On voit immédiatement que les coefficients des développements tirés de (8) ont un module moindre que les coefficients correspondants tirés de (9), d'après la signification de z et de λ, et le fait que dans les parenthèses les coefficients de u ont été remplacés par des fonctions majorantes. On aura donc certainement pour (8) des développements convergents.

Nous pouvons alors énoncer le théorème suivant :

Le système (7) admettra un système d'intégrales de la forme

$$y_1 = x^{r_1} u_1, \qquad y_2 = x^{r_2} u_2, \qquad \dots, \qquad y_m = x^{r_m} u_m,$$

les u étant holomorphes dans le voisinage de $x = 0$, en désignant par r_1 une racine de l'équation (6) telle qu'aucune différence

$$r_2 - r_1, \ r_3 - r_1, \ \dots, \ r_m - r_1$$

ne soit un entier positif différent de zéro.

On voit que cet énoncé n'exclut pas le cas où il y aurait, parmi les racines $r_2, \dots, r_m$, une ou plusieurs racines égales à r_1.

L'équation (6) s'appelle *l'équation fondamentale déterminante* relative au point singulier $x = o$. Dans le cas qu'on peut appeler *général*, les racines

$$r_1, r_2, \ldots, r_m$$

sont distinctes, et aucune des différences

$$r_i - r_k \qquad\qquad (i \gtrless k)$$

n'est égale à un entier positif ou négatif. On a alors, pour (7), m systèmes d'intégrales

$$y_{1i} = x^{r_i}\varphi_{1i}(x),\ y_{2i} = x^{r_i}\varphi_{2i}(x),\ \ldots,\ y_{mi} = x^{r_i}\varphi_{mi}(x), \quad (i = 1, 2, \ldots, m),$$

les φ étant holomorphes autour de l'origine.

12. Revenons maintenant à l'équation différentielle (5) d'ordre m, c'est-à-dire à l'équation

$$\frac{d^m y}{dx^m} + \frac{f_1(x)}{(x-a)}\frac{d^{m-1}y}{dx^{m-1}} + \cdots + \frac{f_m(x)}{(x-a)^m}y = o.$$

En appliquant le théorème du paragraphe précédent, on voit que cette équation admettra au moins une intégrale de la forme

$$y = (x-a)^r\varphi(x),$$

$\varphi(x)$ étant holomorphe dans le voisinage de a. Pour trouver l'équation donnant r, il n'est pas besoin de former le système d'équations linéaires équivalent à l'équation d'ordre m. Il suffit d'écrire que l'expression précédente [$\varphi(a)$ étant différent de zéro] satisfait à l'équation. On obtient ainsi, en égalant à zéro les termes de moindre degré,

$$(10) \quad \begin{cases} r(r-1)\ldots(r-m+1) \\ + f_1(a)r(r-1)\ldots(r-m+2) + \cdots + f_{m-1}(a)r + f_m(a) = o. \end{cases}$$

Si $r_1, r_2, \ldots, r_m$ sont les m racines égales ou inégales de cette équation, *l'équation différentielle admettra une intégrale de la forme*

$$y_1 = (x-a)^{r_1}\varphi(x),$$

$\varphi(x)$ étant holomorphe autour de a, et $\varphi(a)$ étant différent de zéro, *si aucune des différences*

$$r_2 - r_1, \quad r_3 - r_1, \quad \ldots, \quad r_m - r_1$$

n'est un entier positif différent de zéro.

L'équation (10) a été appelée par M. Fuchs l'équation fondamentale déterminante relative au point singulier a. Un rapprochement très important est à faire entre l'équation (10) et l'équation (3) en ρ (§ 4). Il résulte de ce que nous avons dit à la fin du paragraphe précédent, que, si les différences des racines de l'équation (10) ne sont pas des entiers positifs ou négatifs, on aura les intégrales régulières

$$y_1 = (x-a)^{r_1}\varphi_1(x), \quad y_2 = (x-a)^{r_2}\varphi_2(x), \quad \ldots, \quad y_m = (x-a)^{r_m}\varphi_m(x),$$

et, par suite, les m racines de l'équation (3) seront égales à

$$e^{2\pi i r_1}, \quad e^{2\pi i r_2}, \quad \ldots, \quad e^{2\pi i r_m}.$$

Telle est, pour le cas général, la dépendance entre les équations (3) et (10). Cette dépendance subsistera évidemment dans tous les cas, puisque le théorème étant vrai pour des valeurs arbitraires des coefficients $f_1(a), \ldots, f_m(a)$ de (10) ne peut cesser d'être exact pour des valeurs particulières de ces coefficients.

13. Pour faire la recherche des intégrales, on partagera les racines

$$r_1, r_2, \ldots, r_m$$

de l'équation (10) en groupes tels que, dans chacun d'eux, la différence de deux racines soit un entier positif ou négatif, et que, d'un groupe à l'autre, la différence de deux racines de ces groupes ne soit pas entière. Soient

$$r_1, r_2, \ldots, r_k$$

les racines d'un premier groupe, ces racines pouvant être égales ou inégales. Supposons-les rangées par ordre décroissant de grandeur et posons

$$y = y_1 \int z\, dx.$$

On a pour z une équation déjà considérée d'ordre $m - 1$, dont toutes les intégrales sont régulières autour de a. Puisque

$$z = \frac{d}{dx}\left(\frac{y}{y_1}\right),$$

les racines de l'équation fondamentale déterminante pour l'équation en z seront

$$r_2 - r_1 - 1, \quad r_3 - r_1 - 1, \quad \ldots, \quad r_m - r_1 - 1,$$

et, parmi celles-ci, nous avons le groupe des $\alpha - 1$ racines entières et négatives

$$r_2 - r_1 - 1, \quad r_3 - r_1 - 1, \quad \ldots, \quad r_\alpha - r_1 - 1,$$

les autres n'étant pas des entiers.

L'équation en z aura une intégrale de la forme

$$z = (x - a)^{r_2 - r_1 - 1}\psi(x),$$

$\psi(x)$ étant holomorphe dans le voisinage de a, et $\psi(a)$ étant différent de zéro. En substituant dans l'expression de y, on a alors une seconde intégrale

$$y_2 = (x - a)^{r_2}[A(x) + B(x)\log(x - a)],$$

A et B étant holomorphes, le produit

$$(x - a)^{r_2}B(x),$$

se réduisant d'ailleurs, à un facteur constant près, à y_1.

En opérant sur l'équation en z, comme on a opéré sur l'équation en y, et continuant ainsi de proche en proche, on aura finalement les intégrales

$$y_1, \quad y_2, \quad \ldots, \quad y_\alpha,$$

et y_α est de la forme

$$y_\alpha = (x - a)^{r_\alpha}\{A_1(x) + A_2(x)\log(x - a) + \ldots + A_{\alpha-1}(x)[\log(x - a)]^{\alpha-1}\},$$

les A étant holomorphes. Nous avons donc ainsi formé un ensemble de α intégrales correspondant au groupe des α racines de (10) différant d'un entier.

14. Appliquons ces généralités à une équation différentielle du second ordre, sur laquelle nous aurons d'ailleurs à revenir; c'est l'équation différentielle de la série hypergéométrique

$$x(1-x)\frac{d^2y}{dx^2} + [\gamma - (\alpha + \beta + 1)x]\frac{dy}{dx} - \alpha\beta y = 0,$$

α, β et γ désignant trois constantes. Les trois points singuliers des intégrales sont $x = 0$, $x = 1$ et $x = \infty$. Pour ce dernier point, il faudra faire, pour l'étudier, $x = \frac{1}{x'}$, dans l'équation différentielle, et considérer le point $x' = 0$ dans la transformée.

Pour former l'équation fondamentale déterminante relative au point o, nous écrivons l'équation sous la forme

$$\frac{d^2y}{dx^2} + \frac{\gamma - (\alpha + \beta + 1)x}{x(1-x)}\frac{dy}{dx} - \frac{\alpha\beta x}{x^2(1-x)}y = 0,$$

et l'équation (10) devient ici

$$r(r-1) + r\gamma = 0,$$

qui a les deux racines

$$r = 0, \qquad r = 1 - \gamma.$$

Si donc γ n'est pas un entier, l'équation a, dans le voisinage de a, les deux intégrales

$$\varphi_1(x), \qquad x^{1-\gamma}\varphi_2(x),$$

φ_1 et φ_2 étant holomorphes dans le cercle de rayon *un*, $\varphi_1(0)$ et $\varphi_2(0)$ n'étant pas nuls. La forme des coefficients du développement de $\varphi_1(x)$ est remarquable. En posant

$$\varphi_1(x) = 1 + c_1x + c_2x^2 + \ldots + c_px^p + \ldots,$$

on trouve, en substituant dans l'équation différentielle,

$$[-p(p-1) - (\alpha + \beta + 1)p - \alpha\beta]c_p + [p(p+1) + \gamma(p+1)]c_{p+1} = 0,$$

par suite

$$c_{p+1} = \frac{(p+\alpha)(p+\beta)}{(p+1)(p+\gamma)}c_p,$$

et l'on a, pour $\varphi_1(x)$, le développement célèbre

$$1 + \frac{\alpha\beta}{1.\gamma}x + \ldots + \frac{\alpha(\alpha+1)\ldots(\alpha+p-1)\,\beta(\beta+1)\ldots(\beta+p-1)}{1.2\ldots p\;\;\gamma(\gamma+1)\ldots(\gamma+p-1)}x^p + \ldots,$$

série convergente dans le cercle de rayon *un*, et que nous avons déjà rencontrée (t. II, p. 229).

Nous avons supposé plus haut que $1-\gamma$ n'était pas un entier. Si $1-\gamma$ est un entier *négatif*, nous aurons toujours une intégrale holomorphe $\varphi_1(x)$, puisque des deux racines

$$0, \quad 1-\gamma$$

zéro est la plus grande. La série hypergéométrique subsiste dans ce cas. Les conclusions sont autres, si $1-\gamma$ est un entier *positif*. On a, dans ce cas, une intégrale de la forme

$$x^{1-\gamma}\psi(x),$$

$\psi(x)$ étant holomorphe et $\psi(o) \gtrless o$; la seconde intégrale renferme un terme logarithmique.

Conformément aux généralités du § 13, elle est de la forme

$$A(x) + kx^{1-\gamma}\psi(x)\log x,$$

k étant une constante, et $A(x)$ étant holomorphe dans le cercle de rayon un $[A(o) \gtrless o]$.

III. — Théorèmes généraux sur les équations à intégrales irrégulières (¹).

15. Les équations dont toutes les intégrales sont régulières en un point singulier forment, comme on vient de le voir, une classe remarquable; on peut obtenir pour elles la forme analytique des intégrales au moyen de développements dont les coefficients se déterminent de proche en proche par voie de récurrence. L'étude des équations ayant des intégrales irrégulières est beaucoup plus difficile.

Dans cette étude, il y a d'abord une suite de nombres entiers qui joue un rôle très important. Reprenons l'équation

$$\frac{d^m y}{dx^m} + P_1 \frac{d^{m-1}y}{dx^{m-1}} + \ldots + P_m y = 0.$$

Soient respectivement $\pi_1, \pi_2, \ldots, \pi_m$ les degrés de multiplicité

(¹) Pour les généralités sur les intégrales irrégulières, *voir* les Mémoires de M. Thomé (*Journal de Crelle*, t. 74, 75 et 76).

de a comme pôle de $p_1, p_2, \ldots, p_m$. Considérons la suite des entiers

$$(11) \qquad \pi_1 = m - 1, \quad \pi_2 = m - 2, \quad \ldots, \quad \pi_{m-1} = 1, \quad \pi_m.$$

Elle va être de grande importance pour la suite. Si le plus grand de ces nombres ne dépasse pas m, nous sommes dans la classe des équations différentielles étudiées dans la Section précédente; nous allons donc supposer que le maximum g de ces nombres dépasse m.

16. Supposons que l'équation différentielle ait une intégrale régulière. Nous avons le lemme préliminaire suivant :

Soient $g > m$ le plus grand des nombres

$$\pi_1 + m - 1, \quad \pi_2 + m - 2, \quad \ldots, \quad \pi_{m-1} + 1;$$

le coefficient p_m admettra a comme pôle avec un degré de multiplicité ne dépassant pas g.

La démonstration est immédiate, car nous n'avons qu'à substituer

$$y = (x - a)^r \varphi(x) \qquad\qquad [\varphi(a) \neq 0]$$

dans l'équation

$$\frac{1}{y}\left[\frac{d^m y}{dx^m} + p_1 \frac{d^{m-1} y}{dx^{m-1}} + \ldots + p_{m-1} \frac{dy}{dx} \right] = - p_m,$$

pour voir que π_m satisfait à l'inégalité indiquée.

17. Nous allons généraliser le lemme précédent, en supposant que l'équation différentielle possède au moins $m - h$ intégrales régulières linéairement indépendantes. Admettons alors que les h premiers nombres de la suite (11)

$$\pi_1 = m - 1, \quad \pi_2 = m - 2, \quad \ldots, \quad \pi_h = m - h$$

aient pour maximum $g > m$; nous allons montrer que *tous les nombres*

$$\pi_{h+1} = m - h - 1, \quad \ldots, \quad \pi_{m-1} + 1, \quad \pi_m$$

seront inférieurs ou égaux à g.

Dans le paragraphe précédent, nous avons démontré cette proposition pour $h = m - 1$. Nous allons supposer maintenant qu'elle est vraie pour une équation différentielle d'ordre $m - 1$ et montrer qu'elle est vraie pour une équation différentielle d'ordre m. En posant

$$y = y_1 \int z\, dx,$$

où y_1 est l'intégrale régulière $(x - a)^r \varphi(x) \left[\varphi(a) \gtrless 0\right]$, nous aurons pour z une équation d'ordre $m - 1$, qui aura au moins $m - h - 1$ intégrales régulières linéairement indépendantes. Soient

$$\pi_1, \ \pi_2, \ \ldots, \ \pi_{m-1}$$

les nombres relatifs aux coefficients q dans l'équation en z. On a désigné par g le plus grand des nombres

$$\pi_1 + m - 1, \ \pi_2 + m - 2, \ \ldots, \ \pi_h + m - h.$$

Il résulte de l'expression des coefficients q, à l'aide des p, donnée au § 9, à savoir :

$$q_i = \frac{1}{y_1}\left[\frac{m(m-1)\ldots(m-i+1)}{1.2\ldots i}\frac{d^i y_1}{dx^i} + \ldots + (m-i+1)p_{i-1}\frac{dy_1}{dx} + p_i y_1\right]$$

que le terme maximum dans la suite

$$\pi'_1 + (m-1) - 1, \ \pi'_2 + (m-1) - 2, \ \ldots, \ \pi'_h + (m-1) - h$$

sera au plus égal à

$$g - 1.$$

On déduit donc, du théorème admis pour les équations d'ordre $m - 1$, que

$$\pi_{h+1} + (m-1) - h - 1, \ \ldots, \ \pi_{m-1}$$

sont au plus égaux à $g - 1$ et par suite, en se reportant à l'expression de p_i en fonction de q_i et des p d'indices inférieurs à i, les nombres

$$\pi_{h+1} + m - h - 1, \ \ldots, \ \pi_{m-1} + 1$$

sont au plus égaux à g, et il en est de même aussi (paragraphe précédent) pour π_m.

18. Du lemme précédent se déduit une proposition intéressante. *Supposons que pour une équation différentielle, le plus*

grand des termes de la suite

$$(\Sigma) \qquad \pi_1 + m - 1, \quad \pi_2 + m - 2, \quad \ldots, \quad \pi_m$$

soit un nombre $g > m$; désignons par

$$\pi_h + m - h$$

le premier terme de cette suite égal à g (pour le cas où il y en aurait plusieurs); *l'équation ne pourra avoir plus de $m - h$ intégrales régulières linéairement indépendantes.* Si, en effet, l'équation avait $m - h'$ intégrales régulières distinctes $(h' < h)$, comme les termes de la suite

$$\pi_1 + m - 1, \quad \pi_2 + m - 2, \quad \ldots, \quad \pi_{h'} + m - h'$$

sont inférieurs à g, il résulterait du paragraphe précédent que tous les termes de la suite (Σ) sont inférieurs à g; ce qui n'a pas lieu, puisque $\pi_h + m - h = g$.

19. Le théorème qui vient d'être établi donne seulement une limite supérieure pour le nombre des intégrales régulières distinctes, mais malheureusement *cette limite peut ne pas être atteinte.* Nous en verrons un exemple dans un moment. Cherchons à obtenir les intégrales régulières qui pourraient exister, en attribuant à h, dans les calculs qui vont suivre, la même signification que ci-dessus.

Écrivons l'équation différentielle sous la forme

$$\frac{d^m y}{dx^m} + \frac{f_1(x)}{(x-a)^{\pi_1}} \frac{d^{m-1}y}{dx^{m-1}} + \frac{f_2(x)}{(x-a)^{\pi_2}} \frac{d^{m-2}y}{dx^{m-2}} + \ldots + \frac{f_m(x)}{(x-a)^{\pi_m}} y = 0,$$

les f étant holomorphes et différents de zéro pour $x = a$.

En faisant dans cette équation

$$y = (x-a)^r u,$$

u étant holomorphe, et $u(a)$ étant différent de zéro, on aura en divisant par $(x-a)^r$ le résultat de la substitution et le multipliant par $(x-a)^g$, puis faisant $x = a$,

$$(12) \quad \left\{ \begin{aligned} &r(r-1)\ldots[r-(m-h)+1]f_h(a) \\ &+ r(r-1)\ldots[r-(m-h)+2][f_{h+1}(x)(x-a)^{\pi_h-\pi_{h+1}+1}]_{x=a} \\ &+ \ldots + [f_m(x)(x-a)^{\pi_h-\pi_m+m-h}]_{x=a} = 0. \end{aligned} \right.$$

On obtient donc ainsi une équation du degré $m - h$ à laquelle doit satisfaire r pour que l'on ait une solution de la forme indiquée. Cette équation d'ordre $m - h$ est l'analogue de l'équation fondamentale déterminante dans le cas où l'équation a toutes ses intégrales régulières; elle se confond avec elle, si $h = 0$.

20. On peut, avec cette équation en r, commencer une étude analogue à celle que nous avons faite avec l'équation fondamentale déterminante dans le cas des équations de M. Fuchs; mais, avant d'indiquer ces généralités, prenons un cas particulier qui nous mettra sur la voie d'une circonstance qui sera générale. J'envisage l'équation du second ordre

$$(13) \quad x^2 \frac{d^2 y}{dx^2} + (a_0 + a_1 x + \ldots) \frac{dy}{dx} + (b_0 + b_1 x + \ldots) y = 0. \quad (a_0 \neq 0).$$

Les intégrales ne peuvent être toutes régulières pour $x = 0$. On a ici

$$\pi_1 = 1, \qquad \pi_2 = 2.$$

On a donc la suite

$$\pi_1 + m - 1 = 3, \qquad \pi_2 + m - 2 = 2.$$

Ainsi $g = 3$, $h = 1$, et il y a par conséquent au plus *une* intégrale régulière, et l'équation (12) en r se réduit à

$$r = 0.$$

L'intégrale régulière, si elle existe, sera donc de la forme

$$y = A_0 + A_1 x + \ldots + A_m x^m + \ldots \qquad (A_0 \neq 0).$$

Or la substitution montre qu'on peut calculer les coefficients de proche en proche. On obtient les équations

$$a_0 A_1 + b_0 A_0 = 0,$$
$$a_1 A_1 + a_0 A_2 + b_0 A_1 + b_1 A_0 = 0,$$
$$\dotfill$$
$$m(m-1)A_m + (m+1)a_0 A_{m+1} + b_0 A_m + b_1 A_{m-1} + \ldots = 0,$$

qui donnent successivement $A_1, A_2, \ldots, A_{m+1}, \ldots$ Il est donc possible de déterminer le développement, mais il se présente maintenant une circonstance bien remarquable qui différentie complètement ce cas de celui où toutes les intégrales sont régulières : *le développement obtenu n'est pas convergent en général,* quelque petit que soit le domaine pris autour de a.

Pour le montrer, il suffira de prendre le cas particulier de l'équation

$$x^2 \frac{d^2 y}{dx^2} + a_0 \frac{dy}{dx} + b_0 y = 0.$$

Les équations successives

$$a_0 A_1 + b_0 A_0 = 0,$$
$$2 a_0 A_2 - b_0 A_1 = 0,$$
$$\dots \dots \dots \dots \dots \dots \dots \dots$$
$$(m+1) a_0 A_{m+1} + [b_0 - m(m-1)] A_m = 0,$$

donnent les coefficients en fonction de A_0 et il est visible que le rapport $\dfrac{A_{m+1}}{A_m}$ augmente indéfiniment avec m et que par suite la série

$$A_0 + A_1 x + \ldots + A_m x^m + \ldots$$

ne converge pour aucune valeur de x (sauf $x = 0$).

Il résulte de ce qui précède que l'équation (13) n'a pas d'intégrale régulière à l'origine, et nous avons là un exemple où le maximum (ici égal à *un*) du nombre des intégrales régulières donné par le théorème du § 18 n'est pas atteint.

21. La circonstance relative à la divergence du développement obtenu, qui vient de se présenter dans l'exemple particulier du paragraphe précédent, est générale. Reprenons l'équation différentielle d'ordre m du § 19, et l'équation (12) de degré $m - h$ en r, que nous désignerons par

$$\varphi(r) = 0.$$

Si l'on pose

$$y = (x-a)^r [c_0 + c_1 (x-a) + \ldots + c_k (x-a)^k + \ldots],$$

on pourra déterminer de proche en proche les coefficients c en fonction du premier, en prenant pour r, une racine de l'équation $\varphi(r) = 0$. On reconnaît bien aisément que, les coefficients jusqu'à c_{k-1} ayant été déterminés, le coefficient de c_k dans l'équation du premier degré qui le détermine est

$$\varphi(r_1 + k).$$

et, par conséquent, si l'équation $\varphi(r) = 0$ n'a pas de racine de la forme $r_1 + k$, en désignant par k un entier positif, *on pourra déterminer un développement de la forme indiquée.*

Le théorème précédent comprend évidemment, comme cas particulier, le théorème relatif à l'équation fondamentale déterminante pour le cas où toutes les intégrales sont régulières, en ce qui concerne du moins la formation des développements. Mais, pour ce qui regarde la convergence des développements, nous sommes dans des conditions bien différentes. Il est clair, d'après le cas particulier du paragraphe précédent, que *les développements ainsi obtenus sont en général divergents* et que nous n'obtenons ainsi que des séries satisfaisant *formellement* à l'équation différentielle sans représenter une intégrale. Si les racines de $\varphi(r) = 0$ sont telles que la différence de deux quelconques d'entre elles n'est pas un entier, on obtiendra $m - h$ développements.

22. Les développements que nous venons d'obtenir ne sont pas les seuls que l'on puisse tirer d'une équation différentielle linéaire dans le voisinage d'un point singulier. Nous énoncerons plus loin un théorème général à ce sujet, mais considérons d'abord un point singulier d'une nature spéciale. Pour plus de simplicité, nous plaçons le point singulier à l'infini, et l'équation étant

$$(13) \qquad \frac{d^m y}{dx^m} + p_1 \frac{d^{m-1} y}{dx^{m-1}} + \ldots + p_m y = 0,$$

nous supposons que tous les coefficients p soient continus pour $x = \infty$, c'est-à-dire que les p soient des séries ordonnées suivant les puissances croissantes de $\frac{1}{x}$. Nous aurons donc

$$p_1 = a_0 + \frac{a_1}{x} + \frac{a_2}{x^2} + \ldots,$$

$$p_2 = b_0 + \frac{b_1}{x} + \frac{b_2}{x^2} + \ldots,$$

$$\ldots \ldots \ldots \ldots \ldots \ldots \ldots \ldots \ldots \ldots \ldots$$

$$p_m = l_0 + \frac{l_1}{x} + \frac{l_2}{x^2} + \ldots.$$

Posons

$$y = e^{\lambda x} u.$$

L'équation en u sera de même forme, et le terme indépendant de x dans le coefficient de u sera

$$\lambda^m + a_2 \lambda^{m-1} + \ldots + l_0.$$

En égalant ce polynôme à zéro, nous avons une équation d'ordre m, dont nous supposerons les racines différentes, soit λ_1, λ_2, ..., λ_m. En posant donc $y = e^{\lambda_1 x} u$, nous avons une équation

$$\frac{d^m u}{dx^m} + \left(a'_0 + \frac{a'_1}{x} + \ldots \right) \frac{d^{m-1} u}{dx^{m-1}} + \ldots$$
$$+ \left(k'_0 + \frac{k'_1}{x} + \ldots \right) \frac{du}{dx} + \left(\frac{l_1}{x} + \frac{l_2}{x^2} + \ldots \right) u = 0.$$

Cherchons maintenant à obtenir un développement de la forme

$$u = x^{\rho_1} \left(A_0 + \frac{A_1}{x} + \frac{A_2}{x^2} + \ldots \right) \qquad (A_0 \neq 0).$$

Le terme de degré maximum sera le terme de degré $\rho_1 - 1$, et l'on aura comme coefficient de ce terme

$$A_0 (k'_0 \rho_1 + l_1) = 0.$$

On doit par suite prendre

$$\rho_1 = - \frac{l_1}{k'_0};$$

ρ étant ainsi choisi, les coefficients A_1, A_2, ... se déterminent de proche en proche, et l'on obtiendra finalement pour l'équation (13), le développement

$$y = e^{\lambda_1 x} x^{\rho_1} \left(A_0 + \frac{A_1}{x} + \frac{A_2}{x^2} + \ldots \right),$$

et $m - 1$ développements analogues correspondant aux racines λ_2, ..., λ_m. Mais *ces développements ne sont pas en général convergents*; ils satisfont formellement à l'équation différentielle, mais ne représentent pas une intégrale.

Une remarque importante est à faire relativement aux nombres ρ. D'après la théorie générale des points singuliers, il y a en général m intégrales se reproduisant multipliées par des facteurs constants

$$\omega_1, \omega_2, \ldots, \omega_m,$$

quand x tourne autour d'un point singulier, c'est-à-dire ici, puisqu'il s'agit du point à l'infini, quand x décrit une circonférence de très grand rayon. Si les développements que nous venons de trouver étaient convergents, nous aurions facilement les nombres ω, car on aurait évidemment

$$\omega_h = e^{2\pi i \rho_h}, \qquad (h = 1, 2, \ldots, m).$$

Mais, quand les développements sont divergents, *les nombres ρ n'ont aucune relation simple avec les nombres ω*. Nous reviendrons plus loin sur les points singuliers de la nature de ceux que nous venons de rencontrer dans ce paragraphe.

23. Dans tous les cas, on pourra toujours trouver des développements plus ou moins analogues à ceux qui ont été obtenus dans le cas particulier précédent. Énonçons seulement ici une proposition due à M. Thomé (Mémoires cités). Nous reprenons une équation ayant comme point singulier le point a, celui-ci étant un pôle pour les coefficients p. *On pourra, en général, trouver m expressions de la forme*

$$e^{Q\left(\frac{1}{x-a}\right)} (x-a)^\rho [A_0 + A_1(x-a) + \ldots],$$

Q *étant un polynôme d'un degré convenablement choisi en* $\frac{1}{x-a}$, ρ *désignant une constante*. Il est essentiel d'ajouter que la série entière

$$A_0 + A_1(x-a) + \ldots$$

ne converge pas, en général, et que nous ayons là, par conséquent, comme plus haut, une expression satisfaisant *formellement* à l'équation différentielle, mais ne représentant pas une intégrale.

La démonstration du théorème précédent ne présente aucune difficulté; mais, comme il y a malheureusement peu de parti à tirer de ce résultat plutôt négatif, nous ne nous y arrêterons pas. J'ajoute seulement que, dans certains cas spéciaux, les formes précédentes peuvent se trouver en défaut; il peut être nécessaire d'ajouter des termes contenant des logarithmes et même, dans certains cas, de considérer des développements où $(x-a)$ est remplacé par $(x - a)^{\frac{1}{p}}$ (p étant un entier). Je renverrai, pour ces cas particuliers, à la thèse de M. Fabry ([1]).

IV. — Calcul des intégrales irrégulières et de la substitution relative à un contour fermé. — Groupe d'une équation linéaire.

24. Les développements que nous venons d'obtenir n'étant pas en général convergents, nous n'avons jusqu'ici aucun moyen, dans le cas des intégrales irrégulières, d'obtenir effectivement les coefficients des développements de ces intégrales dont nous connaissons seulement la forme analytique.

Supposons que l'origine soit, dans le plan de la variable complexe z, un point singulier de notre équation différentielle. A l'intérieur d'un cercle C, ayant l'origine pour centre, et un rayon moindre que la distance de l'origine au point singulier le plus voisin, toute intégrale est une fonction analytique $f(z)$, n'ayant d'autre point singulier que l'origine. Supposons le rayon r du cercle C moindre que l'unité; nous allons montrer qu'on peut trouver un développement en série de la fonction valable pour tous les points du cercle, quel que soit le chemin suivi par la variable. Faisons, en effet, la transformation

$$ x = \frac{1}{\log z}. $$

Au cercle C du plan des z correspond dans le plan des x un cercle C' passant par l'origine et ayant pour centre le point

$$ x = \frac{1}{2\,lr}, $$

en désignant par lr le logarithme arithmétique de r; et si, comme nous le supposons, r est moindre que l'unité, aux points à l'intérieur du cercle C correspondent des points à l'intérieur du cercle C'. Par la transformation

$$ z = e^{\frac{1}{x}}, $$

([1]) E. FABRY, *Sur les intégrales des équations différentielles linéaires à coefficients rationnels* (Paris, Gauthier-Villars, 1885).

la fonction $f(z)$ devient donc une fonction de x, qui est holomorphe à l'intérieur du cercle C'. On peut la développer suivant les puissances de

$$x - \frac{1}{2l r}$$

et l'on a par conséquent, pour $f(z)$, le développement

$$(14) \qquad f(z) = \sum_{n=0}^{n=\infty} A_n \left(\frac{1}{\log z} - \frac{1}{2l r} \right)^n,$$

où les A_n sont des constantes, et ce développement est valable à l'intérieur du cercle C. Aux déterminations multiples de $\log z$ correspondent les déterminations multiples de la fonction.

Ce développement peut être utilisé dans diverses circonstances [1]. Pour les équations linéaires, qui nous intéressent ici, on peut tirer des développements précédents le calcul des coefficients de la substitution correspondant à une circulation de la variable autour de l'origine. Considérons, en effet, un système fondamental d'intégrales

$$f_1(z), \ f_2(z), \ \ldots, \ f_m(z)$$

données par des développements analogues au développement (14) et en donnant à $\log z$ une de ses déterminations. Quand on tourne une fois autour de l'origine, on aura, en revenant au point de départ, d'autres déterminations

$$F_1(z), \ F_2(z), \ \ldots, \ F_m(z),$$

qui se déduiront des premières en remplaçant $\log z$ par $\log z + 2\pi i$. On devra avoir

$$F_1(z) = a_{11} f_1(z) + a_{12} f_2(z) + \ldots + a_{1m} f_m(z),$$
$$F_2(z) = a_{21} f_1(z) + a_{22} f_2(z) + \ldots + a_{2m} f_m(z),$$
$$\cdots\cdots\cdots\cdots\cdots\cdots\cdots\cdots\cdots\cdots\cdots$$
$$F_m(z) = a_{m1} f_1(z) + a_{m2} f_2(z) + \ldots + a_{mm} f_m(z),$$

et ce sont les coefficients de cette substitution que nous nous propo-

---

[1] É. PICARD, *Sur une classe de fonctions non uniformes* (*Comptes rendus*, t. LXXXVIII, 1879).

sous de déterminer. En représentant $f_1(z)$ par la série

$$\sum_{n=0}^{n=\infty} A_n^1 \left(\frac{1}{\log z} - \frac{1}{2\,lr} \right)^n,$$

on aura

$$F_1(z) = \sum_{n=0}^{n=\infty} A_n^1 \left(\frac{1}{\log z + 2\pi i} - \frac{1}{2\,lr} \right)^n.$$

Or la fonction

$$\frac{1}{\log z + 2\pi i}$$

est une fonction de la nature de celles que nous venons d'étudier, c'est-à-dire qu'elle a le seul point singulier O dans le cercle C. On peut donc développer l'expression précédente en série suivant les puissances de

$$\frac{1}{\log z} - \frac{1}{2\,lr}.$$

En substituant dans $F_1(z)$ ce développement, on aura le développement de $F_1(z)$ suivant les puissances de cette différence, et la comparaison des coefficients nous fera connaître par des équations du premier degré les quantités

$$a_{11},\ a_{12},\ \ldots,\ a_{1m},$$

et l'on aura de même les autres quantités a. La substitution correspondante à la circulation autour de l'origine se trouvera donc ainsi déterminée ; il est clair que les coefficients de cette substitution se présentent sous forme de séries indéfinies, mais on ne peut songer à les exprimer en général à l'aide de fonctions simples des coefficients de l'équation proposée.

25. Je proposerai encore une autre méthode pour calculer la substitution relative à une circulation de la variable autour d'un point singulier. Cette méthode va même nous permettre de considérer un contour fermé *comprenant non pas seulement un point singulier, mais un nombre quelconque de singularités*. On peut supposer que le contour fermé est défini par l'équation

$$z = P(\theta),$$

$P(\theta)$ étant une fonction analytique de la variable *réelle* θ, admettant la période 2π, de sorte que le point z revient au point de départ quand θ a augmenté de 2π. En substituant, dans l'équation différentielle, cette valeur de θ, on a une équation différentielle linéaire à coefficients périodiques et continus pour toute valeur réelle de θ. D'après ce que nous avons dit (page 92 de ce Tome et § 3 de ce Chapitre), toute intégrale peut être représentée par une série convergente pour toute valeur réelle de θ. Représentons donc m intégrales formant un système fondamental par

$$f_1(\theta), \quad f_2(\theta), \quad \ldots, \quad f_m(\theta),$$

ces intégrales étant représentées par les séries que donne la méthode des approximations successives, et que nous pouvons regarder comme connues. Si l'on tourne une fois le long du circuit, on obtiendra

$$f_1(\theta + 2\pi), \quad f_2(\theta + 2\pi), \quad \ldots, \quad f_m(\theta + 2\pi).$$

On doit avoir

$$f_1(\theta + 2\pi) = a_{11} f_1(\theta) + a_{12} f_2(\theta) + \ldots + a_{1m} f_m(\theta),$$
$$f_2(\theta + 2\pi) = a_{21} f_1(\theta) + a_{22} f_2(\theta) + \ldots + a_{2m} f_m(\theta),$$
$$\cdots\cdots\cdots\cdots\cdots\cdots\cdots\cdots\cdots\cdots\cdots\cdots\cdots\cdots\cdots\cdots\cdots$$
$$f_m(\theta + 2\pi) = a_{m1} f_1(\theta) + a_{m2} f_2(\theta) + \ldots + a_{mm} f_m(\theta);$$

et nous voulons calculer les coefficients a. Pour obtenir

$$a_{11}, \quad a_{12}, \quad \ldots, \quad a_{1m},$$

nous considérerons les m équations

$$f_1(\theta + 2\pi) = a_{11} f_1(\theta) + a_{12} f_2(\theta) + \ldots + a_{1m} f_m(\theta),$$
$$f_1'(\theta + 2\pi) = a_{11} f_1'(\theta) + a_{12} f_2'(\theta) + \ldots + a_{1m} f_m'(\theta),$$
$$\cdots\cdots\cdots\cdots\cdots\cdots\cdots\cdots\cdots\cdots\cdots\cdots\cdots\cdots\cdots\cdots\cdots$$
$$f_1^{m-1}(\theta + 2\pi) = a_{11} f_1^{m-1}(\theta) + a_{12} f_2^{m-1}(\theta) + \ldots + a_{1m} f_m^{m-1}(\theta).$$

Pour une valeur particulière, d'ailleurs arbitraire, donnée à θ, nous aurons un système d'équations du premier degré déterminant $a_{11}, a_{12}, \ldots, a_{1m}$. Le déterminant de ces inconnues ne sera d'ailleurs pas nul, puisque nous sommes parti de m solutions formant un système fondamental. On aura donc ainsi tous les

coefficients de la substitution, en calculant de la même manière
les autres lignes formées par les a.

26. La méthode précédente nous permet de faire une importante remarque sur la nature analytique des coefficients de la
substitution que nous venons de calculer. Supposons que les coefficients de l'équation

$$\frac{d^m y}{dx^m} + P_1 \frac{d^{m-1} y}{dx^{m-1}} + \ldots + P_m y = 0$$

soient des fractions rationnelles de x, et, après avoir décomposé
ces fractions en éléments simples $\sum \frac{A_{ij}}{(x - a_j)^k}$, considérons comme
des paramètres les coefficients A_{ij} des différents termes. Il résulte
immédiatement de ce que nous avons vu (pages 92 et 93 de ce
Volume) que les intégrales

$$f_1(\theta), \quad f_2(\theta), \quad \ldots, \quad f_n(\theta)$$

du paragraphe précédent, *considérées comme fonctions des paramètres* A *sont des fonctions entières de ces quantités.* Il en
résulte que *les coefficients de la substitution correspondante à
un chemin fermé quelconque sont des fonctions méromorphes
des* A *pour toutes les valeurs de ces paramètres* ([1]).

27. Définissons, pour terminer ce Chapitre, ce qu'on entend
par *groupe d'une équation linéaire*. Soit une équation linéaire
à coefficients uniformes ayant dans tout le plan un nombre limité
de points singuliers. Considérons un système fondamental d'intégrales

$$y_1, \quad y_2, \quad \ldots, \quad y_m$$

([1]) M. Poincaré démontre le même théorème dans son Mémoire *Sur les groupes
des équations linéaires* (*Acta mathematica*, t. IV, p. 201) en s'appuyant sur les
théorèmes généraux relatifs aux équations aux dérivées partielles. La méthode
de calcul que nous avons suivie fait connaître immédiatement, comme on vient
de voir, la nature analytique des coefficients de la substitution; on verrait d'ailleurs très facilement que la marche suivie au § 24 conduit au même résultat. On
trouvera d'autres méthodes pour la recherche qui vient de nous occuper dans les
Mémoires de M. Hamburger (*Journal de Crelle*, t. 83) et de M. Mittag-Leffler
(*Acta Mathematica*, t. 15). *Voir* aussi le *Traité d'Analyse* de M. Jordan (t. III,
p. 187), mon article cité page 256, et un Mémoire de M. von Koch (*Acta mathematica*, t. 16).

définies dans une certaine région du plan à contour simple, ne comprenant aucun point singulier. Quand le point z, partant d'un point de cette région, y revient après avoir décrit un contour quelconque, on a, au lieu de $y_1, y_2, \ldots, y_m$, m autres intégrales de la forme

$$(S) \quad \left\{ \begin{array}{l} a_{11} y_1 + a_{12} y_2 + \ldots + a_{1m} y_m, \\ a_{21} y_1 + a_{22} y_2 + \ldots + a_{2m} y_m, \\ \ldots\ldots\ldots\ldots\ldots\ldots\ldots\ldots\ldots\ldots\ldots \\ a_{m1} y_1 + a_{m2} y_2 + \ldots + a_{mm} y_m, \end{array} \right.$$

les a étant des constantes. L'ensemble des substitutions (S) à effectuer sur $y_1, y_2, \ldots, y_m$ pour trouver toutes les valeurs prises par ces intégrales en un point z, quel que soit le chemin suivi, s'appelle le *groupe de l'équation différentielle*. Toutes ces substitutions forment bien un groupe; car, si l'on prend deux quelconques d'entre elles, la substitution obtenue en effectuant sur les y d'abord la première, puis la seconde, appartient encore au groupe, puisqu'elle correspond au chemin total formé par les deux chemins, répondant aux deux substitutions initiales, parcourus successivement dans l'ordre indiqué. On désigne sous le nom de *produit* de deux substitutions la substitution résultant de la composition des deux substitutions, effectuée comme il vient d'être dit.

Si nous désignons par S et S' les deux substitutions, nous désignerons leur produit par

$$SS',$$

en entendant qu'on fait d'abord la substitution S et ensuite la substitution S'. L'ordre des facteurs du produit n'est pas indifférent, et le produit précédent ne sera pas, en général, égal au produit

$$S'S,$$

qui correspondrait à la substitution S', effectuée d'abord, suivie de la substitution S.

Puisque les points singuliers sont en nombre fini, tout chemin partant d'un point et y revenant se ramènera à une succession de chemin tournant autour des divers points singuliers et, par suite, toute substitution du groupe pourra s'obtenir à l'aide d'un certain nombre de substitutions

$$S_1, \quad S_2, \quad \ldots, \quad S_n,$$

Elle sera donc de la forme

$$S_1^{\alpha_1} S_2^{\alpha_2} \ldots S_1^{\beta_1} S_2^{\beta_2} \ldots,$$

qui correspond à la substitution S_1 effectuée α_1 fois, suivie de la substitution S_2 effectuée α_2 fois, et ainsi de suite, pour revenir à la substitution S_1 effectuée β_1 fois, etc....

Remarquons que le groupe d'une équation différentielle n'est pas absolument déterminé. Nous venons de partir d'un certain système fondamental, ce qui nous a donné un groupe. En partant d'un autre système fondamental, on aurait obtenu un autre groupe; mais il est clair que ces deux groupes sont étroitement liés l'un à l'autre. Chaque substitution du second groupe se déduit, en effet, aisément d'une substitution du premier. Soit Σ la substitution permettant de passer du premier système fondamental au second; toute substitution du second groupe sera de la forme

$$\Sigma S \Sigma^{-1},$$

S désignant une substitution du premier groupe, et Σ^{-1} étant la substitution inverse de Σ.

Nous avons déjà d'ailleurs donné au Tome II quelques indications au sujet des groupes des substitutions linéaires.

CHAPITRE XII.

DES FONCTIONS HYPERGÉOMÉTRIQUES.

I. — Le problème de Riemann et le groupe de la fonction correspondante [1].

1. En reprenant, après Euler et Gauss, l'étude des séries hypergéométriques, Riemann se pose un problème qui est étroitement lié à la théorie des équations différentielles linéaires, et qui sera pour nous une application des théories générales exposées dans le Chapitre précédent.

Nous allons nous proposer de trouver une fonction jouissant des propriétés suivantes : elle est uniforme et continue dans le voisinage de tout point du plan, y compris le point à l'infini, à l'exception de *trois* points singuliers a, b, c; de plus, entre trois déterminations de la fonction en un même point, existe une relation homogène et linéaire à coefficients constants; enfin, la nature de deux déterminations linéairement indépendantes est donnée comme il suit dans le voisinage de chaque point singulier. Dans le voisinage de a, on a deux déterminations linéairement indépendantes de la forme

$$(x-a)^\lambda f_1(x), \quad (x-a)^\mu f_2(x),$$

f_1 et f_2 étant holomorphes dans le voisinage de a, et ne s'annulant pas pour $x = a$. On a de même, pour le voisinage de b, deux déterminations analogues en remplaçant seulement les exposants

---

[1] B. RIEMANN, *Beiträge zur Theorie der durch die Gaussische Reihe* $F(\alpha, \beta, \gamma, x)$ *darstellbaren Functionen* (Œuvres complètes).

α et α' par β et β', et enfin, pour le point singulier c, on aura les exposants γ et γ'.

Nous allons voir dans un moment que la somme

$$\alpha + \alpha' + \beta + \beta' + \gamma + \gamma'$$

ne peut être arbitraire, et qu'elle doit se réduire nécessairement à un entier. Nous achèverons de fixer l'énoncé du problème en ajoutant que *cette somme se réduit à l'unité*.

Nous pouvons, sans nuire à la généralité, supposer que $a = 0$, $b = 1$, $c = \infty$ $\left(\text{on doit remplacer seulement } x - c \text{ par } \dfrac{1}{x}\right)$.

2. Désignons alors par y_1 et y_2 deux déterminations linéairement indépendantes de la fonction cherchée y. Celle-ci satisfait évidemment à l'équation linéaire du second ordre

$$\begin{vmatrix} \dfrac{d^2 y}{dx^2} & \dfrac{dy}{dx} & y \\[2mm] \dfrac{d^2 y_1}{dx^2} & \dfrac{dy_1}{dx} & y_1 \\[2mm] \dfrac{d^2 y_2}{dx^2} & \dfrac{dy_2}{dx} & y_2 \end{vmatrix} = 0,$$

que nous écrirons sous la forme

$$\frac{d^2 y}{dx^2} + p\,\frac{dy}{dx} + qy = 0.$$

Nous allons étudier la nature des coefficients p et q. Nous avons

$$p = -\frac{y_2\,\dfrac{d^2 y_1}{dx^2} - y_1\,\dfrac{d^2 y_2}{dx^2}}{y_2\,\dfrac{dy_1}{dx} - y_1\,\dfrac{dy_2}{dx}}, \qquad q = \frac{\dfrac{dy_1}{dx}\dfrac{d^2 y_1}{dx^2} - \dfrac{dy_1}{dx}\dfrac{d^2 y_2}{dx^2}}{y_2\,\dfrac{dy_1}{dx} - y_1\,\dfrac{dy_2}{dx}}.$$

Considérons le produit

$$(1) \qquad \left(y_2\,\frac{dy_1}{dx} - y_1\,\frac{dy_2}{dx}\right) x^{-\alpha-\alpha'+1}(1-x)^{-\beta-\beta'+1}$$

et étudions-le dans le voisinage des trois points singuliers. Puisque le premier facteur se reproduit à un facteur constant près, quand on met à la place de y_1 et y_2 une combinaison linéaire de ces mêmes fonctions, nous pouvons supposer que y_1 et y_2 représentent les deux déterminations dont la forme analytique est connue dans le voisinage de chaque point singulier. Or, soit d'abord le point singulier $x = 0$; on prendra

$$y_1 = x^\alpha f_1(x), \qquad y_2 = x^{\alpha'} f_2(x), \qquad [f_1(0) f_2(0) \neq 0].$$

Il résulte de là que l'expression (1) sera holomorphe dans le voisinage de $x = 0$. Il en est de même pour $x = 1$. Passons au point à l'infini; on peut prendre pour x très grand

$$y_1 = \left(\frac{1}{x}\right)^\gamma F_1(x), \qquad y_2 = \left(\frac{1}{x}\right)^{\gamma'} F_2(x),$$

F_1 et F_2 étant des séries ordonnées suivant les puissances croissantes de $\frac{1}{x}$. En substituant dans l'expression (1), celle-ci se présente sous la forme

$$x^{1-\alpha-\alpha'-\beta-\beta'-\gamma-\gamma'} \psi(x),$$

$\psi(x)$ étant holomorphe dans le voisinage du point à l'infini. La fonction (1), étant holomorphe pour tout point à distance finie, sera uniforme autour du point à l'infini et, par suite, la somme

$$\alpha + \alpha' + \beta + \beta' + \gamma + \gamma'$$

se réduit nécessairement à un entier positif ou négatif.

Il n'est pas possible d'admettre que la somme précédente soit en entier supérieur à *un*, car l'expression (1) étant alors holomorphe dans tout le plan, même à l'infini, serait une constante, et, comme elle serait nulle pour $x = \infty$, elle serait identiquement nulle et nous aurions, par suite,

$$y_2 \frac{dy_1}{dx} - y_1 \frac{dy_2}{dx} = 0,$$

ce qui entraîne $\frac{y_2}{y_1} = \text{const.}$, conclusion contradictoire avec nos hypothèses.

Nous adopterons, comme nous l'avons dit, l'hypothèse

$$\alpha + \alpha' + \beta + \beta' + \gamma + \gamma' = 1.$$

L'expression (1) étant holomorphe dans tout le plan, même à

l'infini, se réduit encore à une constante, et celle-ci n'est pas nulle pour la raison que nous venons de dire.

3. Nous pouvons étudier de la même manière l'expression

$$\left(y_2 \frac{d^2 y_1}{dx^2} - y_1 \frac{d^2 y_2}{dx^2} \right) x^{-\lambda-\lambda'+1} (1-x)^{-\beta-\beta'+1}.$$

Elle a pour pôles simples les points $x = 0$ et $x = 1$ et n'a pas d'autre singularité à distance finie.

Dans le voisinage de $x = \infty$, elle est de la forme

$$\frac{1}{x} \chi(x),$$

$\chi(x)$ étant une série entière en $\frac{1}{x}$. Elle se réduit donc à une fraction rationnelle ayant pour pôle simple $x = 0$ et $x = 1$ à distance finie et s'annulant pour $x = \infty$: elle est, par suite, de la forme

$$\frac{\mathrm{A}x + \mathrm{B}}{x(x-1)},$$

A et B étant des constantes.

En étudiant de la même manière le produit

$$\left(\frac{dy_2}{dx} \frac{d^2 y_1}{dx^2} - \frac{dy_1}{dx} \frac{d^2 y_2}{dx^2} \right) x^{-\lambda-2\lambda'+1} (1-x)^{-\beta-2\beta'+1},$$

dans le voisinage des points 0, 1 et ∞, on reconnaît qu'il se réduit à une fraction rationnelle de la forme

$$\frac{\mathrm{C}x^2 + \mathrm{D}x + \mathrm{E}}{x^2(x-1)^2}.$$

De là, nous concluons que la fonction cherchée y satisfait à une équation de la forme

$$(2) \qquad \frac{d^2 y}{dx^2} - \frac{\mathrm{A}x + \mathrm{B}}{x(x-1)} \frac{dy}{dx} - \frac{\mathrm{C}x^2 + \mathrm{D}x + \mathrm{E}}{x^2(x-1)^2} y = 0,$$

A, B, C, D, E étant des constantes qu'il reste à déterminer. Cette détermination sera facile en écrivant qu'il y a dans le voisinage des points singuliers des intégrales de la forme indiquée. Nous simplifierons le calcul en supposant que

$$\alpha = \beta = 0,$$

ce qui ne diminue en rien la généralité du problème, puisque ceci
revient à envisager, au lieu de la fonction y, la fonction

$$y x^{-\alpha}(1-x)^{-\beta}.$$

Nous supposons donc $\alpha' = \beta' = 0$, et il nous reste quatre constantes α, β, γ et γ' liées par la relation

$$\alpha + \beta + \gamma + \gamma' = 1.$$

L'équation fondamentale déterminante relative au point $x = 0$
est, pour l'équation (2) qui a ses intégrales régulières en ce point,

$$r(r-1) - Br - E = 0.$$

Elles doivent être égales à *zéro* et à α. On a donc

$$E = 0, \qquad B = \alpha - 1.$$

Pareillement, l'équation fondamentale déterminante relative au
point $x = 1$ est

$$r(r-1) + (A+B)r + C + D = 0.$$

Elle a pour racines *zéro* et β. On a donc

$$C + D = 0, \qquad A = 2 - \alpha - \beta.$$

Il ne nous reste plus que la constante C à déterminer; nous
avons l'équation

$$x(x-1)\frac{d^2y}{dx^2} + (Ax + B)\frac{dy}{dx} + Cy = 0.$$

Posons $y = x^r \psi(x)$, $\psi(x)$ étant une série ordonnée suivant les
puissances croissantes de $\frac{1}{x}$, et substituons dans l'équation différentielle. En égalant à zéro le coefficient du terme de degré le
plus élevé en x, nous avons de suite l'équation en r

$$r(r-1) + Ar + C = 0.$$

Cette équation doit avoir pour racines $-\gamma$ et $-\gamma'$. On aura
donc

$$C = \gamma\gamma',$$

et il faut vérifier que l'on a

$$1 - A = -\gamma - \gamma'.$$

ce qui a bien lieu, car cette relation, en remplaçant A par sa valeur trouvée plus haut, revient à

$$\alpha + \beta + \gamma + \gamma' = 1.$$

Nous avons donc finalement l'équation

$$x(x-1)\frac{d^2y}{dx^2} + [(1-\alpha-\beta)x + \alpha-1]\frac{dy}{dx} + \gamma\gamma' y = 0.$$

C'est, avec un changement seulement dans les notations, *l'équation différentielle à laquelle satisfait la série hypergéométrique* (Chap. XI, § 14).

Si, au lieu de supposer $\alpha' = \beta' = 0$, nous les avions laissés arbitraires, nous aurions obtenu par un calcul tout semblable l'équation du second ordre correspondant au cas général, qu'il est inutile d'écrire. Remarquons seulement que cette équation n'aura d'intégrales de la forme voulue que si aucune des différences

$$\alpha - \alpha', \quad \beta - \beta', \quad \gamma - \gamma'$$

n'est un nombre entier. C'est d'ailleurs une hypothèse que Riemann fait explicitement dans son Mémoire. Nous savons, d'après les généralités du Chapitre précédent, que des logarithmes s'introduiraient dans la forme des intégrales si quelqu'une de ces différences était entière.

4. Reprenant, pour plus de symétrie, les six exposants α, α', β, β', γ, γ' correspondant aux points singuliers a, b, c, désignons par

$$P_\alpha \quad \text{et} \quad P_{\alpha'}$$

les deux solutions de la forme indiquée dans le voisinage de $x = a$; chacune d'elles est déterminée seulement à un facteur près. Soient pareillement

$$P_\beta \quad \text{et} \quad P_{\beta'} \qquad \text{puis} \qquad P_\gamma \quad \text{et} \quad P_{\gamma'}$$

les solutions correspondant aux points b et c. Traçons dans le plan un contour fermé Γ (un cercle, par exemple), passant par les trois points a, b, c (*fig.* 11). Les six fonctions

$$P_\alpha, \; P_{\alpha'}, \; P_\beta, \; P_{\beta'}, \; P_\gamma, \; P_{\gamma'}$$

sont holomorphes à l'intérieur de Γ et à l'extérieur de cette courbe, puisque dans tout le plan, y compris le point à l'infini, elles ont seulement pour points singuliers les trois points a, b, c.

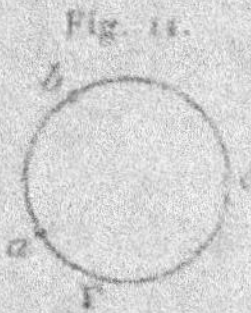

Considérons les fonctions précédentes à l'intérieur de Γ. On doit avoir entre elles des relations de la forme

$$(3) \qquad \begin{cases} P_\alpha = a_\beta P_\beta + a'_\beta P'_\beta, \\ P_\alpha = a'_\beta P_\beta + a''_\beta P'_\beta, \\ P_\alpha = a_\gamma P_\gamma + a'_\gamma P'_\gamma, \\ P_\alpha = a'_\gamma P_\gamma + a''_\gamma P'_\gamma, \end{cases}$$

les coefficients a étant des constantes. Considérons les quotients de deux coefficients de même indice inférieur; de ces quatre quotients

$$(4) \qquad \frac{a'_\beta}{a_\beta}, \quad \frac{a''_\beta}{a'_\beta}, \quad \frac{a'_\gamma}{a_\gamma}, \quad \frac{a''_\gamma}{a'_\gamma},$$

trois doivent être déterminés en fonction du quatrième, puisque les six fonctions P sont déterminées chacune à un facteur constant près. C'est cette détermination que nous allons effectuer avec Riemann.

Quelle que soit la détermination considérée, on a deux chemins équivalents en tournant une fois autour du point c dans le sens *positif*, et en tournant successivement autour de a et b dans le sens négatif. Prenons par exemple P_α; quand la variable tourne une fois dans le sens positif autour de c, P_α se change en

$$a_\gamma e^{2\pi i\gamma} P_\gamma + a'_\gamma e^{2\pi i\gamma'} P'_\gamma,$$

comme le montre de suite l'expression de P_α en fonction de P_γ et P'_γ; quand la variable tourne successivement autour de a et b dans le sens négatif, P_α se change en

$$e^{-2\pi i}\left(a_\beta e^{-2\beta\pi i} P_\beta - a'_\beta e^{-2\beta'\pi i} P'_\beta\right).$$

On a, par suite, la relation

$$a_\gamma e^{2\gamma\pi i} P_\gamma + a_{\gamma'} e^{2\gamma'\pi i} P_{\gamma'} = e^{-2\alpha\pi i}\left(a_\beta e^{-2\beta\pi i} P_\beta + a_{\beta'} e^{-2\beta'\pi i} P_{\beta'}\right),$$

à laquelle nous adjoignons l'égalité

$$a_\gamma P_\gamma + a_{\gamma'} P_{\gamma'} = a_\beta P_\beta + a_{\beta'} P_{\beta'}.$$

On a deux relations analogues, en remplaçant α par α' et les coefficients a par les coefficients a'. En éliminant P_γ et $P_{\gamma'}$ entre ces quatre relations, on aura deux relations homogènes et linéaires entre P_β et $P_{\beta'}$, et, par suite, dans ces dernières, les coefficients de P_β et $P_{\beta'}$ seront nuls, ce qui va nous donner quatre équations entre les a.

Un calcul très facile donne ainsi les quatre équations

$$(5)\quad\begin{cases}\dfrac{a_\gamma}{a_{\gamma'}} = \dfrac{a_\beta}{a_{\beta'}}\,\dfrac{e^{-\alpha\pi i}\sin(\alpha+\beta+\gamma')\pi}{e^{-\alpha'\pi i}\sin(\alpha'+\beta+\gamma')\pi} = \dfrac{a_{\beta'}}{a_\beta}\,\dfrac{e^{-\alpha\pi i}\sin(\alpha+\beta'+\gamma')\pi}{e^{-\alpha'\pi i}\sin(\alpha'+\beta'+\gamma')\pi},\\[3mm] \dfrac{a_{\gamma'}}{a_\gamma} = \dfrac{a_\beta}{a_{\beta'}}\,\dfrac{e^{-\alpha\pi i}\sin(\alpha+\beta+\gamma)\pi}{e^{-\alpha'\pi i}\sin(\alpha'+\beta+\gamma)\pi} = \dfrac{a_{\beta'}}{a_\beta}\,\dfrac{e^{-\alpha\pi i}\sin(\alpha+\beta'+\gamma)\pi}{e^{-\alpha'\pi i}\sin(\alpha'+\beta'+\gamma)\pi}.\end{cases}$$

Ces quatre relations se réduisent à trois, comme il doit être, d'après ce que nous avons dit plus haut. On trouve, en effet, deux fois la valeur du quotient

$$\frac{a_\beta}{a_{\beta'}} : \frac{a_{\beta'}}{a_\beta}.$$

La comparaison de ces valeurs donne

$$\frac{\sin(\alpha+\beta'+\gamma')\pi\sin(\alpha'+\beta+\gamma')\pi}{\sin(\alpha+\beta+\gamma')\pi\sin(\alpha'+\beta'+\gamma')\pi} = \frac{\sin(\alpha+\beta+\gamma)\pi\sin(\alpha'+\beta'+\gamma)\pi}{\sin(\alpha'+\beta+\gamma)\pi\sin(\alpha+\beta'+\gamma)\pi},$$

équation qui est bien vérifiée à cause de l'égalité

$$\alpha+\alpha'+\beta+\beta'+\gamma+\gamma'=1.$$

5. *La recherche précédente conduit à la détermination du groupe de l'équation.* Remarquons d'abord que, si l'on a un système de nombres a satisfaisant aux relations (5), il y aura certainement six déterminations

$$(6)\qquad P_\alpha,\ P_{\alpha'},\ P_\beta,\ P_{\beta'},\ P_\gamma,\ P_{\gamma'}$$

de la fonction, ayant la forme indiquée autour des points singuliers et satisfaisant aux relations (3). En effet, en multipliant les six déterminations précédentes par six constantes arbitraires, on peut faire que les coefficients, remplaçant les a, aient telles valeurs que l'on veut, pourvu que les rapports des quotients (4), correspondant aux nouveaux coefficients, aient les mêmes valeurs que pour les anciens. Nous pouvons donc considérer que nous avons un système de déterminations (6) répondant aux relations (3), où les coefficients a sont arbitraires, sauf qu'ils satisfont aux relations (5). Si alors nous nous attachons aux deux solutions

$$P_{\alpha}, \quad P_{\alpha'},$$

qui forment un système fondamental, il est facile de trouver les substitutions correspondant à une rotation de la variable autour des points a et b. Pour le point a, nous avons immédiatement la substitution, puisque P_{α} et $P_{\alpha'}$ deviennent respectivement

$$e^{2\pi i \alpha} P_{\alpha} \quad \text{et} \quad e^{2\pi i \alpha'} P_{\alpha'}.$$

Quant à la seconde rotation, nous trouverons la substitution correspondante en prenant P_{α} et $P_{\alpha'}$ sous la forme donnée par les deux premières des formules (3). Alors, nous voyons que P_{α} et $P_{\alpha'}$ deviennent respectivement pour une rotation positive autour du point b :

$$(6) \qquad \begin{cases} a_{\beta} e^{2\pi i \beta} P_{\beta} + a_{\beta'} e^{2\pi i \beta'} P_{\beta'}, \\ a'_{\beta} e^{2\pi i \beta} P_{\beta} + a'_{\beta'} e^{2\pi i \beta'} P_{\beta'}. \end{cases}$$

Remplaçons alors P_{β} et $P_{\beta'}$ par leurs valeurs en P_{α} et $P_{\alpha'}$, nous aurons la substitution cherchée. Pour faire ce calcul le plus rapidement, écrivons

$$P_{\alpha} = a_{\beta} P_{\beta} + a_{\beta'} P_{\beta'},$$
$$P_{\alpha'} = \lambda a_{\beta} P_{\beta} + \lambda' a_{\beta'} P_{\beta'},$$

en posant

$$\lambda = \frac{a'_{\beta}}{a_{\beta}}, \qquad \lambda' = \frac{a'_{\beta'}}{a_{\beta'}};$$

on aura, pour les expressions (6),

$$P_{\alpha} \frac{\lambda' e^{2\pi i \beta} - \lambda e^{2\pi i \beta'}}{\lambda' - \lambda} + P_{\alpha'} \frac{e^{2\pi i \beta'} - e^{2\pi i \beta}}{\lambda' - \lambda},$$

$$P_{\alpha} \frac{\lambda \lambda' \left(e^{2\pi i \beta} - e^{2\pi i \beta'} \right)}{\lambda' - \lambda} P_{\alpha'} + \frac{\lambda' e^{2\pi i \beta'} - \lambda e^{2\pi i \beta}}{\lambda' - \lambda}.$$

300   CHAPITRE XII.

Le rapport $\dfrac{\lambda'}{\lambda}$ est donné par les formules (5) en fonction des α, β, γ. Il reste donc seulement dans cette substitution, une constante arbitraire. Il devait bien en être ainsi, puisque P_α et $P_{\alpha'}$ sont déterminés seulement à un facteur constant près. Pour avoir des substitutions entièrement déterminées, posons

$$(\lambda' - \lambda)P_\alpha = u,$$
$$P_{\alpha'} = v.$$

La rotation autour du point a donnera la substitution

(Σ_1)
$$\begin{cases} u' = e^{2\pi i \alpha}u, \\ v' = e^{2\pi i \alpha'}v. \end{cases}$$

La rotation autour du point b donnera la substitution

(Σ_2)
$$\begin{cases} u' = \dfrac{\lambda' e^{2\pi i\beta} - \lambda e^{2\pi i\beta'}}{\lambda' - \lambda}\, u + (e^{2\pi i\beta'} - e^{2\pi i\beta})v, \\[2ex] v' = \dfrac{\lambda\lambda'(e^{2\pi i\beta} - e^{2\pi i\beta'})}{(\lambda' - \lambda)^2}\, u + \dfrac{\lambda' e^{2\pi i\beta'} - \lambda e^{2\pi i\beta}}{\lambda' - \lambda}\, v. \end{cases}$$

Nous n'avons plus maintenant, dans les substitutions (Σ_1) et (Σ_2), aucune indéterminée, puisque $\dfrac{\lambda'}{\lambda}$ est connu et égal à

$$\frac{\sin(\alpha + \beta' + \gamma')\pi \cdot \sin(\alpha' + \beta + \gamma')\pi}{\sin(\alpha' + \beta' + \gamma')\pi \cdot \sin(\alpha + \beta + \gamma')\pi}.$$

Par suite, nous pouvons regarder les deux substitutions Σ_1 et Σ_2 comme les deux substitutions fondamentales du groupe de l'équation différentielle hypergéométrique prise sous sa forme la plus générale.

Nous voyons donc comment les considérations développées par Riemann permettent de trouver facilement le *groupe* de l'équation différentielle hypergéométrique. Après avoir étudié l'expression des fonctions P sous formes d'intégrales définies, nous aurons à revenir, dans la Section suivante, sur ce groupe en le donnant sous une forme plus simple que celle que nous venons d'obtenir.

La méthode suivie par Riemann n'en reste pas moins la plus intéressante, puisque les principales propriétés de la fonction sont déduites uniquement de sa nature au voisinage des points singuliers, sans recourir à aucune représentation effective de cette fonction.

On retrouve dans les quelques pages du petit Mémoire de l'illustre auteur l'esprit original et profond, excellant à prendre les questions de haut, que nous avons déjà eu l'occasion d'admirer dans la théorie des intégrales abéliennes.

II. — Intégrales hypergéométriques.

6. Appelons *intégrale hypergéométrique* une intégrale de la forme

$$y = \int_g^h (u-a_1)^{b_1-1}(u-a_2)^{b_2-1}(u-x)^{\lambda-1}\,du$$

dont les limites g et h sont deux des quantités a_1, a_2 et ∞. On suppose, bien entendu, que l'intégrale ait un sens. Si donc, par exemple, on prend l'infini pour une des limites, c'est que

$$b_1 + b_2 + \lambda < 2.$$

L'intégrale considérée est une fonction de x et satisfait à une équation différentielle, que nous allons former. Posons

$$U = (u-a_1)^{b_1-1}(u-a_2)^{b_2-1},$$

Nous aurons, en appliquant la règle de différentiation sous le signe d'intégration

$$\frac{dy}{dx} = -(\lambda-1)\int_g^h U(u-x)^{\lambda-2}\,du,$$

$$\frac{d^2y}{dx^2} = (\lambda-1)(\lambda-2)\int_g^h U(u-x)^{\lambda-3}\,du.$$

Cela étant, considérons la fonction

$$G(u) = (u-a_1)^{b_1}(u-a_2)^{b_2}(u-x)^{\lambda-2};$$

elle s'annule pour les limites g et h que l'on a choisies, du moment que, pour ces limites, l'intégrale a un sens. Calculons la différentielle de $G(u)$: si l'on pose, pour abréger,

$$f(u) = (u - a_1)(u - a_2),$$
$$\varphi(u) = b_1(u - a_2) + b_2(u - a_1),$$

il vient

$$dG(u) = U\varphi(u)(u - x)^{\lambda-2}\,du + (\lambda - 2)U f(u)(u - x)^{\lambda-3}\,du.$$

D'autre part,

$$f(u) = f(x) + (u - x)f'(x) + \frac{(u - x)^2}{2}f''(x),$$
$$\varphi(u) = \varphi(x) + (u - x)\varphi'(x).$$

On a alors

$$(\lambda - 1)dG(u) = (\lambda - 1)(\lambda - 2)f(x)U(u - x)^{\lambda-3}\,du$$
$$+ (\lambda - 1)U[\varphi(x) + (\lambda - 2)f'(x)](u - x)^{\lambda-2}\,du$$
$$+ U\left[(\lambda - 1)\varphi'(x) + \frac{(\lambda - 1)(\lambda - 2)}{2}f''(x)\right](u - x)^{\lambda-1}\,du.$$

En intégrant les deux membres de cette identité entre g et h, et se reportant aux valeurs de $\dfrac{dy}{dx}$ et $\dfrac{d^2y}{dx^2}$, on trouve

$$\left[(\lambda - 1)\varphi'(x) + \frac{(\lambda - 1)(\lambda - 2)}{2}f''(x)\right]y$$
$$- \left[\varphi(x) + (\lambda - 2)f'(x)\right]\frac{dy}{dx} + f(x)\frac{d^2y}{dx^2} = 0.$$

Telle est donc l'équation linéaire de second ordre, à laquelle satisfont les fonctions y.

Dans le cas où l'on fait

$$a_1 = 0, \qquad a_2 = 1,$$

et de plus

$$\lambda = 1 - \alpha, \qquad b_1 = 1 + \alpha - \gamma, \qquad b_2 = \gamma - \beta,$$

on a l'équation différentielle

$$x(1 - x)\frac{d^2y}{dx^2} + [\gamma - x(\alpha + \beta + 1)]\frac{dy}{dx} - \alpha\beta y = 0,$$

qui est l'équation hypergéométrique, sous la forme considérée par Gauss.

7. Nous avons supposé dans ce qui précède les constantes b_1, b_2, λ telles qu'une intégrale de la forme indiquée ait une valeur déterminée. On aura dans tous les cas une intégrale de l'équation

Fig. 12.

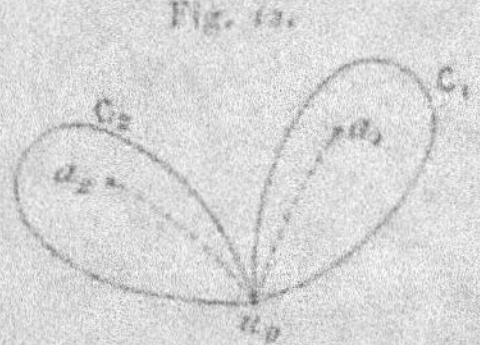

différentielle en procédant de la manière suivante : Partons du point u_0 (distinct de a_1, a_2 et ∞), en donnant à l'expression

$$(u - a_1)^{b_1 - 1}(u - a_2)^{b_2 - 1}(u - x)^{\lambda - 1}$$

une de ses déterminations, et prenons l'intégrale

$$(7) \qquad \int (u - a_1)^{b_1 - 1}(u - a_2)^{b_2 - 1}(u - x)^{\lambda - 1}\, du,$$

en décrivant dans un certain sens un contour C_1 autour de a_1, puis un contour C_2 autour de a_2, ensuite le contour C_1, mais en sens inverse, et enfin le contour C_2 également en sens inverse (*fig.* 12). La fonction $G(u)$, considérée ci-dessus, reprendra évidemment la même valeur quand u reviendra en u_0 après avoir décrit le contour complexe qui précède, et, par suite, nous aurons une solution de l'équation différentielle en prenant l'intégrale le long de ce contour. Si l'on suppose que l'intégrale (7) reste finie pour $u = a_1$ et $u = a_2$, on retrouvera bien ainsi l'intégrale du § 6. Soient, en effet,

$$U_{a_1} \quad \text{et} \quad U_{a_2}$$

les intégrales (7), prise de u_0 en a_1 et de u_0 en a_2, avec la valeur initiale choisie pour la fonction sous le signe d'intégration. L'intégrale correspondant au contour complexe sera

$$U_{a_1}(1 - e^{2\pi b_1 i}) + U_{a_2} e^{2\pi b_1 i}(1 - e^{2\pi b_2 i})$$
$$+ U_{a_1} e^{2\pi(b_1 + b_2)i}(1 - e^{-2\pi b_1 i}) + U_{a_2} e^{2\pi b_2 i}(1 - e^{-2\pi b_2 i}),$$

c'est-à-dire

$$(U_{a_1} - U_{a_2})(1 - e^{2\pi b_1 i})(1 - e^{2\pi b_2 i}).$$

et la différence $U_{a_1} - U_{a_2}$ représente précisément l'intégrale (7)
prise de a_1 en a_2.

8. Nous avons, au § 6, donné aux limites g et h les valeurs a_1,
a_2 et ∞; on peut aussi donner à ces limites la valeur x. Démon-
trons-le en supposant que les différentes intégrales obtenues en
donnant à g et h deux des valeurs

$$a_1, \quad a_2, \quad x, \quad \infty$$

aient un sens; la proposition sera évidemment générale. Il faudra
seulement recourir, dans le cas contraire, aux intégrales considérées dans le paragraphe précédent. Prenons encore un point arbitraire u_0 et traçons les lignes

$$u_0 a_1, \quad u_0 x, \quad u_0 a_2, \quad u_0 \infty,$$

ces lignes se suivant autour de u_0 dans l'ordre qui vient d'être

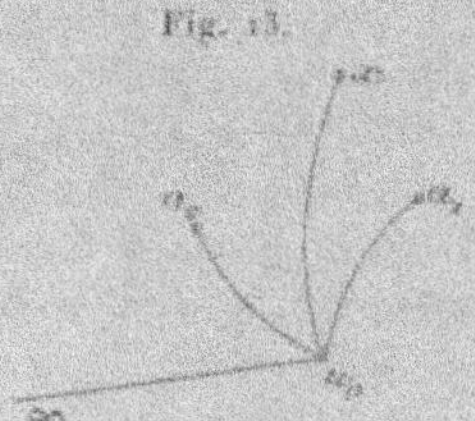

Fig. 13.

indiqué $(fig. 13)$. C'est la figure toute semblable à celle que nous
avons faite (tome II, p. 223). En désignant par

$$U_{a_1}, \quad U_x, \quad U_{a_2}, \quad U_\infty$$

les valeurs de l'intégrale (7) prise de u_0 en a_1, x, a_2 et ∞ avec
une même valeur initiale pour la fonction sous le signe d'intégration, nous aurons, comme à la page 224 (tome II),

$$(1 - e^{2b_1 \pi i}) U_{a_1} + (e^{2b_1 \pi i} - e^{2(b_1+\lambda)\pi i}) U_x$$
$$+ [e^{2(b_1+\lambda)\pi i} - e^{2(b_1+b_2+\lambda)\pi i}] U_{a_2} + [e^{2(b_1+b_2+\lambda)\pi i} - 1] U_\infty = 0.$$

Cette formule montre immédiatement que

$$U_x - U_{a_1}$$

s'exprime par une combinaison linéaire et homogène de

$$U_{a_1}-U_{a_2},\quad U_{a_2}-U_{\infty},\quad U_{\infty}-U_{a_1}$$

et est, par suite, une intégrale de l'équation différentielle. Il en est de même de $U_x - U_{a_1}$ et $U_x - U_{\infty}$.

9. Nous avons, dans la Section I, trouvé, d'après Riemann, le groupe correspondant à l'équation différentielle du second ordre dont l'étude fait l'objet de ce Chapitre. On peut nécessairement donner au groupe différentes formes. La considération des solutions de l'équation sous forme d'intégrales conduit à une forme très simple des deux substitutions fondamentales du groupe pour deux solutions particulières bien précisées. C'est ce que nous avons montré au Tome II (pages 224 et suivantes). Il nous suffira donc de nous reporter à ce passage, en remplaçant seulement a et b par b_1 et b_2, et les points 0 et 1 par a_1 et a_2. Nous avons considéré les deux intégrales

$$\omega_1 = U_x - U_{a_1},$$
$$\omega_2 = U_x - U_{a_2}.$$

Les deux substitutions fondamentales S_1 *et* S_2 *du groupe correspondant respectivement à une circulation dans le sens négatif autour de* a_1 *et à une circulation dans le sens positif autour de* a_2 *sont*

$$(S_1)\qquad \begin{cases} \omega'_1 = e^{-2(b_1+\lambda)\pi i}\omega_1, \\ \omega'_2 = \omega_2 + \left[e^{-2(b_1+\lambda)\pi i} - e^{-2\lambda\pi i}\right]\omega_1, \end{cases}$$

$$(S_2)\qquad \begin{cases} \omega'_1 = \omega_1 + \left[e^{2(b_2+\lambda)\pi i} - e^{2\lambda\pi i}\right]\omega_2, \\ \omega'_2 = e^{2(b_2+\lambda)\pi i}\omega_2. \end{cases}$$

10. Si l'on pose

$$\frac{\omega_1}{\omega_2} = z,$$

on pourra faire correspondre au groupe précédent un groupe linéaire relatif à z dont les substitutions fondamentales sont

$$(\Sigma_1)\qquad \left[z,\ \frac{e^{-2(b_1+\lambda)\pi i}z}{1+\left(e^{-2(b_1+\lambda)\pi i} - e^{-2\lambda\pi i}\right)z}\right],$$

$$(\Sigma_2)\qquad \left[z,\ e^{-2(b_2+\lambda)\pi i}z + \left(1 - e^{-2b_2\pi i}\right)\right].$$

Nous allons montrer, en supposant réels λ, b_1 et b_2, qu'*on peut trouver un cercle qui est transformé en lui-même par les substitutions* (Σ_1) *et* (Σ_2).

Remarquons d'abord que, z désignant $x + iy$, l'équation d'un cercle peut se mettre sous la forme

$$A z z_0 + B z + B_0 z_0 + C = 0,$$

A et C étant des constantes réelles, B et B_0 étant des constantes imaginaires conjuguées, et z_0 désignant $x - iy$.

En écrivant que le cercle est transformé en lui-même par la substitution (Σ_2), on obtient les deux équations

$$B(1 - e^{-2b_2\pi i}) + B_0(1 - e^{+2b_2\pi i}) + C(e^{2b_2\pi i} - 1)(e^{-2b_2\pi i} - 1) = 0,$$
$$B(e^{2(b_2+\lambda)\pi i} - 1) = C(1 - e^{2b_2\pi i}),$$

et l'on voit facilement que la première est une conséquence de la seconde.

Pareillement la substitution (Σ_1) conduit aux deux équations

$$B(1 - e^{-2b_1\pi i}) + B_0(1 - e^{-2b_1\pi i}) + A(1 - e^{-2b_1\pi i})(1 - e^{2b_1\pi i}) = 0,$$
$$B(e^{2(b_1+\lambda)\pi i} - 1) = A(1 - e^{2b_1\pi i}),$$

qui se réduisent aussi à la seconde.

On a donc seulement les *deux* équations

$$B[e^{2(b_1+\lambda)\pi i} - 1] = A[1 - e^{2b_1\pi i}],$$
$$B[e^{2(b_2+\lambda)\pi i} - 1] = C[1 - e^{2b_2\pi i}].$$

Il faut qu'on puisse satisfaire à ces équations en prenant A et C réels. On voit de suite qu'il en est ainsi, car on peut remplacer la seconde équation par la suivante :

$$\frac{A}{C} = \frac{(e^{2\pi b_2 i} - 1)[e^{2\pi(b_1+\lambda)i} - 1]}{(e^{2\pi b_1 i} - 1)[e^{2\pi(b_2+\lambda)i} - 1]},$$

et l'on s'assure que le second membre est réel, en remarquant qu'il ne change pas quand on change i en $- i$.

La circonférence que nous venons de trouver peut être réelle ou imaginaire. Elle sera réelle si

$$BB_0 - AC > 0,$$

comme il résulte de l'équation du cercle, mise sous la forme

$$(A z + B_0)(A z_0 + B) + AC - BB_0 = 0.$$

En substituant les valeurs trouvées pour A, B, C, cette inégalité devient

$$(e^{2\pi b_1 l} - 1)\left[e^{2\pi b_2 l} - e^{-\pi(b_1 + b_2)l}\right](1 - e^{2\pi b_2 l})(1 - e^{-2\pi b_1 l}) > 0.$$

Suivant la valeur numérique de λ, b_1 et b_2, le premier membre peut être tantôt positif et tantôt négatif ([1]).

11. Faisons encore une remarque relative aux substitutions de la forme

$$\left(z, \frac{az + b}{cz + d}\right),$$

a, b, c, d étant des constantes. Une telle substitution transforme une circonférence en une circonférence; c'est ce que l'on voit de suite en mettant l'équation de la circonférence sous la forme dont nous nous sommes servi plus haut

$$A z z_0 + B z + B_0 z_0 + C = 0.$$

En mettant $\dfrac{az + b}{cz + d}$ à la place de z, on a une équation de même forme.

III. — Représentation conforme au moyen du rapport de deux solutions de l'équation hypergéométrique.

12. Reprenons l'équation différentielle du second ordre

$$x(1 - x)\frac{d^2 y}{dx^2} + [\gamma - (\alpha + \beta + 1)x]\frac{dy}{dx} - \alpha\beta y = 0,$$

et désignons par y_1 et y_2 deux solutions linéairement indépendantes de cette équation. Posons

$$(8) \qquad \frac{y_1}{y_2} = z,$$

([1]) J'ai développé les calculs que je ne fais qu'indiquer ici dans mon Mémoire *Sur les fonctions hyperfuchsiennes provenant des séries hypergéométriques de deux variables* (*Annales de l'École Normale supérieure*, 1885). Dans le domaine de deux variables complexes indépendantes, le cercle précédent est remplacé par une hypersphère.

et regardons cette équation comme établissant une relation entre x et z. Pour une valeur déterminée x_0 de x, distincte de 0, 1 et ∞, supposons que z prenne la valeur z_0 (celle-ci pouvant être infinie). L'équation (8) donnera pour x une fonction de z holomorphe dans le voisinage de z_0 et prenant pour $z = z_0$ la valeur x_0. Pour le démontrer, supposons d'abord z_0 fini; l'énoncé précédent ne serait inexact que si la dérivée de $\dfrac{y_1}{y_2}$ et par suite

$$ y_1 \frac{dy_2}{dx} - y_2 \frac{dy_1}{dx} $$

s'annulait pour $x = x_0$. Or ceci est impossible, car il est évident que si y_1 et y_2 désignent deux solutions distinctes de l'équation linéaire du second ordre

$$ \frac{d^2 y}{dx^2} + p \frac{dy}{dx} + qy = 0, $$

on a

$$ y_2 \frac{dy_1}{dx} - y_1 \frac{dy_2}{dx} = C e^{-\int p\,dx}, $$

C étant une constante différente de zéro, et par suite le premier membre de l'identité précédente est différent de zéro pour une valeur de x distincte des points singuliers.

Si z_0 était infini, c'est-à-dire si y_2 s'annulait pour $x = x_0$, cette racine x_0 serait simple, l'autre intégrale y_1 ne s'annulerait pas pour cette valeur de x, et l'on aurait alors dans le voisinage de x_0

$$ \frac{y_1}{y_2} = \frac{A}{x - x_0} + \ldots \qquad\qquad (A \neq 0) $$

les termes non écrits étant holomorphes; il est clair que l'inversion se fera d'une manière uniforme dans le voisinage de $z = \infty$.

Il résulte de la remarque précédente que, si l'on a dans le plan de la variable x une aire limitée par un contour simple et ne contenant aucun des points singuliers 0, 1 et ∞, *l'équation*

$$ \frac{y_1}{y_2} = z $$

fera correspondre à cette aire dans le plan de la variable z une aire également limitée par un seul contour, et à l'intérieur

*de laquelle ne se trouvera pas de point critique de la fonction
x de z.* Il n'en faudrait pas conclure que l'on aura nécessairement
ainsi deux aires se correspondant point par point; il peut arriver
qu'à un point z correspondent plusieurs valeurs de x, et que par
suite l'aire dans le plan z se recouvre partiellement elle-même. Il
est aisé de donner un exemple simple d'une telle circonstance;
prenons la relation

$$x^2 = z,$$

et dans le plan x une aire simple ne comprenant pas l'origine et
telle que la symétrique par rapport à l'origine de certaines parties
de l'aire soit contenue dans celle-ci. On aura comme figure correspondante dans le plan z une aire limitée par un seul contour,
ne comprenant pas l'origine à son intérieur, mais qui se recouvrira partiellement elle-même, de façon qu'à certaines valeurs de z
correspondront deux valeurs de x.

13. Nous allons supposer maintenant que dans l'équation dif-
férentielle α, β et γ sont *réelles* et nous voulons chercher quelle
est dans le plan z la figure correspondant au demi-plan P de la
variable x situé au-dessus de l'axe des quantités réelles [1]. Dans
le demi-plan P, z est une fonction uniforme de x, puisque y_1 et
y_2 n'ont comme points singuliers que les points 0, 1 et ∞.

Partageons, dans le plan x, l'axe des quantités réelles en trois
segments

$$-\infty, 0; \quad 0, 1; \quad 1, +\infty.$$

Considérons l'un de ces segments; soit, pour fixer les idées, le
segment 0, 1. Je suppose d'abord qu'en un point réel x_0, compris
entre 0 et 1, on se donne des conditions initiales réelles pour les
deux intégrales y_1 et y_2; celles-ci seront réelles pour x réel et
compris entre 0 et 1 et il en sera de même du rapport

$$z = \frac{y_1}{y_2},$$

[1] Cette étude a été faite pour la première fois par M. Schwarz dans son célèbre Mémoire: *Ueber dienigen Fälle, in welchen die Gaussische hypergeome-
trische Reihe eine algebraische Function ihres vierten Elementes darstellt*
(*Journal de Crelle*, t. 75).

et, par suite, le point z décrira un segment de l'axe des quantités réelles dans son plan quand x variera entre *zéro* et *un*. Comme on a

$$\frac{dz}{dx} = \frac{y_2 \frac{dy_1}{dx} - y_1 \frac{dy_2}{dx}}{y_2^2} = \frac{C}{y_2^2}\, e^{-\int \frac{\gamma - \alpha - \beta + 1 + x}{x(1-x)}\, dx},$$

il en résulte que, suivant le signe de C, z ira constamment en croissant ou en décroissant quand x croîtra. Il y aura donc une correspondance bien déterminée entre le segment (o, 1) du plan x et un segment (qui pourra contenir le point à l'infini) de l'axe réel du plan z.

Si, au lieu des intégrales que nous avons considérées et qui sont réelles pour x entre zéro et un, nous avions pris deux intégrales quelconques, cherchons quelle eût été la courbe correspondant au segment (o, 1). La recherche est facile; au lieu de y_1 et y_2, nous aurions les deux intégrales

$$P y_1 + Q y_2, \qquad R y_1 + S y_2,$$

P, Q, R, S étant des constantes et, par suite, au lieu du rapport z considéré plus haut, le rapport

$$\frac{P z + Q}{R z + S}.$$

Or, quand le point z décrit un segment de l'axe réel, le point $\frac{P z + Q}{R z + S}$ décrit un arc de la circonférence correspondant à l'axe réel. Il en résulte qu'*au segment* (o, 1) *correspond uniformément un arc de cercle.*

Reprenons donc notre question. Ayant fait choix de deux intégrales distinctes, d'ailleurs quelconques, nous posons

$$\frac{y_2}{y_1} = z,$$

et nous considérons le demi-plan P. A chacun des segments de l'axe des quantités réelles correspondent dans le plan z trois arcs de cercle. Quand x parcourt l'axe réel de $-\infty$ à $+\infty$ (en évitant seulement par des petites courbes situées au-dessus de l'axe réel les points o et 1), le point z décrit, en marchant toujours dans le même sens, les côtés d'un triangle curviligne formé d'arcs de cercle. Les trois sommets de ce triangle correspondent respectivement aux points 0, 1 et ∞.

Cherchons les angles de ce triangle. Nous désignerons par a, b, c les trois constantes réelles positives

$$a = |1 - \gamma|,$$
$$b = |\alpha - \beta|,$$
$$c = |\gamma - \alpha - \beta|.$$

Dans le voisinage du point $x = 0$, l'équation différentielle a deux solutions de la forme

$$y_1 = f_1(x), \qquad y_2 = x^{1-\gamma} f_2(x),$$

f_1 et f_2 étant holomorphes et différents de zéro pour $x = 0$. Il en résulte que, pour ce choix particulier d'intégrales, et par suite pour toutes (pour que l'on passe d'une détermination z à une autre par une substitution n'altérant pas les angles), l'angle des deux côtés du triangle au sommet qui correspond à $x = 0$, *compté dans l'intérieur de l'aire*, sera égal à

$$a\pi,$$

puisque l'argument de $x^{1-\gamma}$ varie de $(1 - \gamma)\pi$ quand x est à gauche et à droite du point 0 sur l'axe réel. Si l'angle $a\pi$ est supérieur à 2π, l'aire du plan des z se recouvrira elle-même.

On verra de la même manière que l'angle compté dans l'intérieur de l'aire est égal à

$$c\pi,$$

pour le sommet qui correspond à $x = 1$, ce qui résulte de l'existence de deux intégrales de la forme

$$y_1 = f_1(x), \qquad y_2 = (x - 1)^{\gamma - \alpha - \beta} f_2(x).$$

Enfin pour le sommet correspondant à $x = \infty$, on aura l'angle

$$b\pi,$$

car on a les deux solutions, pour x très grand,

$$y_1 = x^{-\alpha} f_1(x), \qquad y_2 = x^{-\beta} f_2(x),$$

f_1 et f_2 étant holomorphes et différents de zéro pour $x = \infty$, et l'on voit alors que, dans le quotient $\dfrac{y_2}{y_1}$, s'introduit le facteur x^{a}.

Ainsi nous arrivons à la conclusion qu'*au demi-plan correspond, dans le plan z, une aire à contour simple, limitée par trois aires de cercle*; cette aire peut se recouvrir partiellement elle-même et aussi contenir le point à l'infini.

Nous avons supposé implicitement qu'aucune des constantes a, b, c n'était égale à un entier. Prenons par exemple a, et supposons que $\gamma = 1$. D'après la théorie générale des points singuliers réguliers, nous aurons dans le voisinage de $x = 0$ les deux intégrales

$$y_1 = f_1(x), \qquad y_2 = f_2(x) + \log x \, f_3(x).$$

Le rapport $\dfrac{y_2}{y_1}$ est alors de la forme

$$\log x + \varphi(x),$$

$\varphi(x)$ étant holomorphe dans le voisinage de $x = 0$ et à coefficients réels. Quand x s'approche de zéro sur le segment $(1, 0)$, z s'approche de $-\infty$ sur l'axe réel, et ensuite quand x, décrivant un demi-cercle infiniment petit pour éviter le point 0, suit le segment $(0, -\infty)$, le point z décrit une parallèle à l'axe réel, d'ordonnée π, et en venant également de $-\infty$. L'angle sera donc égal à zéro.

On vérifiera de même que, si $a = 1$, l'angle des deux côtés du triangle sera égal à π, de sorte que le résultat énoncé plus haut est général.

14. Abordons maintenant un cas particulièrement intéressant où l'on aura une correspondance uniforme entre le demi-plan P et l'aire correspondante du plan z. Ce cas est celui où l'on a à la fois

$$a < 1, \qquad b < 1, \qquad c < 1.$$

Nous allons voir que l'on a alors d'une manière uniforme une représentation conforme du demi-plan sur un triangle d'arcs de cercle. Nous le montrerons bien nettement en suivant par continuité à partir d'un cas pour lequel la question ne présente aucune difficulté.

Si l'on prend, pour les trois constantes de la série hypergéométrique,

$$\alpha_0 = \alpha, \quad \beta_0, \quad \gamma_0,$$

on a, pour une des intégrales, une constante, et pour l'autre

$$\int_{z_0}^{z} u^{-\gamma_0}(u-1)^{\gamma_0-\beta_0-1}\,du,$$

et cette expression peut servir à effectuer la représentation conforme du demi-plan P sur un espace limité par trois droites.

Posons, comme plus haut,

$$a_0 = |1-\gamma_0|, \quad b_0 = |\beta_0|, \quad c_0 = |\gamma_0-\beta_0|.$$

Nous supposons

$$a_0 < 2, \quad b_0 < 2, \quad c_0 < 2,$$

de façon que les sommets ne soient pas des points de ramification. Le contour ne pourra se couper lui-même, car alors les trois droites ne limiteraient plus une aire (*voir*, pour ces questions déjà étudiées au tome II, le Chapitre de ce Tome relatif aux représentations conformes, pages 278 et suivantes).

Si l'on a en particulier

$$\gamma_0 < 1,$$
$$\gamma_0 - \beta_0 > 0,$$

on obtiendra, en égalant l'intégrale ci-dessus à z, un triangle rectiligne tout entier, à distance finie, avec les angles

$$a_0\pi, \quad b_0\pi, \quad c_0\pi,$$

en posant alors

$$a_0 = 1-\gamma_0, \quad b_0 = \beta_0, \quad c_0 = \gamma_0-\beta_0,$$

et la somme de ces angles est bien égale à π.

Imaginons maintenant que l'on parte de ces dernières valeurs de α_0, β_0, γ_0; l'équation hypergéométrique correspondante nous donne la représentation du demi-plan sur un certain triangle rectiligne. Faisons alors varier les coefficients α, β, γ à partir de ces valeurs de α_0, β_0, γ_0; la représentation se fera sur un triangle d'arcs de cercle, et l'on peut supposer que les sommets restent les mêmes, puisqu'on dispose de trois constantes dans le rapport des deux intégrales. On suppose d'ailleurs que α, β, γ varient de manière que l'on ait toujours

$$a < 2, \quad b < 2, \quad c < 2.$$

Le triangle d'arcs de cercles est d'abord peu différent du triangle rectiligne initial. Il ne peut pas arriver que, pendant la déformation, deux côtés du triangle se coupent entre eux, car cette circonstance ne peut se présenter que si, à un certain moment, les côtés ont fait entre eux un angle égal à zéro ou à 2π; or nous pouvons faire varier α, β, γ de manière que

$$a, \quad b, \quad c$$

varient depuis leur valeur initiale a_0, b_0, c_0 jusqu'à leur valeur finale sans passer par *zéro* ou par *deux* dans l'intervalle.

Il résulte de ce qui précède que, pendant la variation continue des paramètres, *nous ne cessons pas d'avoir dans le plan z une aire simplement connexe, ne se recouvrant pas partiellement elle-même, et donnant une représentation conforme du demi-plan* P; cette aire est un triangle curviligne dont les côtés sont des arcs de cercle. Les angles intérieurs de ce triangle sont respectivement égaux à $a\pi$, $b\pi$ et $c\pi$, chacun de ces angles étant par hypothèse inférieur à 2π.

15. La question de la représentation conforme des triangles d'arcs de cercle sur un demi-plan (ou sur un cercle, ce qui revient au même) peut être posée *a priori*, et, en analysant ce problème, on retrouve l'équation différentielle de la série hypergéométrique. Nous ne nous placerons pas à ce point de vue qui a fait l'objet d'un Mémoire de M. Schwarz ([1]); nous allons seulement former, en partant de l'équation linéaire du second ordre qui vient d'être étudiée, l'équation différentielle du troisième ordre, à laquelle satisfait le rapport $z = \dfrac{y_2}{y_1}$.

Soit, d'une manière générale, l'équation linéaire

$$\frac{d^2y}{dx^2} + P\frac{dy}{dx} + qy = 0,$$

([1]) H.-A. Schwarz, *Ueber einige Abbildungsaufgaben* (*Journal de Crelle*, t. 75). M. Darboux a consacré un très intéressant Chapitre à ces questions dans le Tome I de ses *Leçons sur la Théorie des surfaces*, p. 170.

dont y_1 et y_2 représentent deux intégrales distinctes. Le rapport

$$z = \frac{y_2}{y_1}$$

dépend manifestement de trois constantes arbitraires, puisqu'on peut remplacer y_1 et y_2 par des combinaisons linéaires. Il satisfait donc à une équation du troisième ordre que nous allons former. Le calcul est immédiat; si l'on forme

$$\frac{dz}{dx}, \quad \frac{d^2z}{dx^2}, \quad \frac{d^3z}{dx^3}$$

si l'on différentie $\frac{y_2}{y_1}$, on aura, en se servant de l'équation différentielle, les expressions de ces trois dérivées au moyen de

$$y_1, \quad y_2, \quad \frac{dy_1}{dx}, \quad \frac{dy_2}{dx}.$$

En y joignant $z = \frac{y_2}{y_1}$, on a quatre relations homogènes en y_1, y_2, $\frac{dy_1}{dx}$, $\frac{dy_2}{dx}$. L'élimination de ces quatre quantités donne alors l'équation cherchée. On trouve ainsi

$$\frac{2\frac{dz}{dx}\frac{d^3z}{dx^3} - 3\left(\frac{d^2z}{dx^2}\right)^2}{2\left(\frac{dz}{dx}\right)^2} = 2q - \frac{1}{2}p^2 - \frac{dp}{dx}.$$

Dans le cas de l'équation hypergéométrique, le second membre se réduit à

$$\frac{1-a^2}{2x^2} + \frac{1-b^2}{2(1-x)^2} + \frac{a^2-b^2+c^2-1}{2x(1-x)},$$

en posant, comme nous l'avons fait précédemment,

$$a^2=(1-\gamma)^2, \quad b^2=(\alpha-\beta)^2, \quad c^2=(\gamma-\alpha-\beta)^2.$$

Ceci nous explique pourquoi les quantités qu'on peut supposer positives a, b, c jouent seules un rôle dans les questions relatives au rapport $\frac{y_2}{y_1}$, comme nous l'avons constaté plus haut.

16. Nous avons obtenu (§ 14) la représentation conforme du demi-plan sur un triangle formé par trois arcs de cercle, au

moyen du quotient de deux intégrales de l'équation hypergéométrique. Nous allons passer de là facilement à une représentation
du plan tout entier sur lequel sont tracées deux coupures.

Supposons d'abord que la représentation du demi-plan P ait été
faite au moyen du rapport de deux intégrales réelles sur le segment
$(o, 1)$. Traçons sur le plan la coupure $(-\infty, o)$ et la coupure
$(1, +\infty)$ que le point x ne va pas franchir. Dans ces conditions, le
rapport z est une fonction uniforme de x dans tout le plan. A la
partie supérieure du plan des x, c'est-à-dire au plan P correspond
dans le plan z, d'après les paragraphes précédents, un triangle T
d'arcs de cercle; un des côtés de ce triangle est rectiligne ici : c'est
celui qui correspond au segment $(o, 1)$. Puisque la fonction z est
réelle sur le segment $(o, 1)$, elle prendra des valeurs imaginaires
conjuguées pour deux valeurs de x imaginaires conjuguées, c'està-dire pour deux points symétriques par rapport à l'axe réel. Par
suite, au demi-plan inférieur correspondra un triangle d'arcs de
cercles symétrique du triangle T par rapport à son côté rectiligne.
L'ensemble du triangle T et de son symétrique correspondra donc
au plan x tout entier dans lequel on a tracé les deux coupures

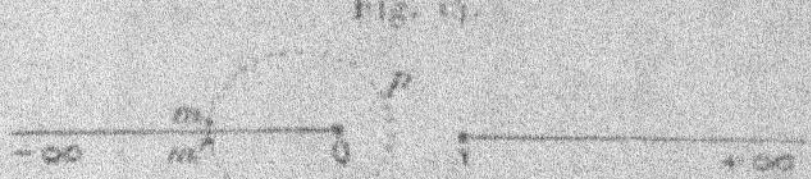

Fig. 14.

$(-\infty, o)$ et $(1, +\infty)$. On aura, par exemple, les figures suivantes
où l'on représente le plan x et le plan z.

Soit d'abord le triangle ABC avec le côté rectiligne $\overline{AB}$, qui
correspond au segment $(o, 1)$; nous figurons le triangle ABC' sy-

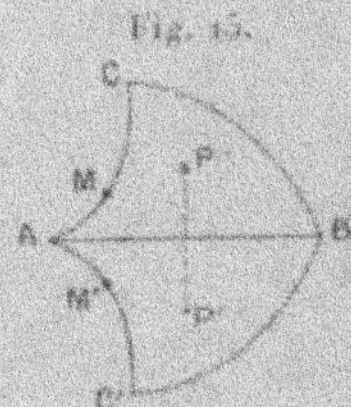

Fig. 15.

métrique de ABC par rapport à AB. Le quadrilatère ACBC' donne
une représentation conforme du plan x où sont tracées les cou-

pures $(-\infty, o)$ et $(1, +\infty)$. Le côté AC correspond au bord supérieur de la coupure $(o, -\infty)$ et le côté AC' au bord inférieur de cette même coupure. Ainsi à deux points m et m', considérés comme appartenant respectivement aux bords supérieur et inférieur de la coupure $(-\infty, o)$, correspondent deux points M et M' situés sur AC et sur AC'. En désignant par z et z' les affixes de ces deux points, on aura

$$z' = \frac{az-b}{cz-d},$$

et la substitution

$$\left(z, \frac{az-b}{cz-d}\right)$$

correspond précisément à la rotation mpm' effectuée par x autour de O dans le sens négatif.

Il y aurait de même une seconde substitution

$$\left(z, \frac{\alpha z+\beta}{\gamma z+\delta}\right),$$

transformant BC en BC'. Les côtés du quadrilatère $\overline{ACBC'}$ se correspondent donc deux à deux par une substitution linéaire.

Dans la figure que nous avons dessinée, nous avons supposé que le triangle ACB était tout entier au-dessus de AB; il pourrait en être autrement, et alors le quadrilatère total pourrait se recouvrir partiellement lui-même.

Si, au lieu de prendre le rapport z de deux intégrales réelles sur le segment $(o, 1)$, nous avions pris le rapport de deux intégrales quelconques, le triangle ABC n'aurait plus eu de côté rectiligne. La figure obtenue aurait été la transformée du quadrilatère ACBC' par une substitution quelconque de la forme

$$\left(z, \frac{az-b}{cz-d}\right).$$

Or, une telle substitution transforme le segment de droite $\overline{AB}$ en une circonférence; il s'agit de savoir ce que deviennent deux points P et P' symétriques par rapport à $\overline{AB}$. Désignons par $\alpha\beta$ le segment d'un cercle Γ correspondant à AB, et soient π et π' les transformées de P et P'. Tout cercle passant par P et P' est orthogonal à AB; donc tout cercle passant par π et π' est orthogonal à Γ (la transformation transformant les cercles en cercles et conservant les angles).

En particulier, la droite $\pi\pi'$ sera normale au cercle Γ et, par suite, passe par son centre E. Or, on sait que deux points π et π',

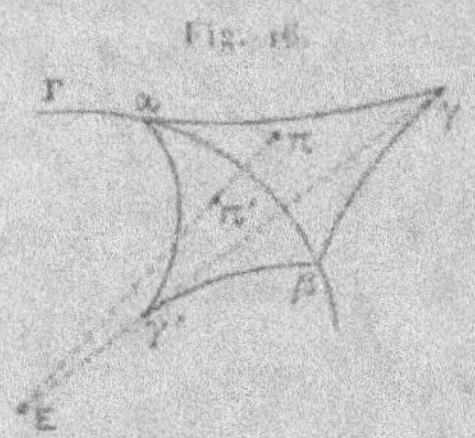

Fig. 16.

situés sur le diamètre d'un cercle et tels qu'un cercle distinct de ce diamètre et passant par ces points soit orthogonal au cercle, sont conjugués par rapport à celui-ci, c'est-à-dire que

$$E\pi . E\pi' = R^2,$$

R désignant le rayon du cercle. Les deux points π et π' se correspondent donc dans la transformation par rayons vecteurs réciproques, qui laisse invariables les points de Γ. Les deux triangles $\alpha\gamma\beta$ et $\alpha\gamma'\beta$ correspondant respectivement à ACB et AC'B sont donc transformés l'un de l'autre par une inversion relative au cercle Γ; on peut dire encore qu'ils sont *l'image l'un de l'autre* par rapport à ce cercle (¹), comme on le dit pour le cas où $\alpha\beta$ se réduit à un segment rectiligne.

IV. — Remarques générales sur les substitutions linéaires transformant un cercle en lui-même.

17. Nous aurons à considérer, dans le Chapitre suivant, des substitutions linéaires transformant un cercle en lui-même. Telles sont les substitutions du groupe de l'équation hypergéométrique,

(¹) Cette notion de l'image d'une figure par rapport à un cercle avait été déjà posée par Riemann dans ses Travaux *Sur les surfaces minima*. Elle a été particulièrement développée par M. Schwarz dans les Mémoires que nous avons déjà cités.

dans le cas où le cercle obtenu au § 10 est réel. On peut toujours supposer que le cercle se réduit à une droite, et que cette droite est l'axe des quantités réelles.

Une substitution linéaire transformant la droite en elle-même est alors de la forme

$$\left(z, \frac{az+b}{cz+d}\right),$$

a, b, c, d *étant réels*, et l'on supposera, comme il est évidemment permis, que

$$ad - bc = 1.$$

Ceci posé, cherchons les points que la substitution laisse invariables. Ils correspondent à l'équation

$$z = \frac{az+b}{cz+d},$$

c'est-à-dire à l'équation du second degré

$$(8) \qquad cz^2 + (d-a)z - b = 0.$$

La quantité sous le radical

$$(d-a)^2 + 4bc$$

se réduit (en tenant compte de la relation $ad - bc = 1$) à

$$(a+d)^2 - 4.$$

Nous avons donc différents cas à examiner suivant le signe de cette différence. Remarquons auparavant que, conformément à la théorie générale de la réduction des substitutions linéaires, on peut, par un changement linéaire de variables, ramener la substitution à la forme

$$(Z, \mu Z),$$

μ étant le rapport des racines, supposées distinctes, de l'équation en λ,

$$(9) \qquad \begin{vmatrix} a-\lambda & b \\ c & d-\lambda \end{vmatrix} = 0.$$

Si cette équation a ses racines égales, la substitution se ramènera à la forme

$$(Z, Z+h).$$

On doit remarquer que la quantité sous le radical est la même pour les deux équations du second degré (8) et (9).

18. Soit d'abord

$$(a+d)^2 > 4.$$

La réduction à la forme canonique se fera par une substitution réelle, et l'on aura

$$Z = \frac{z-\alpha}{z-\beta},$$

α et β étant deux racines réelles de l'équation (8), et la substitution pourra se mettre sous la forme

$$\frac{z'-\alpha}{z'-\beta} = \mu \frac{z-\alpha}{z-\beta},$$

le multiplicateur μ étant aussi réel et positif, puisque l'équation (9) a ses racines de même signe.

Les deux points que la substitution laisse invariables sont dits les *points doubles* de la substitution. Dans le cas actuel ces points sont situés sur l'axe réel. La substitution est dite alors *hyperbolique* (¹).

19. Supposons maintenant

$$(a+d)^2 < 4.$$

Nous pouvons encore donner à la substitution la même forme, mais alors α et β sont imaginaires conjuguées, et μ est une quantité imaginaire dont le module est égal à 1. Les deux *points doubles* sont imaginaires et il n'y en a, par conséquent, qu'un dans le demi-plan supérieur.

Soit

$$\mu = e^{i\theta},$$

θ étant réel. La substitution

$$Z' = \mu Z$$

transforme une courbe passant par $Z = 0$ en une autre courbe

(¹) La classification des substitutions linéaires à une variable a été faite par M. Klein dans ses Travaux *Sur la transformation des fonctions elliptiques*.

par le même point, et les deux courbes font visiblement entre
elles, en ce point, l'angle θ. Par suite à une courbe, passant par le
point $z = \alpha$, correspondra une courbe passant par le même point
et faisant avec elle l'angle θ. On dit ici que la substitution est *elliptique*.

20. Passons au cas particulier où

$$(a+d)^2 = 4.$$

Soit α la racine double de l'équation (8) ; on peut prendre ici

$$Z = \frac{1}{z-\alpha}$$

et la substitution a alors la forme

$$\frac{1}{z'-\alpha} = \frac{1}{z-\alpha} - h,$$

h étant une constante différente de zéro.

La substitution est dite alors *parabolique* ; il n'y a qu'un point
que la substitution laisse invariable : c'est le point $z = \alpha$, situé
sur l'axe réel. Une courbe passant par le point double a pour
transformée une courbe passant par ce point et qui lui est tangente, ce qui se déduit de suite du cas précédent, en regardant la
substitution parabolique comme la limite d'une substitution elliptique.

CHAPITRE XIII.

SUR UNE CLASSE DE TRANSCENDANTES UNIFORMES DÉDUITES DE L'ÉQUATION DIFFÉRENTIELLE HYPERGÉOMÉTRIQUE.

I. — Les fonctions de M. Schwarz.

1. Nous allons maintenant étudier des cas étendus, signalés par M. Schwarz, où l'inversion du quotient de deux intégrales de l'équation différentielle hypergéométrique conduit à une fonction uniforme. Nous voulons donc que, y_1 et y_2 désignant deux intégrales distinctes de cette équation, la relation

$$\frac{y_1(x)}{y_2(x)} = z$$

donne pour x une fonction uniforme de z.

Revenons d'abord aux constantes λ, b_1, b_2, comme nous l'avons fait dans l'étude des intégrales hypergéométriques (Chapitre XII, § 6). Nous savons que l'on peut trouver deux intégrales, dont le rapport dans le voisinage de l'origine $x = o$ peut se mettre sous la forme

$$x^{\lambda + b_2 - b_1} P(x),$$

$P(x)$ étant holomorphe et différent de zéro pour $x = o$. Il suffit, pour s'en assurer, de prendre les deux intégrales correspondant aux deux racines de l'équation déterminante.

De même, pour $x = 1$, on aura deux intégrales, dont le quotient se mettra sous la forme

$$(x-1)^{\lambda + b_2' - b_1'} Q(x),$$

$Q(x)$ étant holomorphe et différent de zéro pour $x = 1$. Enfin, dans le voisinage de $x = \infty$, nous avons un rapport susceptible de la forme

$$x'^{b_1+b_2-1} R(x') \qquad \left(x' = \frac{1}{x}\right),$$

$R(x')$ étant holomorphe et différent de zéro pour $x' = 0$.

Pour que l'inversion se fasse d'une manière uniforme, il faudra que *les trois nombres*

$$\lambda + b_1 - 1, \quad \lambda + b_2 - 1, \quad b_1 + b_2 - 1$$

soient les inverses de nombres entiers. Soient donc

$$\lambda + b_1 - 1 = \frac{1}{m},$$
$$\lambda + b_2 - 1 = \frac{1}{n},$$
$$b_1 + b_2 - 1 = \frac{1}{p},$$

m, n, p étant trois entiers que nous pouvons supposer *positifs*, car nous verrons dans un moment que

$$a^2 = \frac{1}{m^2}, \qquad b^2 = \frac{1}{n^2}, \qquad c^2 = \frac{1}{p^2},$$

a, b, c ayant la signification que nous leur avons donnée au Chapitre précédent.

Nous aurons donc

$$\lambda = \frac{1}{2}\left(1 + \frac{1}{m} + \frac{1}{n} - \frac{1}{p}\right),$$
$$b_1 = \frac{1}{2}\left(1 + \frac{1}{m} + \frac{1}{p} - \frac{1}{n}\right),$$
$$b_2 = \frac{1}{2}\left(1 - \frac{1}{m} + \frac{1}{p} + \frac{1}{n}\right).$$

Nous nous imposons de plus la condition que l'intégrale hypergéométrique (*loc. cit.*) ait un sens quand g et h sont deux quelconques des quantités $0, 1, x$ et ∞, c'est-à-dire que

$$b_1 > 0, \qquad b_2 > 0, \qquad \lambda > 0, \qquad b_1 + b_2 - \lambda < 1.$$

Les trois premières conditions sont remplies, quels que soient les entiers positifs m, n, p; et la dernière revient à l'inégalité

$$\frac{1}{m} + \frac{1}{n} + \frac{1}{p} < 1.$$

Nous la supposerons vérifiée.

2. Les quantités désignées par a, b, c dans le Chapitre précédent (§ 13) sont ici, puisque

$$b = 1 - \alpha, \qquad b_1 = 1 - \beta - \gamma, \qquad b_2 = \gamma - \delta,$$

$$a = \frac{1}{m}, \qquad b = \frac{1}{n}, \qquad c = \frac{1}{p}.$$

Le quotient de deux solutions nous donne donc la représentation conforme du demi-plan sur un triangle d'arcs de cercle (*voir* le Chapitre précédent). Les angles aux sommets de ce triangle sont

$$\frac{\pi}{m}, \quad \frac{\pi}{n}, \quad \frac{\pi}{p}.$$

On peut supposer que ces trois sommets sont à distance finie, et, puisque a, b, c sont plus petits que deux, nous sommes dans le cas où il y a une correspondance uniforme entre le demi-plan et le triangle ABC.

Or, étant donnés trois cercles, il existe un cercle réel ou imaginaire les coupant orthogonalement. Soit Γ le cercle relatif aux trois cercles formant le triangle ABC, et soit AC'B l'image de ACB par rapport à AB; Γ coupera aussi orthogonalement AC' et BC'. On le verra de suite en supposant que AB se réduit à une ligne droite (ce qui ne diminue pas la généralité, comme il résulte du § 16 du Chapitre précédent), car alors AC'B est symétrique de ACB et le cercle a lui-même AB pour axe de symétrie.

Je dis maintenant que *le cercle* Γ *est réel*: c'est là un point très important qui résulte de ce que les angles de notre triangle d'arcs de cercle sont égaux à $\frac{\pi}{m}$, $\frac{\pi}{n}$ et $\frac{\pi}{p}$ et à ce que, de plus,

$$\frac{1}{m} + \frac{1}{n} + \frac{1}{p} < 1.$$

Pour le voir, nous pouvons supposer que deux des côtés du

triangle sont rectilignes, car on peut transformer deux circonférences en droite par une substitution linéaire. Nous aurions donc
la disposition suivante de la *fig.* 17.

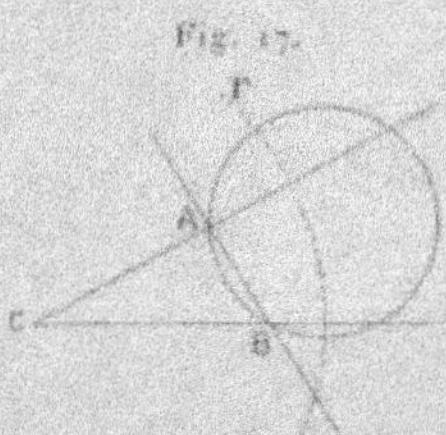

Fig. 17.

L'angle rectiligne ACB est égal à $\frac{\pi}{p}$; quant à l'arc de cercle AB,
il doit tourner sa convexité vers le point C, car autrement la
somme des angles du triangle formé par les deux droites CA, CB
et l'arc de cercle AB dépasserait la somme des angles du triangle
rectiligne ABC, c'est-à-dire π. Du point C comme centre, on peut
donc décrire un cercle *réel* Γ orthogonal au cercle AB, et l'on doit
remarquer que le cercle Γ ne rencontrera pas le triangle CAB.

Nous avons supposé implicitement, dans cette figure, qu'aucun
des angles n'était nul, c'est-à-dire qu'aucun des entiers m, n, p
n'était infini. Supposons, par exemple, $m = \infty$; on aura alors la
fig. 18. Ici le cercle Γ ne traverse pas le triangle ACB, mais passe
par le sommet A où l'angle est nul. Ceci est général; s'il y a,

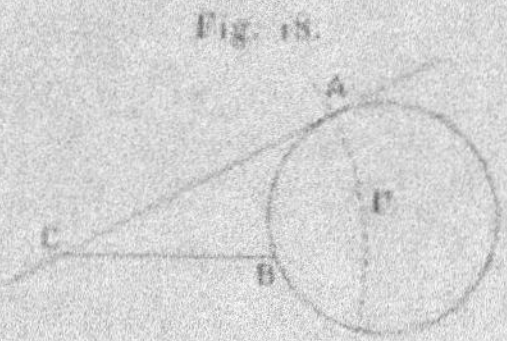

Fig. 18.

dans le triangle, deux sommets, ou même les trois, pour lesquels
l'angle soit nul, le cercle orthogonal passera par ces sommets.

3. Réduisons maintenant le cercle Γ à être l'axe des quantités
réelles, le triangle ABC sera dans un des demi-plans, soit, par
exemple, le demi-plan supérieur.

Nous avons donc, dans le demi-plan, un triangle d'arcs de
cercle ACB, dont les côtés sont orthogonaux à l'axe réel, et il en

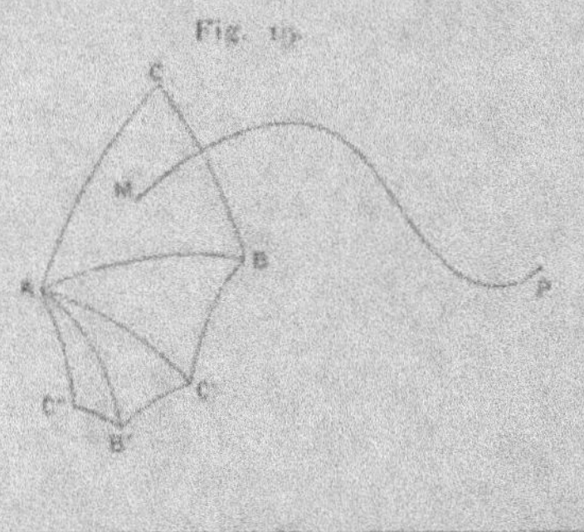

sera de même alors des côtés du triangle AC′B, image du triangle
ACB par rapport à AB (*fig.* 19).

Si les sommets A et B correspondent aux points o et 1, la substitution linéaire transformant AC en AC′ est la substitution Σ_1,
relative à une rotation dans le sens négatif autour de o. (*Voir* la
fig. 14 du Chapitre précédent.)

Le quadrilatère ACBC′ correspond au plan de la variable x,
dans lequel on a tracé les coupures $(-\infty, 0)$ et $(1, +\infty)$. Si x,
venant du demi-plan inférieur, traverse la coupure $(-\infty, 0)$, nous
aurons, comme correspondant au demi-plan supérieur, un triangle
d'arcs de cercle, qui sera l'image du triangle AC′B par rapport à
AC′; soit AB′C′ ce triangle. Il est clair que le triangle AC′B′ se
déduira du triangle ACB au moyen de la substitution Σ_1, et le
triangle AC″B′, image de AC′B′ par rapport à AB′, se déduira du
triangle AC′B par la même substitution. On peut donc dire que
le quadrilatère AC″B′C′ est la transformée du quadrilatère ACBC′
par la substitution Σ_1. Cette substitution est évidemment à coefficients réels, puisqu'elle a le point A comme point double et
qu'elle transforme le cercle AC dans le cercle AC′, le cercle AB
dans le cercle AB′, ces divers cercles étant orthogonaux à l'axe
réel $\xi\xi'$.

La substitution Σ_2, relative à une rotation dans le sens positif
autour de 1 et qui transforme BC en BC′, est pareillement à coef-

ficients réels (¹), et l'on peut appliquer de la même manière cette substitution au quadrilatère ACBC'. Nous sommes donc ainsi conduit à transformer le quadrilatère précédent au moyen des substitutions en nombre infini, résultant de la composition des deux substitutions Σ_1 et Σ_2. Ceci revient, d'après les explications ci-dessus, à partir du triangle ACB et *à former la suite indéfinie des triangles, qui s'en déduisent par symétrie en prenant les images de ce triangle par rapport à ses côtés*, et faisant de même pour les nouveaux triangles obtenus et ainsi de suite. Nous dirons que deux quadrilatères ayant un côté commun AC', tels que ACBC' et AC'B'C'' sont limitrophes.

Tous les triangles seront dans le même demi-plan, puisque les substitutions Σ_1 et Σ_2 sont à coefficients réels. Il est, de plus, évident, d'après leur génération géométrique, qu'ils ne se recouvriront pas les uns les autres, puisque leurs angles sont respectivement égaux à

$$\frac{\pi}{m}, \quad \frac{\pi}{n}, \quad \frac{\pi}{p},$$

ce qui fait que les triangles ayant pour sommet le point A sont en nombres égaux à $2m$, la rotation autour de A ramenant le triangle initial, et que, par suite, les quadrilatères sont en nombre m autour de A. En prenant toujours de nouveaux triangles, on étend indéfiniment, sans sortir du demi-plan, le domaine occupé par les triangles, et il est bien vraisemblable que *cet ensemble de triangles couvrira le demi-plan tout entier* (²); pour le démontrer en toute rigueur quelques explications préliminaires sont nécessaires.

4. Reprenons la substitution

$$Z = \frac{az+b}{cz+d} \qquad (ad-bc=1),$$

(¹) Le cercle que laissent invariables les substitutions Σ_1 et Σ_2, comme nous l'avons vu d'une manière générale (Chap. XII, § 10), est ici l'axe réel. On peut vérifier directement qu'avec les valeurs actuelles de λ, b, et b_1 ce cercle doit bien être réel, en se servant de l'inégalité donnée (*loc. cit.*).

(²) M. Schwarz, dans son Mémoire déjà cité (*Journal de Crelle*, t. 75, p. 308), admet ce point sans démonstration. Nous suivons, pour la démonstration rigoureuse, la méthode employée par M. Poincaré pour établir le théorème général d'existence des groupes fuchsiens (*Acta mathematica*, t. I).

a, b, c et d étant réels. Soient $z = x + iy$ et $Z = X + iY$; on aura

$$dz = dx + i\,dy$$

et, en désignant par z_0 la quantité conjuguée de z,

$$dz_0 = dx - i\,dy,$$

d'où l'on conclut

$$dx^2 + dy^2 = dz\,dz_0.$$

Or

$$dZ\,dZ_0 = \frac{dz_0\,dz}{(cz+d)^2(cz_0+d)^2},$$

et comme

$$Y = \frac{y}{(cz+d)(cz_0+d)},$$

on en déduit

$$\frac{dX^2 + dY^2}{Y^2} = \frac{dx^2 + dy^2}{y^2}.$$

Par suite, pour un élément de courbe ds et pour l'arc transformé dS, on a

$$\frac{dS}{Y} = \frac{ds}{y}$$

et l'on peut dire que l'élément $\dfrac{ds}{y}$ est un invariant pour la substitution linéaire.

5. Revenons au quadrilatère $ACBC'$ et à tous ceux qui s'en déduisent par les substitutions du groupe dont Σ_1 et Σ_2 sont les deux substitutions fondamentales. Joignons un point quelconque M à l'intérieur du quadrilatère $ACBC'$ par un arc de courbe situé dans le demi-plan, à un point quelconque P de ce demi-plan, non situé sur l'axe réel. Suivons l'arc MP en considérant les différents quadrilatères correspondant au quadrilatère initial par une substitution du groupe, et cherchons à montrer qu'on arrivera au point P après avoir traversé un nombre *fini* de quadrilatères.

L'arc de courbe MP sort du premier quadrilatère (que nous désignerons par R_0) par un certain côté. Il entre alors dans un second quadrilatère R_1, qui est le quadrilatère limitrophe de R_0, le long de ce côté. Si l'arc MP sort de ce quadrilatère, il entrera dans un troisième quadrilatère R_2, limitrophe de R_1, le long du côté par lequel est sorti MP, et ainsi de suite. On aura, de cette manière, une suite de quadrilatères

$$R_0, \ R_1, \ \ldots, \ R_{n\ldots}$$

Il faut démontrer que ces quadrilatères sont en nombre fini. Or, quand un arc de courbe traverse un polygone R, deux circonstances peuvent se présenter : ou bien cet arc va d'un côté à un côté opposé, ou bien il entre par un côté et sort par un côté adjacent.

Prenons d'abord la première circonstance et considérons la substitution linéaire transformant R_a en R_b. Elle transformera aussi l'arc r_a de MP, qui traversait R_a, en un arc traversant R_b. Or pour un arc de courbe, compris entre deux côtés opposés de R_b, l'intégrale

$$L = \int \frac{ds}{y}$$

est une quantité positive ne descendant pas au-dessous d'une certaine limite, que nous désignerons par K. Or, L étant un invariant au sens du paragraphe précédent, nous concluons de là que l'intégrale L étendue à γ_a sera supérieure à K. Comme l'intégrale L, étendue à l'arc MP tout entier, est nécessairement finie, il en résulte que le nombre des polygones R, pour lesquels se présente la première circonstance, est nécessairement fini.

Si donc les R sont supposés en nombre infini, il arrivera un moment où la seconde circonstance se présentera toujours. Celle-ci se partage elle-même en deux cas différents. Considérons un polygone R_i et le polygone suivant R_{i+1}; par hypothèse, l'arc traverse les deux polygones en entrant et sortant par des côtés adjacents; mais il peut arriver que les côtés adjacents correspondent au même sommet ou à deux sommets différents dans les deux quadrilatères. Dans le second cas, en effectuant la transformation qui ramènera respectivement les deux quadrilatères à R_a et à R_b, il est clair que l'intégrale L, étendue à l'arc compris dans R_i et R_{i+1}, sera supérieure à K, et nous sommes dans le même cas que ci-dessus. Le second cas de la seconde circonstance ne peut donc se présenter qu'un nombre fini de fois. Il ne nous reste plus que le premier cas de la seconde circonstance, qui se présenterait constamment à partir d'un certain moment; mais ici il n'y a plus aucune difficulté, puisque autour d'un sommet il y a seulement soit m, soit n, soit p quadrilatères. Nous trouvons donc toujours un nombre fini dans tous les cas possibles, et nous arrivons à la conclusion que *le réseau de quadrilatères couvre le demi-plan tout entier*, puisqu'un point quelconque du demi-plan se trouve dans un certain quadrilatère.

6. Je reprends maintenant le rapport

$$\frac{f_1(x)}{f_2(x)} = z,$$

qui nous a d'abord donné la représentation conforme du demi-plan supérieur sur le triangle ACB. A chaque valeur de x correspondent une infinité de valeurs de z, qui se déduisent de l'une d'entre elles z, et sont de la forme

$$\frac{az+b}{cz+d},$$

a, b, c et d étant réels ($ad - bc = 1$). Cherchons inversement combien de valeurs de x correspondent à une valeur de z. Le point z se trouve dans un certain quadrilatère R du réseau que nous venons d'étudier. Or, à chaque quadrilatère correspond uniformément le plan de la variable x où l'on a tracé les deux coupures $(-\infty, 0)$ et $(1 + \infty)$; *à chaque valeur de z ne correspondra donc qu'une valeur de x*.

L'inversion de l'équation

$$\frac{f_1(x)}{f_2(x)} = z$$

donne donc pour x *une fonction uniforme de z*. Cette fonction $f(z)$ n'est définie que dans le demi-plan supérieur de la variable z, et l'on *ne peut la prolonger analytiquement au-dessous de l'axe réel*. En désignant par

$$\left(z, \frac{az+b}{cz+d}\right)$$

une substitution quelconque du groupe dont Σ_1 et Σ_2 sont les deux substitutions fondamentales, on a

$$f\left(\frac{az+b}{cz+d}\right) = f(z),$$

égalité qui exprime simplement qu'aux points correspondants de
deux polygones R la fonction a la même valeur. Nous avons donc
là une transcendante extrêmement intéressante, qui généralise
d'une manière bien remarquable les fonctions doublement périodiques, en ce sens que le parallélogramme des périodes s'y trouve
remplacé par un quadrilatère d'arcs de cercle, et que le réseau des
parallélogrammes de périodes est remplacé par le réseau des quadrilatères curvilignes couvrant le demi-plan ([1]).

7. Nous avons supposé dans les dessins faits plus haut que les
angles

$$a\pi, \quad b\pi, \quad c\pi$$

du triangle curviligne étaient différents de zéro.

Les raisonnements faits ne supposent en rien que parmi ces
angles il ne s'en trouve pas d'égal à zéro. Si l'on a $\alpha = 0$, le sommet a sera sur l'axe réel, car on a alors un logarithme dans
l'expression d'un système fondamental d'intégrales et la substitution fondamentale correspondante sera alors parabolique. Il peut
même arriver que les trois angles du triangle d'arcs de cercle

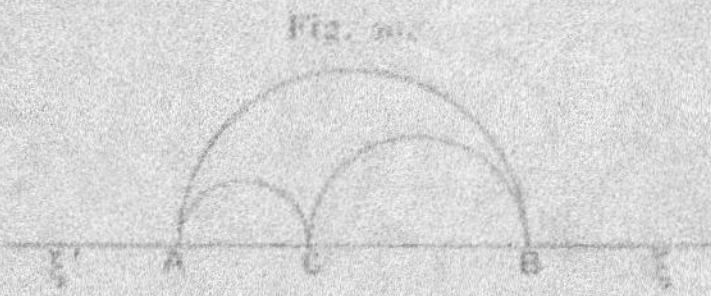

Fig. 20.

soient nulles, ce qui correspond à $l = m = n = \infty$, et ce cas particulier présente un grand intérêt. On aura alors un triangle
comme celui de la *fig.* 20, où les trois angles A, C, B sont nuls.

([1]) Les fonctions de M. Schwarz ont donné, après la fonction modulaire qui
s'était présentée dans la théorie des fonctions elliptiques et qu'elles comprennent
comme cas particulier, des exemples de fonctions uniformes n'étant pas susceptibles d'être prolongées analytiquement au delà d'une droite ou d'un cercle, et
se reproduisant quand on effectue sur la variable un groupe de substitutions linéaires. Ce sont les types les plus simples de ces fonctions que M. Poincaré appelle *fonctions fuchsiennes*, et qui sont désignées par M. Klein et ses élèves sous
le nom de *fonctions automorphes*. Un point capital dans cette théorie est la loi
générale de formation des groupes fuchsiens, c'est-à-dire des réseaux de polygones
limités par des arcs de cercle normaux à l'axe réel, se déduisant les uns des autres
par une substitution linéaire et couvrant une seule fois le demi-plan. [*Voir* sur
ce sujet : Poincaré, *Théorie des groupes fuchsiens* (*Acta mathematica*, t. I)].
L'étude du cas particulier très simple, correspondant aux fonctions de Schwarz
que nous venons de traiter, facilitera l'étude du cas général.

8. Nous avons supposé, dans ce qui précède, que l'on avait entre les entiers positifs m, n, p l'inégalité

$$\frac{1}{m} + \frac{1}{n} + \frac{1}{p} < 1.$$

Arrêtons-nous un moment sur le cas de l'égalité

$$\frac{1}{m} + \frac{1}{n} + \frac{1}{p} = 1.$$

D'après les valeurs de λ, b_1 et b_2 (§ 1 de ce Chapitre), nous trouvons alors

$$\lambda + b_1 + b_2 = 2,$$

et par suite, en revenant aux constantes α, β, γ de Gauss, on aura $\beta = 0$.

L'équation hypergéométrique se réduit à

$$x(1-x)\frac{d^2 y}{dx^2} + [\gamma - x(\alpha+1)]\frac{dy}{dx} = 0.$$

Une des solutions est donc $y = \text{const.}$, et une autre intégrale est fournie par la quadrature

$$(1) \qquad y = \int_{x_0}^{x} x^{-\gamma}(1-x)^{\gamma-\alpha-1}dx.$$

La question se réduit donc à l'inversion d'une intégrale. Mais ici, d'après ce que nous avons déjà dit au Chapitre précédent, le triangle curviligne se réduit à un triangle rectiligne; ses angles sont égaux à

$$\frac{\pi}{m}, \quad \frac{\pi}{n}, \quad \frac{\pi}{p},$$

et leur somme est bien égale à π, d'après la relation

$$\frac{1}{m} + \frac{1}{n} + \frac{1}{p} = 1.$$

Les cas où un des angles serait nul, c'est-à-dire où une des quantités m, n, p serait infinie, ne présentent aucun intérêt, et l'on ne trouve que des transcendantes élémentaires. La seule circonstance à examiner est celle où nous avons un véritable triangle rectiligne. Ce que nous avons dit plus haut du triangle curviligne peut nécessairement se répéter pour le triangle rectiligne. On déduira du triangle rectiligne par symétrie une infinité de triangles qui recouvriront le plan. Mais le triangle initial n'est pas quelconque. La relation

$$\frac{1}{m} + \frac{1}{n} + \frac{1}{p} = 1$$

nous donne, soit

$$m = 3, \qquad n = 3, \qquad p = 3,$$

soit

$$m = 2, \qquad n = 4, \qquad p = 4,$$

ou enfin

$$m = 2, \qquad n = 3, \qquad p = 6.$$

On a dans le premier cas un triangle équilatéral, dans le second un triangle rectangle isoscèle et dans le troisième un triangle rectangle dont les angles aigus sont égaux respectivement à 30° et 60°. Dans les trois cas, *on obtient par l'inversion de l'intégrale* (1) *une fonction doublement périodique*. On le vérifierait par l'étude de l'intégrale elle-même en donnant à x et y les valeurs particulières correspondant à chacun de ces cas, et il n'y aurait qu'à vérifier que l'intégrale abélienne dont on veut faire l'inversion est une intégrale de première espèce correspondant à une courbe de genre *un*. On peut aussi le voir par une voie qui se rapproche plus des considérations développées dans les paragraphes précédents, car la double périodicité doit apparaître sur le réseau des triangles. Prenons, par exemple, le triangle équilatéral.

Soient le triangle équilatéral ACB et son symétrique ACB

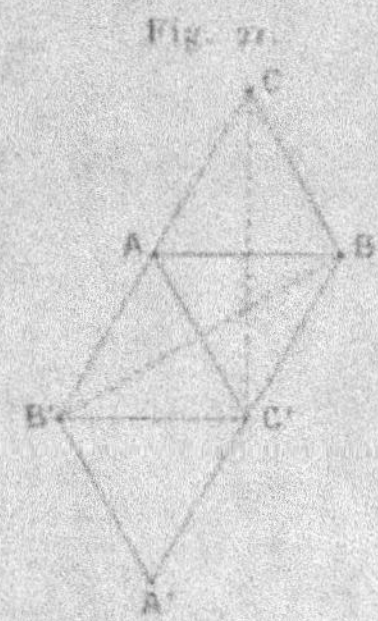

Fig. 21.

(*fig.* 21). Les substitutions fondamentales du groupe sont la substitution linéaire (ici de la forme Pz + Q) transformant AC en AC,

et la substitution linéaire transformant BC en BC′. Figurons maintenant le quadrilatère limitrophe AC′B′A′, et considérons la substitution linéaire transformant C′A en C′A′. En faisant à la suite
les deux substitutions correspondant respectivement au changement de AC en AC′ et de C′A en C′A′, on transforme CA en C′A′;
cette substitution sera nécessairement de la forme

$$(z, z + \omega),$$

ω représentant la grandeur géométrique CC′. Voici donc une première période; une seconde période correspondra à la grandeur
géométrique BB′; une troisième période correspondrait à la troisième hauteur, mais il est clair qu'elle est la somme géométrique
des deux premières. Un parallélogramme de périodes comprend
l'équivalent de *trois* parallélogrammes fondamentaux tels que
ACBC′; je veux dire par là que sa surface peut se partager en plusieurs aires dont chacune est congruente à un parallélogramme
fondamental, ou à une partie d'un tel parallélogramme, de manière à correspondre dans son ensemble à *trois* de ces parallélogrammes.

Je laisse au lecteur le soin d'examiner de la même manière les
deux autres réseaux de triangles dont les angles sont indiqués ci-
dessus (¹).

II. — Problème inverse.

9. Nous sommes parti, dans la Section précédente, de l'équation
différentielle hypergéométrique, et, en donnant aux constantes
certaines valeurs particulières, nous avons été conduit à diviser
le demi-plan de la variable z en un réseau de quadrilatères formés

---

(¹) Je n'examine pas ici les cas, en nombre limité, où l'on a

$$\frac{1}{m} + \frac{1}{n} + \frac{1}{p} > 1,$$

et je renvoie pour ces cas au Mémoire de M. Schwarz et au beau Livre de M. Klein
(*Vorlesungen über das Ikosaeder und die Auflösung der Gleichungen vom fün-
ften Grade*; Leipzig, 1884). L'inversion du quotient donne encore des fonctions
uniformes, mais ce sont des fonctions rationnelles. Elles sont très intéressantes,
car elles se rattachent intimement aux divers polyèdres réguliers.

par des arcs de cercle. On peut se poser la question d'une manière inverse, en considérant *a priori* dans le demi-plan de la variable z un triangle formé par trois arcs de cercles normaux à l'axe réel, et ayant pour angles ([1])

$$\frac{\pi}{m}, \quad \frac{\pi}{n}, \quad \frac{\pi}{p}.$$

On prend l'image de ce triangle ABC par rapport à AB, et, en désignant ce triangle par ABC', on a le quadrilatère ACBC'. Il existe une substitution elliptique à coefficients réels ayant pour points doubles A et son symétrique, par rapport à l'axe réel, transformant le cercle AC en le cercle AC', ces deux cercles étant pris dans leur entier ; ce sera la substitution

$$\frac{z'-z}{z-z_0} = e^{\frac{2\pi i}{2n}} \frac{z-z}{z-z_0},$$

([1]) On aura certainement

$$\frac{1}{m} + \frac{1}{n} + \frac{1}{p} < 1,$$

comme le montre le théorème célèbre de Gauss sur la courbure totale d'une portion de surface, limitée par des lignes géodésiques. On sait en effet que l'on peut mettre le carré de l'élément de l'arc sur une surface S, dont la courbure totale est constante et égale à -1 sous la forme

$$\frac{dx^2 + dy^2}{y^2},$$

et, si l'on établit alors une correspondance entre les points de S et le demi-plan (x, y), les lignes géodésiques de la surface correspondront dans le demi-plan aux cercles orthogonaux à l'axe des x. Cette représentation donnant une carte géographique de S sur le demi-plan, il y a conservation des angles ; or, d'après le théorème de Gauss, si l'on prend sur une surface un triangle formé par trois lignes géodésiques, et, en désignant par A, B, C les angles de ce triangle, on a

$$A + B + C - \pi = \iint \frac{d\sigma}{RR'},$$

$d\sigma$ étant l'élément de surface, et RR' la courbure totale de la surface en chaque point. Or ici $RR' = -1$; il en résulte que

$$A + B + C < \pi,$$

et il en est, par suite, de même du triangle formé dans le demi-plan par trois cercles orthogonaux à l'axe des x. On pourra consulter sur ce sujet le Chapitre XI du Tome III des *Leçons* de M. Darboux (p. 394).

z étant l'affixe de A et z_0 la conjuguée de z; l'angle $\frac{\lambda\pi}{m}$ est l'angle des deux cercles, et nous mettons le signe *moins* dans l'exponentielle (si le cas de figure est celui de la page 326). Il faut montrer que cette substitution transforme le point C en le point C'. Il suffit pour cela de faire voir que l'intégrale

$$\int \frac{ds}{y},$$

que nous savons être un invariant pour une substitution linéaire, est la même pour l'arc AC et pour l'arc AC'. Or il en est bien ainsi, car deux arcs sont transformés l'un de l'autre par rayons vecteurs réciproques et l'on aura alors, en désignant par O le point où CC' rencontre l'axe réel et en appelant MP et M'P' deux arcs élémentaires correspondants,

$$\frac{MP}{OM} = \frac{M'P'}{OM'},$$

ce qui revient à

$$\frac{ds}{y} = \frac{ds'}{y'};$$

les deux intégrales sont donc égales.

Ainsi nous avons une substitution Σ_1 transformant AC en AC', et pareillement une substitution Σ_2 transformant BC en BC'. Ces deux substitutions sont les substitutions fondamentales d'un groupe, et nous obtenons ainsi, en transformant le quadrilatère primitif par toutes les substitutions de ce groupe, un nombre infini de quadrilatères couvrant une fois le demi-plan. (On répéterait ici les raisonnements de la Section précédente.)

Passons maintenant à la démonstration a priori *de l'existence d'une fonction que laissent invariable les substitutions de ce groupe.* On y parviendra en s'appuyant sur le théorème général de Riemann, relatif à la représentation d'une aire simplement connexe sur un demi-plan, théorème sur lequel nous nous sommes longuement arrêté dans le Tome II de cet Ouvrage. Prenons le triangle ABC; nous pouvons le représenter d'une manière conforme sur le demi-plan supérieur du plan des x, et cette représentation est entièrement déterminée si nous faisons correspondre le point A au point $x = 0$, le point B au point $x = 1$ et le point C à $x = \infty$. Soit

$$x = f(z)$$

la fonction $f(z)$ pour le moment définie seulement dans le triangle ABC, qui permet de faire cette représentation conforme. L'arc AB étant analytique, on peut, d'après la théorie de la représentation conforme (t. II, p. 276), prolonger analytiquement la fonction $f(z)$ au delà de l'arc AB. A deux valeurs de z, ayant pour affixes deux points conjugués par rapport au cercle AB, correspondent alors deux valeurs de x imaginaires conjuguées. On l'établit de suite en supposant pour un moment, comme il est permis, qu'une transformation linéaire ait transformé l'arc AB en un segment de l'axe réel dans son plan, et alors la remarque devient évidente. Par suite, la fonction $f(z)$ sera certainement définie d'une manière uniforme dans le triangle AC'B image de ACB, et les valeurs de la fonction correspondront, dans ce triangle, au demi-plan inférieur. On passera de même du triangle AC'B à un triangle limitrophe, et l'on étendra ainsi, de proche en proche, la fonction d'une manière uniforme dans tout le demi-plan. En deux points homologues de deux quadrilatères, la valeur de x sera évidemment la même, et, par suite, *on a bien une fonction uniforme $f(z)$ invariable par les substitutions du groupe correspondant au réseau de quadrilatères.*

10. Considérons la fonction inverse z de x définie par l'équation

$$x = f(z).$$

D'après la définition de $f(z)$, la fonction inverse z de x sera une fonction de x définie dans tout le plan de la variable x et holomorphe dans le voisinage de tout point de ce plan, sauf les points 0, 1 et ∞. Quand x tourne autour d'un de ces points singuliers, z se change en

$$\frac{az+b}{cz+d},$$

cette substitution appartenant au groupe dont Σ_1 et Σ_2 sont les deux substitutions fondamentales.

Il nous faut chercher la forme analytique d'une des déterminations de la fonction dans le voisinage d'un point singulier. Suppo-

sons d'abord que le sommet A ne soit pas sur l'axe réel, c'est-à-dire
que l'entier m, correspondant à $x = 0$, ne soit pas infini.

Pour une détermination convenable de la fonction x, l'expression

$$\frac{z - \alpha}{z - z_0}$$

se reproduit, multiplié par $e^{-\frac{2\pi i}{m}}$, quand x tourne autour de l'origine dans le sens négatif, et l'on a par suite

$$\frac{z - \alpha}{z - z_0} = x^{\frac{1}{m}} \varphi(x),$$

$\varphi(x)$ étant uniforme dans le voisinage de $x = 0$. Comme pour
$x = 0$ on a $z = \alpha$, la fonction $\varphi(x)$ est holomorphe dans le voisinage de $x = 0$, et enfin $\varphi(0) \gtrless 0$, puisque x est fonction uniforme de z.

Si le sommet A est sur l'axe réel, la substitution Σ_i est parabolique, et nous savons (Chapitre XII, § 20) qu'on peut l'écrire

$$\frac{1}{z' - \alpha} = \frac{1}{z - \alpha} + h,$$

h étant une constante réelle.

Donc la fonction de x

$$\frac{1}{z - \alpha} - \frac{h}{2\pi i} \log x$$

est uniforme dans le voisinage de $x = 0$. Désignons cette expression par $\varphi(x)$; je dis que $\varphi(x)$ est holomorphe dans le voisinage
de $x = 0$. On a en effet

$$e^{\frac{2\pi i}{h} \frac{1}{z - \alpha}} = x e^{-\frac{2\pi i}{h} \varphi(x)}.$$

Si $\varphi(x)$ admet $x = 0$ comme pôle ou comme point singulier
essentiel, le second membre, d'après une proposition élémentaire
de la *Théorie des fonctions* [1], s'approche autant qu'on veut
dans le voisinage de l'origine de toute grandeur donnée; mais le

____

[1] Tome II, page 120.

premier membre, en posant

$$z = \xi + i\eta,$$

a pour module

$$e^{\frac{2\pi}{h}\cdot\frac{\eta}{(\xi-a)^2+\eta^2}},$$

et comme $\eta > 0$, ce module sera supérieur ou inférieur à un, suivant le signe de h, et, par conséquent, le premier membre ne
peut s'approcher autant qu'on veut de toute grandeur donnée.
Nous aurons donc pour une des déterminations z de la fonction z

$$\frac{1}{z-\mathfrak{z}} = -\frac{h}{2\pi i}\log x - \varphi(x),$$

$\varphi(x)$ étant holomorphe dans le voisinage de $x = 0$.

11. Nous pouvons maintenant former une équation du troisième
ordre, à laquelle satisfait la fonction z de x. Prenons, à cet effet,
le quotient

$$\frac{2\,\dfrac{dz}{dx}\dfrac{d^3z}{dx^3} - 3\left(\dfrac{d^2z}{dx^2}\right)^2}{2\left(\dfrac{dz}{dx}\right)^2}$$

déjà rencontré (Chapitre XII, § 15); il reste invariable, comme
nous l'avons dit, quand on remplace z par $\frac{az+b}{cz+d}$. Il sera donc
une fonction uniforme dans tout le plan, et les seuls points singuliers seront les points 0, 1 et ∞. Pour toute autre valeur de x,
ce quotient est holomorphe, puisque $\frac{dz}{dx}$ est différent de zéro pour x
distinct des trois valeurs singulières. Nous n'avons plus qu'à déterminer la nature de ces singularités. Cette détermination sera facile,
puisque nous connaissons la forme analytique de z dans le voisinage de $x = 0$, $x = 1$ et $x = \infty$. On reconnaît ainsi que le quotient ci-dessus est complètement déterminé, en posant, comme
précédemment,

$$a = \frac{1}{m}, \qquad b = \frac{1}{n}, \qquad c = \frac{1}{p};$$

des calculs faciles, mais un peu longs, que j'omets ici, font re-
tomber sur l'expression déjà obtenue

$$\frac{1-a^2}{2x^2} + \frac{1-c^2}{2(1-x)^2} + \frac{a^2-b^2+c^2-1}{2x(1-x)},$$

et ce résultat s'applique encore au cas où a, b, c ne seraient pas différents de zéro.

Il résulte de là que la fonction $f(z)$, qui nous occupe, peut être obtenue par l'inversion du quotient de deux intégrales d'une équation hypergéométrique, puisque l'expression précédente est celle qui se présente dans l'équation différentielle du troisième ordre relative à une telle équation.

III. — Quelques cas particuliers remarquables : fonctions modulaires.

12. Nous allons étudier quelques cas particuliers. Un cas intéressant est celui où

$$a = b = c = 0,$$

ou, ce qui revient au même,

$$m = n = p = \infty.$$

On a alors $\lambda = b_1 = b_2 = \frac{1}{2}$, et l'on a, par suite, l'intégrale hypergéométrique

$$\int_g^h \frac{du}{\sqrt{u(u-1)(u-x)}},$$

g et h désignant deux quelconques des quantités 0, 1, x et ∞. On peut, moyennant une substitution linéaire convenable, choisir pour triangle fondamental un triangle quelconque d'arcs de cercles normaux à l'axe réel, comme celui que nous avons représenté page 331.

Le cas, où l'on prend, comme intégrales de l'équation linéaire, deux demi-périodes distinctes de l'intégrale elliptique

$$\int \frac{du}{\sqrt{u(u-1)(u-x)}},$$

conduit à *la fonction modulaire*, c'est-à-dire au module considéré comme fonction du rapport des périodes, qui a fait, à un autre point de vue, l'objet des travaux de M. Hermite [1]. Nous

---

[1] Voir HERMITE, *Comptes rendus*, 1858.

avons donné (t. II, p. 230) les substitutions fondamentales du groupe correspondant. Au lieu de prendre les substitutions fondamentales (S_1) et (S_2) données (*loc. cit.*), prenons les deux substitutions *inverses*, c'est-à-dire les substitutions donnant les ω en fonction des ω'; on aura ainsi, pour le rapport z, les deux substitutions

$$(\Sigma_1) \qquad \left(z, \frac{z}{-2z-1}\right),$$

$$(\Sigma_2) \qquad (z, z-2).$$

Dessinons le quadrilatère fondamental correspondant rapporté aux deux axes $(O\xi, O\eta)$ (*fig.* 22) en posant

$$z = \xi + i\eta.$$

Le quadrilatère est symétrique par rapport à $O\eta$. Les deux demi-cercles OA et OB, de diamètre égal à l'unité, se correspondent

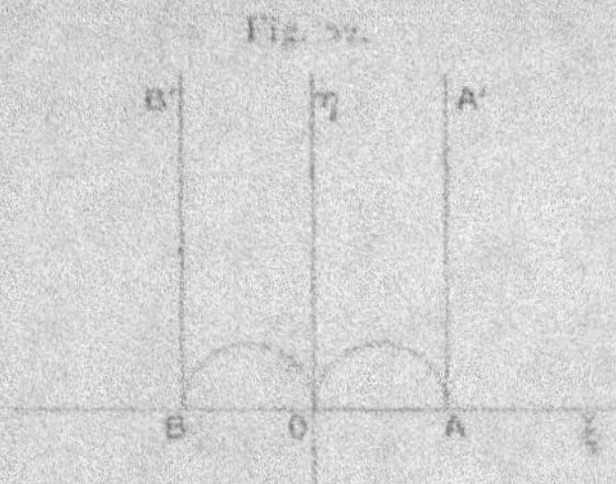

par la substitution Σ_1 et les deux côtés BB' et AA' parallèles à $O\eta$ se correspondent par la substitution Σ_2. Le quatrième sommet du quadrilatère est à l'infini dans la direction de l'axe $O\eta$.

13. Prenons un autre cas non moins remarquable et se rapportant également à la théorie des fonctions elliptiques. Nous donnerons à m, n, p les valeurs

$$m = 3, \qquad n = 3, \qquad p = \infty.$$

On peut prendre, pour triangle fondamental correspondant à ces angles, le triangle suivant : Décrivons de l'origine, comme centre, un cercle de rayon *un* et traçons la droite $\xi = -\frac{1}{2}$ représentée sur la *fig.* 23 par AC. Le triangle fondamental est le triangle formé par l'arc AB et les deux droites AC, Bη; le troisième som-

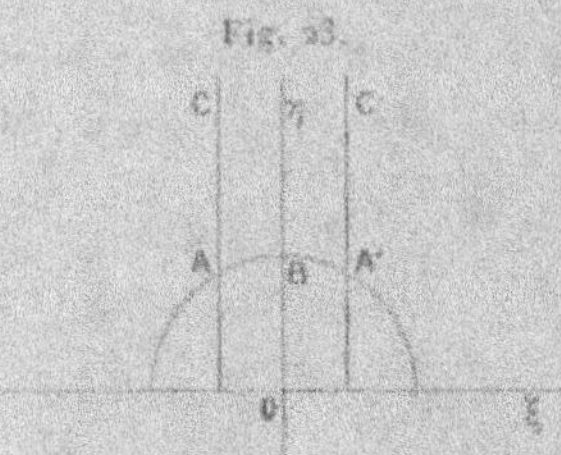

Fig. 23.

met est à l'infini. On vérifie de suite que, dans ce triangle, l'angle A est égal à $\frac{\pi}{3}$, l'angle B à $\frac{\pi}{2}$ et l'angle C est nul.

Le triangle BA'C', symétrique de BAC par rapport à l'axe Oη, donnera avec BAC le quadrilatère fondamental.

On a immédiatement les substitutions fondamentales du groupe correspondant; ce sont

$$(1) \qquad \begin{cases} (z, \ z+1), \\ \left(z, \ -\dfrac{1}{z}\right); \end{cases}$$

la première transforme AC en A'C' et la seconde l'arc BA en l'arc BA'.

Nous avons déjà étudié ce groupe (t. I, p. 446), et nous avons vu que toutes les substitutions de la forme

$$\left(z, \ \frac{az+b}{cz+d}\right),$$

a, b, c, d étant des entiers réels ($ad - bc = 1$), résultent de la composition des deux substitutions précédentes ([1]). Reprenons ce théorème en ne nous appuyant que sur les considérations relatives aux polygones limités par des arcs de cercle. Prenons un point z, que je suppose à *l'intérieur* du quadrilatère CABA'C', et

---

([1]) Outre le Mémoire déjà cité de M. Dedekind (*Borchardt's Journal*, Bd. 83), je mentionnerai encore sur le groupe précédent et les fonctions qui s'y rapportent un travail de M. Hurwitz (*Grundlagen einer Independenten Theorie der elliptischen Modulfunctionen* (*Mathematische Annalen*, Bd. 14, 1878)).

soit le point

$$Z = \frac{az + b}{cz + d}.$$

Le point Z est à l'intérieur d'un certain quadrilatère déduit du quadrilatère fondamental par une substitution S du groupe (1) ou sur son périmètre. En effectuant sur Z la substitution S^{-1}, on obtient ainsi un point z' dans le quadrilatère fondamental ou sur son périmètre. Si $z = z'$, le théorème est établi. Puisqu'on peut passer de z et de z' à Z par une substitution à coefficients entiers, on pourra certainement passer de z à z' par la substitution

$$z' = \frac{\alpha z + \beta}{\gamma z + \delta} \qquad (\alpha\delta - \beta\gamma = 1),$$

α, β, γ, δ étant des entiers. Nous allons montrer que deux points z et z', à l'intérieur du quadrilatère fondamental, ne peuvent se correspondre par une substitution de cette forme, autre que la substitution identique $z' = z$. Il est clair d'abord que γ n'est pas nul, car alors z et z' ne pourraient être dans le quadrilatère, à moins que β ne soit nul. Excluons le cas de $\gamma = 0$, $\beta = 0$, qui donnerait $z' = z$.

Soit $z = \xi + i\eta$, nous avons par hypothèse

$$\xi^2 + \eta^2 > 1, \quad -\frac{1}{2} < \xi < \frac{1}{2},$$

en excluant les égalités; de même $z' = \xi' + i\eta'$, avec les inégalités analogues, mais les égalités n'étant pas exclues. On a

$$\eta' = \frac{\eta}{(\gamma\xi + \delta)^2 + \gamma^2\eta^2},$$

or

$$(\gamma\xi + \delta)^2 + \gamma^2\eta^2 > \gamma^2 \pm \gamma\delta + \delta^2 \geq 1,$$

en prenant le signe $+$ si $\gamma\delta$ est négatif, et le signe $-$ si $\gamma\delta$ est positif.

Il s'ensuit que

$$\eta' < \eta,$$

l'égalité étant exclue; en prenant z en fonction de z', on arrive de même à l'inégalité analogue

$$\eta \leq \eta'.$$

Ces deux inégalités sont contradictoires ; nous sommes donc nécessairement dans le cas exclu, c'est-à-dire que

$$\gamma = 0, \qquad \beta = 0$$

et, par suite,

$$\alpha = \delta = \pm 1,$$

ce qui donne la substitution identique. Par suite, *on obtient toutes les substitutions à coefficients entiers au moyen des deux substitutions* (1) *combinées de toutes les manières possibles.* Le groupe précédent est souvent désigné sous le nom de *groupe arithmétique.*

14. La fonction $f(z)$, correspondant au groupe précédent, joue un rôle très important dans la théorie des fonctions elliptiques. C'est un sujet qui nous entraînerait trop loin ; je veux cependant montrer comment la considération de cette fonction conduit à une classe intéressante d'équations algébriques. *Envisageant les deux fonctions*

$$x = f(z),$$
$$y = f(mz),$$

où m désigne un entier, nous allons établir qu'il existe entre x et y une relation algébrique.

On voit immédiatement que y, considérée comme fonction de x, ne pourra avoir comme points singuliers que les points 0, 1 et ∞, et ces points sont des points critiques algébriques. Ainsi, pour $x = 0$, l'équation

$$x = f(z)$$

a une infinité de racines en z, qui sont des racines triples, puisque, autour de chaque sommet correspondant à $x = 0$, il y a *trois* quadrilatères. Soit $z = z_1$ l'une d'elles, qui n'est pas située sur Ox. Nous pouvons écrire (§ 10)

$$\frac{z - z_1}{z - z_0} = x^{\frac{1}{3}} \varphi(x) \qquad\qquad [\varphi(0) \neq 0] ;$$

$f(mz)$ se développe donc en série suivant les puissances de $x^{\frac{1}{3}}$.

Pour $x = \infty$, considérons la racine $z = z_1$ correspondant au sommet à l'infini du quadrilatère fondamental.

On a, dans le voisinage de $x = \infty$, pour la racine z devenant infinie,

$$z + \frac{\log x}{2\pi i} = \varphi(x),$$

$\varphi(x)$ étant holomorphe dans le voisinage de $x = \infty$, c'est-à-dire que $\frac{1}{z}$ peut se mettre sous la forme d'une série ordonnée suivant les puissances entières et croissantes de $e^{+2\pi i z}$. Il est évident alors que $\frac{1}{z}$ se mettra, pour x très grand, sous la forme d'une série entière en $\frac{1}{x}$.

Il faut montrer maintenant que y, pour une valeur de x, n'a qu'un nombre limité de valeurs. Or, pour une valeur de x, les valeurs correspondantes de z s'expriment à l'aide de l'une d'elles par la formule

$$\frac{\alpha z+\beta}{\gamma z+\delta} \qquad\qquad (\alpha\delta-\beta\gamma=1).$$

Nous avons donc à chercher si les valeurs de la fonction

$$f\left(m\,\frac{\alpha z+\beta}{\gamma z+\delta}\right)$$

sont en nombre fini; α, β, γ, δ désignant quatre entiers quelconques avec $\alpha\delta-\beta\gamma=1$.

Prenons à cet effet les deux valeurs

$$(2)\qquad m\,\frac{\alpha z+\beta}{\gamma z+\delta}\quad\text{et}\quad m\,\frac{\alpha'z+\beta'}{\gamma'z+\delta'}\qquad (\alpha'\delta'-\beta'\gamma'=1)$$

et cherchons à quelle condition elles sont équivalentes au moyen d'une substitution

$$\left(z,\ \frac{az+b}{cz+d}\right) \qquad\qquad (ad-bc=1).$$

On devra avoir

$$m\,\frac{\alpha z+\beta}{\gamma z+\delta} = \frac{am(\alpha'z+\beta') + b(\gamma'z+\delta')}{cm(\alpha'z+\beta') + d(\gamma'z+\delta')};$$

il en sera ainsi, si l'on a

$$\begin{aligned}
m\alpha &= am\alpha' + b\gamma', \\
m\beta &= am\beta' + b\delta', \\
\gamma &= cm\alpha' + d\gamma', \\
\delta &= cm\beta' + d\delta'.
\end{aligned}$$

De ces équations, on déduit

$$a = \alpha\delta' - \beta\gamma',$$
$$b = m(\beta\alpha' - \alpha\beta'),$$
$$c = \frac{\gamma\delta' - \delta\gamma'}{m},$$
$$d = \alpha'\delta - \gamma\beta'.$$

On a bien $ad - bc = 1$, et la seule condition est que c soit entier. La condition est donc

$$\gamma\delta' - \delta\gamma' \equiv 0 \qquad\qquad (\text{mod. } m).$$

En particulier, désignons par δ' et γ' les restes compris entre 0 et m des divisions de δ et γ par m, ou ces restes divisés par leur plus grand commun diviseur s'ils ne sont pas premiers entre eux : les deux expressions (2) seront équivalentes, pourvu seulement qu'on prenne α' et β' tels que

$$\alpha'\delta' - \beta'\gamma' = 1.$$

On en conclut immédiatement que la fonction

$$f\left(m\, \frac{\alpha z + \beta}{\gamma z + \delta} \right),$$

quand on donne à α, β, γ, δ toutes les valeurs entières possibles $(\alpha\delta - \beta\gamma = 1)$, n'a *qu'un nombre limité de valeurs distinctes*, ce qui démontre le résultat énoncé plus haut [1].

IV. — Théorème général sur les valeurs d'une fonction uniforme dans le voisinage d'un point singulier essentiel isolé.

15. Nous nous sommes déjà servi (t. II, p. 231) de la fonction modulaire, correspondant au cas du § 12, pour démontrer un théorème sur les fonctions entières et sur les fonctions ayant un seul point singulier essentiel à l'infini [2]. La fonction modulaire

---

[1] On trouvera une étude approfondie des *fonctions modulaires* dans les deux Volumes de M. Klein : *Sur les fonctions elliptiques modulaires*.

[2] Faisons seulement remarquer à ce propos que l'analyse de la page 233 (tome II) est inutile; le théorème qui y est démontré se déduit immédiatement

du § 13 va nous servir à démontrer un théorème déjà énoncé
(t. II, p. 121), mais que nous n'avions pu alors établir.

Désignons par $F(z)$ une fonction uniforme dans le voisinage
d'un point a, qui est pour elle un point singulier *essentiel* isolé.
La fonction $F(z)$ pourra d'ailleurs avoir ou non une infinité de
pôles dans le voisinage de ce point essentiel. Nous considérons
l'équation

$$F(z) = A,$$

A étant une constante. Nous voulons démontrer le théorème
suivant :

*L'équation précédente a, en général, une infinité de racines
dans le voisinage de a. Il peut arriver cependant qu'il n'en
soit pas ainsi pour certaines valeurs exceptionnelles de la
constante A, mais il ne peut exister plus de deux valeurs exceptionnelles* ([1]).

Nous allons procéder en montrant qu'il est impossible que
l'équation précédente n'ait pas de racine dans un certain domaine
autour de a, pour *trois* valeurs de A. On peut évidemment supposer, en effectuant sur $F(z)$ une substitution linéaire, que ces
trois valeurs sont telles valeurs que l'on voudra. Nous prendrons

$$A = 0, \quad A = 1, \quad A = \infty.$$

Nous avons donc par hypothèse une fonction $F(z)$ uniforme

---

du théorème de la page 231 (même Tome). On peut dire d'une manière générale
qu'une fonction $f(z)$, uniforme dans tout le plan et avec un seul point singulier
essentiel à l'infini, et qui ne pourrait prendre les valeurs

$$A, \quad B, \quad C,$$

ces trois constantes étant distinctes (une constante infinie n'étant pas exclue),
se réduirait nécessairement à une constante. On peut en effet substituer à $f(z)$
la fonction

$$\frac{\alpha f(z) + \beta}{\gamma f(z) + \delta}$$

en choisissant $\alpha, \beta, \gamma, \delta$, de manière que A, B, C deviennent $0, 1, \infty$, et nous sommes
alors dans le cas d'une fonction entière.

([1]) E. PICARD, *Sur les fonctions analytiques uniformes dans le voisinage
d'un point singulier essentiel* (*Comptes rendus*, t. LXXXIX, 1879), et *Mémoire
sur les fonctions entières* (*Annales de l'École Normale*, 1880).

dans le voisinage de a, qui est pour elle un point singulier essentiel. La fonction n'a pas de pôle dans le voisinage de ce point et, de plus, les équations

$$F(z) = 0, \qquad F(z) = 1$$

n'ont pas de racine autour de a.

16. Désignons par

$$x = f(u)$$

la fonction uniforme correspondant au cas du § 13 et définie dans le demi-plan de la variable u (cette variable a été jusqu'ici désignée par z), et soit

$$u = \varphi(x)$$

la fonction inverse ayant dans le plan x les trois points singuliers o, 1 et ∞. Dans cette fonction, je remplace x par $F(z)$, et je vais étudier la fonction de z

$$u(z) = \varphi[F(z)]$$

dans le voisinage de a, c'est-à-dire à l'intérieur d'un cercle Γ de centre a et assez petit pour qu'à l'intérieur de ce cercle la fonction $F(z)$ ne soit (en dehors de a pour lequel elle est indéterminée) jamais égale à o, 1 et ∞.

A l'intérieur de Γ, la fonction $u(z)$ a, comme seul point singulier, le point a. Lorsque z tourne une fois autour de a dans le sens positif, le point x décrit dans son plan un contour fermé, et par suite u se change en

$$\frac{\alpha u + \beta}{\gamma u + \delta},$$

α, β, γ, δ étant quatre entiers ($\alpha\delta - \beta\gamma = 1$).

Plusieurs cas peuvent se présenter relativement à la substitution

$$(1) \qquad\qquad \left(u, \frac{\alpha u + \beta}{\gamma u + \delta}\right).$$

Elle peut être hyperbolique, elliptique, parabolique ou se réduire à la substitution unité. Nous allons examiner successivement ces différents cas.

17. *Supposons d'abord la substitution hyperbolique*, c'est-à-dire que

$$(a-d)^2 > 4.$$

En désignant par p et q les points doubles (qui sont réels et distincts) de la substitution, nous avons vu à la fin du Chapitre précédent que l'expression

$$\frac{u-p}{u-q}$$

se reproduit à un facteur *positif* près μ, différent de *un*, quand on effectue sur elle la substitution (3).

Il en résulte que l'on peut mettre ce quotient sous la forme

$$\frac{u-p}{u-q} = (z-a)^{\frac{k}{2\pi i}}\varphi(z) \qquad (k=0),$$

k désignant le logarithme arithmétique de μ, et la fonction $\varphi(z)$ étant uniforme dans le cercle Γ. Cette fonction n'aura dans ce cercle d'autre point singulier que a, car, pour qu'elle ait un pôle, il faudrait que u devînt égal à la quantité réelle q, ce qui est impossible; car, dans $u(x)$, le coefficient de i est positif et différent de zéro pour x distinct de 0, 1 et ∞. De plus $\varphi(z)$, pour la même raison, ne s'annulera pas. Par suite, le quotient $\frac{\varphi'(z)}{\varphi(z)}$ peut se développer par la formule de Laurent, et nous avons

$$\frac{\varphi'(z)}{\varphi(z)} = \ldots + \frac{A_2}{(z-a)^2} + \frac{A_1}{z-a} + A + B(z-a) + \ldots$$

Puisque $\varphi(z)$ est uniforme autour de A, il faut que le coefficient A_1 soit un entier m positif ou négatif, et nous aurons alors

$$\varphi(z) = (z-a)^m e^{P(z)},$$

$P(z)$ étant uniforme dans Γ, et continu sauf en a. Finalement nous obtenons

$$\frac{u-p}{u-q} = (z-a)^{\frac{k}{2\pi i}-m} e^{P(z)}.$$

Or, dans le premier membre, le coefficient de i a un signe invariable. Nous allons voir qu'il ne peut en être de même dans le second cas. On peut, en effet, écrire ce second membre

$$e^{\left(\frac{2\pi i}{k}+m\right)\log(z-a)+P(z)}.$$

Si, dans le premier membre, le coefficient de i a un signe invariable, le coefficient de i dans

$$\left(\frac{k}{2\pi i}+m\right)\log(z-a)+P(z)$$

devra rester compris entre deux multiples consécutifs de π, c'est-à-dire entre deux limites fixes. Posons

$$\left(\frac{k}{2\pi i}+m\right)\log(z-a)+P(z)=U+iV.$$

Il est tout d'abord évident que, si m n'est pas nul, V ne peut rester compris entre deux limites fixes, car une rotation de z autour de a augmente V de $2m\pi$. Supposons donc $m=0$; la relation précédente pourra s'écrire

$$\log(z-a)+\frac{2\pi i}{k}P(z)=-\frac{2\pi V}{k}+\frac{2\pi i U}{k}$$

ou encore

$$(z-a)e^{\frac{2\pi i}{k}P(z)}=e^{-\frac{2\pi V}{k}}e^{\frac{2\pi i U}{k}}.$$

Mais le second membre a un module restant compris entre deux limites déterminées différentes de zéro, et il n'en est pas de même du premier qui s'approche autant que l'on veut de *zéro*, que P(z) soit régulier en a ou qu'il ait en ce point un pôle ou un point singulier essentiel.

Nous arrivons donc à la conclusion que la substitution (3) ne peut être hyperbolique.

18. *Supposons maintenant cette substitution elliptique*. On a alors

$$(\alpha+\delta)^2<4.$$

Deux cas peuvent se présenter; le point double de la substitution (3) situé dans le demi-plan supérieur peut, au moyen d'une substitution du groupe arithmétique, être ramené à coïncider avec le point B ou le point A (*fig.* 23 du § 13).

1° Plaçons-nous d'abord dans le premier cas. En ayant donc effectué sur u une substitution convenable du groupe arithmétique, la substitution correspondant à (3) devient la substitution laissant B invariable, et par suite, en désignant encore par la même lettre u la valeur primitive transformée, l'expression

$$\frac{u-i}{u+i}$$

se reproduit (§ 9) multipliée par $e^{\frac{\pi i}{2}}$, c'est-à-dire $-i$, quand on effectue sur elle cette substitution.

On aura donc

$$\frac{u-i}{u+i} = \sqrt{z-a}\,\varphi(z),$$

$\varphi(z)$ étant uniforme dans le voisinage de a. D'ailleurs, $\varphi(z)$ n'aura pas de pôle autour de a, car le coefficient de i dans u étant positif, on ne peut avoir $u + i = 0$. Pour la même raison $\varphi(z)$ ne peut avoir le point a lui-même comme pôle ou point singulier essentiel, car alors la fonction

$$(z-a)\varphi^2(z)$$

pourrait devenir aussi grande qu'on voudra dans le voisinage de a, et alors u s'approcherait autant qu'on voudrait de $-i$.

Il en résulte que $\varphi(z)$ est holomorphe dans le voisinage de a. Par suite, quand z tend vers a *d'une manière quelconque*, la fonction $u(z)$ tend vers i; mais on a

$$x = f(u),$$

d'où se déduit

$$F(z) = f(u);$$

quand u tend vers i, la fonction $f(u)$ tend vers u_0. On en conclurait que $F(z)$ tend vers u_0 quand z se rapproche de a d'une manière quelconque: *le point a ne serait pas alors un point singulier essentiel.*

2° Le même raisonnement s'applique au second cas. Nous avons seulement alors

$$\frac{u-\rho}{u-\rho_0}$$

(en désignant par ρ la quantité complexe représentant A et ρ_0 sa

conjuguée), qui se reproduira multiplié par $e^{\frac{\pi i}{i}}$. Nous aurons
donc

$$\frac{u-\rho}{a-\rho_0} = (z-a)^{\frac{1}{i}}\varphi(z),$$

et les mêmes raisonnements montrent que $\varphi(z)$ doit être holomorphe dans le voisinage de a et s'annuler pour $z=a$. Mais alors,
quand z tend vers a d'une manière quelconque, u tend vers ρ, et
l'on en conclut que la fonction

$$F(z)$$

tend vers *zéro*, de quelque manière que z se rapproche de a, ce
qui est contradictoire avec le fait que a est un point essentiel.

19. Il ne nous reste plus à examiner que le cas où la substitution (3) serait la substitution unité et celui où elle serait parabolique.

Examinons d'abord le cas de la *substitution unité*. La fonction
$u(z)$ serait uniforme dans le voisinage de a. Le point a ne pourrait
être pour elle un point singulier essentiel, car la fonction $u(z)$
s'approcherait alors autant qu'on veut de toute grandeur donnée,
ce qui est impossible, puisque le coefficient de i dans u est positif.

Le point a ne peut non plus être un pôle, car le signe du coefficient de i, dans une fonction ayant un pôle en a, ne peut être invariable pour toute position de z autour de ce point. Il faut donc
que $u(z)$ soit holomorphe dans le voisinage de a; or $u(a)$ ne
peut être réelle, car alors $u(z)$ aurait dans le voisinage de a, pour
certaines valeurs de z, sa partie réelle négative. La valeur de $u(a)$
est donc une valeur complexe dans laquelle le coefficient de i est
positif et différent de zéro. La relation

$$F(z) = f(u)$$

montre que $F(z)$ tend vers une valeur déterminée, à savoir
$f[u(a)]$, quand z tend vers a d'une manière quelconque. Nous arrivons toujours à la même contradiction.

20. Considérons enfin le cas de la *substitution parabolique*.
Les points doubles des substitutions paraboliques du groupe arith-

métique se déduisent tous, par une substitution de ce groupe, du point à l'infini dans la direction de l'axe imaginaire. En effectuant donc préalablement sur u une substitution convenable, on peut supposer que la substitution (3) est de la forme

$$(u, u+1).$$

Donc nous avons la fonction $u(z)$ se transformant en $u(z)+1$, quand z tourne une fois autour de a dans le sens positif, et, par suite,

$$u(z) = \frac{1}{2\pi i}\log(z-a) + \varphi(z),$$

$\varphi(z)$ étant uniforme. On en tire

$$e^{2\pi i u(z)} = (z-a)e^{2\pi i \varphi(z)}.$$

Or, le module du premier membre ne dépasse pas l'unité; il en résulte que $\varphi(z)$ aura en a un point ordinaire, car, dans le cas contraire, le second membre aurait en a un point essentiel, et, par suite, son module pourrait certainement dépasser un.

La forme de $u(z)$ montre que le coefficient de i est positif et devient infiniment grand, quand z se rapproche indéfiniment d'une manière quelconque de a. Or, pour toute valeur de

$$u = \xi + i\eta,$$

pour laquelle

$$\eta > M,$$

M étant une quantité positive très grande, la fonction $f(u)$ est elle-même très grande. On le voit de suite, en ramenant le point dans le quadrilatère fondamental du groupe arithmétique par une substitution

$$(u, u+m),$$

m étant un entier positif ou négatif, et nous savons que $f(u)$ devient infinie pour le point à l'infini dans ce quadrilatère. Revenant donc à l'identité

$$F(z) = f(u),$$

nous en concluons que, quelle que soit la manière dont z se rapproche de a, la fonction $F(z)$ augmente indéfiniment. Le point a

serait donc un pôle pour $F(z)$ et la même impossibilité est encore mise en évidence.

20. Les contradictions, qui viennent d'être successivement signalées, montrent que l'hypothèse faite sur les racines des trois équations considérées est inadmissible, si a est un point singulier essentiel ; nous avons donc démontré le théorème énoncé au § 15, auquel on peut encore donner la forme suivante :

Si $F(z)$ désigne une fonction uniforme de z dans le voisinage de a, qui est pour elle un point singulier essentiel isolé, il ne peut pas arriver que les trois équations

$$F(z) = A_1, \qquad F(z) = A_2, \qquad F(z) = A_3$$

n'aient pas simultanément une infinité de racines autour de a, en désignant par A_1, A_2, A_3 trois constantes distinctes (la constante infinie n'étant pas exclue).

Nous pouvons encore dire que :

Si les trois équations précédentes n'ont pas une infinité de racines autour de a, $F(z)$ étant une fonction uniforme qui, dans un cercle Γ, décrit autour de a, pourrait avoir ce seul point comme point essentiel, on peut affirmer que a sera un pôle ou un point ordinaire de $F(z)$.

21. De ce théorème général se déduisent immédiatement les deux propositions suivantes. *Soit $G(z)$ une fonction entière : si les deux équations*

$$G(z) = a, \qquad G(z) = b,$$

a et b étant deux constantes finies distinctes, ont seulement un nombre limité de racines, la fonction entière $G(z)$ sera un polynôme (¹).

(¹) On a fait de nombreuses tentatives pour démontrer ce théorème sans rien emprunter à la théorie des fonctions modulaires. À ma connaissance, M. Hadamard a seul obtenu à ce sujet des résultats intéressants dans son beau Mémoire : *Sur les propriétés des fonctions entières et en particulier d'une fonction const*

Le point à l'infini ne pourra être, en effet, pour la fonction, un point essentiel, car nous avons les trois équations

$$G(z) = a, \qquad G(z) = b, \qquad G(z) = \infty,$$

qui n'ont pas de racine dans le voisinage de ce point.

On a encore l'énoncé suivant, qui n'est qu'en apparence plus général : *Soit $f(z)$ une fonction uniforme pouvant avoir des pôles en nombre quelconque et un seul point singulier essentiel à l'infini. Si les trois équations*

$$f(z) = A, \qquad f(z) = B, \qquad f(z) = C,$$

A, B, C étant trois constantes distinctes (l'infini non exclu), n'ont qu'un nombre fini de racines, la fonction $f(z)$ sera une fonction rationnelle.

22. Les théorèmes précédents s'étendent immédiatement aux fonctions uniformes sur une surface de Riemann. Représentons par $A(z)$ une telle fonction, que l'on supposera n'avoir sur la surface que des points singuliers essentiels isolés. *Si les équations*

$$A(z) = \alpha, \qquad A(z) = \beta, \qquad A(z) = \gamma$$

n'ont qu'un nombre limité de racines, la fonction $A(z)$ n'aura pas de singularités essentielles et elle sera, par suite, une fonction algébrique de z, ramifiée comme la fonction algébrique définissant la surface de Riemann ([1]).

---

dérée par Riemann (*Journal de Math.*, 1893). Soit une fonction entière

$$G(z) = a_0 + a_1 z + \ldots + a_n z^n + \ldots,$$

et supposons qu'on puisse trouver un nombre positif ρ tel que, à partir d'une certaine valeur de m,

$$|a_m| < \frac{1}{(1.2 \ldots m)^\rho}.$$

M. Hadamard établit le théorème pour les fonctions entières satisfaisant à cette condition, mais toutes les fonctions entières ne rentrent pas dans ce type.

([1]) É. PICARD, *Sur une propriété de certaines fonctions analogues aux fonctions algébriques* (*Comptes rendus*, t. LXXXIX, 1879).

V. — Sur les transcendantes uniformes satisfaisant à une équation du premier ordre et du premier degré.

23. Les théorèmes démontrés dans la Section précédente permettent de faire quelques remarques intéressantes sur les transcendantes uniformes satisfaisant à une équation du premier ordre et du premier degré

$$\frac{dy}{dx} = \frac{P(x,y)}{Q(x,y)},$$

P et Q désignant deux polynômes en x et y premiers entre eux. Je les emprunterai à la thèse de M. Petrovitch (¹).

On peut tout d'abord, par une transformation homographique préalable, supposer que le degré de P par rapport à y surpasse de deux unités le degré de Q par rapport à cette même lettre.

Nous nous placerons donc dans cette hypothèse. De cette manière, la valeur $y = \infty$ est une valeur ordinaire, c'est-à-dire que l'intégrale qui, pour une valeur *arbitraire* x_0 de x, prend la valeur infinie, a un pôle au point x_0.

D'après les généralités étudiées au Tome II (p. 324 et suiv.), nous pouvons marquer à l'avance sur le plan les points qui ne seraient pas pour une intégrale des points ordinaires, des pôles ou des points critiques algébriques. Une intégrale uniforme ne pourra donc avoir dans le plan qu'un nombre limité de points essentiels.

Nous allons maintenant distinguer quatre cas :

1° Je suppose d'abord que l'équation

$$Q(x, \lambda) = 0,$$

considérée comme équation en λ, admette, pour x arbitraire, plus de *deux* racines distinctes. Désignons par

$$\varphi_1(x), \quad \varphi_2(x), \quad \varphi_3(x)$$

trois de ces racines ; ce seront des fonctions algébriques de x, qui seront ou non des branches d'une même fonction algébrique.

(¹) MICHEL PETROVITCH, *Sur les zéros et les infinis des intégrales des équations différentielles algébriques* (*Comptes rendus*, 1894, et *Thèse de doctorat*, Paris, Gauthier-Villars).

Pour une intégrale *uniforme* y de l'équation différentielle, on
ne peut avoir

$$Q(x, y) = 0$$

que pour un nombre limité de points x, car, lorsque cette relation
est remplie pour un certain système (x_0, y_0), il faut que l'on ait
en même temps

$$P(x_0, y_0) = 0.$$

Sans cela, l'intégrale qui, pour $x = x_0$ prend la valeur y_0, ne
serait pas uniforme dans le voisinage de x_0 (t. II, p. 325). Par
suite, pour l'intégrale uniforme y que nous étudions, les équations

$$(4) \qquad y = \varphi_1(x), \qquad y = \varphi_2(x), \qquad y = \varphi_3(x)$$

ne pourront avoir qu'un nombre limité de racines.

Ceci posé, envisageons le quotient

$$A(x) = \frac{(\varphi_3 - \varphi_2)(y - \varphi_1)}{(\varphi_3 - \varphi_1)(y - \varphi_2)}.$$

C'est une fonction de x n'ayant qu'un nombre limité de valeurs,
et ne pouvant avoir qu'un nombre fini de singularités essentielles.
Or les trois équations

$$A(x) = 0, \qquad A(x) = 1, \qquad A(x) = \infty$$

n'ont qu'un nombre limité de racines, comme il résulte immédiatement de ce que nous venons de dire sur les équations (4). Il
résulte de là (§ 22) que $A(x)$ est une fonction algébrique et, par
suite, y (qui est uniforme) est rationnelle. Ainsi, si l'équation
$Q(x, \lambda) = 0$ a au moins trois racines distinctes, *toute intégrale
uniforme est rationnelle*.

2° Supposons en second lieu que l'équation $Q(x, \lambda) = 0$ ait
seulement deux racines distinctes

$$\varphi_1(x), \quad \varphi_2(x),$$

et, en désignant par y une intégrale uniforme de l'équation, considérons le quotient

$$\frac{y - \varphi_1}{y - \varphi_2}$$

Soit Y une seconde intégrale uniforme, et formons aussi le quotient

$$\frac{Y - \varphi_1}{Y - \varphi_2}.$$

En divisant ces deux quotients, nous obtenons l'expression

$$(5) \qquad \frac{(y - \varphi_1)(Y - \varphi_2)}{(y - \varphi_2)(Y - \varphi_1)}.$$

Elle n'a qu'un nombre limité de valeurs et ne prend les valeurs o, 1 et ∞ que pour un nombre limité de valeurs de x. Ceci résulte des propriétés, étudiées plus haut, des équations $y - \varphi = $ o, et de ce que, en dehors d'un nombre limité de points spéciaux, on ne peut avoir $y = Y$, ce qui entraînerait l'identité des intégrales. L'expression (5) est donc une fonction algébrique de x, et par suite *il ne peut y avoir deux intégrales uniformes qui soient des transcendantes distinctes*, en entendant par là que toute intégrale uniforme s'exprime algébriquement à l'aide d'une première intégrale de même nature.

3° Examinons ensuite l'hypothèse où l'équation $Q(x, \lambda) = $ o n'a qu'une racine distincte; soit $\varphi_1(x)$ qui est alors nécessairement rationnelle. En posant

$$z = \frac{1}{y - \varphi_1},$$

l'équation différentielle proposée devient

$$\frac{dz}{dx} = S(x, z),$$

S étant un polynôme en z et dépendant rationnellement de x. Si nous désignons par z_1, z_2, z_3 trois intégrales uniformes, le quotient

$$\frac{z_1 - z_2}{z_1 - z_3}$$

ne pourra devenir égal à o, 1 et ∞ que pour un nombre limité de valeurs de x, et par suite l'expression précédente sera une fonction rationnelle de x. *Il ne peut donc y avoir plus de deux intégrales uniformes qui soient des transcendantes distinctes.*

4° Il ne reste plus à examiner que le cas où le dénominateur

$Q(x, y)$ ne dépendrait pas de y. On a alors une équation de Riccati

$$\frac{dy}{dx} = P(x, y),$$

P étant un polynôme du second degré en y, et *il ne peut alors exister plus de trois intégrales uniformes transcendantes distinctes*, toute intégrale de l'équation s'exprimant à l'aide de trois d'entre elles.

Ainsi nous arrivons à la conclusion générale que, *pour une équation différentielle du premier ordre et du premier degré, il ne peut y avoir plus de trois intégrales uniformes qui soient des transcendantes distinctes.* Nous renverrons, pour une étude plus approfondie, au Mémoire cité plus haut de M. Petrovitch.

CHAPITRE XIV.

SUR CERTAINES CLASSES D'ÉQUATIONS DIFFÉRENTIELLES LINÉAIRES IRRÉGULIÈRES A L'INFINI.

I. — Généralités sur les valeurs des intégrales à l'infini dans une direction déterminée.

1. Désignons par $f(t)$ une fonction réelle de la variable réelle t, définie depuis une certaine valeur t_0 de t jusqu'à $t = +\infty$. Nous dirons, d'une manière générale, qu'une telle fonction *est limitée* si, à partir de t_0, elle reste en valeur absolue moindre qu'un certain nombre fixe qu'on puisse assigner ; elle sera *illimitée* dans le cas contraire. Ceci posé, soient λ_1 et λ_2 deux nombres réels $(\lambda_1 > \lambda_2)$, et admettons que le produit

$$e^{\lambda_1 t} f(t)$$

soit illimité quand t varie de t_0 à $+\infty$, tandis qu'au contraire le produit

$$e^{\lambda_2 t} f(t)$$

tende vers zéro pour $t = +\infty$. Je dis qu'il existe un nombre λ_0 compris entre λ_1 et λ_2 tel que le produit

$$e^{(\lambda_0+\epsilon) t}$$

est illimité, tandis que le produit

$$e^{(\lambda_0-\epsilon) t}$$

a, pour $t = \infty$, la limite zéro, en désignant par ϵ une quantité positive aussi petite qu'on voudra. On le démontrera en partageant l'intervalle (λ_1, λ_2) en un certain nombre d'intervalles ; il y aura parmi ceux-ci un intervalle tel que, pour la limite supérieure, le produit correspondant sera illimité ou ne tendra pas vers zéro pour $t = \infty$, tandis que le produit correspondant à la limite inférieure aura zéro pour limite. On partagera de nouveau cet intervalle en un certain nombre d'autres, et l'on a ainsi une suite d'intervalles compris les uns dans les autres et tendant vers zéro. Ces intervalles auront donc une limite λ_0, et pour un intervalle

$$(\lambda_0 - \eta,\ \lambda_0 + \varepsilon),$$

ε et η, étant des quantités positives aussi petites que l'on voudra, le produit

$$e^{(\lambda_0 - \varepsilon)t} \times f(t)$$

aura zéro pour limite, tandis que le produit

$$e^{(\lambda_0 + \varepsilon)t} \times f(t)$$

sera illimité. Ce produit ne peut pas être limité, car alors le produit

$$e^{(\lambda_0 + \varepsilon')t} f(t) \qquad\qquad (0 < \varepsilon' < \varepsilon)$$

aurait pour limite zéro pour $t = +\infty$, et nous aurions donc mal choisi les intervalles.

Le nombre parfaitement déterminé λ_0, nous l'appellerons le nombre *caractéristique* correspondant à la fonction.

La notion de caractéristique se généralise pour un système de fonctions

$$f_1(t),\ f_2(t),\ \dots,\ f_n(t)$$

définies de t_0 à $+\infty$. Si les produits

$$e^{\lambda t} f_1(t),\ e^{\lambda t} f_2(t),\ \dots,\ e^{\lambda t} f_n(t)$$

ne tendent pas tous vers zéro pour $t = +\infty$, mais qu'il en soit ainsi pour les produits

$$e^{\mu t} f_1(t),\ e^{\mu t} f_2(t),\ \dots,\ e^{\mu t} f_n(t),$$

il existera entre λ et μ un nombre λ_0 (qui peut être égal à λ), tel que les produits

$$e^{(\lambda_0 - \varepsilon)t} f_1(t),\ \dots,\ e^{(\lambda_0 - \varepsilon)t} f_n(t)$$

tendent vers zéro, tandis que, parmi les produits

$$e^{(\lambda_2+\mu)t} f_2(t), \quad \ldots \quad e^{(\lambda_n+\mu)t} f_n(t),$$

il y en a au moins un qui est illimité.

2. J'envisage maintenant un système d'équations linéaires du premier ordre

$$(1)\quad\begin{cases} \dfrac{dx_1}{dt} = a_{11}x_1 + a_{12}x_2 + \ldots + a_{1n}x_n, \\[2mm] \dfrac{dx_2}{dt} = a_{21}x_1 + a_{22}x_2 + \ldots + a_{2n}x_n, \\[1mm] \cdots\cdots\cdots\cdots\cdots\cdots\cdots\cdots \\[1mm] \dfrac{dx_n}{dt} = a_{n1}x_1 + a_{n2}x_2 + \ldots + a_{nn}x_n, \end{cases}$$

les a étant des fonctions réelles de la variable réelle t. *Je suppose que tous les a soient limités*, c'est-à-dire moindres qu'un nombre fixe M pour t compris entre t_0 et ∞. Posons

$$x_i = y_i e^{\lambda t} \qquad (i = 1, 2, \ldots, n),$$

λ étant une constante pour le moment arbitraire.

Le système devient

$$\frac{dy_1}{dt} = (a_{11} - \lambda)y_1 + a_{12}y_2 \qquad + \ldots + a_{1n}y_n,$$

$$\frac{dy_2}{dt} = a_{21}y_1 \qquad + (a_{22} - \lambda)y_2 + \ldots + a_{2n}y_n,$$

$$\cdots\cdots\cdots\cdots\cdots\cdots\cdots\cdots\cdots\cdots$$

$$\frac{dy_n}{dt} = a_{n1}y_1 \qquad + a_{n2}y_2 \qquad + \ldots + (a_{nn} - \lambda)y_n.$$

En multipliant ces équations respectivement par $y_1, y_2, \ldots, y_n$ et ajoutant, nous aurons

$$(2)\quad\begin{cases} \dfrac{1}{2}\dfrac{d(y_1^2 + y_2^2 + \ldots + y_n^2)}{dt} = (a_{11} - \lambda)y_1^2 + (a_{22} - \lambda)y_2^2 + \ldots \\[3mm] \hspace{5cm} + (a_{nn} - \lambda)y_n^2 + \ldots, \end{cases}$$

le second membre étant une forme quadratique en $y_1, y_2, \ldots, y_n$. Si nous prenons pour λ une constante α suffisamment grande, le second membre sera une forme quadratique définie et négative, et nous aurons par suite

$$\frac{d(y_1^2 + y_2^2 + \ldots + y_n^2)}{dt} < 0.$$

Par suite, quand t augmentera de t_0 à $+\infty$, la fonction

$$y_1^2 + y_2^2 + \ldots + y_n^2$$

ira en diminuant. Il en résulte que y_1, y_2, …, y_n restent en valeur absolue moindre qu'un nombre fixe, et, par suite, les produits

$$x_1 e^{-\lambda t}, \quad x_2 e^{-\lambda t}, \quad \ldots, \quad x_n e^{-\lambda t}$$

seront limités.

Nous pouvons prendre pareillement pour λ une constante β suffisamment petite en valeur relative, pour que la forme définie dans le second membre de (α) soit positive, et alors nous aurons, de t_0 à $+\infty$,

$$\frac{d(y_1^2 + y_2^2 + \ldots + y_n^2)}{dt} > 0,$$

et, par suite, la fonction

$$y_1^2 + y_2^2 + \ldots + y_n^2$$

ira constamment en croissant. Il en résulte que les produits

$$x_1 e^{-\beta t}, \quad x_2 e^{-\beta t}, \quad \ldots, \quad x_n e^{-\beta t}$$

ne peuvent tendre tous vers zéro.

En se reportant au paragraphe précédent, on peut alors énoncer le théorème suivant :

Tout système d'intégrales x_1, x_2, …, x_n *du système* (1) (*en excluant seulement* $x_1 = x_2 = \ldots = x_n = 0$) *admet un nombre caractéristique* λ_0 [1].

Une des conséquences pratiques les plus intéressantes de ce

---

[1] Cet intéressant théorème est dû à M. Liapounoff, qui l'a fait connaître dans un Mémoire important malheureusement publié en langue russe (Kharkoff, 1892). En m'envoyant récemment son travail, l'éminent géomètre russe a bien voulu me faire une analyse succincte des résultats qui s'y trouvent et qui sont principalement relatifs aux solutions asymptotiques des équations de la Mécanique. J'espère avoir l'occasion d'y revenir dans une autre partie de cet Ouvrage.

théorème est que, étant donné un système tel que (1), à coefficients limités, *on peut trouver un nombre réel k, tel que les produits*

$$e^{kt} x_1, \quad e^{kt} x_2, \quad \ldots, \quad e^{kt} x_n$$

tendent vers zéro pour $t = +\infty$.

Il en sera évidemment de même, d'après les équations différentielles, de

$$\frac{dx_1}{dt} e^{kt}, \quad \frac{dx_2}{dt} e^{kt}, \quad \ldots, \quad \frac{dx_n}{dt} e^{kt}.$$

On conclut de là aussi que, si *dans l'équation différentielle*

$$\frac{d^m y}{dt^m} + p_1 \frac{d^{m-1} y}{dt^{m-1}} + \ldots + p_m y = 0,$$

les coefficients p sont des fonctions limitées quand la variable réelle t varie de t_0 à $+\infty$, on peut trouver un nombre k tel que

$$y e^{kt}, \quad \frac{dy}{dt} e^{kt}, \quad \ldots, \quad \frac{d^m y}{dt^m} e^{kt}$$

tendent vers zéro pour $t = +\infty$.

3. Nous avons supposé que, dans les équations différentielles, les coefficients étaient réels. Si ces coefficients étaient des fonctions complexes de la variable réelle t, on pourrait employer les mêmes considérations. En posant, en effet,

$$x_1 = x'_1 + i x''_1, \quad \ldots, \quad x_n = x'_n + i x''_n,$$

et de même pour les coefficients, nous aurions un système de $2n$ équations auxquelles s'appliquent les résultats précédents. Il y a dans tous les cas un nombre caractéristique, la variable t restant toujours réelle entre t_0 et $+\infty$.

On peut aussi considérer le cas où la variable t prend des valeurs complexes, mais en la faisant grandir indéfiniment avec un argument déterminé, et en supposant que dans ces conditions les coefficients a aient des modules limités. On posera en effet

$$t = r e^{i\omega},$$

et l'on aura une équation où la variable sera la quantité réelle r que l'on fera augmenter indéfiniment, pendant que ω reste constant. *Il y a alors un nombre caractéristique pour un argument déterminé.*

D'après le § 2, on pourra trouver un nombre k tel que les produits

$$e^{kr}x_1, \ldots, e^{kr}x_n$$

tendent vers zéro pour $r = +\infty$. Donc les produits

$$e^{k(\cos\omega - i\sin\omega)r}x_m \qquad (m = 1, \ldots, n)$$

tendront vers zéro et, par conséquent, on pourra trouver une constante k' telle que les produits

$$e^{k't}x_m$$

tendent vers zéro quand t s'éloignera à l'infini avec l'argument ω. Ce résultat nous sera plus tard très utile.

4. Dans le cas où les coefficients a ont une valeur déterminée pour $t=\infty$, on pourra trouver une limite inférieure du nombre k dont nous avons parlé à la fin du § 2, en prenant

$$k = -\lambda,$$

λ étant telle que la forme quadratique, qui figure dans le second membre de (1) en y faisant $t=\infty$, soit définie et négative.

Ainsi, prenons par exemple l'équation linéaire du second ordre

$$\frac{d^2y}{dx^2} = p\frac{dy}{dx} + qy,$$

où p et q sont continues de t_0 à $+\infty$, et prennent les valeurs p_0 et q_0 pour $t = +\infty$. Nous considérerons le système

$$\frac{dy}{dx} = y',$$

$$\frac{dy'}{dx} = py' + qy.$$

et, en posant

$$y = z e^{-\lambda t}, \quad y' = z' e^{-\lambda t},$$

nous avons le système

$$\frac{dz}{dx} = z' - \lambda z,$$

$$\frac{dz'}{dx} = (p-\lambda)z' + qz.$$

Nous devons prendre λ de telle sorte que la forme quadratique

$$-\lambda z^2 + (p-\lambda)z'^2 + (q+1)zz'$$

soit définie et négative; ce qui nous conduit à considérer l'équation

$$(q_0+1)^2 + 4\lambda(p_0-\lambda) = 0;$$

les racines de cette équation sont réelles, l'une est positive et l'autre négative. Soit a une quantité supérieure à la racine positive de cette équation; nous sommes assuré que

$$y e^{-ax}$$

tend vers zéro, quand x augmente indéfiniment.

3. Voici encore, dans un ordre d'idées analogues, quelques remarques sur la façon dont se comporte l'intégrale pour x très grand, mais c'est le rapport

$$\frac{\frac{dy}{dx}}{y}$$

que nous allons considérer. Reprenons l'équation ci-dessus

$$\frac{d^2y}{dx^2} = p\frac{dy}{dx} + qy.$$

En posant

$$z = \frac{y'}{y},$$

nous avons l'équation de Riccati

$$(1)\qquad \frac{dz}{dx} = -z^2 - pz - q.$$

Considérons d'abord le cas où l'équation

$$-z^2 - p_0 z - q_0 = 0 \qquad [p_0 = p(+\infty),\ q_0 = q(+\infty)]$$

a ses racines réelles, que nous désignerons par α et β ($\alpha > \beta$). Nous appellerons a et b les deux *racines* de l'équation

$$-z^2 - pz - q = 0,$$

qui sont des fonctions de x tendant vers α et β pour $x = \infty$. Diverses circonstances peuvent se présenter relativement à a et b, suivant que chacun d'eux se rapproche de sa limite, en croissant ou décroissant; supposons que nous ayons

$$a > z$$

et considérons une intégrale de (3), supérieure à a pour la valeur initiale x_0, intégrale que nous désignerons par z. Nous faisons croître x de x_0 à $+\infty$, et nous voulons voir ce que devient l'intégrale z. Celle-ci va d'abord décroître, et elle décroîtra tant qu'elle sera supérieure à a. Or, elle ne peut atteindre a, car, aussitôt qu'elle serait descendue au-dessous de a, elle devrait croître, $\frac{dz}{dx}$ se trouvant alors positif. Il en résulte que z ira constamment en décroissant en restant toujours supérieure à z; il y aura donc une limite pour l'intégrale z, quand x augmentera indéfiniment. Cette limite ne pourra être que z, car, si z tendait vers un nombre z' supérieur à z, l'équation

$$(1) \qquad x - x_0 = \int_{z_0}^{z} \frac{dz}{-z^3 + pz + q}$$

conduirait à une contradiction, le second membre restant fini quand z tend vers z'. *Notre intégrale z a donc z pour limite.*

Supposons maintenant que

$$a < z$$

et prenons toujours une intégrale dont la valeur initiale pour $x = x_0$ soit supérieure à a. L'intégrale z ira encore en diminuant, tant qu'elle ne deviendra pas égale à a. Si cette circonstance se réalise, z ira ensuite en croissant, mais sans pouvoir atteindre de nouveau a, car elle ne pourrait alors dépasser a, devant à la fois, à ce moment, croître et décroître. Dans tous les cas z aura, par conséquent, une limite, et l'on voit comme plus haut que cette limite est z.

Nous venons de voir que toutes les intégrales, qui deviennent à un certain moment supérieures à a, ont z pour limite. La même conclusion s'applique aux intégrales qui deviennent, à un certain moment, égales à une valeur comprise entre a et b, car elles vont alors en croissant et se rapprochent indéfiniment de z.

Le seul cas qui reste à examiner est celui où l'on aurait constamment

$$z < b.$$

Quand b est supérieur à β, il peut arriver, si la valeur initiale de z est entre β et b, que z ait pour $x = \infty$ la limite β. Si la limite de z n'est pas β (ce qui arrivera, en général), z continuera indéfiniment à décroître jusqu'à $-\infty$, et la relation (4) montre que z deviendra égale à $-\infty$ pour une valeur finie de x. Il y aura ensuite pour z passage de $-\infty$ à $+\infty$, et nous nous trouverons dans le cas précédemment examiné, c'est-à-dire que la limite pour $x = \infty$ de notre intégrale est encore α.

Nous arrivons donc à la conclusion suivante :

La limite de $\dfrac{y'}{y}$ pour $x = \infty$ existe toujours; elle est, en général, égale à α et peut exceptionnellement être égale à β.

6. Tout ceci suppose que l'équation

$$- z^2 + p_0 z + q_0 = 0$$

ait ses racines réelles. Les conclusions sont tout autres, si l'équation a ses racines imaginaires. Dans ce cas, $\dfrac{dz}{dx}$ sera toujours négatif et, par suite, z ira toujours en diminuant, à partir d'une valeur suffisamment grande de x.

Je dis que, pour une valeur finie de x, l'intégrale z deviendra égale à $-\infty$. Car d'abord il n'est pas possible que, pour $x = +\infty$, z ait une limite finie déterminée; c'est ce qu'on verra en refaisant le raisonnement du paragraphe précédent. Ensuite, il n'est pas possible que z atteigne seulement la valeur $-\infty$, pour $x = +\infty$, comme le montre encore la relation (4), dont le premier membre augmenterait indéfiniment, tandis que le second resterait fini.

Toute intégrale oscillera alors une infinité de fois entre $+\infty$ et $-\infty$, avec passage brusque de $-\infty$ à $+\infty$. Telle est l'équation

$$\frac{dz}{dx} = - z^2 - 1,$$

dont l'intégrale est

$$z = \tang(x_0 - x).$$

7. En revenant au cas des racines réelles α et β, il est facile d'établir un lien entre le résultat du § 5 et les théorèmes démontrés plus haut. Puisque

$$\lim \frac{y'}{y} = \alpha,$$

on peut écrire

$$\frac{y'}{y} = \alpha + \varphi(x),$$

la fonction $\varphi(x)$ ayant zéro pour limite pour $x = \infty$. Il en résulte que

$$y = y_0 e^{\int_{x_0}^{x} (\alpha + \varphi) dx}.$$

Si donc l'on prend le produit

$$y \times e^{-ax} \qquad\qquad (a > \alpha)$$

il en résultera que ce produit tend vers zéro, quand x augmente indéfiniment. Nous retrouvons donc bien le résultat obtenu plus haut.

8. Nous allons considérer maintenant le cas où les coefficients de l'équation linéaire

$$\frac{d^2y}{dx^2} + p\frac{dy}{dx} + qy = 0$$

sont des fonctions complexes de la variable réelle x, ces coefficients tendant vers p_0 et q_0 quand x tend vers $+\infty$. En posant

$$\frac{y'}{y} = u,$$

nous avons l'équation

$$\frac{du}{dx} + u^2 + pu + q = 0.$$

Supposons que l'équation

$$u^2 + p_0 u + q_0 = 0$$

ait pour racines α et β, la partie réelle de α étant plus grande que celle de β.

Soit

$$V = \log \frac{u - \alpha}{u - \beta},$$

on aura

$$(3) \qquad \frac{dV}{dx} = (\beta - \alpha) \frac{u^2 + pu + q}{u^4 + p_2 u + q_2}.$$

Soient $|u - \alpha| = r$ et $|u - \beta| = \rho$. Nous désignerons par ε une quantité positive fixe, mais aussi petite qu'on voudra. Dans le plan de la variable complexe u, les deux équations

$$\log \frac{r}{\rho} = -\frac{l}{\varepsilon}, \qquad \log \frac{r}{\rho} = +\frac{l}{\varepsilon}$$

représentent deux petits cercles C et C', comprenant respectivement à leur intérieur les points α et β. Si u est tel que

$$\left| \log \frac{r}{\rho} \right| < \frac{l}{\varepsilon},$$

la partie réelle du second membre de l'équation (3) sera négative, si x est suffisamment grand; en effet, le dénominateur restera fini, et pour $x = \infty$ le numérateur devient égal au dénominateur, et, par suite, comme la partie réelle de $\beta - \alpha$ est négative, l'assertion est évidente. Nous aurons ainsi, en posant

$$V = v + iv',$$

$\frac{dv}{dx}$ négatif dans les conditions indiquées. On en conclut donc que, pour x très grand, la fonction réelle v va en diminuant du moment qu'elle est comprise entre $-\frac{l}{\varepsilon}$ et $+\frac{l}{\varepsilon}$.

Supposons que pour la valeur initiale x_0, prise assez grande, v soit compris dans cet intervalle; il ira en diminuant, et, s'il descend au-dessous de $-\frac{l}{\varepsilon}$, il lui restera toujours inférieur. Dans ce dernier cas, v aura nécessairement $-\infty$ pour limite, puisque ε est aussi petit que l'on veut, et u *aura alors α pour limite.*

On pourrait craindre que v n'atteignît jamais $-\frac{l}{\varepsilon}$, et eût, par suite, allant toujours en décroissant, une certaine limite finie l; u resterait toujours dans ces conditions à l'extérieur des courbes

C et C'. L'équation (5) nous donne

$$\frac{dv}{dx} = \mathcal{R}\left[(\beta - \alpha)\frac{u^2 + pu + q}{u^3 + p_0 u + q_0}\right].$$

en désignant par la lettre $\mathcal{R}(a)$ la partie réelle de la quantité a; d'où nous concluons

$$x - x_0 = \int_{x_0}^{x} \frac{dv}{\mathcal{R}\left[(\beta - \alpha)\dfrac{u^2 + pu + q}{u^3 + p_0 u + q_0}\right]};$$

le dénominateur ne s'annulerait pas à partir d'une valeur suffisamment grande de x, et il serait très voisin de $\mathcal{R}(\beta - \alpha)$. Donc, v tendant vers l, le second membre resterait fini, tandis que le premier devrait augmenter indéfiniment.

Le seul cas où u pourrait ne pas avoir α pour limite serait celui où, ε étant donné, il arriverait qu'à partir de la valeur de x, pour laquelle $\frac{dv}{dx}$ est négatif quand v est compris entre $-\frac{1}{\varepsilon}$ et $+\frac{1}{\varepsilon}$, cette fonction v fût toujours supérieure à $\frac{1}{\varepsilon}$. Mais alors la limite de v serait nécessairement $+\infty$ et, *par conséquent, u aurait β pour limite.*

Nous arrivons donc à la même conclusion qu'au § 5, mais dans un cas plus général : *la limite de u est en général α, et elle peut cependant exceptionnellement être égale à β* (¹).

On tirerait de ce résultat la même conclusion relative à l'existence d'un nombre a tel que

$$y e^{-ax}$$

ait zéro pour limite, quand x augmente indéfiniment; mais on doit remarquer qu'avec ce mode de raisonnement le cas où les parties réelles de α et β sont égales se trouve ici exclu : nous savons alors, d'après le § 6, que $\frac{y'}{y}$ peut ne pas avoir de limite.

(¹) Ce théorème est dû à M. Poincaré, qui l'a établi dans son Mémoire de l'*American Journal of Mathematics* (vol. VII, n° 3), *Sur les équations linéaires aux différentielles ordinaires et aux différences finies*. Comparer sa démonstration avec celle que nous donnons dans le texte.

M. Poincaré a étendu le théorème que nous venons d'établir pour une équation de second ordre à une équation d'ordre quelconque, et il a démontré le théorème suivant, que nous nous bornerons à énoncer.

Considérons l'équation linéaire d'ordre n

$$\frac{d^n y}{dx^n} + p_1 \frac{d^{n-1} y}{dx^{n-1}} + \ldots + p_n y = 0,$$

et soient $p_1^0, \ldots, p_n^0$ les valeurs de $p_1, \ldots, p_n$ pour $x = x_0$. En supposant que les racines de l'équation

$$z^n + p_1^0 z^{n-1} + \ldots + p_n^0 = 0$$

aient leurs parties réelles distinctes, *le quotient $\frac{y'}{y}$ a toujours une limite qui est, en général, la racine dont la partie réelle est la plus grande, mais qui peut exceptionnellement, pour certaines intégrales, être égale à une des autres racines.*

II. — Sur une classe particulière d'équations linéaires auxquelles s'applique une transformation de Laplace. Équations à coefficients du premier degré et équations à coefficients constants.

9. Les équations dont nous voulons parler sont les équations de la forme

$$P_0 \frac{d^m y}{dx^m} + P_1 \frac{d^{m-1} y}{dx^{m-1}} + \ldots + P_m y = 0,$$

où les coefficients P sont des polynômes de degré p. Nous traiterons dans cette Section le cas le plus simple de $p = 1$, qui est d'ailleurs celui où la méthode réussit d'une manière complète.

Cherchons, avec Laplace, à exprimer y à l'aide d'une intégrale

$$y = \int_\alpha^\beta v(z) e^{xz} dz,$$

dans laquelle les limites α et β sont des quantités indépendantes de x, que l'on déterminera ultérieurement, et $v(z)$ représente une fonction inconnue de z. On aura

$$\frac{dy}{dx} = \int_\alpha^\beta v(z) z e^{zx} dz,$$

$$\dots\dots\dots\dots\dots\dots\dots\dots$$

$$\frac{d^m y}{dx^m} = \int_\alpha^\beta v(z) z^m e^{zx} dz.$$

Calculons les produits

$$xy, \quad x\frac{dy}{dx}, \quad \dots, \quad x\frac{d^m y}{dx^m}.$$

En intégrant par parties, il vient

$$xy = \int_\alpha^\beta v x e^{zx} dz = (v e^{zx})_\alpha^\beta - \int_\alpha^\beta \frac{dv}{dz} e^{zx} dz,$$

$$\dots\dots\dots\dots\dots\dots\dots\dots$$

$$x\frac{d^m y}{dx^m} = \int_\alpha^\beta v(z) z^m x e^{zx} dz = (v z^m e^{zx})_\alpha^\beta - \int_\alpha^\beta \frac{d(v z^m)}{dz} e^{zx} dz.$$

Supposons la fonction v et les constantes α et β telles que

$$(v e^{zx})_\alpha^\beta = 0, \quad \dots, \quad (v z^m e^{zx})_\alpha^\beta = 0.$$

En posant

$$P_0 = a_0 x + b_0, \quad P_1 = a_1 x + b_1, \quad \dots, \quad P_m = a_m x + b_m,$$

l'équation différentielle devient

$$\int_\alpha^\beta \left[-a_m \frac{d(v z^m)}{dz} + b_0 v z^m - \dots \right] e^{zx} dz = 0.$$

L'expression entre crochets ne dépend pas de x. Nous égalerons donc tout naturellement à zéro cette expression pour déterminer v, qui se trouvera alors satisfaire à une équation de la forme

$$\frac{dv}{dz} P(z) - v Q(z) = 0,$$

$P(z)$ et $Q(z)$ étant des polynômes de degré m en z.

En nous plaçant donc dans le cas général où les a et b sont des constantes quelconques, on aura

$$\frac{dv}{v} = \frac{Q(z)}{P(z)} = \mu + \frac{\lambda_1}{z - x_1} + \ldots + \frac{\lambda_m}{z - x_m}$$

et l'on prendra

$$v = e^{\mu z}(z - x_1)^{\lambda_1}(z - x_2)^{\lambda_2} \ldots (z - x_m)^{\lambda_m}.$$

Il s'agit maintenant de déterminer α et β; c'est ce qui peut se faire de manières variées.

10. Quand $\lambda_1, \lambda_2, \ldots, \lambda_m$ ont leurs parties réelles positives, on pourra prendre

$$\alpha = x_1, \qquad \beta = x_i \qquad (i = 2, \ldots, m)$$

et intégrer en prenant un chemin quelconque de x_1 à x_i. Les conditions

$$(v e^{-\mu z} e^{i\sigma\pi})_\alpha^\beta = 0 \qquad (k = 1, 2, \ldots, m)$$

sont bien vérifiées, puisque v s'annule alors pour $z = \alpha$ et pour $z = \beta$. On obtiendra ainsi $m - 1$ intégrales visiblement holomorphes dans tout le plan; il résultera de ce que nous allons dire plus bas qu'elles sont linéairement indépendantes.

On peut obtenir ces $m - 1$ intégrales d'une manière un peu différente qui conviendra, quels que soient les signes des parties réelles des λ. Nous procéderons comme nous l'avons fait plus haut dans le cas des intégrales hypergéométriques (p. 303). Soit a un point quelconque. Nous considérons un chemin fermé C_1 partant de a et y revenant, après avoir tourné autour de x_1, et pareillement un chemin fermé C_2 partant de a et y revenant après avoir tourné autour de x_i. Nous allons prendre

$$\alpha = \beta = a,$$

le chemin total d'intégration étant formé des parties suivantes : C_1 parcouru dans le sens positif, puis C_2 parcouru dans le sens positif, ensuite C_1 parcouru dans le sens négatif, et enfin C_2 parcouru aussi dans le sens négatif. Dans ces conditions, la fonction v retrouve à la fin sa valeur initiale, et les conditions voulues sont bien vérifiées. Chaque combinaison (x_1, x_i) nous donne ainsi une intégrale holomorphe.

11. On peut adopter bien d'autres chemins d'intégration ; les chemins suivants vont nous conduire à m intégrales, dont il sera intéressant d'étudier les valeurs pour x réel positif et très grand. Nous nous plaçons dans le cas tout à fait général *où aucune relation spéciale d'égalité n'existe entre les coefficients de l'équation différentielle.*

Prenons un des points z, soit z_1. Par ce point je mène du côté des ξ négatifs une parallèle P à l'axe ξ des quantités réelles, en ayant posé

$$z = \xi + i\eta_1.$$

Nous allons prendre, comme chemin d'intégration, une sorte de lacet ayant son origine à l'infini négatif sur cette droite P. Le

Fig. 24.

point z représente dans la figure le point à l'infini sur P ; le lacet se compose de la portion αp, d'un cercle C de rayon r, et de la portion $p\beta$, le point β coïncidant à l'infini avec z sur la droite P.

En supposant que la partie réelle de x soit supérieure à celle de $-\mu$, l'intégrale correspondante

$$\int_\alpha^\beta e^{hz}(z-z_1)^{p_1}\ldots(z-z_m)^{p_m} e^{xz}\,dz$$

aura un sens, et les conditions complémentaires seront vérifiées. Nous obtenons donc ainsi m intégrales de l'équation différentielle. Nous allons chercher comment se comportent ces intégrales pour x positif et très grand.

Nous ne diminuerons pas la généralité en supposant $z_1 = 0$ et remplaçant x par $x - \mu$, ce qui revient à supposer que $\mu = 0$. Nous avons alors l'intégrale

$$\int \varphi_0(z-z_1)^{p_1}\ldots(z-z_m)^{p_m} e^{xz}\,dz.$$

Prenons d'abord l'intégrale

$$\int^\alpha e^{hz}(z-z_1)^{p_1}\ldots(z-z_m)^{p_m} e^{xz}\,dz.$$

Je dis qu'elle tend vers zéro, quand x augmente indéfiniment en
étant positif. On a, en effet, pour z négatif et inférieur à $-r$,

$$\left| z^{\lambda_1}(z-a_2)^{\lambda_2}\ldots(z-a_m)^{\lambda_m}\right| < n^{-\varepsilon z},$$

ε étant une quantité positive convenable. L'intégrale sera donc
en valeur absolue moindre que la valeur absolue de l'intégrale

$$\int_{-r}^{-\infty} e^{z(x-\varepsilon)}\,dz, \qquad \text{c'est-à-dire} \qquad \frac{e^{-r(x-\varepsilon)}}{x-\varepsilon},$$

et tendra, par conséquent, vers zéro pour $x=\infty$. Pareillement le
produit de l'intégrale par x^k, k étant une constante quelconque,
tend vers zéro pour x infini.

Il faut maintenant étudier l'intégrale le long du cercle C, en
partant de p et y revenant. Nous commencerons par envisager
l'intégrale

$$\int_C z^{\lambda} e^{zx}\,dz$$

le long de ce cercle, et par chercher la limite du produit

$$x^{\lambda+1}\int_C z^{\lambda} e^{zx}\,dz$$

pour $x=+\infty$. Posons $xz=-y$; nous aurons, à un facteur numérique près, l'intégrale

$$\int y^{\lambda} e^{-y}\,dy,$$

prise le long d'un cercle Γ de rayon rx, et en partant du point
rx dans le plan de la variable complexe y. Cette intégrale est
une fonction bien déterminée de λ; quand λ a sa partie réelle
supérieure à -1, on voit de suite que l'intégrale a pour valeur

$$(1-e^{2\lambda\pi i})\int_{rx}^{\infty} y^{\lambda} e^{-y}\,dy,$$

et par suite, pour $x=\infty$, nous avons la limite

$$(e^{2\lambda\pi i}-1)\,\Gamma(\lambda+1),$$

$\Gamma(\lambda+1)$ désignant la fonction eulérienne de deuxième espèce.

Ce résultat sera général, quelle que soit la valeur de la partie réelle de λ. On remarquera que ce produit est différent de zéro, sauf quand λ est un entier positif ou nul. Quand λ est un entier négatif, la fonction Γ devenant infinie, le produit n'est pas nul.

Si nous revenons maintenant à l'intégrale proposée, nous développerons, pour z de module suffisamment petit,

$$z^{\lambda_1}(z-a_1)^{\lambda_2}\ldots(z-a_m)^{\lambda_m}$$

en série de la forme

$$A_0 z^{\lambda_1} + A_1 z^{\lambda_1+1} + A_2 z^{\lambda_1+2} + \ldots$$

et, en appliquant alors le résultat que nous venons de trouver, il apparaît que le premier terme de ce développement donne seul une limite différente de zéro, quand, multipliant l'intégrale par x^{λ_1+1}, on fait $x = -\infty$ (on exclut, bien entendu, le cas où λ_1 serait un entier positif). Quelques explications sont cependant nécessaires pour être complètement rigoureux.

Reprenons, en supposant, comme il est permis, le rayon r du cercle C suffisamment petit, le produit

$$x^{\lambda_1+1}\int_C (A_0 z^{\lambda_1} + A_1 z^{\lambda_1+1} + \ldots)e^{zx}\,dz.$$

Désignons par R_n le reste de la série

$$A_0 + A_1 z + \ldots$$

quand on s'arrête après le terme $A_n z^n$. On sait que, étant donnée une série entière, on peut trouver deux nombres μ et ρ, tels que

$$|A_n| < \mu\rho^n,$$

et l'on aura alors

$$|R_n| < \frac{\mu\rho^{n+1}}{1-r\rho}|z|^{n+1}.$$

Nous avons à étudier la somme

$$(8)\quad \left\{\begin{aligned} & x^{\lambda_1+1}\int_C A_0 z^{\lambda_1} e^{zx}\,dz + \ldots + x^{\lambda_1+1}\int_C A_n z^{\lambda_1+n} e^{zx}\,dz \\ & \qquad\qquad + x^{\lambda_1+1}\int_C R_n z^{\lambda_1} e^{zx}\,dz. \end{aligned}\right.$$

On voit de suite, en posant $zx = -y$, que la dernière intégrale est égale à

$$\int_A R_n\, y^{\lambda_1} e^{-y}\, dy,$$

en désignant par A un lacet dans le plan de la variable y partant du point rx et y revenant, après avoir tourné autour de l'origine. Son module est donc, à un facteur numérique près ne dépendant que de λ_1, moindre que le module de

$$\frac{2(rx)^{n+1}}{1-r\rho}.$$

Donc, *quel que soit* x, on peut prendre n assez grand pour que le reste de la somme S soit inférieur à tel nombre qu'on voudra, car on peut supposer $r\rho < 1$. On fera maintenant croître x indéfiniment, et pour les autres termes de (S), qui sont en nombre fini, on n'a qu'à appliquer ce que nous avons dit plus haut. Le premier seul donne une limite différente de zéro.

Nous pouvons donc conclure en disant que, sauf le cas exclu, le produit de l'intégrale par x^{λ_1+1} a une limite finie et différente de zéro pour $x = +\infty$.

On a supposé $z_1 = 0$. En donnant à z_1 une valeur quelconque et rétablissant le terme dépendant de y, nous reviendrions à l'intégrale

$$y_1 = \int e^{zx}(z-z_1)^{\lambda_1}\ldots(z-z_m)^{\lambda_m}e^{-zx}\,dz,$$

relative au lacet qui correspond à z_1. Pour être ramené au cas de $z_1 = 0$, il suffit de remplacer z par $z_1 + z$, et c'est par suite au produit

$$y_1\, e^{-z_1 x},$$

que nous avons à appliquer le résultat qui vient d'être établi. Nous avons donc le théorème suivant, qui résume cette discussion :

En désignant par y_1 *l'intégrale correspondant à* z_1, *le produit*

$$y_1\, e^{-z_1 x} x^{\lambda_1+1}$$

a une limite finie et différente de zéro pour $x = +\infty$.

12. Les m points singuliers α nous donnent ainsi m intégrales

$$y_1, \quad y_2, \quad \dots, \quad y_m.$$

Le théorème précédent va nous permettre aisément de démontrer qu'elles sont linéairement indépendantes. Supposons, en effet, que nous ayons la relation

$$C_1 y_1 + C_2 y_2 + \dots + C_m y_m = 0.$$

Rangeons les α dans l'ordre

$$\alpha_1, \quad \alpha_2, \quad \dots, \quad \alpha_m,$$

en supposant qu'ils soient ainsi rangés par ordre décroissant de grandeur de leur partie réelle; nous aurons

$$C_1 y_1 e^{-\alpha_1 x} x^{\lambda_1+1} + C_2 y_2 e^{-\alpha_1 x} x^{\lambda_1+1} + \dots + C_m y_m e^{-\alpha_1 x} x^{\lambda_1+1} = 0.$$

Faisons tendre x vers l'infini; tous les termes, sauf le premier, ont zéro pour limite, puisqu'on a

$$y_2 e^{-\alpha_1 x} x^{\lambda_1+1} = (y_2 e^{-\alpha_2 x} x^{\lambda_2+1}) \times (e^{(\alpha_2-\alpha_1) x} x^{\lambda_1-\lambda_2})$$

et le premier facteur a une limite finie, tandis que le second tend vers zéro. Nous aurons donc

$$C_1 = 0$$

et, en continuant ainsi, nous trouverions

$$C_2 = \dots = C_m = 0.$$

Le théorème est, par suite, établi.

13. Nous avons supposé que nous étions dans le cas général. Bien des cas particuliers peuvent se présenter; leur étude ne présente pas de difficultés sérieuses. Contentons-nous de considérer le cas où il y aurait deux racines égales pour le polynôme $P(z)$ (§ 9). Nous aurions alors, en supposant $\alpha_1 = \alpha_2$,

$$\frac{\frac{dv}{dz}}{v} = \mu + \frac{\lambda_2}{(z-\alpha_1)^2} + \frac{\lambda_1}{z-\alpha_1} + \frac{\lambda_3}{z-\alpha_3} + \dots,$$

et, par suite,

$$v = e^{\beta z} z^{\frac{\lambda_2}{}} (z - z_1)^{\lambda_1} (z - z_2)^{\lambda_2} \dots$$

On pourra toujours considérer un lacet analogue à celui que
nous avons formé tout à l'heure, qui nous donnera une première
intégrale. On voit moins immédiatement comment on pourra avoir
une seconde intégrale, celle qui correspond à un chemin joignant z_1
à z_2 quand ces deux points sont distincts. Il est possible d'approcher du point z_1 de telle sorte que v tende vers zéro. Soit

$$z - z_1 = \rho (\cos \theta + i \sin \theta)$$

et soit

$$-\frac{\lambda_2}{z - z_1} = \frac{1}{\rho} R \left[\cos (\theta - \alpha) - i \sin (\theta - \alpha) \right].$$

Il faudra que $\cos (\theta + \alpha)$ soit négatif. Il y aura donc une certaine direction $z_1 x$, et d'un certain côté de celle-ci (à droite par
exemple dans la *fig.* 25) on aura les directions pour lesquelles

$$e^{\frac{\lambda_2}{z - z_1}}$$

tend vers zéro, quand z se rapproche de z_1. Si l'on prend alors
un chemin partant de z_1 dans une de ces directions et revenant

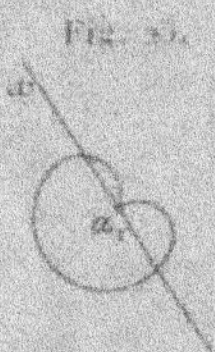

en z, également à droite de $z_1 x$, mais après être passé à sa gauche,
l'intégrale correspondante ne sera pas nulle en général et donnera une seconde solution de l'équation linéaire correspondant
à la racine z_1.

14. Indiquons, comme exemple, une équation rencontrée par
Bessel dans des recherches de Mécanique céleste

$$x \frac{d^2 y}{dx^2} - 2 m \frac{dy}{dx} - x y = 0.$$

En appliquant les résultats précédents, on a

$$\frac{dv}{dz}(1-z^2) = -2vz(m-1)$$

et, par suite,

$$v = (1-z^2)^{m-1}.$$

On a ici

$$z_1 = -i, \qquad z_2 = +i.$$

En particulier, l'intégrale holomorphe sera donnée par l'intégrale définie

$$\int_i^{-i} (1-z^2)^{m-1} e^{xz}\, dz,$$

qui n'a de sens d'ailleurs que si la partie réelle de m est positive. En changeant z en zi, on ramènera immédiatement l'intégrale précédente à la forme

$$\int_{-1}^{+1} (1-z^2)^{m-1} \cos zx\, dz,$$

dont le développement en série entière est bien facile.

15. Cherchons encore ce que donne la méthode de Laplace pour une équation à coefficients constants

$$a_0 \frac{d^m y}{dx^m} + a_1 \frac{d^{m-1} y}{dx^{m-1}} + \ldots + a_m y = 0.$$

En posant

$$y = \int_a^b v\, e^{zx}\, dz,$$

et faisant la substitution dans le premier membre de l'équation différentielle, il vient, comme résultat de la substitution,

$$\int_a^b v f(z) e^{zx}\, dz,$$

en posant

$$f(z) = a_0 z^m + a_1 z^{m-1} + \ldots + a_m.$$

Nous ne pouvons pas ici former d'équation différentielle donnant v. L'application immédiate de la méthode ne donnerait donc que $v = 0$. Mais l'intégrale précédente sera encore nulle si nous prenons $x = \beta$, et si nous intégrons le long d'un contour fermé à l'intérieur duquel le produit

$$v f(z)$$

soit holomorphe. Ainsi, l'équation proposée sera vérifiée si l'on prend

$$v = \frac{P(z)}{f(z)},$$

$P(z)$ étant holomorphe dans une aire limitée par un contour le long duquel on prendra l'intégrale qui donne y. *La méthode de Laplace conduit donc tout naturellement à la méthode d'intégration des équations à coefficients constants développée par Cauchy dans un Chapitre de ses anciens Exercices.*

On retrouve facilement de cette manière la forme élémentaire des intégrales des équations à coefficients constants. Soit α une racine multiple d'ordre p de l'équation caractéristique

$$f(z) = o,$$

et considérons un contour C n'enveloppant que cette racine. Nous pouvons prendre

$$v = \frac{A}{(z-\alpha)^p} + \frac{A_1}{(z-\alpha)^{p-1}} + \cdots + \frac{A_{p-1}}{(z-\alpha)} + G(z),$$

$G(z)$ étant holomorphe dans C et les constantes A étant arbitraires. Nous avons à calculer

$$\int_C v e^{zx} dz.$$

Pour avoir le résidu de $v e^{zx}$, on pose $z = \alpha + h$; il faut prendre le coefficient de $\frac{1}{h}$ dans le développement. On trouve ainsi immédiatement

$$e^{\alpha x}(C_0 - C_1 x - \cdots - C_{p-1} x^{p-1}),$$

expression dans laquelle les C sont, comme les A, des constantes arbitraires. On obtient donc ainsi les p intégrales correspondant à la racine multiple d'ordre p.

Faisons encore une remarque intéressante relative aux équations à coefficients constants. Je prends l'intégrale

$$y = \int_C \frac{P(z)}{f(z)} e^{zx}\, dz$$

le long d'un cercle C, ayant l'origine pour centre et comprenant à son intérieur toutes les racines de $f(z)$. Montrons qu'on peut déterminer le polynôme $P(z)$ d'ordre $m-1$, de telle sorte que

$$y, \quad \frac{dy}{dx}, \quad \ldots, \quad \frac{d^{m-1}y}{dx^{m-1}}$$

aient des valeurs données à l'avance pour $x = 0$. On a

$$y_0 = \int_C \frac{P(z)}{f(z)}\, dz, \quad \left(\frac{dy}{dx}\right)_0 = \int_C \frac{z\,P(z)}{f(z)}\, dz, \quad \ldots, \quad \left(\frac{d^{m-1}y}{dx^{m-1}}\right)_0 = \int_C \frac{z^{m-1}P(z)}{f(z)}\, dz.$$

Or soit, pour z très grand,

$$\frac{P(z)}{f(z)} = \frac{A_1}{z} + \frac{A_2}{z^2} + \ldots + \frac{A_m}{z^m} + \ldots.$$

$A_1, \ldots, A_m$ seront arbitraires si $P(z)$ est un polynôme arbitraire d'ordre $m-1$. Les valeurs des A se trouveront déterminées de proche en proche en fonction des valeurs initiales de y et de ses dérivées jusqu'à l'ordre $m-1$. On peut remarquer qu'il résulte de là que *l'ensemble des intégrales correspondant à chacune des racines de l'équation caractéristique forme bien un système fondamental.*

III. — Application de la transformation de Laplace au cas général.

16. Nous n'avons étudié dans la Section précédente que le cas où les polynômes P (§ 9) sont du premier degré. Arrivons à l'équation générale

$$P_0 \frac{d^m y}{dx^m} + P_1 \frac{d^{m-1}y}{dx^{m-1}} + \ldots + P_m y = 0,$$

où les coefficients P sont des polynomes de degré p en x.

Nous reprenons l'intégrale

$$y = \int_x^\beta v(z)e^{zx}\,dz.$$

Nous avons plus haut transformé, au moyen de l'intégration par parties, les produits

$$xy, \quad x\frac{dy}{dx}, \quad \ldots, \quad x\frac{d^m y}{dx^m}.$$

Considérons maintenant les produits

$$x^p y, \quad x^p\frac{dy}{dx}, \quad \ldots, \quad x^p\frac{d^m y}{dx^m}.$$

Nous nous servirons à cet effet de la formule d'intégration par parties généralisée, à savoir

$$\int U \frac{d^p V}{dz^p}\,dz = U\,\frac{d^{p-1}V}{dz^{p-1}} - \frac{dU}{dz}\,\frac{d^{p-2}V}{dz^{p-2}} + \cdots$$
$$\cdots + (-1)^{p-1}\frac{d^{p-1}U}{dz^{p-1}}\,V + (-1)^{p-1}\int V\,\frac{d^p U}{dz^p}\,dz.$$

On a ici

$$x^p y = \int_x^\beta v\,x^p e^{zx}\,dz.$$

Nous poserons donc

$$U = v, \quad V = e^{zx},$$

et l'on aura alors

$$x^p y = \left(v x^{p-1}e^{zx}\right)_x^\beta - \left(\frac{dv}{dz}x^{p-2}e^{zx}\right)_x^\beta + \cdots + (-1)^{p-1}\int_x^\beta e^{zx}\frac{d^p v}{dz^p}\,dz.$$

Semblablement, pour réduire

$$x^p\frac{d^m y}{dx^m} = \int_x^\beta v\,z^m x^p e^{zx}\,dz,$$

on posera

$$U = v z^m, \quad V = e^{zx},$$

et l'on a ainsi

$$x^p\frac{d^m y}{dx^m} = \left(v z^m x^{p-1}e^{zx}\right)_x^\beta - \cdots - (-1)^{p-1}\int_x^\beta e^{zx}\frac{d^p(v z^m)}{dz^p}\,dz.$$

Soit maintenant

$$P_0 = C_0\, x^p + \ldots,$$
$$P_1 = C_1\, x^p + \ldots,$$
$$\cdots\cdots\cdots\cdots\cdots$$
$$P_m = C_m x^p + \ldots$$

et considérons dans l'équation différentielle transformée l'intégrale définie qui y figure. Cette intégrale est

$$\int_\alpha^\beta \left[C_0 \frac{d^p(v\,z^m)}{dz^p} + C_1 \frac{d^p(v\,z^{m-1})}{dz^p} + \ldots \right] e^{zx}\, dz.$$

La quantité entre crochets ne dépend pas de x. En l'égalant à zéro, nous obtiendrons une équation linéaire et homogène en v d'ordre p, dont les coefficients sont des polynômes de degré m en z. Ce sera l'équation

$$(6) \qquad (C_0 z^m + C_1 z^{m-1} + \ldots + C_m) \frac{d^p v}{dz^p} + \ldots = 0.$$

Si l'on peut choisir une fonction v satisfaisant à l'équation précédente, et si l'on peut, par un choix convenable de α et β, s'arranger de manière que les termes intégrés soient nuls, on aura une solution de l'équation proposée. Les termes intégrés sont de la forme

$$(7) \qquad \left[\frac{d^h(v z^k)}{dz^h} e^{zx} \right]_\alpha^\beta = 0 \qquad \left(\begin{array}{l} h = 0, 1, 2, \ldots, p-1 \\ k = 0, 1, 2, \ldots, m \end{array} \right).$$

On voit donc que *la transformation de Laplace ramène l'intégration de l'équation proposée d'ordre m à celle d'une équation d'ordre p.*

17. M. Poincaré, dans le Mémoire déjà cité, a montré comment on pourrait réaliser toutes les conditions exigées pour l'application de la méthode, et comment, de plus, on peut ainsi étudier les valeurs des intégrales de l'équation proposée pour x très grand et s'en allant à l'infini dans une direction déterminée, que nous pouvons supposer d'ailleurs, sans diminuer la généralité, être la direction positive de l'axe réel.

Nous supposons aussi que C_0 n'est pas nul, c'est-à-dire que *les degrés de* $P_1, \ldots, P_m$ *ne surpassent pas celui de* P_0. Enfin, il n'existe aucune relation particulière d'égalité entre les coefficients des polynômes P.

Désignons par z_1, z_2, ... z_m les racines de l'équation

$$C_0 z^m + C_1 z^{m-1} + \ldots + C_m = o.$$

Ce sont les points singuliers de l'équation linéaire (6) donnant v. L'équation (6) a, dans le voisinage de chacun de ses points singuliers, $m — 1$ intégrales holomorphes [1], et l'on a une $m^{ième}$ intégrale de la forme

$$(z — z_1)^{\lambda_1} \varphi_1(z),$$

$\varphi_1(z)$ étant holomorphe dans le voisinage de z_1.

Comme nous l'avons fait dans la Section précédente, menons par le point z, une parallèle D à l'axe réel du côté des ξ *négatifs* $(z = \xi + i\eta)$. Nous allons prendre pour v l'intégrale non holomorphe dans le voisinage de z_1. Quand z s'en va à l'infini dans cette direction, nous savons (§ 2 de ce Chapitre) que l'on peut trouver un nombre μ tel que

$$v e^{\mu z}, \quad \frac{dv}{dz} e^{\mu z}, \quad \ldots \quad \frac{d^m v}{dz^m} e^{\mu z}$$

tendent vers zéro, quand z s'éloigne ainsi à l'infini et, en augmentant μ s'il est nécessaire, il en sera de même des produits

$$v z^\nu e^{\mu z}, \quad \frac{dv}{dz} z^\nu e^{\mu z}, \quad \ldots \quad \frac{d^m v}{dz^m} z^\nu e^{\mu z},$$

quel que soit l'exposant ν.

En désignant, comme précédemment, par α et β le point à l'infini sur la droite D, les conditions (7) seront vérifiées si x est positif et suffisamment grand. On formera encore le lacet consi-

---

[1] Nous nous appuyons sur ce que l'équation

$$x \frac{d^m y}{dx^m} + P_1 \frac{d^{m-1} y}{dx^{m-1}} + \ldots + P_m y = o,$$

où les p sont holomorphes dans le voisinage de $x = a$, admet $m — 1$ intégrales holomorphes autour de ce point. On voit, en effet, de suite, en substituant une série entière dans le premier membre de l'équation, que les $m — 1$ premiers coefficients peuvent être pris arbitrairement, les centres se déterminant de proche en proche. Quant à la convergence, elle se démontre par les procédés de comparaison dont nous avons fait tant de fois usage.

déré au § 10, et nous obtiendrons ainsi un système de m intégrales

$$y_1, y_2, \ldots, y_m$$

correspondant respectivement aux points $z_1, z_2, \ldots, z_m$. Nous
n'avons maintenant rien à changer aux raisonnements développés
dans le § 11, et nous avons donc encore la conclusion suivante :

Les produits

$$y_1 e^{-z_1 x} x^{\rho_1 + 1}, \quad y_2 e^{-z_2 x} x^{\rho_2 + 1}, \quad \ldots, \quad y_m e^{-z_m x} x^{\rho_m + 1}$$

*tendent vers des limites finies et différentes de zéro (sauf le
cas d'un λ entier et positif) quand x tend vers $+\infty$.*

18. Dans un second Mémoire sur les intégrales irrégulières des
équations différentielles linéaires ([*]), M. Poincaré a complété le
résultat précédent en montrant qu'on pouvait en déduire certaines
expressions *asymptotiques*. Nous avons trouvé au § 11 que le
produit

$$y_1 e^{-z_1 x} x^{\rho_1 + 1}$$

peut se mettre sous la forme

$$(S)\qquad \begin{cases} x^{\rho_1 + 1} \displaystyle\int_L A_0 z^{h_0} e^{xz}\, dz + \ldots \\[2ex] \ldots + x^{\rho_1 + 1} \displaystyle\int_L A_n z^{h_n} e^{xz}\, dz + x^{\rho_1 + 1} \displaystyle\int_L B_n z^{h_n} e^{xz}\, dz; \end{cases}$$

les intégrales correspondent au lacet L, dont les deux extrémités
sont à l'infini dans la direction indiquée et qui tourne autour
de $z = 0$.

L'intégrale le long de L se compose d'une partie rectiligne et
d'une partie circulaire le long de C. Pour la partie rectiligne,
nous savons que le produit de l'intégrale par une puissance quelconque de x tend vers zéro quand x augmente indéfiniment. Bornons-nous donc à considérer

$$x^{\rho_1 + 1} \int_C A_0 z^{h_0} e^{xz}\, dz + \ldots + x^{\rho_1 + 1} \int_C A_n z^{h_n} e^{xz}\, dz + x^{\rho_1 + 1} \int_C B_n z^{h_n} e^{xz}\, dz.$$

---

[*] H. POINCARÉ, *Sur les intégrales irrégulières des équations linéaires*
(*Acta mathematica*, t. VIII).

Rappelons-nous, d'autre part, que

$$x^{\lambda_1} \int_C A_i z^{\lambda_i+k} e^{zx}\, dz$$

peut s'écrire

$$\frac{A_i}{x^{\lambda_i}}\left(e^{2\lambda_i\pi i}-1\right)\left[\Gamma(\lambda_i+k+1)-\int_{rx}^{\infty} y^{\lambda_i+k}e^{-y}\,dy\right].$$

Or, le produit de l'intégrale

$$\int_{rx}^{\infty} y^{\lambda_i+k} e^{-y}\, dy$$

par une puissance quelconque de x a pour limite zéro pour x infini. De même le produit du dernier terme de (S) par x^a a zéro pour limite quand x augmente indéfiniment. Pour le voir reportons-nous encore au §11 et au dernier terme de la somme S

$$x^{\lambda_i+1} \int_C R_n z^{k} e^{zx}\, dz$$

Le nombre n est maintenant déterminé. D'après l'expression de R_n, on voit de suite que le module du produit de

$$x^{\lambda_i+1} \int_C R_n z^{k} e^{zx}\, dz$$

est, à un facteur numérique près indépendant de x, moindre que celui de l'expression

$$\frac{C}{x}\,\frac{\rho^{n+1}}{x-c\rho}.$$

Le produit étudié tend donc bien vers zéro pour $x=\infty$.
Il en résulte que, si l'on pose

$$\Sigma = (e^{2\lambda_1\pi i}-1)\left[A_1\Gamma(\lambda_1+1)+\frac{A_2\Gamma(\lambda_1+2)}{x}+\dots+\frac{A_n\Gamma(\lambda_1+n)}{x^n}\right],$$

le produit

$$x^a\left(\Sigma - y_1 e^{-zx}x^{\lambda_1}\right)$$

tend vers zéro pour $x=+\infty$. C'est ce que l'on exprimera en disant que le produit

$$y_1 e^{-zx}x^{\lambda_1+1}$$

est représenté *asymptotiquement* par la suite Σ.

19. Reprenons l'expression de l'intégrale

$$y_1 = \int_{\mathrm{L}} v e^{zx} dz.$$

Il résulte du paragraphe précédent que

$$y_1 = e^{\lambda_1 x} x^{-\lambda_1 - 1} (e^{2\lambda_1 \pi i} - 1) \Gamma(\lambda_1 + 1)$$
$$\left[\mathrm{A}_0 + \frac{\mathrm{A}_1(\lambda_1 + 1)}{x} + \ldots + \frac{\mathrm{A}_n(\lambda_1 + 1) \ldots (\lambda_1 + n)}{x^n} + \frac{\varepsilon_0}{x^n} \right],$$

ε_0 tendant vers zéro avec $\frac{1}{x}$: nous avons remplacé $\Gamma(\lambda_1 + 2), \ldots,$ $\Gamma(\lambda_1 + n)$ par leurs valeurs en fonction de $\Gamma(\lambda_1 + 1)$. Écrivons ce développement sous la forme

$$y_1 = e^{\lambda_1 x} x^{-\lambda_1 - 1} \left(\mathrm{P}_0 + \frac{\mathrm{P}_1}{x} + \ldots + \frac{\mathrm{P}_n}{x^n} + \frac{\varepsilon_0}{x^n} \right).$$

En étudiant de la même manière l'intégrale

$$\frac{dy_1}{dx} = \int_{\mathrm{L}} z v e^{zx} dz,$$

on trouve immédiatement le développement

$$\frac{dy_1}{dx} = e^{\lambda_1 x} x^{-\lambda_1 - 1} \left(\mathrm{B}_0 + \frac{\mathrm{B}_1}{x} + \ldots + \frac{\mathrm{B}_n}{x^n} + \frac{\varepsilon_1}{x^n} \right),$$

ε_1 tendant vers zéro et les termes, à l'exception de $\frac{\varepsilon_1}{x^n} e^{\lambda_1 x} x^{-\lambda_1 - 1}$, provenant de la différentiation de y_1, quand on néglige $\frac{\varepsilon_0}{x^n}$. On a finalement, en allant jusqu'à la dérivée d'ordre m,

$$\frac{d^m y_1}{dx^m} = e^{\lambda_1 x} x^{-\lambda_1 - 1} \left(\mathrm{T}_0 + \frac{\mathrm{T}_1}{x} + \ldots + \frac{\mathrm{T}_n}{x^n} + \frac{\varepsilon_m}{x^n} \right),$$

ε_m tendant vers zéro avec $\frac{1}{x}$, et les termes, à l'exception de celui qui contient ε_m, provenant de la dérivation $m^{\text{ième}}$ de y_1, quand on néglige $\frac{\varepsilon_0}{x^n}$.

Substituons ces valeurs de y_1 et de ses dérivées dans le premier membre

$$\frac{d^m y}{dx^m} + \frac{\mathrm{C}_1 x^p + \ldots}{\mathrm{C}_0 x^p + \ldots} \frac{d^{m-1} y}{dx^{m-1}} + \ldots + \frac{\mathrm{C}_m x^p + \ldots}{\mathrm{C}_0 x^p + \ldots} y$$

de l'équation différentielle; les coefficients des puissances successives de $\frac{1}{x}$ dans le résultat de cette substitution doivent s'annuler, puisque n est un entier qui peut être aussi grand qu'on veut. Les constantes α_i, λ, et les coefficients P sont donc ceux qu'on obtient, quand on cherche à écrire que l'équation est vérifiée par une série de la forme

$$e^{\alpha_i x} x^{-\lambda_i - 1} \left(P_0 + \frac{P_1}{x} + \frac{P_2}{x^2} + \dots \right).$$

Or, c'est là un problème que nous avons déjà cherché à résoudre (Chapitre XI, § 22); nous avons trouvé m valeurs de α_i, et à chacune de ces valeurs a correspondu un développement de la forme précédente. L'expression que nous venons de trouver pour y, coïncide donc avec un de ces développements, et nous avons vu que ceux-ci sont en général divergents. Nous arrivons donc au théorème suivant, dû à M. Poincaré (*loc. cit.*):

Les m développements divergents de la forme

$$e^{\alpha x} x^{-\lambda - 1} \left(P_0 + \frac{P_1}{x} + \frac{P_2}{x^2} + \dots \right)$$

représentent asymptotiquement m intégrales de l'équation différentielle, quand x grandit indéfiniment en étant positif.

Nous avons, dans tout ce qui précède, supposé que x augmentait indéfiniment en étant réel et positif. D'après ce qui a été dit au § 3, il est possible d'étendre cette théorie au cas où x s'éloigne à l'infini avec un argument déterminé quelconque; mais il est important de remarquer que les m développements divergents de la forme précédente ne représenteront pas asymptotiquement, *pour tout argument*, les mêmes intégrales. Pour certaines valeurs de cet argument, il y aura passage brusque d'une intégrale à une autre, du moins en général.

CHAPITRE XV.

SUR QUELQUES CLASSES D'ÉQUATIONS LINÉAIRES INTÉGRABLES.

I. — Équations à coefficients constants.

1. Nous allons indiquer dans ce Chapitre quelques classes d'équations intégrables. Déjà nous avons trouvé, en appliquant la méthode de Laplace (Chap. XIV, § 15), la forme des intégrales des équations différentielles à coefficients constants; ce type est le premier dont Euler ait donné l'intégrale générale.

Reprenons cette question pour la traiter d'une manière plus élémentaire. Soit l'équation à coefficients constants

$$a_0 \frac{d^m y}{dx^m} + a_1 \frac{d^{m-1} y}{dx^{m-1}} + \ldots + a_m y = 0.$$

En posant $y = e^{zx}$ et faisant la substitution dans le premier membre de cette équation, il vient, comme résultat de la substitution,

$$e^{zx} f(z),$$

où $f(z)$ désigne le polynôme

$$f(z) = a_0 z^m + a_1 z^{m-1} + \ldots + a_m.$$

On voit donc que, pour avoir une solution e^{zx} de l'équation proposée, il suffit que z soit racine de l'équation caractéristique

$$f(z) = 0.$$

Supposons d'abord que cette équation algébrique de degré m ait toutes ses racines distinctes : on obtiendra m solutions distinctes de l'équation proposée en prenant pour z les m racines de l'équation caractéristique, soit z_1, z_2, ..., z_m. Pour s'en assurer, il suffit de considérer le déterminant formé par ces m solutions et leurs $m-1$ premières dérivées. Ce déterminant, en désignant par s la somme des racines de l'équation caractéristique, peut s'écrire

$$e^{sx} \begin{vmatrix} 1 & 1 & \ldots & 1 \\ z_1 & z_2 & \ldots & z_m \\ z_1^2 & z_2^2 & \ldots & z_m^2 \\ \ldots & \ldots & \ldots & \ldots \\ z_1^{m-1} & z_2^{m-1} & \ldots & z_m^{m-1} \end{vmatrix} = e^{sx} \Pi(z_i - z_k).$$

Il n'est pas nul, puisque toutes les racines sont distinctes, et, dans ce cas, la solution du problème est complète.

2. Supposons maintenant que l'équation $f(z) = 0$ ait une racine multiple z d'ordre p; nous aurons bien encore la solution e^{zx}, mais les considérations précédentes ne nous donnent que cette solution. Cherchons à exprimer y à l'aide d'une fonction de la forme

$$y = v\, e^{zx},$$

où v désigne une fonction inconnue de x. On trouve immédiatement que le résultat de la substitution dans l'équation proposée est

$$e^{zx} \left[f(z)v - f'(z)\frac{dv}{dx} - \ldots + \frac{f^{(p)}(z)}{1.2 \ldots p}\frac{d^p v}{dx^p} - \ldots \right],$$

et, comme

$$f(z) = f'(z) = \ldots = f^{p-1}(z) = 0,$$

puisque la racine z est d'ordre p, on voit qu'on satisfera à l'équation proposée en prenant pour v un polynôme arbitraire de degré $p-1$,

$$v = C_0 + C_1 x + \ldots + C_{p-1} x^{p-1},$$

où les C sont des constantes arbitraires. A la racine multiple d'ordre p, correspondent donc p intégrales particulières, et, dans tous les cas, que l'équation caractéristique ait des racines simples ou des racines multiples, on trouve ainsi m solutions particulières de l'équation linéaire. Mais, pour que la solution du problème soit complète, il importe de montrer que ces m solutions forment bien un système fondamental, c'est-à-dire qu'il ne peut exister de relation linéaire et homogène entre ces m solutions ([1]).

3. Considérons donc les racines distinctes $z_1, z_2, \ldots, z_n$ ayant des degrés de multiplicité quelconques; nous aurons prouvé que les m solutions précédentes sont distinctes, si nous démontrons qu'il ne peut pas exister une relation identique de la forme

$$(A) \qquad P_1 e^{z_1 x} + P_2 e^{z_2 x} + \ldots + P_n e^{z_n x} = 0,$$

où $P_1, P_2, \ldots, P_n$ désignent des polynômes entiers en x, sans que les P soient identiquement nuls. La démonstration est immédiate dans le cas $n = 1$ et $n = 2$.

Si $n = 1$, c'est-à-dire si l'équation caractéristique a une racine multiple d'ordre m, la relation linéaire et homogène précédente prend la forme

$$e^{z_1 x}(C_0 + C_1 x + \ldots + C_{m-1} x^{m-1}) = 0,$$

ce qui exige $C_0 = C_1 = \ldots = C_{m-1} = 0$.

Si $n = 2$, on devrait avoir

$$P_1 e^{z_1 x} + P_2 e^{z_2 x} = 0,$$

ce qui est impossible, car on aurait alors

$$e^{(z_2 - z_1)x} = -\frac{P_1}{P_2}.$$

Or une fonction rationnelle ne peut être égale à une exponentielle qui est une fonction périodique et admettant un point essentiel à l'infini.

Il nous suffit maintenant de démontrer que si une identité de la forme (A) est impossible pour $n - 1$ exponentielles, elle est aussi impossible pour n exponentielles.

En posant

$$z_n - z_1 = \beta_{n-1},$$

l'égalité

$$P_1 e^{z_1 x} + \ldots + P_n e^{z_n x} = 0$$

<hr>

[1] Ce point a déjà été établi d'une manière indirecte (page 382) à propos de la méthode de Laplace; la démonstration du paragraphe suivant est plus élémentaire et plus directe.

devient

$$P_1 + P_2 e^{\beta_1 x} + \ldots + P_n e^{\beta_{n-1} x} = 0,$$

et, dans cette identité, toutes les lettres β sont différentes de zéro et différentes entre elles. Si $\mu - 1$ est le degré de P_1, différentions μ fois cette identité, le terme P_1 disparaîtra et nous devrons avoir identiquement

$$e^{\beta_1 x}\left[\frac{d^{\mu} P_2}{dx^{\mu}} + \mu\beta_1 \frac{d^{\mu-1} P_2}{dx^{\mu-1}} + \frac{\mu(\mu-1)}{1.2}\beta_1^2 \frac{d^{\mu-2} P_2}{dx^{\mu-2}} + \ldots\right] + \ldots = 0.$$

Dans cette identité, le nombre des β est égal à $n-1$, les coefficients des exponentielles sont des polynômes en x, qui devront être identiquement nuls, puisque le théorème est supposé établi pour $n-1$ exponentielles. Donc P_2 est un polynôme qui doit satisfaire à l'équation différentielle à coefficients constants

$$\frac{d^{\mu} P_2}{dx^{\mu}} + \mu\beta_1 \frac{d^{\mu-1} P_2}{dx^{\mu-1}} + \ldots = 0,$$

dont l'équation caractéristique est visiblement

$$(\zeta + \beta_1)^{\mu} = 0.$$

La solution générale de cette équation est

$$e^{-\beta_1 x}(C_0 + C_1 x + \ldots + C_{\mu-1} x^{\mu-1}).$$

Elle ne peut se réduire à un polynôme, puisque β_1 est différent de zéro, que si tous les C sont nuls. Donc P_2 est identiquement nul. Il en est de même des autres polynômes et le théorème est démontré.

4. Au lieu d'une seule équation, considérons maintenant un système d'équations différentielles linéaires et homogènes du premier ordre à coefficients constants

$$\frac{dy_1}{dx} = a_{11} y_1 + a_{12} y_2 + \ldots + a_{1m} y_m,$$

$$\frac{dy_2}{dx} = a_{21} y_1 + a_{22} y_2 + \ldots + a_{2m} y_m,$$

$$\ldots\ldots\ldots\ldots\ldots\ldots\ldots\ldots\ldots\ldots\ldots\ldots$$

$$\frac{dy_m}{dx} = a_{m1} y_1 + a_{m2} y_2 + \ldots + a_{mm} y_m.$$

C'est le cas qui se présente en Mécanique lorsqu'on étudie les petits mouvements au moyen des équations de Lagrange, et en se bornant au premier ordre.

On a un système de solutions en posant

$$y_1 = A_1 e^{\lambda x}, \qquad y_2 = A_2 e^{\lambda x}, \qquad \ldots \qquad y_m = A_m e^{\lambda x},$$

où les A désignent des constantes et λ un nombre convenablement choisi.

En effet, en substituant dans les équations proposées et supprimant $e^{\lambda x}$, il vient

$$
\begin{aligned}
&A_1(a_{11} - \lambda) + A_2 a_{12} && + \ldots + A_m a_{1m} && = o, \\
&A_1 a_{21} && + A_2(a_{22} - \lambda) + \ldots + A_m a_{2m} && = o, \\
&\cdots\cdots\cdots\cdots\cdots\cdots\cdots\cdots\cdots\cdots\cdots\cdots\cdots\cdots\cdots\cdots, \\
&A_1 a_{m1} && + A_2 a_{m2} && + \ldots + A_m(a_{mm} - \lambda) = o,
\end{aligned}
$$

ce qui exige que λ satisfasse à l'équation caractéristique de degré m

$$
f(\lambda) = \begin{vmatrix}
a_{11} - \lambda & a_{12} & a_{1m} \\
a_{21} & a_{22} - \lambda & a_{2m} \\
\cdots & \cdots & \cdots \\
a_{m1} & a_{m2} & a_{mm} - \lambda
\end{vmatrix} = o.
$$

Si les m racines de cette équation sont distinctes, à chacune d'elles correspondra un système de valeurs pour $A_1, A_2, \ldots, A_m$ et, par suite, un système de solutions pour $y_1, y_2, \ldots, y_m$. Aux m racines distinctes correspondent donc m systèmes de solutions particulières.

5. Supposons maintenant que l'équation $f(\lambda) = o$ ait des racines multiples. Pour traiter ce cas de la manière la plus rapide, nous reviendrons aux expressions de $y_1, y_2, \ldots, y_m$ par des intégrales de la forme

$$y_i = \int v_i(z) e^{zx} dz$$

prises le long d'un contour fermé, et dans lesquelles les v sont des fonctions à déterminer.

Substituons dans les équations différentielles : nous aurons m

intégrales qui devront être nulles :

$$\int \left[v_1(a_{11} - z) + v_2 a_{12} \qquad + \ldots + v_m a_{1m} \right] e^{zx}\, dz = 0,$$

$$\int \left[v_1 a_{21} \qquad + v_2(a_{22} - z) + \ldots + v_m a_{2m} \right] e^{zx}\, dz = 0,$$

$$\dotfill$$

$$\int \left[v_1 a_{m1} \qquad + v_2 a_{m2} \qquad + \ldots + v_m(a_{mm} - z) \right] e^{zx}\, dz = 0.$$

Ces équations seront satisfaites si l'on prend pour $v_1, v_2, \ldots v_m$ des fonctions telles que les multiplicateurs de e^{zx} se réduisent à des fonctions holomorphes de z à l'intérieur du contour le long duquel on intègre. Nous pourrons, par exemple, déterminer les fonctions v à l'aide des m équations linéaires non homogènes

$$v_1(a_{11} - z) + v_2 a_{12} \qquad + \ldots + v_m a_{1m} \qquad = P(z),$$

$$v_1 a_{21} \qquad + v_2(a_{22} - z) + \ldots + v_m a_{2m} \qquad = 0,$$

$$\dotfill$$

$$v_1 a_{m1} \qquad + v_2 a_{m2} \qquad + \ldots + v_m(a_{mm} - z) = 0,$$

où $P(z)$ désigne une fonction holomorphe arbitraire.

Le déterminant des coefficients de ces équations est précisément $f(z)$, et, si l'on désigne par $\psi_1(z), \ldots, \psi_m(z)$ les mineurs du premier ordre correspondant à la première ligne, on tirera des équations précédentes

$$v_1(z) = \frac{\psi_1(z)\, P(z)}{f(z)}, \quad \ldots, \quad v_m(z) = \frac{\psi_m(z)\, P(z)}{f(z)}.$$

Il reste à fixer le contour d'intégration. Soit z une racine multiple d'ordre p de l'équation caractéristique

$$f(z) = 0 ;$$

nous considérons un contour C n'enveloppant que cette racine. Nous avons alors à calculer, pour obtenir les y, les résidus des fonctions v. On trouve ainsi immédiatement, pour la fonction v_1 par exemple, que ce résidu est de la forme

$$e^{zx}\left[A_1 R_1(x) + A_2 R_2(x) + \ldots + A_p R_p(x) \right],$$

où les R désignent des polynômes déterminés en x de degré $p - 1$.

On pourra donc poser

$$y_1 = e^{\alpha x}[A_1 R_1(x) + \ldots + A_p R_p(x)],$$

et l'on aura pour $y_2, \ldots, y_m$ des expressions semblables, avec les mêmes constantes arbitraires A, mais avec d'autres polynômes R.

On voit donc ainsi qu'à une racine multiple d'ordre p du polynôme caractéristique correspondent p systèmes de solutions.

II. — Sur une classe d'équations à coefficients rationnels et à intégrale générale uniforme.

6. Nous allons considérer maintenant une équation à coefficients entiers,

$$(1) \qquad P_0 \frac{d^m y}{dx^m} + P_1 \frac{d^{m-1} y}{dx^{m-1}} + \ldots + P_m y = 0,$$

où les P sont des polynômes en x, dont le degré est *au plus égal* à celui du premier d'entre eux P_0.

On suppose que *l'intégrale générale est uniforme, et que tous les points singuliers à distance finie appartiennent à la classe particulière étudiée par M. Fuchs* (Ch. XI, § 9). Seul, le point à l'infini peut présenter une singularité essentielle.

Halphen a donné, au sujet des équations précédentes, une proposition très intéressante, que nous allons faire connaître [1]. Remarquons de suite que si l'on pose

$$y = z R(x),$$

$R(x)$ étant une fonction rationnelle, l'équation différentielle en z restera de même forme, c'est-à-dire que ses coefficients seront encore des polynômes, le premier étant de degré supérieur ou égal à celui des autres. Cela étant, on peut fixer *a priori* les pôles $x_1, x_2, \ldots$ de toute intégrale, et leurs ordres maxima de

---

[1] Ces équations ont été étudiées par Halphen dans une Note des *Comptes rendus* (t. CI, p. 1238; 1885); il les regardait comme un cas limite des équations à coefficients doublement périodiques et à intégrale générale uniforme. Nous avons suivi dans le texte la méthode donnée par M. Camille Jordan dans le Tome III de son *Traité d'Analyse* (page 313).

multiplicité, que nous désignerons par $\mu_1, \mu_2, \ldots$. Si l'on fait alors la transformée

$$y = \frac{z}{(x-x_1)^{\mu_1}(x-x_2)^{\mu_2}\ldots},$$

nous aurons une équation

$$Q_0 \frac{d^m z}{dx^m} + Q_1 \frac{d^{m-1} z}{dx^{m-1}} + \ldots + Q_m z = 0, \tag{2}$$

dont l'intégrale générale sera une fonction holomorphe dans tout le plan. En posant maintenant $z = Ze^{ax}$, où a est une constante, on aura encore une équation de même forme dans laquelle le coefficient de Z est

$$a^m Q_0 + a^{m-1} Q_1 + \ldots + Q_m.$$

On peut choisir a de manière que dans ce coefficient le terme de degré le plus élevé en x disparaisse.

Écrivons alors l'équation en Z

$$R_0 \frac{d^m Z}{dx^m} + \ldots + R_m Z = 0. \tag{3}$$

Le polynôme R_0 est alors d'un certain degré p, les autres polynômes R sont au plus de degré p, sauf R_m, qui est au plus de degré $p-1$. On aura

$$\frac{R_1}{R_0} = \alpha_0 + \Sigma \frac{\alpha_i}{(x-a_i)},$$

en désignant par a_i les diverses racines de R_0. L'équation fondamentale déterminante relative à a_i est

$$r(r-1)\ldots(r-m+1) + \alpha_i r(r-1)\ldots(r-m+2) + \ldots = 0.$$

La somme de ses racines est

$$\frac{m(m-1)}{2} - \alpha_i.$$

Puisque l'intégrale générale est holomorphe autour de $x = a_i$, ces racines sont nécessairement entières, non négatives et inégales (sans quoi il y aurait des logarithmes dans les développements). Leur somme est donc au moins égale à

$$0 + 1 + 2 + \ldots + (m-1) \quad \text{ou} \quad \frac{m(m-1)}{2}.$$

Donc z_i est un entier négatif ou nul et, par suite,

$$\Sigma z_i < 0,$$

la sommation s'étendant aux différents points singuliers a_i.

Ceci posé, supposons que R_m ne soit pas nul identiquement. En posant $\dfrac{dZ}{dx} = Z'$, on a

$$R_0 \frac{d^{m-1}Z'}{dx^{m-1}} + \ldots + R_{m-1} Z' + R_m Z = 0,$$

et, en différentiant,

$$R_0 \frac{d^m Z'}{dx^m} + (R'_0 + R_1) \frac{d^{m-1}Z'}{dx^{m-1}} + \ldots + R'_m Z = 0.$$

L'élimination de Z entre ces deux équations donne

$$(4) \qquad R_0 R_m \frac{d^m Z'}{dx^m} + [(R'_0 + R_1) R_m - R_0 R'_m] \frac{d^{m-1}Z'}{dx^{m-1}} + \ldots = 0,$$

et cette équation est toujours du même type. Le rapport des deux premiers coefficients est dans cette équation

$$\frac{R_1}{R_0} + \frac{R'_0}{R_0} - \frac{R'_m}{R_m}.$$

Le coefficient de $\dfrac{1}{x}$ dans le développement de $\dfrac{R'_0}{R_0}$ est égal à p, et dans $\dfrac{R'_m}{R_m}$ il est au plus égal à $p - 1$, puisque R_m est au plus de degré $p - 1$. Donc, pour l'équation (4) en Z', si l'on forme la somme analogue à Σz_i, on trouvera une somme supérieure à celle que l'on a trouvée pour l'équation (3) en Z.

On pourra raisonner sur l'équation (4) comme on a raisonné sur l'équation (3), pourvu que le dernier coefficient ne soit pas nul, et l'on continuera ainsi tant que l'on ne sera pas arrêté.

Or, on ne peut continuer indéfiniment ces transformations, car la somme désignée d'une manière générale par Σz est un entier négatif, qui augmente à chaque transformation. Il arrivera donc un moment où l'on aura une équation dont le dernier coefficient sera identiquement nul; par suite, comme ces équations correspondent aux dérivées successives de Z, il y aura une intégrale de l'équation (3) dont la dérivée d'un certain ordre se réduira à une constante. L'équation (3) admettra donc un polynôme comme intégrale particulière et, par suite, en revenant à l'équation (2), en tenant compte du facteur exponentiel, on aura une intégrale de la forme

$$e^{ax}\, G(x),$$

$G(x)$ étant un polynôme.

Et nous avons enfin, pour l'équation donnée (1), *une intégrale de la forme*

$$e^{ax}\, S(x),$$

$S(x)$ *étant une fonction rationnelle.*

7. Nous pouvons maintenant démontrer facilement le théorème d'Halphen, d'après lequel *un système* *fondamental d'intégrales de l'équation* (1) *est, sous les conditions indiquées, formé par les fonctions*

$$e^{a_1 x} S_1(x), \quad e^{a_2 x} S_2(x), \quad \ldots \quad e^{a_m x} S_m(x),$$

les S étant des fonctions rationnelles et les a étant des constantes qui ne sont pas nécessairement distinctes.

Admettons que le théorème soit établi pour une équation d'ordre $m - 1$, nous allons le démontrer pour une équation d'ordre m. Cette équation admet, d'après ce qui précède, une intégrale de la forme

$$y_1 = e^{a_1 x} S_1(x);$$

si l'on pose

$$y = y_1 \int u\, dx,$$

l'équation en u sera d'ordre $m - 1$, elle appartiendra au même type, et son intégrale générale sera uniforme, puisque

$$u = \frac{d}{dx}\left(\frac{y}{y_1}\right).$$

Soit donc une intégrale de l'équation en u, de la forme

$$e^{ax} S(x),$$

$S(x)$ étant rationnelle; il correspondra, pour y, une intégrale

$$y = y_1 \int e^{ax} S(x)\, dx.$$

Cette fonction y doit être uniforme; or, en faisant la réduction d'une intégrale

$$\int e^{ax} S(x)\,dx,$$

on sait qu'on est conduit à une fonction de la forme

$$e^{ax} \Sigma(x),$$

Σ étant rationnelle, et à une somme de termes de la forme

$$A \int \frac{e^{ax}\,dx}{x-a} + B \int \frac{e^{bx}\,dx}{x-b} + \dots,$$

les coefficients A, B . . . étant des constantes; si tous ces coefficients ne sont pas nuls, nous aurons des termes logarithmiques dans les développements et, par suite, l'intégrale ne sera pas uniforme. Aux $m-1$ intégrales de l'équation en u, formant par hypothèse un système fondamental, correspondent par conséquent $m-1$ intégrales de l'équation en y qui, avec y_1, forme un système fondamental de cette dernière équation, et le *théorème est démontré*.

8. On peut adjoindre bien aisément au théorème d'Halphen une réciproque. Considérons une équation linéaire dont un système fondamental serait formé par les m fonctions

$$e^{a_1 x} S_1(x), \quad e^{a_2 x} S_2(x), \quad \dots \quad e^{a_m x} S_m(x),$$

les S étant des fonctions rationnelles et les a des constantes qui ne sont pas nécessairement distinctes. Il est évident que ces fonctions, supposées linéairement indépendantes, satisfont à une équation linéaire d'ordre m, dont les coefficients sont rationnels. En mettant les coefficients sous forme entière, ces coefficients deviennent des polynômes, et l'on a alors une équation de la forme

$$P_0 \frac{d^m y}{dx^m} - P_1 \frac{d^{m-1} y}{dx^{m-1}} - \dots - P_m y = 0,$$

les P étant des polynômes. Il faut prouver, et ce sera la réciproque du théorème d'Halphen, que *le degré de* P_0 *est supérieur ou égal aux degrés de* $P_1, \dots, P_m$.

Le théorème est immédiat pour $m = 1$, car si

$$y = e^{a_1 x} S_1(x)$$

on aura

$$\frac{\dfrac{dy}{dx}}{y} = a_1 + \frac{S_1'(x)}{S_1(x)}.$$

Or, si $S_1(x)$ représente la fonction rationnelle $\dfrac{U}{V}$, $\dfrac{S_1'(x)}{S_1(x)}$ est égal à

$$\frac{U'V - UV'}{U.V}$$

et le degré du numérateur est inférieur à celui du dénominateur.

Si l'on suppose maintenant le théorème établi pour $m - 1$ fonctions de la forme indiquée, nous allons l'établir pour m fonctions de même sorte. Considérons les m fonctions

$$1, \quad \frac{e^{a_2 x} S_2(x)}{e^{a_1 x} S_1(x)}, \quad \frac{e^{a_3 x} S_3(x)}{e^{a_1 x} S_1(x)}, \quad \ldots, \quad \frac{e^{a_m x} S_m(x)}{e^{a_1 x} S_1(x)}$$

obtenues en divisant par $e^{a_1 x} S_1(x)$ les termes de la suite donnée. Ces m fonctions satisfont à une équation à coefficients entiers

$$(3) \qquad Q_0 \frac{d^m z}{dx^m} + Q_1 \frac{d^{m-1} z}{dx^{m-1}} + \ldots + Q_{m-1} \frac{dz}{dx} = 0.$$

Il n'y a pas de terme en z, puisque l'équation doit être vérifiée pour $z =$ constante. Or, si l'on pose

$$\frac{dz}{dx} = u,$$

on aura l'équation d'ordre $m - 1$

$$Q_0 \frac{d^{m-1} u}{dx^{m-1}} + Q_1 \frac{d^{m-2} u}{dx^{m-2}} + \ldots + Q_{m-1} u = 0,$$

qui admet pour intégrales

$$\frac{d}{dx}\left(e^{(a_2 - a_1)x} \frac{S_2}{S_1}\right), \quad \ldots, \quad \frac{d}{dx}\left(e^{(a_m - a_1)x} \frac{S_m}{S_1}\right)$$

et ces expressions sont de la forme indiquée. Le théorème étant vrai pour $m - 1$ expressions, le degré de Q_0 n'est inférieur à celui d'aucun des autres polynômes $Q_1, \ldots, Q_{m-1}$.

Si maintenant dans l'équation (5), qui est du type cherché, nous posons

$$z = \frac{y}{e^{\alpha x} S_1(x)},$$

l'équation transformée en y reste du même type, comme nous l'avons déjà dit plus haut, et nous avons finalement l'équation cherchée en y, où le premier coefficient est d'un degré au moins égal à celui d'un quelconque des autres.

III. — Des équations différentielles à intégrale générale uniforme pour tout point d'une surface de Riemann.
Cas de $p = 1$: équations à coefficients doublement périodiques.

9. Considérons une équation dont l'intégrale générale u serait uniforme et régulière dans le voisinage de tout point (x, y) d'une surface de Riemann définie par une équation algébrique $f(x, y) = 0$. Les coefficients d'une telle équation, quand le premier d'entre eux est supposé égal à un, sont des fonctions du point analytique (x, y), restant non seulement uniformes et régulières dans le voisinage de tout point de la surface, mais restant de plus uniformes sur la surface entière ; ce sont donc des fonctions rationnelles de x et y. Nous avons donc une équation de la forme

$$\frac{d^m u}{dx^m} - P_1 \frac{d^{m-1} u}{dx^{m-1}} - \ldots - P_m u = 0,$$

où les P sont des fonctions rationnelles de x et y. Cette équation n'est pas quelconque, puisque nous supposons que, dans le voisinage d'un point quelconque de la surface, l'intégrale générale est uniforme. L'intégrale générale n'est d'ailleurs pas uniforme sur la surface tout entière, c'est-à-dire que si l'on part d'un point et qu'on y revienne après avoir décrit un contour fermé, l'intégrale pourra ne pas reprendre la même valeur. Il n'en serait nécessairement ainsi que si le genre de p de $f(x, y) = 0$ était égal à zéro, auquel cas la surface de Riemann se réduit à un plan simple.

Traçons sur la surface de Riemann les p rétrosections (T. II,

p. 379 et suiv.) et le contour total K, rendant la surface simplement connexe, formé par les p rétrosections et certaines lignes
les joignant deux à deux à la manière d'une chaîne. La surface
étant rendue simplement connexe, toute intégrale de l'équation
différentielle devient uniforme si le point (x, y) ne traverse pas
le contour K. Si nous prenons deux points a et b sur une rétrosection, de part et de l'autre de la coupure C, par exemple (se
reporter à la figure de la page 391, T. II), et que

$$u_1, \quad u_2, \quad \ldots, \quad u_m$$

représente un système fondamental d'intégrales, celles-ci, quand
on passera de a en b, sans traverser K, se retrouveront avec d'autres valeurs, qui seront nécessairement de la forme

$$a_{11} u_1 + a_{12} u_2 + \ldots + a_{1m} u_m,$$
$$a_{21} u_1 + a_{22} u_2 + \ldots + a_{2m} u_m,$$
$$\cdots\cdots\cdots\cdots\cdots\cdots\cdots\cdots\cdots$$
$$a_{m1} u_1 + a_{m2} u_2 + \ldots + a_{mm} u_m,$$

les a étant des constantes. Une certaine substitution linéaire correspond donc à la coupure C; il en sera de même, pour chacune
des parties des rétrosections, et l'on a ainsi $2p$ substitutions
linéaires. Quant aux lignes joignant deux à deux les rétrosections,
il ne leur correspond pas de substitutions nouvelles, c'est-à-dire
que les substitutions correspondantes sont des produits des substitutions précédentes et de leurs inverses. Ainsi, par exemple,
supposons, comme dans la figure de la page 379 (T. II), que la
rétrosection (CD) soit la dernière de la chaîne; prenons deux
points sur pq, dont l'un est sur un bord de cette coupure et l'autre
sur l'autre bord. Désignons par S et Σ les substitutions linéaires
correspondant respectivement aux coupures C et D, sur lesquels
on aurait marqué un bord positif et un bord négatif, ces substitutions correspondant au passage du bord positif au bord négatif;
la substitution correspondant à pq s'obtiendra en faisant le produit des substitutions

$$S, \quad \Sigma, \quad S^{-1}, \quad \Sigma^{-1},$$

qui correspond à la rétrosection (C, D) tout entière. Nous avons
donc, pour tout chemin tracé dans le plan, à combiner les $2p$

substitutions

$$(6) \qquad S_1, \Sigma_1, S_2, \Sigma_2, \ldots, S_p, \Sigma_p$$

correspondant aux p rétrosections. Il y a entre ces $2p$ substitutions une relation facile à obtenir. Si l'on décrit le chemin K tout entier, la substitution correspondante doit être la substitution unité, puisque ce contour rend la surface simplement connexe.

Soit d'abord $p = 2$; en partant d'un point de la coupure pq et en y revenant après avoir décrit le contour K, nous aurons en choisissant convenablement les sens positif et négatif sur les rétrosections

$$S_1\Sigma_1 S_1^{-1}\Sigma_1^{-1} S_2\Sigma_2 S_2^{-1}\Sigma_2^{-1} = 1.$$

La relation a une forme moins simple, si p est supérieur à deux; prenons $p = 3$, et supposons que les rétrosections se suivent en chaîne dans l'ordre 1, 2, 3. On aura, en dénommant convenablement les rétrosections et choisissant convenablement les sens positif et négatif.

$$S_1\Sigma_1 S_1^{-1}\Sigma_1^{-1} S_2 S_3 \Sigma_2 S_3^{-1}\Sigma_2^{-1}\Sigma_2 S_3^{-1}\Sigma_3^{-1} = 1.$$

et il n'y aura aucune difficulté à obtenir la relation analogue pour p quelconque [1].

Les substitutions (6) ne *sont pas, en général, échangeables*, c'est-à-dire que le produit de deux quelconques d'entre elles dépend de l'ordre des facteurs. *C'est cette circonstance qui fait toute la difficulté de la théorie des équations précédentes et ne permet pas d'en faire une théorie simple;* aussi nous nous bornerons au seul cas où, *en général*, les substitutions sont échangeables, je veux dire le cas de $p = 1$.

10. Soit donc maintenant $p = 1$. Il n'y a qu'une seule rétrosection et deux substitutions

$$S_1, \Sigma_1.$$

Elles sont échangeables; c'est ce qui résulte de ce que la substitution correspondant à la rétrosection est la substitution unité.

---

[1] A la fin de son Mémoire *Sur les fonctions à multiplicateurs* (*Acta Mathematica*, t. XIII), M. Appell consacre quelques pages aux équations qui nous occupent et indique quelques exemples.

On a ainsi

$$S_1 \Sigma_1 S_1^{-1} \Sigma_1^{-1} = 1,$$

d'où l'on déduit immédiatement

$$S_1 \Sigma_1 = \Sigma_1 S_1,$$

c'est-à-dire que le produit des deux substitutions Σ_1 et S_1 est indépendant de l'ordre des facteurs.

Nous pouvons donner une autre forme à l'équation différentielle qui nous occupe; exprimons à cet effet les coordonnées x et y à l'aide de fonctions doublement périodiques d'un paramètre z. Si u désigne l'intégrale générale de l'équation, la fonction u de z sera uniforme dans tout le plan de la variable complexe z, puisqu'elle était uniforme dans le voisinage de tout point (x, y) de la surface de Riemann. Nous avons donc une équation de la forme

$$(\mathrm{E}) \qquad \frac{d^m u}{dz^m} + p_1(z) \frac{d^{m-1} u}{dz^{m-1}} + \ldots + p_m(z) u = o,$$

les $p(z)$ étant des fonctions doublement périodiques de z aux périodes ω et ω', et l'intégrale générale étant une fonction uniforme n'ayant, à distance finie, d'autres points singuliers que des pôles.

Les deux substitutions S_1 et Σ_1, considérées plus haut, correspondent respectivement au changement de z en $z + \omega$ et $z + \omega'$; et dire que ces substitutions sont échangeables revient à dire que toute intégrale reprend la même valeur quand on change z en $z + \omega$, puis dans le résultat z en $z + \omega'$, ou bien quand on change z en $z + \omega'$, puis dans le résultat z en $z + \omega$, ce qui est évident puisque l'intégrale est uniforme.

II. Dans ses mémorables recherches sur quelques applications des fonctions elliptiques ([1]), M. Hermite avait considéré une intégrale particulière du type (E) : c'est l'équation de Lamé

$$\frac{d^2 y}{dz^2} = [n(n-1) k^2 \operatorname{sn}^2 z + h] y,$$

([1]) Ch. Hermite, *Sur quelques applications des fonctions elliptiques* (*Comptes rendus*, années 1877 et suivantes).

où $\operatorname{sn}z$ désigne la fonction elliptique de module k, n un entier positif et h une constante quelconque. M. Hermite avait montré, par un calcul direct, que l'intégrale de cette équation pouvait être obtenue à l'aide des transcendantes de la théorie des fonctions elliptiques. Le résultat qui se présente pour l'équation de Lamé n'est pas fortuit; des circonstances analogues se présentent pour toute équation différentielle du type (E), c'est-à-dire pour toutes les équations linéaires à coefficients doublement périodiques et à intégrale générale uniforme (¹).

Partons donc d'une équation (E) à intégrale générale uniforme, et désignons par

$$\varphi_1(z), \quad \varphi_2(z), \quad \ldots, \quad \varphi_m(z)$$

un système fondamental d'intégrales. Les fonctions

$$\varphi_1(z+\omega), \quad \varphi_2(z+\omega), \quad \ldots, \quad \varphi_m(z+\omega)$$

seront aussi des intégrales, puisque l'équation linéaire ne change pas quand on change z en $z+\omega$.

On aura donc

$$\varphi_1(z+\omega) = a_{11}\varphi_1(z) + a_{12}\varphi_2(z) + \ldots + a_{1m}\varphi_m(z),$$
$$\ldots\ldots\ldots\ldots\ldots\ldots\ldots\ldots\ldots\ldots\ldots\ldots\ldots\ldots\ldots\ldots$$
$$\varphi_m(z+\omega) = a_{m1}\varphi_1(z) + a_{m2}\varphi_2(z) + \ldots + a_{mm}\varphi_m(z),$$

les a étant des constantes. D'après le théorème fondamental relatif à la réduction des substitutions linéaires (*voir* p. 257 de ce Volume), on peut trouver une combinaison des φ à coefficients constants

$$f_1(z) = x_1\varphi_1(z) + \ldots + x_m\varphi_m(z),$$

qui se reproduise à un facteur constant près, quand on change z en $z+\omega$. En général, on aura m combinaisons de cette forme; mais, dans tous les cas possibles, on en aura au moins une. Soit f_1 une telle combinaison; j'envisage la suite des fonctions

$$f_1(z), \quad f_1(z+\omega), \quad f_1(z+2\omega), \quad \ldots,$$

qui sont toutes des intégrales de l'équation. Entre les $n+1$ pre-

---

(¹) E. Picard (*Comptes rendus*, 21 juillet 1879, 19 janvier et 16 février 1880, et *Journal de Crelle*, Tome XC). *Voir* aussi le Tome II du *Traité des fonctions elliptiques* d'Halphen, et le Tome III du *Traité d'Analyse* de M. Jordan.

mières de ces fonctions, n étant inférieur ou égal à m, existera
une relation homogène et linéaire à coefficients constants, puisque
l'équation ne peut avoir plus de m intégrales linéairement indépendantes. En prenant pour n le plus petit nombre possible, nous
aurons

$$f_1(z + n\omega') = b_1 f_1(z) + b_2 f_1(z + \omega') + \ldots + b_n f_1[z + (n-1)\omega'],$$

b_1 étant différent de zéro, puisque autrement on aurait une relation linéaire entre les n premières fonctions de la suite. Posons

$$
\begin{aligned}
f_1(z + \omega') &= f_2(z), \\
f_2(z + \omega') &= f_3(z), \\
&\ldots\ldots\ldots\ldots\ldots\ldots\ldots \\
f_{n-1}(z + \omega') &= f_n(z), \\
f_n(z + \omega') &= b_1 f_1(z) + \ldots + b_n f_n(z).
\end{aligned}
\qquad (b_1 \neq 0),
$$

En appliquant encore le même théorème sur les substitutions
linéaires, on voit qu'il existera une combinaison linéaire

$$\varphi(z) = \beta_1 f_1(z) + \beta_2 f_2(z) + \ldots + \beta_n f_n(z),$$

se reproduisant à un facteur constant près, quand on change z
en $z + \omega'$; cette combinaison linéaire ne sera certainement pas
identiquement nulle, d'après la façon dont on a choisi le nombre n.
D'autre part, la fonction $\varphi(z)$ se reproduit aussi comme f_1, à un
facteur constant près, quand on change z en $z + \omega$. Nous avons
donc pour intégrale une fonction $\varphi(z)$, jouissant de la propriété
suivante

$$
\begin{aligned}
\varphi(z + \omega) &= \mu\, \varphi(z), \\
\varphi(z + \omega') &= \mu'\varphi(z).
\end{aligned}
$$

μ et μ' étant deux constantes. M. Hermite, qui, dans le travail
cité, a fait une étude approfondie des fonctions uniformes à dis-
continuités polaires jouissant de la propriété précédente, les appelle des fonctions doublement périodiques de *seconde espèce*,
en réservant le nom de fonctions doublement périodiques ordinaires ou de *première espèce* aux fonctions de cette nature
correspondant à $\mu = \mu' = 1$. Avec cette terminologie, nous pouvons énoncer le théorème suivant, qui est fondamental dans cette
théorie :

Toute équation E *admet toujours pour intégrale une fonction doublement périodique de seconde espèce.*

Le théorème précédent ne souffre aucune exception; si l'on se borne au cas *général*, on pourra aller plus loin. Nous avons trouvé une fonction de seconde espèce comme intégrale de l'équation différentielle, or la méthode qui nous y a conduit donnera en général m intégrales de cette nature, et l'on peut dire par suite que *les équations* E *ont en général un système fondamental d'intégrales qui sont des fonctions doublement périodiques de seconde espèce.*

12. On peut obtenir facilement, dans tous les cas, la forme des autres intégrales de l'équation donnée. Soit $\psi_1(z)$ l'intégrale doublement périodique de seconde espèce qu'admet toujours l'équation; en posant

$$y = \psi_1(z) \int Y \, dz,$$

on aura pour Y une équation d'ordre $m - 1$, du type E, dont l'intégrale générale sera aussi uniforme, puisque

$$Y = \frac{d}{dz}\left(\frac{y}{\psi_1(z)}\right).$$

Elle admettra donc une intégrale $\psi_2(z)$ doublement périodique de seconde espèce, et l'on continuera ainsi de proche en proche, de telle sorte qu'on obtient le système fondamental

$$y_1 = \psi_1(z),$$
$$y_2 = \psi_1(z) \int \psi_2(z) \, dz,$$
$$y_3 = \psi_1(z) \int \psi_2(z) \, dz \int \psi_3(z) \, dz,$$
$$\dots\dots\dots\dots\dots\dots\dots\dots\dots\dots\dots\dots\dots$$
$$y_m = \psi_1(z) \int \psi_2(z) \, dz \int \cdots \int \psi_m(z) \, dz,$$

$\psi_1, \psi_2, \dots, \psi_m$ étant des fonctions doublement périodiques de seconde espèce.

13. Si l'on veut aller plus loin, il est nécessaire d'introduire les transcendantes de la théorie des fonctions elliptiques. Je ren-

verrai, pour l'étude de ces transcendantes, au Cours lithographié
de M. Hermite.

La fonction $H(z)$ de Jacobi va jouer le rôle essentiel; c'est
une fonction entière de z satisfaisant aux deux identités

$$H(z + \omega) = -H(z)$$
$$H(z + \omega') = -H(z)e^{-\frac{2\pi i}{\omega}\left(z + \frac{\omega'}{2}\right)},$$

ω et ω' étant les deux quantités que Jacobi désigne par $2K$
et $2iK'$.

M. Hermite a montré comment on pouvait décomposer en éléments simples toute fonction doublement périodique de seconde
espèce. Considérons une telle fonction $F(z)$ dont les multiplica-
teurs μ et μ' ne puissent être mis sous la forme $\mu = e^{h\omega}$, $\mu' = e^{h\omega'}$,
en désignant par h une constante convenable; l'élément simple
est alors la fonction

$$f(z) = \frac{H(z + \Omega)e^{\lambda z}}{H(z)};$$

on peut choisir les constantes Ω et λ de manière que les multiplicateurs de cette fonction, qui est une fonction doublement
périodique de seconde espèce, soient μ et μ'. On aura alors

$$(5) \qquad F(z) = \Sigma[A_0 f(z - a) + \ldots + A_a D^a f(z - a)],$$

la sommation s'étendant aux différents pôles a de F dans un parallélogramme (ω, ω'); les A sont des constantes et le symbole D^a
désigne une dérivée d'ordre a.

Dans le cas particulier où l'on a

$$\mu = e^{h\omega}, \qquad \mu' = e^{h\omega'},$$

M. Mittag-Leffler a montré que cette formule devait être modifiée [1]; on a alors, comme élément simple,

$$f(z) = \frac{H'(z)}{H(z)}e^{hz},$$

et il vient

$$(6) \qquad F(z) = a_0 e^{hz} + \Sigma[A_0 f(z - a) + \ldots + A_a D^a f(z - a)];$$

---

[1] MITTAG-LEFFLER (*Comptes rendus*, 26 janvier 1880).

dans cette expression les A ne peuvent pas être des constantes arbitraires : on a la relation

$$\Sigma(A_0 + A_1 h + \ldots + A_n h^n) e^{-h\alpha} = 0.$$

Ce résultat s'applique en particulier pour $h = 0$, cas où la fonction est doublement périodique de première espèce.

La dérivée logarithmique de $H(z)$ se présente constamment;
on la désigne par $\zeta(z)$.

En posant donc

$$\zeta(z) = \frac{H'(z)}{H(z)},$$

on aura

$$\zeta(z + \omega) = \zeta(z), \qquad \zeta(z + \omega') = \zeta(z) + \eta,$$

η étant une constante.

14. Nous avons dit qu'*en général* on aurait pour une équation E un système fondamental formé d'intégrales de seconde
espèce. Il est intéressant de rechercher dans tous les cas possibles
la forme des intégrales.

Prenons une équation E du second ordre; on a, comme nous
l'avons vu, deux intégrales

$$y_1 = \psi_1(z), \quad y_2 = \psi_1(z) \int \psi_2(z)\, dz,$$

$\psi_1(z)$ et $\psi_2(z)$ étant des fonctions de seconde espèce. Nous devons nous rendre compte de la nature de l'intégrale y_2 qui, par
hypothèse, est uniforme.

Si les deux multiplicateurs de ψ_2 ne sont pas de la forme $e^{h\omega}$,
$e^{h\omega'}$, on devra, dans la formule (6), avoir tous les A_0 égaux à
zéro, sinon l'intégration donnerait des logarithmes, et l'on pourra
prendre, par suite,

$$\int \psi_2(z)\, dz = \Sigma[A_1 f(z - \alpha) + \ldots + A_n D^{n-1} f(z - \alpha)].$$

L'intégrale y_2 sera, comme y_1, une fonction de seconde espèce :
c'est le cas général.

Supposons maintenant que les multiplicateurs de ψ_2 soient $e^{h\omega}$
et $e^{h\omega'}$, alors ψ_2 sera de la forme (6), et si nous supposons $h = 0$,

l'on aura d'abord les A_0 nuls et l'intégration donne

$$\int \psi_2(z)\,dz = \frac{a_0}{n}\, e^{hz} + \Sigma[A_1 f(z-a) + \ldots + A_\alpha D^{\alpha-1} f(z-a)]$$

avec la relation

$$\Sigma(A_1 + \ldots + A_\alpha h^{\alpha-1}) e^{ha} = o.$$

L'intégrale y_2 ainsi obtenue sera encore une fonction de seconde espèce.

Il ne nous reste plus qu'à considérer le cas de $h = o$; on a alors

$$\psi_2(z) = a_0 + \Sigma[A_0 \zeta(z-a) + \ldots + A_\alpha D^\alpha \zeta(z-a)].$$

Tous les A_0 devront être nuls, pour que l'intégrale soit uniforme, et nous aurons par suite pour y_2 un polynôme du premier degré, par rapport à z et aux $\zeta(z-a)$, avec des coefficients qui seront des fonctions doublement périodiques. Comme d'ailleurs la différence

$$\zeta(z-a) - \zeta(z)$$

est manifestement une fonction doublement périodique, nous pouvons dire que *l'intégrale y_2 se présente sous la forme d'un polynôme du premier degré en z et $\zeta(z)$ dont les coefficients sont des fonctions doublement périodiques aux mêmes multiplicateurs.*

15. Considérons maintenant une équation E du troisième ordre; nous avons les trois intégrales

$$y_1 = \psi_1, \qquad y_2 = \psi_1 \int \psi_2\,dz, \qquad y_3 = \psi_1 \int \psi_2\,dz \int \psi_3\,dz,$$

ψ_1, ψ_2, ψ_3 étant des fonctions doublement périodiques. Nous connaissons la force analytique des deux premières; nous avons à rechercher la forme de y_3 supposée uniforme.

L'expression

$$\psi_1 \int \psi_2\,dz$$

est uniforme; si elle est doublement périodique (de première ou de seconde espèce), nous sommes ramené au cas précédent. Dans

le cas contraire, cette expression sera, d'après ce qui précède, de
la forme

$$(7) \qquad P + Q\zeta(z) + Rz,$$

P, Q, R étant doublement périodiques, et l'on peut admettre que
$z = 0$ n'est pas un pôle de Q et R, car, s'il en était autrement, il
suffirait de remplacer z par $z + z$, z étant une constante arbitraire, pour réaliser la circonstance que nous venons de dire. On
peut en outre supposer que tout pôle a de l'expression (7) est
distinct de zéro. Nous avons donc à chercher la nature de l'intégrale

$$\int [P + Q\zeta(z) + Rz]\,dz,$$

qui est une fonction uniforme. Soit a un pôle de (7), et désignons
par p, q, r les résidus correspondants de P, Q, R. On devra avoir
nécessairement

$$p + q\zeta(a) + ra = 0,$$

et comme $a + \omega$ sera aussi un pôle, on aura pareillement

$$p + q\zeta(a) + r(a + \omega) = 0.$$

On en conclut $r = 0$, et prenant ensuite le pôle $a + \omega'$, on aura

$$p + q[\zeta(a) + \eta'] = 0;$$

donc $p = 0$, $q = 0$. Les résidus des fonctions Q et R sont donc
nuls pour tous leurs pôles, et l'on peut, par suite, écrire

$$Q = \frac{dQ_1}{dz}, \qquad R = \frac{dR_1}{dz},$$

Q_1 et R_1 étant uniformes. L'intégrale cherchée devient donc

$$\int \left[P + \frac{dQ_1}{dz}\,\zeta(z) + \frac{dR_1}{dz}\,z \right] dz;$$

elle est ramenée, en intégrant par parties, à

$$\int [P - Q_1\zeta(z) - R_1]\,dz.$$

Si Q et R sont des fonctions de *seconde* espèce, nous pourrons prendre pour Q_1 et R_1 des fonctions également de seconde espèce, et nous aurons par conséquent une intégrale du type déjà étudié : y_3 est encore un polynôme du premier degré en z et $\zeta(z)$ à coefficients doublement périodiques.

Si P, Q et R sont des fonctions de *première* espèce, Q_1 et R_1 sont de la forme

$$az + b\zeta(z) + \varphi(z),$$

a et b étant des constantes et $\varphi(z)$ une fonction doublement périodique de première espèce. Notre intégrale prend alors la forme

$$\int [A\,z\zeta'(z) + B\zeta(z)\zeta'(z) + Cz + D\zeta(z) + \chi(z)]\,dz,$$

A, B, C, D étant des constantes, et $\chi(z)$ une fonction de première espèce. L'intégration par parties nous donne des termes en

$$z^2, \quad \zeta^2(z), \quad z\zeta(z),$$

et il reste une intégrale de la forme

$$\int [\lambda\zeta(z) + \psi(z)]\,dz,$$

λ étant une constante et $\psi(z)$ une fonction de première espèce, intégrale qui se réduit elle-même à un polynôme en z et $\zeta(z)$.

En résumé, *l'intégrale y_3 se mettra sous la forme d'un polynôme du second degré en*

$$z \quad \text{et} \quad \zeta(z)$$

dont les coefficients sont des fonctions doublement périodiques de z aux mêmes multiplicateurs.

Le théorème que nous venons de démontrer pour $m = 2$ et $m = 3$ est général, et il a été démontré pour la première fois par M. G. Floquet dans toute sa généralité (¹); on peut l'énoncer ainsi :

Dans tous les cas, *l'intégrale générale d'une équation* E,

(¹) G. FLOQUET (*Comptes rendus*, t. XCVIII, p. 82). On pourra aussi consulter à ce sujet le Tome II du *Traité des Fonctions elliptiques* d'HALPHEN (page 547).

*d'ordre m, pourra se mettre sous la forme d'un polynôme en z
et $\zeta(z)$ de degré $m - 1$, les coefficients de ce polynôme étant
des fonctions doublement périodiques aux mêmes multiplicateurs.* On peut l'établir en procédant de proche en proche, comme
nous l'avons fait pour $m = 2$ et pour $m = 3$; mais nous ne nous
y arrêterons pas.

16. Comme exemple d'équation E, nous devons reprendre
l'équation, déjà citée, de Lamé sous la forme que lui donne
M. Hermite,

$$\frac{d^2y}{dz^2} - [n(n+1)k^2\operatorname{sn}^2 z - h]y = 0.$$

On voit aisément que l'intégrale générale de cette équation est
uniforme. Les périodes sont ici $2K$ et $2iK'$, et il n'y a pour le
coefficient de y que le seul pôle iK' dans le parallélogramme des
périodes. Les racines de l'équation fondamentale déterminante
relative au point iK' sont

$$-n \quad \text{et} \quad n+1.$$

D'après les théorèmes généraux de M. Fuchs, il y aura une
intégrale correspondant à la plus grande racine, c'est-à-dire de
la forme

$$y_1 = (z - iK')^{n+1} \psi(z),$$

$\psi(z)$ étant holomorphe, différent de zéro pour $z = iK'$ et ne renfermant que des termes d'ordre pair. Pour la seconde intégrale y_2,
il pourrait y avoir un logarithme, puisque la différence des racines
de l'équation fondamentale est un nombre entier; mais il est aisé
de voir qu'il n'y en a pas. On a, en effet, l'équation n'ayant pas
de terme en $\frac{dy}{dz}$,

$$y_2 \frac{d^2y_1}{dz^2} - y_1 \frac{d^2y_2}{dz^2} = 0,$$

d'où l'on conclut

$$y_2 = y_1 \int \frac{C\,dz}{y_1^2},$$

C étant constante. Puisque y_1^2 ne renferme que des termes d'ordre
pair, l'intégration ne pourra donner aucun logarithme. L'intégrale générale de l'équation de Lamé est donc uniforme.

Indiquons, sans approfondir ce sujet qui nous mènerait trop loin, la marche à suivre pour trouver l'intégrale. Nous savons que l'on peut donner à l'intégrale la forme

$$A_0 f(z - iK') + \ldots + A_{n-1} D^{n-1} f(z - iK')$$

en posant

$$f(z) = \frac{H(z - \Omega)}{H(z)} e^{\lambda z},$$

Ω et λ étant deux constantes, pour le moment arbitraires. En substituant cette expression dans le premier membre de l'équation différentielle, on aura, en posant $z = iK' + z$ et développant suivant les puissances croissantes de z, les termes à exposants négatifs en

$$z^{-(n+2)}, \quad z^{-(n+1)}, \quad \ldots, \quad z^{-1}.$$

Le premier terme disparaîtra de lui-même, puisque c'est en l'annulant qu'on a obtenu l'équation fondamentale déterminante. Il restera donc $n + 1$ relations homogènes et linéaires en A, dont les coefficients dépendront de λ et de Ω. On est donc conduit à *deux* équations en λ et Ω; et ceux-ci ayant été choisis, on aura les rapports des A. Nous avons écrit que le premier membre de l'équation différentielle, après la substitution, est une fonction doublement périodique de seconde espèce, qui n'a pas de pôle; il se réduit donc nécessairement à zéro et l'on a alors une intégrale. On démontre ainsi, pour l'équation de Lamé, l'existence d'une intégrale fonction doublement périodique de seconde espèce, et l'on a en même temps une indication des calculs à faire pour la recherche effective de cette intégrale. Soit $F(z)$ l'intégrale précédente; $F(-z)$ sera aussi une intégrale, puisque l'équation ne change pas quand on change z en $-z$; si h est arbitraire, cette seconde intégrale sera distincte de la première, et l'on a alors les deux intégrales fonctions doublement périodiques de seconde espèce

$$F(z) \quad \text{et} \quad F(-z),$$

qui donneront l'intégrale générale de l'équation de Lamé.

Soit, par exemple, $n = 1$, c'est-à-dire l'équation

$$\frac{d^2 y}{dz^2} = (2 k^2 \operatorname{sn}^2 z - h) y.$$

En effectuant les calculs qui viennent d'être indiqués, M. Hermite trouve

$$F(z) = \frac{H(z+\Omega)}{\Theta(z)} e^{-\frac{\Theta'\Omega}{\Theta\Omega}z},$$

Ω étant donnée par l'équation

$$h + 1 - k^2 - k^2 \operatorname{sn}^2\Omega = 0;$$

$\Theta(z)$ désigne une des fonctions introduites par Jacobi en même temps que $H(z)$ dans la théorie des fonctions elliptiques.

Je citerai encore l'équation de troisième ordre, que j'ai indiquée (*Comptes rendus*, 1880) comme premier exemple d'une équation d'ordre supérieur au second intégrée au moyen des fonctions elliptiques

$$\frac{d^3y}{dz^3} + (h - 6k^2\operatorname{sn}^2 z)\frac{dy}{dz} + h_1 y = 0,$$

h et h_1 désignant deux constantes quelconques, dont on démontrera aisément que son intégrale générale est uniforme. On trouvera dans les *Applications des fonctions elliptiques*, de M. Hermite (§ XXXVIII), d'autres exemples, dus à M. Mittag-Leffler, d'équations d'ordre supérieur au second rentrant dans la classe qui nous occupe.

17. Je terminerai ce Chapitre, en considérant avec Halphen une classe d'équations à coefficients doublement périodiques, ne rentrant pas immédiatement dans la classe que nous venons d'étudier, mais pouvant cependant s'y ramener au moyen d'un changement de fonctions (¹).

Supposons que nous ayons une équation à coefficients doublement périodiques

$$\frac{d^my}{dz^m} + p\frac{d^{m-1}y}{dz^{m-1}} + \ldots + qy = 0,$$

dont l'intégrale générale ne soit pas uniforme, mais pour la-

---

(¹) G.-H. HALPHEN, *Mémoire sur la réduction des équations différentielles linéaires aux formes intégrables* (Tome XXVIII des *Mémoires des Savants Étrangers*).

quelle *le rapport de deux intégrales quelconques soit uni-forme.*

Si a_1 est un point singulier, les racines de l'équation fonda-mentale déterminante devront être

$$\nu_1, \quad \nu_1 + e_1, \quad \nu_1 + e'_1, \quad \ldots,$$

les e étant des entiers positifs et, de plus, aucun développement ne contiendra de logarithmes.

La somme des racines de l'équation fondamentale déterminante relative à a_1, c'est-à-dire

$$m\nu_1 + \Sigma e$$

sera égale à

$$\frac{m(m-1)}{2} - x_1,$$

x_1 désignant le résidu de p pour le pôle a_1. Donc, si les points singuliers sont $a_1, a_2, \ldots, a_\lambda$, dans un parallélogramme, le produit

$$m(\nu_1 + \ldots + \nu_\lambda)$$

sera un nombre entier, puisque la somme des résidus de p pour les pôles $a_1, \ldots, a_\lambda$ est nulle.

Si nous rendons le parallélogramme m fois plus grand, nous aurons des points singuliers m fois plus nombreux, et alors la somme des ν, qui leur correspondent, sera un entier. Plaçons-nous donc dans cette hypothèse toujours réalisable, et, conservant les mêmes notations que précédemment, nous aurons cette fois

$$\Sigma \nu = \text{entier} = k.$$

Nous poserons maintenant

$$y = Y f(z).$$

L'équation transformée en Y sera à coefficients doublement périodiques, si $\dfrac{f'(z)}{f(z)}$ est doublement périodique. Or, on peut prendre

$$f(z) = [\mathrm{H}(z - a_1)]^{\nu_1} [\mathrm{H}(z - a_2)]^{\nu_2} \ldots [\mathrm{H}(z - a_\lambda)]^{\nu_\lambda} \mathrm{H}(z)^{-k},$$

on aura

$$\frac{f'(z)}{f(z)} = \nu_1 \zeta(z - a_1) + \ldots + \nu_\lambda \zeta(z - a_\lambda) - k \zeta(z).$$

qui sera doublement périodique, puisque $\Sigma\nu - \lambda = 0$. D'autre part, Y deviendra uniforme; on sera donc ramené, pour l'équation en Y, à une équation à coefficients doublement périodiques et à intégrale générale uniforme. On ne doit pas oublier seulement qu'en général on doit considérer, pour cette équation transformée, le parallélogramme des périodes comme formé de m parallélogrammes de l'équation primitive.

CHAPITRE XVI.

THÉORIE DES SUBSTITUTIONS ET DES ÉQUATIONS ALGÉBRIQUES.

I. — Sur les groupes de substitutions et les fonctions rationnelles de n lettres.

1. Nous nous proposons d'étudier, dans le Chapitre suivant, les analogies entre les équations algébriques et les équations différentielles linéaires. Il est donc indispensable que nous reprenions les théories algébriques, qui sont les analogues de celles que nous développerons ensuite pour les équations linéaires; c'est ce que je vais faire le plus succinctement possible ([1]).

Désignons par

$$x_1, \quad x_2, \quad \ldots, \quad x_n;$$

([1]) La bibliographie sur la théorie des substitutions et des équations algébriques serait bien longue à établir. Je me contenterai de citer quelques Traités généraux sur ce sujet : ce sont tout d'abord le *Traité des Substitutions et équations algébriques* (Paris, 1870) de M. Camille Jordan, dans lequel l'éminent Géomètre expose les recherches de ses devanciers et les siennes propres, et le *Traité des Substitutions* de M. Netto (Leipzig, 1882). Dans ces derniers temps ont paru en France deux Livres sur ces matières. L'un de MM. Borel et Drach expose en les développant les leçons de M. Tannery à l'École Normale; il est intitulé *Introduction à l'étude de la théorie des nombres et de l'Algèbre supérieure* (Paris, Nony, 1895); les auteurs se sont surtout préoccupés du point de vue philosophique et logique dans leur très intéressante exposition des théories algébriques. Le second Livre, dû à M. H. Vogt, intitulé *Leçons sur la résolution algébrique des équations* (Paris, Nony, 1895), est rédigé avec beaucoup de soin et se recommande particulièrement à ceux qui veulent étudier ces questions pour la première fois.

n lettres représentant n grandeurs indépendantes. On sait qu'on peut effectuer sur ces lettres des permutations en nombre $1.2\ldots n$. Ces permutations sont les résultats que l'on obtient en écrivant ces lettres à la suite les unes des autres de toutes les manières possibles.

En posant $N = 1.2\ldots n$, désignons par

$$\Sigma_0, \quad \Sigma_1, \quad \ldots, \quad \Sigma_{N-1}$$

les N permutations dont nous venons de parler. L'opération, par laquelle on passe d'une permutation à une autre, est dite une *substitution*. On peut représenter une substitution en écrivant entre parenthèses la permutation de laquelle on part et, au-dessus de celle-ci, la permutation nouvelle qui doit la remplacer. Comme l'ordre des éléments qui se correspondent n'intervient pas dans le résultat, on peut supposer que chaque substitution remplace les éléments d'une permutation fixe : par exemple, la permutation Σ_0 qui représente $x_1, x_2, \ldots, x_n$, par ceux de même rang d'une autre quelconque Σ_i. Nous représenterons ainsi par

$$\left(\frac{\Sigma_i}{\Sigma_0}\right)$$

la substitution qui a pour effet de remplacer les lettres de la permutation Σ_0 par les lettres de la permutation Σ_i. On désigne souvent par de simples lettres $S, T, \ldots$ les diverses substitutions que l'on a à envisager. Il y a intérêt à considérer, dans l'ensemble des substitutions, la substitution

$$\left(\frac{\Sigma_0}{\Sigma_0}\right),$$

que l'on appelle la *substitution identique* ou la *substitution unité* ; cette substitution indique la conservation de l'ordre des lettres. On a alors N substitutions effectuées sur les n lettres ; nous désignerons ces substitutions par

$$(1) \qquad\qquad S_1, \quad S_2, \quad \ldots, \quad S_N,$$

la première substitution S_1 se réduisant à la substitution *unité*.

On désigne sous le nom de *transposition* la substitution qui consiste à permuter seulement entre elles deux des lettres, les

$n - 2$ autres restant invariables. Toute substitution peut être regardée comme résultant d'une succession de transpositions. On le voit de suite en supposant le théorème vrai pour $n - 1$ lettres et l'étendant à n. Soit, en effet,

$$x_1, \quad x_2, \quad \ldots, \quad x_\lambda, \quad \ldots, \quad x_n,$$

remplacées respectivement par

$$x_2, \quad x_3, \quad \ldots \quad\quad\quad\quad\quad x_1,$$

Nous pouvons d'abord faire sur la première permutation une inversion entre x_1 et x_2, ce qui nous donne

$$x_2, \quad x_1, \quad \ldots, \quad x_\lambda, \quad \ldots, \quad x_n,$$

et nous n'avons plus à faire ensuite qu'à une substitution relative à $n - 1$ lettres.

Les substitutions les plus simples sont celles qui remplacent, dans une permutation, chaque élément par celui qui le suit, et le dernier par le premier; on appelle *circulaire* une telle substitution. Toute substitution de n éléments est circulaire ou se décompose en substitutions circulaires. Soit, en effet, x_1 une lettre quelconque, x_2 celle qui la remplace lorsqu'on effectue la substitution, soit de même x_3 la lettre qui remplace x_2; et ainsi de suite jusqu'à une lettre x_λ qui sera remplacée par x_1. Nous aurons ainsi, dans la substitution, un premier cycle; une lettre non rencontrée donnera naissance à un autre cycle et ainsi de suite, de sorte que la substitution est bien décomposée en un certain nombre de cycles ou substitutions circulaires.

2. Si l'on effectue sur les x d'abord la substitution S et ensuite la substitution T, on aura une substitution résultante, qu'on appelle le *produit des deux substitutions* S et T; nous la désignerons par

$$\text{TS,}$$

en indiquant par là qu'*on fait d'abord la substitution* S *et ensuite la substitution* T (¹).

(¹) On fait souvent l'hypothèse inverse; nous-même l'avons faite dans un Chapitre précédent. Nous conserverons jusqu'à la fin de ce Volume la convention faite dans le texte.

Il ne faut pas confondre les deux substitutions

$$TS \text{ et } ST,$$

qui sont, en général, distinctes. Quand elles sont identiques, on dit que les substitutions S et T sont *échangeables*.

On appelle *substitution inverse* d'une substitution S, et l'on désigne par S^{-1} la substitution représentant l'opération inverse; on a

$$SS^{-1} = S^{-1}S = 1.$$

Dans le cas où les deux substitutions S et T sont échangeables, on a, comme nous venons de le dire,

$$TS = ST;$$

on en déduit

$$TSS^{-1} = STS^{-1}$$

et, par suite,

$$T = STS^{-1}.$$

3. Considérons maintenant une fonction rationnelle de n variables indépendantes

$$\varphi(x_1, x_2, \ldots, x_n).$$

Quand on effectue sur

$$x_1, x_2, \ldots, x_n$$

toutes les substitutions (1), il peut arriver que la fonction ne change pas. On sait que la fonction φ est dite alors une fonction *symétrique* de $x_1, x_2, \ldots, x_n$ et peut s'exprimer en fonction rationnelle des fonctions symétriques élémentaires

$$p_1 = \Sigma x_1, \quad p_2 = \Sigma x_1 x_2, \quad p_n = x_1 x_2 \ldots x_n.$$

D'autre part, si la fonction φ est arbitraire, on obtiendra N fonctions distinctes, quand on effectuera toutes les permutations possibles sur les x, c'est-à-dire les substitutions (1).

Mais il peut y avoir des intermédiaires entre les deux cas extrêmes dont nous venons de parler; ainsi pour $n = 4$ la fonction

$$\varphi = x_1 x_2 + x_3 x_4.$$

ne prend que *trois valeurs* pour les *vingt-quatre* substitutions effectuées sur x_1, x_2, x_3, x_4. Ces trois valeurs sont visiblement φ lui-même et les deux expressions

$$x_1 x_2 + x_3 x_4, \quad x_1 x_3 + x_2 x_4.$$

Considérons donc l'ensemble de toutes les substitutions qui laisseraient invariable une certaine fonction $\varphi(x_1, x_2, \ldots, x_n)$, et désignons-les par

$$(G) \qquad\qquad S_1 = 1, \; S_2, \; \ldots, \; S_r \,;$$

la substitution unité étant évidemment comprise parmi elles. *Les substitutions précédentes forment un groupe*, c'est-à-dire que les inverses et les produits de deux substitutions quelconques de la suite (G) appartiennent eux-mêmes à cette suite. Il en résulte qu'en combinant d'une manière quelconque, par multiplication, les substitutions de (G), on aura toujours des substitutions de la même suite. On appelle *degré* d'un groupe (G) de substitutions le nombre des lettres figurant dans ces substitutions. L'*ordre* d'un groupe est le nombre r des substitutions de ce groupe.

En particulier, à une fonction symétrique correspond le groupe général des $1.2 \ldots n$ substitutions relatives à n lettres. Nous appellerons ce groupe le *groupe symétrique*.

4. Une fonction rationnelle φ nous a conduit à la notion capitale de *groupe de substitutions*. On peut inversement concevoir *a priori* la notion de groupe de substitutions, c'est-à-dire d'un ensemble de substitutions telles que leurs inverses et le produit d'un nombre quelconque d'entre elles donnent une substitution de cet ensemble. On peut établir que, pour un tel groupe, *il y aura toujours des fonctions rationnelles que laisseront invariables les substitutions du groupe, tandis que toute autre substitution modifierait ces fonctions.* Considérons, en effet, l'expression

$$\varphi = a_0 + a_1 x_1 + a_2 x_2 + \ldots + a_n x_n,$$

les a étant des constantes distinctes. Il est clair que cette fonction a $1, 2 \ldots n$ valeurs quand on effectue sur les x toutes les permutations possibles. Soit d'autre part G un groupe de substitutions d'ordre r ; désignons par

$$\varphi_1, \; \varphi_2, \; \ldots, \; \varphi_r$$

les r valeurs que prend la fonction φ pour les substitutions de ce groupe ($\varphi_1 = \varphi$), et formons le produit

$$\Phi = \varphi_1 \varphi_2 \ldots \varphi_r.$$

C'est une fonction rationnelle de $x_1, x_2, \ldots, x_n$ que laissent invariable les substitutions du groupe, puisque ces substitutions permutent seulement les différents facteurs.

D'autre part, toute permutation S, qui ne fait pas partie du groupe G, ne laisse pas invariable la fonction Φ. En effet, en effectuant sur φ une telle permutation, on obtient une expression φ'_1 différente de $\varphi_2, \ldots, \varphi_r$, puisque les $1.2 \ldots n$ permutations donnent des résultats distincts. Si Φ restait invariable pour la substitution S, φ'_1 ne pourrait différer de $\varphi_2, \ldots, \varphi_r$ que par un facteur constant. Mais si l'on avait

$$\varphi'_1 = k.\varphi_p \qquad\qquad (p \gtrless r),$$

on aurait nécessairement $k = 1$, puisque x_0 n'est pas nul, et, par suite, φ'_1 serait égal à φ_p, ce que nous venons de dire être impossible.

5. Supposons qu'une fonction φ prenne ρ valeurs quand on effectue sur les x toutes les permutations possibles, et soient $\varphi_1, \varphi_2, \ldots, \varphi_\rho$ ces ρ fonctions. Toute fonction symétrique Φ de $\varphi_1, \varphi_2, \ldots, \varphi_\rho$ restera invariable quand on effectuera sur les x une permutation quelconque, puisqu'une telle permutation ne peut que changer l'ordre de ces fonctions.

La fonction Φ s'exprimera donc à l'aide des fonctions symétriques élémentaires. Il en résulte que $\varphi_1, \varphi_2, \ldots, \varphi_\rho$ *peuvent être regardés comme les racines d'une équation de degré ρ, dont les coefficients sont des fonctions symétriques des variables;* nous désignerons cette équation par

$$\mathrm{F}(\varphi) = 0.$$

6. Étant donné un groupe G, il existe une infinité de fonctions rationnelles de $x_1, x_2, \ldots, x_n$, que laissent invariables les substitutions de ce groupe. Nous allons démontrer, relativement à ces fonctions, un théorème d'une grande importance. Je dis que :

Deux fonctions appartenant au même groupe s'expriment rationnellement l'une par l'autre.

Soit r l'ordre du groupe G, dont nous représentons les substitutions par

$$(2) \qquad S_1 = 1, \quad S_2, \quad \dots, \quad S_r.$$

Soit d'abord φ_1 une des fonctions correspondant à ce groupe ; si σ désigne une substitution n'appartenant pas à G, la fonction φ_1 se changera en une autre fonction φ_2 quand on effectuera la substitution σ. Toutes les substitutions

$$(3) \qquad \sigma, \quad \sigma S_2, \quad \dots, \quad \sigma S_r$$

transformeront φ_1 en φ_2, et ce seront les seules, car si S' désigne une telle substitution, la substitution

$$\sigma^{-1} S'$$

transformera φ_1 en elle-même ; on aura donc

$$\sigma^{-1} S' = S_i \qquad\qquad (i \leqq r);$$

ce qui revient bien à

$$S' = \sigma S_i,$$

comme nous voulions le faire voir. Cherchons le groupe appartenant à la fonction φ_2. Si S'' est une substitution de ce groupe, la substitution $\sigma^{-1} S'' \sigma$ transformera φ_1 en elle-même. Donc

$$\sigma^{-1} S'' \sigma = S_i,$$

d'où l'on déduit que le groupe cherché est formé des substitutions

$$\sigma S_i \sigma^{-1} \qquad\qquad (i = 1, 2, \dots, r).$$

On désigne ce groupe sous le nom de *transformé* du groupe G par la substitution σ. Si les substitutions (2) et (3) ne donnent pas l'ensemble du groupe des permutations de n lettres, c'est-à-dire si

$$\frac{1 . 2 \dots n}{r} > 2,$$

il y aura une substitution σ' n'appartenant pas à (2) et (3). Cette substitution transforme φ_1 en φ_3, et le groupe de φ_3 est le transformé de G par σ', de même que le groupe de φ_2 était le transformé de G par σ. En continuant ainsi, on voit que, si la fonction φ prend ρ valeurs pour l'ensemble des substitutions, on partagera cet ensemble en ρ groupes de r substitutions, tels que (2), (3), $\ldots$; on a évidemment

$$1.2\ldots n = r\rho.$$

Cela posé, soit ψ, une seconde fonction correspondant au groupe G et désignons par

$$\psi_1, \ \psi_2, \ \ldots, \ \psi_\rho$$

les ρ valeurs de ψ correspondant respectivement aux substitutions (2), (3), $\ldots$. Considérons les expressions

$$\psi_1 + \quad \psi_2 + \ldots + \psi_\rho,$$
$$\varphi_1 \psi_1 + \quad \varphi_2 \psi_2 + \ldots + \varphi_\rho \psi_\rho,$$
$$\varphi_1^2 \psi_1 + \quad \varphi_2^2 \psi_2 + \ldots + \varphi_\rho^2 \psi_\rho,$$
$$\ldots\ldots\ldots\ldots\ldots\ldots\ldots$$
$$\varphi_1^{\rho-1}\psi_1 + \varphi_2^{\rho-1}\psi_2 + \ldots + \varphi_\rho^{\rho-1}\psi_\rho.$$

Ces expressions sont évidemment symétriques en $x_1, x_2, \ldots, x_n$, puisque toute permutation effectuée sur les x ne peut que changer φ_i en φ_k et ψ_i en ψ_k. Elles s'exprimeront donc à l'aide des fonctions symétriques élémentaires; posons donc

$$\psi_1 + \quad \psi_2 + \ldots + \psi_\rho = P_1,$$
$$\varphi_1 \psi_1 + \quad \varphi_2 \psi_2 + \ldots + \varphi_\rho \psi_\rho = P_2,$$
$$\ldots\ldots\ldots\ldots\ldots\ldots\ldots$$
$$\varphi_1^{\rho-1}\psi_1 + \varphi_2^{\rho-1}\psi_2 + \ldots + \varphi_\rho^{\rho-1}\psi_\rho = P_\rho.$$

Nous pouvons tirer de ces équations du premier degré les valeurs de $\psi_1, \psi_2, \ldots, \psi_\rho$. Considérons en particulier ψ_1; son expression sera symétrique par rapport à $\varphi_2, \ldots, \varphi_\rho$; or, ces dernières quantités sont racines de l'équation

$$\frac{F(\varphi)}{\varphi - \varphi_1} = 0,$$

comme il résulte du § 5. Cette équation a ses coefficients rationnels en φ_1 et symétriques par rapport aux x. Il résulte immédiatement de là que ψ_1 s'exprime *rationnellement à l'aide de* φ_1, comme nous voulions l'établir. Il est bien entendu que dans cette expression rationnelle figurent comme coefficients de φ_1 des fonctions symétriques des x.

La démonstration précédente permet d'établir un théorème plus général que celui que nous venons d'énoncer. Les deux fonctions ψ et φ n'ont pas besoin d'appartenir au même groupe. Supposons seulement que ψ reste invariable pour toutes les substitutions du groupe auquel appartient φ. Il arrivera alors que les fonctions désignées par

$$\psi_1, \ \psi_2, \ \ldots, \ \psi_p$$

ne seront pas toutes distinctes, car il y aura d'autres permutations que celles du groupe G n'altérant pas la fonction ψ_1. Mais cela importe peu pour la démonstration, et nous avons le théorème général suivant, dû à Lagrange :

Si deux fonctions rationnelles de plusieurs variables ψ *et* φ *sont telles que l'une* ψ *reste invariable pour toutes les substitutions du groupe auquel appartient* φ, *la fonction* ψ *s'exprime rationnellement au moyen de la seconde et des fonctions symétriques élémentaires.*

7. Un exemple intéressant de fonctions, ayant plusieurs valeurs pour l'ensemble des permutations, nous est fourni par les fonctions entières ayant *deux* valeurs. Supposons qu'une telle fonction φ existe et désignons par

$$\varphi_1 \ \text{ et } \ \varphi_2$$

ses deux valeurs. Toute substitution S du groupe qui change φ_1 en elle-même changera aussi φ_2 en elle-même, car autrement S^{-1} changerait φ_1 en φ_2, tandis que manifestement S^{-1} change, comme S, φ_1 en elle-même. Il y a donc deux genres de substitutions, les unes changeant φ_1 en φ_2 et φ_2 en φ_1, les autres changeant φ_1 et φ_2 en elles-mêmes. Envisageons la fonction

$$\varphi_1 - \varphi_2,$$

ce sera une fonction ayant deux valeurs égales et de signes contraires. On appelle *alternée* une fonction jouissant de cette propriété de n'avoir, pour l'ensemble des permutations, que deux valeurs égales et de signes contraires. Le carré d'une fonction alternée est une fonction symétrique.

Toute substitution pouvant être obtenue en faisant une succession d'inversions entre deux lettres, il est clair qu'il y aura au moins une inversion changeant le signe d'une fonction alternée F. Si cette inversion est entre x_2 et x_3, la fonction F s'annulera nécessairement pour $x_2 = x_3$ et sera, par suite, divisible par $x_2 - x_3$. Ainsi F^2 est divisible par $(x_2 - x_3)^2$ et, comme il est symétrique, il sera divisible par tous les binômes analogues. Donc F est divisible par la fonction u formée de $\dfrac{n(n-1)}{2}$ facteurs linéaires

$$u = (x_1 - x_2)(x_1 - x_3) \ldots (x_1 - x_n),$$
$$(x_2 - x_3) \ldots (x_2 - x_n),$$
$$\cdots\cdots\cdots\cdots\cdots\cdots\cdots\cdots$$
$$(x_{n-1} - x_n).$$

On voit d'ailleurs, de suite, que cette fonction u n'a que deux valeurs égales et de signes contraires. La fonction alternée F sera divisible par une puissance m de u, qui sera impaire, car autrement le quotient

$$\frac{F}{u^m}$$

serait encore alterné et, par suite, divisible par u; m ne serait pas alors la plus haute puissance de u, qui divise F. Nous pouvons donc écrire

$$F = S.u,$$

S étant symétrique.

Si nous revenons alors à la fonction φ, on peut écrire

$$\varphi_1 - \varphi_2 = 2 P_1 u,$$
$$\varphi_1 + \varphi_2 = 2 P_2,$$

P_1 et P_2 étant symétriques; donc *toute fonction à deux valeurs est de la forme*

$$P_2 + P_1 u.$$

Toutes ces fonctions se ramènent donc à u, c'est-à-dire à la racine carrée du discriminant des n lettres $x_1, x_2, \ldots, x_n$. Il est clair, d'ailleurs, que la fonction u n'a que deux valeurs, puisque toute substitution ne peut que permuter l'ordre des facteurs linéaires et changer leurs signes.

Le groupe de substitutions laissant invariable la fonction u s'appelle le *groupe alterné*. Soient

$$S_1 = 1, \quad S_2, \quad \ldots, \quad S_r$$

les substitutions de ce groupe. Pour toutes ces substitutions, la fonction u prend une même valeur u_1.

Raisonnons comme au § 6 : il y a, dans le groupe général des $1.2\ldots n$ substitutions, une substitution σ qui n'appartient pas au groupe alterné, sans quoi u serait symétrique. Nous avons alors une seconde ligne

$$\sigma, \quad \sigma S_2, \quad \ldots, \quad \sigma S_r$$

de substitutions transformant u_1 en une autre fonction u_2, et, comme u n'a que deux valeurs, les $2r$ substitutions précédentes donnent toutes les substitutions du groupe symétrique. Donc

$$r = \frac{1.2\ldots n}{2},$$

et, par suite, le *groupe alterné est d'ordre* $\dfrac{1.2\ldots n}{2}$. On voit bien facilement qu'il est formé des substitutions du groupe symétrique se ramenant à un nombre *pair* de transpositions.

Un second exemple nous sera fourni par la fonction

$$x_1 x_2 + x_3 x_4,$$

déjà considérée au § 3. Cette fonction a trois valeurs; il y aura donc trois lignes dans le Tableau des substitutions du groupe symétrique mis sous la forme

$$\begin{array}{cccc}
S_1, & S_2, & \ldots, & S_{r_1} \\
\sigma S_1, & \sigma S_2, & \ldots, & \sigma S_{r_2} \\
\sigma' S_1, & \sigma' S_2, & \ldots, & \sigma' S_{r_3}
\end{array}$$

où les substitutions de la première ligne sont celles qui laissent invariable la fonction. On aura donc

$$3r = 1.2.3.4 \quad \text{ou} \quad r = 8.$$

Le groupe des S est donc d'ordre *huit*.

II. — De la réductibilité des fonctions entières.

8. La notion de réductibilité des fonctions entières joue un rôle capital dans la théorie des équations algébriques. Nous devons nous y arrêter un moment.

Définissons d'abord avec précision, comme le faisait Kronecker [1], ce qu'on doit entendre par *domaine de rationalité*. Étant donnés des paramètres $R_1, R_2, R_3, \ldots$, que l'on suppose indéterminés et indépendants les uns des autres, nous appellerons *domaine de rationalité* l'ensemble des fonctions rationnelles de ces paramètres, les coefficients figurant dans ces fonctions rationnelles étant des nombres entiers. Le domaine le plus simple est formé par les nombres rationnels; il ne comprend aucun paramètre.

Le premier problème qui se présente est de reconnaître si une équation à coefficients entiers

$$f(x) = 0$$

admet une racine commensurable ; c'est là une question classique sur laquelle je n'ai pas à insister ici. Prenons maintenant une équation

$$(2) \qquad f(x, R_1, R_2, R_3, \ldots) = 0,$$

dans laquelle les coefficients des puissances de x sont des fonctions rationnelles des R à coefficients eux-mêmes commensurables, et cherchons si cette équation en x peut être vérifiée par une fonction appartenant au domaine de rationalité. Écrivons l'équation sous la forme

$$a_0(R_1, R_2, \ldots)x^m + a_1(R_1, R_2, \ldots)x^{m-1} + \ldots = 0,$$

les a étant des polynômes en R à coefficients entiers. En posant

$$a_0(R_1, R_2, \ldots)x = y,$$

---

[1] KRONECKER, *Grundzüge einer arithm. Theorie der algebraischen Grössen* (*Festchrift zum Kummer's Jubilæum*, 1882).

nous aurons une équation en y de même forme, mais où le premier coefficient sera l'unité.

S'il existe une racine x rationnelle par rapport aux R, l'équation en y aura une racine entière, et nous sommes donc ramené à la recherche d'une racine de l'équation

$$y^m + b_1(R_1, R_2, \ldots) y^{m-1} + \ldots = 0$$

qui soit une fonction entière de R_1, R_2, $\ldots$, formé avec des nombres rationnels. On trouve immédiatement une limite supérieure du degré possible de y par rapport à chacun des paramètres R_1, R_2, $\ldots$, comme le montre, par exemple, la théorie des asymptotes. On fera donc la substitution à y dans l'équation d'un polynôme en R_1, R_2, $\ldots$, d'un degré déterminé, les coefficients A de ce polynôme étant indéterminés. En égalant à zéro tous les termes du résultat de la substitution, on aura un certain nombre de relations algébriques entre les coefficients A. Il ne s'agira plus que de voir si l'on peut y satisfaire par des nombres commensurables.

On aura d'abord à voir si les équations sont compatibles algébriquement; s'il en est ainsi, la résolution de ces équations se ramène, par des calculs où n'entre aucune irrationalité, à la résolution d'une équation unique à coefficients rationnels, et nous sommes ainsi conduit de nouveau au premier problème.

Supposons enfin que nous voulions reconnaître si l'équation (2) admet un diviseur rationnel de degré k. Je désigne par

$$x_1, \quad x_2, \quad \ldots, \quad x_m$$

les m racines de l'équation, et je forme l'expression

$$(3) \qquad y - p_1 t_1 - p_2 t_2 - \ldots - p_k t_k,$$

en désignant par p_1, p_2, $\ldots$, p_k les fonctions symétriques élémentaires relatives à x_{a_1}, x_{a_2}, $\ldots$, x_{a_k}. Nous représentons par a_1, a_2, $\ldots$, a_k k nombres distincts de la suite des m premiers nombres, et les t sont des paramètres arbitraires. En prenant pour les a toutes les combinaisons possibles des m premiers nombres k à k, et formant le produit des expressions (3), nous aurons

$$\Pi(y - p_1 t_1 - p_2 t_2 - \ldots - p_k t_k) = F(y, t_1, \ldots, t_k, R_1, R_2, \ldots).$$

et nous avons à rechercher si l'équation

$$F(y, t_1, \ldots, t_s, R_1, R_2, \ldots) = o$$

admet pour y une racine rationnelle en t et R et à coefficients commensurables.

Une telle racine, que nous savons trouver d'après ce qui précède, devra être nécessairement de la forme

$$p_1 t_1 + p_2 t_2 + \ldots + p_s t_s,$$

et, si elle est rationnelle, c'est que les fonctions symétriques p de $x_{z_1}, x_{z_2}, \ldots, x_{z_s}$ appartiennent au domaine de rationalité $(R_1, R_2, \ldots)$. *L'équation est dite alors réductible*, et nous pouvons obtenir les différentes équations en lesquelles elle se décompose.

Une équation qui n'est pas réductible dans un domaine donné de rationalité est dite *irréductible* dans ce domaine.

9. Démontrons de suite une proposition fort simple, mais de grande importance, sur les équations irréductibles. Je suppose que, dans un certain domaine de rationalité, une équation algébrique ait une racine commune avec une équation irréductible ; je vais montrer qu'*elle admettra toutes les racines de cette seconde équation*. Soit donc

$$F(x, R_1, R_2, \ldots) = o$$

la première équation, et représentons par

$$f(x, R_1, R_2, \ldots) = o,$$

l'équation irréductible qui a par hypothèse une racine commune avec F. Nous pouvons former le plus grand commun diviseur $\theta(x, R_1, R_2, \ldots)$ entre F et f; ses coefficients appartiendront au même domaine de rationalité. Il faut nécessairement que θ et f coïncident, car autrement f ne serait pas irréductible; il est évident alors que toutes les racines de f appartiennent à F.

10. Nous allons généraliser le point de vue auquel nous venons de nous placer pour définir l'irréductibilité d'une équation, mais auparavant établissons une proposition qui nous sera

plus tard très utile. Étant donné un domaine de rationalité, considérons une équation de degré n

$$f(x) = 0,$$

dont nous désignerons les racines supposées inégales par

$$x_1, \quad x_2, \quad \ldots, \quad x_n,$$

et soit

$$V = \varphi(x_1, x_2, \ldots, x_n),$$

une fonction rationnelle telle que les $1.2\ldots n$ valeurs numériques qu'elle prend, quand on permute les racines de toutes les manières possibles, soient toutes différentes, nous allons démontrer que *les $x_1, x_2, \ldots, x_n$ s'expriment en fonctions rationnelles de V* (¹). Ce théorème joue un grand rôle dans la théorie de Galois, comme nous le verrons bientôt, et nous allons rapporter la démonstration qu'en donne l'illustre géomètre. Mais nous pouvons observer auparavant que le théorème est en quelque sorte évident, car V satisfait à une équation d'ordre $1.2\ldots n$ dont les racines sont distinctes, et à chaque valeur de V ne correspond qu'une seule valeur de $x_1, x_2, \ldots, x_n$, puisque pour deux permutations différentes des x on a deux valeurs différentes de V.

Ne nous contentons pas cependant de cette vue rapide, et cherchons comment on pourra trouver effectivement les expressions rationnelles des racines en fonction de V. Désignons par V_1 la valeur de V pour une certaine permutation, soit $x_1, x_2, \ldots, x_n$. Laissons x_1 fixe et permutons de toutes les manières possibles $x_2, x_3, \ldots, x_n$, nous aurons ainsi les $\mu = 1.2\ldots(n-1)$ valeurs distinctes de V

$$V_1, \quad V_2, \quad \ldots, \quad V_\mu.$$

Les coefficients de l'équation donnant ces valeurs de V seront symétriques par rapport aux racines de l'équation

$$\frac{f(x)}{x - x_1} = 0,$$

(¹) Cette proposition se trouve au commencement du Mémoire célèbre de Galois, dont nous allons bientôt nous occuper. Elle est citée sans démonstration par Abel dans le Mémoire posthume *Sur les Fonctions elliptiques.*

et seront par suite rationnels en x_1. Désignons cette équation par

$$(4) \qquad F(V, x_1) = 0,$$

F étant un polynôme en V et x_1. Il en résulte que l'équation en x

$$(5) \qquad F(V_1, x) = 0$$

admet certainement x_1 pour racine. L'équation (5) en x et l'équation

$$f(x) = 0$$

ont donc une racine commune x_1. Elles ne peuvent en avoir qu'une, car si x_2 était racine de (5), on aurait

$$F(V_1, x_2) = 0.$$

Or l'équation

$$(6) \qquad F(V, x_2) = 0$$

admet pour racines les valeurs de V obtenues en transposant x_1 et x_2 dans les permutations qui correspondaient aux racines de l'équation (4); cette dernière équation et l'équation (6) n'ont donc pas de racines communes, puisque toutes les valeurs de V sont distinctes. Ainsi l'équation (5) et l'équation

$$f(x) = 0$$

n'ont qu'une racine commune, et nous aurons pour cette racine commune x_1 une fonction rationnelle de V_1. On aura de même d'autres fonctions rationnelles de V_1 pour les autres racines x_2, x_3, ..., x_n, et le théorème est par suite démontré, en même temps qu'on a une marche à suivre pour trouver explicitement ces fractions rationnelles.

Deux corollaires du théorème précédent joueront dans la Section suivante un rôle capital.

Soit

$$\Psi(V) = 0$$

l'équation donnant les $1.2...n$ valeurs de V. Nous venons de voir que x_1, x_2, ..., x_n sont fonctions rationnelles de V_1. Comme, d'autre part, une autre quelconque des valeurs de V est rationnelle en x_1, x_2, ..., x_n, elle sera aussi rationnelle en V_1. Donc, *toutes les racines de l'équation Ψ sont fonctions rationnelles de l'une quelconque d'entre elles.*

En second lieu, supposons que l'équation Ψ soit réductible, et prenons l'un de ses facteurs *irréductibles*

$$\psi(V) = 0$$

dont nous désignerons les racines par

$$V_1, \quad V_2, \quad ..., \quad V_\nu.$$

Nous avons trouvé plus haut, pour les racines de l'équation $f(x) = 0$,

$$x_1 = R_1(V_1), \qquad x_2 = R_2(V_1), \qquad ..., \qquad x_n = R_n(V_1),$$

les R étant rationnels. Il est facile de voir qu'elles pourront être représentées aussi, quoique dans un ordre différent, par

$$(7) \qquad R_1(V_h), \quad R_2(V_h), \quad ..., \quad R_n(V_h),$$

V_h étant une quelconque des racines V_1, V_2, ..., V_ν. En effet, l'équation f admet par hypothèse la racine $R_1(V_1)$; l'équation

$$f[R_1(V)] = 0$$

est donc satisfaite pour $V = V_1$; il s'ensuit qu'elle doit être satisfaite pour V_2, ..., V_ν (§ 9). Les termes de la suite (7) sont donc des racines; il reste à prouver qu'ils sont distincts. En effet, si l'on avait par exemple

$$R_1(V_h) - R_2(V_h) = 0 \qquad\qquad (h \gtrless 1),$$

l'équation

$$R_1(V) - R_2(V) = 0$$

étant vérifiée pour $V = V_h$ serait vérifiée pour $V = V_1$, ce qui n'est pas.

11. Indiquons encore une conséquence de la proposition précédente : *Étant données un nombre quelconque d'irrationnelles algébriques, on peut toujours les exprimer toutes en fonction d'une même irrationnelle.* Soient, par exemple, deux

équations algébriques de degré μ et ν

$$\varphi(y) = 0, \qquad \psi(z) = 0;$$

on pourra exprimer y et z en fonctions rationnelles d'une même racine d'une troisième équation algébrique dont les coefficients appartiennent au même domaine de rationalité. En effet, les racines

$$y_1, \ y_2, \ \dots, \ y_\mu; \quad z_1, \ z_2, \ \dots, \ z_\nu$$

sont racines d'une même équation algébrique

$$f(x) = 0,$$

et, comme rien ne supposait plus haut que $f(x)$ était irréductible, nous pouvons appliquer le théorème précédent, et exprimer ainsi les y et z en fonction rationnelle d'une irrationnelle auxiliaire V.

12. Nous pouvons maintenant généraliser le point de vue auquel nous nous étions d'abord placé pour définir l'irréductibilité d'une équation. Nous avons jusqu'ici considéré le domaine de rationalité $(R_1, R_2, \dots)$. Nous pouvons adjoindre à ce domaine des fonctions algébriques de $R_1, R_2, \dots$, c'est-à-dire des racines d'équations algébriques

$$\varphi(u, R_1, R_2, \dots) = 0, \qquad \psi(v, R_1, R_2, \dots) = 0, \qquad \dots$$

Cela posé, une équation en x

$$f(x, u, v, \dots, R_1, R_2, \dots) = 0,$$

dont les coefficients sont des fonctions rationnelles à coefficients entiers de $u, v, \dots, R_1, R_2, \dots$, sera réductible, si elle a une racine commune avec une équation de même forme et de degré moindre. D'après le paragraphe précédent, on peut supposer que l'on adjoint *une seule* fonction algébrique. Nous aurions donc l'équation

$$\varphi(u, R_1, R_2, \dots) = 0,$$

que l'on peut supposer irréductible au sens des paragraphes précédents, et l'équation

$$f(x, u, R_1, R_2, \dots) = 0,$$

qui peut d'ailleurs ne pas renfermer u. Il sera facile de reconnaître si cette équation est réductible au sens généralisé que nous adoptons maintenant. En procédant comme au § 8, il suffit de reconnaître si l'équation admet une racine fonction rationnelle de u, R_1, R_2, … à coefficients entiers. Or, si m est le degré de φ par rapport à u, une telle racine sera de la forme

$$x = A_0 + A_1 u + \ldots + A_{m-1} u^{m-1},$$

les A étant des fonctions rationnelles des R à coefficients commensurables. En substituant cette expression dans l'équation f, nous aurons une relation de la forme

$$\psi(u, A_0, \ldots, A_{m-1}, R_1, R_2, \ldots) = 0.$$

On ramènera toutes les puissances de u dans ψ à être au plus de degré $m-1$ en se servant de l'équation φ, et l'on devra alors avoir une identité, ce qui donnera m équations pour déterminer les A. On est ainsi ramené au problème, déjà étudié, de reconnaître si des équations peuvent être vérifiées par des fonctions rationnelles à coefficients entiers de certains paramètres qui y figurent.

Comme exemple d'une équation devenue réductible par l'adjonction d'une irrationnelle, il suffira de prendre l'équation

$$x^4 - 2x^2 - 3 = 0.$$

Elle est irréductible quand le domaine de rationalité est l'ensemble des nombres entiers. Elle devient au contraire réductible quand on adjoint l'irrationnelle u définie par

$$u^2 - 3 = 0,$$

puisque l'équation peut s'écrire

$$(x^2 - 3)(x^2 + 1) = 0,$$

d'où il résulte que $x^4 - 2x^2 - 3$ admet le facteur $x - u$.

III. — Théorème fondamental de Galois; groupe d'une équation algébrique ([1]).

13. Arrivons maintenant aux principes si féconds introduits par Galois dans la théorie des équations algébriques. Nous commencerons par la notion fondamentale du *groupe* d'une équation algébrique. Nous partons d'une équation de degré n

$$f(x) = 0.$$

dont les coefficients appartiennent à un certain domaine de rationalité, et dont les racines sont inégales. Soit, comme plus haut, au § 10,

$$V = \varphi(x_1, x_2, \ldots, x_n)$$

une fonction rationnelle des racines, dont les $1.2\ldots n$ valeurs sont différentes quand on permute les racines de toutes les manières possibles. On pourra, par exemple, prendre, comme l'indique Galois,

$$V = a_1 x_1 + a_2 x_2 + \ldots + a_n x_n,$$

les a étant des grandeurs arbitraires appartenant au domaine de rationalité. Désignons, comme plus haut (§ 10), par $\psi(V)$ un facteur irréductible de degré ν de l'équation donnant les $1.2\ldots n$ valeurs de V et soient toujours $V_1, V_2, \ldots, V_\nu$ les racines de ψ. D'après ce que nous avons dit, les racines peuvent être représentées

---

([1]) Les Œuvres mathématiques d'Évariste Galois ont été publiées dans le *Journal de Mathématiques* (1ʳᵉ série, tome XI, 1846). La lettre écrite à Auguste Chevalier par Galois, la veille même de sa mort (29 mai 1832), a été aussi insérée dans ce Volume. Le numéro de septembre 1832 de la *Revue encyclopédique* contient une Notice nécrologique sur Évariste Galois, où l'on trouvera les renseignements les plus intéressants sur la destinée tragique de ce géomètre, d'un incomparable génie, mort à vingt ans.

Galois est surtout connu pour ses célèbres travaux sur les équations algébriques. Il avait fait en Analyse des découvertes au moins aussi éclatantes. Comme on le voit dans sa lettre à Auguste Chevalier, il avait approfondi l'étude des intégrales de différentielles algébriques, les avait classées, comme on l'a fait depuis, en trois espèces et avait trouvé le nombre de leurs périodes.

par l'une quelconque des lignes horizontales du Tableau suivant :

$$R_1(V_1), \quad R_2(V_1), \quad \ldots, \quad R_n(V_1),$$
$$R_1(V_2), \quad R_2(V_2), \quad \ldots, \quad R_n(V_2),$$
$$\cdots\cdots\cdots\cdots\cdots\cdots\cdots\cdots\cdots\cdots\cdots\cdots$$
$$R_1(V_\nu), \quad R_2(V_\nu), \quad \ldots, \quad R_n(V_\nu).$$

Chacune de ces lignes représente une permutation des racines $x_1, x_2, \ldots, x_n$. J'ajoute que toutes ces permutations sont différentes, car, autrement, l'expression $a_1 x_1 + a_2 x_2 + \ldots + a_n x_n$ devrait être à la fois égale à V_1 et à V_2. Nous allons montrer qu'à *ces permutations correspond un groupe de substitutions.* La première ligne se réduit à

$$x_1, \quad x_2, \quad \ldots, \quad x_n.$$

Désignons par

$$S_1 = 1, \quad S_2, \quad \ldots, \quad S_\nu$$

les substitutions correspondant au passage de la première ligne à elle-même et à chacune des suivantes. Nous savons (§ 10) que

$$V_i = \theta_i(V_1),$$

θ_i étant une fonction rationnelle; le remplacement de V_1 par $\theta_i(V_1)$ donne la substitution S_i. La substitution S_k donne donc la permutation

$$R_1[\theta_k(V_1)], \quad R_2[\theta_k(V_1)], \quad \ldots, \quad R_n[\theta_k(V_1)].$$

Si nous voulons maintenant effectuer sur cette permutation la substitution S_h, il faudra remplacer V_1 par $\theta_h(V_1)$; nous aurons donc la permutation

$$(8) \qquad R_1[\theta_k(\theta_h)], \quad R_2[\theta_k(\theta_h)], \quad \ldots, \quad R_n[\theta_k(\theta_h)];$$

mais on voit immédiatement que

$$\theta_k[\theta_h(V_1)]$$

est une racine de $\psi(V)$, car cette expression n'est autre chose que $\theta_k(V_h)$. Or, puisqu'on a

$$\psi[\theta_k(V_1)] = 0,$$

l'équation

$$\psi[\theta_k(V)] = 0$$

a une racine commune avec $\psi(V) = o$. Elle admet donc toutes les racines de cette dernière équation et en particulier V_4. La suite (8) fait donc partie des substitutions de notre Tableau, et celles-ci forment bien un groupe qui est évidemment d'ordre v. Galois appelle ce groupe *le groupe de l'équation* pour le domaine considéré de rationalité. Nous allons maintenant démontrer la double propriété caractéristique de ce groupe, que nous désignerons par G.

14. Le théorème fondamental peut s'énoncer de la manière suivante :

Toute fonction rationnelle des racines, invariable par les substitutions du groupe G, appartient au domaine de rationalité, et réciproquement toute fonction rationnelle des racines appartenant au domaine de rationalité reste invariable par les substitutions du groupe.

Il est essentiel de remarquer, avec Galois, qu'on appelle ici *fonction invariable* non seulement une fonction dont la forme algébrique est invariable par les permutations des racines entre elles, mais encore toute fonction dont la valeur *numérique* ne varie pas par ces substitutions, alors même que sa forme algébrique aurait varié.

Démontrons d'abord la première partie du théorème. Toute fonction des racines peut se mettre sous la forme

$$F = \lambda(V),$$

V étant une racine de l'équation $\psi(V) = o$ considérée au paragraphe précédent, et, puisque cette fonction a la même valeur *numérique* pour toutes les substitutions du groupe G, on aura

$$\lambda(V_1) = \lambda(V_2) = \ldots = \lambda(V_v)$$

et, par suite,

$$F = \frac{1}{v}[\lambda(V_1) + \lambda(V_2) + \ldots + \lambda(V_v)].$$

F est donc une fonction symétrique de $V_1, V_2, \ldots, V_v$; *elle appartient donc au domaine de rationalité, comme les coefficients de l'équation ψ.*

Passons à la seconde partie. Soit F une fonction rationnelle des racines dont la valeur numérique appartient au domaine de rationalité; nous pouvons écrire

$$\lambda(V_1) - \Omega = o,$$

en supposant que ce soit pour la disposition des racines correspondant à $V = V_1$ que la fonction prenne la valeur Ω. Mais, puisque l'équation

$$\lambda(V) - \Omega = o$$

a la racine commune V_1 avec l'équation $\psi(V) = o$, elle admet toutes les racines de cette dernière équation qui est irréductible, et l'on a, par suite,

$$\lambda(V_1) = \lambda(V_2) = \ldots = \lambda(V_\nu).$$

La valeur numérique de F *est donc invariable par les substitutions de* G.

15. Une remarque très importante est à faire relativement au groupe d'une équation.

Nous avons d'abord formé l'équation

$$\Psi(V) = o$$

n'ayant que des racines simples et donnant les $1.2\ldots n$ valeurs de V, et nous avons considéré ensuite un facteur irréductible $\psi(V)$ de cette équation. On doit nécessairement se demander quelle conséquence entraînerait pour le groupe de l'équation la substitution d'un facteur irréductible à un autre. Soit

$$\Psi(V) = \psi(V) . \varphi(V) \ldots \chi(V),$$

les différents facteurs $\psi, \varphi, \ldots, \chi$ étant supposés irréductibles et le facteur ψ d'ordre ν étant celui qui nous a conduit au groupe G. Toutes les racines de $\Psi(V)$ étant fonctions rationnelles de l'une quelconque d'entre elles, une racine de $\varphi(V)$ est fonction rationnelle d'une racine de $\psi(V)$; en désignant par V_1 une racine de ψ, nous avons pour une des racines de φ

$$\theta(V_1).$$

Or, en posant

$$V'_i = \theta(V_i) \qquad (i = 1, 2, \ldots, \nu),$$

V_i désignant les diverses racines de ψ, les quantités V'_i satisfont à une équation d'ordre ν, dont les coefficients appartiendront au domaine de rationalité, et qui ayant une racine commune avec φ, à savoir $\theta(V_1)$, admettra toutes les racines de ce dernier polynôme. Donc le degré de φ est au plus égal à celui de ψ; mais un raisonnement tout semblable montre que le degré de ψ est au plus égal à celui de φ. Donc *tous les polynômes* ψ, φ, …, χ *sont de même degré*, et l'on passe de l'un à l'autre au moyen d'une transformation rationnelle.

Nous avons vu que, si l'on substitue dans les expressions

$$R_1(V), \quad R_2(V), \quad …, \quad R_n(V)$$

les différentes racines V_1, V_2, …, V_ν de l'équation ψ, on obtient l'ensemble des permutations correspondant au groupe G, la première permutation étant précisément, si l'on veut,

$$(\Sigma) \qquad x_1 = R_1(V_1), \quad x_2 = R_2(V_1), \quad …, \quad x_n = R_n(V_1).$$

Si l'on considère maintenant les racines

$$V'_1, \quad V'_2, \quad …, \quad V'_\nu$$

du facteur φ, la suite

$$R'_1(V'_1), \quad R'_2(V'_1), \quad …, \quad R'_n(V'_1),$$

où les R′ représentent des fonctions rationnelles, donne encore la suite des racines de l'équation $f(x) = 0$. Or

$$V'_i = \theta(V_i) \qquad\qquad (i = 1, 2, …, \nu);$$

la suite précédente peut donc s'écrire

$$(\Sigma') \qquad R'_1[\theta(V_1)], \quad R'_2[\theta(V_1)], \quad …, \quad R'_n[\theta(V_1)].$$

En mettant dans la suite (Σ'), à la place de V_1, les autres racines V_2, …, V_ν, on obtiendra le groupe G′ qu'aurait donné le facteur φ. Soit S la substitution par laquelle on passe de (Σ) à (Σ'), elle fera passer x_h du rang h au rang k, et l'on aura

$$R_h(V_1) = R'_k[\theta(V_1)], \quad \text{d'où} \quad R_h(V_i) = R'_k[\theta(V_i)].$$

On en conclut que la même substitution S fait passer d'une ligne de G à la ligne de même rang dans G′; donc, si g et g' désignent ces deux substitutions correspondantes, on aura

$$g' = S g S^{-1},$$

et le groupe G' est, par conséquent, la transformée du groupe G par la substitution S.

Ainsi, si Ψ a r facteurs irréductibles, nous pourrons former r groupes, qui seront les transformés de l'un d'entre eux par $r - 1$ substitutions convenables. En considérant comme équivalents deux groupes transformés l'un de l'autre, on peut dire qu'à une équation ne correspond qu'un groupe.

16. Le groupe d'une équation se réduira, *en général*, au groupe symétrique, c'est-à-dire à l'ensemble des substitutions correspondant aux $1.2...n$ permutations de n lettres. Ainsi considérons l'équation *générale* d'ordre n

$$x^n + p_1 x^{n-1} + \ldots + p_n = 0;$$

j'entends par là une équation pour laquelle le domaine de rationalité soit défini par les paramètres $(p_1, \ldots, p_n)$.

Toute fonction rationnelle des racines $\varphi(x_1, x_2, \ldots, x_n)$ restant invariable par les substitutions du groupe de cette équation doit pouvoir s'exprimer rationnellement en fonction de $p_1, p_2, \ldots, p_n$, et l'on a

$$\varphi(x_1, x_2, \ldots, x_n) = R(p_1, p_2, \ldots, p_n);$$

mais on peut considérer ici $p_1, p_2, \ldots, p_n$ comme fonction de $x_1, x_2, \ldots, x_n$ qu'on prendra comme variables indépendantes, et alors le second membre étant symétrique en $x_1, x_2, \ldots, x_n$, il en est de même du premier.

17. Lorsque le groupe G d'une équation n'est pas le groupe symétrique, cette équation est une équation particulière. Elle est caractérisée par ce fait qu'il existe nécessairement entre les racines au moins une relation rationnelle, cette relation n'ayant pas lieu pour toute substitution faite sur ces racines. On a, en effet, d'après ce qui précède, en désignant toujours par $\psi(V)$ le facteur irréductible considéré plus haut,

$$\psi(a_1 x_1 + a_2 x_2 + \ldots + a_n x_n) = 0.$$

La fonction $\psi(a_1 x_1 + a_2 x_2 + \ldots + a_n x_n)$, dont la valeur numérique est zéro, reste invariable par les substitutions du groupe G, mais elle variera pour toute autre substitution, puisqu'à celle-ci correspond une valeur de V, qui n'est pas racine de $\psi(V)$. La relation précédente est donc une relation rationnelle entre les racines, et cette relation cesse d'être vérifiée quand on permute les x d'une manière quelconque.

Inversement, s'il existe une relation

$$\varphi(x_1, x_2, \ldots, x_n) = 0$$

entre les racines, relation qui ne soit pas vérifiée pour toute permutation des x, il est aisé de voir que le groupe de l'équation ne sera pas le groupe symétrique. Si l'on remplace, en effet, les x par leur valeur en fonction de V, l'équation précédente, en tenant compte de l'équation $\Psi(V)$, se réduira à une équation

$$\psi_1(V) = 0,$$

ψ_1 étant au plus du degré

$$1.2 \ldots n - 1,$$

et elle ne se réduira pas à une identité, car autrement la relation φ se trouverait vérifiée pour toute substitution faite sur les x, ce que nous ne supposons pas. La résolvante de Galois

$$\Psi(V) = 0$$

admet donc un facteur rationnel de degré inférieur à $1.2 \ldots n$, et le groupe de l'équation n'est pas le groupe symétrique.

18. Terminons cette Section par quelques remarques relatives aux fonctions rationnelles des racines d'une équation. Soit une fonction rationnelle des racines

$$\varphi(x_1, x_2, \ldots, x_n).$$

Supposons qu'elle garde la même valeur *numérique* quand on fait sur les x une substitution

$$(S) \qquad \begin{pmatrix} x_2 & x_3 & \ldots & x_1 \\ x_1 & x_2 & \ldots & x_n \end{pmatrix};$$

ceci veut dire que l'on aura l'égalité numérique

$$\varphi(x_1, x_2, \ldots, x_n) = \varphi(x_2, x_3, \ldots, x_1),$$

égalité qui ne subsisterait pas nécessairement si les x étaient des variables indépendantes.

Mais cette définition n'est bien nette que si l'on parle d'une fonction φ *parfaitement déterminée*. On pourrait exprimer, d'une manière ou d'une autre, par exemple au moyen des relations entre les racines quand il en existe, la fonction $\varphi(x_1, x_2, \ldots, x_n)$ sous une autre forme $\psi(x_1, x_2, \ldots, x_n)$, et l'on *n'aurait pas nécessairement*

$$\psi(x_1, x_2, \ldots, x_n) = \psi(x_2, x_3, \ldots, x_1).$$

On ne peut donc pas, d'une manière générale, parler d'une fonction des racines restant invariable pour une substitution, à moins de prendre la fonction *sous une forme déterminée*. Cette restriction, qui pourrait être une source de difficultés, sera heureusement inutile si la substitution (S) appartient au groupe de l'équation. Si l'on a, en effet,

$$\varphi(x_1, x_2, \ldots, x_n) - \psi(x_1, x_2, \ldots, x_n) = 0,$$

on a, dans le premier membre, une fonction des racines dont la valeur *zéro* appartient au domaine et, par suite, d'après le théorème fondamental, on aura encore

$$\varphi(x_2, x_3, \ldots, x_1) - \psi(x_2, x_3, \ldots, x_1) = 0.$$

Si donc φ est numériquement invariable pour la substitution S, il en sera de même de ψ. *On pourra donc faire abstraction des expressions multiples que peut recevoir une fonction rationnelle des racines si les substitutions que l'on veut effectuer appartiennent au groupe de l'équation.* Cette remarque, que l'on omet généralement, sera d'une grande importance dans tout le développement de la théorie.

Voici maintenant un théorème important rappelant celui de Lagrange, par la forme de l'énoncé. Je considère une fonction

$$f(x_1, x_2, \ldots, x_n)$$

rationnelle des racines gardant la même valeur numérique pour les substitutions d'un groupe G' faisant partie du groupe G de l'équation, et pour celles-là seulement; *toute autre fonction* F *numériquement invariable pour les substitutions de G′ s'exprimera rationnellement à l'aide de la première.*

Introduisons toujours l'équation

$$\varphi(V) = o$$

et les expressions de $x_1, x_2, \ldots, x_n$ à l'aide de V. Le groupe de substitutions G′ sur les x correspond à un échange entre certaines racines

$$V_1, \quad V_2, \quad \ldots, \quad V_\varkappa \qquad\qquad (\varkappa < \nu)$$

de l'équation précédente.

Quant aux fonctions $f(x_1, x_2, \ldots, x_n)$ et $F(x_1, x_2, \ldots, x_n)$, nous pouvons les mettre sous la forme

$$f(V), \quad F(V).$$

Or, en désignant par a la valeur de f pour $V_1, V_2, \ldots, V_\varkappa$, l'équation

$$f(V) = a$$

est vérifiée pour $V_1, V_2, \ldots, V_\varkappa$, et ce sont les seules racines qu'elle ait en commun avec l'équation

$$\varphi(V) = o.$$

Or l'équation donnant les racines communes à ces deux équations s'obtient en cherchant un plus grand commun diviseur, opération qui n'introduit aucune irrationalité. Par suite, V_1, $V_2, \ldots, V_\varkappa$ sont racines d'une équation de la forme

$$\lambda(V, a) = o,$$

où les coefficients sont fonctions rationnelles de a. Or, on a aussi

$$F(V_1) = F(V_2) = \ldots = F(V_\varkappa);$$

donc nous pouvons écrire

$$F = \frac{1}{\varkappa}\,[F(V_1) + F(V_2) + \ldots + F(V_\varkappa)],$$

et par suite F, symétrique en $V_1, V_2, \ldots, V_\varkappa$, s'exprime rationnellement à l'aide de a, c'est-à-dire de f; c'est ce que nous voulions démontrer ([1]).

IV. — Groupes simples et groupes composés; groupes transitifs.

19. Avant de montrer l'importance de la notion de groupe d'une équation algébrique, approfondissons davantage les généralités déjà étudiées dans la première Section de ce Chapitre sur les groupes de substitutions.

On dit qu'un groupe G relatif à p lettres contient un autre groupe Γ s'il renferme toutes les substitutions de cet autre groupe. Le second groupe Γ est appelé *sous-groupe* du premier.

Faisons voir d'abord qu'*un sous-groupe d'un groupe donné a pour ordre un diviseur de l'ordre du groupe*.

Désignons respectivement par m et μ les ordres des groupes G et Γ, et soient

$$(9) \qquad S_1, \ S_2, \ S_3, \ \ldots, \ S_\mu \qquad (S_1 = 1)$$

les substitutions de Γ; ces substitutions appartiennent à G et l'on a par hypothèse $m > \mu$. Il y aura donc une substitution T de G, qui n'appartient pas à la suite précédente; les substitutions

$$(10) \qquad TS_1, \ TS_2, \ \ldots, \ TS_\mu$$

appartiendront donc à G; elles sont distinctes et, de plus, aucune n'appartient à la suite (9), car si l'on avait

$$TS_i = S_k,$$

([1]) Nous nous sommes placé dans cette Section, comme d'ailleurs dans tout ce Chapitre, au point de vue arithmétique, qui est celui de Galois. En se plaçant au point de vue de la théorie des fonctions, et prenant en particulier une équation algébrique en y,

$$f(y, x) = 0,$$

dont les coefficients sont fonctions rationnelles d'un paramètre x, on peut considérer le groupe des substitutions relatives aux permutations des racines quand x part d'un point pour y revenir après avoir décrit un chemin quelconque. On obtient alors des théorèmes analogues à ceux de Galois; on pourra consulter à ce sujet une Note de M. Hermite *Sur les fonctions algébriques* (*Comptes rendus*, t. XXXII, 1851). Dans son *Traité*, M. Jordan appelle le groupe dont je viens de parler le groupe de *monodromie*.

on en conclurait

$$T = S_4 S_7^{-1},$$

c'est-à-dire que T appartiendrait à la suite (9) qui, par hypothèse, forme un groupe. De là résulte que l'on a $m = 2\mu$ ou $m > 2\mu$. Dans le second cas, il y aura une substitution T' de G n'appartenant pas aux suites (9) et (10), et nous aurons une nouvelle suite

(11) $$T'S_1, \quad T'S_2, \quad \ldots, \quad T'S_\mu$$

de substitutions de G et, par suite, m sera égal ou supérieur à 3μ. En continuant ainsi, on arrive à partager les m substitutions de G en un certain nombre n de μ substitutions données par les suites (9), (10), (11), ... ; nous avons donc bien

$$m = n\mu,$$

comme nous l'avons énoncé.

Un corollaire immédiat est relatif aux substitutions communes à deux groupes. Ces substitutions forment évidemment un groupe, et *l'ordre de celui-ci, d'après le théorème précédent, est un diviseur commun aux ordres des groupes considérés.*

20. Le tableau des substitutions de G mis sous la forme

$$\begin{array}{cccc}
S_1, & S_2, & \ldots & S_\mu, \\
T_1 S_1, & T_1 S_2, & \ldots & T_1 S_\mu, \qquad (S_1 = 1) \\
\cdots\cdots\cdots\cdots\cdots\cdots\cdots\cdots \\
T_{n-1} S_1, & T_{n-1} S_2, & \ldots & T_{n-1} S_\mu,
\end{array}$$

qui se présente déjà dans les *Exercices d'Analyse* de Cauchy, est extrêmement important dans la théorie des substitutions.

Si une fonction de p lettres reste invariable pour les substitutions de T et pour celles-là seulement, cherchons le nombre des valeurs que prendra cette fonction pour l'ensemble des substitutions de G. Soit donc la fonction

$$\varphi(x_1, x_2, \ldots, x_p)$$

qui reste invariable pour les substitutions $S_1, S_2, \ldots, S_\mu$; toutes les substitutions

$$T_i S_l$$

transformeront φ_1 en la même fonction que la substitution T_1, puisque la première substitution à effectuer S_i transforme φ_1 en lui-même. Appelons φ_2 ce que devient φ_1 par la substitution T_1. De même la substitution T_2 nous donnera une fonction φ_3, ainsi que tous les termes de la troisième ligne. Nous obtenons ainsi n fonctions

$$\varphi_1, \ \varphi_2, \ \ldots, \ \varphi_n$$

correspondant respectivement aux n lignes du tableau ci-dessus. D'ailleurs, toutes ces fonctions sont distinctes. Supposons, en effet, que T_α et T_β donnent la même fonction et que β soit plus grand que α, la substitution

$$T_\alpha^{-1} T_\beta$$

transformerait φ_1 en lui-même, et l'on aurait par suite

$$T_\alpha^{-1} T_\beta = S_k,$$

c'est-à-dire

$$T_\beta = T_\alpha S_k,$$

ce qui est contraire aux hypothèses faites, car on a appelé T_β une substitution de G, qui ne se trouvait pas dans les lignes précédentes.

21. Nous venons de dire que si l'on effectue sur φ_1 toutes les substitutions

$$T_1 S_1, \ T_1 S_2, \ \ldots, \ T_1 S_k$$

on obtenait la fonction φ_2. Il est facile d'en déduire quelles sont les substitutions transformant φ_2 en lui-même. Si Σ désigne une telle substitution, la substitution

$$T_1^{-1} \Sigma T_1$$

transformera φ_1 en lui-même : on aura donc

$$T_1^{-1} \Sigma T_1 = S_\alpha$$

et, par suite,

$$\Sigma = T_1 S_\alpha T_1^{-1}.$$

Cette substitution est donc une transformée par T_1 d'une substitution de la première ligne. Nous avons déjà introduit (§ 6) cette expression de transformée d'une substitution par une autre, et défini ce qu'on entend par *transformé* d'un groupe par une substitution. De ce que nous venons de dire, il résulte que le groupe correspondant à la fonction

$$\varphi$$

est le groupe transformé de Γ par la substitution $T_{\lambda-1}$ (on doit prendre $T_0 = 1$).

22. Un cas particulier intéressant est celui où ces sous-groupes correspondant respectivement aux différentes fonctions $\varphi_1, \varphi_2, \ldots$ auraient eux-mêmes un sous-groupe commun; soit H le sous-groupe formé par toutes les substitutions laissant $\varphi_1, \varphi_2, \ldots, \varphi_n$ invariables. Si h désigne une substitution de H, et que s représente une substitution quelconque de G, la substitution

$$s h s^{-1}$$

transforme φ_χ en lui-même quel que soit χ. Car tout d'abord la substitution s^{-1} transformera φ_χ en une autre fonction φ_β, la substitution h conserve φ_β, et enfin s nous ramène à φ_χ. Il en résulte que le groupe

$$(12)\qquad\qquad s H s^{-1},$$

transformé de H par la substitution s est le groupe H lui-même. D'une manière générale on dit qu'un groupe H, sous-groupe d'un groupe G, est un *sous-groupe invariant* de ce groupe, quand la transformée de H par une substitution quelconque de G est identique à H.

Un groupe G qui contient un sous-groupe invariant (non formé de la seule substitution un) *est dit composé; dans le cas contraire le groupe est dit* SIMPLE.

23. Revenons au cas général. La suite

$$\varphi_0 \quad \varphi_1 \quad \ldots \quad \varphi_\lambda$$

forme l'ensemble des valeurs que prend une fonction φ pour l'ensemble des substitutions de G. A chaque substitution du groupe G correspond une substitution des lettres φ, et l'ensemble de ces substitutions des φ forme évidemment un groupe g. Deux groupes correspondants tels que G et g sont, d'une manière générale, désignés par M. Camille Jordan sous le nom de *groupes isomorphes*; à chaque substitution de G correspond une seule substitution de g, mais à une substitution de g peuvent correspondre plusieurs substitutions de G. A chaque substitution de g correspond le même nombre de substitutions de G, à savoir le nombre de ces dernières substitutions qui correspondent à la substitution *unité* des φ; si, en effet, Σ et Σ' sont deux substitutions de G correspondant à une même substitution de g, la substitution

$$\Sigma^{-1}\Sigma'$$

de G correspondra à la substitution unité des φ et on aura $\Sigma' = \Sigma\tau$ en désignant par τ une substitution de G correspondant à la substitution unité des φ.

Or le nombre des substitutions τ est précisément égal à celui des substitutions qui appartiennent à tous les sous-groupes correspondant respectivement aux fonctions φ; nous venons de les considérer à la fin du paragraphe précédent, et nous avons désigné par H le groupe que forme leur ensemble. L'ordre de H sera le nombre des substitutions de G qui correspondent à une même substitution de g.

On peut désigner par le symbole

$$G \mid \Gamma$$

le groupe des φ que nous venons de définir.

Examinons le cas où Γ est un sous-groupe invariant de G, le groupe H coïncidera avec Γ. En revenant au Tableau

$$
\begin{array}{cccc}
S_1, & S_2, & \ldots & S_{\mu}, \\
T_1\,S_1, & T_1\,S_2, & \ldots & T_1\,S_{\mu}, \\
\hdotsfor{4} \\
\hdotsfor{4} \\
T_{n-1}S_1, & T_{n-1}S_2, & \ldots & T_{n-1}S_{\mu},
\end{array}
$$

on voit qu'à chaque substitution des φ correspondent dans G les μ substitutions d'une même ligne; en effet, les deux substitutions

$$T_i S_2 \quad \text{et} \quad T_i S_3$$

donnent la même permutation des φ, à savoir celle qui correspond à la permutation T_i. Le groupe g des φ est d'ordre n.

Si le groupe des φ admet un sous-groupe g', l'isomorphisme fera correspondre aux substitutions de ce dernier dans G un sous-groupe G' formé seulement d'une partie des substitutions de G. Ce groupe sera formé d'un certain nombre de lignes du Tableau, et il contiendra la première qui correspond à la substitution unité.

On en conclut que G' contient le groupe Γ, qui en est un sous-groupe.

Une application importante du résultat précédent concerne le cas où le groupe Γ est un sous-groupe invariant *maximum* de G. *Nous entendons par sous-groupe invariant maximum d'un groupe G un sous-groupe invariant Γ tel qu'il n'existe aucun groupe, sous-groupe invariant de G, contenant Γ comme sous-groupe.* Dans ce cas, le groupe g des φ doit être *simple*, car autrement il contiendrait un sous-groupe invariant g' auquel correspondrait un sous-groupe invariant G', qui admettrait lui-même le sous-groupe Γ, et celui-ci ne serait pas par suite un sous-groupe invariant maximum. La réciproque est évidente : *si g est un groupe simple, Γ est un sous-groupe invariant maximum.*

Si nous revenons au cas général, dans lequel Γ n'est pas un sous-groupe invariant, on montrera de la même manière que, si le groupe H est un sous-groupe invariant maximum, le groupe g est simple.

24. Après la notion de groupes simples et de groupes composés, introduisons encore une autre notion jouant dans la théorie un rôle capital. On dit d'un groupe qu'il est *transitif* quand il existe au moins dans ce groupe une substitution remplaçant un élément quelconque x_α par un autre élément x_β arbitrairement choisi. Un groupe qui n'est pas transitif est dit *intransitif*.

Reprenons, par exemple, la fonction déjà considérée (§ 7)

$$x_1 x_4 + x_2 x_3.$$

Il existe un groupe de huit substitutions la transformant en elle-même, et parmi ces substitutions l'on peut en trouver qui remplacent x_1 par une quelconque des autres lettres x_2, x_3, x_4. Le groupe correspondant à cette fonction est donc transitif.

Prenons maintenant la fonction

$$x_1 x_2 - x_3 x_4,$$

Parmi les substitutions transformant cette fonction en elle-même, il n'y en aura pas remplaçant x_1 par x_3 ou x_4; le groupe de cette fonction est intransitif ([1]).

V. — Composition des groupes ; Théorème de M. Jordan.

25. La composition des groupes forme un Chapitre important de la théorie des substitutions. Soit un groupe composé G; formons une suite de groupes

$$G, \quad G_1, \quad G_2, \quad \ldots, \quad G_p, \quad 1$$

dont chacun est un sous-groupe invariant maximum du précédent, et dont le dernier est formé par la substitution unité. Soient

$$m, \quad m_1, \quad m_2, \quad \ldots, \quad m_p, \quad 1$$

les ordres respectifs de ces groupes. Les nombres

$$\frac{m}{m_1}, \quad \frac{m_1}{m_2}, \quad \ldots, \quad \frac{m_p}{1}$$

sont des entiers, puisque chaque groupe est un sous-groupe du précédent. On les appelle les *facteurs de composition* du groupe G.

Il peut arriver que les opérations précédentes puissent se faire

---

([1]) Outre la notion de groupe simple ou composé et de groupe transitif ou intransitif, une autre notion est encore d'une certaine importance dans la théorie des groupes; c'est celle de la *primitivité*. Quoique nous n'ayons pas à en faire usage dans la suite, indiquons cependant une définition. Un groupe transitif est dit *non primitif*, lorsque les lettres peuvent y être réparties en systèmes contenant le même nombre de lettres et telles que, dans toutes les substitutions du groupe, les lettres de chaque système soient remplacées par les lettres d'un même système. Les groupes dans lesquels les lettres ne sont pas susceptibles d'être réparties en de tels systèmes sont dits *primitifs*.

de différentes manières. A chaque série de groupes correspondra alors une suite de facteurs de composition. M. Jordan a démontré (¹) que *les facteurs de composition sont les mêmes, à l'ordre près, et, par suite, sont en même nombre.*

Ainsi, si l'on a les deux suites de groupes

$$G, \quad G_1, \quad G_2, \quad \ldots, \quad G_p, \quad 1,$$
$$G, \quad G'_1, \quad \ldots, \quad G_{p'}, \quad 1,$$

on aura $p = p'$, et les quotients des m relatifs au second groupe seront les mêmes, à l'ordre près, que pour le premier.

26. Pour démontrer cet important théorème, commençons par un lemme préliminaire (²). Soient G et G' deux groupes permutables, c'est-à-dire tels que l'on ait

$$G' G G'^{-1} = G,$$

en entendant par là que la transformée du groupe G par une substitution quelconque de G' redonne le groupe G, et inversement. Désignons par m et m' les ordres de ces deux groupes. Les substitutions communes à G et G' forment un groupe Γ d'ordre μ, et l'on a

$$m = n\mu, \qquad m' = n'\mu.$$

En employant des notations analogues à celles des §§ 19 et 20, nous pouvons mettre les substitutions de G et G' sous la forme des deux Tableaux :

$$
\begin{array}{llll}
T_1S_1, & T_1S_2, & \ldots, & T_1S_\lambda \\
T_2S_1, & T_2S_2, & \ldots, & T_2S_\lambda \\
\cdots \\
T_nS_1, & T_nS_2, & \ldots, & T_nS_\lambda
\end{array}
\quad \text{et} \quad
\begin{array}{llll}
T_1S_1, & T_1S_2, & \ldots, & T_1S_\mu, \\
T_2S_1, & T_2S_2, & \ldots, & T_2S_\mu, \\
\cdots \\
T_{n'}S_1, & T_{n'}S_2, & \ldots, & T_{n'}S_\mu;
\end{array}
$$

nous introduisons seulement, pour la symétrie, la substitution $T_1 = T_1 = 1$; on a aussi $S_1 = 1$, comme plus haut.

Montrons que *les substitutions*

$$T_i T_j S_k$$

(¹) C. Jordan, *Traité des substitutions*, page 43.

(²) Nous suivons la même marche que M. Netto dans son *Traité des substitutions* (pages 87 et suivantes).

forment un groupe d'ordre $\dfrac{mm'}{\mu}$ contenant les deux groupes
G et G' comme sous-groupes invariants, et que le groupe
$\Gamma(S_1, S_2, \ldots, S_\mu)$ est un sous-groupe invariant de G et de G'.

Démontrons d'abord la dernière partie de l'énoncé; on a

$$T_\beta S_\gamma S_\alpha (T_\beta S_\gamma)^{-1} = T_\beta S_\gamma S_\alpha S_\gamma^{-1} T_\beta^{-1} = T_\beta S_{\alpha'} T_\beta^{-1} = S_{\alpha''}.$$

La dernière de ces égalités provient de ce que les deux groupes G
et G' sont permutables, car, S_α appartenant à G', sa transformée
par la substitution T_β de G appartient à G'; d'autre part, cette
transformée de S_α par T_β, formée de substitutions de G, appartient à G : elle appartient donc à G et à G', c'est donc une substitution $S_{\alpha'}$.

Pour la première partie du lemme, faisons le produit de deux
substitutions de la forme indiquée; en désignant par la lettre Σ
avec un indice une substitution de G, on aura à faire le produit
des deux substitutions

$$(\varepsilon) \qquad T_\gamma \Sigma_\lambda \quad \text{et} \quad T'_\gamma \Sigma_{\lambda'}.$$

Or, le produit $T_\gamma \Sigma_\lambda T'_\gamma \Sigma_{\lambda'}$ peut s'écrire

$$T_\gamma T'_\gamma \Sigma_{\lambda'} \Sigma_\lambda$$

si l'on observe que l'on a

$$\Sigma_\lambda T'_\gamma = T'_\gamma \Sigma_{\lambda'}.$$

comme conséquence de la relation $T_\gamma^{-1} \Sigma_\lambda T_\gamma = \Sigma_{\lambda'}$, qui exprime
que les groupes G et G' sont permutables. Or, d'autre part,

$$T_\gamma T'_\gamma = T''_\gamma S_{\alpha'}.$$

Nous avons donc le produit des substitutions (ε) sous la forme

$$T''_\gamma S_{\alpha'} \Sigma_\lambda \Sigma_{\lambda'} = T''_\gamma \Sigma_{\lambda''};$$

il est, par suite, de même forme que chacune des substitutions (ε).
On verrait, par des transformations analogues, que l'inverse d'une
substitution de la forme (ε) et le quotient de deux telles substitutions est encore de la même forme. *Ces substitutions forment*
donc un groupe; nous l'appellerons le *groupe* Δ.

Pour évaluer l'ordre du groupe ainsi obtenu, et montrer qu'il est égal au nombre des T' multiplié par le nombre des Σ, c'est-à-dire $n'n\mu$ ou $\dfrac{mm'}{\mu}$, il suffit de faire voir que toutes les substitutions $T'_\gamma T_\beta S_\alpha$ sont distinctes, α, β, γ ayant les valeurs

$$\alpha = 1, 2, \ldots, \mu,$$
$$\beta = 1, 2, \ldots, n,$$
$$\gamma = 1, 2, \ldots, n'.$$

Si l'on avait, en effet,

$$T'_\gamma T_\beta S_\alpha = T'_{\gamma'} T_{\beta'} S_{\alpha'},$$

on en déduirait

$$T'^{-1}_{\gamma'} T'_\gamma = T_{\beta'} S_{\alpha'} S_\alpha^{-1} T_\beta^{-1};$$

le premier membre représente une substitution du groupe G', le second une substitution du groupe G; ils ne peuvent être égaux que si leur valeur commune représente une substitution de Γ, c'est-à-dire une substitution S. On aurait donc

$$T'^{-1}_{\gamma'} T'_\gamma = S_\delta$$

ou

$$T'_\gamma = T'_{\gamma'} S_\delta,$$

ce qui ne peut avoir lieu, d'après la loi même de formation des deux Tableaux, que si $\gamma = \gamma'$ et $S_\delta = 1$. On en déduit

$$T_\beta = T_{\beta'} S_{\alpha'} S_\alpha^{-1}$$

et, par suite, $\beta = \beta'$, $\alpha = \alpha'$ pour la même raison. *L'ordre du groupe Δ est donc $\dfrac{mm'}{\mu}$.*

Le groupe Δ admet évidemment comme sous-groupe les groupes G et G'; il faut faire voir que chacun d'eux, G, *par exemple*, est *un sous-groupe invariant*. Soit Σ_α une substitution quelconque de G, et $T'_\gamma \Sigma_\beta$ une substitution quelconque de Δ. La transformée de la première par la seconde est

$$T'_\gamma \Sigma_\beta \Sigma_\alpha \Sigma_\beta^{-1} T'^{-1}_\gamma = T'_\gamma \Sigma_\delta T'^{-1}_\gamma.$$

Or, G et G' étant permutables, la transformée de Σ_δ par T'_γ donne encore une substitution de G, et le théorème est établi.

27. Arrivons maintenant à la démonstration du théorème de M. Jordan. En partant du groupe G, nous avons, on le suppose,

les deux suites définies plus haut

$$(I) \qquad\qquad G, \ G_1, \ G_2, \ \ldots,$$

$$(II) \qquad\qquad G, \ G'_1, \ G'_2, \ \ldots$$

Les deux groupes G_1 et G'_1 sont permutables, et nous allons leur appliquer le théorème que nous venons d'établir pour les groupes appelés G et G' au paragraphe précédent. Que devient ici le groupe Δ? Il doit se confondre avec G. Tout d'abord, en effet, Δ n'admet que des substitutions appartenant à G; c'est donc un sous-groupe de G. Ensuite c'est un sous-groupe invariant, comme le sont G_1 et G'_1, ce que vérifie un calcul tout analogue à ceux que nous avons faits plus haut. Si donc Δ ne se confondait pas avec G, ce serait un sous-groupe invariant de G admettant G_1 et G'_1 comme sous-groupes, ce qui est impossible, puisque G_1 et G'_1 sont des sous-groupes maximum.

Il résulte de là que, si l'on désigne par

$$m, \ m_1, \ m_2, \ \ldots,$$
$$m, \ m'_1, \ m'_2, \ \ldots$$

les ordres des groupes des deux suites, on aura

$$m = \frac{m_1 m'_1}{\mu},$$

μ désignant l'ordre du groupe Γ formé par les substitutions communes de G_1 et de G'_1.

D'autre part, le groupe Γ d'ordre μ est un sous-groupe invariant de G_1 et G'_1, d'après le théorème du paragraphe précédent; nous allons montrer qu'il est maximum. Supposons, en effet, qu'il existe un sous-groupe H invariant de G_1 contenant Γ.

Nous allons montrer que le groupe H est permutable à G'_1. Désignons respectivement par s, s' et h, avec des indices, les substitutions de G_1, de G'_1 et de H. On voit de suite, en groupant convenablement les termes, que la substitution

$$s'_3 h_2 s_3'^{-1} h_2^{-1}$$

appartient à la fois à G_1 et à G'_1 et, par suite, à Γ. Soit S_1 cette substitution. On en conclut

$$s'_\beta h_\chi s'^{-1}_\beta = S_2 h_\chi = h_\gamma;$$

ce qui montre que H et G'_1 sont permutables.

Appliquant alors le même théorème à ces deux groupes, on pourrait former un groupe permutable à G et contenant G'_1 comme sous-groupe, ce qui est impossible, puisque G_1 est maximum. Le groupe H n'existe donc pas, et Γ est un sous-groupe invariant maximum de G_1 et G'_1.

Considérons maintenant une suite de composition du groupe Γ

$$\Gamma, \ \Gamma_1, \ \ldots, \ 1,$$

les deux suites

(III) $\qquad G, \ G_1, \ \Gamma, \ \Gamma_1, \ \ldots, \ 1,$

(IV) $\qquad G, \ G'_1, \ \Gamma, \ \Gamma_1, \ \ldots, \ 1$

formeront deux suites de composition du groupe G. Pour ces deux suites les facteurs de composition sont les mêmes; la chose est évidente à partir de Γ, puisque les termes sont identiques; et, pour les deux premiers intervalles, cela résulte de la relation établie ci-dessus

$$\frac{m}{m_1} = \frac{m'_1}{\mu} \quad \text{ou} \quad \frac{m}{m'_1} = \frac{m_1}{\mu};$$

donc l'ordre seulement des deux premiers facteurs est interverti.

Puisque les séries (III) et (IV) ont les mêmes facteurs de composition, le théorème que nous avons en vue sera établi, si nous prouvons que (I) et (III), d'une part, (II) et (IV), d'autre part, ont les mêmes facteurs. Mais, pour ces deux derniers couples, la démonstration est d'un degré moindre de difficulté, car tandis que les suites (I) et (II) n'avaient qu'un groupe commun (le premier), les suites (I) et (III) ont *deux* groupes communs G et G_1; en raisonnant de la même manière, on ramènera la démonstration à celle du théorème pour le cas de deux suites ayant les *trois* premiers groupes communs, et ainsi de suite, de proche en proche; ce qui établit le théorème.

28. Dans un intéressant Mémoire ([1]), M. Hölder a étendu le

---

[1] O. HÖLDER, *Zurückführung einer beliebigen algebraischen Gleichung*

théorème de M. Jordan, en établissant que, non seulement les facteurs numériques de composition forment une suite invariable, mais que les groupes considérés plus haut (§ 23), désignés par

$$G \mid G_1, \quad G_1 \mid G_2, \quad \ldots,$$

et que l'on peut appeler les *groupes facteurs* de G, *forment une suite qui est seulement permutée lorsqu'on passe d'une suite de composition de* G *à une autre*. Nous renverrons pour la démonstration au travail de M. Hölder.

29. Comme exemple, considérons le groupe symétrique et cherchons à le décomposer en formant la suite définie ci-dessus. Nous ferons d'abord une remarque générale sur la transformée d'une substitution par une autre substitution; soit S une substitution et

$$TST^{-1}$$

sa transformée par T. Montrons que ces deux substitutions sont composées d'un même nombre de cycles portant respectivement sur un même nombre de lettres, ce qu'on exprime souvent en disant qu'elles sont *semblables*. En effet, soit

$$S = (x_1 x_2 x_3 \ldots)(x_k \ldots) \ldots,$$

en mettant les cycles en évidence, et soit la substitution

$$T = \begin{pmatrix} x_1 x_2 x_3 \ldots x_\lambda \ldots x_\nu \\ x_1 x_4 x_3 \ldots x_k \ldots x_n \end{pmatrix}.$$

En effectuant successivement les trois substitutions T^{-1}, S, T, l'élément x_2 est remplacé par x_1, puis par x_2, et enfin par x_3; donc la substitution TST^{-1} transforme x_α en x_β, puis x_β en x_γ, et ainsi de suite, de telle sorte que

$$TST^{-1} = (x_2 x_3 x_7 \ldots)(x_\lambda \ldots) \ldots;$$

ce qui établit bien l'assertion posée plus haut. Il en résulte immédiatement que les deux substitutions S et TST^{-1} peuvent être

<hr>

auf eine Kette von Gleichungen (*Math. Annalen*, t. XXXIV, 1889). Ce Mémoire contient une remarquable et très rigoureuse exposition des principaux problèmes concernant le groupe d'une équation.

obtenues en faisant un même nombre de transpositions, puisque des substitutions circulaires d'un même nombre de lettres correspondent à un même nombre de transpositions.

Ceci posé, nous pouvons montrer que le groupe alterné est un sous-groupe invariant du groupe symétrique, car la transformée d'une substitution du groupe alterné par une substitution quelconque renferme, d'après ce qui précède, un nombre pair de transpositions et appartient, par conséquent, au groupe alterné. On remarquera, en outre, que le groupe alterné est un sous-groupe invariant maximum du groupe symétrique, puisque l'ordre d'un sous-groupe du groupe symétrique étant un diviseur de $1.2\ldots n$, ne peut être supérieur à $\frac{1.2\ldots n}{2}$.

Nous allons maintenant établir que, *si n est supérieur à* quatre, *il n'y a pas d'autre groupe invariant dans le groupe symétrique que le groupe alterné.* Nous emprunterons la démonstration de ce théorème au *Traité* de M. Jordan (p. 63).

Soit Γ un sous-groupe invariant du groupe symétrique. Supposons en premier lieu que, parmi les cycles d'une de ses substitutions S, il en existe un contenant plus de deux lettres; comme, par une substitution convenable du groupe symétrique, cette substitution S se transforme en une substitution quelconque pourvu que cette dernière ait ses cycles en même nombre et avec le même nombre de lettres que S, nous aurons certainement dans Γ les deux substitutions

$$S_1 = (x_2 x_3 x_4 \ldots x_2)(x_1 x_2 \ldots)\ldots,$$
$$S_2 = (x_3 x_4 x_4 \ldots x_3)(x_2 x_2 \ldots)\ldots;$$

les cycles non écrits étant les mêmes dans les deux substitutions. Prenant maintenant la substitution

$$S_1^{-1} S_2,$$

elle fera aussi partie de Γ; mais elle se réduit visiblement au cycle portant sur trois lettres arbitraires

$$(x_2 x_3 x_2).$$

toutes les lettres autres que x_2, x_3, x_2 n'étant pas modifiées.

Supposons en second lieu que tous les cycles de S contiennent au plus deux lettres, nous aurons dans Γ les deux substitutions

$$S_1 = (x_\alpha x_\beta)(x_\gamma x_\delta)\ldots,$$
$$S_2 = (x_\alpha x_\gamma)(x_\beta x_\delta)\ldots,$$

les cycles non écrits étant toujours les mêmes, et, par suite, leur produit $S_2 S_1$ est égal à

$$\Sigma = (x_\beta x_\delta)(x_\gamma x_\delta),$$

toutes les lettres autres que x_α, x_β, x_γ, x_δ n'étant pas modifiées.

Soit maintenant $n > 4$; le groupe Γ contiendra de même

$$\Sigma_1 = (x_\beta x_\zeta)(x_\gamma x_\delta),$$

ζ étant une lettre arbitraire différente de α, β, γ, δ. On a enfin

$$\Sigma_1 \Sigma = (x_\delta x_\beta x_\zeta),$$

et nous avons encore dans Γ une substitution circulaire d'ordre trois portant sur trois lettres arbitraires.

Or, il est aisé de voir qu'un groupe, contenant tous les cycles de trois lettres arbitraires, se réduit au groupe symétrique ou au groupe alterné. En effet, le produit $T'T$ des deux substitutions

$$T = (x_1 x_2 x_3),$$
$$T' = (x_1 x_3 x_4)$$

est égal au produit

$$(x_1 x_3)(x_1 x_4)$$

de deux transpositions, et inversement le produit de deux transpositions est égal à un produit de substitution circulaire de trois lettres. Il en résulte que le groupe Γ contient nécessairement le groupe alterné; si donc il ne coïncide pas avec le groupe alterné, il sera nécessairement le groupe symétrique.

Nous allons maintenant montrer que *le groupe alterné de n éléments est simple* $(n > 4)$ et que, par conséquent, la suite de composition du groupe symétrique G est

$$G, \ G_1, \ 1,$$

G_1 désignant le groupe alterné. J'indiquerai de ce théorème la démonstration suivante, qui m'a été communiquée par M. Smart.

Supposons que le groupe alterné possède un sous-groupe invariant Γ. On peut mettre le Tableau des substitutions du groupe symétrique G sous la forme

$$S_1, \quad S_2, \quad \ldots, \quad S_\mu, \quad \ldots, \quad S_{\frac{N}{2}},$$

$$TS_1, \quad TS_2, \quad \ldots, \quad TS_\mu, \quad \ldots, \quad TS_{\frac{N}{2}}.$$

La première ligne représente le groupe alterné G_1 et T désigne une substitution arbitraire de G n'appartenant pas à G_1, par exemple la transposition (x_1, x_2).

Soient S_1, S_2, ... S_a l'ensemble des substitutions formant dans G_1 le groupe invariant Γ. Le groupe transformé de Γ par T, soit Γ', appartient à G_1 et est un groupe invariant de G_1. En effet, en désignant par Σ une substitution quelconque de G_1, on remarque d'abord que $\Sigma T = T\Sigma'$, puisque ΣT est une substitution de G n'appartenant pas à G_1, et l'on en déduit

$$\Sigma T S_\beta T^{-1} \Sigma^{-1} = (\Sigma T) S_\beta (\Sigma T)^{-1} = T\Sigma' S_\beta \Sigma'^{-1} T^{-1} = TS_a T^{-1},$$

S_a, S_β désignant des substitutions du groupe Γ.

Supposons que ces deux groupes Γ et Γ' aient des substitutions communes : elles forment un nouveau groupe Γ'' invariant de G_1, dont la transformée par T est identique à Γ'', car la transformée de Γ' est Γ, comme on le voit immédiatement. On en conclut que Γ'' est un invariant du groupe symétrique. Mais il résulte du théorème précédent que, pour $n > 4$, le groupe G symétrique n'a pas d'autre invariant que le groupe alterné G_1. Donc les groupes Γ et Γ' n'ont, en dehors de la substitution *un*, aucune substitution commune. D'ailleurs, Γ et Γ' sont deux groupes invariants de G_1, permutables. Appliquant le lemme du § 26, on pourra former avec ces deux groupes un groupe Δ d'ordre μ^2, invariant de G_1, dont le terme général sera

$$TS_\beta T^{-1} S_x \qquad \begin{pmatrix} x = 1, 2, \ldots, \mu \\ \beta = 1, 2, \ldots, \mu \end{pmatrix},$$

et ce groupe Δ sera aussi un invariant du groupe symétrique G : on a, en effet,

$$(\Sigma T) TS_\beta T^{-1} S_x (\Sigma T)^{-1} = \Sigma S_\beta T^{-1} S_x TS_\beta^{-1} S_\beta \Sigma^{-1} = \Sigma TS_\gamma T^{-1} S_\delta \Sigma^{-1}.$$

Par suite, le groupe Δ doit, dans le cas général, coïncider avec le groupe alterné G_1, ce qui entraînerait l'égalité $\mu^2 = \dfrac{1 \cdot 2 \dots n}{2}$, qui est impossible, comme on le voit facilement en s'appuyant sur ce théorème : *Qu'entre a et $2a - 2$ il y a au moins un nombre premier.*

La proposition est donc établie.

La conclusion précédente ne s'applique pas à $n = 4$; le groupe symétrique G contient alors d'autres groupes invariants que le groupe alterné G_1; il nous suffira d'en indiquer un. Nous avons considéré (§ 7) le groupe Γ, d'ordre *huit*, laissant invariable la fonction

$$\varphi_1 = x_1 x_2 + x_3 x_4,$$

et ce groupe Γ nous a conduit aux trois fonctions $\varphi_1, \varphi_2, \varphi_3$ en posant

$$\varphi_2 = x_1 x_3 + x_2 x_4,$$
$$\varphi_3 = x_1 x_4 + x_2 x_3.$$

D'après ce que nous avons vu (§ 22), le groupe H, laissant invariables $\varphi_1, \varphi_2, \varphi_3$, sera un groupe invariant dans G. Or, ce groupe H contient d'autres substitutions que la substitution *un*; il est formé des quatre substitutions

$$S_1 = 1, \quad S_2 = (x_1 x_2)(x_3 x_4), \quad S_3 = (x_1 x_3)(x_2 x_4), \quad S_4 = (x_1 x_4)(x_2 x_3),$$

qui laissent toutes quatre invariables les fonctions φ. Le groupe H est aussi un sous-groupe invariant du groupe alterné G_1, et si, enfin, nous considérons le groupe H' formé par les deux substitutions

$$\Sigma_1 = 1, \quad \Sigma_2 = (x_1 x_2)(x_3 x_4),$$

ce groupe est un sous-groupe de H, et il en est manifestement un sous-groupe invariant; car la transformée de Σ_2 par une substitution de H, par exemple S_3, est égal à Σ_2.

Il résulte de là que, si nous considérons la suite des groupes

$$G, \ G_1, \ H, \ H', \ 1,$$

chaque groupe est un sous-groupe invariant du précédent, et les ordres de ces groupes sont respectivement

$$24, \ 12, \ 4, \ 2, \ 1.$$

Cette suite joue un rôle important dans la résolution de l'équation du quatrième degré, comme nous le verrons au § 40.

VI. — Réduction du groupe d'une équation algébrique.

30. Les propriétés du groupe d'une équation sont extrêmement importantes pour l'étude de cette équation. Nous partons toujours d'un domaine donné de rationalité; nous considérons une équation dont les coefficients appartiennent à ce domaine et nous commençons par quelques théorèmes et remarques préliminaires. Démontrons d'abord que *toute équation irréductible a son groupe transitif et réciproquement.*

Je suppose, en effet, que le groupe G de l'équation

$$f(x) = 0$$

de degré n ne soit pas transitif; il existera alors au moins un groupe de racines $x_1, x_2, \ldots, x_\alpha$ en nombre inférieur à n, tel que toutes les substitutions de G les laissent invariables ou les permutent entre elles, mais non avec les autres. Les substitutions de G n'altèrent donc pas les fonctions symétriques de $x_1, \ldots, x_\alpha$; donc ces fonctions sont rationnelles et $f(x)$ admet le diviseur de degré $\alpha < n$

$$(x - x_1) \ldots (x - x_\alpha),$$

dont les coefficients appartiennent au domaine de rationalité, et l'équation est réductible.

Réciproquement supposons G transitif : je dis que l'équation est irréductible. En effet, si elle ne l'était pas, nous aurions pour $f(x)$ un diviseur rationnel

$$\varphi(x) = (x - x_1) \ldots (x - x_\alpha) \qquad (\alpha < n).$$

Or soit $x_{\alpha+1}$ une racine de $f(x)$ autre que $x_1, \ldots, x_\alpha$, G contient une substitution S qui remplace x_1 par $x_{\alpha+1}$. Cette substitution transformera donc $\varphi(x)$ en un autre produit différent de celui-là, puisqu'il contient le facteur $x - x_{\alpha+1}$. Donnons à x une valeur arbitraire du domaine de rationalité : dans ces conditions, $\varphi(x)$ devrait être rationnellement exprimable, mais cela sera impossible parce qu'alors il devrait rester invariable par les substitutions de G, ce qui n'a pas lieu, puisque, après la substitution S, $\varphi(x)$ se transforme en un autre produit, et les deux produits ne peuvent être égaux pour toute valeur de x du domaine de rationalité, car cela entraînerait leur égalité manifestement impossible pour toute valeur de x.

31. Nous avons rencontré plus haut des équations irréductibles dont les racines sont fonctions rationnelles d'une d'entre elles. Considérons d'une manière générale une équation de cette nature et montrons que *l'ordre de son groupe est égal à son degré*.

Soient, en effet, $x_1, x_2, \ldots, x_n$ les racines de l'équation irréductible

$$f(x) = 0$$

et la fonction V considérée dans la théorie de Galois

$$V = a_1 x_1 + a_2 x_2 + \ldots + a_n x_n.$$

Puisque $x_2, \ldots, x_n$ sont des fonctions rationnelles de x_1, on pourra exprimer V en fonction rationnelle de x_1 ; soit

$$V = R(x_1).$$

L'ordre du groupe de l'équation f est le degré de l'équation irréductible dont V est racine ; il ne peut donc être supérieur à n, car $R(x_1)$ ne peut avoir plus de n valeurs. Mais, puisque ce groupe est transitif, il faut qu'il contienne au moins n substitutions pour que x_1 puisse être remplacé par lui-même et chacune des autres lettres $x_2, \ldots, x_n$. *L'ordre du groupe est donc égal à n.*

La réciproque de ce théorème est exacte, c'est-à-dire que *si le groupe d'une équation est transitif et si son ordre est égal à son degré, toutes les racines de l'équation sont fonctions rationnelles d'une quelconque d'entre elles*. En effet, d'abord l'équation est irréductible, puisque son groupe est transitif. Ensuite, considérons une des racines x_1 et adjoignons-la au domaine primitif de rationalité. Le groupe de l'équation se réduira, après cette adjonction, aux substitutions laissant x_1 invariable ; mais, puisque le nombre des substitutions est égal à n, il n'y a d'autre substitution que la substitution unité laissant x_1 invariable, car s'il y en avait 2, l'ordre du groupe serait égal au moins à $2n$. Donc le groupe se réduit à la substitution unité. L'équation irréductible $\psi(V) = 0$ de Galois est donc du premier degré et, par suite, l'équation est résolue. Donc $x_2, \ldots, x_n$ sont fonctions rationnelles de x_1.

Le cas où le nombre n est premier est particulièrement simple. Prenons une des substitutions du groupe qui ne soit pas la substitution unité; ses diverses puissances forment un sous-groupe du groupe considéré, dont l'ordre doit être un diviseur de n. Ce sous-groupe est par suite d'ordre n; il forme donc le groupe total qui est alors formé des puissances d'une même substitution. Celle-ci doit se réduire à une substitution circulaire, car, si elle se composait de plusieurs cycles, l'ensemble de ces puissances formerait un groupe dont l'ordre serait le plus petit multiple commun des nombres de lettres des différents cycles et, par suite, n ne serait pas premier. Il est aisé de montrer que *l'équation peut être résolue par radicaux.* Soit, en effet, α une racine $n^{\text{ième}}$ de l'unité; on voit immédiatement qu'en adjoignant α au domaine de rationalité l'expression

$$(x_1 + \alpha x_2 + \ldots + \alpha^{n-1} x_n)^n$$

est rationnellement exprimable, car elle reste invariable quand on effectue sur $x_1, x_2, \ldots, x_n$ une permutation circulaire. Il en résulte que les n expressions

$$x_1 + \alpha x_2 + \ldots + \alpha^{n-1} x_n,$$

où l'on donne à α les n valeurs racines de l'équation $x^n = 1$, peuvent s'exprimer par des racines $n^{\text{ièmes}}$ de quantités connues, et l'équation est par suite soluble par radicaux. En dehors des racines $n^{\text{ièmes}}$ de l'unité, il suffit d'introduire dans cette résolution un seul radical; je dis, en effet, que si β et α désignent deux racines $n^{\text{ièmes}}$ de l'unité distinctes de l'unité, on pourra exprimer

$$V_\beta = x_1 + \beta x_2 + \ldots + \beta^{n-1} x_n$$

rationnellement au moyen de

$$V_\alpha = x_1 + \alpha x_2 + \ldots + \alpha^{n-1} x_n.$$

On sait, en effet, que β peut se mettre sous la forme α^q, q étant un entier; considérons alors le produit

$$(x_1 + \alpha^7 x_2 + \ldots + \alpha^{7(n-1)} x_n) \times (x_1 + \alpha x_2 + \ldots + \alpha^{n-1} x_n)^{-7}.$$

Il ne change pas quand on fait la permutation circulaire $(x_1, x_2, \ldots, x_n)$, comme on le reconnaît de suite. Ce produit s'exprime donc rationnellement et, par suite, V_β s'exprime rationnellement à l'aide de V_γ; nous n'avons donc qu'un seul radical $n^{ième}$ dans l'expression des racines, indépendamment des racines $n^{ièmes}$ de l'unité.

32. Nous avons montré, au § 18, que l'on pouvait prendre une fonction rationnelle des racines d'une équation sous une forme ou sous une autre, du moment que les substitutions à effectuer appartiennent au groupe de l'équation; c'est une remarque qui nous permet, sous la condition indiquée, de raisonner sur les fonctions rationnelles des racines comme si ces racines étaient des variables indépendantes; soit une fonction rationnelle

$$\varphi(x_1, x_2, \ldots, x_n)$$

des racines de l'équation $f(x) = 0$, et supposons que, pour l'ensemble des substitutions du groupe G de cette équation, la fonction φ prenne ρ valeurs numériques [1] distinctes que nous désignerons par

$$\varphi_1, \ \varphi_2, \ \ldots, \ \varphi_\rho.$$

Si ρ est moindre que l'ordre ν du groupe G, il y aura un certain nombre r de substitutions transformant φ_1 en lui-même. En raisonnant alors comme nous l'avons fait au § 20, on mettra l'ensemble des substitutions de G sous la forme

$$
\begin{array}{cccc}
S_1, & S_2, & \ldots, & S_{r} \\
T_1 S_1, & T_1 S_2, & \ldots, & T_1 S_{r} \\
\multicolumn{4}{c}{\cdots\cdots\cdots\cdots\cdots\cdots} \\
T_{\rho-1} S_1, & T_{\rho-1} S_2, & \ldots, & T_{\rho-1} S_{r}
\end{array}
$$

---

[1] Il ne s'agira plus, par la suite, que des valeurs *numériques* des fonctions des racines, et quand nous parlerons d'une fonction transformée en une autre par une substitution, il sera toujours question de la valeur numérique de la fonction.

Les substitutions de la première ligne forment un groupe qui transforme φ_1 en elle-même. Le groupe de substitutions

$$T_\lambda S_i T_\lambda^{-1} \qquad\qquad (\lambda = 1, 2, \ldots, r)$$

transformera φ_2 en elle-même; tous les raisonnements sont les mêmes qu'aux §§ 20, 21, 22, 23, et les mêmes considérations trouvent leur place, *quoiqu'il s'agisse ici de valeurs numériques des fonctions, tandis qu'on considérait plus haut des fonctions variables indépendantes.*

Nous avons déjà dit que $\varphi_1, \varphi_2, \ldots, \varphi_p$ satisfont à une équation d'ordre p à coefficients rationnellement exprimables. *Cette équation est irréductible,* car autrement on aurait un facteur

$$(y - \varphi_1)(y - \varphi_2)\ldots(y - \varphi_k) \qquad\qquad (k < p),$$

qui serait rationnel, en prenant pour y une quantité quelconque du domaine de rationalité. Ce facteur devrait rester invariable pour toute substitution du groupe, ce qui est impossible puisque, par une substitution du groupe, on peut changer φ_1 par exemple en $\varphi_{k'}$, k' étant supérieur à k. Nous désignerons par

$$S(\varphi) = 0$$

l'équation ayant pour racines $\varphi_1, \varphi_2, \ldots, \varphi_p$. On peut dire que *son degré est égal au quotient de l'ordre du groupe G par l'ordre du groupe laissant φ_1 invariable.*

33. Ces remarques faites, arrivons au problème de la *réduction du groupe d'une équation.*

Quand on a formé la résolvante de Galois

$$\Psi(V) = 0$$

et, pour un domaine donné de rationalité, pris un facteur irréductible

$$\psi(V) = 0,$$

la série des opérations effectuables est terminée. Les opérations ne pourront être poussées plus loin que si *l'adjonction* de certaines grandeurs non rationnellement exprimables dans le domaine primitif rend réductible le polynôme $\psi(V)$.

Supposons d'abord que l'on adjoigne une fonction rationnelle

$$\varphi_1(x_1, x_2, \ldots, x_n)$$

des racines. On remarque tout d'abord que les substitutions de G, n'altérant pas la valeur numérique de φ_1, forment évidemment un groupe Γ, et l'on va montrer que *l'adjonction de la valeur de φ_1 réduira le groupe de l'équation précédente à Γ.*

En effet, après l'adjonction de φ_1, le groupe de l'équation ne peut contenir que des substitutions du groupe initial n'altérant pas φ_1; donc ce groupe ne peut être que Γ ou un groupe contenu dans Γ. Mais il est facile de voir que toutes les substitutions de Γ feront partie du groupe cherché; car toute fonction des racines exprimable rationnellement après l'adjonction de φ_1 sera de la forme

$$P(\varphi_1),$$

P étant rationnelle.

Elle restera donc invariable pour toutes les substitutions qui laissent φ_1 invariable. Inversement, toutes les fonctions des x invariables par les substitutions de Γ s'expriment rationnellement à l'aide de φ_1, d'après le théorème de Lagrange étendu aux valeurs numériques (§ 18). Le théorème est donc établi.

Plus généralement, *si l'on adjoint plusieurs fonctions des racines, le groupe de l'équation sera réduit au groupe des substitutions contenues dans G et n'altérant pas les différentes fonctions.*

34. Supposons maintenant que l'on adjoigne au domaine primitif de rationalité les racines de l'équation considérée ci-dessus

$$S(\varphi) = 0,$$

ou, ce qui revient au même, les valeurs des ρ fonctions rationnelles $\varphi_1, \varphi_2, \ldots, \varphi_\rho$. Le groupe de l'équation se réduira au groupe des substitutions contenues dans G et n'altérant pas ces différentes fonctions.

Ceci posé, les sous-groupes correspondant aux différentes fonctions φ, considérés au § 32, peuvent n'avoir d'autre substitution commune que la substitution unité. Le groupe H, considéré à la fin du § 22 et qui représente le plus grand sous-groupe laissant

invariables $\varphi_1, \varphi_2, \ldots, \varphi_p$, se réduit alors à la substitution unité,
et par suite l'adjonction des racines de l'équation S réduit alors
à l'unité le groupe de l'équation. Celle-ci se trouve par conséquent résolue, et l'on est assuré de pouvoir exprimer les racines
de l'équation $f(x) = 0$ rationnellement au moyen des racines de
l'équation S. On n'aura d'ailleurs aucune difficulté pour reconnaître si l'on se trouve dans le cas qui nous occupe, car on pourra,
comme on sait, chercher d'une manière régulière le groupe de
l'équation en adjoignant $\varphi_1, \varphi_2, \ldots, \varphi_p$, et l'on pourra constater
si ce groupe se réduit à la substitution unité, c'est-à-dire si la résolvante de Galois admet un facteur rationnel en V du premier
degré. Le cas que nous venons d'étudier n'amène en définitive
aucune simplification dans la résolution de l'équation; la résolution des équations $f(x)$ et $S(\varphi)$ sont alors deux problèmes absolument identiques. On remarquera que ce cas se présentera toujours quand le groupe G est simple.

Il en est tout autrement si le groupe H ne se réduit pas à la sub-
stitution unité. Après l'adjonction de $\varphi_1, \varphi_2, \ldots, \varphi_p$, le groupe de
l'équation ne se trouve pas réduit à la substitution unité, puisqu'il
se réduit à H. Soient m l'ordre de G et m_1 l'ordre de H. Cherchons
l'ordre du groupe de l'équation

$$S(\varphi) = 0.$$

On trouvera le groupe de S en posant

$$W = u_1\varphi_1 + u_2\varphi_2 + \ldots + u_p\varphi_p,$$

les u étant des constantes arbitraires appartenant au domaine de
rationalité; le degré d'un facteur irréductible de l'équation donnant W sera l'ordre du groupe de S. Mais, d'autre part, W peut
être regardé comme une fonction rationnelle des racines de l'équation $f(x) = 0$, laquelle fonction, non altérée par les substitutions
de H, l'est évidemment par toute autre substitution de G. Elle
dépend donc, d'après le § 32, d'une équation dont le degré est
égal au rapport des ordres de G et de H. Nous pouvons donc dire
que *l'équation S a un groupe d'ordre* $\dfrac{m}{m_1}$; nous savons d'ailleurs
(§ 22) que H *est un sous-groupe invariant de* G.

Ainsi, par l'adjonction des racines de l'équation auxiliaire S, dont le groupe est d'ordre $\frac{m}{m_1}$, nous abaissons l'ordre du groupe de l'équation donnée f à m_1; *le problème de la résolution de l'équation f est donc ramené à deux problèmes d'un caractère plus simple, puisque les ordres des groupes des équations qu'on a maintenant à considérer sont moindres que m.*

33. Nous avons déjà considéré, au § 23, le groupe de l'équation S; les notations étaient seulement un peu différentes. Ce groupe, relatif aux z, y était désigné par la lettre g; nous avons vu en particulier que, si H est un sous-groupe invariant maximum, le groupe g est simple. Par suite, le groupe relatif à l'équation S sera, dans ce cas, un groupe simple.

Ceci nous suggère une marche à suivre, pour réduire à des problèmes plus simples la question de la résolution d'une équation $f(x) = 0$. Désignons toujours par G le groupe de cette équation pour un domaine donné de rationalité; nous avons dit, au paragraphe précédent, que la considération d'une équation résolvante comme S ne simplifie rien quand G est un groupe simple, car les résolutions des équations f et S constituent deux problèmes identiques. Mais supposons que le groupe G soit composé, et désignons par G_1 un sous-groupe invariant maximum de G; on peut former une fonction rationnelle z des racines de f restant invariable par les substitutions de G_1, et par ces substitutions seulement. Cette fonction dépendra d'une équation dont le degré sera le quotient $\frac{m}{m_1}$, en désignant par m l'ordre de G et par m_1 l'ordre de G_1; soit

$$\Sigma_1(z) = 0$$

cette équation. Son ordre sera égal à son degré, d'après la règle du paragraphe précédent, et son groupe sera simple. L'adjonction des racines de cette équation réduit à G_1 le groupe de l'équation f.

Nous pouvons continuer de la même manière en partant de G_1, si ce groupe n'est pas simple. Reprenons donc la suite des groupes

$$G, G_1, G_2, \ldots, G_p, 1,$$

considérée au § 23, et soient

$$m, m_1, m_2, \ldots, m_{p-1}$$

les ordres respectifs de ces groupes; nous sommes alors conduit au
théorème suivant :

*La résolution de l'équation proposée dépendra de la réso-
lution d'équations successives*

$$\Sigma_1, \ \Sigma_2, \ \ldots, \ \Sigma_{p+1}.$$

*Chacune de ces équations est irréductible dans le domaine
primitif auquel on adjoint les racines des équations précédentes et son groupe est simple; l'ordre de ce groupe est égal
à son degré, et ces degrés sont respectivement*

$$\frac{m}{m_1}, \ \frac{m_1}{m_2}, \ \ldots, \ m_p.$$

*Le groupe de l'équation primitive f, après adjonction des
racines des équations Σ, se réduit successivement à*

$$G_1, \ G_2, \ \ldots, \ G_p, \ 1.$$

On voit l'importance que prend alors le théorème de M. Jordan,
démontré dans la Section V. Les degrés des équations que nous
venons de signaler sont indépendants de la façon dont on formera
la suite de composition. Le théorème de M. Hölder (§ 28) nous
montre de plus que, non seulement les ordres des groupes auxi-
liaires, mais ces groupes eux-mêmes restent les mêmes, à l'ordre
près.

36. Nous avons supposé jusqu'à présent qu'on adjoignait une
fonction rationnelle des racines de l'équation. Galois suppose
d'abord dans son Mémoire que l'on adjoigne une racine r d'une
équation auxiliaire irréductible $F(r) = 0$. Il est aisé de montrer
que le point de vue auquel nous nous sommes placé est au fond
identique à celui de Galois.

Cherchons d'abord la nature des modifications que pourra amener l'adjonction de r. Le facteur irréductible $\phi(V)$ peut alors
devenir réductible; s'il en est ainsi, on aura un facteur

$$\chi(V, r).$$

Il n'y a pas, dans cette réduction, à distinguer une racine d'une autre pour l'équation donnant r, et l'on aura ainsi dans $\psi(V)$ un nombre de facteurs égal à p, si p désigne le degré de l'équation en r.

D'après cela, si l'on représente par $r_1, r_2, \ldots, r_p$ les racines de l'équation $F(r) = 0$, le polynôme $\psi(V)$ sera divisible par chacune des fonctions

$$(5) \qquad \chi(V, r_1), \quad \chi(V, r_2), \quad \ldots, \quad \chi(V, r_p).$$

Le produit de ces fonctions est une fonction entière de V dont les coefficients appartiennent au domaine primitif de rationalité; désignons-le par $\Pi(V)$. Les racines de l'équation

$$\Pi(V) = 0$$

appartiennent toutes à ψ, et elles lui appartiennent nécessairement avec le même degré de multiplicité puisque $\psi(V)$ est irréductible. On aura donc nécessairement

$$\Pi(V) = [\psi(V)]^q,$$

en supposant, comme il est évidemment permis, que, dans χ et ψ, le premier coefficient est égal à l'unité.

Les racines de l'équation ψ sont toutes exprimables en fonctions rationnelles d'une d'entre elles. Soit V_α une racine de l'équation

$$\chi(V, r_1) = 0$$

et $\theta(V_\alpha)$ une seconde racine de la même équation, θ étant rationnelle. Je dis que, si V_β est une racine de

$$\chi(V, r_2) = 0,$$

il en sera de même de $\theta(V_\beta)$. En effet, l'équation

$$\chi[\theta(V), r_2] = 0$$

est satisfaite pour la racine V_α de l'équation $\chi(V, r_1) = 0$; elle admettra donc toutes les racines de cette dernière. Ainsi donc

$$\chi[\theta(V), r_2],$$

mise sous forme entière, est divisible par $\chi(V, r_1)$; la division se faisant exactement, le dernier reste, qui est un polynôme en V dont les coefficients sont fonctions rationnelles de r_1, sera nul identiquement. Ces coefficients, étant nuls pour r_1, devront s'annuler aussi pour r_2 et les autres racines de $F(r)$, qui est irréductible; ce qui établit la remarque énoncée.

Il en résulte que, si deux polynômes de la suite (π) ont une racine commune, ils ont toutes leurs racines communes; par suite, d'après l'identité

$$\Pi(V) = [\psi(V)]^q,$$

il y aura seulement $\dfrac{p}{q}$ facteurs distincts dans la suite (π). À l'adjonction de chacune des racines de l'équation F correspondra pour l'équation un groupe provenant du facteur de la suite (π) se rapportant à cette racine. Le nombre de ces groupes ne sera pas égal à p, mais seulement à $\dfrac{p}{q}$, et leur ordre sera égal au quotient par $\dfrac{p}{q}$ de l'ordre du groupe initial. Puisque toutes les racines de l'équation ψ sont fonctions rationnelles d'une d'entre elles, ces groupes sont manifestement les transformés de l'un d'eux par une substitution rationnelle. Si le degré p est un nombre premier et que l'ordre du groupe soit abaissé, on remarquera que q est nécessairement égal à un; les polynômes de la suite (π) seront alors distincts, et l'ordre du groupe de l'équation sera divisé par p, quand on adjoint une racine.

Dans le cas où l'on adjoindra toutes les racines de l'équation en r, le groupe de l'équation proposée se réduit aux substitutions communes aux $\dfrac{p}{q}$ groupes dont nous venons de parler.

Supposons que l'adjonction d'une racine r_1 d'une équation irréductible $F(r) = 0$ réduise le groupe d'une équation $f(x) = 0$ de G à G_1; je dis qu'on peut opérer une réduction identique en se donnant la valeur d'une fonction rationnelle convenable des racines. On peut, en effet, former une fonction rationnelle des racines dont la valeur numérique reste invariable pour les substitutions de G_1 et pour celles-là seulement. Cette fonction rationnelle $\varphi_1(x_1, x_2, \ldots, x_n)$ sera racine d'une équation irréductible d'un certain degré ρ, soit

$$S(\varphi) = 0,$$

qui aura pour racines $\varphi_1, \varphi_2, \ldots, \varphi_\rho$. L'adjonction de la racine φ_1

de l'équation S produit sur le groupe G le même effet que celle de la racine r_1; elle ramène le groupe de G à G'_1.

On peut aller plus loin et montrer que *l'adjonction des différentes racines de* F$(r) = 0$ *peut être remplacée par l'adjonction des différentes racines de* S$(\varphi) = 0$. Tout d'abord φ, restant invariable par les substitutions de G'_1, s'exprimera rationnellement à l'aide de r_1; écrivons donc

$$\varphi_1 = \theta(r_1).$$

L'équation

$$S[\theta(r)] = 0,$$

admettant la racine r_1, admettra les racines

$$r_1, \ r_2, \ \ldots, \ r_\mu$$

de l'équation irréductible F. Les quantités

$$\theta(r_1), \ \theta(r_2), \ \ldots, \ \theta(r_\mu)$$

sont donc contenues dans la suite

$$\varphi_1, \ \varphi_2, \ \ldots, \ \varphi_p.$$

Or l'équation ayant pour racines $\varphi = \theta(r_i)$ est à coefficients rationnellement exprimables dans le domaine initial de rationalité; désignons-la par

$$P(\varphi) = 0.$$

Toutes ses racines appartiennent à l'équation irréductible

$$S(\varphi) = 0.$$

Il faut donc qu'elle les ait toutes et avec le même degré de multiplicité, et, par suite,

$$P(\varphi) = [S(\varphi)]^\mu.$$

Le nombre p sera donc un multiple de ρ; μ des valeurs $\theta(r_i)$ sont égales à φ_1, μ autres à φ_2, et ainsi de suite.

Ceci posé, soit $\theta(r_2) = \varphi_2$, et désignons par G_2 et G'_2 les groupes auxquels se réduit le groupe de l'équation, lorsqu'on adjoint respectivement r_2 et φ_2. Si G'_1 désigne, comme plus haut, le groupe correspondant à l'adjonction de r_1, nous avons dit que G'_1 et G'_2 sont de même ordre. Il en est de même de G'_2 et de G'_1. Comme φ_2

est rationnellement exprimable après l'adjonction de r_a, le groupe G'_2 contient toutes les substitutions de G'_3 et, par suite, ces groupes sont identiques.

Le théorème est donc démontré. Le nombre μ est égal à l'entier q rencontré dans la première partie de ce paragraphe.

37. D'après ce qui précède, l'adjonction des racines de l'équation $F(r) = 0$ ramène le groupe de l'équation au groupe commun aux groupes

$$G_1, \ G_2, \ \ldots, \ G_p,$$

qui correspondent respectivement aux fonctions $\varphi_1, \varphi_2, \ldots, \varphi_p$. Le degré p de l'équation F, qui est égale à μp, est un multiple de p, et les racines de cette équation se partagent en p groupes de μ racines, comme il a été indiqué plus haut.

Arrêtons-nous sur un cas particulier très important pour la suite. Je suppose l'équation F telle qu'une quelconque de ses racines s'exprime rationnellement à l'aide d'une d'entre elles. Quand on adjoindra cette racine, il se trouvera alors qu'on adjoindra toutes les autres; il en résulte que les groupes $G'_1, G'_2, \ldots, G'_p$ correspondant à l'adjonction des diverses racines coïncident. Le groupe G de l'équation, après adjonction des racines de F, se trouve donc ramené au groupe G'_1; le groupe G d'ordre m a donc été abaissé à un groupe d'ordre $\dfrac{m}{p}$. Il est clair que G_1 est un sous-groupe invariant de G.

Particularisons davantage encore en supposant de plus que p soit un nombre premier et que l'ordre du groupe soit abaissé. Puisque $p = \mu p$, il faudra nécessairement que $\mu = 1$ et, par suite, *l'ordre du groupe de l'équation sera abaissé de m à $\dfrac{m}{p}$.*

VII. — Des équations résolubles algébriquement.

38. Les généralités qui précèdent sur la réduction du groupe d'une équation sont, à la forme près, entièrement dues à Galois, en faisant seulement exception pour l'importante remarque qui découle des théorèmes de M. Jordan et de M. Hölder. La plus

belle application qu'ait faite Galois de sa théorie est relative aux équations résolubles algébriquement. On dit qu'une équation est résoluble algébriquement ou par radicaux, quand on peut y satisfaire en substituant à x une expression formée au moyen des éléments appartenant au domaine de rationalité et des signes des opérations suivantes de l'Algèbre : addition, soustraction, multiplication, division, élévation à une puissance entière, extraction de racines d'indice entier, ces opérations étant en nombre limité.

Suivons toujours Galois. Pour résoudre une équation, il faut successivement abaisser son groupe, jusqu'à le réduire à la seule substitution unité. Dans le cas d'une équation résoluble algébriquement, la réduction se fera par l'adjonction successive des racines d'équations binômes que l'on peut supposer de degré premier. Envisageons une telle équation

$$f(x) = 0$$

avec un certain domaine de rationalité, et soit alors G son groupe. Soit p le plus petit nombre premier tel que l'adjonction des racines de l'équation

$$r^p = A,$$

réduise le groupe de l'équation; A est supposé appartenir au domaine initial, auquel on a pu adjoindre des racines d'équations de la forme

$$r^{q_1} = B_1, \qquad r^{q_2} = B_2, \qquad \dots \qquad r^{q_i} = B_i, \qquad \dots \qquad r^{q_k} = B_k,$$

les q étant inférieurs à p, et B_i appartenant au domaine initial, auquel on a pu adjoindre les racines des équations correspondant aux indices $1, 2, \dots, i-1$ précédents.

On peut, par conséquent, supposer que, parmi les quantités précédemment adjointes, se trouve une racine $p^{\text{ième}}$ de l'unité, car cette expression s'obtient par des extractions de racines de degré inférieur à p, et son adjonction n'altérera pas le groupe de l'équation ([1]), d'après l'hypothèse faite sur p.

([1]) Nous nous appuyons ici sur cette proposition de Gauss : que la résolution de l'équation binôme $x^p - 1 = 0$ (p premier) peut être effectuée à l'aide de radicaux dont l'indice est un diviseur de $p - 1$.

L'équation $r^p = A$ va jouer le rôle de l'équation F du paragraphe précédent, et nous nous trouvons dans le cas particulier où les racines de F s'expriment rationnellement à l'aide de l'une d'elles. Donc l'adjonction des racines de notre équation binôme réduit le groupe G d'ordre m à un groupe G_1 d'ordre $\frac{m}{p}$, et ce groupe G_1 est un sous-groupe invariant de G.

Cet ordre ayant été abaissé une première fois par l'adjonction des racines d'une équation binôme, on peut raisonner sur le nouveau groupe comme sur le précédent; une nouvelle réduction sera opérée par l'adjonction des racines d'une nouvelle équation binôme, et finalement *on aura une succession de groupes*

$$G, \quad G_1, \quad \ldots, \quad 1,$$

chaque groupe étant un sous-groupe invariant du groupe précédent, et le quotient des ordres de chaque groupe et du groupe suivant étant un nombre premier.

Ce premier résultat suffit déjà à nous faire voir que l'équation générale de degré n $(n > 4)$ n'est pas résoluble par radicaux. En effet, le groupe G est ici le groupe symétrique, qui ne renferme qu'un seul sous-groupe invariant, le groupe alterné G_1 (*voir* § 29). La suite précédente ne pourra donc être que

$$G, \quad G_1, \quad 1.$$

Or G est d'ordre $1.2\ldots n$ et G_1 d'ordre $\frac{1.2\ldots n}{2}$; le quotient des ordres des deux premiers groupes est égal à *deux*, qui est bien un nombre premier, mais le quotient des ordres des deux autres est $\frac{1.2\ldots n}{2}$, qui n'est pas premier. Nous en concluons que *l'équation générale d'ordre n $(n > 4)$ n'est pas résoluble algébriquement*; c'est le théorème démontré pour la première fois, d'une manière rigoureuse, par Abel [1], qui se plaçait, bien entendu, à un tout autre point de vue que Galois.

39. Nous avons vu que, si une équation est résoluble algébri-

---

[1] Voir les OEuvres complètes d'Abel; une autre démonstration du même théorème a été donnée par Wantzel.

quement, on aura une succession de groupes

$$G, \ G_1, \ \dots, \ G_2, \ 1.$$

chaque groupe étant un sous-groupe invariant du précédent, et le quotient des ordres de chaque groupe et du groupe suivant étant un nombre premier. *Cette condition, nécessaire pour la résolubilité algébrique de l'équation, est aussi suffisante*, comme nous allons l'établir.

Il suffira de montrer qu'on peut réduire le groupe de l'équation de G à G_1 par l'adjonction des racines d'une équation résoluble par radicaux. Soient m l'ordre du groupe G et m_1 l'ordre de G_1, le quotient $\dfrac{m}{m_1}$ étant un nombre premier p. En désignant par φ_1 une fonction des racines correspondant au groupe G_1, nous formons l'équation désignée par

$$S(\varphi) = \alpha$$

dans un paragraphe précédent, et sur laquelle nous nous sommes longtemps arrêté. Cette équation est de degré $\dfrac{m}{m_1}$ ou p, et l'ordre de son groupe sera (§ 34) égal aussi à p, puisqu'ici le groupe H est égal à G_1, ce dernier étant un sous-groupe invariant de G. L'équation S est donc une équation irréductible de degré premier, et l'ordre de son groupe est égal à son degré ; or nous avons vu, à la fin du § 31, qu'une équation satisfaisant à ces conditions est résoluble par radicaux. D'autre part, l'adjonction des racines de S ramène le groupe de l'équation proposée de G à G_1 ; par suite, cette réduction peut se faire par l'adjonction de radicaux, et, en continuant ainsi de proche en proche, on voit que le groupe de l'équation peut être réduit à l'unité et l'équation, par suite, résolue en adjoignant successivement des radicaux, ce qui démontre la proposition énoncée.

40. Nous pouvons vérifier, à l'aide du théorème précédent, que les équations du troisième et du quatrième degré sont résolubles par radicaux. Pour le cas du troisième degré, la suite

$$G, \ G_1, \ 1,$$

G étant le groupe symétrique et G_1 le groupe alterné, est telle que chaque groupe est un sous-groupe invariant du précédent, et l'ordre de G étant *six* et celui de G_1 *trois*, les quotients des ordres des groupes sont des nombres premiers.

Pour le quatrième degré, prenons la suite

$$G, \quad G_1, \quad H, \quad H', \quad 1,$$

que nous avons considérée au § 29; les ordres de ces groupes étant respectivement

$$24, \quad 12, \quad 4, \quad 2, \quad 1$$

les quotients de chaque nombre par le suivant sont des nombres premiers, et l'équation est bien résoluble algébriquement.

41. Les applications du théorème général relatif à la condition nécessaire et suffisante pour qu'une équation soit résoluble algébriquement sont particulièrement simples dans le cas où *l'équation est de degré premier*.

Nous terminerons ce Chapitre par l'étude de ce cas, qui a été approfondi par Galois, et nous renverrons, pour les équations de degré composé, aux Mémoires de M. Jordan et de Kronecker.

Commençons par un lemme préliminaire. Soit

$$f(x) = 0$$

une équation irréductible de degré premier n. Je suppose qu'elle devienne réductible par l'adjonction des racines d'une équation irréductible de degré premier p

$$F(r) = 0,$$

telle que ses racines s'expriment rationnellement à l'aide de l'une d'entre elles. En raisonnant sur l'équation $f(x)$, comme nous avons raisonné au § 36 sur l'équation $\psi(V)$, on montrera que les p racines de l'équation F se partagent en $\frac{p}{q}$ groupes de q racines correspondant à une même valeur d'une certaine fonction rationnelle $\theta(r)$ des racines. Puisque p est premier, on devra avoir $q = 1$, et par suite, en désignant par

$$\chi(x, r)$$

le facteur irréductible correspondant à l'adjonction de r, on aura

$$\chi(x, r_1)\ldots\chi(x, r_i)\ldots\chi(x, r_p) = f(x).$$

Les facteurs du premier membre sont distincts et du même degré. Donc, puisque le degré n de $f(x)$ est supposé premier, le polynôme $\chi(x, r)$ est nécessairement du premier degré, et l'on a

$$p = n.$$

De plus, *l'équation se trouve résolue par l'adjonction des racines de* F. Ainsi, une équation irréductible de degré premier reste irréductible tant que les adjonctions ne réduisent pas son groupe à l'unité. Avant l'adjonction des racines de F, qui va résoudre l'équation, son groupe est d'un ordre ν qu'il est facile de trouver. D'après le § 37, cette adjonction réduit le groupe à l'ordre $\frac{\nu}{p}$ et, puisque ce groupe est l'unité, on a

$$\nu = p.$$

Nous pouvons donc dire qu'avant la dernière adjonction, l'équation $f(x)$ a son ordre égal à son degré et, par suite, puisque n est premier, son groupe est formé des puissances d'une substitution circulaire (§ 31).

Appliquons ceci à la réduction du groupe d'une équation $f(x) = o$ de degré premier n, résoluble algébriquement. Après des adjonctions successives de radicaux, nous arriverons à l'avant-dernier groupe G_1 (§ 39). Il résulte du lemme précédent que l'équation reste irréductible tant qu'elle n'est pas résolue, et nous pouvons appliquer la conclusion précédente : le groupe G_1 est d'ordre n et est formé des puissances d'une substitution circulaire de n lettres. Or, le groupe initial G contient évidemment G_1 comme sous-groupe. *Le groupe initial relatif aux n racines de notre équation contient donc une substitution circulaire d'ordre n.*

42. Nous allons rechercher les groupes relatifs à n lettres (n *étant toujours premier*) jouissant de la propriété précédente. Mais il nous faut auparavant dire un mot de la représentation analytique des substitutions.

Désignons par

$$x_0, \ x_1, \ \ldots, \ x_{n-1}$$

n lettres. Si l'on a un polynôme $f(z)$ à coefficients entiers, et que pour $z = 0, 1, \ldots, n-1$ ce polynôme prenne n valeurs non congrues suivant le module n, c'est-à-dire n valeurs telles que la différence de deux quelconques d'entre elles ne soit pas multiple de n, on pourra considérer la substitution

$$|f(z), z|$$

comme définissant une substitution des n lettres, en convenant que

$$x_z \qquad\qquad (z = 0, 1, 2, \ldots, n-1)$$

est remplacé par

$$x_{f(z)},$$

l'indice $f(z)$ étant pris suivant le module n, c'est-à-dire étant remplacé par le reste que donne sa division par n. Toute substitution

$$\begin{pmatrix} x_a, & x_b, & \ldots, & x_k \\ x_0, & x_1, & \ldots, & x_{n-1} \end{pmatrix}$$

peut être obtenue de cette manière; il suffit de poser

$$f(z) = -a\left|\frac{z^n-z}{z}\right| - b\left|\frac{z^n-z}{z-1}\right| - \ldots - h\left|\frac{z^n-z}{z-i}\right| - \ldots - k\left|\frac{z^n-z}{z-n+1}\right|$$

en désignant, d'une manière générale, par

$$\left|\frac{z^n-z}{z-\alpha}\right|,$$

le quotient de la division de $z^n - z$ par $z - \alpha$. On voit facilement que

$$f(\alpha) \equiv h \qquad\qquad (\text{mod. } n).$$

On a, en effet,

$$z^n - z = (z - \alpha)\psi(z) + \alpha^n - \alpha$$

et, par suite,

$$\left|\frac{z^n-z}{z-\alpha}\right| = \psi(z).$$

Soit $\beta \gtrless \alpha$, on aura

$$\beta^n - \beta = (\beta - \alpha)\psi(\beta) + \alpha^n - \alpha.$$

Or, d'après le théorème de Fermat, $z^n - z$ et $\beta^n - \beta$ sont multiples de n; donc $\psi(\beta)$ sera multiple de n. Par suite, dans $f(z)$, tous les termes, sauf celui qui renferme $z - \alpha$ en dénominateur, seront multiples de n pour $z = \alpha$. Il reste à trouver la valeur de

$$- h\left[\frac{z^n - z}{z - \alpha}\right]$$

pour $z = \alpha$. Or, on a

$$n z^{n-1} - 1 = \psi(z) + (z - \alpha)\psi'(z);$$

donc

$$\psi(z) = n z^{n-1} - 1$$

et la congruence $f(z) \equiv h \pmod{n}$ en résulte immédiatement.

On doit à M. Hermite d'importants théorèmes sur la représentation analytique des substitutions (*Comptes rendus de l'Académie des Sciences*, t. LXVII, et *Annales de Tortolini*). Nous y renverrons le lecteur, n'ayant ici besoin que de la notion précédente pour trouver, avec Galois, la forme de la fonction $f(z)$ correspondant à une substitution appartenant au groupe d'une équation résoluble.

43. Nous avons dit que toutes les substitutions du groupe G_ν sont les puissances d'une substitution circulaire et, par conséquent, de la forme

$$(z + \beta, z);$$

soit donc Σ une telle substitution, β étant un des nombres $1, 2, \ldots, n - 1$. Si maintenant T désigne l'une quelconque des substitutions du groupe $G_{\nu-1}$ précédant immédiatement G_ν, la substitution

$$T \Sigma T^{-1} = \Sigma'$$

appartient encore à G_ν. A la substitution T correspond une certaine fonction $f(z)$, telle que nous pouvons écrire

$$T = [f(z), z]$$

et l'on a de même

$$\Sigma = (z + \beta, z), \qquad \Sigma' = (z + \alpha, z).$$

Exprimons que

$$T\Sigma = \Sigma'T.$$

Or
$$T\Sigma = [f(z + \beta), z] \quad \text{et} \quad \Sigma T = [f(z) + a, z].$$

On aura, par conséquent, la congruence suivant le module n

$$f(z + \beta) \equiv f(z) + a,$$

a ne dépendant pas de z; en changeant successivement z en $z + \beta$, $z + 2\beta$, ..., $z + \lambda\beta$, on a

$$f(z + \lambda\beta) \equiv f(z) + \lambda a.$$

Si nous prenons $\beta \equiv 1$ et que nous posions $z \equiv 0$, $f(0) \equiv b$, on aura

$$f(\lambda) \equiv b + \lambda a.$$

Ainsi la fonction $f(z)$ est une fonction linéaire $az + b$. Le groupe G_{n-1} ne peut donc renfermer que des substitutions de la forme

$$(az + b, z),$$

et a sera différent de l'unité, si la substitution T n'appartient pas au groupe G_n. Le groupe G_{n-1} contient des substitutions d'ordre n, à savoir les substitutions de G_n; il est aisé de voir qu'il ne contient pas d'autres substitutions d'ordre n, ce qui revient à dire que la substitution ci-dessus est d'ordre inférieur à n quand a est différent de un ou n'est pas congru à un (mod. n). En effet, la puissance h de cette substitution est obtenue en remplaçant z par

$$a^h z + b(a^{h-1} + a^{h-2} + \ldots + 1).$$

On aura l'ordre de la substitution en prenant le plus petit entier h, tel que

$$a^h \equiv 1 \qquad \text{(mod. } n\text{)},$$
$$b(a^{h-1} + \ldots + 1) \equiv 0 \qquad \text{(mod. } n\text{)},$$

a étant différent de un; la seconde condition sera vérifiée quand la première le sera, et ceci arrivera pour $h \equiv n - 1$ ou un de ses diviseurs.

Cherchons maintenant la nature des substitutions du groupe G_{n-1}. Il est clair que G_n est un sous-groupe de G_{n-1}; montrons qu'il en est un sous-groupe invariant. Si T désigne une substitution de G_{n-1} et Σ une substitution de G_n, et par suite de G_{n-1}, la transformée de Σ par T' appartiendra à G_{z-1}, puisque G_{z-1} est invariant dans G_{z-2}. Mais, Σ étant d'ordre n, sa transformée par T' est aussi d'ordre n et elle appartient par suite à G_z, ce qui montre bien que G_z est invariant dans G_{z-2}. Par suite, les substitutions de G_{z-2} sont de même forme que celles de G_{z-1}, et l'on continuera ainsi de suite jusqu'à G. Nous avons donc le théorème suivant, dû à Galois :

Quand une équation irréductible de degré premier est résoluble algébriquement, toutes les substitutions de son groupe sont de la forme

$$(a z + b, z).$$

44. La réciproque du théorème précédent est exacte, c'est-à-dire que, *si le groupe d'une équation irréductible de degré premier ne renferme, en dehors des substitutions du système circulaire* $(z, z + 1)$, *que des substitutions de la forme*

$$(a z + b, z),$$

l'équation est résoluble algébriquement.

Remarquons d'abord que toute substitution du groupe précédent sera le produit d'une puissance de la substitution

$$(\Sigma) \qquad\qquad\qquad (z + 1, z)$$

par une puissance d'une substitution

$$(\Sigma') \qquad\qquad\qquad (r z, z).$$

Si r est une racine primitive pour le nombre premier n, c'est-à-dire si les puissances

$$r^0, \; r, \; r^2, \; \ldots, \; r^{n-2}$$

sont congrues dans un ordre quelconque à

$$1, \; 2, \; \ldots, \; n - 1,$$

le groupe formé à l'aide des substitutions (Σ) et (Σ') combinées entre elles de toutes les manières possibles sera formé des $n(n-1)$ substitutions

$$(a z + b, z),$$

où l'on donne à a les valeurs $1, 2, \ldots, n-1$ et à b les valeurs $0, 1, 2, \ldots, n-1$.

Si r n'est pas une racine primitive pour le nombre n, les puissances de r écrites ci-dessus ne représenteront pas les $n-1$ premiers nombres, mais seulement un nombre d de nombres congrus différents, suivant le module n, et le groupe sera seulement alors d'ordre nd.

Pour plus de simplicité, nous allons supposer que le groupe G de l'équation soit le groupe d'ordre $n(n-1)$, c'est-à-dire que r est racine primitive; mais un raisonnement analogue s'appliquera aux autres cas. Désignons par α une racine de l'équation

$$\frac{x^n-1}{x-1}=0,$$

et formons les expressions

$$\begin{aligned}
X_1 &= (x_0+\alpha x_1+\alpha^2 x_2+\ldots+\alpha^{n-1}x_{n-1})^n,\\
X_2 &= [x_0+\alpha x_r+\alpha^2 x_{2r}+\ldots+\alpha^{n-1}x_{(n-1)r}]^n,\\
&\ldots\ldots\ldots\ldots\ldots\ldots\ldots\ldots\ldots\ldots,\\
X_{n-1} &= [x_0+\alpha x_{r^{n-2}}+\alpha^2 x_{2r^{n-2}}+\ldots+\alpha^{n-1}x_{(n-1)r^{n-2}}]^n.
\end{aligned}$$

Les quantités X se permutent évidemment circulairement quand on fait la substitution Σ'. On peut, d'autre part, les écrire sous une autre forme; prenons par exemple $X_{\mu+1}$,

$$X_{\mu+1}=[x_0+\alpha x_{r^\mu}+\alpha^2 x_{2r^\mu}+\ldots+\alpha^h x_{hr^\mu}+\ldots+\alpha^{n-1}x_{(n-1)r^\mu}]^n.$$

Si l'on pose

$$hr^\mu \equiv k \pmod{n}, \qquad 0<k\leqq n-1,$$

on aura

$$hr^\mu \equiv kr^{n-1}, \qquad \text{d'où} \qquad h\equiv kr^{n-1-\mu}.$$

Nous pourrons alors écrire

$$X_{\mu+1}=(x_0+\ldots+\alpha^{kr^{n-1-\mu}}x_k+\ldots)^n.$$

Or, $\alpha^{r^{n-1-\mu}}$ représente une certaine racine β de l'équation $x^n=1$, et, par suite, $X_{\mu+1}$ a la forme

$$X_{\mu+1}=(x_0+\beta x_1+\ldots+\beta^k x_k+\ldots)^n.$$

Après cette transformation, il est facile de voir que les fonctions X ne changent pas par la substitution Σ, c'est-à-dire quand on fait sur les x une substitution circulaire

$$(x_0 x_1 \ldots x_{n-1}).$$

Ainsi les fonctions

$$X_1, \quad X_2, \quad X_3, \quad \ldots, \quad X_{n-1}$$

sont invariables par la substitution de Σ, et elles sont déplacées circulairement par la substitution Σ'.

Les fonctions X sont les $n-1$ valeurs que prend une fonction rationnelle des racines, pour les substitutions du groupe G; elles satisfont donc à une équation d'ordre $n-1$ dont les coefficients sont rationnels dans le domaine primitif. Les racines $n^{ièmes}$ de l'unité ne figurent pas dans ces coefficients, puisque toute fonction symétrique des X est symétrique par rapport aux $n-1$ racines de

$$\frac{x^n-1}{x-1} = 0.$$

Soit

$$F(X) = o$$

cette équation; son groupe est formé des $n-1$ puissances de la substitution circulaire effectuée sur les X. Une telle équation est résoluble par radicaux, car si nous désignons par

$$X_1, \quad X_2, \quad \ldots, \quad X_{n-1}$$

les racines de F, l'expression

$$(X_1 + \lambda X_2 + \ldots + \lambda^{n-2} X_{n-1})^{n-1},$$

où λ désigne une racine $n-1^{ème}$ de l'unité, restant invariable par les substitutions du groupe, s'exprime rationnellement à l'aide de λ qu'on doit supposer adjoint. En donnant à λ ses $n-1$ valeurs, on aura donc les X pour radicaux, et enfin

$$x_0 + \alpha x_1 + \ldots + \alpha^{n-1} x_n$$

s'exprimera par suite aussi au moyen de radicaux. En donnant à α ses $n-1$ valeurs et en prenant la somme des racines, *on aura n équations donnant $x_0, x_1, \ldots, x_{n-1}$ exprimés algébriquement;* c'est le théorème que nous voulions établir.

45. Dans les deux paragraphes précédents, nous avons trouvé la condition nécessaire et suffisante pour qu'une équation irré-

ductible de degré premier soit résoluble par radicaux, à savoir
que le groupe de l'équation ne doit contenir que des substitutions
de la forme

$$(az = b, z).$$

Galois a encore donné une autre forme à cette condition; nous
terminerons ce Chapitre en montrant que *la condition nécessaire
et suffisante est que les racines soient toutes exprimables en
fonction rationnelle de deux quelconques d'entre elles.*

D'abord la condition est nécessaire, car, si l'équation est résoluble par radicaux, toutes les substitutions de son groupe sont de
la forme ci-dessus. Or une telle substitution, qui ne se réduit pas
à l'unité, déplace les n indices si $a = 1$, et elle déplace $n - 1$ indices si a est différent de un. Il résulte de là que, si l'on adjoint
deux racines x_α et x_β, le groupe de l'équation ne contiendra
plus que la substitution unité, car x_α et x_β devant rester invariables par les substitutions du groupe, celles-ci ne peuvent déplacer x_α et x_β. Donc toutes les racines sont fonctions rationnelles
de x_α et x_β.

Passons à la réciproque ([1]). Nous supposons que toutes les racines d'une équation irréductible de degré premier s'expriment
rationnellement à l'aide de deux quelconques d'entre elles; il faut
montrer que l'équation est résoluble par radicaux. Soit G le groupe
de l'équation et μ son ordre; quand on adjoint une racine x_α de
l'équation elle-même, le groupe G se réduit à un groupe Γ_α dont
l'ordre est $\frac{\mu}{n}$ (§ 36). A chaque racine x_α correspond un groupe Γ_{x_i}
et, d'après les théorèmes généraux étudiés précédemment, les
substitutions du groupe G se décomposent en un Tableau de n
lignes dont la première sera, si l'on veut, le groupe Γ_0, et les autres lignes seront les produits des substitutions de Γ_0 par des
sub-titutions

$$T_1, \quad T_2, \quad \ldots, \quad T_{n-1}.$$

Les groupes Γ_α sont les transformées de Γ_0 par les substitutions

---

précédentes; on doit remarquer que deux groupes Γ n'ont d'autre substitution commune que la substitution unité, car autrement il y aurait une substitution laissant deux racines invariables. Après avoir adjoint x_2 et réduit le groupe à Γ_2, adjoignons maintenant x_3, c'est-à-dire une racine de

$$\frac{f(x)}{x - x_2} = 0$$

ou d'un diviseur rationnel de ce quotient, s'il n'est pas irréductible. Le groupe Γ_2 de l'équation deviendra un nouveau groupe dont l'ordre est égal au quotient de l'ordre de Γ_2 par un diviseur du degré de l'équation précédente. L'ordre du groupe après l'adjonction de x_2 et de x_3 sera donc

$$\frac{\mu}{n.m} \qquad\qquad m \leqq n - 1$$

et, puisque l'équation est résolue, on a

$$\mu = m.n.$$

Évaluons le nombre des substitutions de G qui déplacent tous les indices. En ne comptant pas la substitution unité, les groupes Γ renferment

$$(m - 1)n$$

substitutions; le nombre des substitutions qui ne déplacent pas *toutes* les lettres n est donc

$$(m - 1)n - 1.$$

Il y a donc dans G

$$mn - (m - 1)n - 1 \quad \text{ou} \quad n - 1$$

substitutions qui déplacent tous les indices; nous allons voir aisément que ces $n - 1$ substitutions sont circulaires et puissances les unes des autres. Soit T une telle substitution; décomposons-la en cycles; aucun de ces cycles ne sera formé d'une seule lettre, et ils ne contiendront pas tous le même nombre de lettres, puisque n est premier. Si la substitution ne se composait pas d'un seul cycle, il y aurait un cycle d'ordre minimum δ, et la substitution T^δ laisserait δ lettres en place ($\delta > 1$) sans se réduire à la substitution unité; or, le groupe G de l'équation ne peut manifestement contenir une telle substitution, puisque par l'adjonction de δ racines le groupe ne serait pas réduit à l'unité. Les $n-1$ substitutions trouvées plus haut sont donc les $n-1$ premières puissances d'une substitution circulaire.

Cela étant, distribuons les indices dans les racines de manière que les $n-1$ substitutions de G, qui déplacent tous les indices, soient les puissances de la substitution circulaire

$$T = (z+1, z)$$

et soit S une substitution quelconque, que nous représentons par

$$S = [f(z), z].$$

La transformée de T par S est encore une substitution circulaire et déplace, par suite, tous les indices; elle doit donc être une puissance de T

$$T' = (z+\alpha, z).$$

En écrivant que

$$STS^{-1} = T' \qquad \text{ou} \qquad ST = T'S,$$

on aura, en raisonnant comme au § 43,

$$f(z) = \alpha z + \beta,$$

α et β étant des entiers et, par suite, le groupe ne renfermant que des substitutions linéaires, *l'équation est résoluble par radicaux*.

Nous ne nous étendrons pas davantage sur ces questions; le lecteur, désireux d'approfondir ces théories, pourra consulter le *Traité* de M. Jordan et les travaux de Kronecker. Une partie de ceux-ci sont très bien exposés dans le Livre de M. Vogt (*voir*, en particulier, le Chapitre XII). On lira aussi avec grand intérêt, dans l'Ouvrage de MM. Borel et Drach, le Chapitre VI, sur les groupes résolubles.

CHAPITRE XVII.

ANALOGIES ENTRE LES ÉQUATIONS DIFFÉRENTIELLES LINÉAIRES ET LES ÉQUATIONS ALGÉBRIQUES.

I. — Généralités sur les groupes continus [1].

1. Bien que nous ne puissions faire ici une exposition complète des résultats fondamentaux de M. Sophus Lie dans la théorie des groupes continus de transformation, il est indispensable cependant que nous fassions quelques remarques générales sur cette notion de *groupes continus*, qui joue un si grand rôle dans la Science de notre époque. Considérons les n équations

$$(1) \quad \begin{cases} y'_1 = f_1(y_1, y_2, \ldots, y_n, a_1, a_2, \ldots, a_r), \\ y'_2 = f_2(y_1, y_2, \ldots, y_n, a_1, a_2, \ldots, a_r), \\ \cdots\cdots\cdots\cdots\cdots\cdots\cdots\cdots\cdots\cdots\cdots\cdots \\ y'_n = f_n(y_1, y_2, \ldots, y_n, a_1, a_2, \ldots, a_r), \end{cases}$$

les f dépendant de r paramètres a_1, a_2, ..., a_r. Ces n équations définissent une transformation entre les y et les y', et l'on suppose, bien entendu, que le déterminant fonctionnel des f par rapport aux y n'est pas identiquement nul. De plus, on suppose que les r paramètres a ont été réduits au moindre nombre, c'est-à-dire qu'il n'est pas possible de trouver r' fonctions

$$A_1, \quad A_2, \quad \ldots, \quad A_{r'} \qquad (r' < r)$$

----

[1] Pour ces généralités on se reportera aux trois Volumes de M. Sophus Lie *Sur les Groupes de transformations*; on trouvera aussi une exposition très condensée et très nette des théorèmes fondamentaux dans les *Leçons* de M. Lie, rédigées par M. Scheffers (1893), aux pages 396 et suivantes.

de $a_1, a_2, \ldots, a_r$, telles que l'on ait

$$f_i(y_1, y_2, \ldots, y_n, a_1, a_2, \ldots, a_r) = F_i(y_1, y_2, \ldots, y_n, A_1, A_2, \ldots, A_r)$$
$$(i = 1, 2, \ldots, n),$$

circonstance qui amènerait la réduction du nombre des paramètres. Si cette circonstance se produisait, on aurait évidemment une relation de la forme

$$(\alpha) \begin{cases} \gamma_1(a_1, a_2, \ldots, a_r) \dfrac{\partial f_i}{\partial a_1} + \gamma_2(a_1, a_2, \ldots, a_r) \dfrac{\partial f_i}{\partial a_2} + \ldots \\ \qquad + \gamma_r(a_1, a_2, \ldots, a_r) \dfrac{\partial f_i}{\partial a_r} = 0 \quad (i = 1, 2, \ldots, n), \end{cases}$$

et la réciproque est immédiate, c'est-à-dire que, si les f satisfont tous à une relation de cette forme, il y aura au plus $r - 1$ paramètres distincts.

Ceci posé, *les équations* (1) *définissent un groupe de transformations à r paramètres si, ayant successivement*

$$y'_i = f_i(y_1, y_2, \ldots, y_n, a_1, a_2, \ldots, a_r),$$

$$y''_i = f_i(y'_1, y'_2, \ldots, y'_n, b_1, b_2, \ldots, b_r) \quad (i = 1, 2, \ldots, n),$$

les a et b étant des constantes arbitraires, on a

$$y''_i = f_i(y_1, y_2, \ldots, y_n, c_1, c_2, \ldots, c_r),$$

les c ne dépendant que des a et des b. On a donc

$$c_k = \psi_k(a_1, \ldots, a_r, b_1, \ldots, b_r) \quad (k = 1, 2, \ldots, r).$$

Faisons de suite la remarque que les c considérés comme fonctions des b, par exemple, seront des fonctions indépendantes. On a, en effet,

$$f_i(y_1, y_2, \ldots, y_n, b_1, b_2, \ldots, b_r) = f_i(y_1, y_2, \ldots, y_n, \psi_1, \psi_2, \ldots, \psi_r).$$

En différentiant par rapport aux b successivement, on voit que l'on aurait, si le déterminant fonctionnel des ψ par rapport aux b était nul, une relation de la forme

$$\lambda_1(a_1, \ldots, a_r, b_1, \ldots, b_r) \frac{\partial f_i}{\partial b_1} + \ldots + \lambda_r(a_1, \ldots, a_r, b_1, \ldots, b_r) \frac{\partial f_i}{\partial b_r} = 0,$$

quel que soit i, et, en donnant aux a des valeurs fixes arbitrairement choisies, on aurait une relation de la forme (α), et, par suite, les paramètres ne seraient pas réduits au moindre nombre.

Nous n'allons considérer que les groupes de transformations comprenant la substitution identique, c'est-à-dire que nous supposons que, pour certaines valeurs $a_1^0, \ldots, a_r^0$ de $a_1, \ldots, a_r$, on ait

$$x_1' = x_1, \qquad x_2' = x_2, \quad \ldots, \qquad x_n' = x_n.$$

2. Dans le cas où il n'y a qu'un seul paramètre, le problème de la recherche des groupes est extrêmement simple. Il nous suffira de prendre deux variables ; la recherche serait la même pour un nombre quelconque de variables. Considérons donc le groupe à un paramètre a

$$x' = f(x, y, a),$$
$$y' = \varphi(x, y, a).$$

D'après la notion même de groupe nous aurons

$$(\alpha) \qquad \begin{cases} f(x', y', b) = f(x, y, c), \\ \varphi(x', y', b) = \varphi(x, y, c), \end{cases}$$

c étant une fonction de a et b, soit

$$c = \psi(a, b).$$

Des lettres a, b, c deux sont indépendantes, et la troisième est fonction des deux premières. Nous allons, pour un moment, regarder b comme fonction de a et c. En différentiant par rapport à a les deux membres des équations (α), on a

$$\frac{\partial f}{\partial x'} \frac{\partial x'}{\partial a} + \frac{\partial f}{\partial y'} \frac{\partial y'}{\partial a} + \frac{\partial f}{\partial b} \frac{\partial b}{\partial a} = 0.$$

$$\frac{\partial \varphi}{\partial x'} \frac{\partial x'}{\partial a} + \frac{\partial \varphi}{\partial y'} \frac{\partial y'}{\partial a} + \frac{\partial \varphi}{\partial b} \frac{\partial b}{\partial a} = 0.$$

On tire de là, en résolvant ces deux équations par rapport à $\dfrac{\partial x'}{\partial a}$ et $\dfrac{\partial y'}{\partial a}$,

$$\frac{\partial x'}{\partial a} = F(x', y', b) \frac{\partial b}{\partial a},$$

$$\frac{\partial y'}{\partial a} = \Phi(x', y', b) \frac{\partial b}{\partial a}.$$

Or, de l'équation $c = \psi(a, b)$, on tire la valeur de $\dfrac{db}{da}$, soit $\chi(a, b)$. Nous avons donc

$$\frac{\partial x'}{\partial a} = \mathrm{F}(x', y', b)\,\chi(a, b),$$

$$\frac{\partial y'}{\partial a} = \Phi(x', y', b)\,\chi(a, b).$$

Les équations étant écrites sous cette forme, nous pouvons regarder a et b comme indépendants, et nous avons un système d'équations auxquelles satisfont x' et y' considérées comme fonctions de a. Donnons à b une valeur fixe d'ailleurs arbitrairement choisie; les deux équations pourront s'écrire

$$\frac{\partial x'}{\partial a} = \theta(a)\,\xi(x', y'),$$

$$\frac{\partial y'}{\partial a} = \theta(a)\,\eta(x', y').$$

Si l'on fait enfin un changement de paramètre, en introduisant au lieu de a un paramètre t lié à a par la relation

$$\theta(a)\,da = dt,$$

nous aurons le système

$$\frac{\partial x'}{\partial t} = \xi(x', y'),$$

$$\frac{\partial y'}{\partial t} = \eta(x', y'),$$

et, pour une certaine valeur de a, on a, par hypothèse,

$$x' = x, \qquad y' = y.$$

On peut supposer que cela a lieu pour $t = 0$. Donc notre groupe s'obtiendra en considérant le système d'équations différentielles ordinaires

$$\frac{dx'}{dt} = \xi(x', y'),$$

$$\frac{dy'}{dt} = \eta(x', y'),$$

et en cherchant la solution (x', y') se réduisant à (x, y) pour

$t = 0$. *Cette solution donnera les deux fonctions*

$$x' = f(x, y, t),$$
$$y' = \varphi(x, y, t),$$

qui correspondront au groupe cherché.

La réciproque est exacte, c'est-à-dire que deux équations

$$\frac{dx'}{dt} = \xi(x', y'),$$
$$\frac{dy'}{dt} = \eta(x', y'),$$

prises arbitrairement, peuvent être regardées comme définissant un groupe à *un* paramètre. Ceci résulte de ce que ξ et η ne dépendent que de x' et y'. Concevons, en effet, qu'on ait trouvé l'intégrale de ce système telle que $x' = x$, $y' = y$ pour $t = 0$, et soit

$$x' = f(x, y, t),$$
$$y' = \varphi(x, y, t)$$

cette intégrale; *je dis que ces équations définissent un groupe.* Écrivons

$$x' = f(x, y, t_1),$$
$$y' = \varphi(x, y, t_1).$$

Les expressions précédentes se réduisent à x et y pour $t_1 = 0$. D'autre part, les équations

$$x'' = f(x', y', t - t_1),$$
$$y'' = \varphi(x', y', t - t_1)$$

définissent les intégrales x'' et y'' se réduisant à x', y' pour $t = t_1$. Il en résulte que x'', y'' représentent les intégrales se réduisant à (x, y) pour $t = 0$. Donc

$$x'' = f(x, y, t),$$
$$y'' = \varphi(x, y, t);$$

ce qui revient à dire que, des égalités

$$x' = f(x, y, t_1), \qquad x'' = f(x', y', t_2),$$
$$y' = \varphi(x, y, t_1), \qquad y'' = \varphi(x', y', t_2),$$

on déduit

$$x' = f(x, y, t_1 + t_2),$$
$$y' = \varphi(x, y, t_1 + t_2),$$

et l'on a donc bien un groupe.

Pour un accroissement infiniment petit δt, donné à t à partir de $t = 0$, x' et y' prennent à partir de x et y des accroissements dont les parties principales δx et δy sont évidemment

$$\delta x = \xi(x, y)\delta t,$$
$$\delta y = \eta(x, y)\delta t;$$

aussi appelle-t-on

$$\xi\,\delta t \quad \text{et} \quad \eta\,\delta t$$

la transformation infinitésimale du groupe, et, d'après ce qui précède, un groupe à un paramètre est défini par une transformation infinitésimale.

Nous avons considéré le cas de deux lettres; il est clair qu'un groupe à un paramètre pour n lettres peut être défini par le système

$$\frac{dx_1}{dt} = \xi_1(x_1, x_2, \ldots, x_n),$$
$$\frac{dx_2}{dt} = \xi_2(x_1, x_2, \ldots, x_n),$$
$$\cdots\cdots\cdots\cdots\cdots\cdots\cdots$$
$$\frac{dx_n}{dt} = \xi_n(x_1, x_2, \ldots, x_n),$$

où les ξ sont des fonctions de $x_1, x_2, \ldots, x_n$, d'ailleurs quelconques.

3. Considérons maintenant le cas d'un nombre quelconque de paramètres. En nous bornant d'abord uniquement, pour avoir des notations plus simples, à deux variables, nous envisageons le groupe

$$x' = f(x, y, a_1, \ldots, a_r),$$
$$y' = \varphi(x, y, a_1, \ldots, a_r),$$

à r paramètres. Écrivons, comme plus haut,

$$(3) \qquad f(x', y', b_1, \ldots, b_r) = f(x, y, c_1, \ldots, c_r),$$

où l'on a

$$c_k = \psi_k(a_1, \ldots, a_r, b_1, \ldots, b_r) \qquad (k = 1, 2, \ldots, r)$$

avec l'identité de même forme pour φ.

Nous considérons encore les c et les a comme des arbitraires, les b étant des fonctions de ces quantités. En différentiant l'identité (3) par rapport à a_h, il vient

$$\frac{\partial f}{\partial x'} \frac{\partial x'}{\partial a_h} + \frac{\partial f}{\partial y'} \frac{\partial y'}{\partial a_h} + \frac{\partial f}{\partial b_1} \frac{\partial b_1}{\partial a_h} + \ldots + \frac{\partial f}{\partial b_r} \frac{\partial b_r}{\partial a_h} = 0 \qquad (h = 1, 2, \ldots, r),$$

et pareillement

$$\frac{\partial \varphi}{\partial x'} \frac{\partial x'}{\partial a_h} + \frac{\partial \varphi}{\partial y'} \frac{\partial y'}{\partial a_h} + \frac{\partial \varphi}{\partial b_1} \frac{\partial b_1}{\partial a_h} + \ldots + \frac{\partial \varphi}{\partial b_r} \frac{\partial b_r}{\partial a_h} = 0 \qquad (h = 1, 2, \ldots, r).$$

On tire de ces deux équations, en calculant les dérivées partielles des b par rapport aux a, au moyen des relations $c_k = \psi_k$,

$$(4) \quad \begin{cases} \dfrac{\partial x'}{\partial a_h} = \displaystyle\sum_{k=1}^{k=r} \lambda_{kh}(a_1, \ldots, a_r, b_1, \ldots, b_r) \, \mathrm{P}_k(x', y', b_1, \ldots, b_r) \\[2em] \dfrac{\partial y'}{\partial a_h} = \displaystyle\sum_{k=1}^{k=r} \lambda_{kh}(a_1, \ldots, a_r, b_1, \ldots, b_r) \, \mathrm{Q}_k(x', y', b_1, \ldots, b_r) \end{cases}$$

$$(h = 1, 2, \ldots, r).$$

Le déterminant formé avec les λ_{kh} n'est pas identiquement nul, car autrement on aurait une relation de la forme

$$\sum \chi_h(a_1, \ldots, a_r, b_1, \ldots, b_r) \frac{\partial x'}{\partial a_h} = 0,$$

et la même relation pour y'; par suite, les paramètres ne seraient pas réduits au moindre nombre. Comme les c ne figurent pas dans les identités (4), celles-ci sont vérifiées quels que soient a et b. Donnons aux b des valeurs arbitraires mais fixes; les équations précédentes deviendront

$$(5) \quad \begin{cases} \dfrac{\partial x'}{\partial a_h} = \displaystyle\sum_{k=1}^{k=r} \theta_{kh}(a_1, \ldots, a_r) \, \xi_k(x', y') \\[2em] \dfrac{\partial y'}{\partial a_h} = \displaystyle\sum_{k=1}^{k=r} \theta_{kh}(a_1, \ldots, a_r) \, \eta_k(x', y') \end{cases} \qquad (h = 1, 2, \ldots, r).$$

Nous avons là un système de $2r$ relations auxquelles satisfont x' et y' considérés comme fonctions de $a_1, \ldots, a_r$.

Nous avons déjà dit que le déterminant $|\theta_{kh}|$ n'était pas identiquement nul; il en résulte que l'on pourra écrire

$$\xi_k(x', y') = \sum_{h=1}^{h=r} z_{kh}(a_1, \ldots, a_r)\frac{dx'}{da_h},$$

$$\eta_k(x', y') = \sum_{h=1}^{h=r} z_{kh}(a_1, \ldots, a_r)\frac{dy'}{da_h},$$

et le déterminant $|z_{kh}|$ ne sera pas identiquement nul. Nous pouvons conclure de là que les deux relations

$$\sum_{k=1}^{k=r} c_k \xi_k(x', y') = 0, \qquad \sum_{k=1}^{k=r} c_k \eta_k(x', y') = 0,$$

où les c seraient des constantes qui ne sont pas toutes nulles, ne peuvent avoir lieu simultanément. Elles entraîneraient en effet les relations

$$\sum_{k=1}^{k=r} \sum_{h=1}^{h=r} c_k z_{kh} \frac{dx'}{da_h} = 0$$

et la relation analogue en remplaçant x' par y'. Mais, les paramètres étant réduits au moindre nombre, ceci ne peut avoir lieu que si

$$\sum_{k=1}^{k=r} c_k z_{kh} = 0 \qquad (h = 1, 2, \ldots, r).$$

d'où l'on conclut que le déterminant $|z_{kh}|$ devrait être nul.

4. Les équations (5) jouent, dans la théorie des groupes, un rôle extrêmement important. M. Lie démontre à leur sujet un théorème réciproque, que nous nous contenterons d'énoncer.

Supposons que l'on ait un *ensemble* de transformations à r paramètres (je ne dis pas *un groupe*)

$$x' = f(x, y, a_1, \ldots, a_r),$$

$$y' = \varphi(x, y, a_1, \ldots, a_r);$$

tel que, pour certaines valeurs des paramètres, on ait $x' = x$, $y' = y$, et que les x' et y' considérés comme fonctions des a satisfassent à un système de la forme (5), avec les conditions indiquées plus haut relatives à certains déterminants différents de zéro. Dans ces conditions, on peut affirmer que *l'ensemble des transformations précédentes formera un groupe;* c'est la réciproque du théorème du paragraphe précédent.

Nous ne nous arrêterons pas à la démonstration de cette réciproque, et nous allons montrer immédiatement ce qu'on entend par transformations infinitésimales d'un groupe.

Nous avons dit que, pour certaines valeurs des a, soit

$$a_1 = a_1^0, \qquad a_2 = a_2^0, \qquad a_r = a_r^0,$$

on a $x' = x$, $y' = y$. Donnons aux a des accroissements infiniment petits δa à partir de a^0. Les parties principales $\delta x'$ et $\delta y'$ des accroissements de x' et y' seront

$$\delta x' = \left(\frac{\partial x'}{\partial a_1}\right)_0 \delta a_1 + \ldots + \left(\frac{\partial x'}{\partial a_r}\right)_0 \delta a_r,$$

$$\delta y' = \left(\frac{\partial y'}{\partial a_1}\right)_0 \delta a_1 + \ldots + \left(\frac{\partial y'}{\partial a_r}\right)_0 \delta a_r,$$

et, par suite, en désignant par $\varepsilon_1, \varepsilon_2, \ldots, \varepsilon_r$ des quantités infiniment petites qui sont des combinaisons linéaires et homogènes à coefficients constants de $\delta a_1, \delta a_2, \ldots, \delta a_r$, on aura

$$\delta x' = \varepsilon_1 \xi_1(x, y) + \ldots + \varepsilon_r \xi_r(x, y),$$

$$\delta y' = \varepsilon_1 \eta_1(x, y) + \ldots + \varepsilon_r \eta_r(x, y),$$

en calculant, à l'aide des équations (5), les valeurs des dérivées $\left(\frac{\partial x'}{\partial a_i}\right)_0$ et $\left(\frac{\partial y'}{\partial a_i}\right)_0$.

On dit alors que *le groupe admet r transformations infinitésimales*, dont l'ensemble représente la partie principale de l'accroissement de x' et y' à partir de x et y, pour des accroissements arbitraires des a à partir des a^0. Ces r transformations infinitésimales sont

$$\begin{aligned} &\varepsilon_i \xi_i(x, y), \\ &\varepsilon_i \eta_i(x, y), \end{aligned} \qquad\qquad (i = 1, 2, \ldots, r).$$

Elles sont linéairement indépendantes, c'est-à-dire que, pour des valeurs de constantes convenables c, on ne peut avoir

$$\sum_{k=1}^{k=r} c_k \xi_k(x, y) = 0,$$

$$\sum_{k=1}^{k=r} c_k \eta_k(x, y) = 0,$$

comme nous l'avons vu plus haut.

5. Les équations (5) vont nous permettre d'obtenir les sous-groupes à un paramètre contenus dans le groupe donné. Cherchons à cet effet comment nous devons déterminer $a_1, \ldots, a_r$ en fonction d'un paramètre t, pour que l'ensemble des transformations correspondantes forme un groupe à *un* paramètre. D'après ce que nous avons vu au § 2, le paramètre t peut être choisi de telle manière que le groupe soit défini par des équations de la forme

$$\frac{dx'}{dt} = \mathrm{P}(x', y'), \qquad \frac{dy'}{dt} = \mathrm{Q}(x', y').$$

D'autre part, les équations (5) nous donnent

$$\frac{dx'}{dt} = \sum_{h=1}^{h=r} \frac{\partial x'}{\partial a_h} \frac{da_h}{dt} = \sum_{h=1}^{h=r} \sum_{k=1}^{k=r} \theta_{kh}(a_1, \ldots, a_r) \xi_k(x', y') \frac{da_h}{dt}.$$

Il résulte de là que le second membre ne dépendra pas de t. Les coefficients de $\xi_k(x', y')$ sont donc des constantes, et l'on aura, par suite,

$$\sum_{h=1}^{h=r} \theta_{kh}(a_1, \ldots, a_r) \frac{da_h}{dt} = \lambda_k \qquad (k = 1, 2, \ldots, r),$$

les λ étant des constantes. D'ailleurs, bien évidemment, en prenant pour les λ des constantes quelconques, et en prenant pour les a des fonctions satisfaisant au système précédent d'équations différentielles, on obtiendra un groupe à un paramètre contenu dans le groupe donné, et défini par les équations

$$(6) \qquad \begin{cases} \dfrac{dx'}{dt} = \lambda_1 \xi_1(x', y') + \ldots + \lambda_r \xi_r(x', y'), \\[2mm] \dfrac{dy'}{dt} = \lambda_1 \eta_1(x', y') + \ldots + \lambda_r \eta_r(x', y'). \end{cases}$$

Pour trouver ce groupe, on doit intégrer ces équations, en prenant les conditions initiales

$$x' = x, \qquad y' = y \qquad\qquad (\text{pour } t = 0).$$

On voit que ces intégrales se présenteront sous la forme

$$(7) \quad \begin{cases} x' = F(x, y, \lambda_1 t, \lambda_2 t, \ldots, \lambda_r t), \\ y' = \Phi(x, y, \lambda_1 t, \lambda_2 t, \ldots, \lambda_r t), \end{cases}$$

comme le montre le développement de x', y' suivant les puissances de t.

En même temps que la réciproque admise au paragraphe précédent (5), M. Lie démontre que, du groupe à *un* paramètre que nous venons d'obtenir, on peut déduire le groupe général, défini par les équations (5), en remplaçant $\lambda_1 t$, $\lambda_2 t$, $\ldots$, $\lambda_r t$ par r arbitraires a_1, a_2, $\ldots$, a_r, qui ne représenteront pas en général les mêmes quantités que les a primitifs.

Le groupe donné pourra donc s'écrire

$$\begin{aligned} x' &= F(x, y, a_1, \ldots, a_r), \\ y' &= \Phi(x, y, a_1, \ldots, a_r), \end{aligned}$$

la substitution identique correspondant à $a_1 = \ldots = a_r = 0$, et l'on aura le développement

$$(8) \quad \begin{cases} x' = x + a_1 \xi_1(x, y) + \ldots + a_r \xi_r(x, y) + \ldots, \\ y' = y + a_1 \eta_1(x, y) + \ldots + a_r \eta_r(x, y) + \ldots, \end{cases}$$

les termes non écrits étant de degrés supérieurs au premier par rapport aux a.

6. Il est important de remarquer que les ξ et les η ne peuvent être pris arbitrairement, c'est-à-dire que si l'on prend dans le système (6) les ξ et les η arbitrairement, les équations (7) qu'on en déduit ne définiront pas un groupe aux r paramètres $\lambda_1 t$, $\lambda_2 t$, $\ldots$, $\lambda_r t$. Un point capital de cette théorie consiste donc à trouver les conditions nécessaires et suffisantes qui doivent exister entre les ξ et η, pour que l'on soit conduit à un groupe de transformations en opérant comme ci-dessus.

Il est aisé de trouver des conditions nécessaires; c'est ce que nous montrerons de la manière suivante.

Prenons le groupe à un paramètre défini par les équations

$$\frac{dx'}{dt}=\xi_1(x',y'), \qquad \frac{dy'}{dt}=\eta_1(x',y').$$

obtenues en faisant, dans les équations (6), $\lambda_1=1, \lambda_2=\ldots=\lambda_p=0$. Il pourra être représenté par le développement

$$x'=x+t\,\xi_1(x,y)+\frac{t^2}{1.2}A_1(\xi_1)+\frac{t^3}{1.2.3}A_1[A_1(\xi_1)]+\ldots,$$

$$y'=y+t\,\eta_1(x,y)+\frac{t^2}{1.2}A_1(\eta_1)+\frac{t^3}{1.2.3}A_1[A_1(\eta_1)]+\ldots,$$

en posant

$$A_1(f)=\xi_1\frac{\partial f}{\partial x}+\eta_1\frac{\partial f}{\partial y}$$

et en regardant $A_1(f)$ comme un symbole d'opération à effectuer sur une fonction f. De même un second groupe à un paramètre correspondant aux équations

$$\frac{dx'}{dt}=\xi_2(x',y'), \qquad \frac{dy'}{dt}=\eta_2(x',y')$$

sera représenté par le développement

$$x'=x+t\,\xi_2(x,y)+\frac{t^2}{1.2}A_2(\xi_2)+\ldots,$$

$$y'=y+t\,\eta_2(x,y)+\frac{t^2}{1.2}A_2(\eta_2)+\ldots,$$

en posant

$$A_2(f)=\xi_2\frac{\partial f}{\partial x}+\eta_2\frac{\partial f}{\partial y}.$$

Désignons par S^t la première substitution et par $S^{t'}$ la seconde, et faisons successivement sur (x,y) les substitutions

$$S_1^t,\quad S_2^{t'},\quad S_1^{-t},\quad S_2^{-t'},$$

Un calcul un peu long, mais très simple, nous donne le résultat suivant

$$(7)\qquad\begin{cases} x+tt'\,[A_2(\xi_1)-A_1(\xi_2)]+\ldots,\\[4pt] y+tt'\,[A_2(\eta_1)-A_1(\eta_2)]+\ldots,\end{cases}$$

les termes non écrits étant de degrés supérieurs au second en t et t'. Cette substitution doit être comprise dans le groupe (5) du paragraphe précédent, en prenant pour les α des séries entières

ordonnées suivant les puissances de t et t'. Ces séries devront nécessairement commencer par des termes du second degré en t
et t', car, s'il y avait des termes du premier degré, leur ensemble
devrait être identiquement nul et les r transformations infinitésimales ne seraient pas linéairement indépendantes (§ 4). En identifiant (τ) et (τ'), on voit donc que les développements de a_1, ...,
a_r doivent commencer par des termes du second degré et sont
nécessairement de la forme

$$a_1 = c_1 tt' + \ldots,$$
$$\ldots\ldots\ldots\ldots\ldots$$
$$a_r = c_r tt' + \ldots,$$

les c étant des constantes, et l'on a, par suite,

$$A_2(\xi_1) - A_1(\xi_2) = c_1 \xi_1 + c_2 \xi_2 + \ldots + c_r \xi_r,$$
$$A_2(\eta_1) - A_1(\eta_2) = c_1 \eta_1 + c_2 \eta_2 + \ldots + c_r \eta_r.$$

On peut écrire ces deux identités sous une forme plus condensée.
On a, quelle que soit la fonction f,

$$A_2[A_1(f)] - A_1[A_2(f)] = [A_2(\xi_1) - A_1(\xi_2)]\frac{\partial f}{\partial x}$$
$$+ [A_2(\eta_1) - A_1(\eta_2)]\frac{\partial f}{\partial y}.$$

On aura donc, quelle que soit la fonction f, la relation

$$A_2[A_1(f)] - A_1[A_2(f)] = c_1 A_1(f) + c_2 A_2(f) + \ldots + c_r A_r(f),$$

qui revient aux deux égalités ci-dessus. La combinaison qui figure
dans le premier membre se présente dans de nombreuses questions d'Analyse, notamment dans la théorie des équations linéaires
simultanées aux dérivées partielles. On l'appelle le *crochet* de A_1
et A_2, et on la désigne souvent par la parenthèse $(A_2 A_1)$; c'est
un symbole d'opération à effectuer sur une fonction f.

Nous avons raisonné sur $A_1(f)$ et $A_2(f)$; en considérant d'une
manière générale

$$A_i(f) = \xi_i \frac{\partial f}{\partial x} + \eta_i \frac{\partial f}{\partial y},$$
$$A_k(f) = \xi_k \frac{\partial f}{\partial x} + \eta_k \frac{\partial f}{\partial y},$$

les crochets

$$(A_i A_k)$$

devront être des combinaisons linéaires et homogènes à coefficients constants des r expressions

$$A_1(f), \quad A_2(f), \quad \ldots, \quad A_r(f).$$

Nous trouvons donc ainsi un ensemble de conditions nécessaires pour que les r couples de fonctions (ξ, τ) correspondent à un groupe de transformations.

7. *Ces conditions nécessaires sont en même temps suffisantes.* La démonstration de ce théorème fondamental de M. Lie nous entraînerait trop loin, et nous nous contenterons de cette affirmation. Aussi bien, il suffira souvent de savoir l'énoncé de ce théorème pour pouvoir faire des applications de la théorie.

Nous avons supposé qu'il n'y avait que deux variables. Dans le cas de n variables $x, y, \ldots, z$ et d'un groupe à r paramètres, ce groupe sera défini par r transformations infinitésimales qui correspondent aux r expressions

$$A_1(f) = \xi_1 \frac{\partial f}{\partial x} + \tau_1 \frac{\partial f}{\partial y} + \ldots + \tau_1 \frac{\partial f}{\partial z},$$

$$A_2(f) = \xi_2 \frac{\partial f}{\partial x} + \tau_2 \frac{\partial f}{\partial y} + \ldots + \tau_2 \frac{\partial f}{\partial z},$$

$$\cdots\cdots\cdots\cdots\cdots\cdots\cdots\cdots\cdots\cdots\cdots$$

$$A_r(f) = \xi_r \frac{\partial f}{\partial x} + \tau_r \frac{\partial f}{\partial y} + \ldots + \tau_r \frac{\partial f}{\partial z},$$

les $\xi, \tau, \ldots, \tau$ étant des fonctions de $x, y, \ldots, z$.

Ces r transformations infinitésimales définiront un groupe si tous les crochets

$$(A_i A_k)$$

sont des combinaisons linéaires et homogènes de $A_1, \ldots, A_r$.

Pour obtenir ce groupe, on considérera les équations différentielles ordinaires

$$\frac{dx}{dt} = \lambda_1 \xi_1 + \lambda_2 \xi_2 + \ldots + \lambda_r \xi_r,$$

$$\frac{dy}{dt} = \lambda_1 \tau_1 + \lambda_2 \tau_2 + \ldots + \lambda_r \tau_r,$$

$$\cdots\cdots\cdots\cdots\cdots\cdots\cdots\cdots\cdots\cdots\cdots$$

$$\frac{dz}{dt} = \lambda_1 \tau_1 + \lambda_2 \tau_2 + \ldots + \lambda_r \tau_r,$$

où les λ sont des constantes arbitraires. On intégrera ce système en prenant comme conditions initiales

$$x = x_0, \quad y = y_0, \quad \ldots, \quad z = z_0 \qquad (\text{pour } t = 0).$$

L'intégrale générale sera de la forme

$$\begin{aligned}
x &= f_1(x_0, y_0, \ldots, z_0, \lambda_1 t, \lambda_2 t, \ldots, \lambda_r t), \\
y &= f_2(x_0, y_0, \ldots, z_0, \lambda_1 t, \lambda_2 t, \ldots, \lambda_r t), \\
&\ldots\ldots\ldots\ldots\ldots\ldots\ldots\ldots\ldots\ldots\ldots\ldots\ldots \\
z &= f_n(x_0, y_0, \ldots, z_0, \lambda_1 t, \lambda_2 t, \ldots, \lambda_r t).
\end{aligned}$$

En mettant à la place de $\lambda_1 t, \lambda_2 t, \ldots, \lambda_r t$ des constantes $a_1, a_2, \ldots, a_r$, nous aurons un groupe à r paramètres entre $(x_0, y_0, \ldots, z_0)$ et $(x, y, \ldots, z)$. Rappelons que les $A(f)$ ont été supposés linéairement indépendants, c'est-à-dire qu'il n'y a pas entre eux de relation de la forme

$$c_1 A_1(f) + \ldots + c_r A_r(f) = 0,$$

les c étant des constantes qui ne sont pas toutes nulles.

8. Faisons encore une remarque applicable à tous les groupes de transformations dépendant d'un nombre fini de paramètres arbitraires. Soit le groupe G à r paramètres

$$Y_i = f_i(y_1, y_2, \ldots, y_n, a_1, a_2, \ldots, a_r) \qquad (i = 1, 2, \ldots, n).$$

Considérons une fonction $F(y_1, y_2, \ldots, y_n)$; il arrivera, en général, si l'on forme l'expression

$$F(Y_1, Y_2, \ldots, Y_n)$$

qu'elle dépendra réellement de r paramètres, c'est-à-dire ne pourra pas être considérée comme une fonction dépendant d'un nombre moindre de paramètres. Nous voulons examiner le cas où il en serait autrement, c'est-à-dire où l'on aurait

$$F(Y_1, Y_2, \ldots, Y_n) = \Phi(y_1, y_2, \ldots, y_n, A_1, A_2, \ldots, A_\rho),$$

les A dépendant des a et ρ étant *moindre* que r. Désignons par $A_1^0, \ldots, A_\rho^0$ les valeurs des A pour $a_1^0, a_2^0, \ldots, a_r^0$ (valeurs de paramètres correspondant à la substitution identique); si l'on pose

$$A_1 = A_1^0, \quad A_2 = A_2^0, \ldots, \quad A_\rho = A_\rho^0,$$

on établira entre les a des relations qui en laisseront au moins $r - \rho$ arbitraires. Pour ces relations entre les a, on aura, d'après l'identité ci-dessus,

$$F(Y_1, Y_2, \ldots, Y_n) = F(y_1, y_2, \ldots, y_n).$$

Il existera donc un sous-groupe du groupe donné, dépendant d'*au moins* $r - \rho$ paramètres, qui laissera invariable la fonction F.

Traitons maintenant la question inverse, et supposons qu'il y ait dans le groupe G un sous-groupe Γ à $r - \rho$ paramètres, qui laisse invariable la fonction F; je dis que la fonction

$$F(Y_1, Y_2, \ldots, Y_n),$$

où les Y correspondent à la substitution générale du groupe G, dépend *au plus* de ρ paramètres.

Le sous-groupe Γ correspondra à des valeurs $\alpha_1, \alpha_2, \ldots, \alpha_r$ des paramètres a, liées par ρ relations convenables, de telle sorte qu'il y ait seulement parmi les α un nombre d'arbitraires égal à $r - \rho$. En effectuant successivement sur les y une substitution du groupe G et une substitution du groupe Γ, on obtiendra des expressions

$$Y_i' = f_i(y_1, y_2, \ldots, y_n, B_1, B_2, \ldots, B_r),$$

où les B dépendent des a et des α. Pour des valeurs fixes, d'ailleurs arbitraires, données aux a, on pourra choisir les α de telle sorte qu'au moins $r - \rho$ des B puissent prendre des valeurs arbitrairement données, car, dans le cas contraire, le groupe Γ ne serait pas à $r - \rho$ paramètres. Ceci posé, dans

$$F(Y_1, Y_2, \ldots, Y_n)$$

effectuons sur les Y une substitution du groupe Γ, en posant

$$Y_i' = f_i(Y_1, Y_2, \ldots, Y_n, \alpha_1, \alpha_2, \ldots, \alpha_r) = f_i(y_1, y_2, \ldots, y_n, B_1, B_2, \ldots, B_r),$$

on aura

$$F(Y_1, Y_2, \ldots, Y_n) = F(Y_1', Y_2', \ldots, Y_n'),$$

d'après la propriété du sous-groupe Γ. Mais, d'après ce que nous avons dit plus haut, on peut, pour des valeurs arbitraires des a, donner dans les Y' à $r - \rho$ des B au moins telles valeurs fixes que l'on voudra. Il en résulte que la fonction $F(Y_1, Y_2, \ldots, Y_n)$ dépend au plus de ρ paramètres.

En rapprochant les deux remarques que nous venons de faire, on peut énoncer le théorème suivant [1] :

Étant donné le groupe G *à* r *paramètres, la condition nécessaire et suffisante pour que la fonction*

$$F(Y_1, Y_2, \ldots, Y_n)$$

dépende seulement de ρ *paramètres* $(\rho < r)$ *est que la fonction* $F(y_1, y_2, \ldots, y_n)$ *reste invariable pour les substitutions d'un sous-groupe* Γ *de* G, *à* $r - \rho$ *paramètres.*

Ce théorème peut être regardé comme l'analogue de celui que nous avons établi au § 20 du Chapitre précédent. Nous avions là une fonction prenant n valeurs pour les substitutions d'un groupe G d'ordre m; il y avait alors un groupe Γ, sous-groupe de G et d'ordre $\frac{m}{n}$, laissant la fonction invariable. Dans la question actuelle, *c'est la différence* $r - \rho$ *qui remplace le quotient* $\frac{m}{n}$; c'est ce qui arrivera généralement par la suite, où nous trouverons des *différences* au lieu de *quotients* dans des énoncés par ailleurs de même forme.

II. — Des groupes de transformations homogènes et linéaires, et des fonctions symétriques dans la théorie des équations linéaires.

9. Une classe très spéciale de groupes de transformations sera pour nous particulièrement intéressante : ce sont les groupes de transformations linéaires et homogènes et, de plus, renfermant algébriquement les paramètres. Considérons donc la substitution linéaire

$$Y_1 = a_{11}y_1 + a_{12}y_2 + \ldots + a_{1n}y_n,$$
$$Y_2 = a_{21}y_1 + a_{22}y_2 + \ldots + a_{2n}y_n,$$
$$\cdots\cdots\cdots\cdots\cdots\cdots\cdots\cdots\cdots$$
$$Y_n = a_{n1}y_1 + a_{n2}y_2 + \ldots + a_{nn}y_n.$$

---

[1] On trouvera dans la Thèse de M. Vessiot (*Annales de l'École Normale,* 1891) une autre démonstration de ce théorème.

Si tous les a sont arbitraires, ces équations définiront évidemment un groupe continu de transformations à n^2 paramètres.

En considérant les y comme des fonctions arbitraires d'une variable x, nous allons étudier d'abord les fonctions rationnelles des y et de leurs dérivées, qui restent invariables quand on effectue sur les y et en même temps sur leurs dérivées des différents ordres la transformation du groupe précédent. Nous les appellerons par analogie *fonctions symétriques* des y et de leurs dérivées.

Il est tout d'abord facile de former des fonctions de cette nature. Étant données n fonctions arbitraires

$$y_1, y_2, \ldots, y_n$$

de x, on peut former l'équation linéaire d'ordre n dont ces fonctions seraient un système fondamental. Soit

$$\frac{d^n y}{dx^n} + p_1 \frac{d^{n-1} y}{dx^{n-1}} + \ldots + p_0 y = 0$$

cette équation. Les p sont des fonctions rationnelles de $y_1, y_2, \ldots, y_n$ et de leurs dérivées jusqu'à l'ordre n, et il est évident qu'elles restent invariables quand on effectue sur les $y_1, y_2, \ldots, y_n$ une substitution linéaire quelconque. Ces fonctions jouent le même rôle que les fonctions symétriques des racines d'une équation algébrique; nous allons en effet établir le théorème suivant :

Toute fonction rationnelle des y et de leurs dérivées invariable par les substitutions du groupe linéaire général s'exprime rationnellement à l'aide des fonctions p et de leurs dérivées.

Remarquons d'abord que dans la fonction considérée, on peut toujours ramener l'ordre de dérivation des y à ne pas dépasser $n - 1$. Il suffit pour cela de se servir de l'équation différentielle linéaire écrite ci-dessus. Après cette réduction, nous avons donc une fonction rationnelle

$$R(y_1, y_2, \ldots, y_n, y_1', \ldots, y_n', \ldots, y_1^{(n-1)}, \ldots, y_n^{(n-1)})$$

dont les coefficients sont eux-mêmes fonctions rationnelles des p et de leurs dérivées. Nous allons montrer que, *sous cette forme*, R ne peut dépendre des y. On a, en effet,

$$R(y_1, \ldots, y_n, y_1', \ldots, y_n', \ldots, y_1^{(n-1)}, \ldots, y_n^{(n-1)})$$
$$= R(Y_1, \ldots, Y_n, Y_1', \ldots, Y_n', \ldots, Y_1^{(n-1)}, \ldots, Y_n^{(n-1)})$$

les p et leurs dérivées, dans les coefficients de R, n'ayant pas changés. Or, pour une valeur donnée d'ailleurs arbitraire de x, nous pouvons choisir les constantes a de manière que

$$Y_1, \ldots, Y_n, Y'_1, \ldots, Y'_n, \ldots, Y_1^{(n-1)}, \ldots, Y_n^{(n-1)}$$

prennent telles valeurs que l'on voudra. Si donc R dépend d'une des lettres précédentes, l'égalité ci-dessus est impossible, puisque le premier membre est indépendant des a, tandis que le second a une valeur variable avec ces paramètres.

Il résulte de là que R ne dépend pas de $y_1, \ldots, y_n, y'_1, \ldots, y_n^{(n-1)}$, et la fonction se réduit, par suite, à une fonction rationnelle des p et de leurs dérivées [1]. C'est le théorème que nous voulions établir.

10. Parmi les fonctions symétriques élémentaires, que nous avons désignées par p, il en est une qui est particulièrement intéressante : c'est la première p_1. En posant

$$D = \begin{vmatrix} y_1 & y_2 & \cdots & y_n \\ \dfrac{dy_1}{dx} & \dfrac{dy_2}{dx} & \cdots & \dfrac{dy_n}{dx} \\ \hdotsfor{4} \\ \dfrac{d^{n-1}y_1}{dx^{n-1}} & \dfrac{d^{n-1}y_2}{dx^{n-1}} & \cdots & \dfrac{d^{n-1}y_n}{dx^{n-1}} \end{vmatrix}, \quad D_1 = \begin{vmatrix} y_1 & y_2 & \cdots & y_n \\ \dfrac{dy_1}{dx} & \dfrac{dy_2}{dx} & \cdots & \dfrac{dy_n}{dx} \\ \hdotsfor{4} \\ \dfrac{d^{n-2}y_1}{dx^{n-2}} & \dfrac{d^{n-2}y_2}{dx^{n-2}} & \cdots & \dfrac{d^{n-2}y_n}{dx^{n-2}} \\ \dfrac{d^{n}y_1}{dx^{n}} & \dfrac{d^{n}y_2}{dx^{n}} & \cdots & \dfrac{d^{n}y_n}{dx^{n}} \end{vmatrix},$$

on a

$$-p_1 = \frac{D_1}{D};$$

or D_1 est précisément la dérivée de D par rapport à x. Admettons, en effet, que ce fait soit exact pour $n-1$ fonctions; on va voir immédiatement qu'il est encore exact quand on passe de $n-1$ à n. Concevons D développé suivant les termes de la dernière ligne, et écrivons

$$D = A_1 \frac{d^{n-1}y_1}{dx^{n-1}} + A_2 \frac{d^{n-1}y_2}{dx^{n-1}} + \ldots + A_n \frac{d^{n-1}y_n}{dx^{n-1}},$$

---

[1] Les fonctions de cette nature ont été étudiées particulièrement par M. Appell dans son Mémoire *Sur les équations différentielles linéaires* (*Annales de l'École Normale*, 2ᵉ série, tome IX).

les A étant des déterminants analogues à D, mais relatifs seulement à $n-1$ fonctions. On aura alors

$$\frac{dD}{dx} = A_1 \frac{d^n y_1}{dx^n} + A_2 \frac{d^n y_2}{dx^n} + \ldots + A_n \frac{d^n y_n}{dx^n},$$

les autres termes disparaissant, car, d'après ce qui a été supposé
au sujet des déterminants d'ordre $n-1$, ces termes forment le
déterminant D, où l'avant-dernière ligne aurait été remplacée par
la dernière, de telle sorte que les deux dernières lignes s'y trouvent
identiques. On a donc bien

$$D_1 = \frac{dD}{dx},$$

comme nous l'avons énoncé. On conclut de là

$$D = e^{-\int p_1 \, dx},$$

La valeur du déterminant

$$D_i = \left| \frac{d^i y_1}{dx^i}, \quad \frac{d^i y_2}{dx^i}, \quad \ldots, \quad \frac{d^i y_n}{dx^i} \right|_{n=0,1,\ldots,n-i-1,\,n-i+1,\ldots,n}$$

est maintenant facile à calculer en fonction des p. La résolution
des n équations du premier degré en $p_1, p_2, \ldots, p_n$ donne

$$p_\lambda(x) = (-1)^\lambda \frac{D_\lambda}{D},$$

et l'on aura par suite

$$D_\lambda = (-1)^\lambda p_\lambda(x) \, e^{-\int p_1 \, dx},$$

D'une manière plus générale, considérons le déterminant

$$\left| \frac{d^i y_1}{dx^i}, \quad \frac{d^i y_2}{dx^i}, \quad \ldots, \quad \frac{d^i y_n}{dx^i} \right|_{i=a_1, a_2, \ldots, a_n}$$

les a étant n entiers distincts quelconques; il résulte immédiatement de ce qui précède que ce déterminant est égal à une fonction
entière des p et de leurs dérivées multipliée par $e^{-\int p_1 \, dx}$.

On trouvera dans le Mémoire cité de M. Appell des applications
intéressantes de cette théorie des fonctions symétriques des intégrales d'une équation linéaire, particulièrement à la transformation d'une telle équation.

Soit

$$z = f\left(y_1, \frac{dy_1}{dx}, \ldots\right)$$

une fonction rationnelle entière z des intégrales $y_1, y_2, \ldots, y_n$ formant un système fondamental, et de leurs dérivées jusqu'à un ordre d'ailleurs quelconque. Le problème général de la transformation est de former l'équation différentielle linéaire qui admet pour intégrale la fonction z. Tout d'abord, pour voir quel est l'ordre de l'équation différentielle en z, on remplacera $y_1, y_2, \ldots, y_n$ par les éléments d'un autre système fondamental, c'est-à-dire en remplaçant y_i par

$$a_{i1} y_1 + a_{i2} y_2 + \ldots + a_{in} y_n \qquad (i = 1, 2, \ldots, n).$$

L'ordre de l'équation différentielle en z est égal au nombre des termes linéairement indépendants qui entrent dans l'expression de z ainsi transformée. Le développement de f donne un certain nombre de termes monomes de la forme

$$y_1^\alpha y_2^\beta \ldots \left(\frac{dy_1}{dx}\right)^\delta \ldots$$

Soit, après la réduction à l'ordre $n - 1$, au plus, de l'ordre maximum de dérivation des y, q le nombre des termes algébriquement indépendants. On pourra former l'équation différentielle d'ordre q admettant ces q solutions ; les coefficients de cette équation se présenteront manifestement sous la forme de fonctions symétriques de $y_1, y_2, \ldots, y_n$. Dans certains cas particuliers, il pourra arriver cependant que les termes algébriquement distincts ne soient pas linéairement indépendants ; on s'en apercevra à ce que tous les coefficients de l'équation formée sont identiquement nuls, et l'on cherchera alors à former une équation d'ordre $q - 1$: on arrivera ainsi forcément à l'équation cherchée au bout d'un certain nombre de tentatives.

Soit, par exemple, l'équation

$$\frac{d^2y}{dx^2} = a\frac{dy}{dx} + by.$$

Posons

$$z = y_1^2$$

l'expression générale de z sera

$$(a_1 y_1 + a_2 y_2)^3.$$

Nous avons ici les trois termes

$$y_1^2, \quad y_1 y_2, \quad y_2^2,$$

et l'équation donnant z sera en général du troisième ordre.

11. Après avoir considéré les fonctions rationnelles de n fonctions arbitraires de x et de leurs dérivées, que nous avons appelées *fonctions symétriques*, il est naturel de considérer des fonctions rationnelles quelconques. Prenons donc une fonction rationnelle de $y_1, y_2, \ldots, y_n$ et de leurs dérivées jusqu'à un ordre d'ailleurs quelconque, en désignant toujours par $y_1, y_2, \ldots, y_n$ des fonctions *arbitraires* de x, et désignons-la pour abréger par

$$R(y_1, y_2, \ldots, y_n),$$

sans marquer explicitement les dérivées qui peuvent figurer dans R.

Reprenons la substitution linéaire générale

$$(8) \quad \begin{cases} Y_1 = a_{11} y_1 + a_{12} y_2 + \ldots + a_{1n} y_n, \\ Y_2 = a_{21} y_1 + a_{22} y_2 + \ldots + a_{2n} y_n, \\ \cdots\cdots\cdots\cdots\cdots\cdots\cdots\cdots\cdots \\ Y_n = a_{n1} y_1 + a_{n2} y_2 + \ldots + a_{nn} y_n, \end{cases}$$

et écrivons la relation

$$(9) \qquad R(Y_1, Y_2, \ldots, Y_n) = R(y_1, y_2, \ldots, y_n).$$

On peut chercher à déterminer les constantes a, de manière que cette relation soit identiquement vérifiée, quelles que soient les fonctions $y_1, y_2, \ldots, y_n$ de x. En général, il n'y aura pas d'autres solutions que

$$a_{ik} = 0 \quad (i \neq k), \qquad a_{ii} = 1,$$

mais, pour certaines fonctions R, il y aura d'autres déterminations possibles des a. Supposons que l'identité précédente entraîne seulement

$$n^2 - p$$

relations entre les a, qui seront d'ailleurs évidemment algébriques; on pourra exprimer $n^2 - \rho$ des a en fonction des ρ restants. Dans ces conditions, les équations (8) définissent un ensemble de transformations dépendant de ρ paramètres arbitraires. *Cet ensemble de transformations forme un groupe linéaire, homogène et algébrique de transformations;* il est clair, en effet, que le produit de deux substitutions de l'ensemble appartient encore au même ensemble, puisque pour ces deux substitutions la fonction R reste invariable, d'après l'identité (9).

Prenons, comme exemple, l'expression

$$\frac{1}{y_1}\left(y_1\frac{dy_2}{dx} - y_2\frac{dy_1}{dx}\right).$$

En écrivant l'identité (9), on trouve

$$Y_1 = ay_1,$$
$$Y_2 = by_1 + y_2.$$

On a ainsi un groupe de transformations à deux paramètres a et b.

Il pourra arriver que l'identité (9) ne définisse pas un seul groupe, mais plusieurs. Les $n^2 - \rho$ relations entre les a, dont nous avons parlé plus haut, peuvent ne pas former un système irréductible et se partager alors en plusieurs systèmes irréductibles de $n^2 - \rho$ relations. Le groupe dérivé de la fonction R est dit, dans ce cas, *un groupe complexe.* Prenons, par exemple, pour R, la fonction

$$y_1^2 - y_2^2 + y_3^2.$$

Le groupe linéaire, laissant invariable cette expression, correspond à l'ensemble des transformations de coordonnées rectangulaires. Cet ensemble se partage en deux groupes distincts; pour l'un d'eux, le déterminant des coefficients de la substitution est égal à $+ 1$ et pour l'autre à $- 1$.

Une question inverse se pose maintenant : étant donné un groupe linéaire homogène et algébrique, existe-t-il toujours une ou plusieurs fonctions rationnelles des y considérés comme fonctions arbitraires d'une variable x et de leurs dérivées que laissent invariables les substitutions du groupe. On répondra immédiatement à cette question en se reportant à un théorème général de

M. Lie, que je ne fais qu'énoncer (¹). Reprenons un groupe quelconque

$$Y_i = f_i(y_1, y_2, \ldots, y_n, a_1, a_2, \ldots, a_r) \quad (i = 1, 2, \ldots, n).$$

En regardant les y comme fonctions arbitraires de x, différentions ces équations un nombre suffisant de fois pour qu'elles soient en nombre supérieur à r.

En éliminant alors les a entre les équations ainsi obtenues, nous obtenons des relations que M. Lie démontre être nécessairement de la forme

$$R\left(Y_1, \ldots, Y_n, \frac{dY_1}{dx}, \ldots\right) = R\left(y_1, \ldots, y_n, \frac{dy_1}{dx}, \ldots\right).$$

En particulier, si nous avons un groupe linéaire homogène et algébrique, les relations précédentes seront nécessairement algébriques, et, en prenant des combinaisons symétriques de ces relations, on obtiendra une ou plusieurs fonctions *rationnelles* des y et de leurs dérivées que laisseront invariables les substitutions du groupe, et, parmi ces fonctions rationnelles, on pourra en trouver qui ne restent pas invariables pour les substitutions d'un autre groupe à un plus grand nombre de paramètres.

12. Les théorèmes établis dans la première Section de ce Chapitre nous permettent de faire quelques remarques générales sur les groupes *linéaires, homogènes et algébriques*.

Commençons par un groupe à *un* paramètre. On obtiendra un tel groupe en prenant un système d'équations linéaires à coefficients constants

$$\frac{dx_1}{dt} = a_{11} x_1 + \ldots + a_{1n} x_n,$$
$$\cdots\cdots\cdots\cdots\cdots\cdots\cdots\cdots\cdots,$$
$$\frac{dx_n}{dt} = a_{n1} x_1 + \ldots + a_{nn} x_n.$$

On calculera l'intégrale générale, et il suffira de choisir les n constantes arbitraires de manière que, pour $t = 0$, on ait

$$x_1 = x_1^0, \quad \ldots, \quad x_n = x_n^0.$$

(¹) S. Lie, *Théorie der Transformationsgruppen* (pages 515 et 524).

On aura ainsi un groupe de transformations avec le paramètre t, entre les x et les x_0. Si nous voulons que ce groupe soit *algébrique*, il faudra que dans les expressions linéaires des x en fonction des x_0, deux coefficients quelconques des x_0 soient liés par une relation algébrique. Si nous désignons par r_1, r_2, ..., r_k les racines différentes de zéro et distinctes de l'équation caractéristique

$$\begin{vmatrix} a_{11}-r & a_{12} & \dots & a_{1n} \\ a_{21} & a_{22}-r & \dots & a_{2n} \\ \dots\dots & \dots\dots & \dots & \dots \\ a_{n1} & a_{n2} & \dots & a_{nn}-r \end{vmatrix} = 0,$$

chaque coefficient sera de la forme

$$P_1(t)\,e^{r_1 t} + P_2(t)\,e^{r_2 t} + \dots + P_k\,e^{r_k t} + P_{k+1}(t),$$

les P étant rationnels.

Nous avons vu, en étudiant les équations à coefficients constants, que, si les ρ représentent des nombres distincts et différents de zéro, une identité de la forme

$$(\alpha) \qquad\qquad B(t) + \Sigma A_i(t)\,e^{\rho_i t} = 0,$$

où B et les A sont rationnels, entraîne nécessairement $B = 0$, $A_i = 0$. Ceci posé, une relation algébrique entre deux coefficients entraînera une relation algébrique (E) entre

$$(\beta) \qquad\qquad t,\ e^{r_1 t},\ \dots,\ e^{r_k t}.$$

Il pourrait arriver que cette relation fût vérifiée quels que soient t, $e^{r_1 t}$, ..., $e^{r_k t}$ considérés comme étant $k+1$ grandeurs indépendantes; alors les deux coefficients pourraient être regardés comme fonctions rationnelles d'une de ces lettres, les autres prenant telles valeurs numériques que l'on voudra, et, si cette circonstance se présentait pour tout groupe de deux coefficients, *tous ces coefficients seraient fonctions rationnelles d'une arbitraire*. Dans le cas contraire, (E) donnerait réellement une relation entre les quantités (β); mais, d'après ce que nous avons dit des identités de la forme (α), il faudrait qu'il y eût au moins deux termes avec la même exponentielle, pour qu'ils puissent se détruire. On aurait donc nécessairement au moins une relation

$$n_1 r_1 + n_2 r_2 + \dots + n_k r_k = 0,$$

les n étant des entiers positifs ou négatifs qui ne sont pas tous nuls.

Soit n_k différent de zéro, nous remplacerons t par $n_k\theta$; nous pouvons alors considérer les coefficients comme des fonctions entières de

$$(\gamma) \qquad \theta, \; e^{r_2\theta}, \; \ldots, \; e^{r_k\theta},$$

et nous pouvons raisonner comme précédemment. La relation algébrique entre deux coefficients entraîne une relation (E') entre les termes de la suite (γ); il pourrait arriver que (E') fût vérifiée, quels que soient $\theta, e^{r_2\theta}, \ldots, e^{r_k\theta}$ considérés comme étant k grandeurs indépendantes, et dans le cas où il en serait ainsi pour tout groupe de deux coefficients, il est clair que *tous ces coefficients seraient fonctions rationnelles d'une arbitraire*. Dans le cas contraire, nous serons conduit à une relation

$$n'_1 r_1 + n'_2 r_2 + \ldots + n'_{k-1} r_{k-1} = 0,$$

les n' étant des entiers qui ne sont pas tous nuls.

On continuera ainsi de proche en proche, et l'on arrivera à la conclusion suivante : ou bien les coefficients peuvent s'exprimer rationnellement à l'aide d'une arbitraire, ou bien les r sont commensurables entre eux. Dans ce dernier cas, on pourra alors exprimer tous les coefficients en fonctions entières de

$$\theta \; \text{ et } \; e^{a\theta}, \qquad\qquad a \neq 0.$$

Une relation algébrique entre deux coefficients amènera une relation algébrique entre θ et $e^{a\theta}$, qui ne peut être qu'une identité, et, par suite, tous les coefficients sont encore fonctions rationnelles d'une arbitraire. Nous arrivons donc à la conclusion suivante :

Dans un groupe linéaire, homogène et algébrique à un paramètre, on peut choisir le paramètre de telle manière que tous les coefficients de la transformation soient des fonctions rationnelles de ce paramètre.

Un théorème analogue s'étend aux groupes à un nombre quelconque r de paramètres. Pour définir un tel groupe, il faut se donner r transformations infinitésimales satisfaisant aux conditions relatives au crochet. Il sera suffisant de prendre $r = 2$. Nous aucons alors les équations

$$\frac{dx_1}{dt} = \lambda\xi_1 + \mu\zeta_1, \qquad \frac{dx_2}{dt} = \lambda\eta_1 + \mu\zeta_2, \qquad \ldots\ldots \qquad \frac{dx_n}{dt} = \lambda\tau_1 + \mu\sigma_1,$$

les ξ, η, $\ldots$, τ étant des fonctions données linéaires et homogènes des x, satisfaisant aux conditions relatives au crochet (*voir* § 7) : λ et μ sont des constantes arbitraires.

Puisque ce groupe peut s'obtenir en combinant les substitutions du groupe à un paramètre correspondant à $\mu = 0$, et celles d'un second groupe à un paramètre correspondant à $\lambda = 0$, tous les coefficients de la transformation seront des fonctions rationnelles de

$$\lambda t, \quad \mu t, \quad e^{r_1 \lambda t}, \quad e^{r_2 \lambda t}, \quad \ldots\ldots, \quad e^{r_n \lambda t}, \quad e^{r'_1 \mu t}, \quad \ldots\ldots, \quad e^{r'_n \mu t},$$

r_1, r_2, $\ldots$, r_n étant les racines de l'équation caractéristique correspondant aux n fonctions linéaires

$$\xi_1, \quad \eta_1, \quad \ldots\ldots, \quad \tau_1,$$

racines distinctes et différentes de zéro; pareillement r'_1, r'_2, $\ldots$, r'_n sont les racines, distinctes et différentes de zéro, de l'équation caractéristique correspondant aux n fonctions linéaires

$$\xi_2, \quad \eta_2, \quad \ldots\ldots, \quad \tau_2.$$

Tous les coefficients sont ainsi des fonctions de λt et de μt, et l'on peut regarder les coefficients comme fonctions rationnelles de

$$\theta, \quad \theta', \quad e^{r\theta}, \quad \ldots\ldots, \quad e^{r'\theta}, \quad e^{r''\theta'}, \quad \ldots\ldots, \quad e^{r'''\theta'}.$$

En raisonnant absolument comme plus haut, si ce n'est que la relation algébrique est entre trois coefficients au lieu de deux, on établit que : ou bien les coefficients s'expriment rationnellement à l'aide de deux arbitraires, ou bien

$$r_1, \quad r_2, \quad \ldots\ldots, \quad r_n$$

sont entre eux dans des rapports commensurables, ainsi que

$$r'_1, \quad r'_2, \quad \ldots\ldots, \quad r'_n,$$

et l'on retombe alors encore sur la même possibilité d'exprimer les coefficients d'une manière rationnelle à l'aide de deux arbitraires. Nous avons donc le théorème général suivant :

Dans un groupe linéaire homogène et algébrique à un nombre quelconque de paramètres, on peut choisir ceux-ci de manière que les coefficients de la transformation soient fonctions rationnelles de ces paramètres.

13. Terminons ces généralités par un théorème qui est l'analogue du théorème de Lagrange en Algèbre (Chapitre précédent, § 6). Soit une fonction rationnelle des y et de leurs dérivées jusqu'à un ordre d'ailleurs quelconque, que nous représentons, pour abréger, par

$$R(y_1, y_2, \ldots, y_n),$$

et considérons le groupe linéaire et homogène général à n^2 paramètres

$$Y_1 = a_{11} y_1 + a_{12} y_2 + \ldots + a_{1n} y_n,$$
$$\ldots \ldots \ldots \ldots \ldots \ldots \ldots \ldots \ldots$$
$$Y_n = a_{n1} y_1 + a_{n2} y_2 + \ldots + a_{nn} y_n.$$

On suppose qu'à la fonction R corresponde un groupe linéaire et homogène G à p paramètres. Dans ces conditions, je prends pour les y des fonctions arbitraires d'une variable x, et j'envisage l'expression

$$u = R(Y_1, Y_2, \ldots, Y_n).$$

C'est une fonction de x, dépendant, d'après le théorème du § 8, de $n^2 - p$ constantes arbitraires, c'est-à-dire que l'on a

$$R(Y_1, Y_2, \ldots, Y_n) = \Phi(y, y_1, \ldots, y_n; B_1, \ldots, B_{n^2-p}),$$

les B dépendant des a. Elle satisfera donc à une équation différentielle d'ordre $n^2 - p$, que l'on pourra obtenir par des calculs algébriques d'élimination. Les coefficients de cette équation différentielle seront visiblement des fonctions rationnelles de y_1, $y_2, \ldots, y_n$ et de leurs dérivées. L'un de ces coefficients peut être rendu égal à l'unité et les autres sont alors des fonctions des y et de leurs dérivées, qui rentrent dans la catégorie des fonctions que nous avons appelées *symétriques*, et ils s'exprimeront par suite rationnellement à l'aide des fonctions élémentaires désignées par p (§ 9). En effet, si dans l'expression de Φ on effectue les substitutions du groupe linéaire général, on obtient la même fonction Φ, les coefficients B ayant seulement d'autres valeurs.

L'équation différentielle d'ordre $n^2 - p$, à laquelle satisfait u, est l'analogue de l'équation algébrique à laquelle satisfaisait une fonction non symétrique de plusieurs lettres (Chap. XVI, § 5).

Ceci posé, désignons par $y_1^0, y_2^0, \ldots, y_n^0$, n fonctions arbitrairement choisies de x, et soient $y_1, y_2, \ldots, y_n$ n fonctions linéaires et homogènes quelconques de $y_1^0, y_2^0, \ldots, y_n^0$. Nous considérons une autre fonction rationnelle.

$$S(y_1, y_2, \ldots, y_n)$$

des fonctions y et de leurs dérivées jusqu'à un ordre quelconque, admettant le groupe G, c'est-à-dire ne changeant pas quand on effectue sur les y les substitutions de ce groupe. Cherchons s'il est possible d'exprimer S à l'aide de la fonction u. La fonction S satisfera à une équation différentielle dont l'ordre sera au plus égal à $n^2 - p$, et que nous pouvons obtenir en procédant comme nous l'avons fait pour R ; soit

$$\varphi(S) = o$$

cette équation, dont les coefficients sont fonctions rationnelles des p^0 et de leurs dérivées. Posons

$$V = a.R(y_1^0, y_2^0, \ldots, y_n^0) + S(y_1, y_2, \ldots, y_n),$$

a étant une fonction rationnelle arbitraire de x, et $y_1^0, y_2^0, \ldots, y_n^0$ désignant les fonctions particulières de x arbitrairement choisies plus haut. On aura

$$(\alpha) \qquad \varphi[V - a.R(y_1^0, y_2^0, \ldots, y_n^0)] = o.$$

Posons, d'autre part,

$$W = aR(y_1, y_2, \ldots, y_n) + S(y_1, y_2, \ldots, y_n),$$

la fonction W satisfait à une équation différentielle d'ordre $n^2 - p$ que nous pouvons former et dont les coefficients sont fonctions rationnelles des p^0 et de leurs dérivées, ainsi que de a et de ses dérivées ; désignons-la par

$$(\beta) \qquad \psi(W) = o.$$

Les deux équations différentielles (α) et (β) en V et W ont une solution commune immédiate qui est

$$a R(y_1^0, y_2^0, \ldots, y_n^0) + S(y_1^0, y_2^0, \ldots, y_n^0).$$

Nous allons voir que cette solution commune est unique; en effet, pour que $V = W$, il faut

$$a R(y_1^0, y_2^0, \ldots, y_n^0) + S(Y_1, Y_2, \ldots, Y_n)$$
$$= a R(y_1, y_2, \ldots, y_n) + S(y_1, y_2, \ldots, y_n);$$

les Y étant nécessairement comme les y des combinaisons linéaires à coefficients constants des y_0. Puisque ceux-ci représentent des fonctions arbitraires de x, et que a est une fonction rationnelle arbitraire de x, l'identité précédente entraîne

$$R(y_1^0, y_2^0, \ldots, y_n^0) = R(y_1, y_2, \ldots, y_n),$$
$$S(Y_1, Y_2, \ldots, Y_n) = S(y_1, y_2, \ldots, y_n);$$

la première égalité montre que $y_1, y_2, \ldots, y_n$ se déduisent de $y_1^0, y_2^0, \ldots, y_n^0$ au moyen des transformations du groupe G; on aura donc aussi

$$S(y_1, y_2, \ldots, y_n) = S(y_1^0, y_2^0, \ldots, y_n^0),$$

et, par suite, il n'y a pas d'autre solution commune aux équations (α) et (β) que

$$a R(y_1^0, y_2^0, \ldots, y_n^0) + S(y_1^0, y_2^0, \ldots, y_n^0).$$

Des calculs algébriques d'élimination feront connaître la solution commune aux équations (α) et (β), en opérant comme nous le verrons dans la Section suivante (§ 15). On trouve ainsi une relation algébrique

$$F\left(V_0, R_0, \frac{dR_0}{dx}, \ldots p_1^0, \frac{dp_1^0}{dx}, \ldots\right) = 0,$$

et l'on exprime par suite V_0, c'est-à-dire

$$a R(y_1^0, y_2^0, \ldots, y_n^0) + S(y_1^0, y_2^0, \ldots, y_n^0)$$

algébriquement à l'aide de la fonction R_0 et de ses dérivées, des p^0 et de leurs dérivées. Cette fonction algébrique doit d'ailleurs être rationnelle, car si $y_1^0, y_2^0, \ldots, y_n^0$ sont uniformes, il en sera de même de V_0. La conclusion est que

$$S(y_1^0, y_2^0, \ldots, y_n^0)$$

s'exprime rationnellement à l'aide de $R(y_1, y_2, \ldots, y_n)$ *et de ses dérivées, et des p et de leurs dérivées.* Ce théorème est bien l'analogue du théorème de Lagrange (¹).

III. — Intégrales communes à plusieurs équations et réductibilité des équations linéaires.

14. Nous avons, dans la Section précédente, étudié les fonctions rationnelles de n fonctions arbitraires d'une variable et de leurs dérivées, et les groupes de transformations linéaires qui s'y rapportent; cette étude était l'analogue de l'étude purement algébrique faite au début du Chapitre précédent. Revenons maintenant aux équations différentielles linéaires et traitons tout d'abord de quelques problèmes qui se présentent d'eux-mêmes quand on cherche à comparer la théorie des équations différentielles linéaires avec celle des équations algébriques.

Une première question très élémentaire est la recherche des intégrales communes à deux équations linéaires. Soient

$$\frac{d^m y}{dx^m} + p_1 \frac{d^{m-1} y}{dx^{m-1}} + \ldots + p_m y = 0,$$

$$\frac{d^n y}{dx^n} + q_1 \frac{d^{n-1} y}{dx^{n-1}} + \ldots + q_n y = 0,$$

deux équations linéaires dont, pour abréger, nous désignerons les premiers nombres par P et Q.

La méthode suivante, donnée autrefois par M. Brassine, conduit de la manière la plus élégante à la formation de l'équation différentielle linéaire dont les intégrales sont les intégrales communes aux équations précédentes. Soit $m \geq n$ et posons $m - n = \mu$. On peut déterminer des fonctions $r_1, r_2, \ldots, r_\mu$ de x telles que la différence

$$P - (Q^\mu + r_1 Q^{\mu-1} + \ldots + r_\mu Q),$$

où Q^μ désigne la dérivée d'ordre μ de Q, et où y est pour le moment

---

(¹) Cette extension du théorème de Lagrange a été donnée par M. Vessiot dans son intéressante thèse (déjà citée page 508) *Sur les équations différentielles linéaires*; nous aurons à revenir sur ce travail dans la dernière Section de ce Chapitre.

une fonction arbitraire de x, ne contienne plus de dérivées de y d'ordre égal ou supérieur à n. Ces coefficients r s'obtiennent manifestement de proche en proche.

Nous pouvons donc écrire l'identité

$$P = Q^{(p)} + r_1 Q^{(p-1)} + \ldots + r_p Q + r_{p+1} R,$$

R désignant une expression différentielle analogue à P et à Q, où le premier coefficient est l'unité, mais renfermant au plus la dérivée d'ordre $n-1$.

Les solutions communes à

$$P = o, \qquad Q = o$$

sont communes à

$$Q = o, \qquad R = o,$$

et inversement. On continuera ainsi, de proche en proche, par ce même procédé qui rappelle la recherche du plus grand commun diviseur, et, quand le reste sera nul, la dernière expression employée sera l'équation différentielle donnant les solutions communes aux deux équations proposées.

On pourrait encore suivre une méthode qui rappelle la méthode suivie en Algèbre et basée sur la théorie des fonctions symétriques. Soit

$$y_1, \quad y_2, \quad \ldots, \quad y_m$$

un système d'intégrales fondamentales de l'équation P. On devra avoir, pour des valeurs convenables des constantes C,

$$Q(C_1 y_1 + C_2 y_2 + \ldots + C_m y_m) = o,$$

c'est-à-dire

$$C_1 Q(y_1) + C_2 Q(y_2) + \ldots + C_m Q(y_m) = o,$$

et, par suite, on aura

$$\begin{vmatrix} Q(y_1) & Q(y_2) & \ldots & Q(y_m) \\ \dfrac{dQ(y_1)}{dx} & \dfrac{dQ(y_2)}{dx} & \ldots & \dfrac{dQ(y_m)}{dx} \\ \cdots & \cdots & \cdots & \cdots \\ \dfrac{d^{m-1}Q(y_1)}{dx^{m-1}} & \dfrac{d^{m-1}Q(y_2)}{dx^{m-1}} & \ldots & \dfrac{d^{m-1}Q(y_m)}{dx^{m-1}} \end{vmatrix} = o.$$

Or, cette expression est une somme de déterminants de la forme de ceux que nous avons considérés au § 2. L'expression précédente est donc égale à une fonction entière des p, des q et de leurs dérivées, multipliée par $e^{-\int P_1 dx}$, et nous obtenons donc ainsi la condition cherchée.

15. Arrivons maintenant à la notion importante de la *réductibilité* d'une équation différentielle linéaire. M. Frobenius a, le premier, appelé l'attention sur cette notion (¹); considérant une équation différentielle linéaire à coefficients uniformes, l'éminent géomètre définit son *irréductibilité* en disant qu'elle n'a de solution commune avec aucune équation linéaire de même nature, mais d'ordre moindre, en faisant abstraction de la solution $y = 0$, et il donne à ce sujet divers théorèmes d'un grand intérêt.

Cette notion d'irréductibilité n'est pas bornée, d'ailleurs, à une équation linéaire. Envisageons une équation différentielle algébrique

$$f\left((x), y, \frac{dy}{dx}, \ldots, \frac{d^m y}{dx^m}\right) = 0,$$

où f est un polynôme par rapport à y et ses dérivées, les coefficients étant des fonctions uniformes de x dans tout le plan. L'équation précédente sera dite *irréductible*, si elle est algébriquement irréductible par rapport à $\frac{d^m y}{dx^m}$, c'est-à-dire si f n'a pas de diviseurs de moindre degré en $\frac{d^m y}{dx^m}$ avec des coefficients rationnels par rapport à $y, \ldots, \frac{d^{m-1} y}{dx^{m-1}}$ et uniformes en x, et si, de plus, elle n'a aucune intégrale commune avec une équation différentielle de même forme et d'ordre moindre.

Quelques remarques générales se déduisent immédiatement de cette définition. Je suppose qu'une équation ne soit pas irréductible; l'équation a alors par définition au moins une intégrale commune avec une équation

$$\varphi\left[(x), y, \frac{dy}{dx}, \ldots, \frac{d^h y}{dx^h}\right] = 0 \qquad (h < m)$$

(¹) FROBENIUS, *Ueber den Begriff der Irreductibilität in der Theorie der linearen Differentialgleichungen* (*Journal de Crelle*, t. 76).

qu'on peut supposer algébriquement irréductible par rapport à $\dfrac{d^h y}{dx^h}$.

Des équations f et φ, on peut tirer une nouvelle équation ψ d'ordre $h - 1$ au plus, à laquelle satisferont les solutions communes à f et φ; il suffit de se servir de l'équation φ pour faire disparaître dans f toutes les dérivées d'ordre supérieur à $h - 1$. Si l'équation ψ n'est pas une identité quel que soit y, on raisonnera sur φ et ψ, comme on a raisonné sur f et φ et finalement on arrivera à une équation différentielle χ telle que toutes les solutions de χ appartiendront à f; il peut arriver d'ailleurs que l'équation différentielle $\chi = 0$ soit d'ordre *zéro*, c'est-à-dire se réduise à une équation algébrique en y. Nous voyons donc que, *quand une équation n'est pas irréductible, il existe toujours une équation différentielle d'ordre moindre dont elle admet toutes les intégrales.*

Le même mode de raisonnement permet d'établir de suite une proposition analogue à un théorème de la théorie des équations : *Si une équation différentielle a une intégrale commune avec une équation différentielle irréductible, elle admettra toutes les intégrales de cette dernière.*

16. Nous renverrons, pour le développement des considérations précédentes, au Mémoire cité de M. Frobenius; on peut se placer à un point de vue plus restreint, mais qui se rapproche davantage du point de vue algébrique. Prenons d'abord, avec M. Kœnigsberger (^{1}), une équation différentielle algébrique

$$f\left(x, y, \frac{dy}{dx}, \dots, \frac{d^m y}{dx^m}\right) = 0,$$

où f est un polynôme en x, y, $\dfrac{dy}{dx}$, $\dots$, $\dfrac{d^m y}{dx^m}$. Une telle équation sera dite *irréductible* si elle est algébriquement irréductible quand on regarde $\dfrac{d^m y}{dx^m}$ comme fonction des autres lettres qui figurent dans l'équation, et si celle-ci n'a aucune intégrale commune

---

(^{1}) KŒNIGSBERGER, *Lehrbuch der Theorie der Differentialgleichungen mit einer unhabangigen Variabeln*, page 155.

avec une équation différentielle de même forme et d'ordre moindre.

Si l'équation $f = o$ est linéaire et homogène à coefficients algébriques de x, on peut prendre la définition que nous venons d'indiquer, et cette manière d'envisager la réductibilité des équations linéaires est importante dans plusieurs questions. On peut aussi, se plaçant à un point de vue plus restreint, exiger que la seconde équation différentielle soit également linéaire et homogène. Ainsi, nous restreignant d'abord aux équations linéaires à coefficients rationnels, nous dirons qu'une telle équation est réductible quand elle a une intégrale commune en dehors de $y = o$, avec une équation linéaire d'ordre moindre et à coefficients rationnels; nous savons que dans ce cas elle possédera toutes les intégrales d'une équation d'ordre moindre et de même forme, comme il résulte des remarques générales du paragraphe précédent.

En se bornant aux équations que nous venons de considérer en dernier lieu, il est possible de reconnaître si une équation linéaire à coefficients rationnels est réductible; c'est ce que nous allons montrer ([1]).

Nous ferons voir d'abord que tout revient à reconnaître si une équation linéaire à coefficients rationnels admet une intégrale dont la dérivée logarithmique soit rationnelle. Supposons, en effet, que l'équation soit d'ordre n, et que q de ses intégrales linéairement indépendantes ($q < n$) satisfassent à une équation linéaire d'ordre q à coefficients rationnels. On considère le déterminant

$$\Delta_0 = \left| \frac{d^\nu y_1}{dx^\nu}, \frac{d^\nu y_2}{dx^\nu}, \ldots, \frac{d^\nu y_q}{dx^\nu} \right|_{\nu=0,1,\ldots,q-1}$$

et les déterminants en nombre q

$$\Delta_\lambda = \left| \frac{d^\nu y_1}{dx^\nu}, \frac{d^\nu y_2}{dx^\nu}, \ldots, \frac{d^\nu y_q}{dx^\nu} \right|_{\nu=0,1,\ldots,q-\lambda-1,q-\lambda+1,\ldots,q}$$

correspondant à $\lambda = 1, 2, \ldots, q$. Si $y_1, y_2, \ldots, y_q$ satisfont à

([1]) Outre le Mémoire de M. Frobenius, je citerai encore, relativement à cette question de la réductibilité des équations linéaires, un Mémoire de M. Ivar Bendixson, dans les *Comptes rendus de l'Académie des Sciences* de Stockolm (février 1892) et un article de M. E. Beke (*Math. Annalen*, tome 45).

une équation d'ordre q à coefficients rationnels, les rapports $\dfrac{\Delta_\lambda}{\Delta_0}$ seront rationnels (§ 10 de ce Chapitre), et Δ_0 est de la forme $e^{\int r(x)dx}$, la fonction $r(x)$ étant rationnelle; il s'ensuit que les Δ_λ seront de même forme. Or nous pouvons former une équation linéaire E_λ à laquelle satisfait

$$\Delta_\lambda$$

en regardant ce déterminant comme une fonction des intégrales de l'équation initiale d'ordre n; l'équation E_λ devra admettre une intégrale dont la dérivée logarithmique sera rationnelle. Ainsi les $q + 1$ équations, faciles à former,

$$E_0, \quad E_\lambda \qquad\qquad (\lambda = 1, 2, \ldots, q)$$

admettront chacune une intégrale à dérivée logarithmique rationnelle.

Quand on aura vérifié ce point, on aura, avec les intégrales trouvées des équations E_0 et E_λ, la ou les valeurs possibles de Δ_0 et de Δ_λ et par suite de leurs quotients. On devra pouvoir les associer de manière que les quotients

$$\frac{\Delta_\lambda}{\Delta_0}$$

soient rationnels; pour chacune des équations linéaires d'ordre q, que l'on aura ainsi formées, il restera à reconnaître si son intégrale générale satisfait à l'équation donnée, opération que nous savons effectuer.

On voit donc que nous sommes ramené à reconnaître si une équation linéaire donnée, à coefficients rationnels, admet une intégrale dont la dérivée logarithmique est rationnelle : c'est le problème que nous allons traiter.

17. Il suffira de prendre l'équation du troisième ordre

$$\frac{d^3y}{dx^3} + P_1\frac{d^2y}{dx^2} + P_2\frac{dy}{dx} + P_3 y = 0,$$

les P étant des fonctions rationnelles de x. On peut d'abord s'arranger, par un changement linéaire de variables, de façon que le point à l'infini soit un point ordinaire pour les intégrales. En posant ensuite

$$u = \frac{y'}{y},$$

on a pour u l'équation du second ordre

$$\frac{d^2 u}{dx^2} + (3u + P_1)\frac{du}{dx} + u^3 + P_1 u^2 + P_2 u + P_3 = 0.$$

u pourra avoir comme pôles les points singuliers de l'équation
différentielle et aussi d'autres points du plan. L'ordre de multiplicité k de tout pôle de u est limité, car il faut que l'ordre de multiplicité $3k$ d'un pôle de u^3 ne dépasse pas l'ordre de multiplicité
d'au moins un des autres termes; ce qui donne pour k une limite
supérieure. Décomposons u en fractions simples. Les pôles autres
que les points singuliers de l'équation différentielle sont nécessairement des pôles simples, leur résidu étant égal à *un* ou *deux*,
suivant qu'ils correspondent à une racine simple ou double de y,
une racine triple n'étant pas possible en un point non singulier.
Désignons par $R(x)$ la partie de la fraction rationnelle relative
aux points singuliers de l'équation, nous aurons

$$u = R(x) + \sum \frac{m}{x - a} \qquad (m = 1, 2),$$

les a n'étant pas des points singuliers de l'équation différentielle.
On a pour $R(x)$

$$R(x) = \sum \frac{B_k}{(x - b)^k} + \frac{B_{k-1}}{(x - b)^{k-1}} + \ldots + \frac{B_1}{x - b}$$

Il n'y a pas dans u de partie entière, d'après l'hypothèse faite
sur le point à l'infini. Les degrés k de multiplicité sont limités et
les B peuvent donc être calculés de proche en proche par substitution dans l'équation donnant u. On peut poser

$$y = e^{\int R(x)\,dx} v,$$

v désignant un polynôme. En faisant cette substitution dans l'équation linéaire, on aura à reconnaître si l'équation linéaire en v ainsi
obtenue admet un polynôme pour intégrale, ce qui ne présente
aucune difficulté.

18. Prenons, comme exemple particulier, l'équation différentielle hypergéométrique, et cherchons dans quel cas elle est réductible. Soit donc l'équation

$$x(1-x)\frac{d^2y}{dx^2}+[\gamma-(\alpha+\beta+1)x]\frac{dy}{dx}-\alpha\beta y=0.$$

Si elle est réductible, il y aura une intégrale y telle que le quotient $\frac{y'}{y}$ sera rationnel. Pour simplifier les calculs ultérieurs, désignons par u, non pas $\frac{y'}{y}$, mais l'expression

$$u=\frac{y'}{y}+\frac{\gamma-(\alpha+\beta+1)x}{2x(1-x)}.$$

On forme immédiatement l'équation de Riccati, donnant u,

$$\frac{du}{dx}+u^2+\frac{h_1}{x}+\frac{h_2}{x^2}+\frac{k_1}{1-x}+\frac{k_2}{(1-x)^2}=0,$$

où l'on a posé

$$h_1=k_1=-\alpha\beta-\tfrac{1}{2}\gamma(\gamma-\alpha-\beta-1),$$

$$h_2=-\left(\frac{\gamma}{2}\right)^2+\frac{\gamma}{2},$$

$$k_2=-\left(\frac{\gamma-\alpha-\beta-1}{2}\right)^2-\frac{\gamma-\alpha-\beta-1}{2}.$$

Si la fonction rationnelle u a un pôle distinct de *zéro* et *un*, ce pôle sera nécessairement du premier ordre. Il en est aussi de même des pôles 0 et 1, et l'on a nécessairement

$$u=\frac{\alpha_1}{x}+\frac{\alpha_2}{1-x}+\frac{g'(x)}{g(x)},$$

$g(x)$ étant un polynôme; il n'y a pas dans u de partie entière, car u doit s'annuler pour $x=\infty$ d'après la forme de l'équation. La substitution donne

$$\alpha_1^2-\alpha_1=\left(\frac{\gamma}{2}\right)^2-\frac{\gamma}{2},$$

$$\alpha_2^2+\alpha_2=\left(\frac{\gamma-\alpha-\beta-1}{2}\right)^2+\frac{\gamma-\alpha-\beta-1}{2}.$$

Nous obtenons donc pour α_1 deux systèmes de valeurs, et aussi pour z_2

$$z_1' = \frac{\gamma}{2}, \qquad\qquad z_1'' = 1 - \frac{\gamma}{2},$$

$$z_2' = \frac{\gamma - \alpha - \beta - 1}{2}, \qquad z_2'' = -1 - \frac{\gamma - \alpha - \beta - 1}{2}.$$

En substituant dans l'équation hypergéométrique, nous avons, pour déterminer le polynôme $g(x)$, l'équation

$$x(1-x)g'' + 2[z_1(1-x) + z_2 x]g' + (2 z_1 z_2 + h_1)g = 0.$$

Si n désigne le degré de $g(x)$, on aura

$$-n(n-1) + 2n(z_2 - z_1) + 2 z_1 z_2 - 2\beta - \tfrac{1}{2}\gamma(\gamma - \alpha - \beta - 1) = 0.$$

Nous pouvons adopter pour z_1 et z_2 quatre combinaisons; ce qui nous conduit pour n aux *huit* valeurs

$$-\alpha, \quad -\alpha+1, \quad \alpha-\gamma, \quad \alpha-\gamma+1,$$
$$-\beta, \quad -\beta+1, \quad \beta-\gamma, \quad \beta-\gamma+1.$$

Donc, *la condition nécessaire et suffisante pour que l'équation différentielle hypergéométrique soit réductible, est qu'une des quatre grandeurs*

$$\alpha, \quad \beta, \quad \gamma-\alpha, \quad \gamma-\beta$$

soit un entier négatif.

19. Nous nous sommes borné jusqu'ici aux équations à coefficients rationnels. On peut définir, d'une manière plus générale, *un domaine de rationalité*. Soit un certain nombre de fonctions

$$a_1(x), \quad a_2(x), \quad \dots \quad a_p(x),$$

telles qu'aucune d'elles ne puisse s'exprimer par une fonction rationnelle de x, des autres fonctions et de leurs dérivées; nous considérons, comme faisant partie d'un domaine de rationalité, l'ensemble des fonctions rationnelles de x, des $a(x)$ et de leurs dérivées. Dans ces conditions, la définition de la réductibilité se posera comme plus haut et, ici encore, l'on pourra se placer à deux points de vue, suivant que l'on demandera ou non que l'équation ait une intégrale commune avec une équation d'ordre moindre, *linéaire* ou *non linéaire*, les coefficients des dérivées étant d'ailleurs dans les deux cas, pour les équations différentielles considérées, des fonctions de x appartenant au domaine de rationalité. Il est clair que nous ne pouvons songer, sans particulariser les fonctions $a(x)$, à résoudre le problème traité dans les paragraphes précédents pour le cas où le domaine de rationalité se réduisait aux fonctions rationnelles de x. Une étude spéciale sera à faire dans chaque cas.

IV. — Groupe de tranformations d'une équation différentielle linéaire.

20. Nous allons voir maintenant comment on peut étendre aux équations différentielles linéaires le théorème fondamental de Galois, relatif aux équations algébriques, que nous avons exposé dans la Section III du Chapitre précédent ([1]).

Prenons d'abord, pour plus de simplicité, le cas d'une équation linéaire à coefficients rationnels

$$(7) \qquad \frac{d^m y}{dx^m} + P_1 \frac{d^{m-1} y}{dx^{m-1}} + \ldots + P_m y = 0,$$

et désignons par $y_1, y_2, \ldots, y_m$ un système fondamental d'intégrales. Soit l'expression

$$Y = u_1 y_1 + u_2 y_2 + \ldots + u_m y_m,$$

où les u sont des fonctions rationnelles arbitrairement choisies de x. Cette fonction satisfait à une équation linéaire d'ordre m^2 à coefficients rationnels, équation qui se forme immédiatement, en exprimant

$$Y, \quad \frac{dY}{dx}, \quad \ldots, \quad \frac{d^{m^2}Y}{dx^{m^2}}$$

____

[1] J'ai montré pour la première fois comment on pouvait étendre aux équations différentielles linéaires la théorie de Galois dans une Note des *Comptes rendus* (*Sur les groupes de transformations des équations linéaires*, avril 1883). Voir aussi un Mémoire plus développé (*Annales de la Faculté des Sciences de Toulouse*, 1887); je suis revenu récemment sur cette question dans les *Comptes rendus* du 8 octobre 1894 et du 2 décembre 1895.

à l'aide des dérivées des y jusqu'à l'ordre $m-1$. Entre les m^2+1 équations ainsi obtenues, il suffira d'éliminer les y et leurs dérivées pour avoir l'équation cherchée, que nous désignerons par (E).

$$\text{(E)} \qquad \frac{d^{m^2}V}{dx^{m^2}} + P_1 \frac{d^{m^2-1}V}{dx^{m^2-1}} + \ldots + P_{m^2}V = 0.$$

Cette équation a pour intégrales les fonctions

$$u_i y_k \qquad (i, k = 1, 2, \ldots, m).$$

Si les u sont pris arbitrairement, ces m^2 dernières fonctions sont bien linéairement indépendantes (¹); il suffit, pour le faire voir, de prendre un cas particulier. Supposons que $x=0$ ne soit pas un point singulier de l'équation différentielle, nous prendrons

$$u_i = \alpha_i x^{(i-1)m},$$

les α étant des constantes arbitrairement choisies. S'il y avait une relation linéaire et homogène à coefficients constants entre les $u_i y_k$, nous aurions

$$\sum_{i=1}^{i=m} \alpha_i x^{(i-1)m}(\lambda_{i1}y_1 + \lambda_{i2}y_2 + \ldots + \lambda_{im}y_m) = 0,$$

les m^2 constantes λ n'étant pas toutes nulles. Or, en égalant à zéro dans ce développement les coefficients de

$$x^0, \quad x, \quad x^2, \quad \ldots, \quad x^{m-1},$$

nous obtenons m équations homogènes entre

$$\lambda_{11}, \quad \lambda_{12}, \quad \ldots, \quad \lambda_{1m}.$$

Leur déterminant est la valeur du déterminant

$$\begin{vmatrix} y_1 & y_2 & \ldots & y_m \\ \frac{dy_1}{dx} & \frac{dy_2}{dx} & \ldots & \frac{dy_m}{dx} \\ \ldots & \ldots & \ldots & \ldots \\ \frac{d^{m-1}y_1}{dx^{m-1}} & \frac{d^{m-1}y_2}{dx^{m-1}} & \ldots & \frac{d^{m-1}y_m}{dx^{m-1}} \end{vmatrix}$$

(¹) J'avais regardé ce point comme évident; la démonstration si simple du texte a été donnée par M. Bekc dans une Note des *Math. Annalen* (Tome 46).

pour $x = 0$; or cette valeur est différente de zéro, puisque le système des y est un système fondamental et que l'origine n'est pas un point singulier de l'équation différentielle. On en conclut que

$$\lambda_{11} = \lambda_{12} = \ldots = \lambda_{1m} = 0.$$

En passant ensuite aux puissances $x^m, \ldots, x^{2m-1}$, on démontrera que

$$\lambda_{21} = \lambda_{22} = \ldots = \lambda_{2m} = 0$$

et, d'une manière générale, l'on arrive à la conclusion que tous les λ sont nuls, ce qui est absurde.

De ce que les $\alpha_i y_k$ sont linéairement indépendants, on conclut qu'au moyen des expressions de

$$V, \quad \frac{dV}{dx}, \quad \ldots, \quad \frac{d^{m^2-1}V}{dx^{m^2-1}}$$

en fonction linéaire des y et de leurs dérivées jusqu'à l'ordre $m-1$, on peut tirer, par la résolution d'équations du premier degré, les valeurs des y et de leurs dérivées en fonction de V et de ses dérivées ci-dessus; car, dans le cas contraire, on pourrait former pour V une équation linéaire d'ordre m^2-1 au plus, et entre les m^2 quantités

$$\alpha_i y_k$$

existerait donc une relation homogène et linéaire à coefficients constants, contrairement à ce que nous avons établi.

Nous aurons donc en particulier, pour $y_1, y_2, \ldots, y_m$ des expressions

$$y_1 = \alpha_1 V + \alpha_2 \frac{dV}{dx} + \ldots + \alpha_{m^2} \frac{d^{m^2-1}V}{dx^{m^2-1}},$$

$$y_2 = \beta_1 V + \beta_2 \frac{dV}{dx} + \ldots + \beta_{m^2} \frac{d^{m^2-1}V}{dx^{m^2-1}},$$

$$\ldots\ldots\ldots\ldots\ldots\ldots\ldots\ldots\ldots\ldots\ldots\ldots$$

$$y_m = \lambda_1 V + \lambda_2 \frac{dV}{dx} + \ldots + \lambda_{m^2} \frac{d^{m^2-1}V}{dx^{m^2-1}},$$

où les $\alpha, \beta, \ldots, \lambda$ sont rationnels en x.

A toute intégrale de l'équation (E) correspond un système d'intégrales $y_1, y_2, \ldots, y_m$ de l'équation proposée (7); ce système pourra n'être pas fondamental. Cela arrivera si le déterminant des y et de leurs dérivées jusqu'à l'ordre $m - 1$ est nul; en écrivant ceci, on obtiendra une certaine équation en V

$$(\varphi) \qquad \varphi\left(x, V, \frac{dV}{dx}, \ldots, \frac{d^k V}{dx^k}\right) = 0,$$

k étant au plus égal à $m^2 - 1$. On aura donc un système fondamental

$$y_1, \quad y_2, \quad \ldots, \quad y_m,$$

si l'on prend pour V une intégrale de l'équation (E) *ne satisfaisant pas à l'équation* (φ).

Ceci posé, il arrivera, en général, c'est-à-dire si l'équation (φ) est prise arbitrairement, que l'équation (E) n'aura aucune solution commune avec une équation différentielle (linéaire ou non linéaire) à coefficients rationnels, d'ordre inférieur à m^2, *si l'on fait abstraction des solutions qui satisfont à l'équation φ*.

Mais il pourra, dans certains cas, en être autrement; supposons donc que l'équation différentielle d'ordre p

$$(f) \qquad f\left(x, V, \frac{dV}{dx}, \ldots, \frac{d^p V}{dx^p}\right) = 0$$

remplisse cette condition, f étant un polynôme. Parmi toutes ces équations, considérons celles qui sont *d'ordre moindre*, et prenons l'une d'elles que nous continuerons à désigner par la lettre f. Nous pouvons supposer l'équation f algébriquement irréductible par rapport à $\frac{d^p V}{dx^p}$; il est clair alors que toute solution de f qui n'appartient pas à φ satisfait à E, car, dans le cas contraire, on pourrait déduire (par un procédé dont nous avons bien des fois fait usage), des équations (E) et (f), une équation d'ordre moindre, qui ne serait pas certainement une identité, et à laquelle satisferait la solution commune à (E) et à (f).

Soient $y_1, y_2, \ldots, y_m$ le système fondamental correspondant à une certaine solution de l'équation f (solution n'appartenant pas à φ), et $Y_1, Y_2, \ldots, Y_m$ le système correspondant à la solution générale de la même équation; on aura

$$(S) \qquad \begin{cases} Y_1 = a_{11} y_1 + a_{12} y_2 + \ldots + a_{1m} y_m, \\ Y_2 = a_{21} y_1 + a_{22} y_2 + \ldots + a_{2m} y_m, \\ \ldots\ldots\ldots\ldots\ldots\ldots\ldots\ldots\ldots\ldots\ldots \\ Y_m = a_{m1} y_1 + a_{m2} y_2 + \ldots + a_{mm} y_m. \end{cases}$$

Les coefficients a dépendent seulement de p paramètres arbitraires, et nous allons voir facilement qu'on peut les considérer comme des fonctions *algébriques* de p paramètres arbitraires. En effet, considérons l'intégrale générale de l'équation

$$f\left(x, V, \frac{dV}{dx}, \ldots, \frac{d^p V}{dx^p}\right) = 0,$$

cette intégrale générale sera nécessairement de la forme

$$V = z_1 v_1 + z_2 v_2 + \ldots + z_{m^2} v_{m^2},$$

les v étant m^2 solutions linéairement indépendantes de l'équation E. En écrivant que cette expression de V satisfait à l'équation f, nous obtiendrons des relations nécessairement algébriques entre les constantes z, et comme il doit rester p arbitraires, les z seront des fonctions algébriques de p constantes arbitraires. Donc dans

$$Y_1, \quad Y_2, \quad \ldots, \quad Y_m$$

figureront *algébriquement* p constantes, et, par suite, si y_1, y_2, ..., y_m désignent un système fondamental correspondant à une solution particulière de f, les coefficients de la substitution, désignés plus haut par a, *dépendront d'une manière algébrique de p paramètres arbitraires* que nous appellerons les paramètres λ. Les relations algébriques ainsi obtenues entre les a expriment que si les y correspondent à une solution arbitraire de f, les Y déduits de (S) correspondront aussi à une solution de f. Dans ces conditions, il est évident que si l'on considère deux substitutions, telles que (S), correspondant à deux systèmes distincts de valeurs des paramètres λ, le produit de ces deux substitutions sera une substitution de même forme, les paramètres λ étant représentés par un troisième système de valeurs. *Les substitutions* (S) *forment donc un groupe continu de transformations;* nous désignerons par G ce groupe continu et algébrique de transformations linéaires, et nous l'appellerons *le groupe de transformations* [1] relatif à l'équation linéaire. Dans les deux paragraphes

---

[1] Comme cas très particulier, il peut arriver que l'équation f soit d'ordre zéro, c'est-à-dire que V soit une fonction algébrique de x; l'intégrale générale de l'équation linéaire sera algébrique, et le groupe de transformations est alors un groupe *fini* qui ne dépend d'aucun arbitraire.

suivants nous représenterons par $y_1, y_2, \ldots, y_m$ un système fondamental correspondant à une solution de f.

Faisons encore la remarque très importante, dont la démonstration est immédiate, que *l'intégrale générale de l'équation (f) peut s'exprimer linéairement en fonction d'une intégrale particulière et de ses dérivées*, les coefficients de cette expression linéaire étant des fonctions rationnelles de x dépendant de p constantes arbitraires.

21. On peut établir, à l'égard de ce groupe, la proposition suivante qui rappelle le théorème fondamental de Galois dans la théorie des équations algébriques :

Toute fonction rationnelle de x, de $y_1, y_2, \ldots, y_m$ et de leurs dérivées, s'exprimant rationnellement en fonction de x, reste invariable quand on effectue sur $y_1, y_2, \ldots, y_m$ les substitutions du groupe G.

En parlant d'une fonction des y restant invariable, nous entendons que cette fonction reste la même fonction de la variable x. Cette invariabilité est donc l'analogue de l'invariabilité *numérique* de la théorie des équations.

Considérons une fonction des y et de leurs dérivées jouissant de la propriété indiquée dans l'énoncé : en y remplaçant $y_1, y_2, \ldots, y_m$ par leurs valeurs en fonction d'une intégrale V de f, qui n'appartienne pas à φ, et désignant par $R(x)$ la fraction rationnelle de x à laquelle est égale, par hypothèse, notre fonction, on aura l'équation

$$(8) \qquad F\left(x, V, \frac{dV}{dx}, \ldots, \frac{d^p V}{dx^p}\right) = R(x),$$

F étant rationnelle. Cette équation se trouvera donc vérifiée pour *une* certaine solution V de f n'appartenant pas à φ. Elle le sera par suite pour *toutes* les solutions de f, qui n'appartiennent pas à φ ; en effet, dans le cas contraire on pourrait, de l'équation (8) et de l'équation

$$f\left(x, V, \frac{dV}{dx}, \ldots, \frac{d^p V}{dx^p}\right) = 0,$$

que nous supposons de degré μ par rapport à $\dfrac{d^p V}{dx^p}$ et algébriquement irréductible par rapport à cette dérivée, tirer une seconde équation

$$\chi\left(x, V, \frac{dV}{dx}, \ldots, \frac{d^p V}{dx^p}\right) = 0$$

de degré q au plus, par rapport à $\frac{d^p V}{dx^p}$. La fonction V satisfait à ces deux équations; si l'équation χ n'est pas une conséquence de l'équation f, on pourra obtenir une équation différentielle algébrique d'ordre moindre que p à laquelle satisfera V, ce qui est contre nos hypothèses sur f. Il faut donc que χ soit une conséquence de f, c'est-à-dire que toute solution de f, ne satisfaisant pas à φ, vérifie la relation (8). Du moment, d'ailleurs, que la solution *générale* de f vérifie (8), il en sera certainement ainsi pour toute solution particulière, et, notamment, pour celles qui satisfont à φ, s'il en existe. La restriction ne se trouve donc utile que pour le raisonnement.

Dire que la fonction F garde la même valeur $R(x)$ pour toute solution de f, revient à énoncer que la fonction rationnelle considérée de x, des y et de leurs dérivées ne change pas quand on effectue sur $y_1, y_2, \ldots, y_m$ les substitutions du groupe G, et le théorème est alors démontré.

22. À ce théorème, on doit joindre une réciproque.

Toute fonction rationnelle de x et d'un système fondamental $y_1, y_2, \ldots, y_m$ et de leurs dérivées, qui reste invariable par les substitutions du groupe G, est une fonction rationnelle de x.

Soit $\Phi\left(x, y_1, y_2, \ldots, y_m, \frac{dy_1}{dx}, \ldots\right)$ une fonction satisfaisant aux conditions de l'énoncé; il faut montrer que, si l'on met à la place de $y_1, y_2, \ldots, y_m$ un certain système fondamental, la fonction Φ sera une fonction rationnelle de x. Or, remplaçons les y et leurs dérivées par leurs valeurs en fonction de V, nous aurons

$$\Phi = F\left(x, V, \frac{dV}{dx}, \ldots, \frac{d^p V}{dx^p}\right).$$

Je dis que, si l'on prend pour V une intégrale de f, n'appartenant pas à φ, cette expression sera une fonction rationnelle de x. Remarquons d'abord que, d'après l'hypothèse faite sur Φ, la fonction $F(x, V, \ldots)$ représentera la même fonction de x, quelle que soit la solution V de l'équation f n'appartenant pas à φ, et, par suite, pour l'intégrale générale V de f. Or, soit encore μ le degré de f par rapport à $\frac{d^p V}{dx^p}$; pour des valeurs *arbitraires* données à

$$x, \text{V}, \frac{d\text{V}}{dx}, \ldots, \frac{d^{p-1}\text{V}}{dx^{p-1}},$$

l'équation $f = 0$ a μ racines distinctes en $\frac{d^p V}{dx^p}$. En se servant de l'équation f, on peut supposer que dans F la dérivée $\frac{d^p V}{dx^p}$ ne figure qu'au degré $\mu - 1$ au plus. Cette substitution faite, F devient une fonction

$$\text{F}_1\left(x, \text{V}, \ldots, \frac{d^p \text{V}}{dx^p}\right),$$

rationnelle par rapport aux 'ettres dont elle dépend et contenant $\frac{d^p V}{dx^p}$ à la puissance $\mu - 1$ au plus dans son numérateur et son dénominateur. Comme pour une valeur donnée d'ailleurs quelconque de x, la fonction F, prend la même valeur pour toutes les valeurs des constantes arbitraires figurant dans l'intégrale générale de l'équation f, il s'ensuit que, dans les mêmes conditions, la fonction F, prend la même valeur pour toutes les valeurs de V, $\frac{d\text{V}}{dx}, \ldots, \frac{d^p \text{V}}{dx^p}$ satisfaisant à la relation

$$f\left(x, \text{V}, \frac{d\text{V}}{dx}, \ldots, \frac{d^p \text{V}}{dx^p}\right) = 0,$$

de degré μ et algébriquement irréductible par rapport à $\frac{d^p V}{dx^p}$; il faut donc que F, ne dépende que de x. *La fonction Φ est donc une fonction rationnelle de x,* comme nous voulions l'établir.

21. Les deux théorèmes précédents sont entièrement analogues aux théorèmes fondamentaux de Galois étudiés dans la Section III du Chapitre précédent. On voit que *les groupes de substitutions linéaires et algébriques remplacent dans cette théorie les groupes de substitutions entre n lettres.*

Pour une équation linéaire arbitrairement donnée, l'équation E correspondante n'aura aucune solution commune avec une équation algébrique d'ordre inférieur à m^2, cette solution n'appartenant pas à l'équation φ. L'équation désignée par f se réduit alors à l'équation E elle-même; le groupe de transformations de l'équation différentielle est alors l'ensemble des substitutions linéaires effectuées sur y_1, y_2, ..., y_m; c'est un groupe à m^2 paramètres.

Quand le groupe G est un groupe à moins de m^2 paramètres, l'équation est une équation particulière : *elle est caractérisée par ce fait qu'il existe au moins une fonction rationnelle de* x, *de* y_1, y_2, ..., y_m *et de leurs dérivées, égale à une fonction rationnelle de* x, cette relation n'ayant pas lieu quel que soit le système fondamental y_1, y_2, ..., y_m.

Substituons, en effet, dans

$$f\left(x, V, \frac{dV}{dx}, \ldots, \frac{d^p V}{dx^p}\right),$$

à la place de V, l'expression $u_1 y_1 + u_2 y_2 + \ldots + u_m y_m$, nous obtiendrons une fonction rationnelle des y et de leurs dérivées qui ne sera pas identiquement nulle, quels que soient les éléments du système fondamental y_1, y_2, ..., y_m, et qui, pour certains systèmes fondamentaux, se réduira à zéro, et pourra donc être regardée comme une fonction rationnelle de x.

Inversement, supposons qu'entre les éléments d'un certain système fondamental y_1, y_2, ..., y_m, on ait la relation

$$\chi\left(x, y_1, y_2, \ldots, y_m, \frac{dy_1}{dx}, \ldots\right) = 0$$

qui ne soit pas vérifiée pour un système fondamental quelconque.

En remplaçant les y par leurs valeurs en V, V étant une intégrale de E ne satisfaisant pas à φ, on aura

$$\psi\left(x, V, \frac{dV}{dx}, \ldots, \frac{d^k V}{dx^k}\right) = 0,$$

k étant au plus égal à $m^2 - 1$. Cette relation ne se réduira pas à une identité, car alors la relation χ serait vérifiée quand on fait sur les y une substitution quelconque. On a donc une équation d'ordre moindre que m^2 à laquelle satisfait une solution V de E, n'appartenant pas à φ, et, par suite, *le groupe de l'équation n'est pas le groupe général à* m^2 *paramètres*. Ces remarques sont entièrement analogues à celles que nous avons faites pour les équations algébriques (Chapitre précédent, § 17).

24. Nous avons donné au groupe que nous venons de trouver le nom de *groupe de transformations*, pour le distinguer du groupe que l'on désigne sous le nom de *groupe de l'équation linéaire* (page 288) et qui est relatif aux substitutions qui correspondent aux différents chemins suivis par la variable. Ce dernier groupe n'est pas un groupe *continu*, je veux dire qu'il ne dépend pas de paramètres arbitraires. Faisons la remarque très simple, mais qui n'est pas sans intérêt, que le *groupe de l'équation est contenu parmi les substitutions du groupe de transformations*. Ceci résulte immédiatement de ce que ce dernier groupe correspond à la substitution d'une intégrale quelconque de l'équation f à une autre également quelconque. Si, en particulier, ces deux intégrales sont deux déterminations différentes d'une même intégrale correspondant à des chemins différents, on aura une substitution du groupe de l'équation, et elle sera bien contenue dans le groupe de transformations.

25. Nous avons dit que, parmi les équations f d'ordre moindre p, on prendrait l'une d'elles; mais on doit nécessairement se demander quelle conséquence entraînerait, pour le *groupe de transformations* de l'équation différentielle, la substitution d'une équation f à une autre équation, que nous désignerons par f_1. Cherchons les relations qui peuvent exister entre les intégrales de ces deux équations d'ordre p

$$f(V)=0 \qquad f_1(V_1)=0$$

Puisque V_1 est une fonction linéaire des y, et que celles-ci s'expriment aussi linéairement à l'aide des V et de leurs dérivées, nous aurons pour V_1 une expression linéaire par rapport à V et ses dérivées. Si donc nous considérons deux intégrales *déterminées* v et v_1 de ces équations, n'appartenant pas à φ, on aura

$$v_1 = \alpha v + \beta \frac{dv}{dx} + \dots$$

α et β étant des fonctions rationnelles de x. Or, considérons d'autre part l'expression

$$(T) \qquad W = zV + \tfrac{p}{2} \frac{dV}{dx} + \dots$$

V étant l'intégrale générale de f; elle satisfera à une équation d'ordre p

$$f_2(W) = 0.$$

Les deux équations f_1 et f_2 ont une intégrale commune, n'appartenant pas à z, à savoir c_1. Il faudra donc que l'équation $f_2(W)$ coïncide avec l'équation $f_1(V_1) = 0$, puisque autrement c_1 satisferait à une équation différentielle algébrique d'ordre moindre que p.

On voit donc la dépendance qui existe entre les deux équations f et f_1; l'une est simplement la transformée de l'autre. D'autre part, transformer l'équation f au moyen de la substitution (T) considérée ci-dessus, c'est substituer seulement un système fondamental d'intégrales à un autre et, par suite, *le groupe de transformations que nous aurait donné l'équation f_1 est le transformé de celui que nous a donné l'équation f au moyen d'une substitution linéaire convenable effectuée sur les y*. Les deux groupes doivent être regardés comme identiques.

26. Nous avons examiné uniquement jusqu'ici le cas d'une équation à coefficients rationnels. Nous pouvons supposer que *les coefficients de l'équation différentielle appartiennent à un domaine de rationalité plus étendu*. On peut supposer, comme nous l'avons fait dans l'étude de la réductibilité (Section III), que l'on a un certain nombre de fonctions

$$a_1(x), \ a_2(x), \ \dots, \ a_q(x)$$

telles qu'aucune d'elles ne puisse s'exprimer par une fonction rationnelle de x, des autres fonctions et de leurs dérivées jusqu'à un ordre quelconque. On considère, comme faisant partie du domaine de rationalité, l'ensemble des fonctions rationnelles de x, des $a(x)$ et de leurs dérivées. Les diverses équations différentielles que l'on aura alors à considérer devront être des équations différentielles algébriques dont les coefficients seront fonctions rationnelles de x, des $a(x)$ et de leurs dérivées. Telle sera en particulier, quand elle existera, l'équation $f(\mathrm{V}) = 0$, qui joue dans la théorie précédente le rôle essentiel; *au domaine donné de rationalité correspondra un groupe de transformations pour l'équation linéaire.*

27. Nous devons immédiatement faire une remarque qui accuse, malgré bien des analogies, une différence importante au point de vue des applications entre la théorie que nous venons de développer et la théorie de Galois sur les équations algébriques. Dans cette dernière, la résolvante irréductible pouvait être trouvée par des calculs toujours effectuables, une fois donné le domaine de rationalité. Il en est tout autrement dans la théorie actuelle; nous *concevons* seulement l'existence de cette équation différentielle f, de telle sorte que le groupe de transformations, pour une équation donnée, ne peut pas être obtenu par des opérations susceptibles d'être régulièrement effectuées. Il en résulte qu'en général on devra, au point de vue pratique, commencer par chercher tous les types de groupes algébriques de transformations linéaires et homogènes pour un nombre de variables égal à l'ordre de l'équation différentielle; d'après ce que nous avons dit plus haut sur les groupes en général, on se rend compte que l'on possède des principes sûrs pour effectuer cette recherche, si pénibles et longs que doivent être les calculs à faire. Il reste alors à reconnaître si un groupe déterminé est le groupe de transformations de l'équation différentielle.

Soit G un tel groupe; d'après ce que nous avons vu (§ 11), nous pouvons former une fonction rationnelle

$$\mathrm{R}\left(x,\ y_1, y_2, \ldots, y_n, \ldots, \frac{dy_1}{dx}, \ldots \right)$$

restant invariable quand on effectue sur les y les substitutions du groupe G, mais qui n'est pas un invariant pour un groupe d'un plus grand nombre de paramètres. Nous avons vu, d'autre part (§ 13), que cette fonction satisfaisait à une équation différentielle algébrique E d'ordre $n^2 - \rho$, en désignant par ρ le nombre de paramètres du groupe G, les coefficients de cette équation étant des fonctions symétriques des y. A l'endroit cité, les y étaient des fonctions arbitraires; ici ce sont des intégrales de l'équation linéaire donnée; mais si l'on prend *au hasard* une fonction R jouissant de la propriété d'invariance indiquée, on peut encore affirmer qu'elle ne sera pas invariante pour un groupe d'un plus grand nombre de paramètres, les y formant un système fondamental de l'équation linéaire. Ceci dit, supposons que l'équation donnée soit à coefficients rationnels; ayant pris le groupe G et la fonction correspondante R, nous formons l'équation E, qui est aussi à coefficients rationnels. Si G est le groupe de transformations de l'équation linéaire donnée, la fonction rationnelle R, qui reste invariable par les substitutions de G, devra être une fonction rationnelle de x, pour un système convenable d'intégrales fondamentales, à savoir pour celles qui correspondent à l'équation f en V de notre théorie générale. Il résulte alors du second théorème fondamental que *l'équation* E *admettra une intégrale rationnelle*. Nous sommes donc conduit à rechercher si une équation différentielle algébrique admet pour solution une fonction rationnelle; c'est un problème que l'on ne sait pas actuellement résoudre dans toute sa généralité, mais, dans bien des cas, la méthode des coefficients indéterminés permet, avec des considérations spéciales à la forme de l'équation, de trouver la solution (¹).

Quoi qu'il en soit, en se plaçant à ce point de vue, on commencera les essais en prenant d'abord les groupes algébriques à un paramètre (²), puis, s'il n'existe pas d'intégrales rationnelles pour les équations E correspondantes, on passera aux groupes ayant, après les groupes à un paramètre, le moindre nombre de paramètres, et ainsi de suite jusqu'à ce qu'on arrive, pour un certain groupe G à r paramètres, à une équation E ayant une solution rationnelle, tandis que pour tous les groupes à un moindre nombre de paramètres cette condition ne s'était pas trouvée réa-

---

(¹) En dehors des équations linéaires, nous citerons l'équation aux dérivées logarithmiques des intégrales d'une équation linéaire, qui a été étudiée à ce point de vue par Liouville. Dans son Mémoire couronné, *Sur les équations différentielles du premier ordre* (*Annales de l'École Normale*, 1892), M. Painlevé a montré comment on pourrait résoudre le problème proposé pour toutes les équations du premier ordre et du premier degré.

(²) Nous ne nous occupons pas du cas où le groupe de transformations ne serait pas à un groupe continu, c'est-à-dire un groupe dépendant d'un ou de plusieurs paramètres arbitraires. Dans ce cas, l'équation aurait son intégrale générale algébrique, comme nous l'avons déjà dit dans une Note du § 20.

lisée. Le groupe Γ de l'équation dépendra de r paramètres, car s'il dépendait de moins de r paramètres, nous aurions trouvé dans les essais précédents une équation E à intégrales rationnelles; d'autre part, il ne peut dépendre de plus de r paramètres, car dans le cas contraire une fonction rationnelle des y, invariante pour les substitutions de G et prise au hasard, n'étant pas invariante pour les substitutions du groupe Γ qui aurait plus de r paramètres, ne pourrait s'exprimer rationnellement. Il résulte de là, ou bien que Γ coïncide avec le groupe G, ou bien que Γ est un groupe *complexe* à r paramètres contenant le groupe G. En étudiant de la même manière chacun des types de groupes à r paramètres, on déterminera ainsi le groupe Γ, qui pourra être un groupe non complexe ou un groupe complexe formé de plusieurs groupes G à r paramètres.

La méthode que nous venons de suivre dans ce paragraphe, pour obtenir le groupe d'une équation linéaire, est, à très peu près, celle qu'a suivie M. Vessiot dans sa Thèse, déjà citée, sur les équations linéaires. Ce géomètre se sert même de ces considérations pour arriver à la notion de groupe, mais cette marche très naturelle et très intéressante pour obtenir le groupe, quand on a acquis cette notion, laisse subsister des difficultés sérieuses pour arriver aux deux théorèmes fondamentaux. Aussi me paraît-il préférable, pour poser les bases de cette théorie, de suivre la voie que j'avais antérieurement indiquée et qui présente une analogie si complète avec la marche suivie par Galois dans la théorie des équations algébriques.

Remarquons, en terminant, qu'il ne faut pas s'exagérer l'importance des difficultés pratiques relatives à la recherche du groupe de transformations d'une équation linéaire. Il en est ici comme en Algèbre; les théories de cette nature ont surtout pour objet *d'établir des classifications* et d'indiquer des types pour les différentes circonstances qui peuvent se présenter. Il arrivera généralement, dans les applications, que les considérations qui ont conduit à une équation donneront des renseignements sur son groupe; c'est ce qui arrive, par exemple, quand on étudie, au point de vue algébrique, les équations modulaires de la théorie des fonctions elliptiques.

V. — Études de quelques cas particuliers.

28. Arrêtons-nous sur quelques exemples, et commençons par l'étude des équations différentielles linéaires du *second ordre* à coefficients rationnels. Le groupe d'une équation arbitraire est le groupe linéaire et homogène d'ordre quatre. Les cas particuliers correspondront aux groupes à *un*, *deux* ou *trois* paramètres, sans parler du cas où l'intégrale générale de l'équation serait algébrique, et que nous laisserons de côté.

Considérons d'abord un groupe linéaire à un paramètre; supposons d'abord que les deux racines de l'équation caractéristique correspondant à la substitution infinitésimale sont distinctes; dans ces conditions, en effectuant une combinaison linéaire convenable, les équations définissant le groupe sont

$$\frac{dy_1}{dt} = ay_1,$$

$$\frac{dy_2}{dt} = by_2,$$

et l'on a alors le groupe défini par les deux équations

$$Y_1 = y_1 e^{at},$$
$$Y_2 = y_2 e^{bt}.$$

Il sera algébrique si $\frac{b}{a}$ est commensurable, et l'on a, par suite, le groupe

$$Y_1 = y_1 \theta^m,$$
$$Y_2 = y_2 \theta^n,$$

m et n étant des entiers. Si une équation linéaire du second ordre, à coefficients rationnels, admet ce groupe comme groupe de transformations, on aura évidemment comme invariants du groupe

$$\frac{\frac{dy_1}{dx}}{y_1}, \quad \frac{\frac{dy_2}{dx}}{y_2}, \quad \frac{y_2}{y_1}.$$

Il existera donc un système fondamental (y_1, y_2) pour lequel ces trois expressions seront des fonctions rationnelles de x. Il en résulte, en particulier, que l'équation de Riccati, admettant comme intégrale $\frac{y'}{y}$, admet *deux* intégrales rationnelles; ces intégrales étant obtenues, ce qu'on peut toujours faire quand elles existent, on aura y_1 et y_2 par des quadratures, et il n'y aura même en fait qu'une seule quadrature distincte, puisque la troisième des expressions ci-dessus doit être rationnelle.

Dans le cas particulier, où nous ne pourrions avoir la forme réduite qui précède, nous aurions, conformément à la théorie de la réduction des expressions linéaires, les deux équations suivantes, pour définir le groupe,

$$\frac{dy_1}{dt} = ay_1,$$
$$\frac{dy_2}{dt} = y_1 + ay_2,$$

et l'intégration de ces équations nous conduit au groupe

$$Y_1 = y_1 e^{at},$$
$$Y_2 = y_1 t e^{at} + y_2 e^{at}.$$

Si a n'est pas nul, ce groupe ne sera pas algébrique; le seul cas qui nous intéresse est donc celui de $a = 0$, qui donne le groupe

$$Y_1 = y_1,$$
$$Y_2 = y_1 t + y_2.$$

Puisque y_1 est une fonction invariante, y_1 est une intégrale rationnelle. Un second invariant sera fourni par

$$y_2 \frac{dy_1}{dx} - y_1 \frac{dy_2}{dx}.$$

Cette expression sera donc une fonction rationnelle, et l'on obtiendra par suite y_2 à l'aide d'une seule quadrature portant sur une fonction rationnelle. Telles sont les circonstances extrêmement simples qui se présentent quand le groupe de l'équation est à un paramètre.

29. Passons au cas d'une équation linéaire du second ordre dont le groupe serait à *deux* paramètres. Il faut commencer par

énumérer les types de groupes linéaires et homogènes à deux paramètres. Nous avons deux substitutions infinitésimales, réduisons l'une d'elles à sa forme canonique; si aucune circonstance particulière ne se présente dans cette réduction, nous pouvons prendre, en nous reportant aux notations du §7,

$$A_1(f) = a y_1 \frac{\partial f}{\partial y_1} - b y_2 \frac{\partial f}{\partial y_2} \qquad (a \gtrless b),$$

qui représente la première transformation infinitésimale, la seconde étant

$$A_2(f) = (\alpha y_1 + \beta y_2) \frac{\partial f}{\partial y_1} - (\gamma y_1 - \delta y_2) \frac{\partial f}{\partial y_2}.$$

Mais nous devons écrire que le crochet

$$(A_1 A_2)$$

est une combinaison linéaire $\lambda A_1(f) + \mu A_2(f)$. En calculant ce crochet, on trouve de suite

$$(b-a)\beta y_2 \frac{\partial f}{\partial y_1} - (a-b)\gamma y_1 \frac{\partial f}{\partial y_2}.$$

On doit donc avoir identiquement

$$(b-a)\beta y_2 = \lambda a y_1 + \mu(\alpha y_1 + \beta y_2),$$
$$(a-b)\gamma y_1 = \lambda b y_2 + \mu(\gamma y_1 + \delta y_2),$$

λ et μ désignant des constantes. Ces équations donnent

$$\lambda a + \mu\alpha = 0, \qquad (b-a)\beta = \mu\beta,$$
$$(a-b)\gamma = \mu\gamma, \qquad \lambda b + \mu\delta = 0.$$

Puisque $a - b \gtrless 0$, il faut que β ou que γ soit nul; mais ces deux hypothèses rentrent évidemment dans le même type, en permutant entre elles les lettres y_1 et y_2; faisons donc $\beta = 0$, et nous aurons les deux expressions

$$A_1(f) = a y_1 \frac{\partial f}{\partial y_1} - b y_2 \frac{\partial f}{\partial y_2},$$

$$A_2(f) = \alpha y_1 \frac{\partial f}{\partial y_1} - (\gamma y_1 - \delta y_2) \frac{\partial f}{\partial y_2},$$

qui définiront un groupe à deux paramètres si l'on a la relation, résultant immédiatement des équations ci-dessus.

$$a\delta - b\gamma = 0,$$

et nous poserons

$$\frac{b}{a} = \frac{\delta}{\gamma} = \delta_1.$$

Pour obtenir le groupe, il faut, conformément à la théorie générale indiquée dans la première Section de ce Chapitre, considérer les deux équations

$$\frac{dy_1}{dt} = (\lambda_1 a + \lambda_2 \alpha) y_1,$$

$$\frac{dy_2}{dt} = \lambda_2 b y_1 + \lambda_2(\gamma y_1 + \delta y_2),$$

et les intégrer en choisissant les constantes de manière que, pour $t = 0$, on ait $y_1 = y_1^0$, $y_2 = y_2^0$. On trouve ainsi le groupe à deux paramètres entre (y_1, y_2) et (y_1^0, y_2^0), les deux paramètres étant $\lambda_1 t$ et $\lambda_2 t$. On obtient ainsi, en changeant seulement de paramètres, le groupe

$$Y_1 = \sigma_1 y_1,$$
$$Y_2 = \sigma_2 y_1 + \sigma_1 y_2,$$

σ_1 et σ_2 étant les deux paramètres du groupe qui sera algébrique si γ est rationnel. On voit que

$$\frac{\dfrac{dy_1}{dx}}{y_1}$$

sera un invariant du groupe, et, par suite, si une équation linéaire du second ordre admet le groupe précédent comme groupe de transformations, l'équation de Riccati donnant

$$\frac{\dfrac{dy}{dx}}{y}$$

aura une intégrale rationnelle. Mais on peut trouver autrement y_1, car, en éliminant σ_1 et σ_2 entre les équations du groupe et les équations dérivées, on trouve un autre invariant

$$\frac{y_1 \dfrac{dy_2}{dx} - y_2 \dfrac{dy_1}{dx}}{y_1^2}.$$

Pour le mettre sous forme entière, posons $s = \frac{p}{q}$; nous aurons alors l'invariant

$$\frac{\left(y_1 \dfrac{dy_2}{dx} - y_2 \dfrac{dy_1}{dx}\right)^q}{y_1^{p+q}}$$

Cette expression devra être une fonction rationnelle, et, par suite, le numérateur étant connu par une quadrature, on obtiendra y_1 par une extraction de racine.

Nous nous sommes placé, pour obtenir les équations du groupe, dans le cas général où, pour l'une au moins des deux substitutions infinitésimales, les deux racines de l'équation caractéristique correspondante étaient distinctes. Il n'y a aucune difficulté à examiner tous les cas particuliers possibles; nous laissons au lecteur le soin de faire cette discussion et de montrer que, *dans tous les cas, l'équation s'intégrera par quadratures, quand son groupe de transformations est à deux paramètres.*

30. Si nous voulions maintenant passer aux groupes à trois paramètres, nous aurions à faire une assez longue énumération. Je ne m'y arrêterai pas, et je remarquerai seulement que l'on ne doit pas s'attendre à ce que le fait d'avoir un groupe de transformations à *trois* paramètres diminue toujours la difficulté de l'intégration d'une équation du second ordre. Il suffit, en effet, pour s'en rendre compte, de prendre l'équation linéaire

$$\frac{d^2y}{dx^2} + p_2(x)y = 0,$$

où $p_2(x)$ est une fonction rationnelle arbitraire de x. On voit de suite que le groupe de transformations de cette équation est un groupe à trois paramètres; on a, en effet,

$$y_1 \frac{dy_2}{dx} - y_2 \frac{dy_1}{dx} = \text{const.}$$

Le groupe de transformations sera donc le groupe à trois paramètres

$$Y_1 = ay_1 + by_2,$$
$$Y_2 = cy_1 + dy_2,$$

avec la relation

$$ad - bc = 1.$$

et nous n'avons pas ici, comme dans les cas précédents, une équation intégrable par quadratures.

31. Pour faire une application d'une autre nature, considérons une équation linéaire du troisième ordre

$$(E) \qquad \frac{d^3y}{dx^3} + p_1\frac{d^2y}{dx^2} + p_2\frac{dy}{dx} + p_3 y = 0$$

à coefficients rationnels, dont tous les points singuliers sont réguliers, et supposons qu'entre trois solutions y_1, y_2, y_3 formant un système fondamental, il existe une relation algébrique

$$F(y_1, y_2, y_3) = 0,$$

homogène et d'un degré nécessairement supérieur à l'unité (¹), la courbe algébrique représentée par l'équation précédente en coordonnées homogènes étant irréductible. Envisageons le groupe G de l'équation (E). On peut évidemment supposer que le système fondamental y_1, y_2, y_3 correspond à une solution de l'équation en V désignée par f dans la théorie générale de la section précédente. Ceci posé, la fonction

$$F(y_1, y_2, y_3)$$

ayant la valeur zéro est exprimable rationnellement, et, par suite, elle reste invariable par les substitutions du groupe G.

En désignant par Y_1, Y_2, Y_3 les expressions linéaires en y_1, y_2, y_3 correspondant au groupe de transformations de l'équation, on aura

$$F(Y_1, Y_2, Y_3) = 0,$$

puisque

$$F(y_1, y_2, y_3) = 0.$$

Ces deux relations entre y_1, y_2, y_3 ne peuvent être distinctes, puisqu'il ne peut manifestement exister deux relations homogènes

---

(¹) Ce problème a été étudié par M. Fuchs dans un Mémoire inséré au Tome I des *Acta Mathematica* (*Ueber lineare homogene Differentialgleichungen, zwischen deren Integralen homogene Relation höheren als ersten Grades bestehen*). M. Fuchs ne se place pas au point de vue de la Théorie des groupes de transformations; on va voir combien celle-ci se présente naturellement dans cette question.

distinctes entre les intégrales d'un système fondamental d'une équation du troisième ordre. La substitution faite correspond donc à une transformation de la courbe en elle-même.

Or, supposons d'abord que *la courbe F soit de genre supérieur à un*; elle ne pourra alors être transformée en elle-même que pour un nombre fini de transformations birationnelles (t. II, p. 436). Si donc on pose

$$\frac{y_2}{y_1} = u, \qquad \frac{y_3}{y_1} = v,$$

l'équation de la courbe devenant

$$F(1, u, v) = 0,$$

il résulte du théorème rappelé que les substitutions de G conduisent, pour u et v, à un groupe fini de substitutions linéaires fractionnaires. Or, le *groupe* de l'équation linéaire étant contenu dans *son groupe de transformations* (§ 24), le groupe des substitutions linéaires fractionnaires relatives aux diverses déterminations de u et v sera contenu dans le groupe G' des transformations linéaires fractionnaires, relatives à u et v, qui se déduisent du groupe de transformations de l'équation. D'après ce que nous venons de dire, le groupe G' ne contient qu'un nombre fini de substitutions; donc u et v n'ont qu'un nombre limité de déterminations. Nous arrivons donc d'abord à la conclusion que les deux quotients

$$\frac{y_2}{y_1} \quad et \quad \frac{y_3}{y_1}$$

sont des fonctions algébriques de x, que nous désignerons par u et v. Or on a

$$\begin{vmatrix} y_1 & y_2 & y_3 \\ \dfrac{dy_1}{dx} & \dfrac{dy_2}{dx} & \dfrac{dy_3}{dx} \\ \dfrac{d^2y_1}{dx^2} & \dfrac{d^2y_2}{dx^2} & \dfrac{d^2y_3}{dx^2} \end{vmatrix} = e^{-\int p\,dx},$$

On en conclut, en remplaçant y_2 et y_3 par uy_1 et vy_1,

$$(2) \qquad y_1^3 \left(\frac{du}{dx}\frac{d^2v}{dx^2} - \frac{dv}{dx}\frac{d^2u}{dx^2} \right) = e^{-\int p\,dx},$$

et, par conséquent, y_1 s'exprime par une quadrature et il en est de même pour y_2 et y_3. Si les racines des équations fondamentales déterminantes pour tous les points singuliers de E sont *commensurables*, l'exponentielle qui figure dans le second membre sera nécessairement une fonction algébrique, et l'intégrale générale de l'équation sera alors algébrique. Ainsi l'étude de la nature des intégrales de l'équation (E) est très facile quand le genre de la relation F est supérieur à l'unité.

Nous sommes dans des circonstances moins simples si le genre de la relation F ne dépasse pas l'unité. La courbe $F(1, u, v) = 0$ doit être alors une courbe qui se transforme en elle-même pour un groupe de transformations *projectives*. Or MM. Klein et Lie ont déterminé toutes ces courbes (*Comptes rendus*, 1870) et voici le résultat auquel ils sont parvenus; ces courbes, pour un choix convenable de coordonnées, se ramènent à une des formes

$$x - y^2 = 0, \qquad x = y^a, \qquad Ax^a + By = 0.$$

Sans entrer dans le détail de cette recherche, il ne sera pas long d'en indiquer le principe. Le groupe projectif qui, par hypothèse, transforme la courbe en elle-même admettra au moins un sous-groupe à un paramètre; soient

$$\frac{dx}{dt} = \xi(x, y), \qquad \frac{dy}{dt} = \eta(x, y),$$

les équations définissant ce groupe Γ à un paramètre. Supposons que

$$f(x, y) = 0$$

soit l'équation d'une courbe que Γ transforme en elle-même. On aura nécessairement alors, pour tout point de la courbe,

$$\frac{\partial f}{\partial x}\xi + \frac{\partial f}{\partial y}\eta = 0,$$

et, comme

$$\frac{\partial f}{\partial x}\,dx + \frac{\partial f}{\partial y}\,dy = 0,$$

il en résulte que la courbe satisfait à l'équation différentielle

$$\frac{dx}{\xi} = \frac{dy}{\eta}.$$

La courbe cherchée sera donc une courbe intégrale de cette équation différentielle. On conçoit alors comment, après avoir fait la recherche de tous les groupes projectifs, on peut, par l'intégration d'une équation différentielle, arriver aux courbes cherchées. MM. Klein et Lie démontrent de plus que, pour les deux premiers types, en supposant que le premier ne se réduise pas à l'équation d'une conique, il n'y aura pas d'autre groupe projectif transformant la courbe en elle-même que le groupe à un paramètre

$$X = ax, \qquad Y = by \qquad\qquad (a = b^\lambda)$$

pour la première, et, pour la seconde, le groupe

$$X = az, \qquad Y = y + b \qquad\qquad (a = e^b)$$

Revenons maintenant à notre problème. En laissant d'abord de côté le cas de la conique, nous aurons pour relation entre u et v le seul type

$$u^m = v^n,$$

m et n étant des entiers, puisque le second type est transcendant. Donc, pour l'équation linéaire E, en excluant les cas déjà étudiés et celui où la relation entre y_1, y_2, y_3 serait du second degré, on peut admettre que cette relation a la forme

$$u^m = v^n,$$

en posant toujours $u = \dfrac{y_2}{y_1}$, $v = \dfrac{y_3}{y_1}$. Le groupe relatif aux transformations de u et v, déduit du groupe de transformations de l'équation E, sera nécessairement, s'il dépend d'un paramètre arbitraire, le groupe

$$U = au, \qquad V = bv \qquad\qquad (a^m = b^n).$$

On voit que l'expression

$$\frac{\dfrac{du}{dv}}{u}$$

est une fonction rationnelle de y_1, y_2, y_3 restant invariable par les substitutions du groupe de l'équation, et, par suite, u s'obtiendra par une quadrature, et v s'en déduira immédiatement. Il en résulte que u et v seront de la forme

$$(x - a_1)^{\lambda_1}(x - a_2)^{\lambda_2}\ldots$$

On aura ensuite y_1 par la formule (λ), et y_1 sera de même forme, ainsi que y_2 et y_3.

Supposons, en particulier, que les racines des équations fondamentales déterminantes soient commensurables pour tous les points singuliers de E; il est visible que y_1, y_2, y_3 seront alors algébriques, et nous retrouvons alors un théorème donné par M. Fuchs dans le Mémoire cité :

Si la relation F *est de degré supérieur à deux, l'équation* E *s'intègre algébriquement.*

32. Il reste à examiner le cas où la relation F est du second degré. M. Fuchs démontre alors que l'équation E est l'équation donnant le carré de l'intégrale d'une équation linéaire du second ordre. Nous allons l'établir, en nous plaçant toujours au point de vue de la théorie des groupes de transformations.

On peut supposer que la relation quadratique a la forme

$$y_3^2 - y_1 y_2 = 0.$$

Le groupe de transformations de l'équation

$$(S) \qquad \begin{cases} Y_1 = a y_1 + b y_2 + c y_3, \\ Y_2 = a' y_1 + b' y_2 + c' y_3, \\ Y_3 = a'' y_1 + b'' y_2 + c'' y_3, \end{cases}$$

sera nécessairement un sous-groupe du groupe général à quatre paramètres, transformant en elle-même l'équation $y_3^2 - y_1 y_2 = 0$. Posons alors

$$u = \sqrt{y_1}, \qquad v = \sqrt{y_2};$$

on en déduira

$$y_3 = uv;$$

nous avons donc

$$y_1 = u^2, \qquad y_2 = v^2, \qquad y_3 = uv.$$

Soit de même,

$$Y_1 = U^2, \qquad Y_2 = V^2, \qquad Y_3 = UV;$$

nous aurons alors

$$U^2 = au^2 + bv^2 + cuv,$$
$$V^2 = a'u^2 + b'v^2 + c'uv,$$
$$UV = a''u^2 + b''v^2 + c''uv.$$

Or u et v étant fonctions des deux quantités y_1 et y_2, ainsi que U et V, il est clair que U et V sont des fonctions de u et v, et ce sont les expressions de U et V en u et v que nous nous proposons précisément de trouver. Or, des trois dernières équations écrites, on peut conclure que U et V sont des fonctions linéaires de u et v. Les a, b, c sont, en effet, tels qu'on a, quels que soient u et v, l'identité

$$(au^2 + bv^2 + cuv)(a'u^2 + b'v^2 + c'uv) = (a''u^2 + b''v^2 + c''uv)^2.$$

Il en résulte, ou bien que les deux trinômes

$$au^2 + bv^2 + cuv, \qquad a'u^2 + b'v^2 + c'uv$$

ne diffèrent que par un facteur constant, ou bien que chacun d'eux est un carré parfait. La première hypothèse est inadmissible, car on aurait alors

$$\frac{a'}{a} = \frac{b'}{b} = \frac{c'}{c},$$

et, par suite, le déterminant de la substitution (S) serait nul, ce qui est impossible, car les Y doivent être comme les y des intégrales formant un système fondamental. Il en résulte que nous sommes dans le second cas, et alors U et V sont des fonctions linéaires de u et v. Par suite l'équation linéaire du second ordre ayant pour intégrales

$$\sqrt{y_1}, \quad \sqrt{y_2}$$

sera à coefficients rationnels, puisque les coefficients de cette équation, mise sous la forme

$$(\text{E}) \qquad \frac{d^2 z}{dx^2} + P \frac{dz}{dx} + Qz = 0,$$

seront des fonctions rationnelles de y_1, y_2, invariantes par les substitutions du groupe de l'équation (E). Nous arrivons donc à la conclusion que *l'équation* (E) *est l'équation obtenue en posant*

$$y = z^2.$$

z étant l'intégrale générale d'une équation (E') *du second ordre* : c'est le résultat obtenu d'une autre manière par M. Fuchs. On pourra aussi consulter sur ce sujet divers Mémoires de MM. Laguerre, Appell et Goursat [1]. Je montrerai seulement, pour terminer, comment on pourra reconnaître si une équation linéaire donnée

$$\frac{d^3y}{dx^3} + 3B\frac{d^2y}{dx^2} + 3C\frac{dy}{dx} + Dy = 0$$

rentre dans la catégorie précédente. Si l'on pose

$$y = z^2,$$

z étant l'intégrale générale de l'équation

$$\frac{d^2z}{dx^2} = a\frac{dz}{dx} + bz,$$

on aura, pour y, d'après ce que nous avons vu (§ 10), une équation du troisième ordre ; un calcul facile donne pour cette équation

$$\frac{d^3y}{dx^3} - 3a\frac{d^2y}{dx^2} - \left(4b - 2a^2 + \frac{da}{dx}\right)\frac{dy}{dx} - 2\left(\frac{db}{dx} - 2ab\right)y = 0.$$

En identifiant cette équation avec celle qui a été écrite plus haut, on a

$$B = -a, \qquad 3C = 2a^2 - 4b - \frac{da}{dx}, \qquad D = 2\left(2ab - \frac{db}{dx}\right).$$

L'élimination de a et b entre ces trois équations donne l'équation de condition

$$4B^3 + 6B\frac{dB}{dx} + \frac{d^2B}{dx^2} - 6BC - 3\frac{dC}{dx} + 2D = 0,$$

qui exprime la condition cherchée.

---

(1) LAGUERRE, *Comptes rendus*, t. LXXXVIII, p. 124 et 216; APPELL, *Annales de l'École Normale*, 1881; GOURSAT, *Bulletin de la Société mathématique*, 1883.

VI. — Réduction du groupe de transformations d'une équation
linéaire; théorème de M. Vessiot sur les équations intégrables
par quadratures.

33. On peut, relativement à la réduction du groupe de transformations d'une équation linéaire, développer une théorie analogue à celle qui a été étudiée dans la Section VI du Chapitre précédent; c'est l'objet de la thèse déjà citée de M. Vessiot. Ce sujet,
pour être approfondi, demanderait sur les groupes de transformations des études plus complètes que celles qui ont été faites plus
haut; il appellerait d'ailleurs encore bien des recherches. Nous
allons nous borner aux analogies les plus immédiates entre les
deux théories en nous plaçant à un tout autre point de vue que
M. Vessiot et en prenant toujours pour guides les idées de Galois
sur la théorie des équations.

Nous considérons, pour un domaine donné de rationalité, une
équation linéaire ayant le groupe G comme groupe de transformations. Soit

$$\varphi\left(x_1, x_2, \ldots, y_1, \frac{dy_1}{dt}, \ldots\right)$$

une fonction rationnelle d'un système fondamental d'intégrales,
dont les coefficients sont des fonctions de x appartenant au domaine de rationalité. Reprenons aussi l'équation

$$(f) \qquad f\left(V, \frac{dV}{dx}, \ldots, \frac{d^p V}{dx^p}\right) = 0$$

d'ordre p qui joue dans notre théorie le rôle essentiel. En remplaçant les y par leurs valeurs en fonction de V, on peut regarder φ comme une fonction de V et de ses dérivées, et nous écrirons

$$(\sigma) \qquad \varphi = \chi\left(V, \frac{dV}{dx}, \ldots, \frac{d^p V}{dx^p}\right).$$

Si la fonction φ est prise arbitrairement, elle dépend de p constantes arbitraires, quand on prend pour V l'intégrale générale
de l'équation f; la fonction φ satisfera alors à une équation différentielle d'ordre p. Mais il pourra arriver que, V étant toujours
l'intégrale générale de f, la fonction φ ne dépende que de p' con-

stantes arbitraires $(p' < p)$. Dans ce cas, φ satisfera à une équation différentielle d'ordre p',

$$S\left(\varphi, \frac{d\varphi}{dx}, \ldots, \frac{d^{p'}\varphi}{dx^{p'}}\right) = 0.$$

les coefficients étant des fonctions de x appartenant au domaine de rationalité. On voit que cette équation est analogue à l'équation $S(\varphi) = 0$ considérée dans le Chapitre précédent au § 32.

Si l'on prend pour V une intégrale déterminée v de f, la fonction φ est complètement déterminée. Quand on y remplace v par la combinaison linéaire de v et ses dérivées, qui donne l'intégrale générale de f (§ 20), on obtient par hypothèse une fonction dépendant, non de p, mais seulement de p' arbitraires. Il en résulte que la fonction φ restera invariable pour les substitutions d'un groupe G' de transformations dépendant de $p - p'$ arbitraires. Ce groupe G' dépendra, en général, de la solution choisie v, mais il peut arriver que ce groupe ait un sous-groupe Γ ne dépendant pas de v; alors ce sous-groupe Γ, dont nous désignerons par s le nombre des arbitraires, laisse invariables toutes les fonctions φ déduites de la fonction initiale par toutes les substitutions du groupe; on peut encore dire qu'il laisse invariables *toutes* les intégrales de S. Il est l'équivalent du groupe (H) qui, en Algèbre, laisse invariable les fonctions φ racines d'une équation $S(\varphi)$ (§ 34 du Chapitre XVI).

34. Avant d'aller plus loin, cherchons quelle dépendance existe entre deux fonctions rationnelles des intégrales et de leurs dérivées restant invariables par les substitutions d'un même groupe G_1 contenu dans G et dépendant de q arbitraires; nous supposons que la fonction φ considérée ci-dessus reste invariable par les substitutions de G_1 et par ces substitutions seulement.

Quand on met à la place de V une intégrale déterminée v de l'équation f, la fonction

$$\chi\left(V, \frac{dV}{dx}, \ldots, \frac{d^p V}{dx^p}\right).$$

envisagée plus haut (§ 33), représente une fonction déterminée de x, que nous désignons par φ, et elle reste invariable quand on met à la place de v une autre intégrale V dépendant de q constantes arbitraires, cette intégrale correspondant précisément au groupe G_1 de transformations; ceci revient à dire que, les deux équations différentielles en V, désignées par (f) et (x), ont une solution commune dépendant de q constantes arbitraires. On peut former, par des calculs d'élimination, l'équation différentielle d'ordre q donnant cette solution; elle sera de la forme

$$R\left(V, \frac{dV}{dx}, \ldots, \frac{d^q V}{dx^q}, \varphi, \frac{d\varphi}{dx}, \ldots\right) = 0,$$

où nous avons mis en évidence φ et ses dérivées.

Soit maintenant φ_1 une seconde fonction rationnelle des intégrales restant invariable par les substitutions de G_1; nous pouvons exprimer les intégrales $y_1, \ldots, y_n$ à l'aide d'une fonction V intégrale de l'équation R : cette fonction φ_1 prend alors la forme

$$\varphi_1 = \chi_1\left(V, \frac{dV}{dx}, \ldots, \frac{d^q V}{dx^q}, \varphi, \frac{d\varphi}{dx}, \ldots\right).$$

et elle doit rester invariable, quand on met à la place de V une intégrale quelconque de l'équation R. Si cette dernière équation est algébriquement irréductible par rapport à $\frac{d^q V}{dx^q}$ et que λ soit son degré par rapport à cette dérivée, on réduira dans χ_1, mis sous la forme d'un quotient de polynômes, le numérateur et le dénominateur à être seulement de degré $\lambda - 1$ en $\frac{d^q V}{dx^q}$, en se servant de l'équation R, et dans χ_1 ainsi préparé, on voit immédiatement, en raisonnant comme nous l'avons fait dans l'établissement du second théorème fondamental (Section IV de ce Chapitre), que V et ses dérivées doivent disparaître, et, par suite, φ_1 s'exprime rationnellement à l'aide de φ, de ses dérivées et des quantités du domaine de rationalité.

Si R n'était pas algébriquement irréductible, le groupe G_1 serait complexe, mais φ_1 restant par hypothèse invariable pour le groupe G_1, le raisonnement précédent est applicable à tous les groupes non complexes composant G_1, et nous avons toujours la même conclusion qui rappelle entièrement le théorème de Lagrange étendu aux valeurs *numériques* des fonctions rationnelles des racines d'une équation : *la fonction φ_1 s'exprime rationnellement à l'aide de φ et de ses dérivées.*

35. Nous arrivons maintenant à la réduction du groupe d'une
équation. Adjoignons au domaine primitif l'intégrale générale v de
l'équation S considérée plus haut, qui reste invariable par les substitutions du groupe Γ du § 33. Nous allons établir que *l'adjonction
de v réduira à* Γ *le groupe de l'équation donnée*, proposition
toute semblable à celle qui a été établie au § 33 du Chapitre précédent. En effet, après l'adjonction de v, le groupe de l'équation ne
peut contenir que des substitutions du groupe initial G n'altérant
pas v; donc le groupe ne peut être que Γ ou un groupe contenu
dans Γ. Mais il est facile de voir que toutes les substitutions de Γ
feront partie du groupe cherché, car toute fonction des intégrales
exprimable rationnellement, après l'adjonction de v, s'exprimera
rationnellement à l'aide de v et de ses dérivées; elle restera donc
invariable par toutes les substitutions de Γ. Inversement, toutes
les fonctions des intégrales, invariables par les substitutions de Γ,
s'expriment rationnellement à l'aide de v et de ses dérivées,
d'après le théorème du paragraphe précédent. Le groupe de
l'équation, après l'adjonction de v, est donc bien le groupe Γ.

36. On peut étendre à un sous-groupe Γ, contenu dans un
groupe G de transformations, la notion de sous-groupe invariant si
important dans la théorie algébrique; il n'y a rien à changer à
la définition. Montrons que le groupe Γ, auquel nous venons de
réduire le groupe de l'équation, *est invariant dans le groupe
initial* G. Nous avons

$$\varphi = \chi\left(v, \frac{dv}{dx}, \ldots, \frac{d^r v}{dx^r}\right),$$

et cette fonction ne change pas quand on remplace v par une
combinaison linéaire de v et de ses dérivées répondant précisément au groupe Γ. Soit h une substitution de Γ, et s une substitution quelconque de G; la substitution s transforme les y en
des Y, et, par suite, v en une certaine intégrale V de f. La fonction φ devient Φ, et l'on a

$$\Phi = \chi\left(V, \frac{dV}{dx}, \ldots, \frac{d^r V}{dx^r}\right).$$

Cette fonction Φ, considérée comme fonction des Y, reste invariable quand on effectue sur ceux-ci la substitution h, ce qui revient à remplacer V par la combinaison linéaire de V et de ses dérivées dont nous avons parlé plus haut. Si, enfin, on remplace les Y par les y, c'est-à-dire si l'on effectue la substitution s^{-1}, on retombe sur la fonction φ; par suite, la substitution

$$s^{-1}hs$$

transforme la fonction φ en elle-même. Donc cette substitution appartient à Γ. Ainsi la transformée de h par une substitution quelconque s^{-1} de G appartient à Γ : c'est dire que *ce dernier groupe est invariant dans* G.

37. On voit que l'on est conduit par les théorèmes précédents à décomposer, s'il est possible, G de manière à avoir une suite de groupes algébriques linéaires et homogènes

$$G, \quad G_1, \quad \dots, \quad G_p$$

tels que chacun d'eux soit un sous-groupe invariant du précédent, le dernier groupe G_p n'ayant pas de sous-groupe invariant dépendant de paramètres arbitraires. Par l'adjonction successive des intégrales d'équations S, nous ramènerons, à ne plus avoir d'arbitraires, le groupe de l'équation qui sera alors intégrée. Déjà M. Lie, dans la théorie générale des groupes, avait été conduit à envisager, pour un groupe de transformations quelconque, une suite analogue à la précédente, où chaque groupe est un sous-groupe invariant du précédent. On peut même supposer de plus que chaque groupe est un sous-groupe invariant *maximum* du précédent, c'est-à-dire que, étant considérés par exemple G et G_1, il n'existe pas de sous-groupe invariant de G, dépendant d'un plus grand nombre de paramètres que G_1, et contenant G_1. L'établissement d'une telle suite constitue ce que M. Lie a appelé une *décomposition normale* du groupe G en une série de sous-groupes, et l'on peut établir à ce sujet un théorème qui rappelle celui de M. Jordan. Mais nous n'insisterons pas sur tous ces points qui nous entraîneraient trop avant dans la théorie des groupes de transformations. Nous allons étudier seulement le cas où l'on adjoindrait les intégrales d'une équation différentielle auxiliaire, étude analogue à celle qui a été faite au § 36 du Chapitre précédent.

38. Supposons que nous adjoignions au domaine primitif de rationalité l'intégrale générale r de l'équation

$$\frac{d^\lambda r}{dx^\lambda} - P\left(\frac{d^{\lambda-1} r}{dx^{\lambda-1}}, \ldots, r\right) = 0,$$

que nous désignerons par $F(r) = 0$. Nous supposons que l'équation n'a de solution commune avec aucune équation algébrique d'ordre moindre; les coefficients de P, qui est rationnel par rapport à r et ses dérivées, appartiennent au domaine de rationalité.

Si l'adjonction de r réduit le groupe, l'équation

$$f\left(V, \frac{dV}{dx}, \ldots, \frac{d^p V}{dx^p}\right) = 0$$

aura une intégrale, correspondant à un système fondamental, commune avec une équation différentielle d'ordre moindre, dont les coefficients sont des fonctions rationnelles des quantités du domaine primitif, de r et ses dérivées. Soit f_1 l'équation d'ordre minimum jouissant de cette propriété; l'équation

$$f_1\left(V, \frac{dV}{dx}, \ldots, \frac{d^{p'} V}{dx^{p'}}, r, \frac{dr}{dx}, \ldots, \frac{d^{\lambda-1} r}{dx^{\lambda-1}}\right) = 0 \qquad (p' < p)$$

joue, dans le nouveau domaine de rationalité, le rôle que jouait f dans le domaine primitif. Le groupe de transformations de l'équation, après l'adjonction de r, dépend de p' paramètres. Nous allons établir, au sujet de ce nombre, une inégalité très importante. Je dis que

$$p' \geq p - \lambda.$$

Supposons, en effet, $p' = p - \lambda - \rho$; différentions λ fois l'équation f_1. Nous aurons ainsi $\lambda + 1$ équations entre

$$V, \frac{dV}{dx}, \ldots, \frac{d^{p-\rho} V}{dx^{p-\rho}}, r, \frac{dr}{dx}, \ldots, \frac{d^{\lambda-1} r}{dx^{\lambda-1}}.$$

Nous pouvons entre ces équations éliminer r et ses $\lambda - 1$ dérivées, et nous aurons ainsi une relation de la forme

$$\Phi\left(V, \frac{dV}{dx}, \ldots, \frac{d^{p-\rho} V}{dx^{p-\rho}}\right) = 0 \qquad (\rho \geq 1)$$

où les coefficients appartiennent au domaine initial de rationalité.

L'expression V, correspondant à un système fondamental, satisferait donc à une équation d'ordre moindre que p, ce qui est impossible. Cette équation ne se réduira pas à une identité, car chaque équation contient une dérivée de V ne figurant pas dans les précédentes.

L'inégalité

$$p' \geq p - \lambda$$

est donc établie et nous pouvons, par suite, dire qu'*après l'adjonction de r, le groupe de l'équation contient au moins $p - \lambda$ paramètres*. Nous désignerons par G le groupe initial, et par Γ le groupe après l'adjonction de r.

Il importe d'approfondir davantage la nature de ce groupe Γ. Pour une intégrale r de $\mathrm{F}(r) = 0$, nous avons une équation f_1 déterminée, et l'intégrale générale de cette équation s'obtient linéairement à l'aide d'une intégrale particulière et de ses dérivées, les coefficients qui appartiennent au domaine primitif dépendant de p' arbitraires. Je dis que, si l'on met à la place de r une autre intégrale R de F, l'intégrale générale de la nouvelle équation f_1 s'exprimera de la même manière au moyen d'une intégrale particulière et de ses dérivées. Désignons par

$$\theta\left(\mathrm{V}, \frac{d\mathrm{V}}{dx} \cdots\right)$$

l'expression de l'intégrale de f_1, correspondant à r ; les deux équations

$$f_1\left(\mathrm{V}, \frac{d\mathrm{V}}{dx}, \cdots \frac{d^p\mathrm{V}}{dx^p}, r, \frac{dr}{dx}, \cdots\right) = 0,$$

$$f_1\left(\theta, \frac{d\theta}{dx}, \cdots \cdots \cdots \cdots \cdots \cdots \cdots\right) = 0$$

sont deux équations en V, et toutes les solutions de la première appartiennent à la seconde; ceci entraîne des relations entre r et ses dérivées, qu'on peut ramener à l'ordre $\lambda - 1$ au plus. Ces équations de condition doivent être des identités, d'après l'hypothèse faite sur l'irréductibilité de F, et l'on en conclut de suite le résultat annoncé. On remarquera encore que l'on passe de l'équation f_1, correspondant à r, à l'équation f_1, qui correspond à R, en remplaçant V par une combinaison linéaire convenable de V et de ses dérivées.

39. L'intégrale générale de f_1 appartient à f : pour une intégrale r de F, l'équation f_1 en V a son intégrale générale dépendant de p' constantes arbitraires ; en faisant varier r, on doit obtenir toutes les intégrales de f, car si l'intégrale générale de f dépendait de moins de p constantes (y compris les constantes figurant dans r), on formerait par des calculs algébriques l'équation d'ordre inférieur à p dont dépendrait cette fonction, et cette équation aurait ses coefficients appartenant au domaine initial de rationalité. Le nombre p ne pourrait pas alors correspondre au groupe de l'équation pour ce domaine.

Nous pouvons maintenant démontrer que Γ est un sous-groupe *invariant* de G. Soit une intégrale v correspondant à une équation f_1 dans laquelle on a mis une certaine intégrale r de F ; il correspond à v des intégrales $y_1, y_2, \ldots, y_n$ de l'équation proposée. Effectuons sur les y une substitution quelconque s du groupe G ; les y deviennent des Y auxquels correspond une fonction V. Celle-ci est une intégrale d'une équation f_1 dans laquelle r a été remplacée par R. En effectuant sur les Y une substitution h de Γ, on remplace V par une autre intégrale V' de la même équation, d'après ce que nous avons dit plus haut ; enfin la substitution s^{-1} nous ramène de V' à une intégrale v' de l'équation initiale f_1, relative à r. La conclusion est que la substitution

$$s^{-1} h s,$$

transformée de h par s^{-1}, appartient au groupe Γ, puisqu'elle est la substitution correspondant au passage de v à v' ; *donc Γ est invariant dans* G.

Il est inutile d'insister sur l'analogie des théorèmes précédents avec les propositions établies au § 36 du Chapitre précédent.

40. Nous allons appliquer, avec M. Vessiot, le théorème précédent à la recherche des équations linéaires intégrables par quadratures ; c'est un problème que l'on peut regarder comme l'analogue du problème de Galois, relatif aux équations résolubles par radicaux. Mais il nous faut auparavant revenir un instant sur la théorie générale des groupes de transformations pour définir une classe particulière de groupes étudiés par M. Lie. Un groupe de transformations est dit *intégrable* s'il contient un sous-groupe

invariant ayant *un* paramètre de moins que lui, celui-ci de même
et ainsi de suite. Nous aurons donc une suite

$$G, \quad G_1, \quad \ldots, \quad G_r,$$

chaque groupe étant un sous-groupe invariant du précédent et
ayant un paramètre de moins que lui, et le dernier groupe étant à
un seul paramètre.

M. Lie a donné la condition nécessaire et suffisante pour qu'un
groupe d'ordre r soit un groupe intégrable. Cette condition est
la suivante : on pourra prendre les r transformations infinitésimales du groupe, que nous désignons comme précédemment par

$$X_1(f), \ X_2(f), \ \ldots, \ X_r(f),$$

de telle sorte que tout crochet

$$(X_i X_{i+k}),$$

qui doit être une combinaison linéaire des X, soit seulement une
combinaison linéaire de

$$X_1(f), \ X_2(f), \ \ldots, \ X_{i+k-1}(f).$$

Il s'agit ici de groupes de transformations quelconques. Si l'on
considère des groupes linéaires et homogènes, M. Lie (¹) a démontré que, le groupe étant supposé intégrable, on peut choisir
les variables de manière que toutes les transformations infinitésimales du groupe soient de la forme

$$\delta x_1 = \xi_1 \delta t, \quad \delta x_2 = \xi_2 \delta t, \quad \ldots, \quad \delta x_n = \xi_n \delta t,$$

ξ_1 ne dépendant que de x_1, ξ_2 que de x_1 et x_2, ..., et, d'une manière générale, ξ_i de $x_1, x_2, \ldots, x_i$, toutes les lettres ξ représentant d'ailleurs des fonctions linéaires et homogènes.

11. Considérons maintenant une équation linéaire

$$a_0 \frac{d^m y}{dx^m} + a_1 \frac{d^{m-1} y}{dx^{m-1}} + \ldots + a_m y = 0,$$

que nous supposons *intégrable par quadratures*. Soit G son

____

(¹) S. Lie, *Theorie der Transformationsgruppen*, t. I, p. 589.

groupe. L'adjonction d'un certain nombre de quadratures, qui
se présentent d'abord dans le calcul de l'intégrale, peuvent ne
pas réduire G, mais il arrivera nécessairement un moment où
l'adjonction d'une quadrature réduira le groupe de l'équation;
or, adjoindre une quadrature, c'est adjoindre une *intégrale* de
l'équation

$$\frac{dr}{dz} = b,$$

b appartenant ici au domaine primitif auquel on a adjoint les
quadratures antérieures qui par hypothèse ne réduisaient pas le
groupe. L'adjonction de r diminuant le nombre p des paramètres
de G, le groupe se trouve ramené, d'après le théorème du § 39,
à un groupe d'au moins $p - 1$ paramètres ($z = 1$); le groupe
réduit G_1 aura donc ce nombre de paramètres. On continuera ainsi
jusqu'à la réduction du groupe de l'équation à un groupe ne renfermant plus d'arbitraire, et alors l'équation sera intégrée.

Nous aurons donc une suite de groupes

$$G, \quad G_1, \ldots \ldots, G_p,$$

chaque groupe étant un sous-groupe invariant du précédent, la
différence du nombre des paramètres de deux groupes consécutifs
quelconques G_i et G_{i+1} étant égale à l'unité, et le dernier groupe
ne dépendant que d'un paramètre. Nous pouvons donc dire que,
*si une équation linéaire est intégrable par quadratures, son
groupe de transformations est intégrable.*

42. La réciproque de ce théorème est exacte : nous allons montrer que si le groupe de transformations d'une équation linéaire
est intégrable, cette équation sera intégrable par quadratures.

Il résulte d'abord du théorème du § 40, que l'on peut choisir
les intégrales d'un système fondamental de telle sorte que les
transformations finies du groupe soient de la forme

$$Y_1 = a_{11} y_1,$$
$$Y_2 = a_{21} y_1 + a_{22} y_2,$$
$$Y_3 = a_{31} y_1 + a_{32} y_2 + a_{33} y_3,$$
$$\ldots \ldots \ldots \ldots \ldots \ldots \ldots$$
$$Y_n = a_{n1} y_1 + a_{n2} y_2 + \ldots + a_{nn} y_n.$$

Le groupe G de l'équation ne comprenant que des transformations de cette forme, il est visible que l'expression

$$\frac{\dfrac{dy_1}{dx}}{y_1}$$

reste invariable par les substitutions de G *et est, par suite, exprimable rationnellement.*

Nous aurons donc une première intégrale dont la dérivée logarithmique sera rationnelle. Faisant alors le changement de variable

$$y = y_1 \int z \, dx,$$

nous aurons une équation d'ordre $m-1$, dont l'intégrale générale sera

$$\frac{d}{dx}\left(\frac{y}{y_1}\right).$$

En désignant par $z_1, z_2, \ldots, z_{m-1}$ les intégrales de cette équation correspondant à $y_2, \ldots, y_m$, son groupe aura seulement des substitutions de la forme

$$
\begin{aligned}
Z_1 &= a_{11}z_1, \\
Z_2 &= a_{21}z_1 + a_{22}z_2, \\
&\ \cdots\cdots\cdots\cdots\cdots \\
Z_{m-1} &= a_{m,1}z_1 + a_{m,2}z_2 + \ldots + a_{m,m}z_{m-1},
\end{aligned}
$$

Nous pouvons donc raisonner sur l'équation en z comme sur l'équation initiale. Nous aurons pour l'équation en z une intégrale dont la dérivée logarithmique sera rationnelle dans le nouveau domaine de rationalité, c'est-à-dire après l'adjonction de y_1 au domaine primitif. On continuera ainsi, de proche en proche, et l'on voit que l'on trouvera, par des quadratures successives, tous les éléments d'un système fondamental. Le théorème énoncé est donc établi, et nous avons la proposition suivante, due à M. Vessiot :

La condition nécessaire et suffisante pour qu'une équation linéaire soit intégrable par quadratures est que son groupe de transformations soit intégrable.

43. Il résulte immédiatement de là et des théorèmes généraux de M. Lie sur les groupes linéaires que l'équation *générale* d'ordre m, c'est-à-dire une équation linéaire dont le groupe est le groupe général à m^2 paramètres n'est pas intégrable par quadratures. M. Lie a, en effet, montré (¹) que le groupe linéaire à m^2 paramètres admet un seul sous-groupe invariant d'ordre $m^2 - 1$; c'est le groupe pour lequel le déterminant de la substitution est égal à l'unité. De plus, ce dernier groupe n'admet aucun sous-groupe invariant. Il est clair alors que les conditions du paragraphe précédent ne sont pas remplies.

Nous n'insisterons pas davantage sur la théorie des *groupes de transformations* d'une équation différentielle linéaire. Nous pensons avoir suffisamment montré, dans cette Section et dans la précédente, l'intérêt de cette théorie, qui n'est que l'extension bien naturelle à une question d'Analyse des idées si fécondes introduites en Algèbre par Galois.

(¹) S. Lie, *Théorie der Transformationsgruppen*, t. I, chap. XXVI.

FIN DE TOME III.

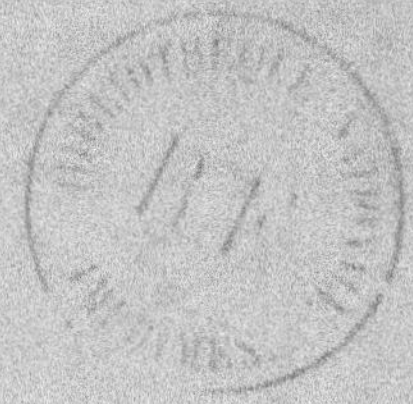

25123   Paris. — Imp. GAUTHIER-VILLARS ET FILS, quai des Grands-Augustins, 55.